肿瘤的细胞与分子生物学

第 2 版

郑 杰 著

科学出版社

北京

内 容 简 介

本书系统地介绍了肿瘤的基本概念和一般生物学特点，以及近年出现的一些新的概念和研究方向。其内容主要包括肿瘤的病因学、发病学、肿瘤防治及相关知识等方面。编写思路是先介绍正常细胞活动的机制，然后介绍肿瘤细胞的结构性改变及由此产生的功能改变。

本书可作为医学院校本科生和研究生的教材或参考书。本书内容涉及生命科学的不同领域，较好地反映了当今国际上该领域的前沿水平，对从事生物学和医学研究的人员及临床医务工作者来讲，也是一本有用的参考书。

图书在版编目（CIP）数据

肿瘤的细胞与分子生物学/郑杰著 . —2 版 . —北京：科学出版社，2021.9

ISBN 978-7-03-069633-5

Ⅰ.①肿… Ⅱ.①郑… Ⅲ.①肿瘤学 - 细胞生物学②肿瘤学 - 分子生物学 Ⅳ.①R730.2

中国版本图书馆 CIP 数据核字（2021）第 169506 号

责任编辑：戚东桂 / 责任校对：张小霞
责任印制：肖　兴 / 封面设计：吴朝洪

科 学 出 版 社 出版
北京东黄城根北街 16 号
邮政编码：100717
http://www.sciencep.com
北京九天鸿程印刷有限责任公司 印刷
科学出版社发行　各地新华书店经销
*

2017 年 3 月第 一 版　开本：787×1092　1/16
2021 年 9 月第 二 版　印张：30
2021 年 9 月第三次印刷　字数：685 000

定价：248.00 元
（如有印装质量问题，我社负责调换）

前　言

　　本书比较系统地介绍了人类肿瘤的基本概念和一般生物学特点，同时介绍了近年出现的一些新的概念和研究方向。其内容主要包括肿瘤的病因学、发病学、肿瘤防治及相关知识等方面。编写思路是先介绍正常细胞活动的机制，然后介绍肿瘤细胞的结构性改变及由此产生的功能改变。新版对内容进行了大幅更新和调整，特别是表观遗传学内容。表观遗传学对肿瘤的影响研究发展迅猛，由于表观遗传的可逆特点，也为肿瘤治疗提供了机遇，目前已有多款表观遗传学药物上市并用于肿瘤治疗就是最好的印证。新版还对近年比较热门的一些研究方向，如合成致死、RNA 甲基化、RNA 选择性剪接和新抗原等进行了介绍。另外一个比较显著的变化就是更新了大量图表，这样可使内容变得简洁明了。为了强化概念，新版为每章准备了一些选择题，读者可通过扫本书封底二维码获取选择题及答案。

　　本书内容新颖，语言简练，采用了大量图表，使内容在形式上显得比较活泼，让一些难懂的内容变得通俗易懂。希望本书能使读者对肿瘤生物学的基本概念和研究现状有一大致了解。全书共二十章，编排合理，除第七章（沈传陆，郑杰）和第十三章（郑杰，洪泽辉）外，其他章节均由郑杰撰写。本书可作为医学院校本科生和研究生的教材或参考书。本书内容涉及生命科学的不同领域，较好地反映了当今国际上该领域的前沿水平，对于从事生物学和医学研究的人员来说，本书也是一本有用的参考书。

　　由于全书内容涉及面广，可能存在不妥之处甚至错误，敬请读者予以指正。

　　最后，我要感谢刘奎博士和高鹏博士出色的绘图工作，刘奎博士的高效和耐心使我受益匪浅。

郑杰　医学科学博士

东南大学医学院教授

2021 年 3 月

缩　略　词

A

aa（amino acid）
ABC（ATP-binding cassette）
ABL（Abelson leukemia virus oncoprotein）
ACC（acetyl-CoA carboxylase）
ACKR（atypical chemokine receptor）
ACLY（ATP citrate lyase）
ADAM（a disintegrin and metalloproteinase）
ADCC（antibody-dependent cellular cytotoxicity）
ADI（arginine deiminase）
AFB1（aflatoxin B1）
AFP（alpha-fetoprotein）
AHR（aryl hydrocarbon receptor）
AI（aromatase inhibitor）
AID（activation-induced cytidine deaminase）
AIF（apoptosis inducing factor）
AIG（anchorage-independent growth）
AIPC（androgen independent prostate cancer）
ALDH（aldehyde dehydrogenase）
ALK（anaplastic lymphoma kinase）
ALL（acute lymphocytic/lymphoblastic leukemia）
ALT（alternative lengthening of telomere）
AML（acute myeloid leukemia）
AMPK（AMP-activated protein kinase）
ANG（angiopoietin）
AOM（azoxymethane）
AP（apurinic/apyrimidinic）
AP-1（activator protein 1）
Apaf-1（apoptotic protease-activating factor 1）
APB（ALT-associated PML body）
APC（adenomatous polyposis coli, antigen presenting cell）
APC/C（anaphase promoting complex/cyclosome）
APL（acute promyelocytic leukemia）
AR（androgen receptor）

ARE（androgen response element）
ARF（alternative reading frame）
ASO（antisense oligonucleotide）
ASS（argininosuccinate synthetase）
AT（ataxia telangiectasia）syndrome
Atg（autophagy-related gene）
ATL（adult T-cell leukemia）
ATM（ataxia-telangectasia mutated）gene
ATR（ATM-related）kinase
ATRA（all-trans-retinoic acid）
ATRX（alpha thalassemia/mental retardation syndrome X-linked protein）

B

BAFF（B cell-activating factor）
BAX（BCL-2-associated X）
BCL-2（B cell lymphoma-2）
BCR（breakpoint cluster region）
BER（base excision repair）
BFB（breakage-fusion-bridge）
BH（BCL-2 homologous domain）
bHLH（basic helix-loop-helix）transcription factor
BIR（baculovirus IAP repeat）
BITC（benzyl isothiocyanate）
BMP（bone morphogenetic protein）
bp（base pair）
BrdU（bromodeoxyuridine）

C

CAF（carcinoma-associated fibroblast）
CAK（CDK-activating kinase）
CAM（cell adhesion molecule）
CAR（chimeric antigen receptor）
CARD（caspase activation and recruitment domain）
CASP8（caspase-8）
CCK（cholecystokinin）
CD（cluster of differentiation）

cdc gene（cell-division-cycle gene）

CDK（cyclin dependent kinase）

CDKI（CDK inhibitor）

CE-3, 4-Q（catechol estrogen-3, 4-quinones）

CEA（carcinoembryonic antigen）

cGAS-STING（cyclic GMP-AMP synthase-Stimulator of IFN gene）

CGI（CpG island）

CHK（checkpoint kinase）

CIP/KIP（cell cycle inhibitory protein/kinase inhibitory protein）

CIS（chromosome instability syndrome, cytokine inducible SH2-containing protein）

CLL（chronic lymphocytic leukemia）

CMA（chaperone-mediated autophagy）

CML（chronic myeloid leukemia）

CNL（chronic neutrophilic leukemia）

CoA（co-activator）

CoR（co-repressor）

COX-2（cyclooxygenase 2）

CR（complete response; conserved region; calorie restriction）

CRC（colorectal cancer）

CRE（cAMP response element）

CREB（CRE binding protein）

CRPC（castration resistant prostate cancer）

CSC（cancer stem cells）

CSF1（colony stimulating factor 1）

CTA（cancer-testis antigen）

CTAR（C terminal activation region）

CTL（cytotoxic T lymphocyte）

CTLA-4（cytotoxic T lymphocyte antigen-4）

CUP（metastatic cancer of unknown primary）

CXCL（ligand of chemokine receptor）

CXCR（chemokine receptor）

CYP（cytochrome P450-dependent enzyme）

D

DAG（diacylglycerol）

DAPK1（death-associated protein kinase 1）

DAXX（death domain-associated protein 6）

DBD（DNA binding domain）

DC（dendritic cell）

DCC（deleted in colorectal carcinoma gene）

DcR（decoy receptor）

DD（death domain）

DED（death effector domain）

DFMO（difluoromethylornithine）

DHFR（dihydrofolate reductase）

DHT（5α-dihydrosterone）

DIPG（diffuse intrinsic pontine gliomas）

DISC（death-inducing signal complex）

Dll4（Delta-like ligand 4）

DNA-PK（DNA-dependent protein kinase）

DNA-PKcs（the catalytic subunit of the DNA-dependent protein kinase）

DNMT（DNA methylase）

DNMTi（DNA methylase inhibitor）

DP（dimerization protein）, transcription factor

DPC4（deleted in pancreatic cancer 4）/Smad4

DR（death receptor）

DSB（DNA double-strand break）

DSBR（DNA double-strand breaks repair）

dsRNA（double-stranded RNA）

E

EBV（Epstein-Barr virus）

EBNA（EB nuclear antigen）

ECM（extracellular matrix）

ecDNA（extrachromosomal DNA）

EGCG（epigallocatechin-3-gallate）

EGF（epidermal growth factor）/EGFR（EGF receptor）

eIF4F（eukaryotic initiation factor 4F）

ELR（glutamic acid-leucine-arginine）motif

EMT（epithelial-mesenchymal transition）

EMT-TF（epithelial-mesenchymal transition-inducing transcription factor）

EPC（endothelial progenitor cell）

EPO（erythropoietin）/EPOR（EPO receptor）

ER（estrogen receptor, endoplasmic reticulum）

ERE（estrogen response element）

ERK（extracellular signal-regulated kinase）

ESC（embryonic stem cell）

ESA（epithelial specific antigen）

EZH2（enhancer of zeste homolog 2）

F

FA（Fanconi anemia）

FADD（fas-associated death domain）

FAC（focal adhesion complex）

FAK（focal adhesion kinase）

FAP（familial adenomatous polyposis）

FASN（fatty acid synthase）

FDA（U.S. Food and Drug Administration）

FGF（fibroblast growth factor）/FGFR（FGF receptor）

FHIT（fragile histidine triad）

FLT（fms-like tyrosine kinase）

FPR（formylpeptide receptor）

FSH（follicle-stimulating hormone）

FTI（farnesyltransferase inhibitor）

G

G6PD（glucose-6-phosphate dehydrogenase）

GADD45（growth arrest and DNA damage-inducible protein 45）

GAP（GTPase activating protein）

G-CSF（granulocyte-colony stimulating factor）

GM-CSF（granulocyte macrophage-colony stimulating factor）

GDI（guanine nucleotide dissociation inhibitor）

GEF（guanine nucleotide exchange factor）

GF（growth factor）/GFR（GF receptor）

GIST（gastrointestinal stromal tumor）

GLUT（glucose transporter）

GOF（gain of function）

GPCR（G protein coupled receptor）

GPR30/GPER（G protein-coupled receptor 30/G protein-coupled estrogen receptor）

GPx（glutathione peroxidase）

Grb2（growth factor receptor-binding protein 2）

GRK（GPCR kinase）

GSH（glutathione）

GSK3β（glycogen synthase kinase 3β）

GST（glutathione-S-transferase）

H

HAT（histone acetyl transferase）

HBV（hepatitis B virus）

HCC（hepatocellular carcinoma）

HCV（hepatitis C virus）

HDAC（histone deacetylase）/HDACI（HDAC inhibitor）

HECT（homologous to E6-AP C terminus）

Hes（hairy/enhancer of split）

HGF/SF（hepatocyte growth factor/scatter factor）

Hh（Hedgehog）

HHV-8（human herpes virus-8）/KSHV（Kaposi sarcoma herpes virus）

HIF-1（hypoxia inducible factor-1）

HK（hexokinase）

HKMT（histone lysine methyltransferase）

HLA（human leukocyte antigen）

HLH（helix-loop-helix）

HMGA2（high mobility group A2）

HMGCR（hydroxymethylglutaryl CoA reductase）

HMT（histone methyltransferase）

HNPCC（hereditary nonpolyposis colorectal carcinoma）

HNSCC（head and neck squamous cell carcinoma）

HP（Helicobacter pylori）

HP1（heterochromatin protein 1）

HPV（human papilloma virus）

HR（homologous recombination）

HRR（homologous recombination repair）

HSC（hematopoietic stem cell）

HSP（heat shock protein）

hTEP1（human telomerase protein 1）

hTERT（human telomerase reverse transcriptase）

HTLV-1（human T-cell leukemia virus-1）

hTR（human telomere RNA）

I

IAP（inhibitor of apoptosis protein）

ICAM（intercellular adhesion molecule）

ICR（imprinting control region）

Id（inhibitor of differentiation）

IDH（isocitrate dehydrogenase）

IFN（interferon）

IGF-1/2（insulin-like growth factor-1/2）

IGF-2/M6PR（IGF-2/Mannose-6-phosphate receptor）

IGFBP（IGF-binding protein）

IGFR（IGF receptor）

IκB（inhibitor of NF-κB）

IKK（IκB kinase）

IL（interleukin）

ILK（integrin linked kinase）

ING（inhibitor of growth）

INK4（inhibitor of kinase 4）

INK4a/ARF（inhibitor of cyclin-dependent kinase 4a/alternative reading frame）

IP3 [inositol（1, 4, 5）triphosphate]

ITC（isothiocyanate）

J

JAK（Janus kinase）

JH（Jak homology）

JHDM [jumonji C（JmjC）-domain-containing histone demethylase]

JM（juxtamembrane）

K

K（lysine）

Kb（kilobase pair）

kDa（kilodalton）

KGF（keratinocyte growth factor）

KIR（killer inhibitory receptor）

KSHV（Kaposi sarcoma herpes virus）/HHV-8

L

LANA（latency-associated nuclear antigen）

LAP（latency-associated peptide）

LATS（large tumor suppressor homolog）

LBD（ligand binding domain）

LDH（lactate dehydrogenase）

LEF（lymphoid enhancing factor）

LINE-1（long interspersed nucleotide elements-1）

LMP（latent membrane protein）

LMVD（lymphatic microvessel density）

LNA（locked nucleic acid）

lncRNA（long noncoding RNA）

LOH（loss of heterozygosity）

LOI（loss of imprinting）

LPS（lipopolysaccharide）

LSD1（lysine-specific demethylase 1）

LTA（lipoteichoic acid）

LTB4（leukotriene B4）

M

Mab（monoclonal antibody）

MAGE（melanoma antigen-encoding gene）

MAP（mitogen-activated protein）/MAPK（MAP kinase）

MBD（methyl CpG binding domain protein）

MCM（mini chromosome maintenance）

MCP-1（monocyte chemotactic protein-1）

MCT（monocarboxylate transporter）

M-CSF（macrophage-colony stimulating factor）

MDM2（mouse double minute chromosome 2）

MDS（myelodysplastic syndrome）

MDSC（myeloid-derived suppressor cell）

MeCP（methyl CpG binding protein）

MEK（MAPK/Erk kinase）

mER（membrane estrogen receptor）

MET（mesenchymal-epithelial transition）

MGMT（O_6-methylguanine DNA methyltransterase）

MH（mad homology region）

MHC（major histocompatibility complex）

miRNA（microRNA）

MIN（microsatellite instability）

MLKL（mixed lineage kinase domain-like）

MLL1（mixed lineage leukemia 1）

MMP（matrix metalloproteinase）

MMR（mismatch repair）

MOMP（mitochondrial outer membrane permeabilization）

MPTP（mitochondrial permeability transition pore）

MRN（Mre11/Rad50/Nbs1）

MTA（metastasis associated gene）

mTOR（mammalian target of rapamycin）

MVD（microvessel density）

MyD88（myeloid differentiation factor 88）

N

NAC（N-acetyl-L-cysteine）

NAT（N-acetyltransferase）

N-CoA（nuclear receptor coactivator）

N-CoR（nuclear receptor corepressor）

NEC（Notch extracellular domain）

NEMO（NF-κB essential modifier）/IKK γ

NER（nucleotide-excision repair）

NES（nuclear export signal）

NF-κB（nuclear factor κB）

NHEJ（non-homologous end joining）

NHL（non-Hodgkin lymphoma）

NICD（Notch intracellular domain）

NIK（NF-κB-inducing kinase）

NK（natural killer cell）

NKG2D（natural killer group 2 member D）

NKT（natural killer T cell）

NLS [nuclear localization sequence（signal）]

NO（nitric oxide）

NQO1 [NAD（P）H: quinone oxidoreductase 1]

NRP1/NRP2（neuropilin1/neuropilin2）

NSAIDs（nonsteroidal anti-inflammatory drug）

NSCLC（non small cell lung carcinoma）

NT（nucleotide）

NTM（Notch transmembrane fragment）

NuRD（nucleosome remodelling and histone deacety-lase）

NURF（nucleosome-remodeling factor）

O

ODC（ornithine decarboxylase）

OGG1（8-oxoguanine DNA glycosylase 1）

OIS（oncogene induced senescence）

OPN（osteopontin）

ORC（origin recognition complex）

ORF（open reading frame）

OTC（ornithine transcarbamoylase）

OXPHOS（oxidative phosphorylation）

P

PA（plasminogen activator）

PAF（platelet activating factor）

PAH（polycyclic aromatic hydrocarbon）

PAI（plasminogen activator inhibitor）

PAMP（pathogen-associated molecular pattern）

PAR（protease-activated receptor）

PARP1[poly（ADP ribose）polymerase 1]

PCD（programmed cell death）

PcG（polycomb group）

PCNA（proliferating cell nuclear antigen）

PDCD4（programmed cell death 4）

PDGF（platelet-derived growth factor）/PDGFR（PDGF receptor）

PDK（phosphoinositide-dependent kinase）

PEDF（pigment epithelium derived factor）

PEST（proline glutamate serine threonine rich sequence）

PET（positron emission tomography）

PFK1（phosphofructokinase 1）

PGC-1α（peroxisome proliferator-activated receptor gamma coactivator-1α）

PGE_2（prostaglandin E_2）

PGF（placental growth factor）

PGN（peptidoglycans）

PH（pleckstrin homology）domain

PI3K（phosphoinositide 3-kinase）

PIP_2[phosphatidylinositol（4,5）diphosphate]

PIP_3[phosphatidylinositol（3,4,5）triphosphate]

PK（pyruvate kinase）

PKA（protein kinase A）

PKB（protein kinase B/AKT）

PKC（protein kinase C）

PLC（phospholipase C）

PMA（phorbol-12-myristate-13-acetate）=TPA

PML（promyelocytic leukemia）

POT 1（protection of telomeres 1）

PPP（pentose phosphate pathway）

PR（partial response, progesterone receptor）

PRAK（p38-regulated/activated protein kinase）

PRC（polycomb repressor complex）

PSA（prostate-specific antigen）

PTB（phosphotyrosine binding）

PTEN（gene for phosphatase and tensin homolog deleted on chromosome ten）

PTP（protein tyrosine phosphatase, permeability transition pore）

PUMA（p53-upregulated modulator of apoptosis）

R

R5P（ribose-5-phosphate）

RA（retinoic acid）

RANK（receptor activator of NF-κB）

RAP1（repressor activator protein1）

RARβ2（retinoic acid receptor β2）

RASSF1A（Ras association domain family member 1）

RB（retinoblastoma protein）

RGD（Arg-Gly-Asp）

Rheb（Ras homolog enriched in brain）

RhoGDI2（Rho GDP dissociation inhibitor 2）

RING（really interesting new gene）

RIPK（receptor interacting protein kinase）

RISC（RNA-induced silencing complex）

RLF（replication licensing factor）

ROCK（Rho associated coiled coil forming protein kinase）

ROS（reactive oxygen specie）

R point（restriction point）

RTK（receptor tyrosine kinase）

S

S6K（S6 kinase）

SA-β-Gal（senescence-associated β-galactosidase）

SAC（spindle assembly checkpoint）

SAHF（senescence associated heterochromatin foci）

SARM（selective androgen receptor modulator）

SASP（senescence-associated secretory phenotype）

SCF（stem cell factor, Skp1-Cullin-F-box ligase）

SCLC（small cell lung carcinoma）

SCO2（synthesis of cytochrome c oxidase 2）

SDF-1（stromal cell-derived factor 1）/CXCL12

SERD（selective estrogen receptor down regulator）

SERM（selective estrogen receptor modulator）

SFRP（secreted frizzled-related protein）

SH1（Src homology domain 1, tyrosine kinase）

SH2（Src homology domain 2, phosphotyrosine binding）

SH3（Src homology domain 3, proline rich binding）

SH-PTP（the SH2-containing phosphotyrosine phosphatase）

SHIP1（Sh2 domain containing inositol phosphatase-1）

SHMT（serine hydroxymethyl transferase）

siRNA（short interfering RNA）

Skp2（S-phase kinase-associated protein 2）

Smad（mothers against decapentaplegic）

Smo（Smoothened）

SMRT（silencing mediator for retinoid or thyroid-hormone receptor）

SNP（single nucleotide polymorphism）

SOCS（suppressors of cytokine signaling）

SOD（superoxide dismutase）

Sos（son of sevenless）

SRC（steroid receptor coactivator）

SREBP（sterol regulatory element binding protein）

SSBs repair（DNA single-strand breaks repair）

STK11（serine-threonine kinase 11）/LKB1

STAT（signal transducer and activator of transcription）

SULT（sulfotransferase）

SUMO（small ubiquitin-like modifier）

SV40（Simian virus 40）

T

Tc（cytotoxic T cell）

Th（helper T cell）

Treg（regulatory T）cell

TAA（tumor associated antigen）

TAK1（TGF-β activated kinase 1）

TAM（tumor-associated macrophage）

tBid（truncated Bid）

TBP（telomere binding protein）

TCA cycle（tricarboxylic acid cycle）

TCF（T cell factor）

TCR（T cell receptor）

TDG（thymine-DNA glycosylase）

TDO（tryptophan dioxygenase）

TERT（telomerase reverase transcriptase）

TGF-α（transforming growth factor-α）

TGF-β（transforming growth factor-β）/TGF-βR（TGF-β receptor）

TF（transcription factor）

THBS1（thrombospondin 1）

TIGAR（TP53-induced glycolysis and apoptosis-regulator）

TIN2（TRF1-interacting nuclear protein 2）

TIL（tumor infiltrating lymphocyte）

TIMP（tissue inhibitor of metalloproteinase）

TK（tyrosine kinase）/TKI（TK inhibitor）

TLR（Toll like receptor）

TLS（translesion DNA synthesis）

TM（transmembrane）

TME（tumor microenvironment）

TMPRSS2（transmembrane protease serine 2）

TNF（tumor necrosis factor）/TNFR（TNF receptor）

Tollip（Toll interacting protein）

tPA（tissue-type plasminogen activator）

TPA（12-O-tetradecanorl phorbol-13 acetate）=PMA

TR（thioredoxin reductase）

TRADD（TNFR-associated death domain）

TRAF（TNF receptor associated factor）

TRAIL（TNF-related apoptosis inducing ligand）

TRF（telomerase regulatory factor; telomeric-repeat binding factor; telomeric restriction fragment）

TrxG（Trithorax group）

TS（thymidylate synthase）

TSA（tumor specific antigen, trichostatin A）

TSC1/2（tuberous sclerosis complex 1/2）

TSG（tumor suppressor gene）

TSP-1（thrombospondin-1）

TUNEL（terminal-deoxynucleotidyl transferase mediated nick end labeling）

U

UGT（UDP-glucuronosyltransferase）

uPA（urokinase-type plasminogen activator）
UPD（uniparental disomy）
UPP（ubiquitin-proteasome pathway）
UV（ultraviolet）

V

VCAM（vascular cell adhesion molecule)
VEGF（vascular endothelial growth factor)=VPF
VEGFR（VEGF receptor)
VHL（von Hippel-Landau)
VM（vasculogenic mimicry)
VE-cadherin（vascular endothelial cadherin)

W

WAF1/CIP（wild-type p53-activated fragment 1/ CDK-interacting protein)

X

XP（xeroderma pigmentosum)

其他

2-HG（2-hydroxyglutarate）
4EBP1（4E binding protein 1）
5-FU（5-fluorouracil）
5-LOX（5-lipoxygenase）
7TM receptor（7-α helices transmembrane segment receptor）
8-oxoG（8-oxoguanine）
15-PGDH（15-hydroxyprostaglandin dehydrogenase）
27-HC（27-hydroxycholesterol）

目　　录

第一章　环境致癌因素

　　肿瘤流行病学资料显示 80%～90% 的人类肿瘤是由外界环境因素引起的。这里的环境因素泛指直接接触某些特定的致癌物质（化学性、物理性、生物性）和不良的生活方式（饮食、吸烟、生育）。因此，避免接触致癌物质和改变不良生活方式就可能有效地预防癌症的发生。环境致癌因素大致可分为化学致癌物、辐射致癌物和肿瘤病毒这三大块，它们分别占环境致癌因素的 75%～80%、5% 和 15%～20%。

第一节　化学致癌物是人类肿瘤的主要致癌因素

　　化学致癌剂是人类肿瘤最主要的致癌因素。现在已知能诱发肿瘤的化学物质就有 1000 多种，其中包括天然的和人工合成的。有些化学致癌物有直接致癌作用，在机体内不经过生物转化即可致癌，称为直接致癌物（direct acting carcinogen）。有些化学致癌物本身并不直接致癌，在体内经过生物转化，所形成的衍生物具有致癌作用，称为间接致癌物（indirect acting carcinogen），其转化过程称为致癌物的代谢活化。已知化学致癌物大多是间接致癌物。

一、化学致癌物的种类

　　化学致癌物可分为直接化学致癌物和间接化学致癌物，环境中的化学致癌物大多为间接化学致癌物。

1. 直接化学致癌物少而弱

　　这类物质绝大多数是合成的有机物，包括有内酯类、烷化剂和酰化剂类、芥子气和氮芥类、活性卤代烃类等。直接化学致癌物一般致癌性较弱，致癌时间长。

2. 间接化学致癌物多而强

　　间接化学致癌物种类较多，常见的有以下 7 种。

（1）多环芳烃（polycyclic aromatic hydrocarbon，PAH）类：这类物质广泛存在于沥青、汽车废气、煤烟、香烟及熏制食品中，与肺癌、皮肤癌等有关。这类致癌物以苯并芘［benzo(a)pyrene，BAP］为代表，它需经 CYP1A1 激活才具有致癌性（表 1-1）（参见本节"二、化学致癌的机制"）。这种致癌作用与芳香烃受体（aryl hydrocarbon receptor，AHR）有关，因为 AHR 基因敲除的小鼠使用 PAH 致癌剂处理是不会得癌的。AHR 是一种配体激活性转录因子，当与多环芳烃等配体结合后，可调控一系列基因的表达，包括致癌物的活化或解毒（Feng et al，2013）。

表 1-1　人 *CYP* 基因家族部分成员

CYP 基因（染色体定位）	功能基因的数目	底物或酶
CYP1A1（15q22—q24）	2	多环芳烃
CYP1A2（15q22—qter）		杂环胺类
CYP1B1（2p21—p22）	＞ 2	多环芳烃、固醇类激素
CYP2A（19q13.1—q13.3）	＞ 3	AFB1
CYP2B（19q13.1—q13.3）	2～3	尼古丁
CYP2C（10q24.1—q24.3）	4	苯并芘
CYP2D（22q11.2—qter）	1	异喹胍、他莫昔芬（见第 240 页）
CYP2E1（10q24.3—qter）	1	乙醛、苯、氯乙烯
CYP2F1（19q13.2）	1～2	3- 甲基吲哚、萘、苯乙烯
CYP3A（7q21.3—q22）	3～5	多环芳烃、多柔比星、AFB1
CYP4A11（1p33）	2～4	脂肪酸、苯巴比妥
CYP4B（1p12—q34）	1	脂肪酸、苯巴比妥
CYP5A1（7q34—q35）	1	血栓素 A2 合成酶
CYP8A1（20q13.11—q13.13）	2	前列环素合成酶、胆酸合成
CYP17A1（10q24.3）		类固醇 17α- 羟化酶（见第 246 页）
CYP19A1（15q21.2）	1	芳香化酶（见第 241 页，图 12-8）
CYP21A2（6p21.3）	1	类固醇 21- 羟化酶
CYP24A1（20q13）		维生素 D（见第 445 页）
CYP26（10q23.3）		维生素 A（见第 444 页）

（2）芳香胺类（aromatic amine）：如乙萘胺、联苯胺（benzidine）等，与膀胱癌和白血病等肿瘤有关。芳香胺的活化在肝脏，通过 CYP1A2 使其 N 端氧化和乙酰化形成 *N*- 乙酰氧基衍生物（*N*-acetoxy derivative）（表 1-1），它能攻击 DNA，与膀胱癌的发生有关。

（3）亚硝胺类（nitrosamine）：在变质的蔬菜及食品中含量较高，也存在于燃烧的烟草中，能引起消化系统的恶性肿瘤。亚硝胺在体内需经代谢活化才形成最终致癌剂。与氨氮相连的 α- 碳原子上的氢受到肝细胞色素 P450 酶的作用，被氧化形成羟基，此化合物不稳定，进一步分解和异构化，生成烷基偶氮羟基化合物，具有致癌活性。

（4）黄曲霉毒素 B1（aflatoxin B1，AFB1）：由黄曲霉菌产生，存在于霉变的花生、玉米及谷类中。AFB1 为异环芳烃，在肝通过细胞色素 P450 酶氧化成 AFB1 氧化物（AFB1-8，9-oxide）而致突变（表 1-1），如引起 p53 第 249 位密码子突变（AGG → AGT）颠换

（transversion）。乙型肝炎病毒（HBV）感染与 AFB1 的协同作用可能是我国肝细胞性肝癌高发地区的主要致癌因素。

（5）苯（benzene）：是一种略带芳香味的有机溶剂，在工业中有着广泛的用途，如油漆、各种装饰涂料、汽油、煤油等都含有苯。苯通过呼吸道、胃肠及皮肤吸收的方式进入人体，在肝 CYP2E1 代谢后转化成酚、对苯二酚和邻苯二酚（表 1-1）。这些分子被输送到骨髓后才被转化成真正的致癌因子对苯二醌，对苯二醌导致染色体断裂、缺失及各种 DNA 突变，与白血病的发生有关。

（6）氯乙烯（vinyl chloride）：目前广泛应用的一种聚氯乙烯塑料是由氯乙烯单体聚合而成。流行病学调查已证实氯乙烯与肝血管肉瘤有关。氯乙烯在细胞色素 P450 酶作用下代谢活化（表 1-1），形成高度不稳定的氯乙烯氧化物（chloroethylene oxide），它能与 DNA 共价结合，具有强致突变作用。

（7）无机致癌物：镍（nickel）与鼻咽癌和肺癌相关；镉（cadmium）与肺癌、前列腺癌和肾癌相关；铍（beryllium）和铬（chromium）与肺癌有关；砷（arsenic）与皮肤癌和肺癌有关；石棉（asbestos）纤维与肺癌和间皮瘤有关。

化学致癌物在肿瘤的发生过程中起了主导作用，但它也必须遵循量变到质变的原则。在一定条件下，化学致癌物质长期反复作用之后，达到了一定的量，才能够发生质的变化而诱发肿瘤。

二、化学致癌的机制

化学致癌物引起人体肿瘤的作用机制很复杂。少数致癌物质进入人体后可以直接诱发肿瘤，这种物质称为直接致癌物。大多数化学致癌物进入人体后，需要经过体内代谢活化或生物转化，成为具有致癌活性的最终致癌物才能引起肿瘤发生，这种物质称为间接致癌物。每种化学致癌剂都有自己的代谢途径，这其中涉及不同的代谢酶，如黄素单氧化酶（flavin mono-oxygenase）、转移酶、前列腺素合成酶，但最重要的代谢酶是位于滑面内质网的细胞色素 P450 依赖性酶（cytochrome P450-dependent enzyme，CYP），它可使许多物质从无活性状态转变成不稳定的活性物质（图 1-1），如环氧化合物或羟基化合物，它们能与 DNA 上的碱基形成共价加合物（covalent adduct），引起 DNA 突变，进而触发肿瘤形成。

$$前致癌剂 \xrightarrow{CYP} 活性致癌剂$$

图 1-1 CYP 涉及体内许多物质代谢，其中也包括前致癌剂转变成活性致癌剂的过程

细胞色素 P450 酶是膜结合蛋白，是一大家族酶，有 57 个成员，其中 50 个位于内质网，其余位于线粒体膜（Guengerich et al，2016）。P450 酶主要表达于肝脏和肾脏，在许多内源性化合物（如甾体类激素、胆汁酸、脂肪酸、前列腺素等）及许多外来化学物质（如药物、毒物、前致癌物 / 致突变物等）的氧化、还原及过氧化代谢中扮演着重要角色。其中外来化学物质的代谢主要由 CYP1、CYP2 和 CYP3 家族蛋白来承担，而内源性分子的代谢由 CYP4、CYP5、CYP8、CYP19 和 CYP21 家族蛋白来承担（表 1-1）。这种代谢能力是由遗传决定的，有多态性，故表现种属和个体的差异。CYP 表达受 AHR 调节，它在肿瘤组织中活性升高。

研究显示 CYP 参与前致癌物的代谢活化，其中 CYP1A1 在苯并芘 [benzo（a）pyrene，BAP] 等多环芳烃（PAH）化合物由前致癌物代谢活化为终致癌物 7, 8- 二羟基 -9, 10- 环氧化苯并芘 [benzo(a)pyrenediolepoxide，BPDE] 的过程中起着关键作用（图 1-2）。这类致癌物主要诱发肺鳞状细胞癌的发生；而 CYP2A13 等则主要激活亚硝胺类致癌物，如香烟中特有的亚硝胺甲基 - 亚硝基 - 吡啶基 - 丁酮（N-methyl-N-nitrosamine-pyridyl-buta-none，NNK），这种致癌物主要诱发肺腺癌。

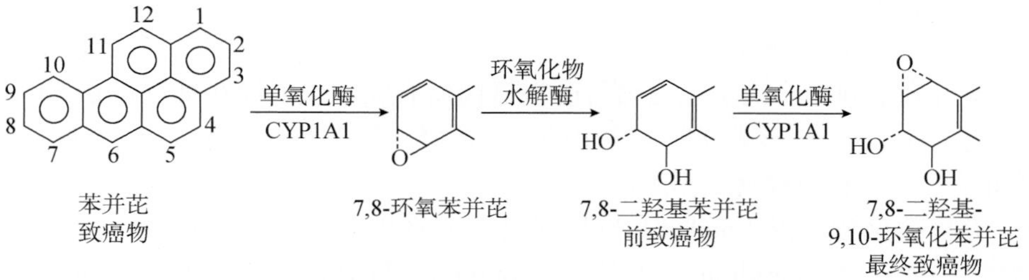

图 1-2　CYP1A1 涉及将前致癌物苯并芘转变成最终致癌物 BPDE 的过程

苯并芘首先被 CYP1A1 氧化成 7, 8- 环氧化苯并芘，再经水解酶水解后形成前致癌物 7, 8- 二羟基苯并芘，经 CYP1A1 再次环氧化形成最终致癌物 7, 8- 二羟基 -9, 10- 环氧化苯并芘（BPDE）

吸烟是已经被确认的肺癌的主要病因，我国 50% 的肺癌是由吸烟引起的，与不吸烟者相比，吸烟者发生肺癌的风险要高 3 ～ 10 倍。但在吸烟者中发生肺癌的概率并不完全相同，提示个体的遗传因素在肺癌的发生和发展中起着重要作用。研究人员研究了若干重要的致癌物代谢酶基因多态性（polymorphism）与吸烟相关性肺癌的关系，发现 CYP1A1 的多态性是肺癌重要的遗传易感性因素。CYP1A1 定位于 15q22—qter，基因全长 43 064bp，包括 7 个外显子和 6 个内含子。CYP1A1 主要有 4 种基因多态性，常见的突变等位基因为 m1（CYP1A1*2A）、m2（CYP1A1*2C）、m3（CYP1A1*3）和 m4（CYP1A1*4），其中 m1、m2 型突变在华人中常见。CYP1A1 m1 突变型是在 DNA 非编码区 3′ 端增加一个 Msp I 限制性内切酶位点，m2 突变型是在第 7 外显子 462 位点发生 A → G 碱基置换，这两种突变型表达的酶活性均高于野生型。由于苯并芘（BAP）需经 CYP1A1 活化后方能致癌，突变型 CYP1A1 将苯并芘转化成最终致癌物 BPDE 的能力增强，因此携带突变型 CYP1A1 基因的个体患肺癌的危险性是其他基因型的 7.3 倍，且吸烟量增加，患肺癌的危险性也增加。在食管癌患者中携带突变基因 CYP1A1 的人数明显高于对照组，CYP1A1 突变可能是食管癌发生的重要易感性之一。CYP1A1 的多态性也可能增加乳腺癌的患病风险。

三、致癌物的检测方法

1. Ames 试验

Ames 试验是一种检测诱变剂的常用方法，也称为鼠伤寒沙门菌 / 微粒体试验。其原理是在一系列组氨酸营养缺陷型的沙门菌株中，加入大鼠肝微粒体酶活化系统和受试化学物质后，若该化学物质为诱变剂，则可产生回复突变，使组氨酸营养缺陷型的沙门菌回复突变为野生型，细菌能合成组氨酸，从而与野生型一样能在不加组氨酸的培养基上生长。根据生长的细菌集落数目及大小，可测定受试化学物质的诱变能力（图1-3），因为基因突变能力与致癌能力有关。

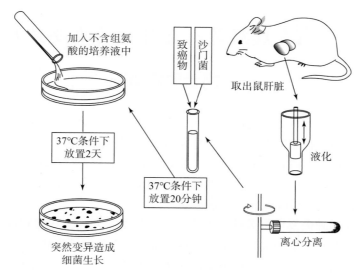

图 1-3　Ames 试验

Ames 试验由三部分构成，即鼠肝细胞匀浆液、组氨酸营养缺陷型沙门菌株和受试化学物质。Ames 试验是一种回复突变试验，通过检测细菌集落数目及大小来确定受试化学物质的诱变能力

Ames 试验是一种间接检测法，不同于动物实验的直接检测法。但它检测速度快，一般在1周左右，故又称为快速检测法。不过 Ames 试验的价值像活体动物细胞上进行的检测一样，也颇有争议，因为它毕竟是在原核细胞系进行的，与人体的情况还有很大差距。

2. 姐妹染色体交换

姐妹染色体交换（sister chromatid exchange，SCE）的原理是根据 BrdU 掺入到 DNA 中胸腺嘧啶核苷酸的位置上，经2次细胞分裂，两条染色单体不对称地标上 BrdU，结果被 Hoechst 染成不同颜色，显微照片可见染色单体间有明暗互换现象。着色性干皮病（xeroderma pigmentosum，XP）和 Bloom 综合征（BS）患者 SCE 发生率高。许多突变剂可激活 SCE。

3. 微核检测法

微核（micronucleus）是当某种化学物质作用于间期细胞染色体，使之受到损伤，有丝分裂中期时，就表现为染色体断裂，当染色体组成子细胞核时，这些染色体片段就可能形成微核，大小应在主核的1/3以下。用外周血或骨髓标本来做微核试验是检测外来化合物对染色体损伤作用的重要方法，它具有经济、简便、快速的特点。

4. 动物模型

动物模型（animal model）是检查致癌物的最常用方法。实验室啮齿动物（如大鼠和小鼠）是最广泛使用的动物，因为它们在较短的生命周期中也能诱发出肿瘤，这些肿瘤是可以与人类肿瘤相比较的，因此动物实验被广泛地应用于药物筛选、食品添加剂的检测，以及化合物的毒性试验。给药途径可类似人类接触有害物质的情况，采取吸入、摄入或皮肤接触等。它与前面几种检测方法相比，时间要长些。另外，由于啮齿动物遗传的相对不稳定性，啮齿动物的检查结果不能完全与人类情况等同。

第二节　病毒致癌是人类肿瘤的次要致癌因素

一、病毒致癌概况

肿瘤病毒学是一个非常活跃的研究领域，许多分子肿瘤学的知识都是来自肿瘤病毒学的研究。虽然许多动物肿瘤的发生与病毒感染有关，但目前确认与人类有关的肿瘤病毒是有限的。人类致瘤病毒需符合下面条件：①血清流行病学调查存在相关性；②肿瘤细胞中存在病毒遗传物质，并有病毒遗传物质的表达；③病毒能诱发动物肿瘤或使体外培养的细胞转化；④接种病毒疫苗能降低肿瘤发病率。

目前确认与人类肿瘤发生有关的病毒有 6 个，分别为人乳头状瘤病毒（human papilloma virus，HPV）、EB 病毒（Epstein-Barr virus，EBV）、乙型肝炎病毒（hepatitis B virus，HBV）、人类疱疹病毒 -8（human herpes virus-8，HHV-8），它们含有 DNA 基因组；剩下 2 个为人类 T 细胞白血病 / 淋巴瘤病毒 1（human T-cell leukemia/lymphoma virus 1，HTLV-1）和丙型肝炎病毒（hepatitis C virus，HCV），它们含 RNA 基因组。这些肿瘤病毒感染与 15% ～ 20% 的人类肿瘤发生有关，现已成为继吸烟之后人类第二位高危致癌因素（表 1-2）。

表 1-2　全球年病毒相关肿瘤的例数

病毒	肿瘤	例数 / 年	占恶性肿瘤的比例（%）
HPV	宫颈癌	492 800	5.2
	肛 - 生殖道癌	53 880	
	口咽癌	14 500	
HBV 和 HCV	肝细胞癌	535 640	4.9
EBV	鼻咽癌	78 100	1.0
	霍奇金淋巴瘤	28 600	
	Burkitt 淋巴瘤	6700	
HHV-8	Kaposi 肉瘤	66 000	0.9
	非霍奇金淋巴瘤	36 100	
HTLV-1	人类 T 细胞白血病 / 淋巴瘤	3300	0.03

资料来源：Parkin DM，2006. The global health burden of infection associated cancers in the year 2002. Int J Cancer，118：3030-3044。

二、人类肿瘤病毒

DNA 肿瘤病毒与细胞的作用方式不同于 RNA 肿瘤病毒。DNA 肿瘤病毒带有致瘤基因，能产生与肿瘤发生有关的致瘤蛋白。在细胞分裂之前，病毒 DNA 和细胞 DNA 进行复制，在此过程中，病毒 DNA 可整合于细胞基因组，整合的病毒 DNA 可防止病毒增殖，因此被 DNA 肿瘤病毒转化的细胞一般不产生病毒颗粒，但表达病毒早期基因，因为早期基因含有致瘤基因。病毒 DNA 不是唯一致瘤因素，需要辅助因子（co-factor）。

1. HPV 是宫颈癌及口咽癌的主要致病因素

HPV 是一种小的嗜上皮 DNA 病毒，按 DNA 同源性的差异有 100 多型。它可引起人体许多部位的肿瘤，特别是生殖系统肿瘤，故又将其归属于性传播疾病（sexually transmitted disease，STD）病毒。但 HPV 也与皮肤癌和头颈部肿瘤的发生有关。根据其对机体的影响，HPV 分为高危型和低危型。HPV-6、HPV-11、HPV-42、HPV-43 和 HPV-44 型属于低危型，不整合于细胞基因组中，与宫颈尖锐湿疣和乳头状瘤的发生有关，体外不能永生化动物细胞。HPV-16、HPV-18、HPV-31 和 HPV-45 型属于高危型，整合于细胞基因组中，与宫颈癌（cervical cancer）的发生有关。其中最具攻击力的是 HPV-16 和 HPV-18 型，约 90% 的宫颈癌与其感染有关。宫颈癌目前已成为全球女性仅次于乳腺癌的第 2 个常见的肿瘤。除了宫颈癌外，HPV 还与肛 - 外生殖道癌、头颈部癌和 25% 的口咽部癌的发生有关。

HPV 的基因组为 8kb 大小，呈双链环状结构，一般含有 8 个可读框（open reading frame，ORF），早期 ORF 有 6 个（E1、E2、E4、E5、E6 和 E7），晚期 ORF 有 2 个（L2 和 L1）。ORF 是可以编码蛋白的 DNA 或 RNA 片段，有起始密码子和终止密码子。一个 ORF 的存在表明可能存在一种未知的蛋白质或多肽。

HPV 致瘤机制研究：HPV 致瘤过程是复杂的，既涉及病毒致瘤蛋白，也涉及其他辅助致癌因素（如性激素、吸烟、其他病原微生物的共感染等），它们共同作用导致 HPV 感染细胞的癌变。HPV 的致瘤蛋白有 E6、E7 和 E5，其中 E6 和 E7 是主要致瘤蛋白，E5 有较弱的致瘤活性。有关 HPV 致瘤机制研究可概括为以下 5 点。

（1）HPV 基因与宿主细胞染色体整合：HPV DNA 可能整合在基因不稳定区和转录活跃区，如 3p14.2 和 13q14，而 13q14 恰好是 *RB* 抑癌基因所在位点，整合可使 *RB* 基因功能失活而致癌。HPV DNA 断裂整合通常发生在 *E2* 区，E2 蛋白对 HPV 致癌基因 *E6* 和 *E7* 的转录起着负性调节作用。HPV 整合所致的 *E2* 基因缺失会引起 *E6* 和 *E7* 表达增强，从而增强 HPV 对细胞的转化能力。

（2）HPV E6 蛋白：是含 158 个氨基酸的多功能蛋白。在结构上含有 2 个锌指结构域和 1 个连接子，形成能结合含酸性 Leu-X-X-Leu-Leu（LXXLL）模块的蛋白，如 E6AP（E6-associated protein）等蛋白。E6 通过与一种泛素连接酶 E6AP（见图 5-8）形成复合物，使 p53 泛素化降解失活来发挥致瘤作用。E6 还能通过将 p53 滞留在胞质内来阻止 p53 功能的实现。E6 对 p53 的抑制作用在 HPV 感染过程中非常重要，它可以阻止受感染细胞凋亡，从而保证了病毒的自身增殖。病毒复制之前，E6 的表达降低了 p53 的水平，从而阻断 p53 凋亡途径以阻止细胞死亡（图 1-4A，见表 6-3），使病毒后续基因发挥作用。E6 的另外一个重要功能是上调端粒酶的活性（图 1-4A）。端粒酶的表达在体细胞是受到抑制的，E6 可以通过转录水平和转录后水平多种途径上调端粒酶的活性。E6 与 MYC 相互作用，把 MYC 招募到 *hTERT* 启动子上，激活 *hTERT* 表达。另外，还与 NFX1 有关。NFX1 是转录因子，它有 NFX1-91 和 NFX1-123 两种不同的剪接体，NFX1-91 抑制 *hTERT* 转录，

NFX1-123 则促进 *hTERT* 转录。E6/E6AP 可以通过泛素 - 蛋白酶系统降解 NFX1-91，从而解除了 NFX1-91 对 *hTERT* 转录抑制作用，而 E6 对 NFX1-123 表达则起到上调作用，结果是刺激 *hTERT* 转录，上调端粒酶的活性。高危型 HPV 感染的细胞中，端粒酶的活性增高，使得细胞寿命延长，促进细胞永生化。

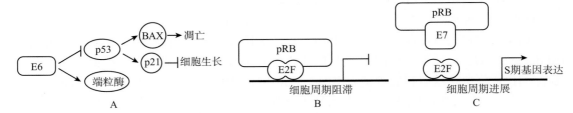

图 1-4　HPV E6 和 E7 蛋白对 p53 及 pRB 的影响

A.E6 通过抑制 p53 活性来阻止凋亡和细胞周期阻滞，同时 E6 也具有激活端粒酶的能力；B. 正常情况下，pRB 与转录因子 E2F 结合，使细胞停滞在 G₁ 期；C. 当细胞感染 HPV 后，E7 蛋白可使 pRB 失活，这样就释放出 E2F，E2F 与 DNA 结合，刺激细胞从 G₁ 期进入 S 期（见图 6-5）

（3）HPV E7 蛋白：E7 蛋白是一种含 98 个氨基酸的核蛋白，N 端含有 2 个保守区（conserved region，CR）——CR1 和 CR2，对 E7 蛋白的致瘤作用重要；C 端含有 2 个 CXXC 基序，帮助 E7 形成二聚体。E7 蛋白是 HPV 主要的致癌蛋白。E7 蛋白通过 CR2 区的 LXCXE 结构与 pRB 第 649 ～ 672 位氨基酸的口袋结构域特异性结合（见图 6-4），释放核转录因子 E2F，E2F 刺激 cyclin A 和 cyclin E 等 S 基因表达，使细胞从 G₁ 到 S 期（图 1-4B，C）。另外，E7 蛋白也可通过降解 pRB 和使 pRB 磷酸化，使 pRB 失活。

E7 也是一种多功能蛋白，它可导致多种细胞周期负向调控信号失效，如 pRB 介导的生长停滞、TGF-β 介导的生长抑制、p53 介导的凋亡、p16 介导的细胞周期停滞、p21 和 p27 介导的 G₁/S 转换阻滞等。此外，E6 和 E7 蛋白可协同作用，使中心体复制与细胞周期脱偶联，干扰纺锤体检测点功能，进一步导致肿瘤细胞的发生和发展。

（4）HPV E5 蛋白：E5 是含 83 个氨基酸的跨膜蛋白，有较弱的转化功能。E5 蛋白通常表达在早期致瘤阶段，HPV 整合后通常不再表达 E5 蛋白。E5 主要通过增强表皮生长因子受体（EGFR）的活性来实现致癌能力。E5 可抑制 EGFR 的降解，从而使表皮生长因子（EGF）与 EGFR 作用后所激活的各种信号通路兴奋时间延长（见第 65 页）。如表达 HPV-16 E5 的细胞在添加 EGF 后，发现 MAP 激酶活性增强，c-FOS 和 c-JUN 表达水平提高。另外，E5 对感染细胞的免疫逃逸也发挥重要影响，促进宫颈上皮从 HPV 感染到恶性转变。HPV 能使细胞表面 I 类 MHC 分子表达下降，从而阻止病原肽有效地在感染早期提呈给 T 效应细胞，降低 CTL 对感染细胞的杀伤作用，直到感染后期或恶变时，抗病毒免疫反应才开始作用。

（5）一些辅助因子（co-factor）促进 HPV 感染细胞的癌化过程：单纯 HPV 感染是不足以导致宫颈癌的，一些相关的辅助因子也在细胞癌化过程中发挥着重要的作用。这些辅助因子包括雌激素、吸烟、其他病原微生物的共感染等。长期使用口服避孕药会增加宫颈癌的风险。有报道显示，HPV-16 *E6* 的转基因小鼠在缓释雌二醇的慢性诱导下，在宫颈和阴道逐渐形成肿瘤。另外，吸烟也是与宫颈癌发生有关的且比较肯定的危险因素。

HPV 的发现使宫颈癌成为迄今病因最明确的一种肿瘤，因此，Harald zur Hausen 教授获得 2008 年诺贝尔生理学或医学奖。在此基础上，英国葛兰素史克（GSK）和美国默沙东（Merck）等制药公司开发出宫颈癌疫苗，使宫颈癌成为人类可以预防和根除的第 1 种恶性肿瘤。目前有 4 款 HPV 疫苗上市（表 1-3），它们分别是希瑞适（Cervarix）疫苗、佳达修 4（Gardasil 4）、佳达修 9（Gardasil 9）和馨可宁（Cecolin）。这些疫苗是各类型 HPV 病毒 L1 组装的病毒样颗粒（virus-like particle，VLP）混悬液，不含病毒遗传物质，可激发机体产生针对 HPV 衣壳蛋白的抗体，阻止 HPV 进入细胞。

表 1-3　四款上市的 HPV 疫苗

项目	希瑞适	佳达修 4	佳达修 9	馨可宁
抗原	L1 VLP	L1 VLP	L1 VLP	L1 VLP
HPV 型	16，18	6，11，16，18	6，11，16，18，31，33，45，52，58	16，18
载体	昆虫细胞	酵母细胞	酵母细胞	大肠杆菌
适用人群	9～25 岁女性	9～26 岁男女	9～45 岁男女	9～45 岁女性
制造商	GSK 公司	Merck 公司	Merck 公司	厦门万泰沧海公司

2. 肝炎病毒是肝细胞癌的主要危险因素

乙型肝炎病毒（HBV）和丙型肝炎病毒（HCV）在遗传学上是无关的病毒。HBV 是 DNA 病毒，而 HCV 是 RNA 病毒。患者可单独被 HBV 或 HCV 感染，也可同时被两种病毒感染。

（1）HBV：根据一些比较权威的统计结果，我国应该有 HBV 感染者 1.2 亿，占我国总人口的 9.09% 左右，其中有 1/4 是慢性乙肝，大约 3000 万人。一般认为 HBV 慢性感染者发生肝细胞癌（hepatocellular carcinoma，HCC）的危险性比无感染者高 100 倍。

HBV 感染与 HCC 发生有关，主要是基于以下 2 点考虑：①两者在地理流行病学上的一致性。肝炎主要流行于撒哈拉沙漠以南、中国和东南亚地区，这些地区恰好也是 HCC 的高发地区。②核酸杂交研究显示绝大多数 HCC 组织含有 HBV DNA。约 80% 的 HCC 组织 DNA 杂交显示有 HBV DNA 整合，整合呈随机分布，通常多点整合，单点整合少见。整合的 HBV DNA 常有活性表达，因此原发性肝癌组织 HBsAg 染色常呈阳性反应，核心抗原则表达较低。由于目前体外尚不能将肝炎病毒或它的 DNA 转化为肝细胞，因此肝炎病毒是否为 HCC 的直接病因尚有争议。

HBV 基因组很小，达 3.2kb，有 4 个 ORF，分别为编码核壳（C）、包膜蛋白（S）、基因多聚酶（P）和与病毒基因表达有关的蛋白（HBx）。HBV 的致瘤机制尚不清楚，可能通过以下 3 种不同机制致癌：①病毒 DNA 整合入宿主基因组引起染色体不稳定，进而在很多位点发生杂合性缺失（LOH）。HBV 整合入某些特定部位，引起插入突变激活原癌基因，包括编码调控细胞增殖和分化的基因及端粒酶逆转录酶（hTERT）等。②炎症在 HBV 感染后的致癌过程中扮演着重要角色。肝炎病毒感染后可引起局部组织炎症，上调局部细胞 TNF-α 的表达，激活 NF-κB 信号通路，导致细胞增生，凋亡减弱。另外，HBV 感染可引起肝细胞死亡，由于正常肝细胞具有再生能力，那些未受感染的肝细胞可不断分裂去补偿丢失的肝细胞，这恰好给致癌因素攻击 DNA 提供了机会。未感染 HBV 的人肝细胞极少分裂，因此患癌机会较少。③表达的病毒蛋白可以调控肝细胞的增殖和活性，其中最主要的是 HBx 蛋白。HBx 蛋白作为一种反式作用子，可激活 AP-1、AP-2 和 NF-κB 等细胞转录因子，从而促进细胞生长，另外，HBx 蛋白也可能抑制 p53 功能。HBx 蛋白还可抑制细胞 DNA 损伤修复。HBx 蛋白可结合紫外线损伤 DNA 修复蛋白 XPA1，抑制细胞对紫外线损伤的 DNA 进行核苷酸切除修复，使损伤 DNA 得以在细胞中累积，进而导致细胞基因不稳定。

目前针对 HBV 的上市疫苗有多种，如英国 GSK 公司生产的 Engerix-B 和美国 Merck 公司生产的 Recombivax HB。美国 FDA 又批准 Dynavax 公司生产的乙肝疫苗 HEPLIS-AV-B 上市（2018），用于预防所有已知乙肝病毒亚型引起的 18 岁以上成人感染。HEPLISAV-B 是一款将乙肝表面抗原与 TLR-9 相结合的成人乙肝疫苗，可增强免疫应答。数据显示，HEPLISAV-B 对乙肝病毒的预防效果优于 Engerix-B。国内也有数家公司生产 HBV 疫苗。这些 HBV 疫苗均能有效预防 HBV 感染，因此对肝癌的发生有预防作用。

（2）HCV 属于黄病毒科（Flaviviridae）：继 HPV（2008）之后，2020 年诺贝尔生理学或医学奖授予 Harvey J. Alter、Michael Houghton 和 Charles M. Rice，以表彰他们发现 HCV。HCV 基因组为一单股正链线状 RNA，是一种 RNA 病毒，长度 9.6kb。HCV 基因组由 3 个结构蛋白（C、E1 和 E2）编码基因和 7 个非结构蛋白（p7/NS1、NS2、NS3、NS4A、NS4B、NS5A 和 NS5B）编码基因两部分组成（图 1-5）。C 为核心蛋白（core protein），E1 和 E2 为包膜糖蛋白。非结构蛋白调节病毒的复制。

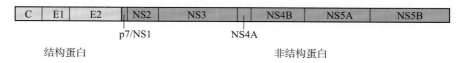

图 1-5　HCV 基因组

从 5′ 端开始由 3 个结构蛋白（C、E1 和 E2）编码基因和 7 个非结构蛋白（p7/NS1、NS2、NS3、NS4A、NS4B、NS5A 和 NS5B）编码基因两部分组成

HCV 感染的特点是起病隐匿，呈慢性经过，与 HCC 的发生关系十分密切。HCV 感染引起的丙型肝炎占全球急性肝炎病例的 15%，占慢性肝炎的 60% ～ 70%，约 50% 的晚期肝硬化和 HCC 由此引起。根据流行病学调查，在一般人群中，HCV 感染率达 3.2%；估计我国 HCV 感染人数为 4000 万。与仅 5% ～ 10% 的青少年和成人期感染 HBV 后的慢性化率相比，感染 HCV 后 50% ～ 85% 的患者将演变为慢性丙肝。

除了 HCC 外，HCV 感染增加肝内胆管细胞癌和非霍奇金淋巴瘤（NHL）发病风险（Torres et al，2017）。研究表明，HCV 感染者是正常人患 NHL 机会的 2 倍。NHL 患者的 HCV 感染率较高，提示 HCV 感染可通过长期刺激免疫系统增加 NHL 的发病危险。淋巴瘤亚型的相关性分析发现，HCV 感染与弥漫性大 B 细胞性淋巴瘤的发生有关。最近有报道，在排除年龄、性别、种族和潜在因素后，感染 HCV 使发展成肾癌的风险几乎增加了 1 倍。

HCV 由于缺乏逆转录酶活性，病毒基因组并不整合入肝细胞基因组中。与 HBV 整合进入宿主细胞导致细胞基因组不稳定性不同，HCV 导致的基因突变较少，HCV 导致 HCC 发生可能跳跃了大量基因突变累积的过程。HCV 基因的高复制率和（或）缺乏校正能力，使得 HCV 容易逃逸宿主的免疫防卫，转为慢性持续感染，很少有自限性。HCV 所致的慢性肝炎能引起持续的肝细胞变性和坏死，为其致癌的机制之一，而这种致癌并非 HCV 直接转化肝细胞作用，而可能是在细胞生长和分化中起间接作用，如活化生长因子、激活癌基因或DNA结合蛋白的作用。尽管HCV的致癌机制尚不清楚，但是一种或多种HCV基因产物促进HCC发生的早期改变是肯定的。

C蛋白是丙肝病毒的重要结构蛋白，它是一种多功能蛋白，在病毒增殖和感染、慢性致病、肝细胞癌变、免疫功能障碍中起重要作用。①抑制FAS和TNF-α介导的凋亡。②C蛋白通过下调抗原提呈细胞（APC）的MHC和共刺激分子的表达，同时诱导能产生IL-10的T细胞生成，从而抑制由树突状细胞诱导的特异性CD4$^+$和CD8$^+$T细胞免疫反应，而使丙肝病毒在体内不易被清除而呈慢性感染。最近研究还发现，C蛋白能通过下调干扰素介导的抗病毒基因表达致使机体HCV病毒在体内长期慢性感染。③核蛋白酶体激活物（nuclear proteasome activator）PA28γ可与C蛋白结合，参与肝细胞变性、坏死甚至癌变等；C蛋白可刺激体内NO的形成，而NO早已被认为是造成和促进DNA突变的重要因素，这无疑更突出了C蛋白与HCV致癌机制的重要联系。有研究表明，C蛋白能抑制p53基因转录，这可能是HCV致HCC的重要机制。④C蛋白能上调端粒酶活性，促进细胞永生化。

除C蛋白外，非结构蛋白NS3和NS5A也涉及HCV致瘤过程。NS3蛋白可与p53结合形成复合体，抑制p53对p21^{WAF1}的转录调节作用。NS3干扰免疫应答，引起HCV持续感染。最近研究显示，NS3通过抑制TNF-α诱导的NF-κB激活与HCV免疫逃逸有关。LUBAC（linear ubiquitin chain assembly complex）为NF-κB信号通路上的一个关键调控蛋白复合物，通过与IKK复合物中的NEMO结合并使NEMO线性泛素化，进而激活下游的NF-κB信号。NS3蛋白通过与LUBAC相互作用，竞争性地阻碍了LUBAC与NEMO的结合，使NEMO不能线性泛素化，最终导致NF-κB的激活受到抑制，从而帮助HCV完成免疫逃逸。有不少研究成果显示，NS5A蛋白在HCV干扰宿主细胞内信号和免疫逃避方面有一定的作用。NS5A蛋白也可与p53结合，使p53丧失G$_1$细胞阻滞和诱导凋亡功能。与C蛋白类似，NS5A也能抑制TNF-α介导的凋亡。

由于HCV的发现为丙型肝炎的防治奠定了基础。目前尚无丙肝疫苗上市，但PSI-7977/sofosbuvir（Sovaldi®）联合利巴韦林已使丙型肝炎能得到有效控制。PSI-7977能在肝中代谢成PSI-6130，PSI-6130可在肝细胞内转换为一种和UTP非常相似的化合物，最终达到抑制HCV繁殖的目的。

3. EB病毒是淋巴瘤和鼻咽癌的主要危险因素

EB病毒（EBV）为一种γ疱疹病毒，以潜伏或裂解状态存在于多种细胞中，EBV感染与多种人类肿瘤的发生相关。EBV主要攻击B淋巴细胞，与鼻咽癌（nasopharyngeal carcinoma，NPC）、传染性单核细胞增多症、Burkitt淋巴瘤、霍奇金淋巴瘤和非霍奇金淋巴瘤等多种人类肿瘤的发生有关。EBV的致癌机制比较复杂，尚未完全弄清。它涉及病毒致瘤蛋白的持续表达，导致基因组的不稳定，干扰细胞信号转导和细胞周期。

EBV的基因组为线性双链DNA，大小为172kb。11个病毒基因的表达与EBV生命周期的潜在阶段有关。这些基因的表达同时直接作用于B细胞的转录和增殖，这是EBV传染的一个最大特征。除这11个"潜伏"基因外，这种病毒还编码了80多个其他的基因，其中包括两个细胞BCL-2的同源物（BHRF1、BALF1），它们能够抑制凋亡（见表6-3）。与EBV致瘤作用有关的蛋白有多个，其中包括EBV核抗原（EBNA）、潜态感染膜蛋白（LMP）和病毒miR-BART。

EBV 核抗原（EBV nuclear antigen，EBNA）包括 EBNA1、EBNA2、EBNA3A、EB-NA3B、EBNA3C 和 EBNA-LP（leader protein），几乎所有 EBV 感染和转化的 B 细胞核内都能检出这种 EBNA。EBNA1 是唯一持续表达于所有 EBV 感染细胞的基因产物，它与 p53 结合使其失活。EBNA1 可以诱发染色体畸变，引起基因组不稳定。EBNA1 还可通过 ALT 途径（详见第八章第三节）来维持端粒的长度。EBNA2 与抑制凋亡有关，它主要通过促进转录因子 RBPJκ/CBF1 表达，导致 Notch 信号途径的持续激活。EBNA-3C 能通过纺锤体组装检查点失活的方式，诱发基因组不稳定。

潜态感染膜蛋白（latent membrane protein，LMP）包括 LMP1、LMP2A 和 LMP2B，LMP1 被认为是 EB 病毒编码的重要致瘤蛋白。LMP1 是一个由 386 个氨基酸残基组成的跨膜蛋白，包括 1 个由 23 个氨基酸组成的氨基端胞质区、6 个跨膜区构成的跨膜疏水结构域和 1 个由 200 个氨基酸残基构成的羧基端胞质区，羧基端胞质区含 3 个功能域 CTAR1（C terminal activation region 1）、CTAR2 和 CTAR3。LMP1 在功能上类似肿瘤坏死因子受体（TNFR）家族中的 TNFR1 和 CD40，它通过募集 TNFR 相关信号蛋白（TRAF、TRADD、RIPK）及 BS69 和 JAK 等蛋白，激活 NF-κB、PI3K/AKT、JAK/STAT 等多条信号转导途径，影响细胞周期和凋亡等多个方面的功能，从而促使细胞永生化。LMP1 也可以通过上调 *BCL-2* 基因表达，抑制凋亡，阻止细胞终末分化。另外，LMP1 通过抑制 DNA 修复机制促进基因组不稳定。

EBV 是第一个被发现表达 miRNA 的人类病毒，如 miR-BHRF1 和 miR-BART（BamH1 A rightward transcripts），这些病毒 miRNA 在 EBV 感染和致瘤中扮演着重要角色（Kuzembayeva et al，2014）。有报道指出，EB 病毒 miR-BHRF1 是抗凋亡基因 *BCL-2* 的病毒同源物，与 EBV 诱发细胞转化有一定关系。miR-BART5 在 NPC 细胞中高表达。miR-BART5 能抑制细胞内 PUMA（p53 up-regulated modulator of apoptosis）活性，PUMA 能使细胞程序性死亡，在肿瘤中表达下调。虽然有 60% 左右的 NPC 组织中 PUMA 的表达下调，但仍有 40% 左右的 NPC 组织中 PUMA 的表达没有变化，提示 miR-BART5 对细胞存活的影响仍有待进一步澄清。CXCL11 是干扰素诱导的趋化因子，具有调节 T 细胞功能，它是 miR-BHRF1 ～ miR-BHRF3 的靶分子，EB 病毒通过下调 CXCL11 促进感染细胞的免疫逃逸。

EBV 是全球流行的病毒。在西方国家有 85% ～ 90% 的成人带有这种病毒，而发展中国家的儿童几乎 100% 感染过这种病毒。病毒可通过唾液传给他人或通过母乳传给婴儿，经口腔上皮传染给 B 细胞。EBV 感染大多呈隐性感染，主要潜伏在 B 细胞，人体外周血约 $1/10^7$ 的循环淋巴细胞带有 EBV。一般认为淋巴细胞或上皮细胞是 EBV 最初感染的细胞，CD21（CR2）是 EBV 的受体。中山大学肿瘤防治中心曾木圣研究团队发现上皮细胞膜受体分子 NRP1（neuropilin 1，神经菌毛素 1）是介导 EB 病毒感染鼻咽上皮细胞的重要分子。

4. HHV-8 是 Kaposi 肉瘤的主要致病因素

HHV-8 也称为 Kaposi 肉瘤疱疹病毒（Kaposi sarcoma herpes virus，KSHV），是 Kaposi 肉瘤（Kaposi sarcoma，KS）的致瘤病毒。HHV-8 基因组是线性双链 DNA 病毒（约 140kb），含 80 个 ORF，66 个 ORF 类似 EBV，故属于 γ 疱疹病毒。另外，还有许多 ORF 类似细胞基因，这些基因可能与细胞转化有关。HHV-8 涉及 Kaposi 肉瘤的病因。HIV-1（human immunodeficiency virus-1）感染是危险因素，而 HIV-2 与 HHV-8 引起的 KS

关系不大。KS 是一种少见的恶性肿瘤，主要由梭形细胞构成，并伴有丰富的血管裂隙。KS 的起源尚有争论，目前倾向其起源于内皮细胞，与淋巴管内皮细胞表型类似。EPHA2 是 HHV-8 进入细胞的受体。

除了 KS 外，HHV-8 还与原发性渗出性淋巴瘤（primary effusion lymphoma，PEL）和多中心 Castleman 病（multicentric Castleman's disease，MCD）的发生有关。PEL 是一种极少见的 B 细胞淋巴瘤，以产生胸腔、腹腔恶性渗出液为特征。MCD 是一种不典型的淋巴组织增生异常性疾病，主要病理特点为血管和浆细胞的玻璃样变。2014 年 FDA 批准杨森（Janssen）公司的 Siltuximab（Sylvant®）粉针剂上市，用于治疗 MCD。2018 年欧盟也批准该药上市，用于治疗 MCD。Siltuximab 是重组的嵌合单抗，靶向 IL-6。

在潜伏期，HHV-8 仅由小部分基因表达，包括 *LANA*、*vCyclin*、*vFlip*、*vBCL-2*、*vGPCR* 和病毒编码的细胞因子。HHV-8 潜伏期相关核抗原（latency-associated nuclear antigen，LANA）是 HHV-8 ORF 73 编码的一种病毒衣壳蛋白。潜伏感染状态病毒稳定表达 LANA，它在病毒基因整合到宿主基因组的过程中起重要作用，而且可以抑制 p53 和 RB 蛋白转录活性。另外，它也可上调端粒酶活性。LANA 蛋白还可稳定 Notch 信号，上调 Notch 信号的靶基因 Hey1 和 Dll4 的表达水平，与 Kaposi 肉瘤的血管新生和红细胞的渗出有关。最近研究显示病毒编码的 *vGPCR* 可劫持细胞的信号，在疱疹病毒致癌过程中扮演着重要角色。

与 EBV 类似，HHV-8 在人群中广泛流行。据世界卫生组织称，世界总人口的 67% 都已经感染了这种疱疹病毒。人体内大多数疱疹病毒都处于休眠状态，但是当免疫系统功能下降时，它们就会广泛增殖，引发 Kaposi 肉瘤。

5. HTLV-1 是成人 T 细胞白血病的主要危险因素

HTLV-1 与成人 T 细胞白血病/淋巴瘤有关。全球有 1000 万～ 2000 万人感染 HTLV-1，2%～ 5% 的携带者将发展为成人 T 细胞白血病（adult T-cell leukemia，ATL）。

HTLV-1 属于逆转录病毒（retrovirus），其基因组为线性单链 RNA，大小为 9kb，不含有任何已知的癌基因，也未发现其在某一原癌基因附近的固定的整合位置，这与 HTLV-1 潜伏期长有一定关系。HTLV-1 的转化活性与其 RNA 中一个称为 *tax* 基因有关。*tax* 基因产物 Tax 蛋白对病毒的复制十分重要，因其通过对 5′- 长末端重复片段（5′-long terminal repeat，5′-LTR）的作用刺激病毒 mRNA 的转录。一般认为 HTLV-1 的致瘤作用与 Tax 蛋白有关，Tax 蛋白可始发 HTLV-1 的致瘤作用，但对细胞的转化状态维持影响不大。Tax 蛋白通过不同途径引起细胞转化，包括染色体不稳定、中心体放大、放弃 DNA 修复功能、激活 NF-κB 和 AKT 信号通路。

转录因子 NF-κB 的激活对肿瘤的发生起决定性作用。Tax 蛋白可磷酸化 IκB，后通过泛素 - 蛋白酶体途径（ubiquitin-proteasome pathway，UPP）降解，从而释放出 NF-κB，NF-κB 进入细胞核内，与靶基因启动子结合，从而调控其表达（见图 11-8）。NF-κB 可以激活 *IL-2Rα*、*IL-2*、*IL-6*、*IL-15*、*GM-CSF* 和 *BCL-xL* 等与凋亡和细胞周期相关基因的表达。感染 HTLV-1 细胞能自分泌 IL-2 及其受体，这样就建立起一个自分泌体系（autocrine system），可不断刺激 T 淋巴细胞增生，导致 T 淋巴细胞恶性增生。巨噬细胞分泌的 GM-CSF 对导致 T 淋巴细胞恶性增生也起到推波助澜的作用。

已有的研究表明，细胞内具有多余的中心体可驱使基因组不稳定，并导致肿瘤的形成。研究人员发现，HTLV-1转染的细胞，其中心体经常被扩增，而这是由病毒的Tax致癌蛋白引起的。进一步研究表明，Tax蛋白可与中心体上的TAX1BP2蛋白作用。过量表达TAX1BP2蛋白可抑制中心体的复制，降低TAX1BP2蛋白表达，从而可导致中心体过度扩增。上述研究表明，HTLV-1病毒通过其Tax蛋白与TAX1BP2蛋白相互作用，抑制了TAX1BP2蛋白功能，使中心体扩增，进而导致基因组不稳定并形成多倍体，最后导致细胞癌变。

HTLV-1阳性者ATL累积发生率为0.5%～7%，一般需要经过20～30年的潜伏期，甚至有长达60年的潜伏期，这与它不含致癌基因有一定关系。可见单纯HTLV-1感染尚不足以导致ATL，需其他因素的参与。一般认为HTLV-1病毒的Tax蛋白可促使白血病细胞的增殖。但Tax蛋白是T细胞的主要目标蛋白，其缺失更能使ATL逃避免疫细胞的攻击，因此在ATL细胞中编码Tax蛋白的tax基因往往被失活。ATL细胞常通过多种机制缺失Tax蛋白的表达，39%的患者通过5′-LTR的缺失使细胞不表达Tax蛋白，5′-LTR的甲基化也能使细胞不表达Tax蛋白。tax基因还会出现无义或错义突变，MHC识别位点的突变可以使Tax蛋白逃逸免疫系统。因此，Tax对HTLV-1感染细胞的生存既有有利的一面，也有不利的一面。推测在HTLV-1携带状态Tax蛋白对于HTLV-1感染细胞的早期增殖具有重要作用，随着其他遗传学和表观遗传学改变的积累，HTLV-1感染细胞的增殖不依赖于Tax蛋白，并且通过灭活tax基因的表达而逃逸免疫系统的监测。

现在人们发现对ATL细胞的维持要靠HTLV-1的HBZ（HTLV-1 basic leucine-zipper）蛋白来维持。编码HBZ的基因很不寻常，因为它取决于病毒DNA分子的错误边（wrong side）。这种基因就是所谓的反义基因（antisense gene），它们只存在于一些逆转录病毒。正常情况下，遗传信息只沿着两条DNA链中的一条编码，这条链就是所谓的有义链（sense strand），而其相对的一条则成为反义链——通常不携带遗传信息。但是HTLV-1是一个例外，在它的8个基因中，有7个基因在有义链上，而第8个基因即HBZ基因则在反义链上。

研究人员发现，在ATL患者中，所有ATL细胞中都存在HBZ基因（图1-6）。抑制

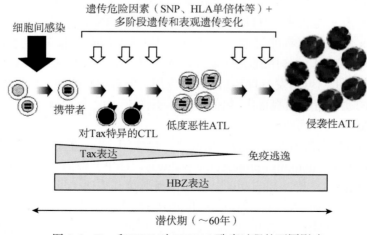

图 1-6　Tax 和 HBZ 对 HTLV-1 致瘤过程的不同影响

HTLV-1感染细胞后，在Tax和HBZ作用下，细胞克隆性增生，在此过程中仍需遗传和表观遗传的变化。在后期阶段，Tax表达下降，可使白血病细胞逃脱免疫系统对它的攻击，而HBZ的表达没有变化，提示HBZ的表达对白血病细胞的维持是必需的（Yasunaga J，Matsuoka M，2003. Leukemogenesis of adult T-cell leukemia. Int J Hematol，78: 312-320.）

HBZ 基因转录可抑制 ATL 细胞的增殖。另外，*HBZ* 基因还可促进 T 细胞的增殖，并通过分析转染有突变 *HBZ* 基因的 T 细胞，表明 *HBZ* 是通过其 RNA 形式来促使 T 细胞增殖的。研究人员认为，HBZ RNA 的促生长活性可能在 HTLV-1 病毒的致癌过程中起到重要作用。同时，HBZ 蛋白还可抑制由 Tax 蛋白介导的病毒转录。抑制 *HBZ* 基因转录可抑制 ATL 细胞的增殖，这意味着靶向 HBZ 蛋白的药物可能干扰病毒的复制，并为受感染人群提供一种新的治疗方法。

第三节　辐射与人类某些肿瘤的发生

一、辐射致癌概况

大量事实证明，长期接触 X 线及镭、铀、氡、钴、锶等放射性核素，可以引起各种不同的恶性肿瘤，如放射工作者长期接触 X 线而又无必要的防护措施时，常可发生手部放射性皮炎以致皮肤癌；其急性和慢性粒细胞白血病的发生率也较一般人高 10 倍以上。在出生前或出生后接受过 X 线照射的儿童，其急性白血病的发生率高于一般儿童。开采含放射性物质（钴、氡等）的矿工易患肺癌。日本长崎、广岛的在第二次世界大战时受原子弹爆炸影响的幸存居民，经过长期观察，发现慢性粒细胞白血病的发生率明显增高（照射后 4～8 年为发病高峰），甲状腺癌、骨肉瘤、乳腺癌、肺癌等的发生率亦较高。儿童期接受过颈部放射线照射者，甲状腺癌发生率明显增高，甚至对中年妇女的定期乳房摄影及肺结核 X 线检查的正面和负面效应都是有争议的。

辐射对人体的影响与辐射剂量有很大关系。一般认为一次大剂量比多次小剂量危害大，因为突变的 DNA 来不及修复，便进入 DNA 合成期。大剂量辐射对人体的致癌性是肯定的。总的来讲，小剂量辐射对人体无致癌性，但应避免任何不必要的辐射。最近有不少研究显示，小剂量辐射对动物进化可能有促进作用。在比天然本底高数倍的剂量照射下，细胞或机体会出现适应性反应及兴奋效应，表现为遗传物质对大剂量照射损伤的耐受性增强，抗肿瘤细胞毒等免疫功能的增强等。

二、辐射致癌物的种类及致癌机制

1. 紫外线辐射主要导致皮肤癌

紫外线（ultraviolet，UV）属于太阳光辐射出的天然性电磁波，也可人工产生。根据 UV 的波长可将其分为 3 个能谱区：UVA（>320nm）、UVB（290～320nm）和 UVC（200～290nm）；UVA 称为长波 UV，含量高；UVB 称为中波 UV；UVC 称为短波 UV。UVC 对 DNA 损伤作用最强，阳光中绝大部分的 UVC 被臭氧层过滤掉，所以臭氧层变薄不是一件好事，可使患皮肤癌的危险性增加。太阳辐射到达地表主要是 UVA 和 UVB，UVA 能够渗透皮肤深处，被认为是造成皮肤老化的主要原因，会造成皱纹和老年斑；UVB 能破坏人体皮肤中的 DNA，与皮肤癌发生关系密切。UV 的穿透能力较弱。因此，受影响的组织是皮肤，长时间暴露在阳光下可引起外露皮肤的鳞状细胞癌、基底细胞癌和黑色素瘤。白种人或照射后色素不增加的有色人种最易发生皮肤癌。

UV 辐射致癌机制：UVA 可产生活性氧（ROS），损伤细胞大分子，UVB 或 UVC 照射后最主要的效应是形成嘧啶二聚体（pyrimidine dimer），也可引起 DNA 断裂和碱基损伤（图 1-7）。DNA 中嘧啶对 UV 照射的敏感性要比嘌呤高 10 倍左右，最常见的嘧啶二聚体发生在 DNA 同一条链上两个相邻的胸腺嘧啶残基间，但也可形成 TC 或 CC 二聚体，二聚体又形成环丁基环（cyclobutane ring），从而破坏 DNA 双螺旋中二聚体所处的磷酸二酯骨架，妨碍 DNA 分子的复制。在正常人这种损害通常可被一系列 DNA 修复酶所修复，因此皮肤癌发病少见。而一种罕见的常染色体隐性遗传病——着色性干皮病（XP）的患者，由于先天性缺乏修复 DNA 所需的酶，不能将 UV 所致的 DNA 损害修复，皮肤癌的发病率很高（参见第十三章第四节）。绿茶多酚类对 UV 辐射诱导的 DNA 损伤有预防作用。

UV 对免疫系统的抑制作用也参与 UV 辐射致癌过程。皮肤是一个重要的免疫器官，免疫系统的某些成分存在于皮肤中，皮肤暴露于 UV 下能扰乱正常免疫功能。研究表明，UV 辐射通过降低皮肤抗原提呈细胞（朗格汉斯细胞，LC）水平，诱导调节性 T 细胞和免疫抑制细胞因子（如 IL-10）的产生来抑制免疫监视功能，与 UV 辐射致癌有关。

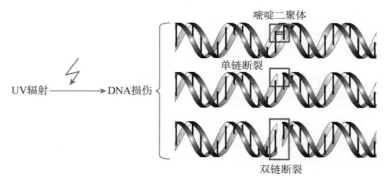

图 1-7　UV 辐射致癌作用机制

UV 既可引起 DNA 链嘧啶二聚体形成，也可引起 DNA 单链和（或）双链断裂

2. 电离辐射可引起实体瘤和白血病

电离辐射（ionizing radiation）可分电磁辐射（γ 线、X 线）和微粒辐射（带电粒子、中子）。因其能量较高，可引起组织电离，因此可引起人体不同部位的肿瘤，常见的有白血病、甲状腺癌、肺癌等。电离辐射可为医源性，也可来自核爆炸、核事故、自然矿床（镭、氡）或室内装修（氡）。

电离辐射致癌机制：X 线等能将原子中的电子激发而形成正离子，其对 DNA 的损伤机制比较复杂，一般认为其包括直接效应和间接效应两种（图 1-8）。①直接效应：是指电离辐射直接在 DNA 上沉积能量，引起物理和化学变化；②间接效应：是指 DNA 周围其他分子（主要是水分子）吸收射线能量，产生具有很高反应活性的氧自由基（ROS），进而损伤 DNA（见第 222、223 页）。如果肿瘤处于乏氧情况，这些区域的细胞对射线都有抗性。

电离辐射主要的损伤形式是 DNA 交联（linkage）和断裂。交联包括 DNA 链交联和 DNA- 蛋白质交联。同一条 DNA 链或两条 DNA 链上的碱基间可以共价键结合，DNA 与蛋白质之间也会以共价键相连，组蛋白、染色质中的非组蛋白、调控蛋白、与复制和转录有关的酶都会与 DNA 共价键连接。这些交联是细胞受电离辐射后在显微镜下看到的染色体畸变的分子基础，会影响细胞的功能和 DNA 复制。DNA 断裂包括单链断裂（single strand break）和双链断裂（double strand break，DSB）。在原核生物中 DNA 双链的断裂往往是致死性的，而在真核生物中则可能是染色体畸变产生的主要原因。单链断裂往往引起基因内突变，常为非致死性的。

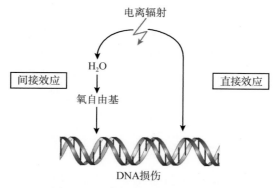

图 1-8 电离辐射的致瘤作用机制

电离辐射既可以直接损伤 DNA，也可以间接通过氧自由基来损伤 DNA，后者是电离辐射损伤 DNA 的主要方式

电离辐射产生的核苷酸碱基的修饰作用也同样可引起突变，最明显的是 OH⁻ 自由基引起的碱基破坏、脱落和糖基的分解，一般来说嘧啶碱基要比嘌呤碱基敏感。氧自由基还可作用于脱氧戊糖，与脱氧戊糖上的碳原子及羟基反应使其分解，造成 DNA 链断裂，从而形成缺失、重复、倒位、易位等结构变异。

参 考 文 献

Feng S，Cao Z，Wang X，2013. Role of aryl hydrocarbon receptor in cancer. Biochim Biophys Acta，1836：197-210.

Guengerich FP，Waterman MR，Egli M，2016. Recent structural insights into cytochrome P450 function. Trends Pharmacol Sci，37（8）：625-640.

Kuzembayeva M，Hayes M，Sugden B，2014. Multiple functions are mediated by the miRNAs of Epstein-Barr virus. Curr Opin Virol，7：61-65.

Torres HA，Shigle TL，Hammoudi N，et al，2017. The oncologic burden of hepatitis C virus infection：a clinical perspective. CA Cancer J Clin，67（5）：411-431.

第二章　细胞癌基因对肿瘤发生的影响

　　癌基因在肿瘤发生发展过程中扮演着重要角色，对它的研究被认为是肿瘤研究中的重要突破，因此曾两度获得诺贝尔生理学或医学奖（1975，1989）。从理论上讲，它说明环境致癌物引起肿瘤的原因之一可能在于激活了细胞中内在的原癌基因。在实用意义上，由于癌基因的激活使细胞合成相应的、特异的转化蛋白，后者有可能被用于诊断。而且如果能抑制癌基因的激活或使转化蛋白失活，那么将有可能提供癌治疗的新途径。

第一节　癌基因的概念

　　癌基因（oncogene）是指在体外能引起细胞转化，在体内能诱导肿瘤的基因。癌基因是一大类基因族，通常以原癌基因（proto-oncogene）的形式普遍存在于正常动物细胞基因组内。原癌基因在生物进化过程中高度稳定，对细胞无害，而且在控制细胞生长和分化中起重要作用。只有在环境致癌因素作用后发生点突变、DNA 重排、启动子的外源性插入等，原癌基因被激活成活性形式的癌基因，才引起细胞癌变。目前，该理论已用于解释各种环境因素的共同致癌机制。

　　癌基因首先发现于逆转录病毒中。Duesberg（1968）发现 Rous 肉瘤病毒基因组中有一种编码酪氨酸激酶的基因，并证明它在细胞转化中起关键作用。以后在其他逆转录病毒中也相继发现能使细胞发生转化的基因。因为这些基因来自病毒，故被命名为病毒癌基因（virus oncogene，v-onc）。

　　逆转录病毒中的癌基因从何而来？它对病毒的复制不但是不必要的，在多数情况下，反而会使病毒成为缺陷型。Varmus 和 Bishop（1972）用核酸杂交证明逆转录病毒中的癌基因是来源于高等脊椎动物细胞的原癌基因，因为动物细胞基因组中有与病毒癌基因相似的 DNA 序列。当逆转录病毒的基因组整合到细胞的某个原癌基因附近时，通过复杂的重组，可将细胞的原癌基因转导到自己的基因组内，使原来的野生型病毒成为携有转化基因的病毒。在转导过程中，癌基因常取代了部分或全部原有的病毒基因（*gag*、*pol* 和 *env*），使这种具有致癌能力的 RNA 病毒成为一种缺陷型病毒，繁殖需要同时感染的野生型辅助病毒提供必需蛋白（图 2-1）。

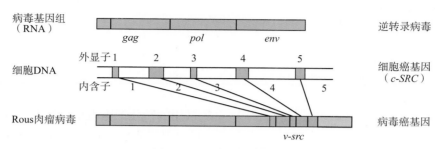

图 2-1　细胞和病毒癌基因

逆转录病毒的遗传物质为 RNA，基因组由 *gag*、*pol* 和 *env* 组成。逆转录病毒在感染细胞后，与细胞内的遗传物质可发生重组，将某些细胞遗传物质重组成病毒基因组的构成部分。例如，Rous 肉瘤病毒所带的癌基因 *v-src* 来自细胞癌基因（*c-SRC*），但 *v-src* 并不完全等同于 *c-SRC*，它经历了剪接和重组

需要注意的是，虽说病毒癌基因是来自细胞的原癌基因，但绝大多数病毒癌基因并不是简单地从宿主细胞中转移过来的细胞癌基因，而是经过拼接、截短和复杂重排之后形成的融合基因。病毒癌基因能使二倍体细胞转化，而细胞癌基因有时不能使二倍体细胞转化，因此病毒癌基因才是真正的癌基因。

细胞内癌基因以原癌基因形式存在，根据现有研究结果，原癌基因的特点可概括如下：①广泛存在于生物界中，从酵母到人的细胞普遍存在，是细胞生长必不可少的，属"看家基因"（house keeping gene），某些原癌基因甚至可能是胚胎发育的关键基因。②在进化过程中，基因序列呈高度保守性。③它的作用是通过其表达产物蛋白质来体现的；它们存在于正常细胞不仅无害，而且对维持正常生理功能、调控细胞生长和分化起重要作用，是细胞发育、组织再生、创伤愈合等所必需。④在某些因素（如放射线、某些化学物质等）作用下，一旦被激活，发生数量上或结构上的变化时，就会形成能够致瘤的癌基因。

由上可见，某些癌基因所表达的蛋白质未必都具有转化活性，因此不能认为所有的癌基因都具有致癌活性。目前认为广义上的癌基因是指凡能编码生长因子、生长因子受体、细胞内生长信息传递分子，以及与生长有关的转录调节因子的基因，这一修正大大拓宽了最初提出的癌基因的概念。但基于研究历史的原因，"癌基因"名称一直被沿用。

人体肿瘤中的癌基因是通过基因转染（transfection）发现的。例如，用人膀胱癌细胞株的 DNA 转染小鼠 3T3 细胞，转染后的 3T3 细胞就具有恶性表型，如在软琼脂上生长，注射到小鼠体内具有致瘤性。而未转染的 3T3 细胞不具有这些恶性表型，提示人膀胱癌细胞株的 DNA 含有癌基因。当细胞出现转化时，其表型也可能发生改变，如表 2-1 所示。

表 2-1　正常细胞与转化细胞的比较

对比项	正常细胞	转化细胞
小鼠致瘤性	−	+
停泊独立生长	−	+
细胞接触抑制	+	−
对血清的依赖性	依赖	降低
永生化	−	+
细胞骨架	规则	不规则
纤溶酶原激活物（plasminogen activator，PA）	−	+

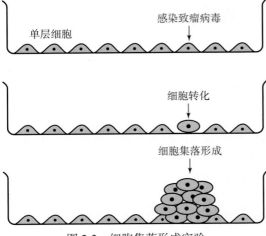

图 2-2　细胞集落形成实验

正常细胞存在细胞接触抑制现象，但转化细胞丧失细胞接触抑制，细胞可以互相叠加，形成细胞集落。

常用的转化细胞表型分析方法有：

（1）集落形成实验（focus formation assay）：为体外实验。正常细胞呈单层生长，而转化细胞由于丧失细胞接触抑制，出现细胞叠堆状或多层细胞生长，称为细胞集落形成（图 2-2）。通过计算细胞集落的大小和数量便可确定转化细胞的恶性程度。

（2）停泊独立生长（anchorage-independent growth，AIG）：为体外实验。肿瘤细胞的一个重要特征就是可以悬浮生长，这个特性赋予肿瘤细胞选择优势。正常细胞需要贴壁生长，在半固化的培养基上能存活，但不能分裂，但绝大多数转化细胞对周围环境的依赖性降低，能在半固化的软琼脂糖培养基中生长，形成细胞集落。

（3）裸鼠致瘤实验（tumor formation，tumorigenicity）：为体内实验。由于其在遗传上与人类的相似性，裸鼠是理想的动物模型。裸鼠是免疫缺陷动物，不排斥来自异种动物的组织移植，因此可用作转化细胞体内致瘤实验，它最能体现转化细胞的恶性潜力。

第二节　细胞原癌基因的激活方式

原癌基因在各种环境的或遗传的因素作用下，可发生结构改变（突变）而变为癌基因；也可以是原癌基因本身结构没有改变，而是由于调节原癌基因表达的基因发生改变，使原癌基因过度表达。以上基因水平的改变可继而导致细胞生长刺激信号变得过分活跃，细胞生长通路越活跃，细胞生长和分裂就越快。引起原癌基因突变的 DNA 结构改变包括点突变、染色体易位和原癌基因扩增等。

一、点　突　变

原癌基因可通过点突变（point mutation）方式激活成癌基因，产生异常的基因产物，导致细胞癌变。*RAS* 基因编码产物为 p21，具有 GTP 酶活性，*RAS* 基因的突变降低了 p21^{ras} GTP 酶的活性，使生长信号不断传至细胞核。例如，原癌基因 *RAS* 的常见突变部位是密码子 12、13、59 或 61，这些密码子的突变均引起 RAS 的激活。第 12 位密码子 GGC 在膀胱癌中变成 GTC，使甘氨酸变成缬氨酸；在结肠癌中变成 GAC，使甘氨酸变成天冬氨酸；在肺癌变成 AGC，使甘氨酸变成丝氨酸，这些氨基酸的改变都可导致细胞具有转化细胞特征（图 2-3）。20% ～ 30% 的人类肿瘤存在 *RAS* 基因突变，如膀胱癌、结直肠癌、肺癌、胰腺癌、甲状腺癌、肝癌和白血病等肿瘤。

原癌基因 *RAS*			癌基因 *RAS*		
密码子12	氨基酸		密码子12	氨基酸	肿　瘤
GGC	甘氨酸	点突变 →	GTC	缬氨酸	膀胱癌
			GAC	天冬氨酸	结肠癌
			AGC	丝氨酸	肺　癌

图 2-3　点突变是原癌基因 *RAS* 变成癌基因的主要方式

RAS 原癌基因第 12 位密码子是 GGC，编码产物是甘氨酸。*RAS* 基因的点突变通常发生在第 12 位密码子，在膀胱癌中 GGC 变成 GTC，使甘氨酸变成缬氨酸；在结肠癌中变成 GAC，使甘氨酸变成天冬氨酸；在肺癌中变成 AGC，使甘氨酸变成丝氨酸

二、染色体易位

染色体易位（chromosomal translocation）导致癌基因的重排或融合，产生异常的蛋白而使细胞转化。染色体易位对原癌基因的影响主要有两种方式。

1. 原癌基因与其他基因重组

原癌基因与其他基因重组形成一融合基因（fusion gene）并表达融合蛋白（fusion protein），如慢性髓细胞性白血病（chronic myelogenous leukemia，CML）是第一种被证明与染色体畸变有关的肿瘤，存在肿瘤标记 Ph 染色体。Ph 染色体是 1960 年发现于 CML 的标记染色体，由于首先在美国费城（Philadelphia）发现，故命名为 Ph 染色体。Ph 染色体是 9 号和 22 号染色体长臂易位的结果。易位使 9 号染色体长臂（9q34）上的 *ABL* 原癌基因（abelson proto-oncogene）接到 22 号染色体长臂（22q11.21）上的断裂点丛集区（breakpoint cluster region，BCR）基因上，形成 *BCR-ABL* 融合基因，这种情形约在 95% 的 CML 患者中可以见到。这一融合蛋白具有增高酪氨酸激酶的活性，与 CML 和急性淋巴细胞白血病（ALL）的发病有关。

原癌基因 *ABL* 全长约 230kb，含 12 个外显子，由 5' 端至 3' 端依次为外显子 I b、I a、II～XI。转录时，不同的剪接方式选择 I b 或 I a，因而在两种成熟的 mRNA 中各仅有 11 个外显子的信息；两种 mRNA 转录物分别为 6kb 和 7kb，其编码蛋白约为 p140^{c-abl}，与 *SRC* 基因的产物 p60 属同一家族，是一种酪氨酸激酶。I b 或 I a 有些不同，I b 的含量比 I a 高，I b 的 N 端带有 14 碳的豆蔻酸（myristoyl）序列，而 I a 则没有该序列，在分布上 I b 定位于细胞膜，而 I a 主要在细胞核内。

BCR 基因长 130kb，有 20 个外显子，可在多种正常细胞内表达，编码一个分子量近 160 000 的具有丝氨酸 / 苏氨酸激酶活性的蛋白质。*BCR* 基因有 3 个基因断裂位点，能与易位的 *ABL* 基因形成融合基因。研究人员发现，*BCR-ABL* 融合基因表达的 ABL 蛋白与正常

ABL 蛋白相比，对 ATP 和酪氨酸底物有更高的亲和力，有力地促进了重要底物蛋白的磷酸化。这种易位产生的融合蛋白具有强大的酪氨酸激酶活性，是导致造血细胞恶性转化的主要原因。

　　BCR 基因的断裂点可发生在 3 个区域：主断裂点簇区域，95% 的 CML 断裂点发生于此，通常表达变异的嵌合型 p210（70 000 BCR+140 000 ABL）；另一断裂点为副断裂点簇区域，60% 的 Ph 染色体阳性的 ALL 断裂点发生于此，表达变异的嵌合型 p185（45 000 BCR + 140 000 ABL）；还有的断裂点为 3′ 端，其转录本编码较大的 p230（90 000 BCR + 140 000 ABL）融合蛋白，与非常罕见的慢性中性粒细胞白血病（chronic neutrophilic leukemia，CNL）有关（图 2-4）。与 p210 相比，p185 有更强的酪氨酸激酶活性和转化潜能。不少研究表明，p185 仅出现在 ALL，部分 CML 患者从慢性期向急变期转化与产生 p210 向产生 p185 转化有关。与 p210 和 p185 相比，p230 多见于 CNL，其临床病程经过良好，不易发生急变。进一步研究表明，BCR-ABL 是一种凋亡抑制蛋白，能通过抑制凋亡使细胞数量增加，基因组的内在不稳定性也随之增加，这样细胞就容易发生第 2 次突变，从而使 CML 向急性期发展。

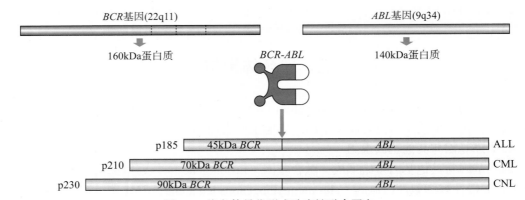

图 2-4　染色体易位形成致瘤性融合蛋白

BCR 基因位于 22q11，编码分子量为 160 000 的蛋白。*ABL* 基因位于 9q34，编码分子量为 140 000 的蛋白。*BCR* 基因的断裂点可发生在 3 个区域，分别与易位的原癌基因 *ABL* 融合，形成 3 个融合基因，它们编码的蛋白分别与 ALL（p185）、CML（p210）和 CNL（p230）的发生有关

　　ABL 基因编码的 p140 的酪氨酸激酶活性较低，且受生长因子受体系统调节。BCR-ABL 的酪氨酸激酶活性较高，且不受生长因子受体系统调节，这或许与导致白血病有关。据此研制的药物伊马替尼（Gleevec®）能特异性地抑制 BCR-ABL 的酪氨酸激酶活性，诱导 CML 细胞凋亡，是近年来治疗 CML 比较好的分子靶向药物（见表 19-6）。

　　另一个例子是间变性淋巴瘤激酶（anaplastic lymphoma kinase，ALK）易位（表 2-2）。ALK 是一种受体酪氨酸激酶（RTK），基因位于 2p23。早期研究发现，间变性大细胞淋巴瘤（anaplastic large cell lymphoma，ALCL）患者存在 t（2；5），这种易位的结果导致 *ALK* 基因与 5 号染色体的核磷酸蛋白（nucleophosmin，NPM）基因相融合，形成 *NPM-ALK* 融合基因，该融合基因的形成导致 *ALK* 的持续性表达，与约 60% 的 ALCL 发生有关。随后又有学者发现约 5% 的 NSCLC 存在 inv（2）（p21；p23），导致形成 *EML4*（echinoderm microtubule-associated protein-like 4）-*ALK* 融合基因，该易位导致 ALK 的胞外和跨膜结构域丢失，引起 ALK 持续性表达。现已证明存在 *EML4-ALK* 融合基因的肺癌是一种组织学

和临床独特的 NSCLC。目前已有多款 ALK 抑制剂获准进入临床治疗（见表 19-7）。

染色体易位使癌基因与其他蛋白形成致瘤性融合基因，它们的产物大致可分为两类，一类是酪氨酸激酶，另一类是转录因子，如表 2-2 所示。之所以这些致瘤性融合基因在功能上是酪氨酸激酶和转录因子，显然与失调的酪氨酸激酶和转录因子对驱动细胞转化有重要影响。

表 2-2　致瘤性融合基因与相关肿瘤

致瘤性融合基因	染色体易位	产物	肿瘤
BCR-ABL	t（9；22）（q34；q11）	酪氨酸激酶	CML 和急性淋巴细胞白血病（ALL）
ETV6-NTRK3	t（12；15）（p12；q26.1）	酪氨酸激酶	乳腺癌
EML4-ALK	inv（2）（p21；p23）	酪氨酸激酶	非小细胞肺癌
PTC1（H4）-RET	inv（10）（q11.2；q21）	酪氨酸激酶	乳头状甲状腺癌
NPM-ALK	t（2；5）（p23；q35）	酪氨酸激酶	间变性大细胞淋巴瘤
PML-RARα	t（15；17）（q22；q21）	转录因子	急性前髓细胞性白血病（APL）
EWS-FLI	t（11；22）（q24；q12）	转录因子	Ewing 肉瘤
MLL-EEN	t（11；19）	转录因子	急性白血病
ETV6-RUNX1（AML1）	t（12；21）（p13；q22）	转录因子	B-ALL
RUNX1-RUNXIT1（ETO）	t（8；21）（q22；q22）	转录因子	M₂ 急性髓细胞性白血病（AML）
TMPRSS2-ERG	del（21）（q22）	转录因子	前列腺癌
TMPRSS2-ETV1	t（7；21）（p21；q22）	转录因子	前列腺癌
PAX7-FOXO1	t（1；13）（p36；q14）	转录因子	横纹肌肉瘤
COL1A1-PDGF-B	t（17；22）（q22；q13）	生长因子	隆突性皮肤纤维肉瘤（DFSP）

注：NTRK，neurotrophic tyrosine kinase，亲神经酪氨酸激酶。

2. 原癌基因置于其他强启动子控制之下

例如，Burkitt 淋巴瘤的 t（8；14），即第 8 号染色体的 c-MYC 基因易位到 14 号染色体的免疫球蛋白重链基因附近，使 c-MYC 基因置于免疫球蛋白重链基因的启动子控制之下（图 2-5）。免疫球蛋白基因是一种非常活跃的基因，因而易位的 c-MYC 基因转录水平也明显增高。增高的 c-MYC 基因产物可促进细胞生长，导致细胞癌变。

滤泡性淋巴瘤（follicular lymphoma，FL）t（14；18）是 FL 的特征性细胞遗传学改变，其结果是第 14 号染色体上的 IgH 基因和第 18 号染色体上的 BCL-2 基因拼接，导致 BCL-2 基因的活化，以及 BCL-2 蛋白的高表达（图 2-5）。因此，BCL-2 蛋白也是区别反应性增生的滤泡和 FL 的肿瘤性滤泡的有用标志物。BCL-2 是抗凋亡蛋白，这可以解释在滤泡淋巴瘤的肿瘤性滤泡中凋亡细胞数量少的现象。

套细胞淋巴瘤（mantle cell lymphoma）有 t（11；14），致使第 11 号染色体上的 cyclin D1 编码基因 CCND1（即 BCL-1）与第 14 号染色体上的免疫球蛋白重链启动子 / 增强子（promoter/enhancer）基因融合。这种转位上调 cyclin D1 表达成为该肿瘤的特征性变化（图 2-5）。cyclin D1 是细胞周期调节蛋白，促进细胞进入复制周期，具有癌基因的功能（参见第五章第四节）。在一些甲状旁腺瘤中，第 11 号染色体发生臂间倒位，即 inv（11）（p15q13），CCND1（起初命名为 PRAD-1）转位至甲状旁腺素（PTH）基因启动子的下游，受其控制，呈现 cyclin D1 过度表达（见图 5-16）。

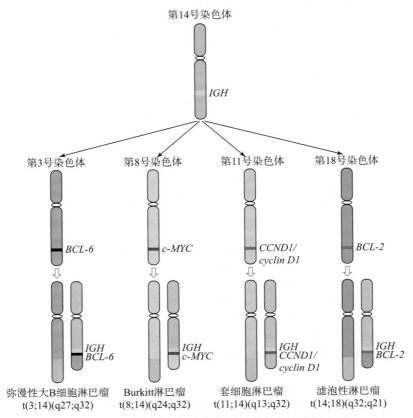

第14号染色体

IGH

第3号染色体　　第8号染色体　　第11号染色体　　第18号染色体

BCL-6　　　　c-MYC　　　　CCND1/　　　　BCL-2
　　　　　　　　　　　　　cyclin D1

IGH　　　　　IGH　　　　　IGH　　　　　IGH
BCL-6　　　　c-MYC　　　　CCND1/　　　　BCL-2
　　　　　　　　　　　　　cyclin D1

弥漫性大B细胞淋巴瘤　　Burkitt淋巴瘤　　套细胞淋巴瘤　　滤泡性淋巴瘤
t(3;14)(q27;q32)　　t(8;14)(q24;q32)　　t(11;14)(q13;q32)　　t(14;18)(q32;q21)

图 2-5　染色体易位使原癌基因置于其他基因控制之下

Burkitt 淋巴瘤的 t（8；14）使第 8 号染色体的 *c-MYC* 基因易位到第 14 号染色体的 *IGH* 基因附近，使 *c-MYC* 基因置于 *IGH* 基因的启动子控制之下。其他像弥漫性大 B 细胞淋巴瘤、套细胞淋巴瘤和滤泡性淋巴瘤的易位，均与不同原癌基因置于 *IGH* 基因的启动子控制之下有关

　　B 细胞之所以容易发生高频的染色体易位，这与激活的胞嘧啶核苷脱氨酶（activation-induced cytidine deaminase，AID）介导的突变有关。AID 催化 DNA 链上的脱氧胞苷转变成脱氧尿苷，产生 U∶G 错配。这些 U∶G 错配可引发下游修复途径，从而产生抗体多样性。AID 也可通过脱氨作用，将 5- 甲基胞嘧啶（5-methylcytosine，5mC）转变成胸苷（thymidine）（见图 14-3）。我们知道 B 细胞是抗体产生的主要细胞，抗体的多样性与 AID 介导的 V（D）J 基因重排有关。在复制蛋白 A（replication protein A，RPA）作用下，AID 被引导到 B 细胞中需要进行 *Ig* 重排的 DNA 可变区，从而影响 AID 介导的基因重排。AID 介导的基因重排是 *Ig* DNA 可变区的特异性，正常情况下，它不影响 B 细胞的其他 DNA。如果 AID 的靶向专一性出现紊乱，我们的免疫系统就会有异常，有时甚至会诱发癌基因与 *Ig* 调节序列的重排，从而与某些 B 细胞恶性肿瘤的发生有关。

　　特异性染色体易位为肿瘤分子诊断提供了机遇，可以设计特异性引物来诊断某些肿瘤。但需要注意的是，某些染色体易位本身尚不足以导致细胞转化，仍需其他遗传和表观遗传的改变方可致癌，因为这些染色体易位也可见于正常人群。

3.肿瘤染色体易位与基因位置有很大关系

染色体易位是一复杂的生物学过程，它有两个基本步骤。①两个 DNA 位点同时发生断裂；②两个 DNA 断端相互靠近，重新连接起来。肿瘤细胞染色体易位是非随机性的，与间期核内染色体或基因的空间位置有很大关系，染色体易位通常发生在邻近的核内染色体或空间位置接近的基因（Meaburn et al，2007）。为什么 CML 会发生 t（9；22），除了致癌因素导致染色体断裂外，正常造血干细胞核内第 9 号与第 22 号染色体就互为邻居，使得这两条断裂的染色体容易发生相互易位。急性前髓细胞性白血病（acute promyelocytic leukemia，APL）中 t（15；17），第 15 号染色体的 *PML* 基因与第 17 号染色体的维 A 酸受体 α（retinoic acid receptor α，RARα）基因融合，形成的 PML/RARα 融合蛋白具有抗凋亡作用，阻断髓样细胞分化（表 2-2）。研究已显示在造血干细胞核内，第 15 号与第 17 号染色体就相互靠得很近。为什么 Burkitt 淋巴瘤又如此常见 t（8；14），现在我们知道是因为正常情况下 B 淋巴细胞的第 8 号与第 14 号染色体是邻里关系，由于距离上的差别，这两条染色体之间的易位比较常见。从实验上来讲，当 B 淋巴细胞受到刺激后，*MYC* 基因会迅速募集转录机器，并向 *IGH* 基因位点靠近，它们可能共享转录机器。这种两个不同位点基因的靠近增加了随后发生基因易位的概率。除了 Burkitt 淋巴瘤的 t（8；14）外，滤泡性淋巴瘤和套细胞淋巴瘤染色体易位的作用机制与 Burkitt 淋巴瘤类似，也是与间期核内染色体上的基因空间接近有关。总之，染色体的易位容易发生在距离较近的两个基因之间，而发生在距离较远的两个基因之间的可能性较小。

三、原癌基因扩增

原癌基因还可因某种原因自身扩增而过度表达。在某些肿瘤细胞可见双微体（double minutes，DM），现称为环状染色体外 DNA（extrachromosomal DNA，ecDNA）和染色体上的匀染区（homogeneously staining region，HSR），就是原癌基因扩增的表现（图 2-6）。

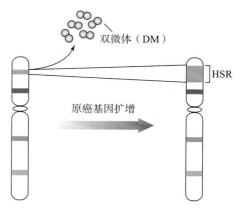

图 2-6　原癌基因扩增表现为双微体（DM）
和染色体上的匀染区（HSR）
DM 现称为 ecDNA，是染色体外环状 DNA

（1）ecDNA 是一段染色体片段从染色体分离，形成可自主复制的环状 DNA，含有癌基因和调节序列，不含着丝粒。不同于染色体结构，ecDNA 染色质呈高度开放，这为癌基因表达提供了便利，导致了瘤细胞的选择性生长优势。正常细胞不含ecDNA，而 > 25% 的肿瘤有 ecDNA，ecDNA 也可见于某些衰老细胞。

在中期染色体分裂象中，ecDNA 是一种成对存在的颗粒状结构，着色与常染色质相似或较浅。ecDNA 没有着丝粒，因此当细胞分裂时它不会像染色体一样平均分配，而是随机进入子细胞中。这种不均等分配会带来一些细胞中 ecDNA 数量的持续增加，这就是所谓癌基因扩增，更重要的是 ecDNA 这种不均等的进入子细胞会加速肿瘤的异质性，从而影响肿瘤的进化和药物抵抗。

（2）HSR 指染色体某一区域含大量扩增基因序列，如在肿瘤细胞中 *c-MYC* 可扩增数百到数千倍。原癌基因的扩增常见于肿瘤的发展阶段，少见于肿瘤的始动阶段。

ecDNA 的形成机制没有完全搞清，可能与双链 DNA 断裂或染色体破碎（见图 9-6）有关，断裂的 DNA 片段通过非同源末端连接（NHEJ）途径发生环化。ecDNA 和 HSR 可能是有关联的，ecDNA 和一些额外染色体成分可能是 HSR 的前体，这些片段可重新整合到染色体上形成 HSR，但也有研究提示 HSR 可通过其他复杂的基因重排形成，而无ecDNA 阶段（Bailey et al，2020）。ecDNA 的产生似乎早于 HSR，ecDNA 存在于基因扩增的早期阶段，而 HSR 在晚期占优势。一般认为，位于 HSR 上的扩增基因较为稳定，而ecDNA 上的扩增基因在无选择优势时易于丢失。

不同的癌基因有不同的激活方式，一种癌基因也可有数种激活方式。例如，c-MYC 的激活就有基因扩增和基因重排两种方式，很少见 c-MYC 的突变；而 RAS 的激活方式则主要是突变。另外，各种癌基因之间存在协同作用。例如，单独 v-myc 或 EJ-ras 都不能使大鼠胚胎成纤维细胞转化，但是若将两者共转染该细胞，8 天后则有 80% 的细胞发生转化。

第三节　癌基因的产物和功能

癌基因的功能也很复杂，涉及细胞生长的各个方面，在不同层面刺激细胞生长，延长细胞存活期和抑制凋亡（表 2-3，图 2-7）。

表 2-3　癌基因的产物及功能

癌基因的产物（染色体定位）	生物功能	细胞定位	相关人类肿瘤
生长因子类			
SIS（22q13.1）	PDGF-β 链同源	分泌蛋白	NSCLC、星形细胞瘤、骨肉瘤
INT-2（11q13）	FGF 家族	分泌蛋白	胃癌、膀胱癌、乳腺癌
生长因子受体类			
EGFR（7q12—q13）	酪氨酸激酶（EGFR）	细胞膜	乳腺癌、卵巢癌、胶质瘤
MET（7q31）	酪氨酸激酶（HGFR）	细胞膜	胃癌、肾癌
RET（10q11.2）	酪氨酸激酶（GDNFR）	细胞膜	甲状腺癌、多发性内分泌肿瘤
FMS（5q33）	酪氨酸激酶（M-CSFR）	细胞膜	白血病
GTP- 结合蛋白			
K-RAS（11p15）	GTP 结合蛋白，信号转导	细胞膜	多种人体肿瘤
非受体型胞质激酶			
ABL、SRC、YES、RET	酪氨酸激酶	细胞质	白血病、乳腺癌、结肠癌
PIM、RAF-1、MOS	丝氨酸 / 苏氨酸激酶	细胞质	多种人体肿瘤
转录因子			
c-MYC（8q24）	结合 DNA，影响转录	细胞核	Burkitt 淋巴瘤
N-MYC（2p24—p25）	结合 DNA，影响转录	细胞核	神经母细胞瘤、小细胞肺癌
FOS（14q24.3-q31）	转录因子（AP-1 复合物）	细胞核	骨肉瘤
JUN（1p31—p32）	转录因子（AP-1 复合物）	细胞核	淋巴瘤

续表

癌基因的产物（染色体定位）	生物功能	细胞定位	相关人类肿瘤
抗凋亡蛋白			
BCL-1（11q13）	活化细胞周期蛋白	细胞核	B 细胞淋巴瘤
BCL-2（18q21）	抑制凋亡	线粒体蛋白	B 细胞淋巴瘤
TWIST（7p21）	抑制凋亡	细胞核	乳腺癌、前列腺癌和胃癌

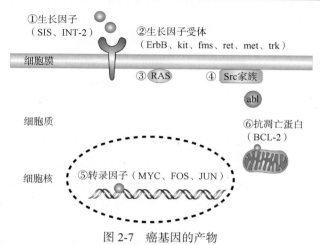

图 2-7　癌基因的产物

癌基因的产物多种多样，有：①生长因子；②生长因子受体；③信号蛋白；④胞质激酶；⑤转录因子；⑥抗凋亡蛋白等。
它们在细胞的不同层面影响细胞生长，从细胞外到细胞膜、细胞质、细胞核

一、生长因子类

癌基因 *SIS* 的产物 p28 和生长因子 PDGF-β 链在氨基酸序列上相似，用 *SIS* 转化的人成纤维细胞可以分泌具有促进细胞生长的 p28 蛋白，这种自泌性（autocrine）生长因子是 *SIS* 转化细胞的主要原因。癌基因 *INT-2* 的编码产物为成纤维细胞生长因子（FGF），也能刺激细胞生长，与乳腺癌等肿瘤的发生有关。

二、生长因子受体类

生长因子受体类也称为受体酪氨酸激酶（RTK）类，与细胞增殖调控有关的许多膜受体都是癌基因编码产物，如癌基因 *HER1* 编码的蛋白为 EGFR、*FMS* 编码的蛋白为巨噬细胞集落刺激因子（M-CSF）受体、*MET* 编码的蛋白为肝细胞生长因子（HGF）受体、*RET* 编码的蛋白为胶质细胞源性神经营养因子（GDNF）受体、*TRK* 编码的蛋白为神经生长因子（nerve growth factor，NGF）受体等，这些癌基因产物均属受体酪氨酸激酶（RTK）类型。

三、Ras 致瘤蛋白促进细胞生长和分裂

与人类肿瘤有关的 *RAS* 基因有三种，即 *H-RAS*、*K-RAS* 和 *N-RAS*，它们分别定位

于第 11 号、第 12 号和第 1 号染色体，前两者是大鼠肉瘤病毒的转化基因，后者是从人神经母细胞瘤中分离得到的。要说癌基因，*K-RAS* 无疑是冠军，因为 *K-RAS* 突变最常见（见第 430、431 页）。*RAS* 家族的基因所共有的特征为：①基因组中均含有 4 个编码的外显子和 1 个 5′ 端非编码外显子；②外显子所编码的蛋白为 188 ~ 189 个氨基酸残基，分子量为 21 000，即 p21^{ras} 蛋白。此蛋白具有高度特异性和同源性，尤其在氨基酸序列的前 85 个氨基酸残基中几乎无种属间差别，具有高度保守性，提示它有重要的生理功能。

一般认为 RAS 蛋白有活化（RAS-GTP）和非活化（RAS-GDP）两种形式，通常情况下，细胞内的 RAS 蛋白分子处于非活化状态，定位在细胞质膜内表面上。当受到某些外界因子的刺激时，在鸟苷交换因子（guanine nucleotide exchange factor，GEF）的作用下，GDP 从 RAS 蛋白上释放出来，取而代之的是 GTP，随后 RAS 蛋白发生构象改变，成为其活化状态，实现生长信号的传递。活化的 RAS 蛋白会迅速失活，转变为与 GDP 结合的非活化形式。此过程主要由 GTPase 激活蛋白（GTPase activating protein，GAP）催化完成，它能催化 GTP 水解，使活化的 RAS 蛋白能立即转变成为非活化的 RAS-GDP 状态（图 2-8）。因此，GEF 和 GAP 是正负调节 RAS 活性的两个蛋白。*RAS* 基因的突变可扰乱正常状态下活化与非活化 RAS 蛋白的这种平衡机制，使正常非活化的 RAS 蛋白转变成活化形式。

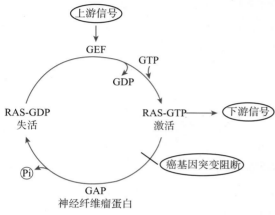

图 2-8　RAS 蛋白的激活和失活

RAS-GDP 是非活性形式，在 GEF 作用下转变成活性形式 RAS-GTP，RAS-GTP 在 GAP 作用下可失活。肿瘤抑制蛋白 neurofibromin 也有 GAP 功能（见第 126 页），RAS 或神经纤维瘤蛋白基因突变可导致 RAS 信号的持续激活

三种 *RAS* 基因（*H-RAS*、*K-RAS* 和 *N-RAS*）的突变在人类肿瘤均可检测到，*K-RAS* 突变是最常见的。原癌基因 *RAS* 激活的主要方式是点突变，多发生在 N 端第 12、第 13 和第 61 密码子，其中又以第 12 密码子突变最常见（*K-RAS*），而且多为 GGC 突变成 GTC。不同突变位点对 p21 的活化机制不同，第 12 密码子突变可以减弱 p21 内在的 GTP 酶活性，使蛋白质始终处于兴奋状态，并向细胞内传递生长信号。第 61 密码子（编码与 GAP 接触的氨基酸残基）突变可削弱 GAP 对 p21 的内在 GTP 酶活性，并可减弱 GAP 与 p21 结合的稳定性，可能使 p21 处于持续激活的状态，导致细胞生长失控。*N-RAS* 突变以第 61 密码子居多。

四、胞质激酶

在人基因组中有 90 个酪氨酸激酶，这其中 58 个是受体酪氨酸激酶，感受胞外刺激，另外 32 个是非受体酪氨酸激酶，非受体酪氨酸激酶也称为胞质激酶（cytoplasmic kinase），这些胞质激酶含有调节配体结合结构域，与胞内信号传递有关。非受体酪氨酸激酶共有 10 个亚家族，分别为 ABL、ACK、CSK、FAK、FES、FRK、JAK、SRC、SYK 和 TEC，这其中 SRC 是最大亚家族。以下介绍 2 类与恶性肿瘤发生、发展密切相关的非受体型酪氨酸激酶。

1. SRC 家族

SRC 家族成员有 9 个成员，分别为 FGR、FYN、SRC、YES、BIK、HCK、LCK、LYN 和 YRK。家族中的许多成员有组织分布特异性，并在特定的造血细胞中表达，只有 FYN、SRC、YES 普遍表达。SRC 家族蛋白的过表达与相当多的肿瘤疾病有关，认为其与生长因子有协同作用，具有癌基因活性。SRC 家族激酶的结构在很大程度上具有相似性，有相同的结构域和调节机制。人 SRC 蛋白分子量为 60 000，由 6 个结构域组成（图 2-9）：①N 端 SH4 含豆蔻酸（myristic acid），与细胞膜内侧定位有关；②独特结构域被认为提供不同 SRC 家族成员的特异性；③SH3 结构域与细胞内脯氨酸富裕的分子相互作用；④SH2 结构域能和自身的或其他蛋白的磷酸化酪氨酸位点结合，传递信号；⑤SH1 催化结构域，Tyr-419 的磷酸化和细胞的转化活性有关；⑥C 端含负调节的 Tyr-530。当 Tyr-530 处于非磷酸化状态时，这时 SRC 蛋白有活性（开放状态），Tyr-419 处于自身磷酸化状态，SH2 和 SH3 便可与受体结合，传递信号。当 Tyr-530 处于磷酸化时，便与调节结构域中的 SH2 结合，使 Tyr-419 无法磷酸化，这时 SRC 蛋白无活性（关闭状态），SH3 可对这种失活状态起稳定作用。当 530 位点发生突变不再编码 Tyr，而是由 Phe 取代时就无法磷酸化，这样就不能抑制 Tyr-419 磷酸化，c-SRC 蛋白被激活，活性增加 10 倍，细胞发生转化。V-src 缺乏 527-Tyr 位点，因此不能抑制 Tyr-416 的磷酸化，使细胞高度转化。

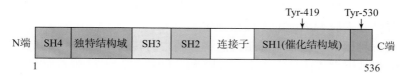

图 2-9 人 SRC 蛋白的结构

人 SRC 蛋白包含有 6 个结构域和 1 个连接子。催化结构域中 419 位点酪氨酸磷酸化和细胞的转化活性有关，而抑制结构域中 530 位点酪氨酸磷酸化能抑制 SRC 蛋白活性

SRC 下游的信号分子有 AKT、MAPK、STAT3 和 FAK 等。通过磷酸化 AKT 和 MAPK 可促进细胞增殖，通过磷酸化 STAT3 促进肿瘤组织血管化和浸润转移，通过磷酸化 FAK 可增加局部黏着斑的稳定性，通过磷酸化 p120-catenin 可影响细胞的黏附（Zhang and Yu，2012）。许多直接的证据证明 c-SRC 与人类癌症的发生密切相关，如乳腺癌、肝癌和结肠癌等。在恶性肿瘤细胞中 c-SRC 大量聚集在细胞周边，而正常细胞 c-SRC 相对均匀地散布于核周。已发现 c-SRC 在结肠癌中活性极高，尤其是肿瘤转移到肝后。与正常乳腺组织相比，c-SRC 在人乳腺癌中的活性提高了 4～30 倍，同时 c-SRC 蛋白表达量也相应增加。

2. ABL 家族

ABL 家族包括两个成员：c-ABL/ABL1 和 ARG（Abl-related gene）/ABL2。c-ABL 蛋白（140kDa）也是胞质激酶，在结构上与 SRC 蛋白有些类似，但分子质量比 SRC 蛋白（60kDa）大。c-ABL 含有 SH3、SH2、PTK（SH1）、核定位信号（nuclear localization sequence，NLS）、DNA 结合域、肌动蛋白结合结构域等。c-ABL 蛋白有广泛的生物学功能，如调节细胞生长和存活、细胞分化、氧化应激和 DNA 损伤反应、细胞黏附和迁移等。

c-ABL 主要位于细胞核，靠其 C 端的 NLS 定位，当蛋白过表达时也可以在细胞质中发现。BCR-ABL 融合蛋白在慢性髓细胞性白血病（CML）患者体内普遍表达，该融合蛋白具有蛋白酪氨酸激酶活性，为 Grb2、Shc、Crk 等一系列衔接蛋白分子提供结合位点，从而起始激活 JAK/STAT、MAPK 和 PI3K/AKT 等多条信号途径。这些信号途径的异常激活使骨髓前体细胞增殖异常，分化和凋亡受到抑制，并且降低了这些细胞与骨髓基质的黏附作用，使其被释放到血液循环而进入 CML 的慢性潜伏阶段。BCR-ABL 融合蛋白之所以有致瘤性，是因为原癌基因 c-ABL 在转位过程中丧失了豆蔻酰（myristoyl）结合到 N 端的 Cap 区的序列。c-ABL 的 Cap 区含有抑制自身激酶活性的功能，这一点与前述的 SRC 蛋白的自我抑制功能类似，Cap 区的丢失会导致 BCR-ABL 融合蛋白激酶失控性激活。另外，伙伴蛋白 BCR 上的寡聚结构域和 Grb2 结合位点 Y177（tyrosine 177）对 BCR-ABL 融合蛋白的致瘤性也是必不可少的（Cilloni and Saglio，2012）。除了白血病外，ABL 激酶活性上调也见于某些实体瘤，实体瘤 ABL 激酶活性上调是由于 ABL 基因扩增、mRNA 和蛋白表达上调或催化活性增强等。

除受体酪氨酸激酶外，某些癌基因编码产物为丝氨酸 / 苏氨酸激酶（PIM-1、RAF-1、MOS、蛋白激酶 C 家族）。

五、转录因子

癌基因的编码产物也可以是转录因子，如 MYC、FOS 和 JUN 等，它们都是核蛋白，能与 DNA 特异结合而影响细胞的生长和分化。

1. MYC 是一种既能刺激细胞增殖又能诱导凋亡的转录因子

癌基因 MYC 基因家族成员有 3 个，分别为 c-MYC、N-MYC 和 L-MYC，分别定位于第 8 号染色体，第 2 号染色体和第 1 号染色体，它们编码的蛋白具有类似的结构和功能。c-MYC 原癌基因正常位于人染色体 8q24，全长 6 ～ 7kb，含 3 个外显子，其中外显子 2 和 3 编码包含 439 个氨基酸的 c-MYC 蛋白，外显子 1 为调节序列。c-MYC 的 N 端由 143 个氨基酸组成转录激活区（transcription activation domain，TAD），含有高度保守的 MB1 和 MB2 区，是 c-MYC 激活基因表达和转化的必需区域。中部为酸性区（acidic region，AR）、非特异性 DNA 结合（nonspecial DNA binding，NDB）区及核定位信号（nuclear localization signal，NLS）区。C 端的 85 个氨基酸残基构成了碱性螺旋 - 环 - 螺旋 - 亮氨酸拉链（basic helix-loop-helix-leucine zipper，bHLH-LZ）区，包括 3 个结构元件，分别为碱性区（basic region，BR）、螺旋 - 环 - 螺旋（helix-loop-helix，HLH）区和亮氨酸拉链（leucine zipper，LZ）区。能特异地识别其靶基因 DNA 序列中 CACGTG 序列并与之结合，调节靶基因表达（图 2-10）。Wnt-β-catenin 信号、Notch 信号和生长因子信号刺激 c-MYC 基因表达，而 TGFβ-Smads 信号则抑制 c-MYC 基因表达。

MYC 属于 bHLH 转录因子家族成员之一。HLH 蛋白是广泛存在于从低等生物酵母到高等生物人类的细胞中的转录因子，可分为 3 类：① bHLH 蛋白；② bHLH-zip 蛋白；③ dnHLH 蛋白。bHLH 蛋白的 N 端有一段碱性区，可识别并结合特定的 DNA 序列，并与之结合（图 2-11）。bHLH 转录因子识别的 DNA 序列称为 E-box（CACGTG）（图 2-12）。而 dnHLH 蛋白不存在碱性区，因此不能与 DNA 直接结合，但可以与 bHLH 蛋白结合形成二聚体，以抑制 bHLH 蛋白的转录激活活性。

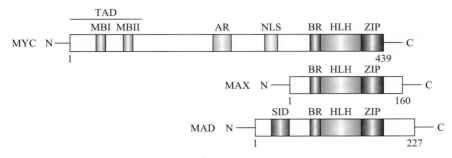

图 2-10 MYC、MAX 和 MAD 蛋白示意图

MYC 蛋白大致分 3 个区，即 N 端区、中部区和 C 端区。N 端区由转录激活区（TAD）构成。中部为酸性区（AR）、非特异性 DNA 结合（NDB）区及核定位信号（NLS）区。C 端的 85 个氨基酸残基构成了 bHLH-LZ 区（详见正文）。作为 MYC 的伴侣蛋白 MAX 缺乏 MYC 蛋白的 TAD、AR、NDB 和 NLS 结构域，但含有完整的 bHLH-LZ 结构，提示它能与 MYC 结合，形成异源二聚体，影响 MYC 与 DNA 的结合能力，从而调节 MYC 的活性。MAD 蛋白结构与 MAX 类似，但氨基端含有 SID，提示它有转录抑制功能。从进化角度来看，*MYC*、*MAX* 和 *MAD* 可能始于一个基因，*MAX* 和 *MAD* 是截短的 *MYC*

除了 MYC 外，属于 bHLH 这一类的转录因子有很多，如 MAD、MAX、HIF、HES、HEY 和 TWIST 等。由于这些蛋白质都含有 bHLH 结构，它们可借螺旋上疏水基团的相互作用形成相同亚基或不同亚基构成的二聚体，该过程为转录因子结合及转录调控所必需。bHLH 转录因子是一类重要的增强子和启动子 DNA 的结合蛋白，广泛参与神经和肌肉等相关的组织器官的发生、细胞的增殖、性别的分化等基本生理过程。

c-MYC 蛋白是最早被发现与肿瘤细胞增殖活性相关的原癌基因产物之一。c-MYC 蛋白本身并不会发生同源二聚作用，也不结合 DNA。但是它能够与 MAX（MYC associated factor X）形成异源二聚体，能与 DNA 上的

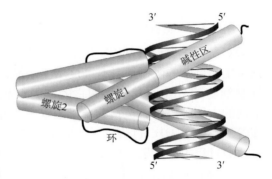

图 2-11 bHLH 与 DNA 作用方式

bHLH 基序约含 60 个氨基酸，由一个能与 DNA 结合的碱性区（basic region）和螺旋 - 环 - 螺旋（HLH）组成，其中环的长度在不同 bHLH 蛋白中会有差异，HLH 的作用是与二聚体形成有关（Weaver RF，1999. Molecular biology. New York：McGraw-Hill，351-353.）

E-box 结合，进而激活靶基因的转录，导致细胞生长、抑制细胞分化和凋亡等改变（图 2-12）。尽管 MAX 倾向于与 MYC 形成二聚体，但它也能形成同源二聚体，这个二聚体可以结合 DNA，并可以抑制 MYC 引起的转录和转化。MAX 也可以与 MAD（MAX dimerization protein）形成异源二聚，它能引起生长抑制和细胞分化效应（图 2-12），因此 MAD 被认为是 c-MYC 的拮抗蛋白。MAD 氨基端含 SID（Sin3 interacting domain）（见图 2-10），因此能募集 Sin3 和其他辅助抑制因子。从以上可以看出，MAX 对于 MYC 和 MAD 结合到 DNA 是必不可少的。一般来讲，MYC/MAX 和 MAD/MAX 二聚体的比例决定基因启动子的活性，如以 MYC/MAX 二聚体占主导，则主要表现为刺激细胞增殖；如以 MAX/MAD 二聚体占主导，则表现为抑制细胞生长、诱导细胞分化。

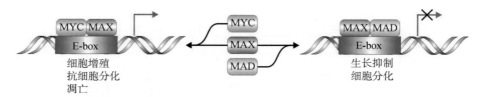

图 2-12　MYC 的转录功能及调节

MYC 与 MAX 形成异源二聚体能结合到 E-box，刺激细胞生长，而 MAD 与 MAX 形成的二聚体则抑制细胞生长，诱导细胞分化，因此 MAD 被认为是 MYC 的拮抗蛋白

除了与 MAX 蛋白结合外，c-MYC 蛋白还与其他转录因子包括 YY1、AP-2、BRCA1、TFII、Miz1 及雌激素受体（ER）等相互作用，表明了 MYC 在控制 DNA 识别时其调节机制的复杂性。

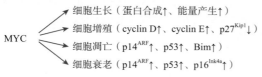

图 2-13　MYC 蛋白是多功能蛋白

MYC 是一种具有多功能的蛋白，有广泛的生物学功能，一方面参与细胞生长、增殖、细胞转化、基因组不稳定性及血管生成调节，另一方面也能启动凋亡和衰老程序（图 2-13）。

（1）c-MYC 过表达在肿瘤是常见的：c-MYC 基因主要通过基因扩增和染色体易位重排的方式激活，c-MYC 过表达会使细胞脱离正常生长调节的限制而具有高度增生潜能，开始向恶性表型转化。同时，c-MYC 过表达还抑制细胞的分化，其诱导凋亡的作用也遭到破坏而参与到肿瘤形成机制中去。已发现在不同的人体肿瘤中，包括胶质母细胞瘤、乳腺癌、结肠癌、卵巢癌、胰腺癌和神经母细胞瘤等肿瘤有 c-MYC 过表达。当 c-MYC 基因扩增达 30 倍时，染色体上表现 HSR 和 DM。在致瘤过程中，已发现 RAS 与 MYC、SIS 与 MYC、MYC 与 FOS 偶联激活，有协同致瘤作用。

由染色体易位重排而引起 MYC 过表达的较好例子是前述的 Burkitt 淋巴瘤的 t（8；14），即第 8 号染色体的 c-MYC 基因易位到第 14 号染色体的免疫球蛋白重链基因附近，使 c-MYC 基因置于免疫球蛋白重链基因的启动子控制之下。c-MYC 不适当的过量表达使细胞分化紊乱，导致细胞过度增殖，从而导致 Burkitt 淋巴瘤的发生（见图 2-5）。

（2）c-MYC 也能诱导凋亡：近年来的研究发现，c-MYC 对肿瘤生长具双重调节作用，在生长因子存在时，c-MYC 促进癌细胞的增殖；而生长因子缺乏时，则可诱导癌细胞的凋亡。c-MYC 基因表达的失调是多种凋亡的主要诱因，凋亡的速度及其对诱导因素的敏感性均依赖于细胞 MYC 蛋白的含量。尚未成熟的胸腺细胞中 MYC 的高表达是胚胎胸腺细胞凋亡的诱因。MYC 蛋白促进 ARF 蛋白与 MDM2 蛋白结合，这样便增加了 p53 的稳定性，导致细胞周期阻滞或凋亡（图 2-14，见图 6-10）。凋亡是清除突变及细胞周期调控失衡细胞的重要机制，一旦细胞发生障碍，c-MYC

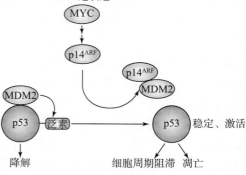

图 2-14　高表达的 MYC 蛋白诱导凋亡

肿瘤蛋白 MDM2 促进 p53 降解，抑制细胞凋亡。但高表达的 MYC 蛋白促进 ARF 蛋白与 MDM2 蛋白结合，这样便增加了 p53 的稳定性，导致细胞周期阻滞或凋亡，因此 p53 在 MYC 诱导凋亡过程中扮演着关键角色

基因会启动凋亡程序；相反，则导致肿瘤形成。c-MYC 在临床化疗上的应用主要针对其促凋亡作用，用 *c-MYC* 的反义核酸转导肿瘤细胞可增强其对顺铂的化疗敏感性，细胞的凋亡指数增加，并有 BCL-2 表达的下降。

2. FOS 和 JUN 组成 AP-1 转录因子

FOS 和 JUN 属于亮氨酸拉链（LZ）类转录因子，它们均含能与 DNA 结合的碱性区和能形成二聚体的亮氨酸拉链区。癌基因 *c-FOS* 定位于人染色体 14q21—q31，编码 380 个氨基酸，分子量为 55 000 的不稳定核磷酸化蛋白。但 FOS 作用的发挥又与原癌基因 *c-JUN* 的核蛋白 JUN 密切相关。这是因为，FOS 本身不能形成同源二聚体，故无法与 DNA 结合。但当 FOS 与 JUN 通过亮氨酸拉链途径形成异源二聚体（JUN-FOS）的核蛋白复合物后，组成 AP-1（activator protein 1）转录因子，能以高亲和力结合在靶基因的 DNA 相关序列即 TPA 应答元件（TPA response element，TRE）上，并与其相互作用，影响靶基因的表达，参与信号的转导，作用于细胞的增殖，并可作为生物合成的早期标志之一（图 2-15）。

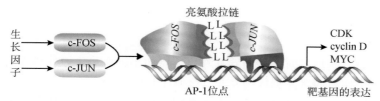

图 2-15　*c-JUN* 和 *c-FOS* 组成 AP-1 转录因子

生长信号刺激转录因子 c-FOS 和 c-JUN 形成异源二聚体（AP-1），能结合到 DNA 上，从而引起靶基因的表达。在引起基因表达之前，AP-1 必须先被激酶 JNK1（c-JUN N-terminal protein kinase 1）磷酸化，仅磷酸化的 *c-JUN* 才能刺激 RNA 聚合酶，启动基因表达

c-FOS 在大多数正常细胞中处于极低水平的表达。在多种环境或遗传因素的作用下，可发生突变成为癌基因或被激活而过度表达，两种方式均可导致细胞恶性转化。FOS 和 JUN 蛋白组成的 AP-1 既可以发挥促癌的作用，也可以发挥抗癌的作用，这主要取决于细胞类型、AP-1 的组成和各组分的相对比例，也与刺激的种类密切相关。在骨肉瘤中有 FOS 的过表达现象，而 JUN 表达异常与淋巴瘤有关。

参 考 文 献

Bailey C，Shoura MJ，Mischel PS，et al，2020. Extrachromosomal DNA-relieving heredity constraints，accelerating tumour evolution. Ann Oncol，31（7）：884-893.

Cilloni D，Saglio G，2012. Molecular pathways：BCR-ABL. Clin Cancer Res，18（4）：930-937.

Meaburn KJ，Misteli T，Soutoglou E，2007. Spatial genome organization in the formation of chromosomal translocations. Semin Cancer Biol，17：80-90.

Zhang S，Yu D，2012. Targeting Src family kinases in anti-cancer therapies：turning promise into triumph. Trends Pharmacol Sci，33（3）：122-128.

第三章 生长因子及受体与肿瘤

  通常我们在做细胞培养时，除培养基外，还要加小牛血清（原代培养时，有时还加垂体提取物），小牛血清或垂体提取物并非含细胞生长的营养，而是提供细胞分裂的所谓生长因子。在缺乏生长因子的情况下，一个正常细胞将会从细胞生长周期中退出，进入一个被称为 G_0 的休眠期，一连数天、数周甚至数年维持着这种状态。在供给了生长因子后，该细胞就会离开 G_0 期，并重新进入细胞生长周期。因此，生长因子是决定细胞是否生长的基本因素。

  恶性肿瘤是一种以细胞不适当分裂和分化异常为特征的疾病，这些细胞活动时避开了机体正常的调节。大量的研究已证明肿瘤在形成过程中有明显的生长因子及受体异常，而且这种异常对肿瘤的发生似乎是必需的。例如，肿瘤细胞对血清的依赖性降低，有些肿瘤细胞甚至可以在无血清的培养基上生长。这不是说肿瘤细胞不需要生长因子，而是肿瘤细胞能够分泌生长因子供自身生长，或生长因子的信号转导途径发生改变，在缺乏配体（生长因子）情况下也能刺激细胞生长。

第一节 生长因子与肿瘤

  调节细胞生长与增殖的多肽类物质称为生长因子。生长因子大多分子量小，作用距离短，邻近自身细胞；作用强，刺激细胞分裂；高度专一性，需要特殊受体介导，受体本质大都为酪氨酸激酶。生长因子以自分泌（autocrine）、旁分泌（paracrine）、内分泌（endocrine）方式调节靶细胞生长（图3-1）。自分泌指细胞分泌某种生长因子或细胞因子，通过这些生长因子或细胞因子在细胞膜上的相应受体而作用自身细胞，引起自身细胞的激活、增生和分泌。旁分泌指细胞分泌某种生长因子或细胞因子作用于邻近细胞，影响邻近细胞的生长和功能。内分泌指细胞分泌某种生长因子或细胞因子通过血液传到全身各处，影响靶细胞的生长和功能。

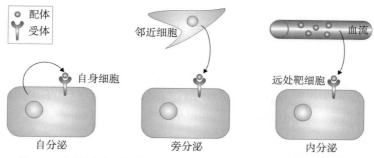

图 3-1 生长因子以自分泌、旁分泌和内分泌方式调节靶细胞生长

自分泌和旁分泌的作用是近距离的，而内分泌的作用通过血液，可以是远距离的

迄今已发现和描述了 60 余种生长因子及受体。根据它们作用的靶细胞及与它们作用有关的肿瘤类型，可以分成两大类：①作用于上皮、内皮和间叶细胞的生长因子，与实体瘤的形成有关；②作用于造血和淋巴细胞的生长因子，与血液及淋巴系统恶性肿瘤的形成有关。

一、上皮、内皮和间叶细胞的生长因子

1. 表皮生长因子

表皮生长因子（epidermal growth factor，EGF）是最早（1960 年）发现的生长因子，对调节细胞生长、增殖和分化起着重要作用。在人类，表皮生长因子是由 53 个氨基酸组成的单链多肽，分子量为 6000。EGF 通过与细胞表面的表皮生长因子受体（EGF receptor，EGFR）结合而起作用。EGFR 是一受体酪氨酸激酶（见图 3-5），能刺激 DNA 合成和细胞增殖。EGFR 广泛分布于人体不同的细胞，包括上皮细胞、间叶细胞和胶质细胞（参见第十九章第一节）。转化生长因子 -α（transforming growth factor-α，TGF-α）与 EGF 有 40% 同源性，被认为是一种胚胎性 EGF，与 EGF 共享同一受体 EGFR，因此作用与 EGF 类似。

2. 转化生长因子 -β

转化生长因子 -β（transforming growth factor-β，TGF-β）的分子组成、结构和受体明显不同于 TGF-α，常被描述为一种生长负调节因子，而实际上它是一个多功能蛋白，其主要作用包括调节细胞增殖和分化，参与胚胎发育调节，促进细胞外基质（ECM）形成和抑制免疫反应等。TGF-β 分子量为 25 000，由两个结构相同或相近的分子量为 12 500 的亚单位通过二硫键而成的同源二聚体。TGF-β 至少有 4 种亚型（TGF-β1 ～ TGF-β4），在哺乳动物中常见的有 TGF-β1、TGF-β2、TGF-β3，TGF-β 与其超家族其他成员有 30% ～ 40% 的同源性。TGF-β 超家族其他成员有激活素（activin）、生长和分化因子（growth and differentiation factors，GDF）、骨形态发生蛋白（bone morphogenesis protein，BMP）、抗米勒激素（anti-mullerian hormone，AMH）及 NODAL 等。其中 TGF-β1 最为常见，几乎参与了所有的病理和生理过程。TGF-β 通过 TGF-βR 发挥生物学功能，几乎所有细胞表面都有 TGF-βR。TGF-βR 存在 I 型和 II 型两种形式（见图 3-8）。

TGF-β 具有广泛生物学功能，主要表现在以下四方面：①抑制上皮细胞的生长，促进上皮细胞的分化。②诱导上皮 - 间充质细胞转化（EMT）（见图 17-5）和肌成纤维细胞（myofibroblast）形成。③促进细胞外基质的形成。④免疫抑制功能，抑制淋巴细胞的增殖、分化，抑制单核细胞产生 IFN-γ 等。TGF-β 促增殖作用主要通过诱导细胞 c-SIS 基因编码的 PDGF-B 起作用。因其在上皮细胞无 PDGF 受体，所以 TGF-β 对多种类型上皮细胞及其所发生的肿瘤表现为抑制作用。TGF-β1 通过 RB 基因下调 c-MYC，同时 TGF-β1 在 G_1 期直接阻止 RB 磷酸化而抑制细胞增殖，并可诱导凋亡，故 TGF-β 的高表达是细胞发生凋亡的一个标志。

3. 血小板衍生的生长因子

血小板衍生的生长因子（platelet-derived growth factor，PDGF）由多种细胞产生，能刺激成纤维细胞、平滑肌细胞和血管周细胞（pericyte）增殖与迁移，也有助于单核细胞游走，具有广泛的生物学功能。PDGF 包含 4 种不同的多肽链：PDGF-A、PDGF-B、PDGF-C 和 PDGF-D，每条链分别由位于第 7 号、22 号、4 号和 11 号染色体上单独的基因表达，分子量为 45 000。PDGF 的 2 条多肽链通过二硫键连接形成同源二聚体或异源二聚体，包括 PDGF-AA、PDGF-BB、PDGF-AB、PDGF-CC 和 PDGF-DD，这其中 PDGF-BB 是 PDGF 的主要活性形式，PDGF-AA 仅表达于某些细胞。

PDGF 通过 PDGFR（PDGF receptor）发挥生物学功能。PDGFR 是由 α 和 β 两个链构成的二聚体，根据组成方式不同分为 3 种形式：α 和 β 同源二聚体，以及 α/β 构成的异源二聚体，属于 RTK 家族（见图 3-5）。PDGFR-α 位于 4q12，由 1089 个氨基酸组成，593 ～ 954 位属于酪氨酸激酶区。PDGFR-β 位于 5q3—q32，由 1106 个氨基酸组成，600 ～ 962 位属于酪氨酸激酶区。PDGF-AA 只能与受体二聚体 PDGFR-αα 结合；PDGF-AB 可以与 PDGFR-αα 和 PDGFR-αβ 结合；而 PDGFR-BB 与 PDGFR-αα、PDGFR-αβ、PDGFR-ββ 三种类型都能结合。

4. 成纤维细胞生长因子

成纤维细胞生长因子（fibroblast growth factor，FGF）作为细胞间信号分子广泛参与人体细胞的生长代谢，刺激间叶细胞生长，对内皮细胞有趋化和促有丝分裂作用。FGF 是由 150 ～ 300 个氨基酸组成的多肽，相互之间的氨基酸序列有 20% ～ 50% 的同源性。其中心区域约有 120 个氨基酸序列存在高度的同源性（30% ～ 70%）。目前已发现 22 种 FGF，包括：FGF-1，又称为酸性 FGF（acidic FGF，aFGF）；FGF-2，又称为碱性 FGF（basic FGF，bFGF）；FGF-3（int-2）；FGF-4（hsk/K-FGF）；FGF-5；FGF-6；FGF-7 和 FGF-10，属于角质细胞生长因子（keratinocyte growth factor，KGF）组；FGF-8，又称为雄激素诱导的生长因子（androgen-induced growth factor，AIGF）；FGF-9，又称为神经胶质激活因子（glia-activating factor，GAF）等。绝大多数 FGF 成员经旁分泌或自分泌方式发挥作用，但 FGF-19 亚家族（FGF-19、FGF-21 和 FGF-23）经内分泌方式发挥作用。

FGF 与存在于细胞表面的成纤维细胞生长因子受体（FGF receptor，FGFR）结合，将信号传递到胞内。例外的是，FGF-11、FGF-12、FGF-13 和 FGF-14 是 FGF 同源生长因子，不与 FGFR 作用。FGFR 有 5 种基因型，FGFR1 ～ FGFR4 是典型的受体酪氨酸激酶（图 3-5），FGFRL1（FGFR5）缺乏激酶活性。根据 FGFR 选择性拼接的差异，又有许多受体蛋白的亚型结构，如 FGFR1b、FGFR1c、FGFR2b、FGFR2c、FGFR2-Ⅲb 和 FGFR2-Ⅲc 等。FGF 只有在辅助分子肝素硫酸糖蛋白（heparin sulfate proteoglycan，HSPG）的协同作用下，才能与 FGFR 作用。但 FGF-19 家族蛋白发挥作用一般不需要 HSPG，而是需要一个锚定在细胞膜的 klotho 蛋白作为辅助受体，klotho 蛋白能提高 FGF-19 家族成员与其受体结合的亲和性（图 3-2）。klotho 根据基因剪接有 2 个成员 α-klotho 和 β-klotho，前者主要结合 FGF-23，后者主要结合 FGF-19 和 FGF-21。不同 klotho 成员和 FGFR 的组合及在不同组织的有限表达导致了 FGF-19 家族蛋白作用的组织特异性。研究显示，β-klotho 是 FGF-21 的主要受体，两者结合之后，FGF-21 会增强机体对胰岛素的敏感性，促进葡萄糖代谢，导致体重减轻。

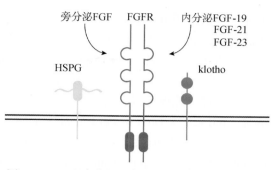

图 3-2 FGF 以旁分泌和内分泌方式调节靶细胞活动
旁分泌的 FGF 依赖 HSPG 与受体结合，而内分泌 FGF 依赖 klotho 与受体结合

klotho 蛋白是一种抗衰老蛋白，它在血液中的表达随年龄增长而下降（Mencke et al，2017）。限制热量的摄入可延长寿命，在此过程中 klotho 作为辅助因子通过不同途径参与了对衰老的控制，如胰岛素信号、Wnt 信号和组织稳态等。

5. 胰岛素样生长因子

胰岛素样生长因子（insulin-like growth factor，IGF）因其与胰岛素氨基酸序列有同源性而得名，是一类参与调节碳水化合物、脂类、蛋白质的代谢，促进细胞增殖和分化的小分子多肽类生长因子。IGF 有两种形式：IGF-1 和 IGF-2，两者在氨基酸水平的同源性为 75%。IGF 及其受体和结合蛋白等共同组成了胰岛素样生长因子系统（insulin-like growth factor system），其成员包括：① IGF-1 和 IGF-2；② IGF-1 受体（IGF-1 receptor，IGF-1R）和 IGF-2 受体（IGF-2 receptor，IGF-2R）；③ 胰岛素样生长因子结合蛋白（IGF-binding protein，IGFBP）。到目前为止，已定义了 6 种 IGFBP，分别命名为 IGFBP1 ～ IGFBP6。

IGF-1 与胰岛素有 45% 的氨基酸同源性。人 IGF-1 由 70 多个氨基酸组成，分子量为 7500，编码基因位于 12q，由 6 个外显子和多个内含子构成，可以在全身各处表达。血液中的 IGF-1 主要来自肝，能刺激全身不同细胞的生长，特别是软骨细胞和间叶细胞的生长。研究显示 IGF-1 表达异常与疾病有关，低表达易患心血管病，高表达增加患癌风险。流行病学研究显示许多肿瘤细胞都表现 IGF-1 分泌增加或 IGF-1R 表达增高，血清 IGF-1 水平的升高与子宫内膜癌、胰腺癌、乳腺癌、前列腺癌等多种肿瘤的发生风险呈正相关。2 型糖尿病患者的肿瘤发病率高于非糖尿病患者，这是由于胰岛素抵抗，导致患者出现高胰岛素血症和高 IGF-1 血症，支持 IGF-1 在某些人体肿瘤发病过程中的角色。另外，IGF-1 还促进了肿瘤细胞的转移过程。研究表明，IGF-1 可以诱导血管内皮生长因子的表达，并参与子宫内膜癌和结肠癌肿瘤血管生成的病理过程。血管内皮生长因子可诱导尿激酶纤溶酶原激活物（uPA）、uPA 受体（uPA receptor，uPAR）、间质胶原酶等的表达，引起细胞外基质的降解，促进肿瘤细胞的浸润性生长。

IGF-2 由 67 个氨基酸组成，与 IGF-1 在序列上有 75% 的同源性，分子量也为 7500，基因位于 11p，是印记基因，父源表达（见表 14-3）。IGF-2 主要以自分泌和旁分泌方式影响周围细胞，影响胚胎期细胞的生长，与胎儿的发育有密切关系。研究表明，在人胎儿期 IGF-2 的含量远比成年期高，且出生后 IGF-2 的表达仅限于少数组织（如肝、神经组织等），这说明 IGF-2 主要对胚胎期组织的生长起重要的调节作用。研究表明，Wilms 瘤和横纹肌肉瘤与 *IGF-2* 基因印记丢失有关（参见第十四章第一节）。

　　人 *IGF-1R* 基因位于 15q26.3，与胰岛素受体（insulin receptor，IR）同源，长约 100kb，其外显子、内含子的构成方式与 IR 极为相似，有 60% 的同源性。IGF-1R 是由 α 和 β 链通过二硫键连接成的二聚体（图 3-3），IGF-1R 既可以结合 IGF-1，也可以与 IGF-2 结合。IGF-2R 又称为 6- 磷酸甘露糖受体（mannose-6-phosphate receptor，M6PR），IGF-2/M6PR 最初发现的功能是作为一种非阳离子依赖的 6- 磷酸甘露糖受体，可结合 6- 磷酸甘露糖（mannose-6-phosphate，M6P）和溶酶体酶，主要在内吞和转运胞内带有 6- 磷酸甘露糖修饰的蛋白等过程中发挥作用。与 IGF-1R 不同，IGF-2/M6PR 是单链 I 型跨膜分子，与 IGF-2 结合能力远大于 IGF-1。它是 IGF-2 清除受体（clearance receptor），两者的结合可降低细胞外 IGF-2 的水平，影响 IGF-1R 的激活，从而抑制 IGF-2 的功能。大量文献报道，IGF-2R/M6PR 是一种肿瘤抑制因子，肝癌、肾上腺皮质肿瘤、乳腺癌等多种肿瘤组织存在 *IGF-2R/M6PR* 的杂合性缺失（LOH）。其基因定位的染色体 6q 是多种肿瘤组织中的突变热点。

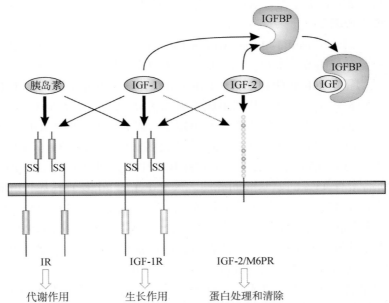

图 3-3　胰岛素样生长因子系统由 IGF-1 和 IGF-2、IGF-1R 和 IGF-2R 及 IGFBP 三部分组成

IGFBP 可通过与 IGF 结合调节 IGF 的活性。IR 和 IGF-1R 可形成同源或异源二聚体，它们能与胰岛素、IGF-1 和 IGF-2 结合。与 IR 和 IGF-1R 不同，IGF-2R 是单链跨膜分子，胞外区比较大，胞内仅含一短尾巴，缺乏酪氨酸激酶结构域，没有催化活性。胞外含有 15 个重复的同源结构域，其中结构域 3 和 9 是与含 M6P 配体结合的部位，结构域 11 是 IGF-2 结合部位，结构域 13 可增强 IGF-2 的结合。IGF-2R 与 IGF-2 结合的亲和性强于 IGF-1，但不与胰岛素结合。而且仅 10% IGF-2R 分布于细胞表面，90% 则分布于细胞质，这与 IGF-2R 介导的溶酶体降解功能有关

　　值得注意的是，与 IR 和 IGF-1R 不同，IGF-2R 是一种截短的受体，缺乏胞内酪氨酸激酶结构域，因此不能传递生长信号（图 3-3）。但也有实验显示，IGF-2R 可通过鞘氨醇激酶（sphingosine kinase，SK）激活 G 蛋白偶联的受体传递信号（El-Shewy and Luttrell，2009）。

6. 血管内皮生长因子

血管内皮生长因子（vascular endothelial growth factor，VEGF）及 VEGF 受体参见第十六章第二节。

7. 肝细胞生长因子

肝细胞生长因子（hepatocyte growth factor，HGF）于 1984 年被分离出来，由 728 个氨基酸组成，分子量为 92 000，由 α 链和 β 链组成的异源二聚体。HGF 又称为分散因子（scatter factor，SF），主要生物学功能为刺激上皮细胞及内皮细胞生长和迁移。许多间叶细胞都能产生 HGF，但在正常组织中表达很低，而在多种肿瘤中则被激活，并高水平表达，引起肿瘤细胞的浸润、转移，且 HGF 对新生血管的生成有促进作用。

HGF 受体由癌基因 *c-MET* 编码，*c-MET* 基因位于 7q31。c-MET 蛋白属于受体酪氨酸激酶家族，包括一个分子量为 50 000 的 α 亚基和一个分子量为 145 000 的 β 亚基，两个亚基以二硫键相连。α 亚基位于胞外，β 亚基伸入膜内，且含有一个酪氨酸激酶区（见图 3-5）。HGF 激活 c-MET 受体发生自体磷酸化，参与细胞的增殖、分化和迁移过程。正常细胞有能力通过减少 c-MET 的表达控制其对 HGF 的反应。

二、造血细胞生长因子

造血细胞生长因子（细胞因子）是一类可以影响造血细胞的细胞因子（cytokine）的总称。它们在造血干细胞和祖细胞的生长和分化上起着重要的调节作用，对成熟造血细胞的功能也起重要的激活作用。迄今已证明有 25 种以上的细胞因子对造血活性有影响。

与肿瘤有关的造血细胞生长因子有粒细胞 - 巨噬细胞集落刺激因子（GM-CSF，CSF-2）、粒细胞集落刺激因子（G-CSF，CSF-3）、巨噬细胞集落刺激因子 M-CSF（CSF-1）、白细胞介素 -3（IL-3）、白细胞介素 -5（IL-5）、红细胞生成素（EPO）、干细胞因子（stem cell factor，SCF）等。

至今已有 38 个白细胞介素（interleukin，IL）被鉴定，它们对肿瘤的影响是复杂的，有些有抗癌作用，如 IL-2、IL-12 和 IL-1 受体（IL-1 receptor，IL-1R）等；有些有促癌作用，如 IL-1β、IL-3、IL-6、IL-8、IL-17、IL-19 和 IL-23 等；有些则表现为模棱两可，或促癌和抗癌两者兼有，视具体情况而定，如 IL-5、IL-10、IL-18、IL-27 和 IL-33 等。

IL-1β 是重要的亲炎细胞因子，与慢性炎症时促癌作用有关。IL-6 也是重要的亲炎细胞因子，通过多种途径促进肿瘤生长，像细胞增殖、血管化、侵袭转移和化疗抵抗等。IL-6 是骨髓瘤细胞最主要的生长因子，骨髓瘤细胞可分泌 IL-6，也可表达 IL-6 受体，这样就形成了肿瘤细胞生长的自分泌信号。在骨髓瘤患者尿和血中的 IL-6 水平都比正常人明显升高。除骨髓瘤外，IL-6 也刺激头颈部鳞癌、前列腺癌、肺腺癌和乳腺癌等肿瘤的生长。IL-8 也是重要的亲炎细胞因子，可通过趋化炎细胞和促进血管生成来促进肿瘤生长。血清 IL-8 水平可作为荷瘤程度和治疗反应的指标。

三、肿瘤细胞能自泌生长因子，刺激肿瘤生长

众所周知，许多癌基因编码的蛋白涉及生长控制。早期的工作是证明 PDGF-β 链与

SSV（simian sarcoma virus）的转化基因 *v-sis* 编码产物有很高的同源性，这一发现提示肿瘤细胞对生长因子依赖性的降低是由于肿瘤细胞自泌生长因子的结果（图 3-4）。肿瘤可自泌生长因子，同时又产生该生长因子受体，这样便产生了自分泌信号（autocrine signal），这在肿瘤中是很常见的，体现了肿瘤的相对自主性生长。例如，在卵巢癌、神经胶质瘤和前列腺癌都存在 PDGF 与 PDGFR 的高表达，这种自分泌刺激肿瘤进展。反之，只有表达 PDGF 受体的细胞才能被癌基因 *sis* 转化，抗 PDGF 抗体可抑制这种转化。又如研究表明，IGF-1 及 IGF-1R 表达上调与乳腺癌、结肠癌、Ewing 肉瘤、胃肠道间质瘤（GIST）、肾癌和前列腺癌等的发生、发展关系密切。肿瘤细胞的浸润性生长与 IGF-1R 的表达有密切的关系，随着 IGF-1R 表达的增强，肿瘤细胞浸润能力增强。

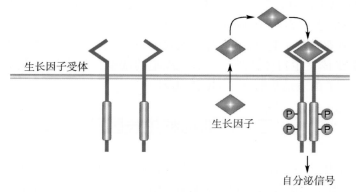

图 3-4　自分泌信号

正常细胞的生长依赖于别的细胞提供的生长因子，而肿瘤细胞则不同，它可以自己分泌生长因子，形成生长的自分泌信号

第二节　生长因子受体与肿瘤

生长因子的受体大多为跨膜蛋白，胞内结构域含有酪氨激酶活性。当生长因子与这类受体结合后，受体所包含的酪氨酸激酶被活化，使相关蛋白磷酸化。另一些膜上的受体则通过胞内信号传递体系，产生相应的第二信使，后者使蛋白激酶活化，活化的蛋白激酶同样可使胞内相关蛋白质磷酸化。这些被磷酸化的蛋白质再活化核内的转录因子，引发基因转录，达到调节生长与分化的作用。生长因子携带的信息被膜受体接受后转导至细胞内的过程称为跨膜信号转导（transmembrane signal transduction）。

生长因子受体通常包括三部分，即膜外区、跨膜区和膜内区。

（1）膜外区：具有特异性，它与配体相结合，接收信号，就像天线接收无线电波一样。细胞外区一般有 500 ～ 850 个氨基酸残基，有的含与免疫球蛋白（Ig）同源的结构，有的富含半胱氨酸区段，该区为配体结合部位。

（2）跨膜区（transmembrane，TM）：由 22 ～ 26 个氨基酸残基构成一个 α 螺旋，高度疏水，对受体起锚定作用，另外也对受体的变构起传导作用。根据跨膜次数多少分为单跨膜受体和多跨膜受体。典型的多跨膜受体为 7 次跨膜蛋白，而单跨膜受体以酪氨酸激酶类为主。

（3）膜内区：决定生长因子的胞内生物效应。到目前为止，已发现的细胞蛋白激酶达

300 余种，根据底物蛋白质被磷酸化的氨基酸残基种类不同，可大致分为受体酪氨酸激酶和受体丝氨酸/苏氨酸激酶两类。酪氨酸激酶功能区位于 C 端，包括 ATP 结合和底物结合两个功能区（图 3-5）。该型受体与细胞的增殖、分化、分裂及癌变有关。至少有 58 种受体酪氨酸激酶已得到鉴定，它们分属于 19 个不同的受体家族。令人惊奇的是，虽然如此多的受体是通过酪氨酸激酶来传递信息，但在全部细胞蛋白质中仅有 0.1% 是磷酸酪氨酸。

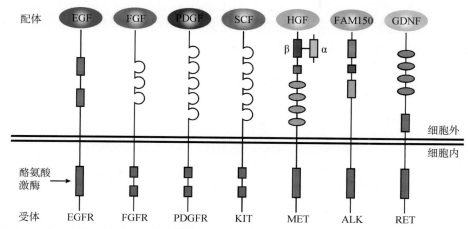

图 3-5　绝大多数生长因子受体为受体酪氨酸激酶，由膜外区、跨膜区和膜内区三部分组成
不同生长因子受体的区别主要在胞外区，而跨膜区和膜内区则比较类似，其中膜内区含酪氨酸激酶结构域
SCF, stem cell factor, 干细胞因子；GDNF, glial cell-derived neurotrophic factor, 胶质细胞衍生亲神经因子

根据生长因子的受体功能的不同，分别介绍受体酪氨酸激酶、受体丝氨酸/苏氨酸激酶、细胞因子受体和 G 蛋白偶联受体这 4 种常见的生长因子受体。

一、受体酪氨酸激酶与肿瘤

1. 受体酪氨酸激酶

受体酪氨酸激酶（receptor tyrosine kinase，RTK）是一类催化 ATP 的 γ 磷酸转移到蛋白质酪氨酸残基上的激酶，能催化多种底物蛋白质酪氨酸残基磷酸化。

不同类型生长因子的受体在结构上有相似性，但又有所不同。例如，EGFR 与 IR 和 IGFR 的胞外区都含有富含半胱氨酸的重复序列，这种重复序列能抵抗蛋白酶的消化。EGFR 为单体，含两个半胱氨酸重复序列，而 IR 和 IGFR 为异四聚体结构，各 2 个 α 及 β 亚单位由二硫键相连。α 亚单位含一个半胱氨酸重复序列，构成配体结合区；β 亚单位穿膜后与酪氨酸激酶区相连。传统上将 EGFR 归类为 I 型 RTK，而将 IR 和 IGFR 归类为 II 型 RTK。PDGFR、M-CSFR、FGFR 和 VEGFR 都为单体，胞外区没有富含半胱氨酸的重复序列，但有重复的免疫球蛋白样结构域，但它们的免疫球蛋白样结构域重复的次数不一样，FGFR 重复的次数为 3 次，PDGFR、M-CSFR（c-FMS）和干细胞因子受体（c-KIT）重复的次数为 5 次（见图 3-5），VEGFR 重复的次数为 7 次，而且 RTK 激酶区被一激酶插入区（kinase insert region）割开。传统上将 PDGFR、c-FMS 和 c-KIT 归类为 III 型 RTK，而将 FGFR 归类为 IV 型 RTK。RTK 结构上的相似性说明它们可能是源于同一受体结构不断进化的结果，从而提示它们在信号转导途径及调节机制方面有共同之处，但它们引起的最终细胞生物效应各不相同。

配体与受体的膜外结合区结合后，可导致受体的变构效应。以 EGF 为例，在非活化状态下，EGFR 以单体的形式存在。当 EGF 与 EGFR 结合后可导致 EGFR 二聚化，促使胞内酪氨酸激酶催化结构域的自身磷酸化。酪氨酸激酶上磷酸化的酪氨酸残基（SH2 or SH3 binding site）极易被一系列含有 SH2（Src homology domain 2）或 SH3（Src homology domain 3）功能区的蛋白所识别，从而迅速传导胞外信号诱发的生理反应，因此含 SH2 和（或）SH3 结构域的蛋白相当于适配蛋白（adaptor protein）作用（图 3-6）。

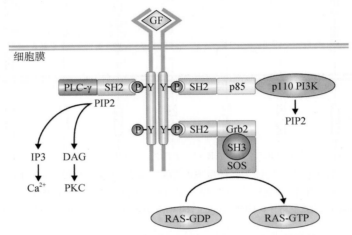

图 3-6　许多细胞质内蛋白都含有 SH2 和 SH3 结构域

例如，PLC-γ、p85 和 Grb2 含 SH2 结构域，SOS 含 SH3 结构域等，它们充当受体信号向核内传递的中间蛋白（Tannock IF，Hill RP，Bristow RG，et al，2003. The basic science of oncology. 4th ed. New York：McGraw-Hill.）

适配蛋白由于其特殊结构和重要功能，近年来已经受到人们越来越多的关注和重视。在细胞的信号转导过程中，蛋白与蛋白的相互作用始终是最主要的方式之一，如生长因子与受体结合、受体与膜内其他蛋白结合、蛋白激酶与蛋白激酶结合形成激酶链等。这些适配蛋白含有一些特殊的结构，对于许多蛋白的相互结合，尤其是胞内不同功能的蛋白形成复合体时，它们发挥了极其重要的作用。与信号转导密切相关的典型的蛋白结合区域主要有 SH2 区、SH3 区、PH（pleckstrin homology）区及 DD（death domain）等（表 3-1）。

表 3-1　不同适配蛋白的结合区

结构域	不同蛋白	配体
SH2	Src、Grb、Syk、Shc、GAP、Fps、Cbl	磷酸化酪氨酸
SH3	Src、Crk、Grb	富于脯氨酸（-PXXP-）
PH	PLC-δ、AKT/PKB、BTK	磷酸化肌醇磷脂、磷酸化丝氨酸/苏氨酸
DD	FAS、TNFR1、DR3、DR4、DR5	TRADD、FADD、RIP
PTB	Shc、IRS-1	磷酸化酪氨酸
14-3-3	cdc25、Bad、Raf、PKC	磷酸化丝氨酸/苏氨酸

注：IRS-1，adaptor for insulin RTK signaling，胰岛素受体酪氨酸激酶信号适体；PTB，phosphotyrosine binding，磷酸化酪氨酸结合结构域；TRADD，TNFR-associated death domain，TNFR 相关死亡结构域；FADD，fas-associated death domain，TAS 相关死亡结构域。

SH2 区由约 100 个氨基酸残基组成，最初在原癌基因 *c-SRC* 产物酪氨酸激酶分子中发现有 SH2 结构域，并证明 SH2 结构域能直接与酪氨酸磷酸化的受体结合。现已明确许多重要生物学功能的蛋白质分子都含有 SH2 结构域，常被许多涉及发出生长信号的蛋白质用来当作与伙伴蛋白质结合的部位。它的功能是特异地结合磷酸化的酪氨酸。尽管它也能结合没有磷酸化的酪氨酸，但是由于结合力很弱，所以一般认为这种结合没有生物活性。SH2 区很保守，不同蛋白的 SH2 区之间的氨基酸序列都具有同源性。SH2 区和磷酸化的酪氨酸结合以后所产生的生化效应主要有使酶定位到膜上，以靠近它的底物，促使底物靠近它的催化酶并定位，直接调节酶的生物活性。所有这些效应都使得蛋白与蛋白之间的相互作用能够更有效地进行，从而保证信号顺利地传递下去。

SH3 区由约 60 个氨基酸残基组成，参与将 SH2 定位在质膜内侧，而与 SH2 结合无关。SH3 能够特异地识别和结合含有 -PXXP- 的氨基酸序列（P 是脯氨酸，X 是任意一种氨基酸）的蛋白。和 SH2 区一样，SH3 区也是高度保守的。一旦 SH3 区和它相应蛋白的脯氨酸富集区结合后，也能产生诸如使蛋白定位于相应的区域，调节并激活酶的催化活性等效应。大部分的适配蛋白同时含有 SH2 区和 SH3 区，有些适配蛋白甚至含有一个以上的 SH2 区或 SH3 区。含 SH2 和 SH3 的蛋白有些为胞质非受体型酪氨酸激酶。

PH 区含有约 100 个氨基酸，最早是从 Pleckstrin 蛋白的结构中发现和鉴定出来的。Pleckstrin 蛋白是血小板中蛋白激酶 C（PKC）的最主要的底物蛋白，它有两个 PH 区。PH 区不仅仅存在于 Pleckstrin 蛋白中，在许多蛋白，尤其是与信号转导密切相关的一些蛋白，如适配蛋白、RAS 蛋白的调节因子、细胞骨架蛋白及磷脂酶 C 等，都有 PH 区的结构。这就提示 PH 区很可能具有某些重要功能。尽管与 SH2 和 SH3 相比，各种蛋白的 PH 区氨基酸序列的同源性不是很高。但是，后来通过比较 PH 区氨基酸的三维立体结构，不同 PH 区的立体构型还是极为近似，提示 PH 区可能具有相似的功能。尽管 PH 区的具体功能尚未确定，但根据它的结构及含有 PH 区蛋白的特征，一般认为 PH 区识别 PIP_3 或 PIP_2 磷脂，并与之结合。

DD（death domain）区：在死亡受体（death receptor，DR）家族成员的膜内区存在 DD 区。DR 家族包括 FAS（APO1）、TNFR1（CD120a）、DR3（APO3）、DR4（APO2，TRAIL-R1）及 DR5（TRAIL-R2）（见表 7-1）。含有死亡结构域的胞质蛋白包括 FRADD、FADD、RIP 等，它们在肽链的羧基端都有一段同源的死亡结构域。这些蛋白质通过死亡结构域与 DR 的胞质区相作用，并传递死亡受体活化后引起的死亡信号。死亡结构域不具有蛋白激酶或磷酸酯酶活性，但同一种蛋白或不同蛋白中的死亡结构域可以互相结合，通过这种结合将信号下传，从而将死亡受体与配体结合所产生的信号与胞质事件联系起来，从而完成凋亡的过程。

典型的蛋白结合区域还有 HLH（helix-loop-helix）、PDZ、MH（Smad）、PTB（phosphotyrosine binding）和 WW 等。

2. 受体酪氨酸激酶突变激活在肿瘤中是很常见的

EGFR、HER2、FGFR、MET、ALK、PDGFR 和 KIT 等受体酪氨酸激酶在肿瘤突变激活中是很常见的，表现为功能获得（GOF）突变、扩增或过表达和染色体易位（表 3-2）。

表 3-2　肿瘤常见的受体酪氨酸激酶突变激活

基因（定位）	突变类型	肿瘤	抑制剂
EGFR（7p12）	突变，扩增或过表达	乳腺癌、NSCLC、头颈部癌和其他肿瘤	见表 19-3
HER2（17q12—q21）	突变，扩增或过表达	乳腺癌、NSCLC 和其他肿瘤	见表 19-3
FGFR	突变，扩增，易位	膀胱癌、肺鳞癌和其他肿瘤	见表 3-3
MET（7q31）	突变，扩增或过表达	肝癌、乳腺癌、结直肠癌和其他肿瘤	见表 3-4
ALK（2p23）	易位，突变	NSCLC、间变性大细胞淋巴瘤	见表 19-7
KIT（4q11—q21）	突变	胃肠道间质瘤、肥大细胞性白血病	见表 3-5
PDGFR	突变，扩增或过表达，易位	胶质瘤、胃肠道间质瘤和其他肿瘤	见表 3-5
RET（10q11.2）	突变，易位	甲状腺癌、多发性内分泌肿瘤	见表 3-6

　　EGFR 是第一个鉴定的受体酪氨酸激酶（RTK），对它的研究最多，详见第十九章第一节。EGFR 属于 HER 家族，有 4 个成员：HER1（EGFR）、HER2、HER3 和 HER4。EGFR 和 HER2 突变在肿瘤被广泛研究，可表现多种形式的异常：① EGFR 截短突变，它的 N 端缺失，不能结合 EGF，但仍保留着酪氨酸激酶的活性。它可以在不需要配体的情况下，自发形成二聚体，处于持续性激活状态，刺激细胞生长。② HER2/neu 的激活常见于卵巢癌和乳腺癌，它的突变是由受体跨膜区一个氨基酸（缬氨酸→谷氨酸）的改变所引起。③癌基因的突变也可表现为生长因子受体的过表达形式（图 3-7）。

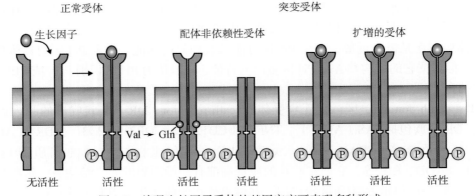

图 3-7　编码生长因子受体的基因突变可表现多种形式

正常生长因子受体在缺乏配体的情况下是没有活性的，只有存在生长因子时，生长因子受体才能被激活。当编码生长因子受体的癌基因突变，它有时表现为受体胞外部分的截短，使在缺乏配体的情况下其也具有活性；有时表现为受体跨膜区一个氨基酸（Val → Gln，缬氨酸→谷氨酸）的突变（HER2/neu）。这两种受体的激活都是配体非依赖性，有时它表现为受体拷贝数的增加，增加了生长刺激信号

　　据文献报道，约 7% 的人类恶性肿瘤存在 FGFR 变异，最常见的变异是 *FGFR1* ～ *FGFR3* 基因扩增，其次是突变，再者是易位。FGFR 变异频率最高的前 3 位的肿瘤分别是膀胱癌、肺鳞癌和子宫内膜癌。目前已有 6 款 FGFR 抑制剂上市，其中普纳替尼、瑞格非尼、帕唑帕尼和乐伐替尼是非特异性的，培米替尼和厄达替尼是特异性的（表 3-3）。

表 3-3　上市的 FGFR 激酶抑制剂

药名	靶点	适应证	批准年份
培米替尼（pemigatinib, Pemazyre®）	FGFR1～FGFR3	胆管癌	2020
英菲格拉替尼（infigratinib, Truseltiq）	FGFR1～FGFR3	胆管癌	2021
厄达替尼（erdafitinib, Balversa®）	FGFR1～FGFR4	转移性膀胱癌	2019

c-MET 是 HGF 受体，估计 1%～4% 的人类恶性肿瘤存在 c-MET 突变激活。c-MET 突变激活的主要方式有点突变、外显子 14 跳跃突变（skipping mutation）、基因扩增或过表达，另外也存在少量易位和其他突变方式。3% 的 NSCLC 存在 MET-ex14 跳跃突变，突变的结果使 MET 受体胞内近膜结构域丧失 E3 连接酶 c-Cbl 酪氨酸结合位点（Y1003），MET 不能被泛素化降解。这种突变导致 MET 信号始终处于激活状态，是这类肿瘤发生的驱动突变。目前已有 2 款针对 MET-ex14 跳跃突变的靶向药物上市用于肿瘤治疗（表 3-4）。HGF/c-MET 信号的激活可促进瘤细胞生长、增殖和迁移，瘤细胞表现对该生长信号过度依赖，称为癌基因成瘾（oncogene addiction）。癌基因成瘾在肿瘤中是很常见的，如慢性粒细胞白血病（CML）对 BCR-ABL 成瘾，某些 NSCLC 对 EML4-ALK 成瘾，这些过度依赖的蛋白恰好是治疗该肿瘤的靶点。由于许多肿瘤都存在 HGF/c-MET 信号途径的异常，因此该信号途径已成为抗癌药物广泛研究的靶点。

表 3-4　上市的 MET 激酶抑制剂

药名	靶点	适应证	批准年份
赛沃替尼（savolitinib）	MET	ex14 跳跃的 NSCLC	2021
特泊替尼（tepotinib, Tepmetko®）	MET	ex14 跳跃的 NSCLC	2020
卡马替尼（capmatinib, Tabrecta®）	MET	ex14 跳跃的 NSCLC	2020
卡博替尼（cabozantinib）（见表 16-5）	多点	甲状腺髓样癌，肾癌，肝癌	2012
克唑替尼（crizotinib）（见表 19-7）	多点	NSCLC	2011

胃肠道间质瘤（gastrointestinal stromal tumor，GIST）是一组起源于胃肠道间质干细胞（Cajal）的肿瘤，实质上由未分化或多能的梭形或上皮样细胞组成，免疫组化过表达 c-KIT 蛋白（CD117）和骨髓干细胞抗原（CD34），属于消化道间叶性肿瘤。GIST 常见有 *c-KIT* 和 *PDGFRA* 基因突变。

c-KIT 基因编码蛋白是一种 RTK，配体为干细胞因子（stem cell factor，SCF）。在 75%～80% 的 GIST 患者中，*c-KIT* 基因在近膜区（外显子 11）发生了 GOF 点突变，使 c-KIT 蛋白在没有配体的情况下也能激活，导致肿瘤细胞不断增殖。

有 10% 的 GIST 没有 *c-KIT* 基因突变，但存在 *PDGFRA* 基因突变，突变发生在编码活性结构域的外显子 18 或者编码近膜域的外显子 12，在外显子 12 和 18 上不仅发现了点突变，还发现了小的缺失。*PDGFRA* 基因和 *c-KIT* 基因位于人第 4 号染色体的相邻位置，两者的氨基酸序列有很高的同源性。*PDGFRA* 基因突变与 *c-KIT* 基因突变是相互独立的，提示功能性 *PDGFRA* 基因突变很有可能是 GIST 的另一病因。

PDGFRA 基因的扩增与脑肿瘤的发生有密切关系。在大多数胶质母细胞瘤中存在

PDGFRA 基因扩增，与 PDGF 形成自分泌环，从而刺激肿瘤细胞生长。*PDGFRA* 基因的易位与 FIPL1 形成融合蛋白，已被发现存在于特发性嗜酸细胞增多综合征（idiopathic hypereosinophilic syndrome）。*PDGFRB* 基因易位与转录因子 TEL 形成融合蛋白，则被发现存在于慢性粒单核细胞白血病（chronic myelomonocytic leukemia）。

目前上市的特异性 PDGFR 抑制剂有 4 款（表 3-5）。奥拉单抗是 PDGFRα 阻断抗体，用于成年人的某些类型的软组织肉瘤治疗，因为这些肿瘤存在 PDGFRα 异常激活。以前对于此类患者，最常用的治疗方法是多柔比星单药或联合其他药物。阿维利替尼是 PDGFRα 和 KIT 激酶抑制剂，用于治疗携带 PDGFRA 外显子 18 突变（包括 PDGFRA-D842V 突变）的不可手术切除或转移性 GIST 成人患者。瑞派替尼用于晚期 GIST 四线治疗。

表 3-5　上市的 PDGFR 特异性抑制剂

药名	药物类型	靶点	适应证	批准年份
伊马替尼（imatinib, Gleevec®）（见表 19-6）	激酶抑制剂	PDGFRα、KIT	GIST	2001
奥拉单抗（olaratumab, Lartruvo®）	单抗	PDGFRα	软组织肉瘤	2016
阿维利替尼（avapritinib, Ayvakit®）	激酶抑制剂	PDGFRα、KIT	GIST	2020
瑞派替尼（ripretinib, Qinlock®）	激酶抑制剂	PDGFRα、KIT	GIST	2020

癌基因 *RET* 定位于染色体 10q11.2 区，编码产物是胶质细胞源性神经营养因子（glial cell-derived neurotrophic factor, GDNF）的受体，属于 RTK。它在生殖细胞的突变经常与多发性内分泌肿瘤（multiple endocrine neoplasia, MEN）2A、2B 型及甲状腺髓样癌的发生有关。MEN 2A 型是 RET 胞外结构域突变，导致配体非依赖性激活；MEN 2B 型是 RET 胞内激酶结构域突变，也导致配体非依赖性激活；*RET* 基因可发生染色体内倒位 inv（10）（q11.2；q21），形成所谓 *PTC-RET* 融合基因，其产物可使 *RET* 编码的酪氨酸蛋白激酶持续激活，与乳头状甲状腺癌（papillary thyroid carcinoma, PTC）的发病密切相关。最近研究显示 1% ～ 2% 肺腺癌存在 *RET* 融合，最常见的伙伴基因是 *KIF5B*，其次是 *CCDC6*，这部分肺癌对塞尔帕替尼敏感。上市的 RET 激酶抑制剂如表 3-6 所示。

表 3-6　上市的 RET 激酶抑制剂

药名	靶点	适应证	批准年份
塞尔帕替尼（selpercatinib, LOXO-292）	RET	KIF5B-RET 融合阳性 NSCLC	2020
普拉替尼（pralsetinib, GAVRETO®）	RET	RET 驱动的 NSCLC	2020
卡博替尼（cabozantinib, Cometriq®）	RET，VEGFR2	甲状腺髓样癌、肾癌、肝癌	2012
乐伐替尼（lenvatinib, Lenvima®）	VEGFR，RET	甲状腺分化癌	2015

二、受体丝氨酸 / 苏氨酸激酶与肿瘤

具有刺激和抑制增殖作用的信号分子通过具有丝氨酸 / 苏氨酸激酶（serine/threonine

kinase）活性的受体进行转导，信号转导的方式与受体酪氨酸激酶类似，但是不能通过 SH 区与其他蛋白发生联系。属于这类受体的有 TGF-β 受体（TGF-βR），它是一类能控制多种细胞增生和分化的多肽类生长因子，一般起抑制其靶细胞增生的作用。

1. TGF-β 受体

　　TGF-β 受体存在 I 型和 II 型 2 种形式，分子量分别为 53 000 和 75 000。I 型和 II 型 TGF-β 受体同属丝氨酸和苏氨酸激酶受体家族，均为跨膜糖蛋白，在大多数细胞和组织中普遍表达，它们和 TGF-β1 的亲和力要比和 TGF-β2 的亲和力大 10 ～ 80 倍。不同物种的 TGF-βR-I 的氨基酸序列，特别在激酶结构域具高度相似性，而 TGF-βR-II 的序列相似性较低。TGF-β 结合 TGF-βR-II，使胞质区丝氨酸 / 苏氨酸激酶激活，活化的 TGF-βR-II 再与 TGF-βR-I 结合，使 TGF-βR-I 磷酸化，然后再向下传递信号（图 3-8，见图 4-12）。

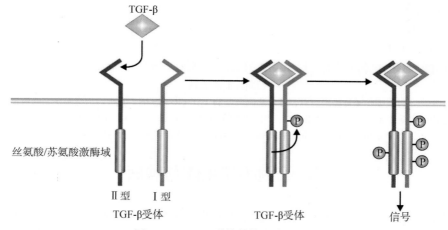

图 3-8　TGF-β 受体结构和激活过程
首先 TGF-β 与 TGF-βR-II 结合，使细胞质区丝氨酸 / 苏氨酸激酶激活，活化的 TGF-βR-II 再与 TGF-βR-I 结合，使 TGF-βR-I 磷酸化，然后再向下传递信号

2. TGF-β 受体突变是其丧失生长抑制的原因之一

　　TGF-β 是许多细胞的有效生长抑制因子，许多肿瘤表现出对 TGF-β 介导的生长抑制的抵抗性。目前的观点是在肿瘤发生早期，它通过诱导生长抑制，起到了肿瘤抑制子的作用，然而在肿瘤发生后期，TGF-β 起到了促进肿瘤血管生成，促进肿瘤细胞浸润、转移和免疫抑制的作用。因此，这一途径的失活都会导致细胞对 TGF-β 诱导的生长抑制和凋亡信号失调，使细胞生长失去控制，诱发细胞癌变，促进肿瘤的恶化。目前已经在前列腺癌、乳腺癌、胃癌、结肠癌、膀胱癌、肺癌、胰腺癌、白血病等肿瘤中发现有 TGF-β 信号转导途径中至少一个成分的改变。

　　为了解释 TGF-β 这种相反的作用机制，研究人员进行了大量的研究，目前认为 TGF-β 受体表达下调、II 型 TGF-β 受体突变和 Smad4 失活是导致肿瘤细胞对 TGF-β 介导的生长抑制的抵抗性的主要原因。例如，在口腔鳞癌中 TGF-β 受体表达下降，将显性负作用（dominant negative）的 II 型 TGF-β 受体 cDNA 转染到口腔鳞癌细胞系，能促进肿瘤细胞的生长和肺转移。由此可知 II 型 TGF-β 受体基因的改变是造成肿瘤细胞逃避 TGF-β 对上皮细胞负调节的原因之一。

在 TGF-βR-Ⅱ 胞外区的基因内有一段多腺嘌呤区，非常类似于微卫星 DNA（参见第十三章第四节）。在结肠癌、胃癌和胶质瘤等肿瘤中，该区域常有一个或两个腺嘌呤的插入或缺失，导致受体被提前截短失活（图 3-9）。在 Smad 失活的肿瘤，如胰腺癌、结肠癌、乳腺癌、卵巢癌、肺癌中，Smad4 发生突变的频率更高一些。在结肠癌中，Smad2 没有功能。这种变化的结果致使细胞停止分化，大量增殖，细胞间的黏附性发生改变。

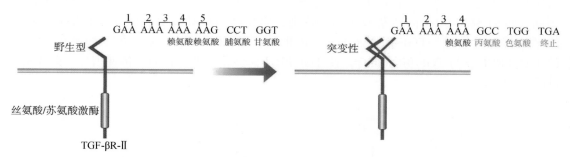

图 3-9　TGF-βR-Ⅱ 胞外区的基因有一段多腺嘌呤区，非常类似于微卫星 DNA，因此它对 DNA 错配的修复缺陷非常敏感

图中显示野生型的 5 对腺嘌呤重复丢失一对，形成移码突变的 TGF-βR-Ⅱ，后 3 个密码子移码使编码蛋白发生改变，并出现蛋白合成的提前终止，使 TGF-βR-Ⅱ 丧失了生长抑制的功能 [Lengauer C，Kinzler KW，Vogelstein B，1998. Genetic instabilities in human cancers. Nature，396（6712）：643-649.]

三、细胞因子受体与肿瘤

细胞因子（cytokine）是指由免疫细胞和某些非免疫细胞经刺激而合成、分泌的一类具有生物学效应的小分子蛋白物质的总称，主要包括干扰素（IFN）、白细胞介素（IL）、肿瘤坏死因子（TNF）、趋化因子和集落刺激因子（CSF）。细胞因子通过细胞因子受体（cytokine receptor）发挥作用。细胞因子受体为跨膜蛋白，有膜外区（细胞因子结合区）、跨膜区（富含疏水性氨基酸区）和胞质区（信号转导区）。根据细胞因子受体膜外区的氨基酸序列，可将细胞因子受体分为 6 个家族（图 3-10）。

（1）Ig 超家族受体：这一超家族的特点是均在膜外区含有 Ig 样结构域，每个 Ig 样结构域由 100 个左右的氨基酸组成，通过二硫键形成稳定的发夹样反平行的 β 片层折叠结构，胞内含 TIR（Toll/IL-1 receptor）结构域，通过 MyD88 传递信号（见图 18-7）。它的配体有 IL-1 等（图 3-10），这类细胞因子的主要作用是促进炎症反应。

（2）造血生长因子受体家族（也称为 Ⅰ 类细胞因子受体），其胞膜外区主要特点有：①靠近 N 端有 4 个高度保守的半胱氨酸（Cys）残基。②靠近细胞膜处有一个 WSXWS 基序（W 代表色氨酸，S 代表丝氨酸，X 代表任一氨基酸），WSXWS 基序与细胞因子结合功能密切相关。Ⅰ 类细胞因子受体有一个特点即存在多个通用亚单位，如 β、γ 和 gp130 链，经 β 链传递信号有 IL-3、IL-5、GM-CSF；经 γ 链传递信号有 IL-2、IL-4、IL-7、IL-15、IL-21 等；经 gp130 链传递信号有 IL-6、IL-11、IL-27 等。Ⅰ 类细胞因子的配体最多（图 3-10）。

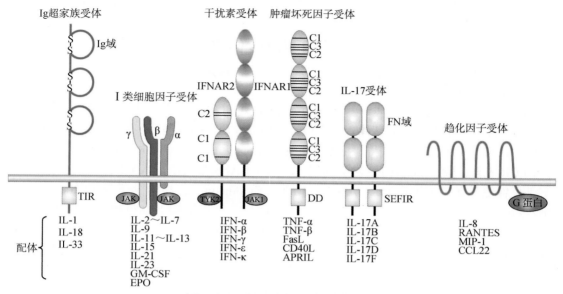

图 3-10　6 类细胞因子受体及其配体

（3）干扰素受体家族（也称为Ⅱ类细胞因子受体）：其结构与Ⅰ类细胞因子受体相似，但 N 端只有两个保守性的 Cys，近膜处也有两个保守的 Cys，但缺乏 WSXWS 基序。目前干扰素分三个类型。Ⅰ型干扰素以 IFN-α 与 IFN-β 为主，由先天性免疫细胞分泌；Ⅱ型干扰素即 IFN-γ，由活化后的 T 细胞分泌；Ⅲ型干扰素为几种 IFN-λ，由浆细胞样 DC（见表 18-5）分泌，其分布与功能都比较局限。干扰素受体也分为 3 个类型。Ⅰ型干扰素受体由 IFNAR1 和 IFNAR2 两个亚基组成异源二聚体，结合Ⅰ型干扰素；Ⅱ型干扰素受体由 IFNGR1 和 IFNGR2 两个亚基组成异源二聚体，结合Ⅱ型干扰素；Ⅲ型干扰素受体由 IL-10Rβ 和 IFN-λ R1 两个亚基组成异源二聚体，结合Ⅲ型干扰素。图 3-10 显示的是Ⅰ型干扰素受体。Ⅰ类和Ⅱ类细胞因子受体通过 Jak-STAT 途径传递信号（见图 4-8）。

（4）TNF 受体超家族：其特点为胞外均有 4 个富含半胱氨酸的结构域，每个结构域均有 4 ～ 6 个 Cys，胞内含死亡结构域（death domain，DD），被称为死亡受体（death receptor，DR）。受体活化后，与 FADD、DISC 和 caspase-8 形成复合物，然后启动非线粒体依赖途径来介导凋亡（见图 7-2）。配体包括 TNF-α 等（见图 3-10，图 11-6）。

（5）IL-17 受体家族：IL-17 家族是新发现的亲炎细胞因子，有 6 个成员，从 IL-17A 到 IL-17F（见图 3-10），它们通过 IL-17 受体（IL-17R）发挥作用。IL-17R 结构独特，不同于已知的其他细胞因子受体。IL-17R 有 5 个亚型，即 IL-17RA ～ IL-17RE，所有受体都是单跨膜蛋白，胞外含 2 个纤连蛋白Ⅲ样结构域（fibronectin Ⅲ-like domain），胞内含 SEFIR（SEF/IL-17R）结构域。IL-17R 信号转导不同于经典的细胞因子受体 Jak-STAT 信号途径（见图 4-8），而是依赖 ACT1（也称 CIKS）传递信号。ACT1 含 TRAF 蛋白结合部位，通过募集 TRAF6 导致 NF-κB 激活。

（6）趋化因子受体：属于 G 蛋白偶联受体（GPCR）（见图 3-10）。趋化因子受体及其配体广泛参与机体细胞生长、分化、凋亡、组织损伤、肿瘤的生长和转移等各种病理生理过程，是近来的研究热点（参见第十一章第二节）。趋化因子受体配体有 IL-8 等。

四、G 蛋白偶联受体与肿瘤

1. G 蛋白偶联受体（GPCR）

G 蛋白偶联受体（G-protein coupled receptor，GPCR）是最大的一类细胞表面受体，它们介导许多细胞外信号的转导，包括激素、局部介质、神经递质、光、气味和味道等。与 GPCR 有关的研究已经获得了 5 次诺贝尔奖，最近的一次是 2012 年诺贝尔化学奖授予 GPCR 发现、鉴定及结构生物学的研究。按 GRAFS 分类法，人 GPCR 分 5 个家族，分别为谷氨酸类（glutamate）、视紫红质类（rhodopsin）、黏附分子类（adhesion）、Frizzled/Taste2 和分泌素受体类（secretin）。这类受体在结构上都很相似，都是一条多肽链，并且有 7 次 α 螺旋跨膜区，故又称为 7 螺旋跨膜蛋白受体（seven α-helices trans-membrane segment receptor，7TM receptor）。目前认为，受体分子中第 7 次跨膜螺旋是能够识别、结合某种特定配体部位（图 3-11）。这些受体胞内不含酶的功能区，都是通过鸟嘌呤核苷酸结合蛋白质（guanine nucleotide-binding protein，G 蛋白）的中间作用来转导信号。G 蛋白具有水解 GTP 生成 GDP 即具有 GTP 酶（GTPase）活性的蛋白，位于细胞膜胞质面，由 α、β、γ 三个亚单位组成的异源三聚体。已发现哺乳类基因组编码的 21 种 α、6 种 β 及 12 种 γ 亚单位。α 亚单位参与细胞生长的调节，并能激活细胞增生和成纤维细胞的转化，故支持 α 亚单位形成一个新的癌基因类型。β 和 γ 亚单位正常时形成一个复合物，在 G 蛋白偶联受体的生理活性中起作用，但不能激活细胞增生和转化。

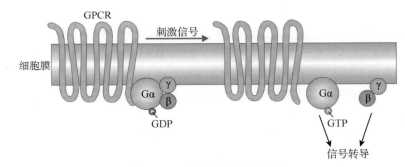

图 3-11　G 蛋白偶联受体结构

G 蛋白偶联受体由 7 次跨膜的受体和 G 蛋白组成，G 蛋白由 α、β 和 γ 亚单位构成。静息状态下，α 亚单位与 β、γ 亚单位形成复合体，并结合 GDP。当受体被合适的配体结合时，诱导受体构型改变，并与 G 蛋白相互作用，催化 GDP 释放，并与 GTP 交换。随后，活化 GTP 结合的 α 亚单位与 β、γ 亚单位解离，随后作用于效应器，产生细胞内信号，从而引起细胞的各种反应（参见第四章第一节）

2. G 蛋白偶联受体异常与肿瘤

（1）GPCR 过表达与肿瘤：许多不同的肿瘤都被发现有 GPCR 的突变和高表达（表 3-7），这些突变和高表达的 GPCR 影响肿瘤细胞的生长、浸润和转移。这些高表达的 GPCR 有趋化因子受体（chemokine receptor）、促甲状腺激素受体（thyroid-stimulating hormone receptor，TSHR）、蛋白酶激活受体（protease-activated receptor，PAR）、促胃液素释放肽受体（gastrin-releasing peptide receptor，GRPR）等。

表 3-7　G 蛋白偶联受体基因突变与人类肿瘤

基因	G 蛋白或受体	肿瘤类型
GNAS	Gαs 突变	甲状腺肿瘤
GNAQ	Gαq 突变	黑色素瘤
GNA11	Gα11 突变	黑色素瘤
GRM	谷氨酸受体突变	非小细胞肺癌、黑色素瘤
SMO	Smoothened 受体	基底细胞癌、髓母细胞瘤
Frizzled	Wnt 受体过表达	各种不同类型的肿瘤
F2RL	蛋白酶激活受体（PAR）过表达	多种不同类型的肿瘤
TSHR	促甲状腺激素受体突变	甲状腺肿瘤
FSHR	促滤泡激素受体突变	卵巢肿瘤
CCK-2R	CCK-2 受体突变	神经内分泌肿瘤、结直肠肿瘤、胃癌
趋化因子受体	趋化因子受体过表达	各种不同类型的肿瘤
EP2	PGE2 受体异常	结直肠肿瘤、前列腺癌
GRPR	促胃液素释放肽受体过表达	小细胞肺癌、前列腺癌、乳腺癌、结肠癌
KSHV vGPCR	HHV-8 编码 GPCR	Kaposi 肉瘤
FPR	甲酰化肽受体过表达	胶质瘤、结肠癌
GPER/GPR30	GPER/GPR30 过表达	乳腺癌、子宫内膜癌和卵巢癌（见第 236 页）

　　目前的研究显示，趋化因子受体 CXCR4 和 CCR7 在多种肿瘤中存在过度表达，表明这些趋化因子受体参与了肿瘤的发生、发展过程，并与肿瘤的恶性肿瘤器官特异性转移有关（参见第十一章第二节）。例如，乳腺癌细胞可高表达 CXCR4 和 CCR7，而 CCR7 的配体 CCL21（SLC）主要表达于周围淋巴组织，CXCR4 的配体 CXCL12（SDF-1）主要表达于淋巴结、肺、肝及骨髓，而在脑、肾和小肠中罕见表达，这就与临床上乳腺癌易转移至淋巴结、肺等组织而罕见转移至脑、肾、小肠相符合。当癌细胞通过血流到达某一器官时，与具有配体的间质细胞结合，在局部停留，通过受体与配体的相互作用可在特定的器官驻足、生长，形成新的转移瘤，这种现象类似于炎症中白细胞的趋化运动或淋巴细胞的归巢行为，也称为肿瘤的归巢性转移。

　　蛋白酶激活受体（PAR）是一类独特的 GPCR，可被不同蛋白酶水解其 N 端后激活，目前已先后发现有 PAR1～PAR4 四种亚型，其中 PAR1、PAR3 和 PAR4 是凝血酶受体，PAR2 是胰蛋白酶受体。PAR2 广泛分布于人体不同细胞，但不存在于血小板中。众多研究显示，结肠癌、胃癌、胰腺癌等多种肿瘤中都有 PAR 表达，且强度高于周围正常细胞，提示 PAR 与肿瘤的生长和转移具有密切关系。目前认为肿瘤组织的血管生成和肿瘤的生长及转移与组织因子（tissue factor，TF）对 PAR 活性的调节有关，尤其是 PAR1 和 PAR2。TF 又称为凝血因子Ⅲ或组织凝血激酶（tissue thromboplastin），是人体多种细胞表达的细胞表面糖蛋白，与凝血因子相互作用启动凝血过程。研究人员用免疫组化检测发现，在胰腺癌组织中 TF 的表达水平与微血管密度和 VEGF 的表达水平呈正相关。

促胃液素释放肽（gastrin-releasing peptide，GRP）是正常人脑、胃肠道神经纤维及胎儿肺的神经内分泌组织存在的激素，它通过 GRP 受体（GRP receptor，GRPR）发挥作用。近年来的研究表明，GRP 及其受体在 SCLC、前列腺癌、乳腺癌及结肠癌等多种肿瘤组织中均有过度表达，形成自泌性刺激信号。GRP 在体内外对多种起源的肿瘤组织均有促分裂作用，如低水平 GRP 即可刺激 SCLC 细胞 DNA 合成，因而 GRP 被认为是 SCLC 的自主性生长因子。*GRPR* 基因位于 X 染色体上，女性与男性比较有 2 个活化的 *GRPR* 基因的遗传因子。Shriver 报道，GRPR mRNA 在不吸烟女性中的表达占 55%，但是在不吸烟男性中表达仅为 20%。当人的气道上皮细胞暴露于雌激素中，GRPR 的表达水平增高（Shriver et al，2000）。

促胃液素（gastrin）和胆囊收缩素（cholecystokinin，CCK）是胃肠肽激素，C 端有 5 个氨基酸同源，这 5 个氨基酸对于促胃液素和 CCK 与受体结合必不可少，提示促胃液素和 CCK 在进化上可能来自同一基因。促胃液素主要由胃肠道 G 细胞分泌，除了调节胃酸分泌外，也调节胃肠上皮细胞生长和分化。CCK 主要由小肠 I 细胞分泌，涉及消化和体重调节。CCK 的受体属于 GPCR 超家族成员，分别为 CCK-1R（CCK-AR）和 CCK-2R（CCK-BR），促胃液素受体（gastrin receptor，GR）与 CCK-2R 非常类似，有时统称为 CCK-2/gastrin 受体。CCK-1R 主要存在于胰腺、胆囊和胃黏膜，是 CCK 特异性受体，而 CCK-2R 主要存在于中枢神经系统和胃黏膜，调节胃酸分泌，对促胃液素和 CCK 的亲和力相似。近年来的研究表明，CCK-1R 和（或）CCK-2R 在某些人的肿瘤中呈高表达，特别是神经内分泌肿瘤，CCK-2R 在 90% 的甲状腺髓样癌中呈高表达，被认为是促进肿瘤细胞生长的受体。

甲酰化肽受体（formylpeptide receptor，FPR）是 GPCR 超家族成员之一，早先的研究显示，它介导细菌和线粒体蛋白分解产物甲酰 - 甲硫酰 - 亮氨酰 - 苯丙氨酰胺（formy-Met-Leu-Phe，fMLF）对白细胞产生趋化作用，在炎症中起重要作用，属于模式识别受体（pattern recognition receptor）。最近发现，FPR 在恶性胶质瘤细胞和组织中呈阳性表达，且与肿瘤级别和微血管密度密切相关，即它可能具有促进肿瘤生长和血管生成的新功能。胶质瘤细胞的 FPR 敲除后，瘤细胞在裸鼠体内的成瘤率明显下降，表明恶性胶质瘤细胞的 FPR 与肿瘤生长的微环境中活性因子的产生有关。因此，胶质瘤细胞的 FPR 可能成为肿瘤抗血管生成治疗的新靶点。

卵泡刺激素（follicle-stimulating hormone，FSH）是腺垂体分泌的糖蛋白类激素，主要作用于卵巢颗粒细胞，由两条糖蛋白亚单位通过非共价键连接而形成的二聚体，其中 α 亚单位是相同的，而 β 亚单位则是激素特异性的。FSH 的作用也是通过与其受体的结合而实现的。FSH 受体是一个由 678 个氨基酸残基组成的膜蛋白，其分子量约为 76 500，属于 GPCR。研究表明部分卵巢上皮性癌细胞中有 FSH 受体表达，而且卵巢癌细胞系的表达水平要高于其他的正常卵巢上皮细胞，从而证明了在由正常卵巢上皮恶变为卵巢上皮性癌的过程中及后者的发展过程中，FSH 确实有可能通过其受体介导而发挥了某种关键性的作用。最近有研究表明 FSH 受体在多种肿瘤血管内皮细胞表面表达，与肿瘤的血管形成和转移有关。

（2）Hedgehog 和 Wnt 信号通路异常与肿瘤：现已发现 90% 的成人上皮组织肿瘤与

Hedgehog 和 Wnt 通路调控异常有关，该通路突变是 *APC* 杂合子、*Ptc* 杂合子患者结肠癌和基底细胞癌极端高发的原因。

　　1）Hedgehog 信号通路：在无 Hh 的情况下，12 次跨膜蛋白 PTCH 抑制 7 次跨膜蛋白 SMO（见图 4-10）。当 Hh 与 PTCH 结合时则解除了 PTCH 对 SMO 的抑制作用，引发下游事件。SMO 被认为属于 frizzled 类 GPCR，SMO 突变 W535L（SMO 第 535 位的色氨酸变成亮氨酸）已在基底细胞癌和脑膜瘤中发现，结肠癌也发现有 SMO 突变。

　　2）Wnt 信号通路：该信号通路异常与结肠癌、肝癌、卵巢癌、前列腺癌和黑色素瘤等肿瘤的发生有关。Wnt 的受体卷曲蛋白（frizzled，Frz）有 7 次跨膜结构域，属于 GPCR（见图 4-9）。研究显示 Frz 在正常组织中呈低表达，而在许多肿瘤中表达增高。

　　（3）PGE2-EP2 信号通路异常与肿瘤：肿瘤时 COX2 活性增高，可使局部产生过多的 PGE2，PGE2 可通过其在细胞膜上的受体 EP 发挥其生物学功能。EP 是 7 次跨膜蛋白，与 G 蛋白偶联的通路有联系（见图 11-15）。

参 考 文 献

El-Shewy HM，Luttrell LM，2009. Insulin-like growth factor-2/mannose-6 phosphate receptors. Vitam Horm，80：667-697.

Mencke R，Hillebrands JL，NIGRAM consortium，2017. The role of the anti-ageing protein Klotho in vascular physiology and pathophysiology.Ageing Res Rev，35：124-146.

Shriver SP，Bourdeau HA，Gubish CT，et al，2000. Sex-specific expression of gastrin-releasing peptide receptor：relationship to smoking history and risk of lung cancer. J Natl Cancer Inst，92：24-33.

第四章　细胞信号及肿瘤细胞信号特点

　　为什么突变会导致肿瘤？以往的研究大多集中在癌基因和抗癌基因，现在对肿瘤的研究有向信号转导转变的趋势。要回答突变会导致肿瘤这一问题，必须首先弄清正常细胞是如何接收和传递其周围环境生长信号的。有充分证据提示，细胞从正常细胞转化为肿瘤细胞归根到底是细胞的信号调控机制发生紊乱造成的，肿瘤在形成过程中不仅存在异常的信号转导，而且信号转导的异常对肿瘤的发生似乎是必需的。研究肿瘤细胞恶性演进过程中细胞信号转导机制的变化，一方面可以揭示肿瘤细胞演进的机制；另一方面，这些研究的成果也可以为抗肿瘤药物的开发提供机会，这方面已取得不错的结果，如现在流行的肿瘤分子靶向治疗。

第一节　生长因子信号转导的主要途径

　　真核细胞生长因子信号转导的主要途径大致可归纳为以下几条：G 蛋白偶联受体的信号转导途径、受体酪氨酸激酶信号转导途径、JAK-STAT 信号途径、发育信号途径和整合素信号途径。需要注意的是，这种划分是相对的，有时是为了理解方便。在细胞内信号转导途径并不是孤立的直线形式，而是复杂的网络形式，不同信号转导途径存在许多交叉，细胞对信号的反应是一个综合的结果。

一、G 蛋白偶联受体的信号转导

　　G 蛋白偶联的信号转导系统由 GPCR、G 蛋白和效应器组成，效应器包括有腺苷酸环化酶（adenylyl cyclase）、磷脂酶 -β（phospholipase，PLC-β）、Ca^{2+} 通道和 PDZ-RhoGEF。G 蛋白转导由 GPCR 接收的信号，再以 G 蛋白解离亚基作为传导物，活化相应酶和离子通道，产生重要的第二信使，从而引起胞内相应的生物反应。

近年的研究表明，GPCR 的信号转导功能除了通过其单体实现外，也可通过二聚体及多聚体形式，特别是对二聚体的研究得到广泛关注。

在静止状态时，α 亚单位与 β、γ 亚单位形成复合体，并结合鸟苷二磷酸（GDP）。当受体被合适的配体（如激素）结合时，诱导受体构型改变，并与 G 蛋白质相互作用，催化 GDP 释放，并与 GTP 交换。随后，活化 GTP 结合的 α 亚单位与 β、γ 亚单位解离，作用于效应器，产生细胞内信号，从而引起细胞的各种反应。α 亚单位的活性由结合 GTP 水解为 GDP 而去活性。无活性的 α 亚单位（与 GDP 结合）于是重新与 β、γ 亚单位结合成异源三聚体，准备重新与另一个受体分子相互作用而开始新的循环。不同的 G 蛋白与不同的受体联系，并通过不同的 α 或 β、γ 信号途径调节细胞增生。根据 α 亚单位的序列相似性分成不同类别（表 4-1）：Gαs、Gαi、Gαq 和 Gα12/13 等亚家族。Gαs 激活腺苷酸环化酶，使细胞内 cAMP 增多；Gαi 抑制腺苷酸环化酶，使细胞内 cAMP 减少；Gαq 激活 PLC-β，产生二酰甘油（DAG）和三磷酸肌醇（IP$_3$）；Gα12/13 激活 PDZ-RhoGEF，使 RhoA 活性上调。

表 4-1　三聚体 G 蛋白的分类及功能

G 蛋白类型	效应器	第二信使	受体类型
Gαs	腺苷酸环化酶	cAMP↑	β 肾上腺素能受体，胰高血糖素受体
Gαi	腺苷酸环化酶	cAMP↓	PGE$_1$ 受体，腺苷受体
Gαq	磷脂酶 -β（PLC-β）	IP$_3$↑，DAG↑	α$_2$ 肾上腺素能受体
G12/13	RhoGEF	RhoA	
Gβγ	PI3K、PLC-β、离子通道		

注：IP$_3$，inositol 1, 4, 5-triphosphate，三磷酸肌醇；DAG，1, 2-diacylglycerol，二酰甘油；RhoGEF，Rho guanine nucleotide exchange factor，Rho 鸟苷交换因子。

1. 经腺苷酸环化酶途径

当配体与受体结合后，G 蛋白激活或抑制腺苷酸环化酶，使 cAMP 生成增加或降低。cAMP 激活了依赖 cAMP 的蛋白激酶 A（protein kinase A，PKA）。PKA 是一个四聚体，由 2 个催化亚基和 2 个调节亚基组成，每个调节亚基上有 2 个结合 cAMP 的位点（图 4-1）。当调节亚基结合 cAMP 后，调节亚基与催化亚基解离，游离的催化亚基才表现出其催化活性。PKA 催化一些蛋白质的丝氨酸或苏氨酸残基的羟基磷酸化，属于丝氨酸和苏氨酸激酶。PKA 的主要功能为调节细胞的物质代谢和基因表达。

cAMP 浓度升高可以引起一些基因的表达水平升高。这些基因的转录调控区都有一共同的 DNA 序列 TGACGTCA，称为 cAMP 反应元件（cAMP response element，CRE）。能与 CRE 结合的转录因子称为 CRE 结合蛋白（CRE binding protein，CREB）。CREB 的 N 端为转录活化域，C 端为 DNA 结合域。当 PKA 激活后，游离的催化亚基进入核内，使 CREB 的 133 位丝氨酸磷酸化，磷酸化的 CREB 形成同源二聚体，与 DNA 上的 CRE 结合，从而激活受 CRE 调控的基因转录（图 4-1）。

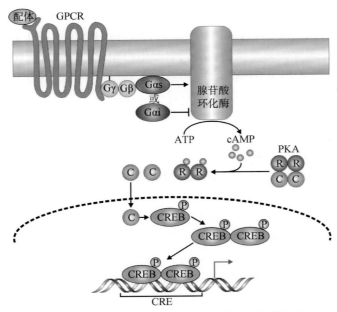

图 4-1　G 蛋白偶联受体经腺苷酸环化酶的信号转导

腺苷酸环化酶可被 Gαs 或 Gαi 激活或抑制，腺苷酸环化酶催化 ATP 产生第二信使 cAMP。cAMP 可与 PKA 的调节亚基（R）结合，释放出 PKA 的催化亚基（C），催化亚基入核使 CREB 磷酸化，磷酸化的 CREB 形成二聚体与 DNA 上的 CRE 结合，刺激基因转录

cAMP 被 cAMP 磷酸二酯酶水解成 5′-AMP，因此腺苷酸环化酶和 cAMP 磷酸二酯酶的活性共同维持第二信使 cAMP 在胞质的水平。

2. 经 PLC-β 途径

PLC-β 是 G 蛋白的直接效应器，可催化膜内侧的 PIP$_2$ 水解产生三磷酸肌醇（inositol 1, 4, 5-triphosphate, IP$_3$）与二酰甘油（1, 2-diacylglycerol, DAG），后两者都可作为第二信使发挥作用（图 4-2）。IP$_3$ 可通过其受体使内质网 Ca^{2+} 释放，释放的 Ca^{2+} 又可激活蛋白激酶 C（protein kinase C, PKC）。静止细胞中 PKC 主要存在于胞质中，当细胞受到刺

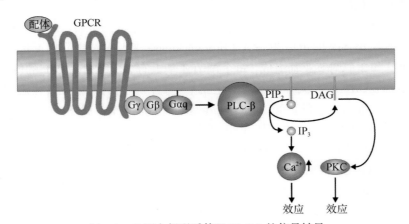

图 4-2　G 蛋白偶联受体经 PLC-β 的信号转导

PLC-β 是 Gαq 的效应器，PLC-β 催化膜内侧的 PIP$_2$ 水解产生 IP$_3$ 和 DAG，后两者都可作为第二信使发挥作用。IP$_3$ 可引起内质网内 Ca^{2+} 释放，而 DAG 可活化 PKC，它们分别作用相应的底物发挥不同的生物学功能

激后，PKC 以 Ca^{2+} 依赖的形式从胞质中移位到细胞膜上，成为膜结合的酶，此过程称为转位（translocation）。一般将 PKC 的转位作为 PKC 激活的标志。

目前已在哺乳动物组织中发现十几种 PKC 亚型，分为 A、B、C 3 组。A 组称为典型或传统的 PKC（classical or conventional PKC，cPKC），包括 α、βⅠ、βⅡ和 γ 亚型。B 组为新型 PKC（novel PKC，nPKC），包括 δ、ε、η 和 θ 亚型。C 组为非典型 PKC（atypical PKC，aPKC），由 ζ 和 λ/ι 亚型组成。不同类型的 PKC 位于不同类型的细胞及同一细胞内的不同部位，因而表现出不同的功能。例如，胰腺表达 PKCα 和 PKCβⅡ，而无 PKCβⅠ及 PKCγ 的表达；肾上腺皮质和髓质细胞表达 PKCα，而间质细胞表达 PKCβⅠ和 PKCγ。与 PKA 一样，PKC 属于多功能丝氨酸和苏氨酸激酶。PKC 能激活细胞质中的靶酶参与生化反应的调控，同时也能作用于细胞核中的转录因子，参与基因表达的调控，不过所调控的基因多与细胞的生长和分化相关。

IP_3 是小分子化合物，可进入胞液内，从而将信息转导至细胞核内。当 IP_3 与内质网膜表面的 IP_3 受体（IP_3R）结合后，受体变构，钙通道开放，储存于内质网的 Ca^{2+} 释放入胞质内，使胞质内 Ca^{2+} 浓度突然升高。胞液 Ca^{2+} 浓度升高，可激活几十种能对其做出反应的酶活性，其中包括 PKC。

DAG 生成后仍留在质膜上，可活化与质膜结合的 PKC。静息状态下，PKC 以非活性形式分布于细胞溶质中，当细胞接受刺激，产生 IP_3，使 Ca^{2+} 浓度升高，Ca^{2+} 可使 cPKC 激活，激活的 cPKC 便转位到质膜内表面，被 DAG 活化。cPKC 由一条多肽链组成，含一个催化结构域和一个调节结构域。调节结构域常与催化结构域的活性中心部分贴近或嵌合，一旦 cPKC 的调节结构域与 DAG、磷脂酰丝氨酸和 Ca^{2+} 结合，cPKC 即发生构象改变而暴露出活性中心。

PKC 的效应信号包括 MAPK 的转导通路和激活转录因子 NF-κB 与 AP-1 等，它们是细胞增生和肿瘤生长的调节剂。关于 PKC 在细胞增殖中的作用一般认为与 *PKC* 基因中含有一段调控序列 TGAGTCA 有关，称为佛波酯反应元件（TPA response element，TRE）。佛波酯（TPA）是一种促癌剂，由于其结构与 DAG 相似，可在很低浓度下模拟 DAG 作用，能直接激活 PKC（见图 9-4）。PKC 磷酸化核内的磷酸酶，后者被激活后，水解核内的蛋白质 JUN 的磷酸基。JUN 被去磷酸化后即可与 TRE 结合，促进基因表达，刺激细胞生长。当过高剂量 TPA 处理靶细胞可使靶细胞中 PKC 迅速耗竭，反而影响细胞的信号传递。故 TPA 既可作为促癌剂诱发肿瘤，也可诱导细胞分化来治疗肿瘤。

3. GPCR 信号的下调

GPCR 信号的下调与 GPCR 激酶（GPCR kinase，GRK）和 arrestin 介导的受体脱偶联及内吞作用（endocytosis）有关。GRK 可以特异性地磷酸化激活的 GPCR，使受体与 G 蛋白脱偶联，arrestin 随之结合到磷酸化的受体，使 GPCR 内化。内化后的受体经磷酸酶作用去磷酸化，使 arrestin 与受体分离，这时内化的 GPCR 有两种可能，要么经溶酶体途径降解，要么重新回到细胞膜。最近有研究表明，arrestin 除了涉及 GPCR 信号的下调外，也有信号转导功能。

二、受体酪氨酸激酶是生长因子主要的信号转导途径

当配体与受体结合后，导致受体胞内酪氨酸残基磷酸化，它们与适配蛋白 Grb2（growth

factor receptor-bound protein 2）上 SH2 结合，并引起其酪氨酸的磷酸化。磷酸化的 Grb2 与鸟嘌呤核苷酸交换因子 Sos（son of sevenless）联合，Sos 刺激 GDP 与 GTP 交换，使 RAS 上的 GTP/GDP 比倾向于有活性的 GTP 形式。RAS 蛋白是由一条多肽链组成的单体蛋白，由原癌基因 RAS 编码而得名。它的性质类似于 G 蛋白中的 Gα 亚基，它的活性与其结合 GTP 或 GDP 直接有关，RAS 与 GDP 结合时无活性，但磷酸化的 SOS 可促进 GDP 从 RAS 脱落，使 RAS 转变成 GTP 结合状态而活化。RAS 蛋白的分子量为 21 000，故又称为 p21 蛋白，因其分子量小于 GPCR 的 G 蛋白，也被称为小分子量 G 蛋白。除了 RAS 外，小分子量 G 蛋白还有 RHO、RAB、ARF、RAN 等，它们均有与 GDP 结合的非活性形式和 GTP 结合的活性形式。RHO 家族主要调节细胞骨架活动（见图 17-15）；RAB 家族成员在细胞胞吐和胞饮过程中起关键性作用；ARF 功能与 RAB 类似，在囊泡运输过程中起作用；RAN 涉及核蛋白通过核孔运输。

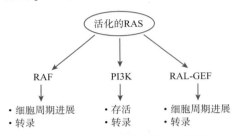

图 4-3　RAS 处于酪氨酸激酶信号途径的中心位置

RAS 的下游途径有多条，包括 RAS-RAF-MAPK 途径、PI3K 途径及 RAL-GEF 途径，它们分别与细胞的增殖、存活、迁移和抗凋亡有关

RAS 蛋白进化上高度保守，处于酪氨酸激酶信号途径的中心位置。RAS 下游信号通路包括 RAS-RAF-MAPK 途径、PI3K-AKT 途径及 RAL-GEF 途径（图 4-3）。

1. RAS-RAF-MAPK 途径的主要功能是促进细胞增殖

RAS 蛋白活化后，最重要的作用之一就是与另一个癌基因产物 c-RAF 蛋白结合，将游离在胞质的 RAF 蛋白引至膜上。RAF 蛋白是一种 GAP，与 RAS-GTP 的结合力远高于 RAS-GDP 的结合能力。RAF 蛋白与 RAS-GTP 结合后使 GTP 迅速水解，达到关闭 RAS 蛋白功能的作用。RAF 蛋白本身是一个丝氨酸 / 苏氨酸激酶。一旦 RAF 激活后，就引发一连串瀑布式的激酶链（kinase cascade）的活化。第一个激酶称为 RAF（MAPKKK），第二个激酶称为 MEK（MAPKK），激酶链在胞质中的最后一个激酶是 MAP 激酶（mitogen-activated protein kinase，MAPK）。MAPK 现又被称为 "ERK"（extracellular signal regulated kinase，细胞外信号调节的激酶），故 MAPK 途径也称为 "MAPK/ERK 途径"。MAPK 位于 RAS → RAF → MEK → MAPK 级联反应的末端分子，它可以激活其他蛋白激酶和转录因子（如 ETS 和 AP-1 等），激活特定的基因（如 cyclin D、BCL-2 等），从而促进细胞生长（图 4-4）。该信号途径的特点是涉及众多信号分子，这一点不同于 JAK-STAT 信号途径。

RAS-RAF-MAPK 途径主要功能为调节细胞增殖、转化和转移等。一般认为，大部分刺激细胞生长的信号都首先汇集到 RAS 蛋白。这大概就是 RAS 基因在长期生物进化中高度保守，在几乎所有的细胞中都表达的原因。RAS 蛋白激活后，还可通过 PI3K 和 AKT 途径影响细胞生长。

2. PI3K-AKT 途径的基本功能与细胞存活和代谢有关

细胞膜内磷脂酰肌醇的代谢非常活跃，并且与信号转导相联系。磷脂酰肌醇激酶包括磷酸肌醇 -3 激酶（phosphoinositide 3-kinase，PI3K）、磷酸肌醇 -4 激酶（PI4K）、磷酸肌醇 -5 激酶（PI5K）；已证明多种受体能激活 PI3K，PI3K 的产物是肌醇中 3 位羟基磷酸化的肌醇，可参与细胞内的信号转导。

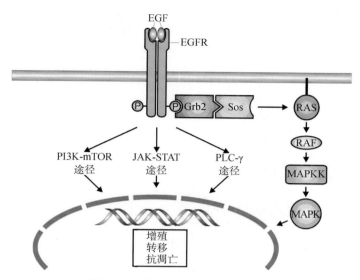

图 4-4　RAS-RAF-MAPK 信号途径

EGF 与其受体结合后，EGFR 被活化，通过 Grb2 和 Sos 中间蛋白的介导，RAS 蛋白被激活，再通过 RAS → RAF → MEK → MAPK 级联反应将信号传至细胞核，激活其他蛋白激酶和转录因子（如 ETS 和 AP-1 等），从而促进 cyclin D 和 BCL-2 等基因表达。活化的 EGFR 也可通过 PI3K-mTOR、JAK-STAT 和 PLC-γ 等途径传递信号

　　PI3K 是由催化亚单位 p110 和调节亚单位 p85 组成的异源二聚体，PI3K 的上游激活信使有受体酪氨酸激酶、非受体酪氨酸激酶及 RAS 等，活化后的 PI3K 可以使 PI（4，5）P$_2$ 转变成 PI（3，4，5）P$_3$，PIP$_3$ 通过与胞质蛋白上的 PH 域（pleckstrin homology domain）结合将这些蛋白质富集至胞质膜上，这样的蛋白质有酪氨酸激酶 BTK（Bruton's TK）、丝氨酸/苏氨酸激酶 AKT 和 PDK（phosphoinositide-dependent kinase）。AKT 又称为蛋白激酶 B（protein kinase B，PKB）。*PIK3CA* 基因编码 PI3K 的 p110α 催化亚基，研究表明，*PIK3CA* 突变在人肿瘤是很常见的。*PIK3CA* 存在两个热点突变区：一个是位于 9 号外显子的 E542K（谷氨酸 542 赖氨酸）和 E545K 突变，另一个是位于 20 号外显子的 H1047R（组氨酸 1047 精氨酸）突变。这两类突变都能增强 PI3K 的活性，使癌细胞可以在缺乏生长因子刺激的情况下，保持 PI3K-AKT 途径的活性。

　　PI3K-AKT 途径的基本功能与细胞代谢、存活和抑制凋亡有关。活化的 AKT 通过磷酸化作用激活或抑制其下游靶蛋白 BAD、caspase-9、IKK、GSK-3β、FOXO、mTOR、p21^{Cip1} 和 p27^{Kip1} 等，进而调节细胞代谢、分化、凋亡及迁移等（图 4-5）。

　　叉头蛋白转录因子家族（forkhead transcriptional factors，FOXO）具有抑癌作用，是凋亡途径的促进因子，被 AKT 磷酸化后其活性也下降。另外，MDM2 也可使 FOXO 蛋白泛素化，促进其降解，因此抑癌蛋白（FOXO 蛋白）遭受两个肿瘤蛋白（AKT 和 MDM2）的夹击。BAD 是凋亡诱导因素，AKT 抑制其活性。除凋亡外，AKT 对与细胞增殖过程有关的底物也有作用，如磷酸化并抑制 GSK-3β，GSK-3β 通过磷酸化作用促进泛素介导的 cyclin D1 的降解，AKT 通过直接磷酸化抑制 GSK-3β 的激酶活性，从而阻止 cyclin D1 的降解。AKT 还对 CDKI 如 p27 和 p21 的表达具有负调节作用，导致细胞增殖的增加。此外，AKT 还能通过丝氨酸 / 苏氨酸激酶 mTOR 影响细胞存活和增殖，mTOR 能激活核糖体 S6 激酶 1（S6-kinase 1，S6K1），S6K 通过抑制 mRNA 的转录后阻遏物 4E-BP1 而增加 mRNA 的转录，进而调节蛋白质的合成。AKT 通过磷酸化激活 IKK（IκB 激酶）导致 IκB 降解，从而使 NF-κB 从胞质中释放出来进行核转位，激活其靶基因而促进细胞的存活（见图 11-8）。

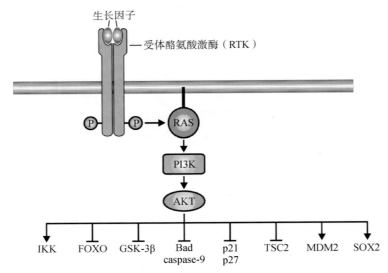

图 4-5　RAS-PI3K-AKT 下游蛋白

AKT 的下游蛋白有多种，如 Bad、caspase-9、IKK、GSK-3β、FOXO、p21[Cip1]、p27[Kip1] 和 MDM2 等，总的结果是刺激细胞存活和代谢，抑制凋亡

　　肿瘤抑制蛋白 PTEN 是该通路的负调节因子，它能使 PIP$_3$ 去磷酸化成 PIP$_2$，从而下调 AKT 活性（见图 6-14）。*PTEN* 的突变或缺失是 PI3K-AKT 途径激活的主要原因。

　　（1）PI3K-AKT-mTOR 途径：最近发现的哺乳动物雷帕霉素靶蛋白（mammalian target of rapamycin，mTOR）是一种非典型的丝氨酸 / 苏氨酸激酶，属于 PI3K 家族成员之一。由于 mTOR 信号通路处于生长调节的中心环节，因此近年来备受关注。人体的某些疾病，包括某些遗传性疾病、肿瘤和糖尿病的发生被认为与 mTOR 信号通路异常有关。

　　人 mTOR 基因定位于 1p36.2，由 2549 个氨基酸组成。N 端含两个 HEAT 重复序列，是 mTOR 发生多聚化所必需的结构域；中间含 FAT、FRB 和激酶结构域，FRB 结构域是 mTOR 与 FK506 结合蛋白 12（FK506 binding protein 12，FKBP-12）/ 雷帕霉素复合物结合位点，抑制 mTOR 活性；C 端含 FATC 结构域。哺乳动物细胞 mTOR 复合物在结构和功能上可以分为 mTORC1 和 mTORC2，mTORC1 由 mTOR、mLST8、RAPTOR、DEPOR 和 PRAS40 组成，mTORC2 由 mTOR、mLST8、RICTOR、DEPTOR、mSinl 和 Protor1/2 组成。mTORC1 一般被认为是 mTOR 的主要功能形式，其活性能被雷帕霉素抑制，而 mTORC2 的活性则不能被雷帕霉素抑制。

　　激活后的 mTORC1 可调节多条下游通路，概括起来它促进蛋白质和脂质的合成，促进能量代谢，抑制自噬和溶酶体生物发生（见图 10-11）。mTORC1 可通过 4E-BP1 和 S6K1 促进蛋白质合成。S6K1 和真核细胞始动因子 4E 结合蛋白 1（4E-binding protein 1，

4E-BP1）是最广泛研究的 mTORC1 的底物，它们是蛋白翻译的关键调节因子（图 4-6）。核糖体 S6 蛋白经 S6K 作用磷酸化，这样便增强了含嘧啶基序序列（a tract of pyrimidines motif）mRNA 的翻译功能，这些 mRNA 经常编码一些核糖体蛋白和其他翻译调节蛋白。4E-BP1 是 mTORC1 的另外一个靶点，它通过和真核细胞翻译启动因子 -4E（elF-4E）结合，从而抑制蛋白翻译。4E-BP1 经 mTORC1 作用后发生磷酸化，导致 elF-4E 与 4E-BP1 解离，释放出来的 elF-4E 与支架蛋白 elF-4G 结合形成 elF-4F 复合物，从而始动蛋白翻译。mTORC1 之所以在 G_1 期向 S 期转换过程中起重要作用，正是因为 mTORC1 的这两个直接底物。如果能够特异性地抑制 mTORC1，就能把细胞周期阻滞在 G_1 期，从而触发凋亡。

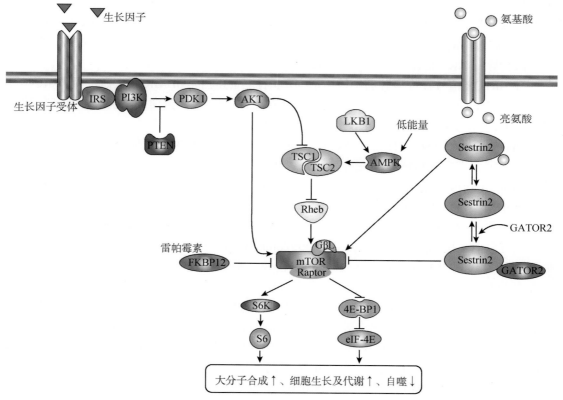

图 4-6　mTORC1 信号通路

mTORC1 上游主要受 3 条通路影响，一条是生长因子通路，经 PI3K-AKT 途径；另一条是细胞外氨基酸通路。Sestrin2 是亮氨酸传感器，抑制 mTORC1 信号。当亮氨酸不存在时，Sestrin2 与 GATOR2 形成蛋白复合体，抑制 mTORC1 通路和减少细胞生长。当亮氨酸存在时，亮氨酸能够直接结合 Sestrin2，使 GATOR2 从蛋白复合体中游离出来，并最终激活 mTORC1 通路；第三条是经 LKB1-AMPK 途径（见图 10-6）。mTORC1 可调节两条不同的下游通路，4E-BP1 和 S6K。mTORC1 信号的基本功能是促进细胞生物大分子合成和代谢，抑制自噬

　　mTORC1 信号主要通过生长因子和营养来调节细胞生长，生长因子包括胰岛素和胰岛素样生长因子（IGF），营养包括各种氨基酸和葡萄糖。mTORC1 激酶通过多条信号通路实现其对细胞生长的调节作用，第一条是生长因子激活通路，经 PI3K-AKT 途径；第二条是细胞外氨基酸通路；第三条是经 LKB1-AMPK 途径。另外，最近研究显示氧和应激也影响 mTORC1 活性。

　　当胰岛素和胰岛素受体（insulin receptor，IR）结合后，IR 的多个酪氨酸残基被磷酸化后而激活，激活后的 IR 依次磷酸化 IR 底物蛋白（insulin receptor substrate，IRS），然后再触发 PI3K，导致 PI3K 的激活。活化的 PI3K 催化 PIP_2 转变成 PIP_3，两者仍留在膜上，可以募集下游分子 AKT 到细胞膜上。PIP_3 可激活磷脂酰肌醇依赖性激酶-1（PDK-1），后者可使 AKT 激活，因此 AKT 是 PI3K 关键下游分子。活化 AKT 可直接激活 mTOR，也可通过抑制结节性硬化复合物 2（tuberous sclerosis complex 2，TSC2）和 TSC1 形成复合物来激活 mTORC1 信号。正常情况下，TSC1/TSC2 复合物是小 GTP 酶 Rheb（Ras-homolog enriched in brain）抑制剂，Rheb 是 mTOR 刺激蛋白，因此 TSC1/TSC2 复合物具有肿瘤抑制基因功能。当 AKT 磷酸化 TSC2 的 Ser^{939} 和 Thr^{1462} 后，抑制了 TSC1/TSC2 复合物的形成，导致 mTORC1 不再受 TSC1/TSC2 复合物抑制而激活。在 PI3K-AKT 途径中，PTEN 是该通路的负调节剂，它通过抑制 PI3K 和 AKT 实现其负调节作用。PTEN 的缺失或失活会导致 AKT 的激活。

　　（2）mTOR 信号在许多肿瘤中被激活：至少有三个蛋白是 mTORC1 上游的负调节因子，它们是 LKB1（liver kinase B1）、PTEN 和 TSC1/TSC2，这些蛋白的功能失活可能是肿瘤时 mTORC1 信号通路激活的原因之一。现已发现，TSC1/TSC2 失活与结节性硬化（tuberous sclerosis complex，TSC）有关。TSC 是一种少见的常染色体显性遗传性疾病，以多脏器错构瘤性损害为其病理特征，病变可累及脑、皮肤、肾、肝等。TSC1 和 TSC2 编码的蛋白分别为 harmartin 和 tuberin，该蛋白复合物是 mTOR 的抑制剂。PTEN 基因失活常在多种肿瘤中被发现，如前列腺癌、胶质瘤、甲状腺癌、卵巢癌、肺癌、子宫内膜癌、乳腺癌等。如果 mTORC1 信号活性增高是由 PTEN 失活引起的，这时使用 mTORC1 信号抑制剂应该有效。LKB1 也称为 STK11（serine/threonine kinase 11），是一种丝氨酸/苏氨酸激酶，失活则经常出现于 Peutz-Jeghers 综合征，它是一种显性遗传病，经常发生消化管错构瘤和黏膜黑斑的临床综合征，并且在患者 40 岁以后，转成恶性肿瘤的比例高达 90%。LKB1 基因失活被认为与结直肠癌、胰腺癌、肺癌和乳腺癌的发生有关，因此被认为是一肿瘤抑制基因。LKB1 在驱动肿瘤发生过程中扮演着病因角色，因为 $LKB1^{-/+}$ 小鼠也能产生肝细胞癌，提示 LKB1 单个等位基因失活的显性负性效应。LKB1 通过 AMPK 负调节 mTOR 活性，LKB1-AMPK 被认为是 mTOR 活性的 "checkpoint"。LKB1 基因编码一由 433 个氨基酸组成的蛋白，分子量为 48 000，它的氨基端含有一核定位信号结构域，随后为进化上保守的丝氨酸/苏氨酸激酶结构域。LKB1 基因突变可发生在激酶结构域，也可发生在羧基端的非催化区。LKB1 蛋白的主要功能是影响细胞的能量代谢、细胞极性和细胞生长。

　　另外，mTORC1 上游的正调节基因 PIK3CA 和 AKT 的突变或扩增也会导致 mTORC1 信号在肿瘤中的激活。

　　S6K1 和 4E-BP1 是两个 mTORC1 信号下游效应蛋白。S6K1 在多种人类肿瘤中呈高表达，S6K1 高表达的肿瘤预后较差。4E-BP1 与肿瘤的关系比较复杂，其中有一种观点认为，肿瘤细胞可能通过 eIF-4E 高表达绕过 4E-BP1 介导的负调节信号，这种观点已在数种人类肿瘤得到证实。体外细胞培养也证实，eIF-4E 高表达可充分转化细胞，而 4E-BP1 表达可逆转 eIF-4E 的这种转化能力。

　　（3）PI3K-mTORC1 信号作为肿瘤治疗靶点：由于 PI3K-mTORC1 信号在某些肿瘤发

生过程中被不适当地激活,因此 PI3K/mTORC1 抑制剂可被用作这些肿瘤患者的靶向治疗(表 4-2)。

表 4-2 PI3K/mTORC1 抑制剂及临床应用

抑制剂	靶点	适应证
阿培利司(alpelisib, Piqray®)	PI3Kα	乳腺癌
库潘尼西(copanlisib, Aliquopa®)	PI3Kα/δ	滤泡性淋巴瘤(FL)
杜韦利西布(duvelisib, Copiktra®)	PI3Kδ	慢性淋巴细胞白血病(CLL)、FL
艾代拉里斯(idelalisib, Zydelig®)	PI3Kδ	CLL、NHL
umbralisib(Ukoniq®)	PI3Kδ	边缘带淋巴瘤(MZL), FL
依维莫司(everolimus, Afinitor®)	mTORC1	结节性硬化(TSC)相关疾病、胰腺神经内分泌肿瘤
西罗莫司(sirolimus, Rapamycin®)	mTORC1	淋巴管平滑肌瘤病
替西罗莫司(temsirolimus, Torisel®)	mTORC1	肾癌

注:NHL,non-Hodgkin lymphoma,非霍奇金淋巴瘤。

雷帕霉素 / 西罗莫司(rapamycin/sirolimus)是 20 世纪 70 年代就开发出来的抗真菌药,在结构上类似大环内酯类抗生素 FK506。与 FK506 一样,一旦雷帕霉素进入细胞它便和胞内受体 FKBP12(12-kDa immunophilin FK506-binding protein)形成复合物,该复合物可与 mTOR 的 FRB(FKBP12-rapamycin binding)结构域结合,能特异性抑制 mTORC1 活性,而 FK506/FKBP12 复合物则不能。雷帕霉素从 20 世纪 70 年代开始就被用作免疫抑制剂。起初,这种药被用来减缓器官移植手术后的免疫排斥反应,但最近的不少研究已显示,雷帕霉素及其衍生物替西罗莫司(Torisel®)和 RAD001(everolimus)也具有抗癌作用。

另外,热量限制(calorie restriction,CR)不仅具有抗衰老作用,还有抗肿瘤作用。CR 可以通过抑制 mTOR 信号来达到抗肿瘤作用。mTOR 活性降低有利于自噬,自噬活性增高也有利于肿瘤预防(见图 20-1)。

3. RAL-GEF 途径与细胞迁移和抗凋亡有关

RAL 是一种 RAS 相关蛋白激酶,它与 RAS 的联系是通过 RAL- 鸟苷交换因子(RAL-GEF)介导,RAL-GEF 可激活 RALA 和 RALB。RALA 和 RALB 能抑制 RALBP,RALBP 是一个 GTP 酶激活蛋白,它能抑制 cdc42 和 RacGTP 酶,然后通过 Rac 和 cdc42 调控细胞骨架蛋白的重组及转录因子 NF-κB 的活化,从而促进抗凋亡蛋白的产生来抑制凋亡。

4. 生长因子受体信号的下调涉及 Cbl 介导的溶酶体降解

生长因子受体(如 EGFR、PDGFR、CSF1R 等)信号的下调是通过受体介导的内吞作用(endocytosis)及受体 - 配体复合物的降解来完成的,这一过程的缺失可能导致肿瘤的发生。在生长因子受体信号的下调过程中,Cbl(casitas B-lineage lymphoma)起了关键作用。Cbl 是一类广泛分布的细胞内蛋白,在哺乳类中有 Cbl、Cblb 和 Cbl3 三种。Cbl 分子中含有多个不同的结构域,可以介导与不同的细胞内分子结合,在细胞活化过程中可作为接头分子或支架分子参与信号转导。同时,该分子中的 RING 结构域能够与泛素结合酶 E2 结合,作为泛素连接酶 E3 促进其结合的靶分子发生泛素化 - 蛋白酶体降解,是受体酪氨酸激酶(RTK)信号通路的负调控因素。在多数情况下,当生长因子与其相应受体结合后,受体在胞质内的尾部即被泛素化，然后进入网格蛋白被覆的小窝（clathrin coated pits）进行胞吞内化，通过一系列内体（endosome）泡被转运到溶酶体，最终在溶酶体里被降解（图 4-7）。网格蛋白（clathrin）是一种特殊的膜蛋白，因其覆盖在囊泡表面呈一层纤维状，因此得名。它能识别泛素化受体，将其内化。

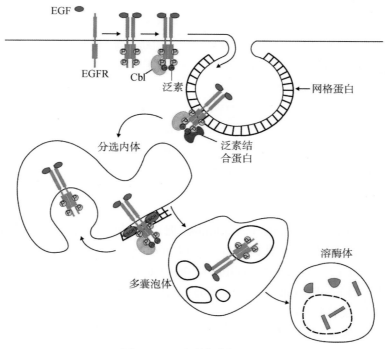

图 4-7　RTK 内化降解过程

Cbl 介导与配体结合的 EGFR 泛素化，然后在网格蛋白作用下内化。这种含有泛素化的 EGFR 内化小体可被 ESCRT 分选进入多囊泡体（MVB），MVB 最终与溶酶体融合，EGFR 被降解 [Lai AZ，Abella JV，Park M，2009. Crosstalk in Met receptor oncogenesis. Trends Cell Biol，19（10）：542-551.]

与经典的泛素 - 蛋白酶体途径（UPP）不同（见图 5-6），激活的生长因子受体并不被蛋白酶体（proteasome）降解，泛素化的作用只是激活内吞作用，依照一定途径将内化的蛋白质运送到溶酶体，使其最终在溶酶体内降解。这与 Cbl 介导的受体是单泛素化（monoubiquitination）而非多泛素化（polyubiquitination）有一定关系。单泛素化的 EGFR 先被分选进入多囊泡体（multivesicular body，MVB），最终与溶酶体融合被降解，ESCRT（endosomal sorting complex required for transport）参与这种分选过程。研究显示某些受体的溶酶体降解依赖于蛋白酶体活性，抑制蛋白酶体活性能阻断受体的降解而促进受体的循环利用，这表明蛋白酶体可能参与了内化后受体到溶酶体的转运。靶蛋白泛素化后被转运到不同目的地，通过不同酶解体系被降解，这种差别提示，细胞中蛋白质可以被不同的酶修饰，经不同途径降解。除了被溶酶体降解外，内化的生长因子受体也可能重新返回至细胞膜表面。如果发生 *Cbl* 基因突变或受体接受泛素部位发生突变，生长因子受体都会重新回到膜上，再次接收生长因子的刺激，使有丝分裂信号增强。

Cbl 的这种负调控 RTK 作用对于维持正常细胞内稳机制具有重要意义。有些 RTK

是癌基因的产物，这些产物由于突变则不再受 Cbl 的负调控。例如，3% 的 NSCLC 存在 MET ex14 跳跃突变，突变的结果使 MET 受体胞内近膜区丧失 E3 连接酶 c-Cbl 酪氨酸结合位点（Y1003），MET 不能被泛素化降解，MET 信号始终处于激活状态。又如，EGFR 是 HPV E5 作用的主要靶蛋白。E5 同源二聚体与 EGFR 的结合会导致受体二聚化及随后的自身磷酸化，进而激发下游的丝裂原信号，而且 E5 干扰 EGFR 与 c-Cbl 的结合抑制 EGFR 降解，促进其再循环，使受体的利用率大大提高，最终导致信号的加强和延长。

由于 *Cbl* 对生长因子信号具有负调节作用，因此它被认为是肿瘤抑制基因。但最近的研究显示 *Cbl* 的突变可以变成癌基因，以功能获得（gain of function）性方式发挥作用（Sanada et al，2009），如肿瘤抑制基因 *p53* 所发现的那样（见第 120 页）。

第二节 细胞因子受体信号途径

生长因子受体具有酪氨酸激酶活性，但大部分细胞因子受体本身并不具备酪氨酸激酶活性，这种受体活化后，它们能借助细胞内的一类具有激酶结构的连接蛋白（JAK）完成信号转导。

一、JAK 和 STAT

JAK 是 Janus kinase 的缩写，属于胞质酪氨酸激酶（cytoplasmic tyrosine kinase），在细胞因子信号转导的初始步骤中起着至关重要的作用。与其他 PTK 不同，JAK 内无 SH2 结构，因其既能催化与之相连的细胞因子受体发生酪氨酸磷酸化，又能磷酸化多种含特定 SH2 区的信号分子从而使其激活，故称为 Janus——罗马神话中前后各有一张脸的门神。JAK 家族包括四个成员：JAK1、JAK2、JAK3 和 TYK2（tyrosine kinase 2），它们分处于三个染色体簇中，分子量为 110 000 ~ 140 000。编码 *JAK1* 基因位于 1p31.1，*JAK2* 基因位于 9p24，*JAK3* 和 *TYK2* 基因位于第 19 号染色体短臂（分别是 19p13.1 和 19p13.2）。TYK2、JAK1 和 JAK2 表达普遍，而 JAK3 的表达主要局限于造血细胞。配体与受体结合后，能活化各自的 JAK。JAK 蛋白共有 7 个高度保守的 JH（Jak homology）结构域，C 端的 JH1 结构域具有酪氨酸激酶活性，JH2 为假激酶结构域。

JAK 主要底物是被称为信号转导子和转录激活蛋白（signal transducers and activators of transcription，STAT），顾名思义它有信号转导和转录激活两项功能。哺乳动物 STAT 是一种能与 DNA 结合的转录因子家族，由 STAT1 ~ 4、STAT5a、STAT5b 和 STAT6 七种蛋白组成，蛋白由 734 ~ 851 个氨基酸组成，每个都由特殊系列的 JAK 激酶磷酸化。STAT 分子结构相似，从氨基端到羧基端依次为氨基端结构域（amino-terminal domain，NTD）、coiled-coil 结构域（CCD）、DNA 结合结构域（DBD）、连接子、SH2 结构域、羧基端转录活化结构域（transcriptional activation domain，TAD）。其中，磷酸化丝氨酸（pS）位点近羧基端 701 处，磷酸化酪氨酸（pY）位点在不同 STAT 成员中位置不同。STAT 蛋白位于细胞质内，在未受刺激的细胞内是无活性的。当细胞受到刺激后，导致 STAT 蛋白酪氨酸磷酸化后，可与其他 STAT 中的 SH2 结构域结合，促使 STAT 蛋白二聚体化，并移位到细胞核内（图 4-8）。

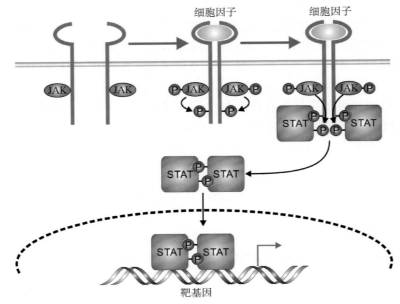

图 4-8　JAK-STAT 信号途径

JAK-STAT 信号途径的传递过程相对简单，它主要由 3 个成分组成，即细胞因子受体、JAK 和 STAT。当受体与配体结合后，受体相关的 JAK 被激活，它可使 STAT 磷酸化，磷酸化的 STAT 形成二聚体入核，与 DNA 结合，调节靶基因表达

二、JAK-STAT 信号途径

JAK-STAT 信号通路是近年来发现的一条由细胞因子刺激的信号转导通路，参与细胞的增殖、分化、凋亡及免疫调节等许多重要的生物学过程。与其他信号通路相比，它不像生长因子的信号转导要经历许多中间传递分子才能到细胞核，JAK-STAT 信号途径的传递过程相对简单，它主要由三个成分组成，即酪氨酸激酶相关受体（tyrosine kinase associated receptor）、JAK 和 STAT。

1. JAK-STAT 信号途径可直接将信号从细胞膜传递到细胞核

许多细胞因子和生长因子通过 JAK-STAT 信号通路转导信号，这包括 IL-2 ～ IL-7、IL-10、IL-12 ～ IL-13、IL-19 ～ IL-24、GM-CSF、生长激素（GH）及干扰素（interferon，IFN）等。这些细胞因子和生长因子在细胞膜上有相应的受体。这些受体的共同特点是受体本身不具有激酶活性，但胞内段具有酪氨酸激酶 JAK 的结合位点。受体与配体结合后，通过与之相结合的 JAK 的活化来磷酸化各种靶蛋白的酪氨酸残基，以实现信号从胞外到胞内的转递。

在正常情况下，JAK 以非共价结合的方式与细胞因子受体胞内部分结合，当细胞因子与相应的细胞因子受体结合时，细胞因子受体二聚化使 JAK 磷酸化而激活。一对 JAK 激酶与活化的受体作用，两者对保证途径的正常功能都很重要。例如，应答 IFN-γ 的刺激需要 JAK1 和 JAK2，而应答 IFN-αβ 的刺激需要 JAK1 和 TYK2。JAK 激活后催化受体上的酪氨酸残基发生磷酸化修饰，继而这些磷酸化的酪氨酸位点与周围的氨基酸序列形成"停泊位点"（docking site），同时含有 SH2 结构域的 STAT 蛋白被招募到这个"停泊位点"。激活的 JAK 可使底物蛋白 STAT 磷酸化，磷酸化的 STAT 可形成同源二聚体（homodimer）和异源二聚体（heterodimer）。二聚化的基础是一个亚基中 SH2 结构域与另一亚基中磷酸化酪氨酸相互作用。STAT 二聚体进入核内，在有些情况下与其他蛋白质共同作用。它们结合到靶基因特异性序列上，从而激活靶基因转录，发挥其生物学功能（图 4-8）。

JAK-STAT 途径能调节的靶基因有许多，因此其功能非常复杂，主要与细胞增生和存活有关。

一系列相关的细胞因子受体、JAK 激酶和 STAT 转录因子的特异性是如何获得的呢？许多受体能够激活同一个 JAK，但激活不同的 STAT，这使问题更复杂化。特异性的控制在于多成分复合体的形成，包括受体、JAK 和 STAT。STAT 直接与受体和 JAK 作用，每一 STAT 的 SH2 结构域能识别某个受体上的结合位点，因此特异性的控制在于 STAT。虽然一种 JAK 激酶可以参与多种细胞因子的信号转导过程，一种细胞因子的信号通路也可以激活多个 JAK 激酶，但细胞因子对激活的 STAT 分子却具有一定的选择性。例如，IL-4 激活 STAT6，而 IL-12 却特异性激活 STAT4。JAK-STAT 途径的激活是瞬间的，其活性能被一个磷酸酶的作用终止。

虽然 JAK-STAT 信号途径是细胞因子信号的主要传递方式，但现已发现该途径与别的信号转导途径有错综复杂的联系。MAPK 是 RAS 途径中的下游信号分子，最近的研究显示 MAPK 可能处于调节这两条途径的关键位置。开始时发现 JAK 的激活伴有丝氨酸/苏氨酸激酶 MAPK 的活化，接着证实 STAT3 在转导信号时不仅发生了 Tyr 残基磷酸化，同时还有 Ser 残基磷酸化，且磷酸化的 Ser 残基为与 DNA 上的调节区结合所必需，并证明 STAT 蛋白上存在可被 MAPK 识别且磷酸化的特异性序列。与 STAT3 类似，STAT1 也必须有 Ser 残基磷酸化才能完全活化。从以上现象可推论，STAT 是 MAPK 的天然底物之一，细胞中存在着 MAPK-STAT 这一信号转导的旁路或调节方式。

2. JAK-STAT 信号途径的负反馈调节作用

在某些情况下，JAK-STAT 途径过度活化会导致靶细胞的生物学功能异常活跃，往往会对机体造成严重伤害。因此，维持 JAK-STAT 信号通路的稳定性对机体至关重要。至今已发现至少有三种蛋白分子相互协同，可以共同负调控 JAK-STAT 信号通路：PIAS（the protein inhibitors of activated STAT）、SH-PTP1（the SH2-containing protein tyrosine phosphatase 1）/SHP1 和 SOCS（suppressors of cytokine signaling）。

PIAS3 在细胞核中与 STAT3 结合并阻断后者与 DNA 结合，进而抑制靶基因表达。PIAS3 在包括胶质母细胞瘤的多种肿瘤中低表达可能与 STAT3 非配体依赖的组成性激活有关。

蛋白酪氨酸磷酸酶（protein tyrosine phosphatase，PTP）是催化酪氨酸残基去磷酸的酶，人类含 100 多种 PTP。根据蛋白所在位置，PTP 可分为受体型和非受体型两大类，受体型位于细胞膜，非受体型位于细胞质。SH-PTP 是含 SH2 区的 PTP，属于非受体型 PTP，有 SHP1（PTPN6）和 SHP2（PTPN11）两种类型，SHP1 被认为是肿瘤抑制性

PTP，而 SHP2 被认为是致瘤性 PTP，肿瘤细胞呈高表达，促进细胞增殖。SHP1 主要表达于造血细胞中，其启动子甲基化与白血病 / 淋巴瘤发生有关，DNA 甲基化酶 1（DNMT1）和 STAT3 信号介导 SHP1 启动子甲基化，使用 DNA 甲基化酶抑制剂可恢复 SHP1 表达。SHP1 启动子甲基化的瘤细胞 JAK/STAT 信号活性增加，提示 SHP1 负调节 JAK/STAT 信号活性。

转录因子 SOCS 家族主要由 SOCS1 ～ SOCS7 和 CIS 八个成员组成。SOCS 蛋白由一个变化的 N 端区域、一个中心的 SH2 结构域和一个 C 端 SOCS 盒（SOCS box，SB）构成。SOCS1 ～ SOCS3 和 CIS 的中心区域包括一个激酶抑制区域（kinase inhibitory region，KIR），已经证实该区域能够抑制 JAK2 激酶的活化作用。SOCS 蛋白通过直接结合活化的 JAK 激酶或磷酸化的受体，抑制 JAK-STAT 信号通路的活性。另外，SOCS 蛋白具有 E3 连接酶（见图 5-8）活性，也可通过 SOCS 盒促进所结合蛋白发生泛素 - 蛋白酶体途径降解。越来越多的研究结果表明，SOCS 可能是一类新型肿瘤抑制基因。

三、许多肿瘤存在 JAK-STAT 信号途径的异常激活

当 JAK-STAT 信号途径异常激活时，基因组的稳定性下降、细胞周期出现异常，导致肿瘤形成。许多不同肿瘤细胞系和肿瘤手术标本都被发现有 JAK-STAT 信号通路的持续激活（表 4-3），其中 STAT2、STAT3 和 STAT5 的表达与肿瘤形成关系密切，特别是 STAT3，这是因为 STAT3 本来就是一种促进细胞增殖与存活的原癌蛋白，其持续性激活将导致细胞失控性增生，而其下游靶基因，如 *p21*、*Survivin*、*BCL-xL*、*BCL-2*、*c-MYC*、*cyclin D1* 及 *VEGF* 等均已被证实与肿瘤生长过程密切相关。但 STAT3 激活突变罕见，致瘤性 STAT3 激活大都与 IL-6 激活（见图 11-9）和 SOCS3 表达降低有关。

表 4-3　JAK-STAT 信号途径异常激活与肿瘤

肿瘤	JAK 或 STAT 异常
子宫平滑肌肉瘤	JAK1（G871E）突变
急性或慢性白血病	JAK2（V617F）或 JAK3 突变
乳腺癌、肺癌、结肠癌、头颈部肿瘤、黑色素瘤、脑瘤、前列腺癌等	STAT3 高表达
T 细胞淋巴瘤、白血病、骨髓瘤等	STAT3、5 高表达
慢性髓细胞性白血病、T 细胞白血病	STAT5 高表达

注：JAK1（G871E）突变，JAK1 第 871 位的甘氨酸突变成谷氨酸。

JAK 对整个信号通路激活起关键作用。迄今，已经在人体白血病细胞中发现了很多 *JAK* 基因的点突变，其中的一些点突变造成激酶 JAK 持续激活 STAT 蛋白。最典型的例子就是 *JAK2 V617F* 突变（JAK2 第 617 位的缬氨酸突变成苯丙氨酸）造成 JAK-STAT 信号通路的非配体依赖性激活（见表 4-3）。此外，JAK-STAT 信号途径突变在肿瘤的进展和迁移过程中也能起重要作用。在胰腺癌的形成过程中，JAK 通过激活 STAT3 诱导 VEGF 及基质金属蛋白酶（*MMP2*）基因的转录，增加了肿瘤细胞的侵袭性。

鲁索替尼（ruxolitinib，Jakavi®）是 JAK1/2 抑制剂，2011 年被批准用于骨髓纤维化

（myelofibrosis）的治疗。骨髓纤维化是异常增殖的髓样细胞分泌生长因子导致成纤维细胞在骨髓大量增殖，与JAK2突变有一定关系。2019年FDA又批准菲卓替尼（fedratinib，Inrebic®）用于骨髓纤维化治疗，该药是针对JAK2的抑制剂。

作为JAK-STAT信号途径的抑制子之一的SOCS-1已经引起了从事肿瘤研究的科学家广泛关注。研究显示，在多种肿瘤细胞中，*SOCS-1*基因启动子区CpG岛发生了不同程度的甲基化（见表14-5），甲基化后基因被沉默而使SOCS-1蛋白分子不表达，这种现象经常出现在肝癌患者中。研究人员分析26个肝细胞癌标本，发现其中65%的*SOCS-1*基因发生了不同程度的甲基化，运用了一个与SOCS-1作用相似的针对JAK2的特异性化学抑制物AG490，发现该抑制物可以在SOCS-1功能失活的肝癌细胞中抑制STAT3的持续磷酸化，使细胞的生长受到抑制。有报道显示51例肝细胞癌患者中有多个肿瘤抑制基因（TSG）的甲基化状态，其中包括*SOCS-1*、*GSTP*、*APC*、*p14*、*p15*、*p16*和*p73*等，在这些已经处于甲基化状态的肿瘤抑制基因中，*SOCS-1*的甲基化频率最高。这些研究充分表明*SOCS-1*的甲基化与肝细胞癌的发生有着重要的关联。

第三节　发育信号途径与肿瘤

在胚胎发育期间，细胞通过分泌型的胞外信号分子来调节彼此的生长和分化，这些分子能通过其在细胞表面的受体来传递信号，然后将这些细胞内信号分子传递到细胞核，激活转录因子，进而影响基因的表达并诱导细胞生长和分化。大多数发育信号途径的信号转导分子和机制被认为是进化保守的，由于缺乏过渡类型，这些复杂信号途径之间的相互关系还不是很清楚。肿瘤的本质是一个生长失控的问题，与发育相关的信号途径自然也与肿瘤有关。在人类中，发育信号途径的抑制性突变会导致发育缺陷；相反，发育信号途径过度活跃则会导致肿瘤。与发育有关的信号途径有多条，目前主要研究较多的有Wnt-β-catenin信号途径、Hh-Gli信号途径、Notch信号途径、TGF-β-Smad信号途径和Hippo-YAP信号途径。

一、Wnt-β-catenin信号途径与肿瘤

1. Wnt-β-catenin信号途径有助于细胞生长和增殖

Wnt信号途径是一种参与控制胚胎发育，进化上保守的信号转导途径，在许多动物机体中（包括蚊虫类、蝇类、鱼类、蛙类、小鼠及人类）均有重要的作用。Wnt是一类分泌型糖蛋白，通过自分泌或旁分泌发挥作用。Wnt分泌后能与细胞表面特异性受体相互作用，通过一系列下游蛋白的磷酸化与去磷酸化过程，能引起胞内β-catenin积累。β-catenin是一种多功能的蛋白质，在细胞连接处它与E-cadherin相互作用，参与形成黏合带，而游离的β-catenin可进入细胞核，调节基因表达，其异常表达或激活能引起肿瘤。β-catenin的基因位于3p21，由*CTNNB1*基因编码，全长40 992bp。人β-catenin分子量为92 000的蛋白质，呈现出高度的进化保守性，约保留了果蝇80%的同源蛋白质，与鼠的β-catenin几乎完全同源。

Wnt蛋白家族含19个异构体（isoform），多种Wnt家族的蛋白质可同时在一个细胞表达，重叠的表达方式提示其功能上的冗余性，即该家族中某个基因的突变或缺失在功能

上可由其他成员予以补偿，并不引起胚胎的死亡和发育异常，但不同的 Wnt 蛋白之间彼此又具有拮抗和相互调节的功能。Wnt 蛋白的作用尚受到细胞外一些负调控因子的调节，这类负调控因子可与 Wnt 结合而起到隔离 Wnt 与其受体卷曲蛋白（frizzled）的作用，这类负调控因子含有类似于 Frizzled 胞外区与配体结合的结构域，富含半胱氨酸（cysteine-rich domain，CRD），称为 Frizzled 受体样蛋白（frizzled receptor-like protein，FRP）。

　　Wnt 信号途径是很复杂的，这是因为至今已发现 15 种以上的 Wnt 受体及辅助受体（co-receptor），如 Frizzled，低密度脂蛋白受体相关蛋白（LDL-receptor-related protein 5/6，LRP5/6）、receptor Tyr kinase-like orphan receptor（ROR）、protein Tyr kinase 7（PTK7）、muscle skeletal receptor Tyr kinase（MUSK）和 proteoglycan 家族。Frizzled（Frz）也是一个包含多个成员的大家族，哺乳动物中至今发现有 10 种。Frz 为 7 次跨膜蛋白，结构类似于 GPCR，胞内区不含酶的功能域，可能通过与 G 蛋白偶联转导跨膜信号，果蝇中发现的这一类 G 蛋白称为蓬乱蛋白（dishevelled，Dsh 或 Dvl）。GPCR 信号的结构基础可能是 Dsh 能切断 β-catenin 的降解途径，从而使 β-catenin 在细胞质中积累，并进入细胞核，与 T 细胞因子（T cell factor/lymphoid enhancer factor，TCF/LEF）相互作用，调节靶基因的表达，TCF/LEF 是一类具有双向调节功能的转录因子，它与 Groucho 结合抑制基因转录，而与 β-catenin 结合则促进基因转录（图 4-9）。

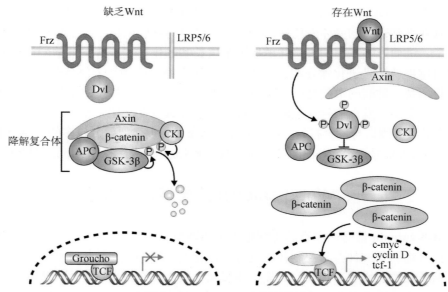

图 4-9　Wnt-β-catenin 信号途径

在缺乏 Wnt 的情况下（左半部分），β-catenin 与 Axin、GSK-3β、APC 等形成降解复合体，CKI 和 GSK-3β 对 β-catenin 的磷酸化，促进 β-catenin 经泛素 - 蛋白酶体途径降解，使细胞内的 β-catenin 处于低水平状态，这时 TCF 与 Groucho 结合抑制基因转录。当细胞被 Wnt 刺激后（右半部分），在 GSK-3β 和其他激酶作用下 LRP5/6 胞质结构域磷酸化，使 Axin 与 LRP5/6 磷酸化的胞质结构域结合，结果是抑制 GSK-3β 对 β-catenin 的磷酸化，避免 β-catenin 经泛素 - 蛋白酶体途径降解，从而提高 β-catenin 在胞质内的浓度，有利于 β-catenin 进入细胞核，与 TCF 结合，引起细胞周期等基因表达

　　Wnt 通过受体 Frz 和辅助受体可产生三条信号途径：① Wnt-β-catenin 途径，被称为经典的 Wnt 通路；② PCP（the planar cell polarity）信号途径；③ Wnt/Ca^{2+} 途径。PCP 和 Wnt/Ca^{2+} 途径一般认为是 β-catenin 非依赖途径（Niehrs，2012）。

　　Wnt-β-catenin 信号转导通路的核心机制是 β-catenin 稳定性的调节。在缺乏 Wnt 情况下，酪蛋白激酶 CK Ⅰ（casine kinase Ⅰ）将细胞质中 β-catenin 的 Ser45 磷酸化，磷酸化后的 β-catenin 与轴蛋白（Axin）、GSK-3β、APC 等形成"降解复合体"（destruction complex），复合体中的 GSK-3β 又相继使 β-catenin 的 Ser41、Thr33、Thr37 磷酸化，而使 β-catenin 能被泛素连接酶复合体 E3 的亚单位 β-TrCP（β-transducin repeat-containing proteins）识别，经蛋白酶体途径被降解，因而此时细胞内的 β-catenin 水平较低（见图 4-9）。

　　当细胞受到 Wnt 信号刺激时，Wnt 蛋白与受体 Frz 和辅助受体 LRP5/6（LDL-receptor-related protein 5/6）结合后，可通过 GSK-3β 和其他激酶使 LRP5/6 胞质结构域磷酸化，使 Axin 可结合到 LRP5/6 磷酸化的胞质结构域，这种变化破坏 β-catenin "降解复合体"的稳定性，阻止 GSK-3β 和 CK Ⅰ 对 β-catenin 的磷酸化，避免 β-catenin 经泛素 - 蛋白酶体途径降解，从而使 β-catenin 稳定存在于细胞质中，并很快进入细胞核，与转录因子 TCF/LEF 结合成复合体，促进 TCF/LEF 与特定靶基因的启动子结合，在其他因子的辅助下协同激活靶基因的转录，启动细胞进入增殖周期。已知 Wnt-β-catenin 通路能调节 30 多种基因的转录活性，包括 *c-myc*、*cyclin D1*、*survivin*、*gastrin*、*c-MET*、*COX-2*、*FGF-18*、*MMP-7*、*uPAR*、*CD44* 和 *VEGF* 等，其中 c-MYC 是 Wnt 信号调控最关键的靶基因。

　　在 Wnt 信号通路中，Wnt、Frz 和 β-catenin 是正调节因素，Axin、APC、GSK-3β 和泛素等则是负调节因素。Axin 通过 GSK-3β 介导 β-catenin 的磷酸化，抑制 Wnt 信号活性，因此 *AXIN* 基因被认为是抑癌基因。CKI 和 GSK-3β 激酶在 Wnt 通路中扮演着矛盾的角色。当 LRP 作为辅助受体时，它们作为兴奋剂，而在"破坏复合体"中它们作为拮抗剂。β-catenin 的稳定性尚可受其他信号转导途径的调节，如乳腺上皮细胞中整合素联动激酶（integrin-linked kinase，ILK）的表达可下调 GSK-3β 的活性而降低 β-catenin 的磷酸化。对 Wnt-β-catenin 的信号转导途径起负调控作用的还包括 MAPK、TGFβ- 激活激酶（TAK-1）和 NEMO 样激酶 NLK 对 TCF 的拮抗作用。

2. 人类许多肿瘤都有 Wnt-β-catenin 信号活性增高

　　Wnt 信号通路在正常成体干细胞中受到肿瘤抑制基因和负反馈因子的精准调控，但 Wnt 信号不恰当的激活在人类肿瘤中是非常常见的（Sanchez-Vega et al，2018），特别是与消化系统肿瘤的发生密切相关。除了受体 Frz 外，许多环节都影响 Wnt 信号通路活性增高，如肿瘤抑制基因 *APC* 和 *Axin* 突变失活或 *β-catenin* 突变激活等。APC 正常情况下与 β-catenin、Axin、GSK-3β 等构成能降解 β-catenin 的复合物。如 *APC* 和 *Axin* 突变失活则细胞质内的 β-catenin 将会增高，进而移至细胞核，与 TCF 形成复合物，β-catenin/TCF 复合物通过调控 *c-myc* 和 *p21* 活性，抑制上皮细胞分化，使上皮细胞发生肿瘤性转化（见图 6-15）。

　　研究表明家族性腺瘤样息肉病（FAP）的 *APC* 基因突变发生率为 90%～95%，散发结直肠癌（colorectal cancer，CRC）的 *APC* 基因突变为 85% 以上（见第 124、125 页），而 *Axin* 突变率可达 11%，β-catenin 编码基因 *CTNNB1* 突变则有 10%，此外也观察到了 *TCF* 突变，以上结果均可导致 β-catenin 稳定性增加，引发细胞异常增殖、恶变，最终导致 CRC 的发生。特异地阻断裸鼠体内人 *APC* 突变的 CRC 细胞系 β-catenin 表达后，明显抑制裸鼠体内肿瘤生长，部分肿瘤可消失。在结肠癌细胞中导入野生型 *Axin* 后，可以引发部分肿瘤细胞的凋亡。由此可见 Wnt 信号通路的激活在结直肠癌的发生、发展中占据着重要地位。另外，最近的研究表明，Wnt 信号的激活也是痣发展成黑色素瘤的主要原因。

β-catenin 本身的突变也可能造成肿瘤。β-catenin 编码基因 *CTNNB1* 的突变可以造成 β-catenin 蛋白无法被磷酸化和泛素化降解，致使 β-catenin 在胞质内大量聚集，从而进入细胞核并激活与细胞分裂和生长调控相关的基因（如 *c-MYC* 和 *cyclin D1* 等基因），导致细胞增殖失控而致癌。最初，人们只在大约 10% 的散发性大肠癌样本中发现了 *CTNNB1* 突变。随后，研究人员检查了多种肿瘤样本，包括结肠癌、子宫内膜癌、黑色素瘤和肝胆癌等，发现 *CTNNB1* 突变热点在第三外显子，导致 β-catenin 的 N 端序列的调节功能丧失，这些位点的突变使游离 β-catenin 含量在细胞质内异常增加，产生 Wnt 信号过度激活（Kim and Jeong，2019）。

另外，在癌细胞中，E-cadherin 的过量表达能封闭 β-catenin 的转录能力，有效地关闭靶基因的表达，从而阻止细胞的增殖转移。转移的肿瘤中 E-cadherin 表达下调可能会影响 Wnt-β-catenin 信号通路，使细胞内游离的 β-catenin 增加，导致与肿瘤转移相关基因的异常表达。不过，虽然游离的 β-catenin 促进基因的表达，但如果没有 Wnt 信号保证其稳定性，多余的 β-catenin 就会被降解。因此，细胞对 E-cadherin 下调的反应可能取决于 Wnt 信号正规通路是否被激活及肿瘤细胞的类型。

二、Hedgehog 信号途径与肿瘤

1. Hedgehog-Gli 信号途径

Hedgehog（Hh）是一种共价结合胆固醇的分泌型蛋白，在动物发育中起重要作用，该基因缺失与许多发育缺陷和畸形有关。这类基因最早是在果蝇身上发现的，果蝇和其他动物一样身体分成多个节段，幼虫的每个节段内一部分有毛、一部分无毛，Hh 基因突变使无毛部分变成有毛部分，所以被戏称为"刺猬"基因。脊椎动物中至少有 3 个基因编码 Hedgehog 蛋白，即 *Shh*（*Sonic hedgehog*）、*Ihh*（*Indian hedgehog*）和 *Dhh*（*desert hedgehog*），其中 *Shh* 是根据电子游戏中的角色命名的，后两者是用刺猬的两个种命名的。*Dhh* 与果蝇的 Hedgehog 基因的关系最近；*Ihh* 和 *Shh* 之间的关系较近。

Hh 信号传递受靶细胞膜上两种蛋白 Patched（PTCH）和 Smoothened（SMO）的控制。PTCH 是 12 次跨膜蛋白，能与配体直接结合，对 Hh 信号起负调控作用。SMO 由原癌基因 *Smothened* 编码，是 7 次跨膜蛋白，属于 GPCR 家族中 frizzled 类成员，是 Hh 信号传递所必需的中间信号分子。PTCH 蛋白的编码基因 *PTCH* 基因目前已被克隆，它定位于染色体 9q22.3。人 *PTCH* 基因有两个同源基因，为 *PTCH1* 和 *PTCH2*，分别编码 PTCH1 和 PTCH2 蛋白。PTCH2 的氨基端和羧基端结构域与 PTCH1 不同，在羧基端区域缺少 150 个氨基酸残基。许多遗传分析显示大多数遗传性和非遗传性基底细胞癌（basal cell carcinoma，BCC）患者都有染色体 9q22.3 区域的 *LOH* 或 *PTCH* 基因突变，提示 *PTCH* 基因是一种肿瘤抑制基因。

在无 Hh 的情况下，PTCH 抑制 SMO 活性。当 Hh 与 PTCH 结合时，则解除了 PTCH 对 SMO 的抑制作用，SMO 可以将 Hh 信号向下传递。Hh 信号途径的转录因子是 Ci（Cubitus interruptus，在脊椎动物中为 Gli），具有锌指结构，分子量为 155 000。Gli 家族有三个异构体，分别为 Gli1、Gli2 和 Gli3。Gli1 功能主要起到转录激活作用，而 Gli3 则主要起到转录抑制功能，Gli2 则转录激活和抑制兼有。在许多人类肿瘤中主要表现为 Gli1 高表达，

因此它被认为是癌基因。在细胞质中 Gli 与其他蛋白形成复合体，这些蛋白包括 Fu（Fused，一种丝氨酸/苏氨酸激酶）、Cos2（Costal 2，一种能将复合体锚定在微管上的蛋白）和 Su（suppressor of Fused，适配蛋白）。在没有 Hh 信号时，PKA 催化 Gli 蛋白磷酸化，Gli 蛋白在蛋白酶体内被截断成 75 000 的片段，并以羧基端被截短的形式进入细胞核内，从而抑制下游靶基因的转录。当 Hh 与 PTCH 结合后，解除对 SMO 的抑制作用，促使 Gli 蛋白复合物与微管分离，使全长 Gli 蛋白进入核内，激活下游靶基因转录，这些基因包括 *PTCH*、*GLI*、*N-MYC* 和 *cyclin D1* 等（图 4-10）。*PTCH* 的表达又会抑制 SMO，从而抑制 Hh 信号，是一种反馈调节。当 *PTCH* 突变或丢失时，SMO 蛋白可能始终处于激活状态，这将导致 Hh 信号的失控，使 Gli 持续激活，Gli 的高表达将会导致 BCC 和其他相关肿瘤的发生。

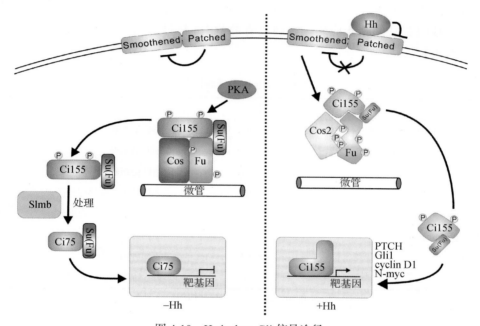

图 4-10　Hedgehog-Gli 信号途径

在没有 Hh 信号时，PTCH 抑制 SMO 活性。PKA 催化 Gli 蛋白磷酸化，Gli 蛋白在蛋白酶体内被截为 75 000 的片段，并以截短的形式进入细胞核内，抑制下游靶基因的转录。当存在 Hh 时，Hh 与 Ptc 结合后，解除对 SMO 的抑制作用。Gli 蛋白复合物与微管分离，使全长 Gli 蛋白进入核内，激活下游靶基因转录（Nybakken K，Perrimon N，2002. Hedgehog signal transduction：recent findings. Curr Opin Genet Dev，12：503–511.）

2. Hh 信号途径异常与肿瘤

Hh 信号在胚胎期控制细胞生长和分化，但在成人组织该信号通常处于抑制状态，在肿瘤时又可被重新激活。肿瘤时 Hh 信号被激活的方式有多种，可以是依赖配体的，也可以是非依赖配体的。例如，Hh 通路中某一部分发生突变，可能引起 Hh 信号的激活。*PTCH* 基因突变在痣样基底细胞癌综合征、基底细胞癌、髓母细胞瘤、胶质瘤、神经外胚瘤、乳腺癌、食管癌、结肠癌、鳞状细胞癌和毛发上皮瘤等病例中均被发现。现在报道最多的是基底细胞癌与 Hh 通路的关系，*PTCH* 失活突变是基底细胞癌的主因已十分清楚。另一个研究比较多的肿瘤是髓母细胞瘤，是一种高发于儿童的恶性肿瘤，研究表明功能性

PTCH 等位基因的沉默是 Hh 通路激活和肿瘤发生的关键。

除了 *PTCH1* 基因突变，*SMO* 基因激活突变时，也可出现与 *PTCH1* 基因失活突变相同的表征。这种由于 *SMO* 基因突变而激活 Hh 信号途径已在髓母细胞瘤和皮肤基底细胞癌中得到证实。

另外，在胰腺癌和前列腺癌已被发现有 Shh 蛋白高表达现象，提示自分泌也可以促进肿瘤的生长。但也有学者认为由癌细胞分泌的 Hh 刺激间质细胞生长，间质细胞再通过分泌生长因子刺激癌细胞生长，这显然是旁分泌作用。当然间质细胞也可能分泌 Hh，通过旁分泌作用刺激癌细胞生长。

Hh 信号通路拮抗剂可能会成为肿瘤有效的治疗药物，研究显示环巴胺（cyclopamine）是 Hh 信号途径特异性抑制剂。环巴胺是一种藜芦派生的甾族生物碱，可以使 SMO 的空间构象发生改变，抑制 SMO 的活性，从而特异性抑制 Hh 信号通路。环巴胺因其体内的毒性作用，故限制它的临床应用。目前已有数款 Hh 信号通路抑制剂被 FDA 批准用于临床治疗（表 4-4）。

表 4-4　Hh 信号通路抑制剂

药物	靶点	适应证	上市
维莫德吉（vismodegib, GDC-0449）	SMO	基底细胞癌	+
索尼德吉（sonidegib, LDE-225）	SMO	基底细胞癌	+
glasdegib	SMO	急性髓细胞性白血病	+
patidegib	SMO	痣样基底细胞癌综合征	+
三氧化二砷	Gli1/2，PML-RARα	急性早幼粒细胞白血病	+
环巴胺（cyclopamine）	SMO	不同肿瘤	−
saridegib	SMO	不同肿瘤	−
GANT61	Gli1	基底细胞癌、乳腺癌	−

注：痣样基底细胞癌综合征，basal cell carcinoma nevus syndrome，BCCNS。+已上市，−未上市。

三、Notch 信号途径与肿瘤

Notch 基因最早发现于果蝇，部分功能缺失导致翅缘缺刻。在胚胎发育中，当上皮组织的前体细胞中分化出神经元细胞后，其细胞表面 Notch 配体 Delta 与相邻细胞膜上的 Notch 结合，启动信号途径，防止其他细胞发生同样的分化，这种现象称为侧向抑制（lateral inhibition）。Notch 是一个非常重要的信号传递受体，对正确发育、细胞命运决定、增殖等具有重要作用。*Notch* 突变的半合子或纯合子在胚胎期死亡，其胚胎中神经组织取代了上皮组织，从而使神经组织异常丰富。

1. Notch 信号途径基本组成

Notch 信号转导途径由 Notch 蛋白、Notch 配体及细胞内效应器分子三部分组成（图 4-11）。

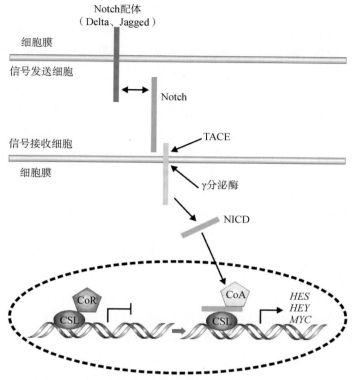

图 4-11　Notch 信号途径

Notch 信号途径由 Notch 蛋白、Notch 配体（Delta、Jagged）及细胞内效应器分子（NICD/CSL）三部分组成。在缺乏信号时，
CSL 与辅助抑制因子（corepressor，CoR）结合抑制基因转录。当 Notch 与配体 Delta 结合后，经 TACE 和 γ 分泌酶两
次酶切后，Notch 释放出 NICD 进入细胞核，NICD 与 CSL 形成复合体，在辅助激活因子（coactivator，CoA）作用下，
靶基因（*HES*、*HEY*）转录

　　Notch 蛋白是位于细胞膜上的一个单次跨膜的异源二聚体受体，Notch 多肽前体经蛋白酶水解剪切为成熟的异源二聚体，包括胞外亚基（Notch extracellular subunit，NEC）和跨膜亚基（Notch transmembrane subunit，NTM），两个亚基之间通过 Ca^{2+} 依赖的非共价键结合在一起形成异源二聚体。NEC 由 36 个 EGF 样重复区域、3 个 LNR 和异源二聚体结构域（heterodimerization domain，HD）组成；而 NTM 则包括 HD、1 个跨膜区和 1 个胞内域（Notch intracellular domain，NICD），其中胞内域包括 RAM（RBP Jκ associated molecule sequence）结构、6 个锚定重复序列（ANK）、1 个转录激活域（TAD）和 1 个 PEST（proline glutamate serine threonine rich sequence）区。目前已知哺乳动物 Notch 家族有 4 种亚型（Notch1 ~ 4），各亚型主要差异为 EGF 样重复的数目和胞内域的长度，而 6 个锚定重复序列又相对保守。

　　Notch 配体：目前发现的 5 种哺乳动物 Notch 配体分别称为 Dll（Delta like ligand）1、Dll3、Dll4、Jagged1 和 Jagged2。Notch 配体又称为 DSL 蛋白，DSL 是果蝇 Notch 配体 Delta、Serrate 和线虫 Notch 配体 Lag-2 三种同源体蛋白首字母的缩写。Notch 配体是单次跨膜蛋白，其胞外区由氨基端的 DSL 结构域和下游数目可变的 EGF 样重复序列构成，DSL 结构域主要介导与受体的结合，该结构域的泛素化是 Notch 配体活化的关键步骤，这一过程需要 E3 泛素连接酶 Mindbomb（Mib）的催化。

Notch 信号是细胞间的传递：Notch 信号是短距离的，因为它的配体也是膜蛋白，Notch 信号是通过细胞 - 细胞的直接接触起作用的。当配体与 Notch 受体结合后，促使 NEC 与 NTM 发生解离，同时激活后续的两次酶切事件。先由去整合素 - 金属蛋白酶（a disintegrin and metalloprotease，ADAM）家族的 ADAM10 或 ADAM17/TACE（TNF-α-converting enzyme）对 NTM 细胞膜外侧靠近细胞膜处进行酶切，然后再被 γ 分泌酶（γ-secretase）切割，后者需要早老蛋白（presenilin，PS）参与。酶切后释放了 Notch 受体真正的激活形式 NICD。随后，NICD 转移至细胞核内，与转录因子 CSL 结合调控基因表达。

CSL 为转录因子，在哺乳动物中称为 CBF1。CSL 能识别并结合特定的 DNA 序列（GTGGGAA），这个序列位于 Notch 诱导基因的启动子上。NICD 不存在时，CSL 为转录抑制因子。当结合 NICD 时，CSL 能诱导相关基因的表达，因此 NICD 在功能上是 CSL 的激活因子。Notch 信号的靶基因多为 bHLH 家族的转录因子，如 *HES*（hairy-enhancer of split）和 *HEY* 等。NICD 随后泛素化，经蛋白酶体途径降解，信号便终止。

最近有学者提出还存在非经典的 Notch 信号，它是 CSL 非依赖性的，它可以是配体依赖的，也可以是配体非依赖的。非经典的 Notch 信号是通过 Wnt/β-catenin 信号发挥作用，因此 Notch 信号与 Wnt/β-catenin 信号存在相互影响，协同调节细胞的生长、增殖和分化。

2. Notch 信号途径对肿瘤的影响是多面的、视具体情况而定

Notch 信号在人类肿瘤中的作用尚未完全弄清，但已知许多不同的肿瘤有该信号途径的失调。Notch 信号与肿瘤的关系最早发现于急性 T 淋巴细胞白血病（T-ALL），染色体易位 t（7；9）使第 9 号染色体上 *Notch1* 基因的胞内段编码区与第 7 号染色体上 T 细胞受体（T cell receptor，TCR）β 基因的增强子和启动子区融合，导致 Notch1 信号组成激活，引起了肿瘤的发生。

随后在多种人类肿瘤均发现 Notch 信号过表达的现象，现在一般认为 Notch 蛋白的胞内段具有致瘤作用，它体外能转化细胞。但也有文献显示 Notch 信号有抑癌作用，如皮肤鳞癌等（Nowell and Radtke，2017）。一般来讲，Notch 信号在白血病和其他多数肿瘤中扮演着癌基因角色，但在不同组织鳞癌（包括皮肤、头颈部、肺、食管、膀胱等）中扮演着肿瘤抑制基因角色。即使是白血病，在 T-ALL 和慢性淋巴细胞白血病（CLL）中，Notch 表现为癌基因角色，在 B 淋巴细胞白血病，像霍奇金淋巴瘤、骨髓瘤和混合系白血病，Notch 表现为肿瘤抑制基因角色。

Notch 信号对某一肿瘤是起到促进作用，还是抑制作用，要看肿瘤具体的微环境。微环境因素包括：①不同细胞或组织 Notch 受体所起的作用是不一样的；②皮肤鳞状细胞 p53 和 Notch 的互动可能影响 Notch 的抑癌作用；③细胞所处的微环境不同，Notch 通路反应也不相同。由于肿瘤组织包含多种细胞成分，Notch 信号可能对其中一些细胞起抑制作用，对另外一些起促进作用。

四、TGF-β-Smad 信号途径与肿瘤

1. TGF-β-Smad 信号途径是上皮细胞生长的负调节因素

TGF-β 最早是由 Delaro 和 Todaro 于 1978 年在研究病毒转化细胞过程中发现的，哺

乳动物体内主要有 3 种亚型，即 TGF-β1 ～ TGF-β3，通常讲的 TGF-β 就是指 TGF-β1。细胞分泌的是无活性的潜态 TGF-β（latent TGF-β），潜态 TGF-β 由 TGF-β 和含 RGD 序列的潜态相关肽（latency-associated peptide，LAP）构成同源二聚体，需激活后才能发挥其生物学活性。能够激活潜态 TGF-β 的因素众多，像酸性环境、整合素和蛋白酶等。近年来的研究显示，整合素在激活潜态 TGF-β 中扮演重要角色，因为整合素可以与 LAP 上的 RGD 结合（见第 360 页），释放出 TGF-β。除了整合素外，基质金属蛋白酶 2（MMP2）和 MMP9 也涉及 TGF-β 的激活。TGF-β 具有广泛的生物学功能，对多细胞生物的发育、生长、分化、死亡等生理活动起重要调节作用。研究表明，TGF-β 的生长调节作用与细胞类型有关：对于成纤维细胞，TGF-β 能促进其生长，这一作用通过 PDGF 来介导；对于上皮来源的细胞，TGF-β 有生长抑制作用，TGF-β 使培养细胞阻滞于 G_1 期，同时伴有 Rb 蛋白低磷酸化。若在 Rb 蛋白磷酸化而失活后加入 TGF-β，即失去细胞生长抑制作用，因此提示 TGF-β 可能通过 pRb 发挥生长抑制作用。另外，TGF-β 有明显的免疫抑制作用，能抑制 T 细胞和 B 细胞生长，抑制 B 细胞合成免疫球蛋白及 NK 细胞的细胞毒作用。

TGF-β 受体（TGF-βR）存在 Ⅰ 型和 Ⅱ 型两种形式，是跨膜丝氨酸/苏氨酸激酶受体，其胞质区段有丝氨酸/苏氨酸激酶活性，与受体细胞内信号转导有关（见图 3-8）。TGF-βR 在除视网膜母细胞瘤细胞外的大多数细胞中都存在。因此，TGF-β 具有非常广泛的功能，其主要功能包括抑制增殖、诱导细胞外基质蛋白的产生、趋化性、刺激其他生长因子如 PDGF 的产生。

TGF-β 信号在胞内的传递要通过 Smad 蛋白，它可将信号由胞膜直接转导至细胞核。目前在哺乳动物已发现 8 种 Smad 蛋白。根据各个因子在 TGF-β 信号转导中所起的不同作用分为 3 个亚族，即受体特异性 Smad（R-Smad）、共同通路型 Smad（Co-Smad）和抑制性 Smad（I-Smad）。R-Smad 能被 TGF-βR-Ⅱ/TGF-βR-Ⅰ 或 BMPR Ⅱ/BMPR Ⅰ 激活并与受体形成短暂复合物，TGF-βR 磷酸化 Smad2 和 Smad3，BMPR（BMP receptor）磷酸化 Smad1、Smad5 和 Smad8。Co-Smad 为 Smad4，是 TGF-β 家族各类信号转导过程中共同需要的介质，能与所有活化的 R-Smad 蛋白形成异聚复合体，参与和调节 TGF-β 信号转导。Smad4 也称为 DPC4（deleted in pancreatic cancer 4）。I-Smad 包括 Smad6 和 Smad7，可与激活的 Ⅰ 型受体结合，抑制或调节 TGF-β 家族的信号转导。研究显示，Tollip（Toll interacting protein）和 Smad7 协同参与了 TGF-β 受体细胞内转运及降解过程，从而调控 TGF-β 信号通路。Tollip 原本是参与免疫反应调控的接头蛋白，参与了 IL-1 受体在细胞中的转运及泛素化降解过程。但新的研究显示 Tollip 也能够与 Smad7 和 TGF-β 受体相互作用，而且这种相互作用和受体的泛素化有关，因此 Tollip 和 Smad7 可以加速 TGF-β 受体的降解，从而负调控 TGF-β 信号通路。

Smad 蛋白的分子量为 42 000 ～ 60 000，分为两个功能区：氨基端的 MH1（mad homology 1）区和羧基端的 MH2 区，二者由富含脯氨酸的接头序列连接。MH1 与 MH2 在功能上有区别：MH2 是功能效应区，介导 Smad 蛋白之间的相互作用；MH1 是 MH2 的功能抑制区，能直接结合 DNA。

TGF-β 信号传递的基本步骤可概括如下：① TGF-β 结合 TGF-βR-Ⅱ，激活胞质区丝氨酸/苏氨酸激酶活性；② TGF-βR-Ⅱ 联合 TGF-βR-Ⅰ，使 TGF-βR-Ⅰ 磷酸化；③活化的 TGF-βR-Ⅰ 能使其底物 Smad2/3 蛋白质的丝氨酸残基磷酸化而激活；④使它与 Smad4 形成复合物移入细胞核；⑤ Smad4-Smad2/3 复合物与核转录因子结合，能激活靶基因的表达（图 4-12）。TGF-β 可调控超过 100 种靶基因的表达（刺激 *p15*、*p21*、*PAI-1*、*Snail1/2*、*DAPK* 等表达，抑制 *MYC*、*ID* 等表达），这显示了 TGF-β 在上皮细胞中的广泛作用，可调控细胞生长抑制程序、细胞外基质、旁分泌系统、信号网状系统及负反馈系统等。

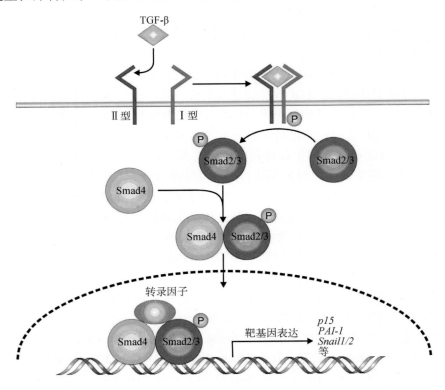

图 4-12　TGF-β-Smad 信号途径

首先 TGF-β 与 TGF-βR-Ⅱ结合，活化的 TGF-βR-Ⅱ再与 TGF-βR-Ⅰ结合，使 TGF-βR-Ⅰ磷酸化，磷酸化的 TGF-βR-Ⅰ可使其底物 Smad2/3 的丝氨酸残基磷酸化而激活，它与 Smad4 形成复合物移入细胞核，Smad4-Smad2/3 复合物与核转录因子结合，能激活靶基因（*p15*，*PAI-1*，*Snail1/2* 等）的表达，p15 是细胞周期抑制蛋白（见图 5-5），PAI-1 是蛋白酶抑制剂（见图 17-13），Snail1/2 是诱导上皮 - 间充质细胞转化（EMT）的转录因子（见图 17-5）

　　除了 TGF-β-Smad 信号影响基因表达外，新的研究显示 TGF-β-Smad 信号还可通过影响 miRNA 的生物形成来影响基因表达。

2. 非经典的 TGF-β 信号途径

　　除了 TGF-β-Smad 作为 TGF-β 经典的信号途径外，TGF-β 还可以激活其他信号途径，即非经典的 TGF-β 信号途径。非经典的 TGF-β 信号途径可经其他信号分子，像 TNF receptor associated factor（TRAF）、TAK1（TGF-β activated kinase 1）（见第 194 页）、p38 MAPK（p38 mitogen-activated protein kinase）、Rho、PI3K-AKT、细胞外信号调节激酶（extracellular signal–regulated kinase，ERK）、NF-κB 和 Jun 氨基端激酶（Jun N-terminal kinase，JNK）等。因此，细胞对 TGF-β 的反应是经典和非经典共同作用的结果。除此之外，其他发育信号也影响细胞对 TGF-β 的反应。

3. TGF-β-Smad 信号途径异常与肿瘤

TGF-β 在肿瘤组织中起到了一个复杂的双向作用。在肿瘤早期，TGF-β 作为上皮细胞生长负调节剂抑制肿瘤生长，而在肿瘤进展期或晚期，则起到促进肿瘤生长作用。引起这一转变的原因是复杂的。在 TGF-β-Smad 信号通路中任何一个环节的变化，都会导致信号转导通路的异常。常见的原因有：① *TGF-βR-II* 突变（见图 3-9）；② Smad 失活。研究显示肝癌、结肠癌、胃癌、肾癌、胰腺癌等肿瘤都发现有 *Smad* 基因突变，以 *Smad2* 和 *Smad4* 基因突变较为常见。Smad4 是 TGF-β 信号转导途径中的中心分子，所有的生物学效应均是 Smad4 与不同的 Smad 蛋白相互作用的结果。肿瘤 *Smad4* 基因失活，必然使整个 TGF-β-Smad 信号转导途径网络破坏，失去对肿瘤细胞增殖的抑制作用。部分幼年性息肉病（juvenile polyposis syndrome）就是与生殖细胞 *Smad4* 基因突变有关。

已经发现约 50% 胰腺癌存在 *Smad4/DPC4* 缺失和突变，直肠癌、头颈部肿瘤中发现 *Smad2* 突变，肝细胞癌有 *Smad2* 和 *Smad4* 基因突变。在 Smad2 和 Smad4 的 MH2 结构域经常发生点突变和移码突变，产生早熟的蛋白。Smad4 的 MH2 结构域突变破坏了蛋白的核心结构，从而丧失了形成 Smad 蛋白复合体，阻断了受体依赖的 R-Smad 磷酸化作用或产生不稳定的 Smad 蛋白，并可以引发 MH1 和 MH2 亲和力增加，进而阻滞 TGF-β 对癌细胞的抑制作用。

有学者发现虽然在人结肠癌和胰腺癌中，Smad2 和 Smad4 都发现在 MH1 区域有一个保守的精氨酸发生错义突变，但这些突变并没有降低 Smad 的活性，然而同野生型细胞相比，突变的 Smad 蛋白通过泛素连接酶 UbcH5 家族的泛素化而被迅速通过泛素 - 蛋白酶体途径降解。这也提出了一个肿瘤发生的新机制，由于 Smad 蛋白的遗传缺陷而导致通过泛素化介导的降解。有些 Smad4 突变蛋白经 TGF-β 刺激后在核内积累，并不执行功能。这样 *Smad* 基因的错义突变通过不同的机制削弱或改变了 TGF-β 信号转导途径，诱导肿瘤的始动。

Smad7 是 TGF-β 作用的靶基因之一，作为 TGF-β 信号的抑制因子可反馈调节 Smad 信号通路，维持信号通路的平衡。Smad7 表达的紊乱可影响细胞对 TGF-β 的应答，促进细胞的恶性转化。有报道在胰腺癌中 Smad7 高表达，转染 *Smad7* 基因的胰腺癌细胞恶性度增高，裸鼠成瘤能力增强，提示 Smad7 表达异常有助于肿瘤的发生、发展。

综上所述，TGF-β 促进晚期肿瘤生长的原因是多方面的，这可能是由于 TGF-β 信号的胞内介导子在肿瘤组织中失活造成 TGF-β 的增殖抑制作用减低，导致肿瘤的发生，而 TGF-β 自身又反馈性的表达增高。增高的 TGF-β 虽失去了抑制肿瘤的生长作用，却没有丧失对免疫细胞（NK 细胞和 CTL 等）的抑制作用，因此造成肿瘤细胞发生免疫逃避，从而促进肿瘤细胞的浸润和转移。

五、Hippo-YAP 信号途径与肿瘤

Hippo 信号通路是一条细胞生长抑制性信号通路，20 世纪 90 年代发现于果蝇，后经研究证实哺乳动物中都存在 Hippo 信号通路，在进化上高度保守。Hippo 的取名是因为当果蝇缺失这一基因时，会导致果蝇发育出异常大的脑袋，脖子上有褶皱的皮肤，看起来像河马样（hippopotamus-like）。近年来大量研究显示，Hippo 信号通路在调节哺乳动物细

胞增殖、凋亡、细胞干性及器官大小方面具有重要作用，其关键蛋白的突变或调控失衡将导致器官发育异常和人体多种疾病，包括肿瘤。

1. Hippo-YAP 信号途径的基本组成及功能

在哺乳动物细胞中，Hippo 信号上游蛋白受到生长抑制信号后，经过一系列激酶复合物的磷酸化级联反应，最终将磷酸化下游的效应蛋白 YAP。磷酸化的 YAP 经泛素 - 蛋白酶体途径降解，也可与 14-3-3 蛋白相互作用，被滞留在胞质内，不能进入细胞核行使其转录激活功能，从而实现对器官大小和体积的调控。YAP（Yes-associated protein）是一个与非受体酪氨酸激酶 YES 的 SH3 区结合的蛋白，编码基因位于 11q22，该部位在肿瘤常有扩增。TAZ（transcriptional coactivator with PDZ binding motif）是 Hippo 信号的另外一个效应蛋白，与 YAP 蛋白序列约有 50% 同源性。

涉及 Hippo 信号通路分子众多，至少有 35 个，它们构成一复杂的信号网络。梳理一下，Hippo 信号通路大致由 3 部分构成，即上游启动部分、中间激酶核心部分和下游效应部分。上游启动部分是多元的，有机械张力（mechanical tension）、肿瘤抑制蛋白 NF2（neurofibromatosis 2，也称为 merlin）、上皮极性蛋白分子 Crb 和 Scribble（见表 17-2）、GPCR、不典型的 cadherins 像 FAT4、Dchs1/2 和 TAO 激酶（TAOK）等。中间激酶核心部分主要是 MST1/2（mammalian sterile 20-like kinase 1/2，果蝇 Hippo 基因在哺乳动物细胞的同源体）和 LATS1/2（large tumor suppressor 1/2）两个丝氨酸 / 苏氨酸激酶，另外还包括一些适配蛋白像 SAV1 和 MOB1 分别与 MST1/2（MST1 也称为 STK4，MST2 也称为 STK3）和 LATS1/2 结合。下游效应部分包括 YAP、TAZ 及转录因子 TEAD1 ～ TEAD4、SMAD、MEIS1 ～ MEIS3 等，这其中 TEAD 是影响 YAP 生物功能的关键转录因子。YAP 基因（11q22）编码两个主要剪接体 YAP1 和 YAP2，它们分别含有 1 个和 2 个 WW 结构域。因为 YAP 本身没有 DNA 结合域，所以 YAP 的活性是通过结合 TEAD 来实现的。

经典的观点是当细胞受到抑制信号像细胞 - 细胞接触时，MST1/2 被激活，进而磷酸化 LATS1/2 使其激活，LATS1/2 再磷酸化 YAP，磷酸化的 YAP 与 14-3-3 蛋白结合滞留在胞质，也可经泛素 - 蛋白酶体途径降解。相反当细胞受到生长信号时，MST1/2 和 LATS1/2 无活性，这时低磷酸化的 YAP 转位到细胞核，与 VGLL4（vestigial-like family member 4）竞争结合 TEAD（transcriptional enhancer activator domain）家族转录因子，调节靶基因表达，像 CTGF（connective tissue growth factor）、AREG（amphiregulin）、CYR61 和 FGF-1 等，从而发挥促生长和抗凋亡的功能（Hansen et al，2015）（图 4-13）。VGLL4 是 YAP-TEAD 的天然抑制剂。

Hippo 信号的主要功能是阻止 YAP/TAZ 转位入核作为激活因子刺激靶基因表达，因此具有抑制细胞增殖，促进凋亡，维持组织稳态和抑制肿瘤生长等多方面功能。

2. Hippo-YAP 信号途径异常与肿瘤

Hippo 信号通路异常是肿瘤常见信号通路异常之一（Sanchez-Vega et al，2018），特别是鳞癌，YAP/TAZ 基因扩增在子宫颈、肺、头颈部、食管的鳞癌中很常见（图 4-14）。正常细胞存在细胞接触抑制，Hippo 通路功能失调将导致肿瘤细胞丧失接触性抑制，呈现失控性生长。在 Hippo-YAP 信号途径中，上游成分像 NF2（merlin）和激酶核心部分成员 MST1/2 及 LATS1/2 等是肿瘤抑制因子，而 YAP/TAZ 和转录因子 TEAD 是癌基因（表 4-5）。

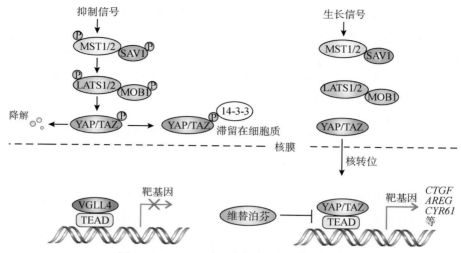

图 4-13　Hippo-YAP 是生长抑制性信号通路

上游信号是多元的，有力学因素、肿瘤抑制蛋白 NF2、上皮极性蛋白分子 Crb 和 Scribble、GPCR 和不典型的 cadher-ins 像 FAT4 和 Dchs1/2 等，它们通过不同途径调节 Hippo 信号活性，MST1/2 和 LATS1/2 是 Hippo 信号的核心成分，而 YAP/TAZ 是效应蛋白。左：当细胞受到抑制信号时，MST1/2 被激活，进而磷酸化 LATS1/2 使其激活，LATS1/2 再磷酸化 YAP/TAZ，使其失活，磷酸化的 YAP/TAZ 与 14-3-3 蛋白结合滞留在细胞质，也可经泛素 - 蛋白酶体途径降解，这时 Hippo 信号有活性。右：当细胞收到生长信号时 MST1/2 和 LATS1/2 无活性，这时活性蛋白 YAP/TAZ 转位到细胞核，与转录因子 TEAD 结合调节靶基因表达。光敏剂维替泊芬（verteporfin）通过干扰 YAP-TEAD 互相作用来抑制 YAP 活性

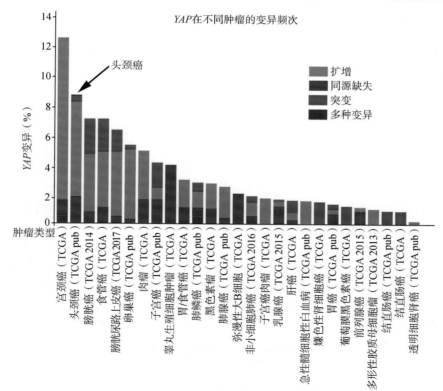

图 4-14　肿瘤基因组数据分析 *YAP* 基因改变情况

YAP 基因改变包括扩增、同源缺失、突变和多种变异，其中扩增最常见。在不同肿瘤类型中，*YAP* 基因扩增在鳞癌中更常见，提示 YAP 过表达驱动鳞癌发生，YAP 是鳞癌治疗靶点。数据来自 TCGA（The Cancer Genome Atlas）数据库

研究已显示与正常组织 YAP/TAZ 表达水平很低相比，不同类型肿瘤存在 YAP/TAZ 表达水平增高，YAP/TAZ 表达与肿瘤细胞增殖、凋亡抵抗和肿瘤干细胞（CSC）特性（像化疗抵抗、浸润转移和细胞可塑性等）等肿瘤细胞的基本属性密切相关，因此 YAP/TAZ 是肿瘤治疗的潜在靶点。维替泊芬（verteporfin）是 YAP 抑制剂，抑制 YAP-TEAD 相互作用（图 4-13），目前已进入皮肤基底细胞癌的 Ⅲ 期临床试验。

表 4-5　Hippo-YAP 信号通路蛋白在肿瘤中的角色

蛋白	功能	肿瘤中的角色	蛋白	功能	肿瘤中的角色
FAT1	上游启动蛋白	失活 /TSG	MOB1	LATS 适配蛋白	失活 /TSG
NF2/merlin	上游启动蛋白	失活 /TSG	YAP	效应蛋白	过表达和突变 / 癌基因
MST/STK	核心激酶	失活 /TSG	TAZ	效应蛋白	过表达和突变 / 癌基因
SAV1	MST 适配蛋白	失活 /TSG	TEAD	转录因子	过表达 / 癌基因
LATS	核心激酶	失活 /TSG			

表达水平增高与上游信号成分遗传及表观遗传学的改变有关，如 NF2 失活导致 2 型神经纤维瘤病，20% ～ 50% 的间皮瘤有 NF2 突变失活，另外肾癌和宫颈鳞癌也有不同比例的 NF2 失活。*LATS1/2* 突变或基因融合也见于间皮瘤等不同类型肿瘤，软组织肉瘤中 *MST1/2* 基因的启动子区域存在高甲基化等，导致 MST1/2 或 LATS1/2 表达降低或失活。YAP/TAZ 表达水平增高与下列因素有关：①基因扩增；②染色体易位；③错义突变；④与其他致瘤信号通路交叉（Zheng and Pan，2019）。另外，肿瘤微环境的力学改变也是导致肿瘤细胞 YAP 激活的主要原因，这些包括组织结构异常、间质细胞增多和细胞外基质变硬等（见图 17-11）。

第四节　整合素信号途径与肿瘤

细胞外基质（extracellular matrix，ECM）与细胞相互作用，影响细胞的基本生命活动。整合素（integrin）是多种细胞外基质成分的受体，几乎存在于所有细胞表面，负责将细胞外基质承载的信号经复杂的通路转导入细胞内，对细胞的形态、运动、存活和增殖产生重要调控作用，并参与组织器官的形成。

整合素大多为亲异性细胞黏附分子，其作用依赖于 Ca^{2+}。介导细胞与细胞间的相互作用及细胞与细胞外基质间的相互作用（见图 17-2）。整合素是由 α 和 β 两个亚单位形成的异源二聚体。迄今已发现 18 种 α 亚单位和 9 种 β 亚单位，它们按不同的组合构成 20 余种整合素（见第 360 页）。

一、整合素信号途径及功能

整合素本身缺乏激酶活性。当整合素与配体结合，导致整合素在有配体处丛集，并在胞内募集黏着斑（focal adhesion），黏着斑为细胞外基质、整合素、细胞骨架和细胞内信号分子的交汇点。在信号分子当中，黏着斑激酶（focal adhesion kinase，FAK）是整合素介导的信号转导系统中胞内第一信号分子。FAK 是一个细胞质酪氨酸激酶，在不同组织广泛表达。FAK 蛋白含 1052 个氨基酸，中间是激酶区，N 端含 FERM（4.1 ezrin-radixin-moesin）结构域，C 端含 FAT（focal adhesion targeting）序列。FAT 可促进 FAK 与整合素共定位至黏着斑处。FAT 含桩蛋白（paxillin）结合部位，直接介导 FAK 与整合素胞质结构域结合。FERM 结构域可以和整合素 β1 亚单位、EGF 受体（EGFR）、PDGF 受体（PDGFR）和 c-MET 等受体酪氨酸激酶结合。FERM 结构域还可作为其自身活性和磷酸化状态的一个负调控因子。

整合蛋白诱导的 FAK 磷酸化主要依靠 β 亚基的胞内结构域，除 β 亚基外，瞬间 Ca^{2+} 浓度升高及 SRC 也可使 FAK 磷酸化而激活。磷酸化的 FAK 可作为与含 SH2 结构域的胞内蛋白质结合的锚定部位（docking site），这些蛋白包括 Grb2、Shc、PI3K 和 PLC-γ 等，从而导致多条信号途径活化（图 4-15）。激活的 FAK 与含 SH2 结构域的 Grb2 结合，通过 Sos，使 RAS 上的 GTP/GDP 比例倾向于有活性的 GTP 形式。

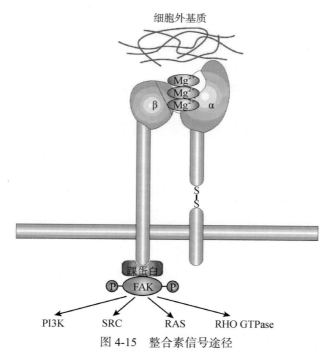

图 4-15　整合素信号途径

当整合素与细胞外基质（ECM）配体结合后，β 链可将激活信号通过踝蛋白传至 FAK，FAK 可导致 RHO、RAS、SRC 和 PI3K 多条下游信号通路激活

由于 FAK 的特殊结构，它可影响多条胞内信号通路。目前认为 FAK 可通过以下途径传递信号：① FAK-RAS-MAPK/ERK 途径与细胞增殖有关；② FAK-PI3K/AKT 途径与细胞生存有关；③ FAK-paxillin-Crk-RHO 途径与调节细胞的运动有关；④ FAK-p130Cas-Crk-C3G-Rap 途径与改变细胞骨架有关。从上述信号途径可以看出，整合素信号途径的生物学功能大致有以下两方面：一方面介导细胞在 ECM 上的黏附和迁移；另一方面调节细胞增殖和存活。

桩蛋白（paxillin）和 Cas 已证明与 FAK 直接相连，实验表明，桩蛋白和 p130Cas 可被 FAK 或 SRC 磷酸化。桩蛋白和 Cas 酪氨酸磷酸化后，除可以调节细胞骨架外，桩蛋白还产生其他含 SH2 结构或蛋白的结合部位，于是决定了桩蛋白可以作为一种"支架蛋白"（scaffold protein），将来自上游的信号整合而高效地向下游传递。p130 Crk 是一种接头蛋白，由一个 SH2 和两个 SH3 结构域构成。体外研究表明，p130Crk 可与桩蛋白结合，也可以与 p130Cas（p130 Crk-associated substrate）结合。p130Crk 的 SH3区可与 C3G 结合，C3G 是公认的 RAS 的鸟苷酸交换因子，因而 p130Cas 和桩蛋白酪氨酸磷酸化后可通过 p130Crk 激活 RAS 途径。因此，整合素激活 FAK 后的信号转导途径大致有两方面：一方面通过 Grb2/SOS 进入 RAS 途径而激活 MAPK；另一方面通过磷酸化 p130Cas 和桩蛋白，后两者再通过 p130Crk 连接到 C3G 而进入 RAS 途径，从而激活 MAPK。

除了 FAK 外，整合素连接激酶（integrin linked kinase，ILK）是整合素信号途径中另一个重要的调节激酶。ILK 的底物有蛋白激酶 B（PKB）、GSK-3β 和 caspase-8。ILK可以激活 PKB，从而促进细胞的存活。ILK 也可以抑制 GSK-3β 对 β-catenin 磷酸化，使β-catenin 免遭降解而入核，启动靶基因 c-MYC 和 cyclin D1 的转录，从而引发细胞的增殖。但 ILK 也可激活 caspase-8，从而促进细胞凋亡。已经发现，ILK 在结肠癌和卵巢癌等许多恶性肿瘤细胞中的表达增高。在结肠癌的区域淋巴结转移灶中，ILK 的表达也有明显的增高，提示 ILK 的表达增高与肿瘤浸润转移能力有关。

二、整合素与受体酪氨酸激酶之间的合作

尽管整合素与生长因子受体和细胞因子受体属于不同的受体家族，且有不同结构和配体，可独立介导信号转导，但它们下游信号存在明显的相互交叉、相互影响，形成复杂的网络式结构。人们早已注意到 ECM 结合细胞后所引起的促进细胞铺展、移动、增殖和分化等细胞生物学变化，与其他某些细胞因子或生长因子所诱导的细胞生物学功能变化有许多相同之处。那么，一个信号的转导与另一个信号转导在胞内是否存在交叉以加强生理效应一直受到科学家的关注。就细胞因子和生长因子的信号转导途径来说，主要有 JAK-STAT 途径、PI3K-AKT 途径和 RAS-MAPK 途径等。而 ECM- 整合素介导的 FAK 参与的信号转导途径主要是 RAS-MAPK 途径，因此两者信号转导有合作（co-operation）的可能（图 4-16），也即人们所说的串话（crosstalk）。从结构上也可看出生长因子受体的下游信号蛋白 SRC、PI3K 的 p85 亚基、Grb2 都具有 SH2 结构域，均能够与磷酸化的 FAK 结合而在黏着斑聚集，参与整合素介导的信号转导。研究人员已证实 FAK 招募 SRC 和 p85-PI3K 会刺激细胞的迁移，而招募 Grb2 则是促进细胞周期的循环。生长因子、细胞因子和整合素的信号转导发生串话，充分说明外界多因素调控细胞生物学特性时可通过协同或拮抗来达到最终的效应，也是细胞对外界做出的综合反应。

在正常细胞中，有配体结合的生长因子受体，其信号传递依赖于与整合素结合的条件。如果整合素不被占据，即使生长因子结合到它的受体上，促有丝分裂的信号也不能传递到细胞核，细胞增殖被阻止在细胞周期的调定点 G_1 期。肿瘤细胞出现锚定非依赖现象说明了整合素发生改变，这种改变允许促有丝分裂信号传到细胞核。然而，通过整合素的信号

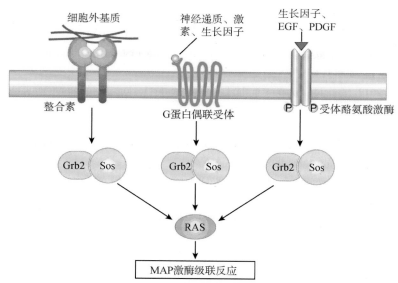

图 4-16　整合素信号与 GPCR 和 RTK 信号之间存在交叉合作

整合素、GPCR 和 RTK 信号均可通过接头蛋白 Grb2-Sos 激活 RAS 蛋白，刺激细胞生长

转导是双向的，所以它可以被看作是一个将遗传信息翻译成组织细胞中的三维模式的机制，而癌症的一个主要特征就是这种模式被打乱。

三、整合素信号途径异常与肿瘤

　　FAK 在不同的组织中有表达，在恶性转移肿瘤中的表达增高。FAK 在不同肿瘤组织中的表达是不同的，在卵巢癌、头颈部鳞癌、乳腺癌、结肠癌、肺癌中表达增高明显，尤其是卵巢浆液性囊腺癌表达极高。肝细胞生长因子（HGF）等可以刺激肿瘤细胞中 FAK 的表达。FAK 不具有经典的癌蛋白功能，但它在整合素信号转导和整合素所参与肿瘤发展过程及转移进程中都起着重要作用，这意味着 FAK 可能成为针对恶性细胞多元发展过程中的一个靶点。

　　这种 FAK 活性上升是否与肿瘤细胞凋亡受阻有关，引起了关注。去除细胞黏附可间接抑制 FAK 活性，进而诱导细胞凋亡。最近应用阻断 FAK 参与黏着斑作用方法，直接证明了 FAK 参与抑制凋亡。按 FAK 分子中一段能与整合蛋白 β1 亚基 C 端结合的顺序，人工合成一个竞争性多肽，或制备抗 FAK 分子中 FAT 序列的单抗，分别将两者用微注射技术引入成纤维细胞，即竞争性多肽占领整合蛋白 β1 亚基 C 端，FAK 不能参与下游信号转导，最终都导致凋亡。这说明即使细胞发生黏附，黏着斑也存在，只要胞内 FAK 功能被阻断，细胞同样发生凋亡。此外用转染技术使细胞过表达 FAK，也直接证明了 FAK 可抑制凋亡。总之，细胞锚定依赖是细胞生存并逃逸凋亡的条件之一，其中包括细胞黏附、黏着斑形成、FAK 激活、FAK 下游信号进一步转导直至细胞核等一系列复杂过程，因此设法抑制肿瘤细胞 FAK 活性将是治疗肿瘤的又一新探索途径。

参 考 文 献

Hansen CG，Moroishi T，Guan KL，2015. YAP and TAZ：a nexus for Hippo signaling and beyond. Trends Cell Biol，25（9）：499-513.

Kim S，Jeong S，2019. Mutation hotspots in the β-catenin gene：lessons from the human cancer genome databases. Mol Cells，42（1）：8-16.

Nowell CS，Radtke F，2017. Notch as a tumour suppressor. Nat Rev Cancer，17（3）：145-159.

Sanada M，Suzuki T，Shih LY，et al，2009. Gain-of-function of mutated C-CBL tumour suppressor in myeloid neoplasms. Nature，460：904-908.

Sanchez-Vega F，Mina M，Armenia J，et al，2018. Oncogenic signaling pathways in the cancer genome atlas. Cell，173（2）：321-337.

Zheng Y，Pan D，2019. The Hippo signaling pathway in development and disease. Dev Cell，50（3）：264-282.

第五章 细胞周期调控与肿瘤

　　细胞周期是生命活动中一个最重要的过程，它是一个非常活跃的研究领域。细胞周期运行的动力主要来自细胞周期蛋白依赖性激酶（cyclin dependent kinase，CDK），它的活性受细胞周期蛋白（cyclin）和细胞周期蛋白依赖性激酶抑制剂（CDK inhibitor，CDKI）调控。这些调控方式相互制约，形成一个复杂的细胞周期分子调控网络。肿瘤是一类渐进性细胞周期调控机制破坏的疾病，因此对细胞周期调控机制的研究对认识肿瘤的发生和演进、临床诊断与治疗有十分重要的意义。

第一节　细胞周期概述

　　细胞周期是指正常连续分裂的细胞从前一次有丝分裂结束到下一次有丝分裂完成所经历的连续动态过程，也是多阶段、多因子参与的精确而有序的调控过程，可分为 5 期：G_0 期（静息期）、G_1 期（DNA 合成前期）、S 期（DNA 合成期）、G_2 期（DNA 合成后期）、M 期（有丝分裂期）（图 5-1）。G_0 期是指分裂后相对稳定的一段时期，也称为静止期（resting or quiescent phase）。G_0 期的持续时间有很大变数，有时可长达几十年。细胞在适宜刺激下能被触发从静止状态进入增殖周期，G_1 期细胞在一定条件下也可退入 G_0 期。近年来的研究表明，G_0 期细胞并不"静止"，而是进行着极为复杂的生化反应。G_1 期的持续时间为 6～12 小时，它决定是否开始为细胞分裂准备复制 DNA。具体地说，在 G_1 期里，细胞将积累一些基因组复制所需要的酶和作为给子细胞的资源的其他组分，各种细胞群体之间细胞周期的差异取决于此期。只有在 G_1 期通过检查点检查，证实它确已结束后，才

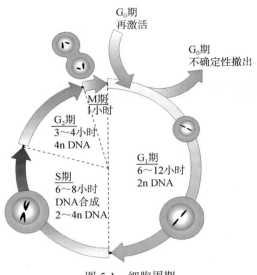

图 5-1 细胞周期

细胞周期可分为 G_1 期（6～12小时）、S 期（6～8小时）、G_2 期（3～4小时）、M 期（1小时）。G_0 期是指分裂后相对稳定的一段时期，它持续时间有很大变数，可重新进入细胞周期（Lewin B，2000. Genes Ⅶ. Oxford：Oxford University Press.）

允许开始 S 期。S 期则要花 6～8小时，是为基因组复制。在人类细胞中，该量达 30 亿核苷酸对，分别存在于 23 对染色体上。复制过程是以亲本 DNA 双螺旋的每条链都可以作为模板，在一些被称为 DNA 聚合酶的酶作用下，在每个模板上再合成一条新的链。到了 S 期的尾声，每条染色体都变成了两条子染色体，而每条子染色体则都带有一个由一条老链（来自亲本染色体）和一条新链所构成的 DNA 双螺旋。G_2 期所需时间为 3～4小时，在这一期里，细胞将为有丝分裂做准备，并对 DNA 复制进行检查，以肯定该过程已成功地结束。M 期通常持续 1～2小时，这些新复制的染色体将分开，各自进入子代细胞里的适当位置，分裂成两个独立的子细胞。该期蛋白质合成也显著减少，细胞质内的多核糖体大部分解体。对于来自脊椎动物的体细胞而言，细胞周期的长度一般为 12～24小时。

细胞周期的特点：①单向性，即细胞只能沿 $G_1 \rightarrow S \rightarrow G_2 \rightarrow M$ 方向推进，而不能逆行；②阶段性，细胞可因某种原因在某时相停滞（arrest）下来，待生长条件好转后，细胞可重新活跃起来过渡到下一时相；③检查点，增殖细胞在分裂过程中，为了保证 DNA 复制和染色体分配质量，细胞内各时相交叉处存在检查点（check point），只有通过检查点的检查，细胞才能进入下一个时相。

第二节　细胞周期的自身调节

一、CDK 是细胞周期运行的引擎

细胞周期是细胞生命运行的核心，是一个高度有序、环环相扣、精密调节、细胞内外信号交互作用的过程。如果把细胞周期看作是一种周而复始的运动，那么其推动力主要来自 CDK，它是细胞周期引擎（engine）。CDK 属于丝氨酸/苏氨酸激酶家族，它们在特定区域有很高的同源性，称为 PSTAIRE。CDK 家族有 20 个成员，分别被命名为 CDK1～CDK20。从进化角度来看，这 20 个成员可分两类，一类与细胞周期有关，另一类与转录有关。与细胞周期有关的 CDK 分 3 个亚类：CDK1（CDK1、CDK2 和 CDK3）、CDK5（CDK5、CDK16、CDK17、CDK18、CDK14 和 CDK15）和 CDK4（CDK4 和 CDK6）。与转录有关的 CDK 分 5 个亚类：CDK7、CDK8、CDK9、CDK12 和 CDK13。CDK 的底物有多种，有些就是细胞周期调节蛋白自身，其中最主要的是 pRB（表 5-1）。

表 5-1　cyclin 与 CDK 结合及作用节点

CDK	cyclin	功能	底物
CDK1	A，B	促进 S → G_2 期和 G_2 → M 期转换	与细胞分裂有关的许多蛋白磷酸化
CDK2	E，A	促进 G_1 → S 期转换	许多蛋白包括 pRB 磷酸化
CDK3	C	促进 G_0 → G_1 期转换	pRB 磷酸化及其他蛋白
CDK4/6	D	促进 G_1 → S 期转换	pRB 磷酸化及其他蛋白
CDK7	H	TFIIH 转录因子亚基，CAK 亚基	CDK1/2/4/6/11 磷酸化激活

注：其中 cyclin D 和 cyclin E 蛋白是 G_1 期进展的限速步骤。CAK 复合物由 CDK7、cyclin H 和 Mat1 组成。

CDK 在进化上高度保守，在细胞周期中的表达量相对稳定，以非活性的形式存在，与特定的 cyclin 结合后构象发生变化，发生一系列磷酸化和去磷酸化后方被激活，影响细胞周期的进程。一种 CDK 能与多种 cyclin 结合，故其功能表现多元性，影响不同的细胞周期时间点（表 5-1）。为了确保细胞周期事件发生的准确性，CDK 的激活依赖于 cyclin 的特异性表达、累积与分解。在人类体细胞内，CDK 和 cyclin 结合后，CDK 的激活与否还受到 CDK 激活性蛋白激酶（CDK-activating kinase，CAK）机制、CDK 抑制物（CDK inhibitor，CDKI 或 CKI）机制和 Wee1/cdc25 等因素的调节（图 5-2）。

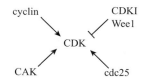

图 5-2　CDK 的主要调控机制

CDK 的激活是细胞周期运行的核心问题，它的活性受许多因素影响，包括 cyclin、CDKI、CAK、Wee1 和 cdc25 等。cyclin 和 CDKI 分别为 CDK 活性的正负调节因子，CAK 通过对 CDK Thr161 磷酸化使其激活，而 Wee1 通过对 CDK 的 Thr14/Tyr15 双重磷酸化抑制其活性，cdc25 通过对 CDK 的 Thr14/Tyr15 去磷酸化，最终使 CDK 激活（见图 5-4）

二、cyclin 与 CDK 结合是细胞周期的正调控机制

由于细胞周期的各个时相内有着不同的事件发生，因此作为推动细胞周期运行的 CDK 的活性受到严格地调节。人们发现，调节 CDK 活性的任务主要由一类被称为 cyclin 的蛋白质负责。目前已在人细胞中分离出 29 个 cyclin，分为 3 个亚类：Ⅰ类 /cyclin B（cyclin A、cyclin B、cyclin D、cyclin E、cyclin F、cyclin G、cyclin J、cyclin I、cyclin O），Ⅱ类 /cyclin Y（cyclin Y）和Ⅲ类 /cyclin C（cyclin C、cyclin H、cyclin K、cyclin L、cyclin T），Ⅲ类是与转录有关 CDK 的搭档。

cyclin 分子在结构上存在一定差异，但都有一个高度保守的细胞周期蛋白盒（cyclin box）序列，与结合 CDK 有关。cyclin A 和 cyclin B 还含有降解盒（destruction box）结构，是泛素化部位，与 cyclin 的降解有关。各种 cyclin 含量在细胞周期呈周期性变化（图 5-3），故称为"cyclin"。cyclin 与在整个细胞周期中表达相对稳定的 CDK 结合，形成复合物并激活其活性，对细胞内特定底物进行磷酸化后，通过泛素 - 蛋白酶体途径降解失活。根据作用时相不同，它们与相应的 CDK 结合，并调节 CDK 酶活性，从而帮助推动和协调细胞周期的进行（表 5-1）。例如，在哺乳动物细胞，cyclin D 的表达完全依赖于细胞外信号（生长因子），自 G_1 早期表达后，在 G_1 晚期到达高峰后开始降解，是 G_1 期向 S 期转换的关键因子，其他 cyclin 都是随后生成的。如 cyclin A 在晚 G_1 期开始表达，在 S 期表达量达到最高点，然后在晚 M 期被降解。cyclin B 则在晚 S 期开始产生，至 G_2 期达到最高点，然后在晚 M 期被降解。cyclin E 在 G_1 期和 S 期表达最高，以后被降解。蛋白降解对有丝分裂是十分重要的。cyclin C、cyclin D 和 cyclin E 只在 G_1 期表达，并在 G_1 期向 S 期转化过程中执行调节功能，称为 G_1 期周期蛋白。cyclin A 主要影响 G_2 期，故称 G_2 期周期蛋白。cyclin B 在间期表达积累，到 M 期才表现出调节功能，称为 M 期周期蛋白。cyclin F 及 cyclin G 尚未发现能与 CDK 结合，称为孤儿 cyclin。

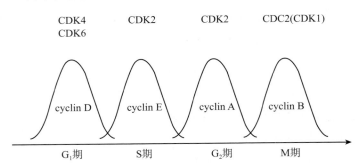

图 5-3　不同的 cyclin 蛋白在细胞周期的不同时相有一个周期性起伏的过程
cyclin D 决定进入细胞周期，cyclin E 控制 DNA 复制，cyclin A 连接 DNA 复制和染色体分离，cyclin B 涉及有丝分裂。
位于上面的 CDK 是与不同周期的 cyclin 结合的 CDK

　　CDK 单体及 CDK-cyclin 复合体的晶体结构分析表明，CDK 以单体形式存在时，其催化中心被掩盖在内部，因而 CDK 单体没有活性；而与 cyclin 的结合导致了 CDK 蛋白结构的变化，催化中心暴露出来，形成了有活性的 CDK。因此，在 CDK-cyclin 复合体中，cyclin 是调节亚基，CDK 是催化亚基。在哺乳动物细胞中，不同的 CDK 在相应的细胞周期各时相中与不同的 cyclin 相结合。在 G_1 期中，CDK2 与 cyclin E 结合，CDK4/CDK6 与 cyclin D 相结合，在 S 期和 G_2 期时 CDK2 则与 cyclin A 结合；而在 M 期时，CDK1 与 cyclin B 结合（图 5-3）。cyclin 由于其能刺激细胞异常分裂，诱发肿瘤形成，故有学者认为编码 cyclin 的基因可能是癌基因，特别是位于染色体 11q13 区的 *cyclin D* 基因。

　　细胞分裂周期基因（cell division cycle gene，*cdc*）指一类调节真核细胞周期的基因，它们控制着细胞周期的启动及细胞周期中各时相的转换。*cdc* 基因突变将导致细胞周期停滞在某一特殊阶段，提示 *cdc* 产物对细胞周期的运行是必不可少的。*cdc* 中最重要的是 *cdc2*（也称为 CDK1），它可以与 cyclin A 和 cyclin B 结合，控制着 $S \rightarrow G_2$ 和 $G_2 \rightarrow M$ 这两个控制点。

　　CDK 的激活是一复杂过程。除必须与相应的 cyclin 结合外，还需要在其保守的酪氨酸、苏氨酸残基上进行磷酸化，这一过程由不同的酶控制（图 5-4）。首先 CAK（即 CDK7/cyclin H）催化 CDK 的苏氨酸磷酸化，使其构象发生改变，暴露出 Thr14/Tyr15 位点。不同的 CDK 的苏氨酸磷酸化位点稍有差异，CDK1 的是 Thr161，CDK2 的是 Thr160，CDK4 的是 Thr172。随后 Wee1/Myt1 使 Thr14/Tyr15 磷酸化后失活，Wee1 位于细胞质，Myt1 位于内浆网，但是 CDK 这种抑制性磷酸化可由双特异性磷酸酶 cdc25（含 A、B、C 3 个成员）除去磷酸化被重新激活，激活后的 CDK 又进一步通过激活某个蛋白激酶和抑制某个磷酸酶，使 Wee1 灭活和更多的 cdc25 激活，形成 CDK 活性的爆发，进入有丝分裂期，cyclin 随之降解。

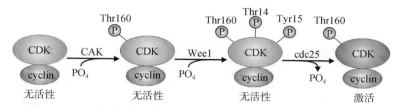

图 5-4　CDK 的激活需要 Tyr161 的磷酸化和 Thr14/Tyr15 去磷酸化

首先 CDK 与 cyclin 结合，CAK 使 CDK 上 Thr160 进行磷酸化，Wee1 对 CDK 上 Thr14/Tyr15 进行磷酸化，最后 cdc25 使 Thr14/Tyr15 去磷酸化，从而激活 CDK

三、CDK 抑制剂是细胞周期的负调控机制

CDK 的活性除了受 cyclin 的正向调节外，还受另外一类蛋白质的负向调节，这类蛋白被称为 CDKI，目前已鉴定有 7 个成员。根据其结构特征，将哺乳动物细胞内的 CDKI 分为两类，一类是双重特异性家族 CIP/KIP（cell cycle inhibitory protein/kinase inhibitory protein），包括 $p21^{CIP1}$、$p27^{KIP1}$ 和 $p57^{KIP2}$ 三种 CDKI，它们有 C 端和 N 端，N 端的一个 60 个氨基酸残基的保守结构域是其抑制细胞周期的结构基础。另一类是锚蛋白家族 INK4（inhibitor of CDK4），包括 $p15^{INK4B}$、$p16^{INK4A}$、$p18^{INK4C}$ 和 $p19^{INK4D}$ 四种 CDKI，因其结构中都包含独特的 4 个锚蛋白重复结构而得名，它们的分子量都相对较低。CIP/KIP 类对细胞周期的调节比较宽；INK4 类则比较有选择性，限于抑制 CDK4/6-cyclin D 复合体的活性（图 5-5）。*p15*、*p16* 和 *p27* 受 TGF-β 的调控，恶性肿瘤常有 *p15* 和 *p16* 的缺失或突变，而 *p18*、*p19* 和 *p21* 的表达则受 p53 的调控。

p21 为 CIP/KIP 家族的代表，p21 编码基因 *CDKN1A* 定位于人染色体 6p21.2 上，分子量为 21 000。p21 作为野生型 *p53* 的下游靶基因的转录产物，N 端可与多种 CDK-cyclin 复合物结合，抑制底物磷酸化作用，导致 G_1 期阻滞。直接受 p21 蛋白调节的细胞周期调节因子有 cyclin A、cyclin B、cyclin D 和 cyclin E，以及 CDK1、CDK2、CDK4/6，其中对 CDK4/6 的作用最强。因此 p21 蛋白是 G_1 期的主要 CDKI。p21 蛋白 C 端抑制 DNA 复制的必需因子——增殖细胞核抗原（proliferating cell nuclear antigen，PCNA）。PCNA 是一种特殊的 cyclin，但它不与 CDK 结合，而是作为 DNA 聚合酶的附属蛋白，促进 DNA 聚合酶延伸 DNA。它在 S 期浓度最高，可作为 S 期标志物。当 DNA 损伤时，p21 蛋白可以通过与 PCNA 相互作用抑制 DNA 酶 δ 的激活，直接抑制受损 DNA 的复制，但主要是通过抑制 CDK 的活性，使增殖细胞从 $G_1 \rightarrow S$ 期的过渡受阻，以便修复受损的 DNA 或最终导致凋亡。

p16 为 INK4 家族的代表，分子量为 15 800。P16 的编码基因为 *CDKN2A*，该基因有 2 个转录本，即 $p16^{INK4A}$ 和 $p14^{ARF}$。$p16^{INK4A}$ 的氨基端具有与 cyclin D 同源结构，能与 cyclin D1 竞争结合 CDK4，特异性地抑制 CDK4 的活性，使 pRB 磷酸化得以遏制，从而阻止细胞进入 S 期，使细胞周期停滞，对细胞周期起负调控作用。$p14^{ARF}$ 是 E3 连接酶 MDM2（促进 p53 泛素化降解）的拮抗剂（见图 6-10），p53 促进 p21 表达，进而抑制细胞周期。如果 p16 蛋白减少或功能丧失，细胞对 DNA 的损伤修复就不能完成，会导致细胞异常增殖。

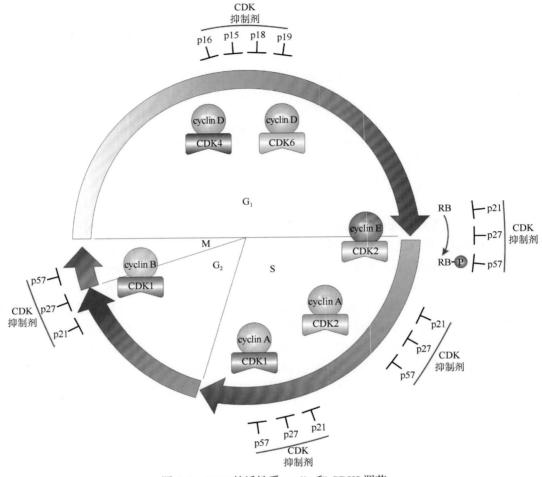

图 5-5　CDK 的活性受 cyclin 和 CDKI 调节

不同的 cyclin 与相应的 CDK 结合,驱动细胞周期的运行。CDKI 则对细胞周期的运行起抑制作用。CIP/KIP 类(p21、p27 和 p57)对细胞周期的调节比较宽,而 INK4 类(p15、p16、p18 和 p19)比较窄,限于抑制 CDK4/6-cyclin D 的活性,使细胞停滞在 G_1 期

　　CDKI 对细胞周期运行起着抑制作用。CDKI 主要作用于细胞周期的 $G_1 \rightarrow S$ 调控点。$G_1 \rightarrow S$ 调控点受调控的核心机制是 CDK 的周期性激活。CDK 被激活使它们的底物 pRb 磷酸化,释放转录因子 E2F,E2F 促进许多与 DNA 合成有关的基因开始转录,使细胞通过 $G_1 \rightarrow S$ 调控点,一旦越过 G_1 期,细胞周期的进行就有了自主性。CDKI 与 CDK 或 CDK-cyclin 复合物结合,从而抑制 CDK 的催化活性,使 pRb 不能磷酸化,从而抑制转录因子 E2F 的释放,导致进入 S 期所需蛋白合成不足,使细胞不能通过 $G_1 \rightarrow S$ 调控点而停留于 G_1 期(见图 6-5)。研究表明,CIP/KIP 类 CDKI 抑制 CDK 的活性需要 cyclin 的参与,对 G_1 期和 S 期 CDK-cyclin 复合物均有作用。而 INK4 类 CDKI 能在缺乏 cyclin 的情况下有选择地结合 CDK4 或 CDK6,抑制 CDK4 或 CDK6 对 pRb 的磷酸化,引起细胞 G_1 期休止。如果 CDKI 功能失调就可能导致细胞周期进程加快,有助于肿瘤的形成与发展。

四、泛素 - 蛋白酶体对细胞周期的调节

1. 泛素 - 蛋白酶体途径是细胞内蛋白降解的主要方式
（1）泛素 - 蛋白酶体途径

真核细胞含有两种蛋白溶解途径，即溶酶体途径和蛋白酶体途径。溶酶体途径以自噬（autophagy）和异噬（heterophagy）两种形式发挥作用。自噬参见第七章第二节，异噬主要降解细胞外蛋白，主要经内吞作用（endocytosis）和吞噬（phagocytosis）。蛋白酶体途径主要降解细胞内蛋白，约 80% 的蛋白经泛素 - 蛋白酶体途径（ubiquitin-proteasome pathway，UPP），该途径需要消耗能量，是 ATP 依赖途径。泛素（ubiquitin）又称为泛肽或泛蛋白，是存在于真核细胞生物的多肽，含有 76 个氨基酸残基，在进化上显示高度的保守性，如酵母与人的泛素仅有 3 个残基的差别。它因广泛存在于各种真核细胞和组织中而得名。泛素的主要功能是介导短寿蛋白和一些异常蛋白的降解，调节基因转录和应激反应。在这一过程中，待降解的蛋白质会被单个或多个泛素标记，蛋白质一旦接有泛素，称为泛素化（ubiquitinoylation）。泛素化的蛋白能被一种 26S 蛋白酶复合体识别并予以降解，显然，这里关键的一步是对待降解的蛋白质给予正确的泛素标记，因此泛素 - 蛋白酶体途径有很强的选择性（图 5-6）。

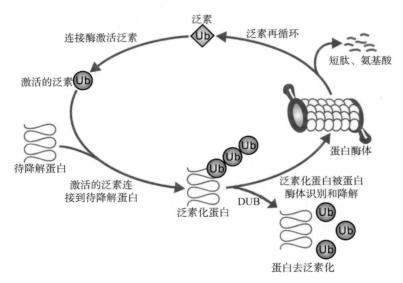

图 5-6 泛素 - 蛋白酶体途径可降解内源性细胞蛋白
当一个蛋白有待降解时，它首先会被泛素标记上，这个被泛素标记的蛋白能被蛋白酶体所识别并予以降解。氨基酸可用于蛋白质合成，释放出来的泛素可再次参与循环。泛素化蛋白也可经去泛素酶（deubiquitinase，DUB）来实现对蛋白活性的调节

泛素化修饰酶有 E1 泛素激活酶（ubiquitin-activating enzyme）、E2 泛素结合酶（ubiquitin-conjugating enzyme）和 E3 泛素连接酶（ubiquitin ligase）。E1 水解 ATP 获取能量，通过其活性位置的半胱氨酸残基与泛素的羧基端形成高能硫酯键而激活泛素，然后 E1 将泛素交给 E2，最后在 E3 的作用下将泛素转移到靶蛋白上（图 5-7）。选择什么样的蛋白质进行泛素化主要取决于 E2 和 E3。

人体 E3 连接酶数量最多，有 650 个左右，按结构可分 HECT、RING 和 RBR（RING in between RING）E3 三个家族（图 5-8）。

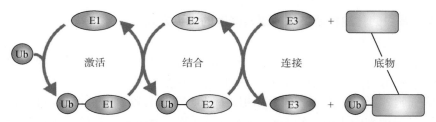

图 5-7　底物泛素化过程涉及 E1、E2 和 E3 酶催化的级联反应过程

人类基因组含 2 个 E1 酶，38 个 E2 酶，600 多个 E3 连接酶

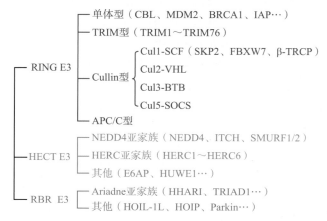

图 5-8　人体 E3 连接酶

按结构可分为 RING（600 个）、HECT（30 个）和 RBR（14 个）E3 三个家族。这三个家族 E3 连接酶又可分为不同亚家族

HECT（homologous to E6-AP C terminus）家族成员均含羧基端且均含 HECT 结构域。按结构它又可分为不同亚家族，像 NEDD4 亚家族、HERC 亚家族和其他。NEDD4 亚家族有 9 个成员，包括 WWP1/2，NEDD4/4L，SMURF1/2，NEDL1/2 和 ITCH 等，HERC 亚家族有 6 个成员：HERC1 ～ HERC6，其中 HERC1 ～ HERC2 属于大 HERC，含 2 ～ 3 个 RLD，HERC3 ～ HERC6 属于小 HERC，仅含 1 个 RLD。其他像 E6AP 与 HPV E6 蛋白降解 p53 有关（见图 1-4）。

RING（really interesting new gene）结构域的蛋白家族成员最多，有 600 个左右。按结构它又分为不同亚型，如单体型、TRIM 型、Cullin 型和 APC/C（anaphase promoting complex/cyclosome）型。单体型是以单体或二聚体形式发挥作用，像 CBL、MDM2、BRCA1、IAP 等，CBL 降解生长因子受体（见图 4-7），MDM2 降解 p53（见图 6-10），IAP 降解 caspases（见第 136 页）。TRIM（tripartite motif）型包含较多成员，在人类体内已经发现 70 余种。典型的 TRIM 家族成员有 3 个结构域，从 N 端开始依次是环指（ring finger）、1 个或者 2 个 B-box、1 个卷曲螺旋（coiled-coil）结构域。TRIM 蛋白广泛参与各种细胞活动，包括自噬、免疫反应、细胞周期调控、细胞对病毒的应答反应等，它的表达异常可见于不同疾病。Cullin-RING 连接酶（Cullin-RING ligase，CRL）以复合体发挥作用，该复合体由 4 个基本亚单位组成，包括支架蛋白（Cullin）、环指蛋白、适配蛋白和底物识别蛋白（图5-9）。APC/C 型也是以复合体发挥作用，由 19 个亚单位组成，调节有丝分裂和 DNA 复制。

RBR E3 家族是近年来新发现的 E3 连接酶，它含有两个 RING，中间有一个 IBR（in-between-RING）结构域，人类有 14 个成员。根据结构不同，该家族也可分为不同亚家族，像 Ariadne 亚家族和其他。属于 RBR E3 家族成员的有 HOIL-1L、HOIP、parkin 等。

单个连接的泛素残基尚不足以引起底物降解，需有一系列的泛素残基可加到前一个泛素赖氨酸残基上，形成多泛素聚合链（polyUb），这一过程受细胞活性的调控。polyUb 的蛋白可为蛋白酶体提供识别的信号，也是调控蛋白质降解的环节之一。

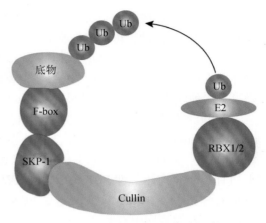

图 5-9　Cullin-RING 连接酶组成

Cullin-RING 连接酶由 Cullin 蛋白、环指蛋白、适配蛋白和底物四部分组成。Cullin 蛋白是环指蛋白和适配蛋白的工作平台。至今哺乳动物细胞已有 8 个 Cullin（Cullin1、Cullin2、Cullin3、Cullin4A、Cullin4B、Cullin5、Cullin7 和 Cullin9）蛋白被鉴定，2 个环指蛋白（RBX1 和 RBX2），4 个适配蛋白（SKP1、ElonginB、ElonginC 和 DDB1），这些亚单位可组合成数百种 Cullin-RING 连接酶对 400 多种底物识别降解

（2）去泛素化酶

与磷酸化和去磷酸化修饰途径类似，泛素化修饰途径也是可逆的，即可以通过去泛素酶（deubiquitinase，DUB）将泛素从蛋白修饰物去除。人类基因组至少编码 98 个 DUB，根据序列和结构不同分 6 个家族，它们分别为 USP 家族（ubiquitin-specific protease）、UCH 家族（ubiquitin carboxy-terminal hydrolase）、OTU 家族（ovarian tumor protease）、MJD 家族（Machado-Joseph disease protein domain protease）、JAMM 家族（JAMM/MPN domain-associated metallopeptidase）和 MCPIP 家族（monocyte chemotactic protein-induced protein）。这其中 USP 为最大的家族，含 50 多个成员。像泛素酶一样，USP 也广泛参与各种细胞活动，包括细胞周期调控、DNA 修复、染色质重塑和信号转导等。研究表明有些 DUB 表现为癌基因（USP6 和 USP28）功能，有些则表现为肿瘤抑制基因（CYLD、A20 和 BAP1）功能，它们在多种人类肿瘤中有突变。

（3）E3 泛素连接酶在肿瘤中的角色

过去认为泛素 - 蛋白酶体途径（UPP）仅仅是降解一些衰老或损伤的蛋白，但现在则认为该途径对细胞活性调节至关重要，如调节细胞免疫、信号转导和细胞周期的蛋白（抗原提呈、p53、caspase、IκB、β-catenin、c-JUN、c-MYC、cyclin、CDKI 等）都是通过 UPP。因而 UPP 参与细胞的信号转导、细胞分裂和分化等许多过程的调节，对组织稳态至关重要。越来越多的研究表明，UPP 的改变与肿瘤发生、神经退行性疾病、免疫和炎症反应等有密切关系。就肿瘤而言，通常是 UPP 促进肿瘤抑制基因降解或者增加癌基因的表达。例如，MDM2 正常情况下表达很弱，但是在乳腺癌、软组织肉瘤、食管癌、肺癌、胶质母细胞瘤和恶性黑色素瘤等肿瘤表达中明显增加，MDM2 高表达水平可导致 p53 表达下调，与预后不良相关。

许多研究显示，Skp2（S-phase kinase-associated protein 2）（也称为 FBXL1）在人类几乎所有的癌症中过表达，并且与 CDKI 的 p27 表达呈负相关，与预后不良相关。Skp2

属于 SCF 泛素连接酶，可促进细胞周期调控因子如 p27、p21、p53 和 p57 等降解。研究显示阻断 Skp2 活性，可使癌细胞衰老和死亡。研究人员利用患前列腺癌的转基因老鼠进行试验，他们减弱了其中一些老鼠体内 *Skp2* 基因的活性，结果发现那些 *Skp2* 基因不活跃的老鼠体内形成的肿瘤明显更小。组织学检查很多肿瘤细胞表现出细胞衰老现象，而其他细胞则没有这种现象。上述研究结果提示 *Skp2* 是一潜在的肿瘤治疗靶点（Lin et al，2010）。

某些泛素连接酶也可表现肿瘤抑制基因功能，如 FBXW7（F-box and WD repeat domain-containing 7）也属于 SCF 泛素连接酶，靶蛋白通常是调节细胞活动的关键蛋白，像 c-MYC、NOTCH、cyclin E、c-JUN、KLF5 等。*FBXW7* 基因（4q32）转录后因剪辑不同有 3 个异构体，即 FBXW7α、FBXW7β 和 FBXW7γ，它们的活性有所不同，在人体细胞的分布也不相同，这就决定了 FBXW7 蛋白活性的细胞特异性。最近发现其编码基因在多种人类肿瘤中有突变或缺失，或者它的表达受到某些 miRNA 或 p53 转录因子的负调节，使 FBXW7 蛋白在肿瘤细胞呈下调趋势，提示具有肿瘤抑制基因功能（Cao et al，2016）。由于 FBXW7 异构体在不同细胞表达的差异，它影响的靶蛋白的表达水平在不同肿瘤中有所不同。例如，T 细胞性急性淋巴细胞白血病主要有 c-MYC、NOTCH 和 cyclin E 表达增高，而结肠癌则主要有 KLF5 和 cyclin E 表达增高。

2. 泛素 - 蛋白酶体对细胞周期相关蛋白的降解

cyclin 周期性出现和消失是细胞周期正常运行的前提，这些蛋白的降解是通过泛素 - 蛋白酶体途径来完成的。根据泛素连接酶的不同，参与细胞周期调控的泛素介导的蛋白质降解途径可分为两类：依赖 SCF 的泛素化途径和依赖 APC/C 的泛素化途径。在 cyclin 的降解过程中，SCF 连接酶负责将 cyclin D、cyclin E 和某些 CDKI（p21、p27、p57）泛素化，从而启动 S 期，而 APC/C 则负责 M 期的 cyclin A、cyclin B、securin 和其他有丝分裂因子（aurora-A/B、cdc20、Wee1、Polo-like kinase 1）泛素化降解（图 5-10）。SCF 和 APC/C 都属于 RING E3 连接酶（见图 5-8），但在细胞周期中 SCF 始终具有活性，而 APC/C 活性不断发生变化，如在 G_1 和 S 期其无活性，在 M 期时开始有活性，M 期结束后活性消失。APC/C 介导底物的降解还需要辅助因子 CDC20 和 CDH1 的参与。由于降解底物的不同，CDC20 主要在 $G_2 \rightarrow M$ 期发挥作用，CDH1 主要在 $M \rightarrow G_0$ 期或 $M \rightarrow G_1$ 期发挥作用。

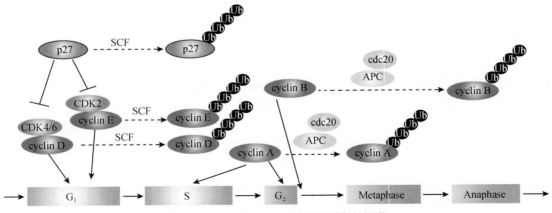

图 5-10　SCF 和 APC/C 对细胞周期的调节

SCF 主要通过促进 p27、cyclin D 和 cyclin E 的泛素化降解来促进 $G_1 \rightarrow S$ 期转换；而 APC/C 则主要通过促进 cyclin A 和 cyclin B 的泛素化降解来促进有丝分裂 [李艳凤，张强，朱大海，2006. 泛素介导的蛋白质降解与肿瘤发生. 遗传，28（12）：1591-1596.]

例如，cyclin B 在细胞周期 G_2 期的中、晚期发生积累，活化 CDK1，使细胞进入 M 期。当细胞运转到 M 期后，cyclin B 需迅速降解才能保证细胞周期从 M 期向后期转化。目前已经知道，cyclin B 降解是通过 APC 连接酶的泛素化途径来实现的。如果 cyclin B 不发生降解，将会使细胞周期抑制在 M 期的后期，而 APC/C 的失活也会导致 cyclin A、aurora-A/B 和 securin 的累积，从而导致染色体的不正常分离。又如，肿瘤时，cyclin E 表达增高，除去由于 *cyclin E* 基因扩增导致 cyclin E 表达增高外，UPP 降解异常也是导致 cyclin E 表达增高的原因之一。现在认为是由 SCF 连接酶负责对 cyclin E 的泛素化，SCF 连接酶的功能缺陷可导致 cyclin E 表达增高。

3. 蛋白酶体抑制剂的临床应用

蛋白酶体（proteasome）是胞质的细胞器，由 2 个 19S 和 1 个 20S 亚单位组成的桶状结构。19S 为调节亚单位，位于桶状结构的两端，识别多聚泛素化蛋白并使其去折叠。19S 亚单位上还具有一种去泛素化的同工肽酶，使底物去泛素化。20S 为催化亚单位，位于两个 19S 亚单位的中间，由 4 个环状结构组成（αββα），α 环和 β 环分别由 7 个亚基组成，以 α1～α7 和 β1～β7 表示。其中 β1 有 caspase 样酶活性、β2 有胰蛋白酶样（trypsin-like）活性、β5 有胰凝乳蛋白酶样（chymotrypsin-like）活性。β5、β1 和 β2 是蛋白酶体抑制剂的靶点（表 5-2）。

临床前研究显示，蛋白酶体抑制剂具有抑制细胞生长、诱导凋亡、化放疗增敏等作用。十分有趣的是，研究人员发现发生恶性转化的细胞对蛋白酶体抑制比非恶性细胞更为敏感。因此，抑制蛋白酶体成为一种很有希望的肿瘤治疗途径。目前 FDA 批准三款蛋白酶体抑制剂用于多发性骨髓瘤治疗（表 5-2）。蛋白酶体抑制剂治疗骨髓瘤的机制在于骨髓瘤产生大量单克隆抗体，通过抑制蛋白酶体功能，导致未折叠或错误折叠的蛋白聚集在内质网（endoplasmic reticulum，ER），形成内质网应激（ER stress），进而激活凋亡途径导致细胞死亡。

表 5-2　上市的蛋白酶体抑制剂

药名	靶点	结合	适应证
硼替佐米（bortezomib，Velcade®）	β5 > β1	可逆性	多发性骨髓瘤和套细胞淋巴瘤
卡非佐米（carfilzomib，Kyprolis®）	β5 > β1/2	不可逆	多发性骨髓瘤（硼替佐米不敏感）
伊沙佐米（ixazomib，Ninlaro®）	β5 > β1	可逆性	多发性骨髓瘤
马利佐米（marizomib，NPI-0052）	β5 > β1/2	不可逆	恶性胶质瘤

第三节　细胞周期运行的调控

一、细胞外信号对细胞周期的启动机制

细胞周期是一个不可逆的过程。在正常情况下，一旦 DNA 复制开始了，随后就会进入有丝分裂状态，最终形成两个子代细胞。因此，细胞通常在 G_1 期需要通过某些机制来决定是否进入细胞周期（S 期）。在酵母细胞里，G_1 期有一个调控点，称为"开始点"

（start）；而在哺乳动物细胞的 G_1 期里，存在一个与"开始点"相似的调控点，称为"限制点"（restriction point，R point）。研究人员在 20 世纪 70 年代中期发现，哺乳动物细胞的 G_1 期中存在有一个特定的时间点，在这个点之前，如果缺少外界生长信号（通常是肽生长因子）或某些必需的营养成分（如必需氨基酸），细胞会终止其 G_1 期的进程，进入一种称为 G_0 期的"休眠"状态。一旦补充了所缺少的成分后，细胞将会从 G_0 期回到 G_1 期，继续其细胞周期的进程。然而，过了这个时间点之后，纵然缺少生长因子或营养成分，细胞仍将通过 G_1 期进入 S 期，这样一个时间点被称为限制点（图 5-11）。

近年来的研究表明，调控限制点的分子机制主要是通过控制 pRB 的磷酸化状态来实现的。在限制点之前，pRB 处于低磷酸化状态。这时它与一种转录激活因子 E2F 相结合，并抑制 E2F 的活性，导致了对进入 S 期所必需的一系列基因的表达不能进行。当细胞受到生长因子刺激后，细胞内的 CDK4/6-cyclin D 将被活化，可对 pRB 进行磷酸化（图 5-12）。随后 pRB 又被 CDK2-cyclin E 复合物进一步过磷酸化，过磷酸化的 pRB 处于失活状态，不能与 E2F 结合，这就使 E2F 的转录激活作用得以发挥，启动 S 期基因（cyclin E/A，CDK2 等）的表达，从而使细胞通过限制点，进入 S 期（见图 6-5）。pRB 对转录的抑制有两种主要方式。pRB 可以结合到 E2F 的激活区域，从而阻断 E2F 的转录激活能力。此外，pRB 还可以和 E2F 形成复合物结合到启动子上，直接抑制转录。

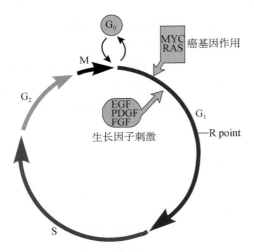 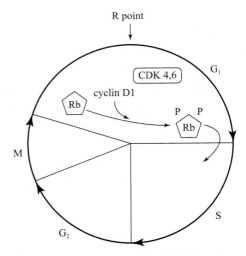

图 5-11　细胞周期的启动机制

在哺乳动物细胞的 G_1 期中，存在有一个特定的"限制点"（R point），在这个点之前，如果缺少外界生长信号，细胞就会停滞在 G_1 期或进入 G_0 期。当存在有生长信号后，细胞就将会从 G_1 期进入 S 期

图 5-12　pRB 的磷酸化状态影响限制点

当细胞受到生长因子刺激后，细胞内的 CDK4/6-cyclin D 将被活化，可对 pRB 进行磷酸化，使 pRB 失活，细胞通过限制点进入 S 期

CDK2/cyclin A 和 CDK1/cyclin B 则维持了 pRb 蛋白在 S、G_2 和 M 期的高磷酸化修饰水平。当细胞 M 期结束并返回 G_0 或 G_1 期时，pRb 蛋白发生的快速去磷酸化反应是由 I 型蛋白磷酸酶（type 1 protein phosphatases，PP-1）和该酶的异构体 PP-1δ 催化完成的。

相反，TGF-β 可以下调 cyclin 和 CDK4 的表达及促进 p21、p27 和 p15 等 CDKI 产生，使细胞阻滞在 G_1 期。另外，如果此时细胞的微环境生长不利于细胞增殖，也可以通过增加 p16 和 p15 抑制 cyclin D-CDK4/6 复合物功能，使细胞阻滞在 G_1 期。

二、细胞周期检查点调控

细胞周期的完成，不仅仅是细胞数量上的一分为二，还意味着质量上的忠实复制。细胞的忠实复制依赖于细胞周期检查点机制，它是一种负反馈调节机制。当细胞周期进程中出现异常事件，如 DNA 损伤或 DNA 复制受阻时，这类调节机制就被激活，及时地中断细胞周期的运行。待细胞修复或排除故障后，细胞周期才能恢复运转。

细胞周期检查点由感受异常事件的感受器、信号转导通路和效应器构成，主要检查点包括：$G_1 \rightarrow S$ 期检查点的功能是防止损伤的 DNA 进入 S 期。S 期检查点的功能是防止损伤的 DNA 被复制，保持 DNA 的完整性。$G_2 \rightarrow M$ 期检查点的功能是防止未复制的 DNA 进入 M 期；M 期检查点又称为纺锤体组装检查点（spindle assembly checkpoint，SAC），是防止未附有纺锤体的染色体进入有丝分裂，任何一个着丝点没有正确连接到纺锤体上，都会抑制后期促进复合物（APC）的活性，引起细胞周期中断（图 5-13）。

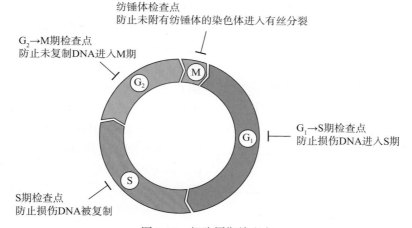

图 5-13　细胞周期检查点

在细胞周期的 G_1、S、G_2、M 期都存在检查机制，以确保细胞复制的准确性和有丝分裂的完整性

根据调控内容，可分为三类：① DNA 损伤检查点调控；② DNA 复制检查点调控；③纺锤体组装检查点（SAC）调控。

1. DNA 损伤检查点调控

在自然界，无论物理的、化学的、生物的因素，均可能导致 DNA 的损伤和突变，正是因为有细胞周期检查点的存在，将这种受损细胞阻滞在细胞周期的相应时相，进行DNA 修复。若修复成功，细胞继续下一个细胞周期时相；若修复不了或不能修复，细胞则凋亡。

研究表明，p53 在人类细胞周期 G_1 期检查点起着关键性的作用。放射线、缺氧、病毒嵌入和癌基因激活均（可）导致基因组不同程度的破坏，多种监测途径将各种形式基因组改变的信号传递给 p53，表现为 p53 表达升高。转录因子 p53 启动靶基因 *p21* 转录，使p21 表达迅速升高。p21 是细胞周期内通用性抑制物，抑制 CDK 的激活，阻滞 $G_1 \rightarrow S$ 期的转换，为 DNA 修复提供足够的时间。

除 p53 主导的 G_1 期检查点外，细胞周期内还存在着 G_2 期检查点。当 DNA 损伤发生后，两个丝氨酸／苏氨酸磷酸激酶 ATM/ATR 即被激活，这两个磷酸激酶是整个 DNA 损伤反应的中心所在。*ATM*（ataxia telangiectasia-mutated）是与 DNA 损伤检验有关的一个重要基因，最早发现于毛细血管扩张性共济失调症患者。约 1% 的人是 *ATM* 缺失的杂合子，表现出对电离辐射敏感和易患癌症（见第 267、268 页）。*ATM* 编码一个蛋白激酶，主要对双链 DNA 损伤起反应，能将某些蛋白磷酸化，中断细胞周期。ATR 为 ATM 有关激酶（ATM-related kinase），主要对单链 DNA 损伤起反应。ATM 和 ATR 的作用底物有多种，主要包括 Chk1（checkpoint kinase 1）、Chk2、p53、BRCA1 和 NBS1 等，只是对不同形式的 DNA 损伤做出反应。例如，虽然两者都磷酸化 BRCA1，但是 ATM 在离子辐射刺激下磷酸化 BRCA1，而 ATR 则在紫外线照射下启动这个反应。

　　Chk1 和 Chk2 是 ATM 与 ATR 的重要底物，一旦被激活获得激酶活性，使下游的 cdc25 家族成员和其他底物发生磷酸化，承担着将损伤信号传递到下游，引发周期阻滞、损伤修复等，对维持细胞基因组的完整性很重要。cdc25 家族是调节 CDK 复合物的磷酸酯酶，通过使 CDK 特定位点发生去磷酸化而达到调控细胞周期进程的目的。在人类细胞中，cdc25 家族的成员主要有 cdc25A、cdc25B 和 cdc25C，分别由 3 个不同的基因编码。激活的 Chk1 和 Chk2 引起 cdc25C 的 Ser216 磷酸化，通过抑制 cdc25C 的活性，抑制 CDK1-cyclin B 的活性，引起细胞周期 $G_2 \rightarrow M$ 期阻滞。Chk1 和 Chk2 也可通过 Wee1 磷酸化，抑制 CDK1-cyclin B 的活性，引起 $G_2 \rightarrow M$ 期阻滞。激活的 ATM/ATR 和 Chk2 也可使 p53 和 BRCA1 磷酸化而激活，p53 和 BRCA1 作为效应蛋白可引发细胞周期阻滞或诱导凋亡（图 5-14）。Chk1 和 Chk2 突变将影响 DNA 修复、凋亡或其他功能，与不同肿瘤的发生有关。Chk1 的突变位点比较局限，见于胃肠癌和子宫内膜癌。Chk2 的突变范围比较宽，见于各种不同类型的肿瘤。

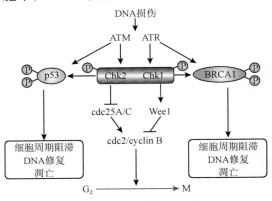

图 5-14　DNA 损伤检查点

ATM 和 ATR 是细胞对 DNA 损伤反应的重要传感蛋白，它通过 Chk1 和 Chk2 引发 $G_2 \rightarrow M$ 期阻滞，它也可通过 p53 和 BRCA1 等效应蛋白对 DNA 损伤做出反应，诱导细胞周期阻滞或凋亡

2. DNA 复制检查点调控

　　DNA 复制检查点（DNA replication checkpoint）负责 DNA 复制的进度。DNA 在复制过程中会有一些固有的、暂时性的类似于 DNA 损伤的情况，另外复制期的 DNA 对遗传毒性物质敏感，容易发生 DNA 损伤。为了确保 DNA 复制的完整性，细胞存在一种 S 期检查点，对 DNA 复制的速度进行调控。从分子水平而言，这种调控作用可能是通过一系列细胞周期调控蛋白（如 ATR、9-1-1 复合体、Chk1、cdc25A 和 CDK2 等）的作用来实现的。这种调节作用对细胞至关重要，它使 DNA 复制速度不至于过快，从而减少复制过程中发生错误的概率，维护基因组的稳定性。

　　但在细胞周期进入 S 期前，还受到复制前复合物（pre-replication complex，Pre-RC）的控制，它是调控 DNA 复制的"执照蛋白"，监控着 DNA 复制的开始。Pre-RC 又被称为复制许可因子（replication licensing factors，RLF），形成于 G_1 期，至少包括 4 种蛋白，即起始识别复合物（origin recognition complex，ORC）、cdc6、Cdt1（cdc10 dependent transcript 1）、微小染色体维持（mini chromosome maintenance，MCM）复合物。MCM复合物是DNA复制解旋酶的核心成分，有6个成员（MCM2～MCM7），在细胞中除去任何一个MCM蛋白，都使细胞失去DNA复制的起始功能。由于MCM蛋白与DNA复制有关，因此它们又被当作增殖细胞标记蛋白，研究已显示在许多肿瘤中MCM蛋白表达是升高的（Wang et al，2020）。

3. 纺锤体组装检查点调控

细胞增殖时，DNA必须要平均分配到子细胞中，如果子细胞与母细胞不一致，它们就会发生癌变。纺锤体组装检查点（SAC）就是管理染色体的分配是否准确，因为染色体的分配主要依赖于纺锤体的作用。在有丝分裂时每一条染色体动粒必须与纺锤体相结合，让姐妹染色单体正确地向细胞两极分布。这个过程的完整性被SAC严密地监控，如果检查点机制发生缺陷，就可能导致非整倍体（aneuploid），这是细胞癌变的标志。SAC调控基因有 *Bub1*、*BubR1*（Bub1 related kinase）、*MAD2*（mitotic arrest deficient protein 2）、*CENP-E*（centromere protein E）、*APC/C* 和 *cdc20* 等，其中泛素连接酶APC/C是使cdc20泛素化降解，BubR1激酶和MAD2则是APC/C的抑制剂，调控APC/C的活性。BubR1激酶可使马达蛋白CENP-E磷酸化。CENP-E是一个在有丝分裂前中期定位在着丝粒并参与染色体双向衔接及染色体运动的马达驱动蛋白，其功能缺失导致哺乳动物细胞中染色体排列缺陷、纺锤体检验点失活受阻等表型。虽然有这些调控基因突变的报道，但总的来说这些基因的突变在肿瘤中不常见。最近报道肿瘤细胞可能利用另外一个机制，通过放大Aurora A和MAD2的作用来使检查点失控。

Aurora激酶是丝氨酸/苏氨酸激酶家族成员。在哺乳动物中已发现三种Aurora激酶同源蛋白，分别称为Aurora A、Aurora B和Aurora C，它们在有丝分裂和减数分裂过程中至关重要，Aurora A和Aurora B参与有丝分裂后期染色单体的分离。三种Aurora激酶在许多上皮肿瘤中呈过表达，研究人员发现Aurora A高表达会导致有丝分裂中纺锤体与染色体粘连的缺陷。在通常情况下，纺锤体粘连的问题会导致SAC的激活，将细胞停滞在中期和后期进行修复。但高表达Aurora A的细胞可以绕过SAC的检查功能，使异常的细胞仍然能够生存下去。高表达Aurora A的肿瘤细胞对抗癌药物紫杉醇（taxol）的抵抗也是类似机制。

MAD2主要感应微管与着丝点之间的连接，对于SAC的功能必不可少。在正常情况下，RB与E2F结合抑制 *MAD2* 基因表达。如果 *RB* 基因突变，释放出来的E2F会促进 *MAD2* 表达，这与肿瘤细胞产生的非整倍体有一定关系。

三、肿瘤相关基因对细胞周期的调节

原癌基因和肿瘤抑制基因（tumor suppressor genes，TSG）均是细胞生命活动所必需的基因，其表达产物对细胞周期起着重要的调控作用。原癌基因是推动细胞周期进程的正调控力量，TSG则是抑制细胞周期运行的负调控力量，两者之间的平衡维持着细胞的正常生长状态（图5-15）。

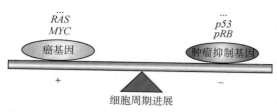

图 5-15　原癌基因和肿瘤抑制基因共同维持细胞周期的平衡状态

如果出现原癌基因被激活或肿瘤抑制基因失活，这种平衡就被打乱，导致肿瘤细胞的失控性生长

1. 原癌基因对细胞周期进程起推动作用

原癌基因 RAS、MYC 和 BCL-2 的异常表达可导致细胞癌变。生长因子可通过受体酪氨酸激酶激活 RAS，RAS 通过 PI3K 和 RAF 等途径可诱导 G_1 期周期蛋白 cyclin D1 的表达增加，从而推动细胞周期的运转。在生理状态下，细胞进入 S 期后，cyclin D1 迅速分解，如引起 cyclin D1 高表达的因素不能消除，将导致 G_1 期缩短，提前进入 S 期，使细胞增殖失控，最终形成肿瘤。MYC 是一种转录因子，通过促进或抑制靶基因的转录而发挥作用。MYC 促进表达的靶基因有 cdc25A、CDK4、cyclin D2，cyclin E 和 cyclin A 等，MYC 对这些基因的调节可以促进细胞增殖及恶性转化。MYC 抑制表达的基因有 p15、p21、p27 及 gadds（growth arrest and DNA-damage）等生长抑制基因。c-MYC 基因的表达一般与细胞的生长状态有关，如有生长因子刺激成纤维细胞，可导致 c-MYC 表达增强；相反，在细胞分化时 c-MYC 表达降低。生长因子刺激引起 c-MYC 表达后，可以促进细胞由 G_0 期进入 G_1 期，最终使细胞进入 S 期，刺激细胞分裂。可以这样认为，MYC 基因是调节细胞进入细胞周期的主控基因。

2. 肿瘤抑制基因对细胞周期起负调控作用

TSG 的失活可引起细胞周期失控，增加了细胞恶性转化的可能性。与细胞周期关系密切的 TSG 有 pRB、p53、p16 和 p21 等（参见第六章第三节）。pRB 是 G_1 期的 CDK-cyclin 复合物介导的磷酸化作用的共同的限速底物，因此是 $G_1 \rightarrow S$ 期调控点的中心成分。虽然 pRB 存在着同源蛋白 p107 和 p130，但以 pRB 对细胞周期的调控最重要，处于细胞生长、分化调节的中心环节。p53 主要是间接作用于细胞周期，p53 可促进 p21 蛋白的表达，从而在细胞周期中抑制 $G_1 \rightarrow S$ 期转换，使细胞生长受到抑制。而 p16 具有直接抑制细胞生长作用，p16 与 cyclin D 竞争同 CDK4 的结合，当 p16 与 CDK4 结合后，CDK4-cyclin D 复合物活性受到抑制，细胞分裂生长受阻。CDK4-cyclin D 复合物对 pRB 具有磷酸化作用，使其失活（见前述内容）。p53 是参与凋亡的重要因子。细胞在离子辐射、药物刺激引起 DNA 损伤后，p53 使细胞停滞在 G_1 期进行修复，若 DNA 修复失败，细胞就进入凋亡。若 p53 基因发生突变，则细胞对 DNA 损伤因素引起的凋亡耐受性增加，因此突变型 p53 基因可影响放疗、化疗的疗效。

第四节　细胞周期紊乱与肿瘤

细胞周期的监控和驱动机制的紊乱是肿瘤细胞失控性生长的根本原因。监控机制破坏会导致细胞基因组的不稳定，基因组的不稳定对正常细胞是致命的，但对肿瘤细胞则是无处不在，是肿瘤细胞特有的现象。驱动机制的上调表现为推动细胞周期的蛋白（cyclin 或 CDK）常过度表达，而减缓细胞分裂的蛋白（CDKI）却常常失活。

一、细胞周期监控机制破坏

细胞基因组完整性（genome integrity）的改变是肿瘤发生的物质基础。细胞周期监控机制破坏的最典型例子是 *p53* 基因的突变，*p53* 基因素有"基因组卫士"之称。约 50% 的人类各种肿瘤都存在 *p53* 基因突变，说明 DNA 损伤检查点在肿瘤的发生、发展中具有重要位置。如前所述，肿瘤细胞常有 $G_1 \to S$ 期和 $G_2 \to M$ 期交界的检查点的损伤，这一损伤的原因正是由于 *p53* 突变导致。许多 DNA 肿瘤病毒（如 SV40、HPV、腺病毒等）的致瘤原因就是其产物可使 p53 失活，降低细胞周期检查点功能，导致基因组的不稳定和染色体异常，出现肿瘤表型。

细胞周期检查点的功能缺陷固然为肿瘤细胞提供了生长优势。不过矛盾的是，它也使肿瘤失去了一个保护机制，因为检查点功能缺陷的细胞通常对引发检查点缺陷反应的化学药物或射线极为敏感。近年来研究人员对 G_2 期检查点的研究发现，许多抗癌药物会破坏 G_2 期检查点，从而导致肿瘤细胞死亡。

二、细胞周期正调控机制上调

1. cyclin 表达上调

作为细胞周期重要的正调节因子，cyclin 在肿瘤的发生、发展中所扮演的角色日益成为人们关注的焦点，其表达异常是恶性肿瘤细胞周期表达失调的主要原因。在众多的 cyclin 当中，与肿瘤关系最为密切的 cyclin 首推 cyclin D1。cyclin D 家族包括 3 个成员：cyclin D1、cyclin D2 和 cyclin D3，其中 cyclin D2 和 cyclin D3 多见于儿童急性白血病和恶性淋巴瘤，而乳腺癌和头颈部鳞癌组织中主要表达 cyclin D1。cyclin D1 含 295 个氨基酸，分子量为 36 000，由染色体 11q13 上的 *CCND1* 基因编码。在正常细胞中 cyclin D1 与 CDK4/CDK6 结合后激活 CDK4/CDK6，引起 pRB 磷酸化，从而解除 pRB 对转录因子 E2F 的抑制效应，启动 DNA 的合成，使细胞从 G_1 期过渡到 S 期。

cyclin D1 可发生多种形式的基因突变，主要表现为：①基因扩增，这是 cyclin D1 过表达的主要机制，如乳腺癌、胃癌、食管癌存在该基因扩增过度；②染色体易位，在套细胞淋巴瘤（mentle cell lymphoma）存在染色体 t（11；14），由于免疫球蛋白重链的增强子转移至 *CCND1* 位点，促进了 cyclin D1 的过度表达（见图 2-5）；③染色体倒位，在一些甲状旁腺瘤中，11 号染色体发生臂间倒位，即 inv（p15q13），使甲状旁腺激素（parathyroid hormone，PTH）基因的 5′ 端调节性序列从 11p15 移至 11q13，使 *CCND1* 基因位于 *PTH* 基因启动子的控制之下，导致 cyclin D1 过表达，引起甲状旁腺增生性病变，该基因又被称为 *PRAD1*（parathyroid adenomatosis gene 1）（图 5-16）。

cyclin D1 过度表达可使细胞失去对生长因子的依赖，使 G_1/S 期调控点失控，细胞不断进入细胞周期，从而造成恶性增生发生癌变。cyclin D1 还可作

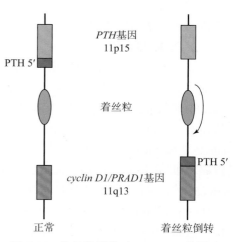

图 5-16　染色体倒位对 cyclin D1 的影响
第 11 号染色体发生着丝粒倒位 inv（p15q13），使甲状旁腺激素（PTH）基因的 5′ 端调节性序列从 11p15 移至 11q13，这样便使 *CCND1*/ *PRAD1* 基因位于 *PTH* 基因启动子的控制之下，以致 cyclin D1 在某些甲状旁腺瘤中呈过度表达

为协同因子，增强其他癌基因（如 *RAS*、*SRC*、*E1A*）癌转化作用。细胞培养的实验表明，cyclin D1 过度表达可使细胞 G_1 期缩短，体积变小，对丝裂原的依赖性减弱。

　　cyclin B 是一个经典的分裂期周期蛋白，促进 $G_2 \to M$ 期转换而加速细胞周期进程。目前为止，哺乳动物细胞中有两种 cyclin B 被发现，cyclin B1 和 cyclin B2。cyclin B1 通过与 cdc2（CDK1）结合形成的复合物能够使核层连蛋白、波形蛋白和钙调结合蛋白磷酸化，推动细胞有丝分裂的进行。当细胞分裂完成后，cyclin B1 自行降解，而 cdc2 继续参与下一个细胞循环。cyclin B1 也在多种肿瘤中表达增高，cyclin B1 过度表达可以促进 G_2/M 期转换而加速细胞周期过程，导致细胞癌变。在 G_1 或 G_2 期时恶性细胞的 cyclin B1 的 mRNA 的表达水平比在正常细胞的表达水平高 10 倍以上，而且稳定性增强。许多学者研究发现，恶性淋巴瘤、喉癌、肺癌、食管癌中都出现 cyclin B1 高表达，促进生长控制的缺失、肿瘤的进展，而且不同程度地与其恶性生物学行为有关系。也有研究显示，cyclin B1 表达的上调是导致放射抵抗的原因之一。

　　cyclin E 作为 CDK2 的一个正向的调节亚单位，控制 $G_1 \to S$ 期转换，常被视为 S 期的标志物。在肺癌、乳腺癌、卵巢癌、结肠癌、食管癌、胃癌、膀胱癌及白血病等多种肿瘤中都有 cyclin E 过表达，与肿瘤细胞侵袭能力强、易转移、恶性度高等特性密切相关。许多实验表明，cyclin E 的过表达或基因扩增在多种肿瘤中存在，并不受细胞周期调节而持续存在，其在肿瘤中的癌基因角色越来越被学者们认同，在临床上逐渐被作为一种病理诊断和预后的独立或联合指标之一。近年来的研究显示，cyclin E 表达失调也涉及细胞基因组不稳定性，与肿瘤发生有关。

　　有一部分肝癌患者当乙型肝炎病毒（HBV）DNA 整合入宿主细胞基因组时，可与 cyclin A 基因 *CCNA2* 发生重组，cyclin A 的 N 端至"cyclin box"的序列被 HBV 的蛋白取代，这种 HBV-cyclin A 嵌合蛋白由于丧失了 cyclin A 本身的降解结构而不能被降解。在 HBV 感染的肝细胞中，由于 HBV-cyclin A 蓄积，使 cyclin A 作用持久细胞快速进入 M 期，不受控制地增殖而发生恶性转化，最终产生肝细胞癌。

2. CDK 高表达

　　有越来越多的研究证明，在不同的肿瘤细胞中还存在着不同 CDK 的过度表达和基因的重排。目前从哺乳动物中鉴定出 3 种相关的 *cdc25* 基因产物，分别称为 cdc25A、cdc25B 和 cdc25C，它们均为双特异性磷酸酶，能对 CDK 上的 Thr14/Tyr15 去磷酸化，从而激活 CDK。由于 cdc25A 和 cdc25B 在各种人类恶性肿瘤中过度表达，因此有学者将 cdc25A 和 cdc25B 视为癌基因。已有不少研究显示 cdc25A 和 cdc25B 在人头颈部癌、胃癌、非霍奇金淋巴瘤、NSCLC、卵巢癌、结肠癌和肝细胞癌等肿瘤中表达增高，而 cdc25C 仍呈低水平表达且没有什么差异。人体内 cdc25A 的表达水平主要通过泛素 - 蛋白酶体途径降解加以调控。而 TGF-β 介导的信号转导可促进靶蛋白的泛素化，Smad3 则是这一过程的限速因子。新的研究显示多种肿瘤细胞高表达 cdc25A 是由于泛素 - 蛋白酶体途径的异常，同时伴有 TGF-β/Smad3 信号转导蛋白表达异常，提示 TGF-β/Smad3 信号途径可能通过调节泛素 - 蛋白酶体途径来影响 cdc25A 的表达水平。cdc25A 降解量减少，导致细胞周期紊乱，增加细胞周期从 $G_1 \to S$ 期过渡，而使细胞呈现增殖旺盛的特征。

　　另外，CDK4 也与肿瘤有密切关系。CDK4 是在 G_1 期运行的重要分子，在胃癌、乳腺癌和肺癌等多种肿瘤细胞中有 *CDK4* 基因的扩增、突变或高表达。当肿瘤细胞被诱导分化时，常有 CDK4 表达下调，其活性及稳定性也随之降低。CDK4 可能是 TGF-β 介导生长抑制的靶蛋白，用 TGF-β 处理人角质细胞时可抑制 CDK4 的 mRNA 表达。

三、丧失对生长抑制信号的敏感性

肿瘤细胞中，CDKI、pRB 和 p53 等细胞周期负调控机制失活是非常常见的。pRB 与 p53 不同，它没有特定的作用位点，而是通过与转录因子的结合和分离来参与细胞的调节。相对这一驱动机制的核心 CDK 来说，pRB 和 p53 尽管非常重要，但属于间接"刹车"，而一系列的 CDKI 由于能直接与 CDK-cyclin 复合物结合，抑制它们的激活，故属于直接"刹车"。

人们认识最早的 CDKI 是 p21，属于 CDKI 中 CIP/KIP 家族中的一员，其功能是与 CDK-cyclin 复合物直接结合，抑制其活性。p21 基因的突变率非常低，其主要的失活机制可能是在表达水平上，其转录直接由 p53 激活，而 p53 的突变在人类癌症中却很常见。当 p53 突变时，其促进 p21 转录的功能丧失，含有受损 DNA 的细胞仍旧运行在细胞周期中进行复制（图 5-17）。由于 p53 还有一些其他作用底物和生物学功能，因此可以认为 p53-p21-CDK-cyclin 途径是细胞周期中针对 DNA 损伤的经典途径。然而，后来的实验证明，p21 除了能够抑制 CDK 活性外，还能在无 CDK 的实验体系通过直接结合抑制增殖细胞核抗原（PCNA）。因此，对于 DNA 损伤，p21 具有双重制动作用。一是通过对 CDK 的抑制，阻滞细胞进入下一个时相；二是通过对 PCNA 的抑制，阻滞正在进行DNA 复制的细胞进行进一步的 DNA 复制。

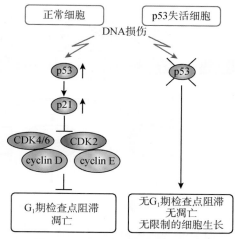

图 5-17　p53 突变对细胞生长的影响

当正常细胞 DNA 受损时，p53 表达可被激活，通过 p21 的作用使细胞停滞在 G_1 期。但 p53 突变的细胞在 DNA 受损时，p53 使细胞停滞在 G_1 期的功能丧失，这样就使没有修复的损伤 DNA 进入复制期，由此可以引发肿瘤

近年来的研究表明，在胃癌、结肠癌、膀胱癌、卵巢癌和胆管癌中，p21 基因的表达与肿瘤的预后明显相关。p21 基因的多态性决定了个体的差异性，在不同的环境因素作用下可以表现出对疾病的不同易感性。p21 基因的多态性与一些恶性肿瘤如肺癌、乳腺癌、子宫内膜癌、前列腺癌的易感性有关。

p27（编码基因是 CDKN1B）属于 CDKI 中 CIP/KIP 家族成员之一，主要作用机制是与 cyclin A/E-CDK2 复合物结合，使 CAK（cyclin H-CDK7）不能与 CDK 直接发生作用，从而阻断了 CAK 诱导 CDK2 的 Thr160 磷酸化过程，使 CDK 处于非活性状态（图 5-18），具有阻止细胞通过 G_1/S 期转换的"关卡"作用，从而抑制细胞的增殖，使细胞有机会修复损伤的 DNA 或 DNA 复制中产生的错误。研究显示，在泌尿系统肿瘤中 p27 的表达水平随着肿瘤分级水平的上升而显著下降，而且与肿瘤的复发、患者存活率的降低有显著的相关性。胃腺癌组织中 p27 的阳性表达率明显低于正常胃黏膜组织，提示 p27 低表达与胃腺癌的发生密切相关。新的研究显示，miR-221/222 涉及胶质瘤中 p27 的表达下调。

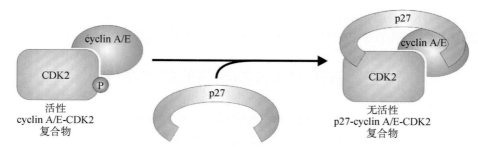

图 5-18　p27 抑制 cyclin A/E-CDK2 复合物

p27 主要作用机制是与 cyclin A/E-CDK2 复合物结合，使 CAK 不能磷酸化 CDK2，从而使 CDK2 处于非活性状态

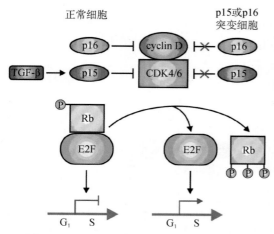

图 5-19　p15 或 p16 突变对细胞生长的影响

正常细胞，p15 或 p16 通过抑制 CDK4/6 与 cyclin D 结合，进而使 Rb 蛋白处于活性（低磷酸化）状态，细胞停滞在 G$_1$ 期。p15 或 p16 突变后，不具有抑制 CDK4/6 活性的能力，CDK4/6 与 cyclin D 结合进而使 Rb 蛋白处于失活（高磷酸化）状态，细胞从 G$_1$ → S 期

另一组常见的"刹车"失灵是 p16 突变或缺失。p16 位于染色体 9p21，分子量为 16 000，由两个外显子和 3 个内含子构成。在许多人类肿瘤细胞株中该区带均有 LOH，或 p16 基因启动子区的甲基化，因此 p16 又被称为多肿瘤抑制基因（multiple tumor suppressor 1，MTS1）。p16 属于 CDKI 中 INK4 家族，能特异性与 CDK4/6 结合，阻碍其与 cyclin D 形成复合物，使 cyclin D-CDK4、cyclin D-CDK6 激酶失活，pRB 去磷酸化，保持活化形式，使细胞周期停滞在 G$_1$ 期，细胞增殖受到抑制。若 p16 发生突变，无法竞争 CDK4、CDK6 与 cyclin D 的结合，将会导致细胞异常增殖，肿瘤发生（图 5-19）。

研究人员已经从黑色素瘤等多种肿瘤中检测出 50% 以上的 p16 基因纯合子缺失，在甲状腺癌中出现 p16 启动子区的高甲基化，在黑色素瘤中还检出无义、错义、移码突变。这些研究表明，p16 基因参与了各种组织的肿瘤形成。因此，检测 p16 基因的突变与缺失是判断肿瘤的性质及预后的一项重要指标。

p15 又称为多肿瘤抑制基因 2（multiple tumor suppressor 2，MTS2），p15 基因位于染色体 9p21，紧靠 p16 基因。p15 属于 CDKI 中 INK4 家族，受 TGF-β 调节（见图 4-12），可特异性抑制 cyclin D-CDK4/6 复合物的磷酸化激酶活性，使细胞阻滞于 G$_1$ 期（图 5-19），同时启动凋亡。在多形性胶质母细胞瘤、白血病、非小细胞肺癌及膀胱癌中发现 p15 和 p16 的 LOH 或甲基化，这种变化被认为是同时灭活两种基因更有效的机制。含有纯合性缺失的克隆呈现异常增生和选择性生长优势。与 p16 同源的 p18 基因位于染色体 1p32，该区带在多种肿瘤中也有改变，包括乳腺癌、胰腺癌、平滑肌肉瘤及神经母细胞瘤等。

第五节　CDK 作为肿瘤治疗的靶点

由于 CDK 是细胞周期的引擎，它在肿瘤细胞有表达升高倾向。因此，将 CDK 作为肿瘤治疗的靶点是抗肿瘤药物研究的重点方向。目前已有 4 款 CDK4/6 选择性抑制剂经 FDA 批准上市（表 5-3），这些 CDK4/6 抑制剂能阻止细胞由 G_1 期进入 S 期，进而抑制 DNA 的合成。另外还有多种药物处于研发之中（表 5-3）。

表 5-3　小分子 CDK 抑制剂

药名	靶点	适应证	批准年份
帕博昔布（palbociclib, Ibrane®）	CDK4/6	乳腺癌（ER+）	2015
瑞博西尼（ribociclib, Kisqali®）	CDK4/6	乳腺癌（ER+）	2017
阿贝西利（abemaciclib, Verzenio®）	CDK4/6/9	乳腺癌（ER+）	2017
曲拉西利（trilaciclib, Cosela®）	CDK4/6	小细胞肺癌	2021
alvocidib（Flavopiridol）	CDK9	乳腺癌、子宫内膜癌、淋巴造血系统肿瘤	
dinaciclib（SCH 727965）	CDK1/2/5/9	乳腺癌、胰腺癌、白血病	
seliciclib（Roscovitine）	CDK2/7/9	鼻咽癌、造血系统肿瘤	

参 考 文 献

Cao J，Ge MH，Ling ZQ，2016. Fbxw7 tumor suppressor：a vital regulator contributes to human tumorigenesis. Medicine（Baltimore），95（7）：e2496.

Lin HK，Chen Z，Wang G，et al，2010. Skp2 targeting suppresses tumorigenesis by Arf-p53-independent cellular senescence. Nature，464：374-379.

Wang Y，Chen H，Zhang J，et al，2020. MCM family in gastrointestinal cancer and other malignancies：From functional characterization to clinical implication.MCM family in gastrointestinal cancer and other malignancies：From functional characterization to clinical implication.Biochim Biophys Acta Rev Cancer，1874（2）：188415.

第六章　肿瘤抑制基因对肿瘤的影响

　　肿瘤的发生涉及多种遗传和非遗传因素，单独一种基因的突变不足以致癌，多种基因变化的积累才能引起控制细胞生长和分化的机制紊乱，引起细胞失控性生长。在这些基因变化中最常发生变化的基因是 DNA 修复基因、癌基因和肿瘤抑制基因（tumor suppressor gene，TSG）。TSG 是一类生长负调节基因，能抑制细胞周期，阻止细胞数目增多及促进凋亡。对于正常细胞，生长的正信号和生长的负信号的协调表达是调节控制细胞生长的重要分子机制之一。这两类信号相互制约，维持正、负调节信号的相对稳定。当细胞生长到一定程度时，会自动产生反馈抑制，这时抑制性基因高表达，调控生长的基因则不表达或低表达。前已述及，癌基因激活和过量表达与肿瘤的发生有关，TSG 的丢失或失活也与肿瘤的发生有关，而且 TSG 丢失的频率明显高于原癌基因激活成癌基因的频率。

第一节　肿瘤抑制基因的概念

　　TSG 又称为抗癌基因（anti-oncogene），它们在许多方面不同于癌基因（表 6-1），它们的作用方式基本上与癌基因相反，在正常细胞中起着抑制细胞增殖、促进分化作用。如果说癌基因是细胞生长加速器，那么肿瘤抑制基因就是细胞生长的制动器。在正常细胞这两类蛋白中相互制衡、一张一弛，使细胞能够参与构建和维护正常的组织结构，而在肿瘤细胞，由于两类蛋白的平衡被打乱，细胞向生长方向倾斜。癌基因与肿瘤抑制基因在癌生成中的相互作用充分说明了自然界中阴阳两个对立面之间相生相克、相辅相成的辩证统一法则。

表 6-1　肿瘤抑制基因与癌基因特性的比较

性质	癌基因	肿瘤抑制基因
要求突变基因数目	一个	两个
遗传特点	显性	隐性

续表

性质	癌基因	肿瘤抑制基因
功能变化	激活	失活
突变类型	激活、重排、放大	缺失、微小突变
生殖细胞遗传	非遗传性	遗传性或非遗传性
对细胞的影响	促进细胞生长	抑制细胞生长、促进细胞分化
表观遗传改变	启动子甲基化程度降低	启动子甲基化

早在 20 世纪 60 年代，Harris 就将癌细胞与同种正常成纤维细胞杂交后，所获杂交细胞的后代只要保留某些正常亲本染色体时就可表现为正常表型，但是随着细胞传代，某条染色体的丢失又可重新出现恶性细胞。这一现象表明，该正常染色体内可能存在某些抑制肿瘤发生的基因，它们的丢失、突变或功能丢失（loss of function）使激活的癌基因发挥作用而致癌。将该染色体导入肿瘤细胞后可恢复正常表型，证明该染色体带有肿瘤抑制基因（图 6-1）。

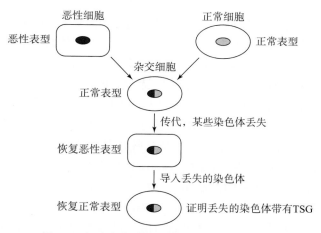

图 6-1　细胞杂交实验证明正常细胞带有 TSG

将癌细胞与同种正常细胞杂交后，杂交细胞为正常表型，但是随着细胞传代，某些染色体的丢失又可重新出现恶性细胞。
如将丢失的染色体重新导入肿瘤细胞后可恢复正常表型，证明该染色体带有肿瘤抑制基因

TSG 的作用方式不同于癌基因的显性作用方式，呈隐性作用方式，故称为隐性癌基因，需要两个等位基因的功能性丢失。1971 年 Alfred G. Knudson 根据他对视网膜母细胞瘤（retinoblastoma）的研究，首先提出两次打击模型（two-hit model），认为视网膜母细胞瘤的发生是由于同一细胞两次突变的结果（图 6-2）。如果第一次突变发生在生殖细胞，则由此发育而成的个体均带有这种突变，因而是遗传的。如果第一次突变发生在体细胞，则不能遗传，无论是遗传性还是非遗传性，第二次突变均发生在体细胞。由于遗传性患者的第一次突变发生在生殖细胞，患者的体细胞都带有突变的基因，只要另一相应的等位基因发生突变，即可患瘤。因此，遗传性患者发病年龄较轻，且不依赖于环境，肿瘤常为双侧性或多发性。非遗传性患者的体细胞需要两次突变才发病，故发病率在 1 ：100 000，而且发病年龄也较迟。两次打击模型主要适用于有遗传倾向的肿瘤，如视网膜母细胞瘤、

Wilms 瘤、软骨肉瘤、神经母细胞瘤等，而对于大多数散发性肿瘤则更多地倾向于认为是多个遗传学改变积累的结果。

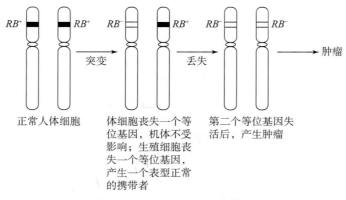

图 6-2　Knudson 两次打击模型

TSG 呈隐性作用方式，需要两个等位基因的失活才起作用。第一次通常为小突变，第二次突变通常为 LOH。虽然一个 TSG 等位基因突变可以是正常表型，但它增加肿瘤易感性

　　从细胞遗传学角度来看，家族性视网膜母细胞瘤患者肿瘤细胞中有染色体 13q14 间位缺失，因而患者正常组织呈杂合状态，即一条第 13 号染色体缺陷，另一条正常。但肿瘤细胞中不存在正常第 13 号染色体，而仅一条或两条异常的第 13 号染色体，说明 RB 基因区域存在杂合性缺失（loss of heterozygosity，LOH）现象。所谓 LOH 即第二个正常等位基因的突变导致异源杂合子向同源杂合子的改变（图 6-2）。LOH 分析通常用于定位新的 TSG。

　　根据 Knudson 的两次打击模型，TSG 需要 2 个等位基因全部失活，细胞才发生癌变。近年来通过遗传学分析证明，缺失使一个 TSG 等位基因失活后，即使另一个等位基因功能正常，也可引起细胞癌变。这些现象用 Knudson 的两次打击模型是无法解释的，从而提出了单倍体不足的概念，它从基因剂量角度解释了当抑癌基因的活性剂量不足时，细胞容易引起癌变的遗传学原因，大大丰富和扩展了 Knudson 模型。某些抗癌基因的表达水平十分重要，如果一个拷贝失活，另一个拷贝就可能不足以维持正常的细胞功能，从而导致肿瘤发生。例如，DCC 基因一个拷贝缺失就可能使细胞黏附功能明显降低，进而丧失细胞接触抑制，使细胞克隆扩展或呈恶性表型。

第二节　肿瘤抑制基因失活的方式

　　肿瘤抑制基因失活的方式大致可分为两类，一类是一个等位基因通过基因组片段缺失而失活，另一类是一个等位基因被表观遗传学机制抑制（图 6-3）。另外，TSG 也可通过点突变失活。

　　（1）肿瘤抑制基因（Ⅰ类 TSG）：其功能丢失是由于 DNA 点突变或缺失，如 RB、p53、WT1 等。第一次等位基因灭活：小突变（small mutation）；第二次等位基因灭活：大突变（large mutation），即 LOH。

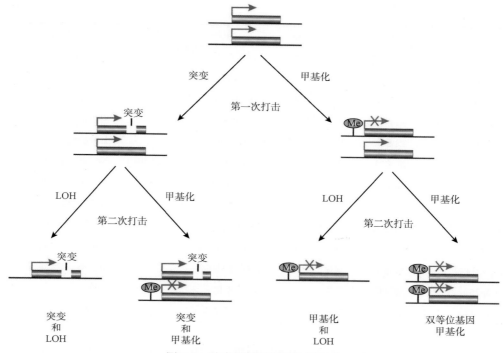

图 6-3　肿瘤抑制基因的失活方式

肿瘤抑制基因的失活方式可以是突变，也可以是甲基化，这两种方式既可以发生在第一次打击，也可发生在第二次打击（Allis CD，Jenuwein T，Reinberg D，2007. Epigenetics. New York：Cold Spring Harbor Laboratory Press.）

（2）肿瘤抑制基因（Ⅱ类 TSG）：其功能丢失则是由于表观遗传学机制（DNA 甲基化和组蛋白去乙酰化）而被抑制，如 *p16*、*APC*、*CDH1*（E-cadherin）、*MMR*、血管生成抑制基因等基因启动子的甲基化（见表 14-5）。

第三节　肿瘤抑制基因的种类和功能

目前已鉴定的肿瘤抑制基因有上百种，像癌基因一样，它们的基因产物也广泛分布于细胞的不同部位，参与细胞的不同功能（表 6-2）。

表 6-2　肿瘤抑制基因的种类及功能

肿瘤抑制基因（定位）	部位	突变类型	基因产物和功能	肿瘤类型
APC（5q21）	细胞质	缺失，无义	β-catenin 降解	结肠癌、胃癌
BRCA1（17q21）	细胞核	缺失，甲基化	DNA 修复因子	乳腺癌、卵巢癌
BRCA2（13q12—q13）	细胞核	缺失，无义	DNA 修复因子	乳腺癌、卵巢癌
CDH1（16q22.1）	细胞膜	缺失，甲基化	细胞黏附分子	各种上皮性癌
DCC（18q21）	细胞膜	缺失	细胞黏附分子	结肠肿瘤
FHIT（3p14.2）	细胞质	缺失	二腺苷三磷酸水解酶	各种肿瘤
MCC（5q21—q22）	细胞质	缺失	G 蛋白的调控蛋白	结肠肿瘤

续表

肿瘤抑制基因（定位）	部位	突变类型	基因产物和功能	肿瘤类型
MEN1（11p13）	细胞核	缺失，错义	转录抑制因子	多发性内分泌肿瘤
NF1（17q12—q22）	细胞质	缺失	RAS-GAP 活性	神经纤维瘤
NF2（22q12.2）	细胞膜内	缺失，无义	膜和胞内骨架连接蛋白	神经纤维瘤、脑膜瘤
p16^{INK4b}（9p21）	细胞核	缺失，甲基化	CDK 抑制剂	黑色素瘤、胰腺癌
p14^{ARF}（9p21）	细胞核	缺失，甲基化	p53 稳定剂	各种肿瘤
p53（17p13.1）	细胞核	错义	DNA 修复、凋亡、多功能因子	70% 各种肿瘤
PTCH（9q22.3）	细胞膜	缺失	Hedgehog 受体	基底细胞癌、髓母细胞瘤
PTEN（10q23.3）	细胞质	缺失	PIP$_3$ 磷酸酶	胶质母细胞瘤、不同类型癌
RASSF1A（3p21.3）	细胞质	甲基化	多功能蛋白	不同类型肿瘤
RB（13q14）	细胞核	缺失，无义	细胞周期抑制剂	视网膜母细胞瘤、骨肉瘤
TSC1（9q34）	细胞质	缺失，错义	mTOR 抑制剂	乳腺癌、膀胱癌
VHL（3p25）	细胞核	缺失	HIF 泛素化	肾癌
WT1（11p13）	细胞核	错义	负调控转录因子	Wilms 瘤

　　必须指出，最初在某种肿瘤中发现的肿瘤抑制基因并不意味其与别的肿瘤无关，恰恰相反，在多种组织来源的肿瘤细胞中往往可检测出同一肿瘤抑制基因的突变、缺失、重排、表达异常等，这正说明肿瘤抑制基因的变异构成某些共同的致瘤途径。

　　常见肿瘤抑制基因的列举如下文。

一、RB 蛋白是细胞周期负调节剂

　　RB 基因是第一个被克隆（1985 年）和完成全序列测定的抑癌基因，为视网膜母细胞瘤易感基因，编码的蛋白称为 pRB，分布于细胞核内。pRB 的磷酸化 / 去磷酸化是其调节细胞生长分化的主要形式，一般认为 pRB 在控制细胞周期的信息系统中起关键作用，去磷酸化的 pRB 具有抑制细胞增殖、促进细胞分化的功能，是 pRB 的活性形式。

1. RB 蛋白及其功能

　　RB 基因比较大，位于 13q14，全长约 200kb，有 27 个外显子，是编码 928 个氨基酸的核磷酸蛋白，分子量为 105 000，具有抑制肿瘤细胞生长的作用。除 pRB 蛋白外，RB 蛋白家族还包括 p107 和 p130 两个相关蛋白质，因为这些蛋白 C 端都含有"口袋结构域"（pocket domain），故又称为"口袋蛋白"（pocket protein）（图 6-4）。RB 蛋白的"口袋结构域"由 A、B 两个亚结构域组成，它们是 RB 与细胞蛋白结合所必需的，pRB 通过该"口袋结构域"与多种细胞蛋白（如 E2F 家族、HDAC 和 cyclin D）和某些病毒癌蛋白（如 SV40 大 T 抗原腺病毒 E1A 蛋白和 HPV E7 蛋白）相互作用，从而发挥其生物学功能。与 *RB* 基因相比，p107 和 p130 在人肿瘤中突变罕见。

　　pRB 在多种组织中广泛分布，其功能调控主要是通过转录后修饰途径，其中磷酸化修饰为最重要的蛋白活性调控机制。低磷酸化或非磷酸化修饰的 pRB 更易与细胞蛋白结合并发挥功能，高磷酸化修饰的 pRB 则失去与其他蛋白结合的能力。

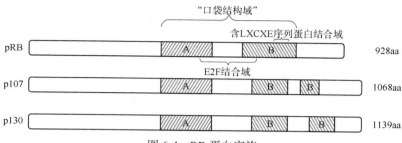

图 6-4　RB 蛋白家族

RB 蛋白家族包括 pRB（p105）、p107 和 p130，均含有一个"口袋结构域"，包含 A 和 B 两个功能区，中间被一段间隔区隔开。pRB 通过该"口袋结构域"与多种细胞蛋白结合，如 E2F 家族等。B 区含 LXCXE 蛋白结合区，某些病毒癌蛋白（如 SV40 大 T 抗原、腺病毒 E1A 蛋白和 HPV E7 蛋白）含有 LXCXE 基序，因此具有中和 pRB 的功能

　　pRB 具有控制细胞周期 $G_0 \rightarrow G_1$ 期、$G_1 \rightarrow S$ 期转换的功能。pRB 的磷酸化状态与细胞周期进程密切相关，在 M 期末和 G_1 期开始时 pRB 的磷酸化程度最低，在 S 期和 G_2 期时最高，并且通常是在多个位点上的磷酸化，pRB 可能发生磷酸化的丝氨酸 / 苏氨酸位点有 14 个。在多种类型的细胞中，生长因子可诱导 pRB 的高磷酸化修饰；而细胞增殖抑制分子如 TGF-β 和 α 干扰素（IFN-α）等则可降低 pRB 的磷酸化修饰水平。去磷酸化的 pRB 可与对丝裂原刺激起反应的转录因子 E2F 或其他转录因子结合，使其活性降低，影响其促进靶基因转录的能力，使细胞不能越过 G_1 期而进入 S 期，从而抑制细胞增殖（图 6-5）。一般来讲，处于静止状态的细胞，pRB 处于低磷酸化水平，而处于分裂增殖的肿瘤细胞只含有磷酸化型的 pRB。

　　RB 蛋白没有 DNA 结合区，故需通过转录因子来调控基因的表达，它所调控的最经典的蛋白是一类称为 E2F 的转录因子。目前证实核转录因子 E2F 包含 8 个家族成员，分别为 E2F1 ～ E2F8，相应基因定位于不同的染色体。所有 E2F 蛋白都包含高度保守的 DNA 结合区，与 E2F 二聚体伴侣蛋白 DP（dimerization protein）结合形成二聚体，E2F/DP 异源二聚体与 DNA 及 pRB 的结合能力较 E2F 单体明显增强。目前发现的 DP 蛋白（DP protein）有 DP1、DP2、DP3 和 DP4 四种，与 E2F 蛋白结合形成二聚体调节 E2F 的转录活性。E2F1、E2F2、E2F3 蛋白只与 RB 蛋白家族中的 pRB 结合，E2F4 和 E2F5 蛋白只与同属 RB 蛋白家族的 p107 和 p130 结合。传统认为 E2F1、E2F2 和 E2F3a 在细胞通过 G_1/S 期监视点起重要的转录激活作用，而 E2F4、E2F5、E2F6、E2F7 和 E2F8 则起相反的转录抑制作用，现在则认为某一 E2F 的功能依细胞情况和靶基因可表现转录激活，也可表现转录抑制。

　　当 E2F 与 pRB 结合时，pRB 可以招募组蛋白去乙酰基酶（HDAC），pRB 与 HDAC 的协同作用能阻抑 E2F 调节的编码 cyclin E 基因的启动子，从而阻抑转录，阻止细胞周期自 G_1 期进入 S 期（图 6-6）。在 HDAC 中涉及的序列是 Leu-X-Cys-X-Glu（LXCXE，X 代表任一种氨基酸残基）基序，这与 DNA 肿瘤病毒致瘤蛋白同 pRB 结合的序列非常相似。"口袋结构域"的突变和与 HPV E7 的结合都使得 pRB 与 E2F 和 HDAC 的结合能力降低，有利于 E2F 结合到 DNA，使细胞能从 G_1 期进入 S 期。这些结果提示，pRB/HDAC 复合体是控制细胞增殖与细胞分化的主要因子，也可能是肿瘤病毒蛋白的靶点。

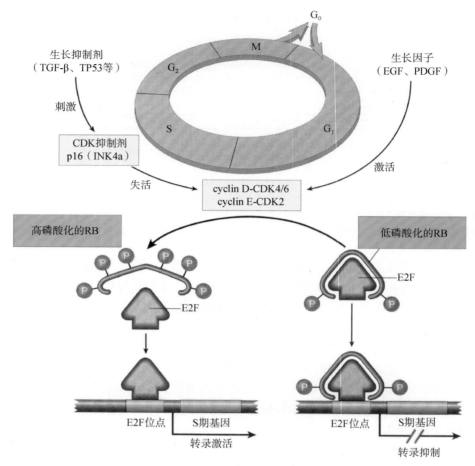

图 6-5　pRB 在细胞周期的调节作用

当细胞受到生长因子刺激后，细胞内的 cyclin D-CDK4/6 将被激活，可对 pRB 进行磷酸化。随后 pRB 又被 cyclin E-CDK2 复合物进一步过磷酸化，高磷酸化的 pRB 处于失活状态，释放出转录因子 E2F，使 E2F 能与 DNA 结合，启动了 S 期基因（cyclin E/A、CDK2 等）表达，最终推动细胞进入 S 期（Kumar V，Cotran R，Robbins S，2003. Robbins Basic Pathology. Philadelphia：Saunders.）

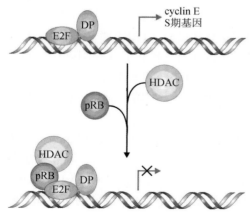

图 6-6　pRB/E2F 与 HDAC 结合抑制基因转录

当 E2F/DP 与 pRB 结合时，pRB 可以招募 HDAC，阻止 cyclin E 和 S 期基因转录

　　当细胞受到血清刺激时，可诱导 pRB 高磷酸化，高磷酸化的 pRB 即与 E2F 分离，活化 E2F1，E2F1 与 DP1 形成二聚体 E2F1/DP1，结合到 DNA，在组蛋白乙酰化酶（HAT）帮助下刺激基因表达，最终使细胞进入 S 期。此后，E2F1 被及时降解，使 S 期事件得以正常进行，再通过 G_2/M 期调控点完成分裂。其中，E2F1/DP1 在 G_1/S 期的及时活化和进入 S 期后表达及时下降是维持 DNA 稳定性、保证周期正常进行的关键因素（见图 6-5）。RB 基因的纯合缺失或失活使 E2F 始终呈自由的形式存在，使细胞自由进入 S 期，导致肿瘤发生。

研究发现 E2F1 对细胞生长具有双向调节作用。在正常细胞增殖过程中，它既能作为靶基因的激活剂使细胞由 G_1 期向 S 期过渡，促进细胞周期进程，又能通过 p53 依赖和非 p53 依赖的途径诱导凋亡（见图 7-8）。PI3K-AKT 信号途径可抑制 p53 等物质的凋亡诱导作用，从而调节 E2F1 促进细胞增生和凋亡的功能。在肿瘤细胞，由于 pRB 的失活和 p53 等物质凋亡功能的减弱，E2F1 的功能偏向促进细胞增殖（图 6-7）。

pRB 除了参与调控细胞周期外，对凋亡也有影响。凋亡是非常重要的细胞功能，它使受损细胞进入程序化死亡过程。如果 pRB 的失活使凋亡机制减弱或丧失，则会产生肿瘤。

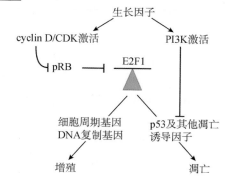

图 6-7　比较 E2F1 在正常细胞和肿瘤细胞的区别
正常细胞，生长因子既可通过 cyclin D/CDK 使 pRB 失活来促进细胞生长，也可通过 PI3K 途径来抑制凋亡，但 E2F1 在这一过程中起到一定的平衡作用，不至于生长信号过于强烈，因为高表达的 E2F1 也可通过 p53 及其他凋亡诱导因子来促进凋亡。但肿瘤细胞 pRB 的突变失活或 PI3K 活性增高，使 E2F1 主要转向刺激细胞生长

2. RB 失活与多种肿瘤的发生有关

虽然 *RB* 基因是被发现于视网膜母细胞瘤的突变基因，许多其他肿瘤也存在 *RB* 基因的突变或功能失活，如小细胞肺癌、骨肉瘤、乳腺癌、前列腺癌、膀胱癌等。pRB 失活的原因有多种，如 *RB* 基因突变失活，与病毒致瘤蛋白结合，基因启动子高甲基化状态和 miR-106a 过表达等。

研究显示在视网膜母细胞瘤、食管癌、膀胱癌、NSCLC 和前列腺癌都发现有 *RB* 基因的 LOH，在 *RB* 基因的 LOH 和 RB 蛋白的表达降低之间有很强的相关性，提示 LOH 可能是导致 RB 失活的主要原因。在伴随 *p53* 基因突变的肿瘤中，*RB* 基因的 LOH 发生率显著提高，提示 *p53* 基因突变增加基因组的不稳定性。另外，在脑肿瘤及其他肿瘤发现有 *RB* 基因启动子甲基化。

某些 DNA 肿瘤病毒蛋白，包括腺病毒的 E1A、猴病毒 40（SV40）的 T 抗原、人乳头状瘤病毒（HPV）亚型的 E7 蛋白可以与 pRB 蛋白结合，使其功能丧失，这也是 DNA 肿瘤病毒引起正常细胞发生恶性转化的重要分子机制（表 6-3）。上述病毒蛋白的一级结构中均存在 LXCXE 序列，这一序列是病毒蛋白与 pRB 蛋白口袋结构 B 区进行结合的关键区域（图 6-4）。病毒蛋白与 pRB 蛋白进行结合，可替代 E2F 等转录因子的结合。因此，病毒蛋白通过与 pRB 蛋白进行结合使 E2F 释放恢复转录活性，促进细胞周期调节相关蛋白因子的表达，并同时活化病毒癌基因的转录，导致细胞的恶性转化。这也表明，DNA 肿瘤病毒癌基因的作用方式与逆转录病毒癌基因截然不同，它们不是使细胞生长加速，而是解除对细胞生长的抑制。

表 6-3　肿瘤病毒蛋白干扰 pRB、p53 和（或）其他凋亡蛋白的功能

病毒	pRB	p53	凋亡蛋白
SV40	大 T（LT）	大 T（LT）	
腺病毒	E1A	E1B（55K）	E1B（19K）
HPV	E7	E6	E5、E6、E7
HHV8/KSHV	LANA	LANA	LANA、KSBCL-2、K7、vFLIP
HBV	HBx	HBx	HBx、HBc
HCV	NS5B、core	NS5A、NS3、core	NS2、NS3、NS5A、NS5B、NSE2、core
EBV	EBNA-3C、EBNA-5、EBNA-6	EBNA-1、EBNA-5	LMP2a、EBNA-3A、EBNA-3C、BHRF1
HTLV1	Tax	Tax	Tax

另外 RB 的失活还与某些 miRNA 过表达有关。例如，许多肿瘤存在 miR-106a 过表达，导致 miR-106a 的靶分子 RB 下调。

二、p53 蛋白是基因组卫士

p53 基因编码一种分子量为 53 000 的磷酸化蛋白质，故称为 p53。p53 主要集中于核仁区，能与 DNA 特异结合影响靶基因表达，其活性也受磷酸化调控。正常 p53 的生物功能好似 "基因组卫士"（guardian of the genome），在 G_1 期检查 DNA 损伤点，监视细胞基因组的完整性。如有损伤，p53 阻止 DNA 复制，以提供足够的时间使损伤 DNA 修复；如果修复失败，p53 则引发凋亡。

1. *p53* 基因及其产物

p53 基因位于 17p31.1。人 *p53* 基因全长 20kb，含有 11 个外显子。第一外显子不编码，外显子 2、4、5、7 和 8 分别编码 5 个进化上高度保守的结构域。*p53* 基因编码一 393 个氨基酸的核磷酸蛋白，生物物理研究显示 p53 以四聚体形式存在，也就是说，由 4 个同样的拷贝装配起来，就构成了这种分子的活性形式。这样的分子结构带来的是一种特殊的问题。如果 4 个亚基中有任何一个是有缺陷的，那么，其他没有缺陷的 3 个亚基的功能也会遭到破坏，这种情况称为显性负突变（dominant-negative mutation）（图 6-8）。在广义上，凡一对等位基因中因其中一个突变或丢失所致的另一个正常等位基因的功能活性丧失，都

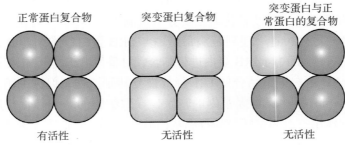

图 6-8　p53 显性负突变

p53 以四聚体形式存在才有活性，如果 4 个亚基中有任何一个是有缺陷的，那么，其他没有缺陷的 3 个亚基的功能也会遭到破坏

称为显性负突变。换言之，显性负突变即杂合的突变产生了纯合突变的效应。例如，在某些肿瘤中，*p53* 的一个等位基因的失活导致另一个正常等位基因也失活。

p53 结构有 3 个部分（图 6-9），即 N 区：具有转录激活功能，还可与 Mdm2 结合；中央核心区：序列中段，含 DNA 结合域（DNA binding domain，DBD），能与特定的 DNA 序列结合，p53 突变多发于此区域；C 区：又分 3 个亚区，具有四聚化、转录调节和 DNA 结合调节等功能。3 个部分的三维空间结构的改变与肿瘤发生、发展的关系为最近研究的热点。p53 是一种不稳定的核蛋白，野生型 p53 因其蛋白含量低、半衰期短（20～35 分钟），不能用免疫组化方法检出；而突变型 p53 半衰期长（1～24 小时），可以用免疫组化方法检出。因此，免疫组化方法检出的 p53 大都属于突变型。

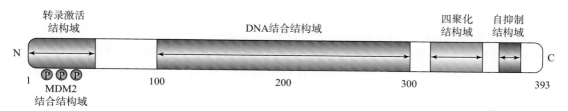

图 6-9　p53 蛋白示意图

p53 大致可分为 3 个部分，即 N 区、DNA 结合区和 C 区，p53 突变主要发生在 DNA 结合区

2. p53 的激活及稳定性调节

p53 是应激性蛋白，受多种信号因子的调控（见图 6-11）。在正常情况下，细胞内的 p53 维持在较低水平，只有在细胞受到刺激后才引起细胞核内 p53 水平的升高，p53 才开始发挥其功能。一般把激活 p53 的信号分为三类：①基因毒应激，由紫外线、X 线、γ 射线、致癌物、毒物及一些药物等所引起 DNA 损伤，通过 ATM、ATR 和 Chk2 等各种激酶使 p53 激活。②癌基因激活，如 RAS、MYC 等能够通过 p14ARF 与 Mdm2 的结合，下调 Mdm2 蛋白，引起 p53 水平升高。③非基因毒应激，如应激、端粒缩短、缺氧及核苷酸耗竭等信号，可激活 p53 的保护机制。

p53 的稳定性受 Mdm2、Mdm4（也称为 MdmX）和 ARF 的调节，Mdm2 和 Mdm4 是 p53 的负调节剂，而 ARF 则提高 p53 稳定性。Mdm2 是由癌基因 *mdm2* 编码，Mdm2 的过量表达可抑制 p53 功能。p53-Mdm2 的关系是相当简单的，当有外界信号刺激时，可激活 p53 表达，p53 又可诱导 *mdm2* 基因转录，Mdm2 具有泛素连接酶 E3 的作用，可通过诱导 p53 泛素化，在蛋白酶体中降解来抑制 p53 的功能，因此 p53 和 Mdm2 的相互作用构成了这两种蛋白的负反馈通路（negative feedback loop），使细胞内 p53 回落到低水平状态（图 6-10）。如果 p53 发生突变，Mdm2 对 p53 的泛素化能力降低，这样就使突变的 p53 在细胞中堆积。一般说来，*mdm2* 和 *p53* 突变不会发生于同一肿瘤，约 10% 的肿瘤 Mdm2 表达增高，p53 是野生型，提示高表达的 Mdm2 可通过促进 p53 泛素化降解使 p53 失活。除了 Mdm2 外，癌蛋白 Mdm4 在肿瘤细胞过表达也很常见，约 48% 的癌变与它们的过表达直接关联。Mdm4 是 Mdm2 同源物，蛋白结构与 Mdm2 类似，两者羧基端均含有环指结构域，可以通过该结构域形成异源二聚体，从而阻止 Mdm2 经过蛋白酶体途径被降解。Mdm4 缺乏 E3 连接酶功能，单独 Mdm4 不能降解 p53，但 Mdm2/Mdm4 二聚体对 p53 的降解比 Mdm2 单独更有效。一般认为 Mdm4 主要通过与 p53 的转录活性区结合，抑制 p53

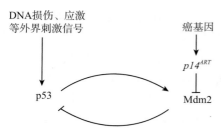

图 6-10　p53 表达主要受 *p14^{ARF}* 和 Mdm2
正、负调节

当有外界信号刺激时，可激活 p53 表达，p53
又可诱导 *mdm2* 基因转录，Mdm2 蛋白具有
泛素连接酶的作用，可通过诱导 p53 泛素化
来降解 p53，构成一负反馈通路使细胞内 p53
回落到低水平状态。*p14^{ARF}* 通过抑制 Mdm2
活性来维持 p53 的稳定性

对其下游基因的转录活性。

INK4a/ARF（inhibitor of cyclin- dependent kinase 4a/alternative reading frame）基因是新近发现的一种 TSG，位于染色体 9p21。9p21 位点现已发现有 3 个抑癌基因，分别为 *p16^{INK4a}*、*p14^{ARF}*（人）/*p19^{ARF}*（鼠）和 *p15^{INK4b}*，它们的位置非常邻近，并且有部分重叠，构成了一个重要的抑癌基因簇。*p16^{INK4a}* 和 *p14^{ARF}* 分别通过 INK4a-CDK4/p16-pRb-E2F（见图 5-19）和 ARF-Mdm2-p53（图 6-10）通路履行调控细胞周期的职责。ARF-p53 途径的调节主要通过 Mdm2 实现。在正常情况下，细胞中 ARF、Mdm2 和 p53 水平很低。ARF 存在于核仁中，p53 与 Mdm2 则主要存在核质中。Mdm2 可下调 p53 表达，降低 p53 功能。ARF 能拮抗

Mdm2 的上述作用，通过提高 p53 功能稳定性或其他尚未知的机制调节细胞功能。

　　研究人员早就已经发现阻断小鼠体内 p21 的传导途径并不能完全阻断 p53 的信号转导。这一结果提示我们，在 p53 途径中还存在着其他参与者，这些参与者包括 *miR-34* 等 miRNA（见表 15-4），它们也是 p53 的下游效应分子，也可能作为 p53 的调节因子或修饰基因。上述研究结果至少有一部分可以被看作是抑制性小 RNA 所诱导产生的次级效应。

3. p53 的主要功能

　　p53 是一转录因子，通过调节许多靶基因表达而实现其多种功能，主要包括诱导细胞周期阻滞、DNA 修复、凋亡、衰老（senescence）和抑制血管生成（angiogenesis）等（图 6-11）。

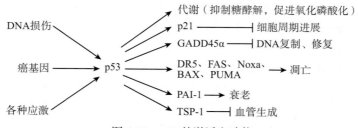

图 6-11　p53 的激活和功能

p53 能对多种刺激起反应，包括 DNA 损伤、癌基因和各种应激。p53 可通过 p21 引起 G₁ 期阻滞，可通过 GADD45α 的活化对损伤的 DNA 进行修复，如修复失败，则通过上调 *BAX*、*DR5*、*FAS* 等基因的表达使细胞进入凋亡，以保证基因组的遗传稳定。另外，p53 还涉及诱导衰老和抑制血管生成等功能

　　（1）细胞周期阻滞：在细胞周期中，p53 的调节功能主要体现在 G₁ 和 G₂/M 期检查点的监测，与转录激活作用密切相关。p53 可激活下游靶基因 *p21* 的表达，p21 可与一系列 cyclin-CDK 复合物结合，引起 G₁ 期阻滞。p53 的另外 3 个下游基因 *cyclin B1*、*Gadd45*（growth arrest and DNA damage 45）和 *14-3-3σ* 则参与 G₂/M 期阻滞。cdc2（CDK1）与 *cyclin B1* 的结合对于细胞进入有丝分裂是必不可少的（见图 5-3）。p53 下调 *cyclin B1* 表达，细胞则不能进入 M 期；*Gadd45* 通过抑制 cyclin B1-CDK1 复合物的活性发挥作用；*14-3-3σ* 则通

过与 CDK1 在细胞质中结合，阻止其诱导有丝分裂。

（2）诱导凋亡：对 p53 促进凋亡的功能研究进行得比较深入。通过上调 *BAX*、*BIM*、*Noxa* 和 *PUMA* 等基因，下调 *BCL-2*，p53 可完成对凋亡的调控作用。p53 还可通过 DR5 和 FAS 蛋白等死亡受体途径诱导凋亡。

（3）维持基因组稳定：在 DNA 损伤后，通过 *ATM* 基因使 p53 激活。在轻度 DNA 损伤时，p53 诱导 CDK 抑制剂 p21，引起 G_1 期阻滞；同时 p53 蛋白还可诱导 DNA 修复基因 *Gadd45α* 的活化，进行 DNA 修复。如修复成功，p53 可活化 *MDM2* 基因，其产物抑制 p53，DNA 修复成功的细胞进入 S 期；如修复失败，则通过上调 *BAX*、*DR5*、*FAS* 等基因的表达使细胞进入凋亡，以保证基因组的遗传稳定。与 RB 蛋白不同的是，p53 引起的细胞周期停滞并不涉及 DNA 未受到损伤的细胞。而在 *p53* 基因缺失或发生突变的细胞，DNA 损伤后不能通过 p53 的介导进入 G_1 期停滞和 DNA 修复，因此遗传信息受损的细胞可以进入增殖（如异倍体的出现），最终可以发展成恶性肿瘤。

（4）诱导衰老：$p53$、pRb、$p19^{Arf}$ 和 $p14^{ARF}$ 等 TSG 有促进衰老作用（见第 158 ~ 160 页）。现有实验表明，p53 表达过度的动物表现为早熟，寿命缩短。p53 主要介导端粒功能异常、DNA 损伤引起的衰老过程，这其中纤溶酶原激活物抑制因子 -1（plasminogen activator inhibitor-1，*PAI-1*）是 p53 诱导细胞增殖性衰老的重要靶点。p53 的失活会导致细胞摆脱衰老过程，与肿瘤发生有关。

（5）抑制血管生成：血小板反应蛋白 -1（thrombospondin-1，TSP-1）是血管生成的强有力的抑制因子，p53 对 *TSP-1* 基因表达有上调作用。*p53* 突变后，丧失对 *TSP-1* 的调节作用，使 *TSP-1* 表达急剧下降（见第 343 页）。研究表明 p53 可通过减少血管内皮生长因子（VEGF）的表达而抑制血管的形成，p53 与 VEGF 间有明显的相关性，野生型 p53 通过下调 *VEGF* 的转录来抑制血管生成。*p53* 基因突变后 VEGF 表达增加，肿瘤微血管密度增加，促进肿瘤生长。

4. *p53* 突变是人类肿瘤最常见的基因突变

超过 50% 的人类肿瘤中发现有 p53 功能失活，尤其在结肠癌、肺癌、乳腺癌和胰腺癌的突变更为多见。至少在某些种类的肿瘤细胞中 *p53* 基因突变发生得比较晚，这可能意味着 *p53* 基因突变与肿瘤的浸润和转移有关。p53 功能失活的方式有多种，如 *p53* 基因突变失活、被 DNA 肿瘤病毒蛋白失活、被 Mdm2 蛋白抑制和 p53 蛋白的误位等。① *p53* 基因突变：*p53* 基因突变的类型包括基因片段缺失、插入，点突变，以及杂合性缺失等。但是在所有 *p53* 基因突变形式中，占主导地位的还是因点突变引起的错义突变，其比例约占总体的 80%。无义突变或移码突变导致 p53 蛋白质的截短这种情况少见。*p53* 基因的突变可发生在许多不同密码子，但大多数集中在 DNA 结合区（DBD），有 4 个突变热点区域：在密码子 129 ~ 146、171 ~ 179、234 ~ 260 和 270 ~ 287。这些热点对应于进化保守区，显示其具有重要的功能。例如，在人肝癌中，黄曲霉毒素 B1（AFB1）可引起 p53 第 249 密码子突变（AGG → AGT）。吸烟诱发的肺癌，与苯并芘可引起 p53 第 157 密码子突变（GTC → TTC）有关。日光照射诱发的皮肤癌，与紫外线可引起 p53 第 245 密码子突变（CCG → TTG）有关。②被 DNA 肿瘤病毒蛋白失活：在病毒致瘤中，肿瘤病毒蛋白与 p53 结合是 p53 改变最主要的致瘤原因。已探明可结合的肿瘤病毒蛋白有 SV40 T 抗原、腺病毒 E1B、EBNA-1、HPV E6、HBxAg 等。其致瘤机制是促进 p53 通过泛素 - 蛋白酶体途径降解，干扰 p53 的转录调节作用，使 p53 失活。这些 DNA 肿瘤病毒蛋白不仅可使 p53 失活，而且同时也能使 pRB 失活，两个肿瘤抑制基因的同时失活可增强细胞的生长能力（表 6-3）。③被 Mdm2 或 MdmX 蛋白抑制：高表达的 Mdm2 或 MdmX 蛋白通过与 p53 的 N 端结合而灭活野生型 p53 的功能。④ p53 的误位：p53 是一种转录因子，只在核内才能发挥抑癌作用，p53 误位于细胞质，从而丧失了抑癌功能，其原因是核定位信号丢失。

值得一提的是，p53 最初发现时被认为具有类似癌基因功能，因为它在肿瘤细胞内含量增高，只是后来发现在肿瘤中发现的 *p53* 是突变型，而野生型 *p53* 是肿瘤抑制基因。目前的观点是 *p53* 突变不仅丧失了肿瘤抑制基因的功能，而且还获得了一些癌基因的功能。这种现象并不多见，可见 p53 突变有其独特之处。例如，突变的 p53 可转录一系列靶基因加速肿瘤进程、增强肿瘤细胞化学耐药性、抑制 DNA 修复和细胞自噬、干扰野生型 p53 功能等，这一过程被称为突变型 p53 的"功能获得"（gain of function，GOF）。突变型 p53 除具有促进肿瘤细胞生长作用外，还可与蛋白激酶 C（PKC）协同作用，促进血管生成因子的表达，从而促进肿瘤的血管生成。

在大多数肿瘤两个 *p53* 等位基因的失活均由体细胞突变产生。具有遗传性的一个 *p53* 基因突变的人，称为患有利 - 弗劳梅尼（Li-Fraumeni）综合征，在其 50 岁时发生第二次突变产生恶性肿瘤的可能性高于 *p53* 基因正常人群的 25 倍，主要发生肉瘤、乳腺癌、白血病和脑肿瘤等，也称为家族性乳腺癌和肉瘤综合征。虽然利 - 弗劳梅尼综合征患者有突变的 *p53*，但他们仅表现对白血病和淋巴瘤之类肿瘤易感，他们的外观都是正常的，这说明 p53 蛋白功能对正常细胞生长可能不是必需的。

5. 靶向突变 p53 的治疗策略

由于突变 p53 在肿瘤形成过程中扮演着重要角色，目前针对突变 p53 治疗的思路是：①将突变 p53 恢复正常转录功能。该思路是将突变 p53 正常折叠使其恢复野生型 p53 的正常功能，目前临床试验的药物有 APR-246 和 CoTI-2 等（表 6-4）。APR-246（又称为 PRIMA-1MET）是一种前体药物，能够转化为活性化合物 methylene quinuclidinone（MQ），MQ 通过与突变型 p53 半胱氨酸结合使得突变型 p53 重新折叠，恢复成野生型 p53 的构象。2020 年 FDA 已授予 APR-246 联合阿扎胞苷（azacitidine）治疗携带一个易感 TP53 突变的骨髓增生异常综合征（MDS）的突破性药物资格。②促进突变 p53 降解，使其丧失"功能获得"作用，使用的药物有 HSP90 抑制剂 17-AAG 和 ganestespib 等。HSP90 是突变 p53 的伴侣蛋白，能提高它的稳定性。

表 6-4　靶向突变 p53 治疗肿瘤的策略

策略	代表药物
使突变 p53 恢复野生型 p53 功能	APR-246，CoTI-2，ZMC-1
促进突变 p53 降解	17-AAG，ganestespib（见表 19-5）

6. p63 和 p73 与 p53 构成 p53 家族

另外 2 个 p53 相关蛋白最近被发现，它们分别是 p63 和 p73（表 6-5）。*p63* 和 *p73* 与 *p53* 在 DNA 序列上有很高的同源性，功能上也有一定的重叠，它们共同构成 *p53* 基因家族（*p53* gene family）。虽然它们在结构上与 p53 相似，但又有所不同（图 6-12）。在功能上，p63 和 p73 与 p53 既有相似的地方，又有不一样的地方。又如 p73 的表达不被 DNA 损伤诱导，它一般也不被肿瘤病毒所作用（表 6-5）。另外，p63 在维持上皮细胞再生和内环境稳定中扮演重要角色，p73 在神经系统发育和分化上扮演一定角色。不像 *p53*，*p63* 和 *p73* 在肿瘤突变中罕见，它们在肿瘤中的改变主要表现为表达水平升高。最近有研究显示肿瘤细胞 p73 的表达增高与肿瘤细胞的有氧糖酵解（Warburg 效应）有关（参见第十章第一节）（Du et al，2013）。

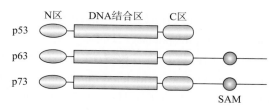

图 6-12　p53 家族

p53、p63 和 p73 构成 p53 家族，它们在 DNA 序列上有很高的同源性，蛋白分别含有 N 区、DNA 结合区和 C 区。除此之外，p63 和 p73 在羧基端均含有一个不育 α 基序 SAM（sterile alpha motif）区域，这种结构存在于许多参与细胞发育和分化的信号蛋白中，说明 p63 和 p73 可能在细胞的发育和分化中起作用。p53 基因是个非常古老的基因，出现在 8 亿年前，在漫长的进化过程中基本保留原有的结构和功能，可见其对不同物种的重要性。p63 和 p73 可能是 p53 的祖先，出现更早

表 6-5　p53 家族成员的比较

基因	染色体定位	异构体数目	病毒致瘤蛋白作用	人类癌突变	发育和分化
p53	17p13	9	+	常见	−
p63	3q27—q28	6	−	罕见	+
p73	1p36	29	−	罕见	+

与 p53 一样，p63 和 p73 在转录过程中可被剪切成不同的异构体（isoform），至今已发现 p53 有 9 个异构体，p63 有 6 个异构体，p73 有 29 个异构体，这些异构体在功能上存在差异，因此对野生型 p53 家族成员的蛋白功能有深刻的影响。例如，全长的 p63 和 p73 具有与 p53 相似的肿瘤抑制基因的特性，而缺乏 N 端转录活化区域的 ΔNp63（N-terminal truncated p63 isoform）和 ΔNp73（N-terminal truncated p73 isoform）具有与 p53 相拮抗的生物学特性。

三、PTEN 磷酸酶是 PI3K-AKT 信号途径的负调控因子

磷酸酶基因 *PTEN* 是一个具有蛋白性磷酸酯酶活性和脂性磷酸酯酶活性双重特性（dual-specificity）的肿瘤抑制基因，通过对细胞内多条信号转导通路（如 PI3K-AKT、整合素 -FAK 等）的负性调控，抑制肿瘤细胞的增殖、迁移，诱导肿瘤细胞凋亡，对维持细胞的正常生理活动发挥重要作用。*PTEN* 的失活与一些肿瘤的发生和发展有密切关系，甚至有学者称 *PTEN* 为 p53 之后最有意义的肿瘤抑制基因，其突变频率接近 p53 的突变频率。

1. *PTEN* 基因及其产物

PTEN 基因位于染色体 10q23.3，含 9 个外显子。*PTEN* 是 1997 年由美国研究人员在浸润性乳腺癌转移灶中发现了染色体 10q23 特定区域的纯合性缺失，并分离出一种新的

基因，通过对其开放性读码框序列进行分析，发现它可编码蛋白质酪氨酸磷酸酶（protein tyrosine phosphatase，PTP），并与张力蛋白（tensin）、辅助蛋白（auxilin）有大片同源区，因此将其命名为第 10 号染色体缺失的磷酸酶张力蛋白同源物基因（phosphatase and tensin homologue deleted on chromosome ten，*PTEN*）。从结构上看，PTEN 蛋白是由 403 个氨基酸组成的多肽，分子量为 55 000，从 N 端开始依此为磷脂酰肌醇 -4, 5- 二磷酸结合结构域｛phosphatidylinositol-4, 5-bisphosphate［PtdIns（4，5）P2］-binding domain，PBD｝、磷酸酶结构域、C2 结构域、C 端的尾部结构域和 PDZ 结合结构域（PDZ-binding domain，PDZ-BD）（图 6-13）。PTEN 的磷酸酶功能区包括催化信号基序 HCKAGKGR，后者也存在于酪氨酸和双重特异性磷酸酶中。双重特异性磷酸酶能使磷酸化的 Tyr、Ser、Thr 都去磷酸化。磷酸化和去磷酸化是调节细胞活动的重要方式，许多癌基因的产物都是通过磷酸化而刺激细胞生长。因此，PTEN 可能与酪氨酸激酶竞争共同的底物，在肿瘤的发生、发展中起重要作用。

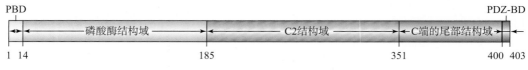

图 6-13　PTEN 蛋白示意图

PTEN 蛋白由 5 个功能结构域组成，从 N 端开始依此为 PBD、磷酸酶结构域、C2 结构域（使靶蛋白移至细胞膜）、C 端的尾部结构域（含 PEST 序列）和 PDZ-BD

　　PTEN 存在开放和关闭 2 种构象，这 2 种构象影响 PTEN 的定位和功能。GSK-3β 等激酶促进 PTEN 蛋白 C 端尾部一些位点磷酸化，磷酸化的 C 端尾部可与 C2 结构域结合形成关闭构象（closed conformation），主要定位于细胞质，活性低。去磷酸化导致开放构象（open conformation），主要定位于细胞膜，发挥磷酸酶作用。

　　PTEN 的功能与其细胞定位有关。细胞质的 PTEN 主要通过调节 PI3K-AKT 信号来影响细胞存活、增殖、能量代谢，PTEN 也通过调节整合素的 FAK 影响细胞架构等，而细胞核 PTEN 蛋白则参与调控基因组的稳定性、基因表达和细胞周期进展（Milella et al，2015）。在已分化或静止期细胞中 PTEN 主要定位于细胞质，而在肿瘤细胞中 PTEN 主要定位于细胞膜内侧和细胞核，因此 PTEN 的定位可作为诊断肿瘤细胞的参考指标。

2. PTEN 磷酸酶与 PI3K-AKT-mTOR 信号途径

　　PI3K-AKT-mTOR 途径是细胞活动最基本的信号途径（见图 4-6）。PTEN 通过影响 PI3K 和 AKT 来调控 PI3K-AKT-mTOR 途径。PI3K 是磷脂酰肌醇（phosphatidylinositol，PI）激酶，其磷酸化位点在肌醇环的 3 位，因而得名。根据结构和生化特点，PI3K 分为 3 类，即 Ⅰ 类、Ⅱ 类（PI3KC2α、PI3KC2β 和 PI3KC2γ）和 Ⅲ 类（PI3KC3），Ⅰ 类 PI3K 又分为 Ⅰ A 类 PI3K（p110α、p110β 和 p110δ）和 Ⅰ B 类 PI3K（p110γ）。Ⅰ A 类 PI3K 被配体依赖的受体酪氨酸激酶激活，而 Ⅰ B 类 PI3K 被 GPCR 激活。所有 PI3K 都具有 C2 结构域、螺旋结构域和催化结构域。AKT 是 PI3K 依赖的抑制凋亡的关键因子，是一种丝氨酸 / 苏氨酸激酶，有 3 种异构体 AKT1（PKBα）、AKT2（PKBβ）和 AKT3（PKBγ）。当生长因子激活其相应受体而将 PI3K 募集于质膜时，膜脂磷脂酰肌醇被磷酸化，进而募集 AKT 和另一个丝氨酸 / 苏氨酸激酶 PDK1 于质膜，诱导 AKT 构象改变，暴露出激活环，从而被 PDK1 磷酸化。AKT 进一步磷酸化下游蛋白而使细胞存活（见图 4-5），AKT 还能促进 cyclin D1 的积累和其他途径使细胞进入细胞周期。PTEN 通过对磷脂酰肌醇的肌醇环 3 位的去磷酸化作用而关闭上述途径，也就是说，PTEN 是通过对 PI3K-AKT 信号途径的负控制来抑制肿瘤形成的（图 6-14）。除 PI3K-AKT 信号外，PTEN 还可以负调控 FAK 及 MAPK 信号通路，这几条信号途径均与人类恶性肿瘤的发生、发展关系密切。

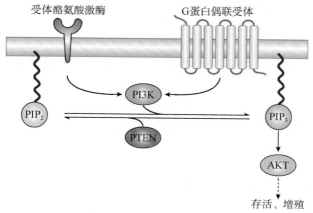

图 6-14　PTEN 负调节 PI3K-AKT 信号

生长因子可通过受体酪氨酸激酶和 GPCR 激活 PI3K，PI3K 可以使 PIP$_2$ 转变成 PIP$_3$，PIP$_3$ 通过与胞质蛋白 AKT 上的 PH 域结合将这些蛋白质富集至细胞质膜上，并诱导 AKT 构象改变，从而被 PDK1 磷酸化。PTEN 通过对磷脂酰肌醇的肌醇环 3 位的去磷酸化作用而关闭上述途径

3. *PTEN* 突变是仅次于 *p53* 突变的人类肿瘤最常见的突变基因

PTEN 的体细胞性突变（somatic mutation）或缺失在胶质瘤、子宫内膜癌、乳腺癌、前列腺癌等多种肿瘤中被发现，而生殖细胞性突变发生于 3 种常染色体显性疾病：考登病（Cowden disease，CD）、莱尔米特 - 杜克洛病（Lhermitte-Duclos disease，LDD）和 BZS（Bannayan-Zonana syndrome），这些疾病均出现多种良性肿瘤（以错构瘤为主），且对乳腺及垂体恶变敏感。上述结果提示 PTEN 的功能为正常发育所必需，PTEN 的功能丢失将促成肿瘤发生。这个世界上的许多事情都是相对的，虽然 *PTEN* 突变会导致肿瘤风险增加，但研究也表明 *PTEN* 突变的人对胰岛素敏感性比正常人高，提示 *PTEN* 突变可能会导致胰岛素信号通路活性增强（Pal et al，2012）。这种机制可能有助于开发可恢复 2 型糖尿病患者胰岛素敏感性的新药。

PTEN 失活的原因有多种，常见的原因有 *PTEN* 基因的 LOH、基因点突变、基因启动子高甲基化状态和某些 miRNA 过表达（miR-21、miR-214）等。早期的研究显示多种人类肿瘤中出现 10q23 LOH，如约 70% 的恶性胶质瘤和 60% 的晚期膀胱癌可出现 10q23 LOH，但它却很少出现在低度恶性的胶质瘤和早期膀胱癌中。随后的研究在乳腺癌、肝癌、卵巢癌和前列腺癌等肿瘤中都发现有 *PTEN* 的 LOH。*PTEN* 基因启动子高甲基化状态也是 PTEN 失活的常见原因之一。PTEN 蛋白的表达与肿瘤的组织分化程度呈正相关，组织分化程度高者，PTEN 蛋白表达较高；而组织分化程度低者，PTEN 蛋白表达低或不表达。TGF-β 的过表达也可导致 PTEN 的低表达或失表达。*PTEN* 基因受 TGF-β 调控，TGF-β 通过抑制 *PTEN* 基因而促进细胞生长、转移。另外，miR-21 和 miR-214 过表达也会导致靶分子 PTEN 蛋白表达下调。

值得一提的是，研究显示相比于 PTEN 缺失的肿瘤患者，PTEN 突变肿瘤患者的预后更差。PTEN 突变蛋白不仅丧失了它原有的功能，还通过与正常 PTEN 蛋白结合形成二聚体，影响正常 PTEN 蛋白功能的能力，即由此获得了"促癌"功能。

由于 PI3K-AKT 信号激活广泛存在于人类不同类型的肿瘤中，因此该信号途径被认为是肿瘤治疗理想的靶点。目前有多种抑制剂在进行试验（见表 4-2），有些已显示出不错的治疗效果，特别是和其他化疗药联合应用时。

四、APC 蛋白是使 β-catenin 不稳定的因素

家族性结肠息肉综合征（familial adenomatous polyposis，FAP）是常染色体显性遗传病，病变特点是结肠和直肠出现多发性腺瘤性息肉，如不及时治疗，40 岁前多变为恶性。致病基因 *APC*（adenomatous polyposis coli）已定位在 5q21—q22，是一种肿瘤抑制基因。研究显示 20% ~ 50% 的大肠肿瘤存在 5q 的丢失，更重要的是大肠腺瘤也存在 5q 的丢失。目前已知在 5q21 附近区域存在 4 个基因，它们分别是 *MCC*、*TB2*、*SRP19* 和 *APC*。

1. *APC* 基因及其蛋白

人 *APC* 基因的大小约为 10kb，含有 21 个外显子，其中外显子 15 最大，约占整个基因的 75%。*APC* 基因含有一个 ORF，长度为 8538bp，编码 2843 个氨基酸的蛋白质，与其他已知基因产物无同源性。APC 蛋白的分子量为 312 000，存在于正常人的肠上皮和其他组织的细胞质和细胞核，它具有在细胞核与细胞质之间穿梭的功能。存在于结直肠上皮细胞的 APC 蛋白位于基底膜侧，当细胞迁移到隐窝表面时 APC 的表达更为显著。APC 蛋白有多个功能区，其前 17 个氨基酸通过形成 α 螺旋棒介导同源二聚体形成，截短 APC 蛋白可通过该区域与野生型 APC 蛋白联系；中间部分包含 7 价重复（heptad repeat）、Am 重复（Armadillo repeat）、磷酸化位点和 β-catenin 结合部位。C 端包含可降解 β-catenin 的部位和结合细胞骨架微管的部位。APC 的 C 端通过与至少 3 种不同蛋白（EB1、HDLG 和 PTPBL）的结合在细胞周期进程和细胞生长调控中起作用。

APC 蛋白是肿瘤抑制蛋白，在许多组织中均有表达，具有调节细胞生长和自身稳定功能。APC 蛋白直接参与了 Wnt 的信号转导途径，APC 蛋白通过与 Axin、GSK-3β 和 β-catenin 形成复合物来调节 Wnt 信号途径。APC 蛋白在 Wnt 信号途径中的主要作用是作为一个多种蛋白质复合物相互连接的骨架。在没有 Wnt 信号传入时，复合物中的 GSK-3β 是活化的，它可以磷酸化 β-catenin，磷酸化的 β-catenin 可被泛素 - 蛋白酶体降解。当细胞中有 Wnt 转导信号传入时，Dishevelled（Dsh）灭活了 GSK-3β 在复合物中的活性，不能使 β-catenin 磷酸化，从而导致 β-catenin 其胞内含量升高，并将通过核孔与 TCF/LEF 家族的转录因子形成复合物，参与转录激活，调控一些特定基因的表达，影响细胞的分化和发育（见图 4-9）。

除了 Wnt 途径外，APC 蛋白对细胞发育过程具有影响，对细胞黏附、迁移、染色体分离和凋亡等都有作用。生物化学研究表明，APC 蛋白的 C 端能与微管结合，与细胞的迁移和染色体分离有关。肿瘤细胞中失去了 C 端后的截短型的 APC 蛋白后，会出现细胞迁移的紊乱和染色体分离的缺陷，提示 APC 蛋白与细胞骨架的相互作用在肿瘤细胞的发

育过程中扮演了重要的角色。

2. *APC* 基因的突变在结直肠癌是很常见的

APC 基因的突变主要为移码突变和无义突变，其他形式突变较少见。FAP 的不同个体其 *APC* 基因突变位点可能不完全相同，但绝大多数的突变是在羧基端（主要位于 15 外显子）形成一个终止密码子，导致 APC 蛋白的截短（truncation），因此 APC 蛋白抑制生长的功能可能位于羧基端。除了 APC 蛋白的截短外，33% 来自无义点突变，6% 来自小的插入，55% 来自碱基丢失。绝大多数突变发生在最后一个外显子的前半部分，这一部位恰好是 APC 的 β-catenin 结合域。体细胞 *APC* 基因突变明显部位称为"突变集中区"（mutation cluster region，MCR），MCR 位于第 15 外显子内。密码子第 1286 ～ 1513 号的 10% 左右的编码区集中了约 65% 体细胞的突变，其中 1309 ～ 1311 和 1450 密码子是最常见的。这些结果提示肠肿瘤的发生是由于这些热点区域碱基突变的结果。

APC 基因的突变可引起肿瘤的主要原因是与 APC 丧失对 β-catenin 的抑制作用有关。在正常情况下，APC 结合到 β-catenin，这一结合作用使 β-catenin 不稳定，促进其降解。为了能结合到 β-catenin，APC 的 β-catenin 结合片段需要磷酸化，这一磷酸化过程由 GSK-3β 来完成，因此 GSK-3β 和 APC 共同参与调节细胞质内 β-catenin 的水平。如果 *APC* 突变，这样胞质内的 β-catenin 水平就会升高，从而导致它下游的信号分子 TCF/LEF 的水平升高，可以刺激细胞增殖，从而引起肿瘤发生（图 6-15）。

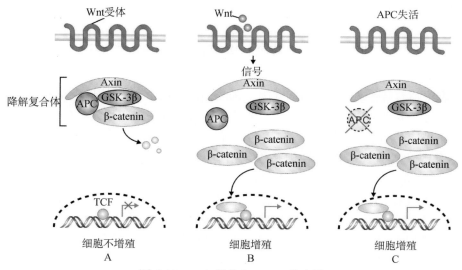

图 6-15　APC 调节 β-catenin 稳定性

A. 在静息状态下，β-catenin 与 Axin、GSK-3β 和 APC 等形成"降解复合体"，促进 β-catenin 降解，使得 TCF 无活性，细胞不增殖；B. 在存在 Wnt 的情况下，可通过其受体，再通过下游蛋白抑制"降解复合体"的活性，使 β-catenin 在细胞质内浓度增高，入核与 TCF 结合，刺激基因转录和细胞增殖；C. APC 突变使"降解复合体"失活，也可使得 β-catenin 在细胞质内浓度增高，入核与 TCF 结合，刺激基因转录和细胞增殖

根据 Knudson 假说，抑癌基因作为隐性基因，需要两次突变才能丧失肿瘤抑制功能。杂合状态一般不引起病变，但目前有增长的实验结果提示抑癌基因在细胞水平并不是完全隐性，如在杂合状态，*APC* 基因也能促进结肠上皮过度增生，这可能与 *APC* 基因单倍体不足有关。也可能截断 APC 蛋白可以通过与野生型 *APC* 基因产物结合而产生一种显性负

作用（dominant-negative effect），使其不能正常地发挥生理功能。对散发性大肠肿瘤的研究工作表明至少 80% 病例存在 *APC* 基因功能丧失，对于 FAP 患者，至少有 90% ～ 95% 的病例有 *APC* 基因突变。

五、NF1 蛋白是 RAS 活性的负调节剂

神经纤维瘤病 1 型（neurofibromatosis type 1）属常染色体显性遗传病，发病率约为 3/10 万。患者的皮肤有牛奶咖啡斑和纤维瘤样皮病，有一半以上患者表现为智力低下，3% ～ 15% 可恶变成纤维肉瘤、鳞癌和神经纤维肉瘤。目前认为神经纤维瘤病 1 型的发病主要与 *NF1* 基因突变有关，*NF1* 基因已定位在 17q11.2，是一种肿瘤抑制基因。其产物神经纤维瘤蛋白（neurofibromin）是肿瘤蛋白 RAS 的负调节剂（见图 2-8），NF1 蛋白对 RAS 蛋白呈类似于 GAP（GTP 酶活化蛋白质）的特性，能促进 RAS 从活化的 RAS-GTP 形式转化为非活化的 RAS-GDP 形式，从而抑制 RAS 的活性。根据国内外对 NF1 的研究，目前认为神经纤维瘤病 1 型患者神经纤维瘤的发病机制主要与 *NF1* 基因突变导致施万细胞 RAS-GTP 水平增高有关，RAS-GTP 可激活刺激细胞生长的信号途径，像 RAS-RAF-MAPK 和 PI3K-AKT 等途径（见图 4-4），导致神经纤维瘤发生。2019 年 MEK 抑制剂司美替尼（selumetinib）获得了美国 FDA 颁发的突破性疗法认定，有望用于治疗神经纤维瘤病 1 型（见表 19-8）。

第四节　看门基因和看护基因

有学者将肿瘤易感基因分为看门基因（gatekeeper gene）和看护基因（caretaker gene）。看护基因一般不影响肿瘤的始发过程，它主要起到维持基因组稳定性的作用。看护基因的失活并不能直接促进肿瘤发生，其失活可导致基因组的不稳定，从而导致基因突变，包括看门基因。具有代表性的看护基因包括有 DNA 错配修复基因 *MSH2*、*MLH1*、*XP-A → G*、*ATM*、*BLM*、*FANC*、*BRCA1* 和 *BRCA2* 等。

BRCA（breast cancer susceptibility gene）是与家族性乳腺癌和卵巢癌相关的基因，1994 年，科学家用定位克隆技术成功地克隆了 *BRCA1*，随后 1995 年又分离出 *BRCA2*。自 *BRCA1* 发现以来，越来越多的研究表明 *BRCA1* 和 *BRCA2* 在多条 DNA 损伤修复途径（HR、Fanconi 贫血途径及 NER）中扮演重要角色。有 *BRCA1* 或 *BRCA2* 突变者削弱了 DNA 损伤修复能力，引起基因组的不稳定。DNA 损伤积累能激活 p53 并诱导细胞周期阻滞和凋亡，从而引发一系列生理应答，包括细胞增殖缺陷、分化和转录调节缺陷。*BRCA1* 缺陷也能增加所有基因的突变率，包括 *p53*。p53 缺失或突变能使 DNA 损伤细胞存活下来，并经历克隆扩增，最终产生癌变。

BRCA1 基因编码 1863 个氨基酸序列的蛋白质。BRCA1 蛋白的氨基端含有 RING 结构域和核定位信号（nuclear localization signal，NLS）结构域，RING 结构域表明 BRCA1 蛋白具有 E3 泛素连接酶活性，这种 E3 连接酶活性涉及 RING 结构域与 BARD1（BRCA1-associated ring domain）蛋白形成异源二聚体有关，其中任何一个蛋白的改变都会影响 BRCA1 蛋白 E3 连接酶的活性。BRCA1 可使多种蛋白泛素化，如 cyclin B、 cdc25C、IGFR、CtIP 和 BRCA1 自身等。中间含 CHK2 磷酸化位点 S988。羧基端含 coiled-coil 结构域、AMT 磷酸化位点和两个串联重复的 BRCT（BRCA1 carboxyl terminus motifs）基序。coiled-coil 结构域可结合 PALB2（partner and localized of BRCA2）蛋白，BRCT 基序可与 Abraxas、CtIP 和 BRIP1 等蛋白结合。BRCT 氨基酸序列的改变可引起基因组的不稳定性，提示 BRCT 序列是 *BRCA1* 的 DNA 修复功能和肿瘤抑制作用的主要结构域（图 6-16）。

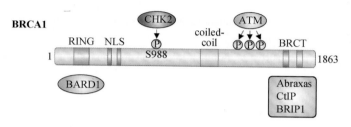

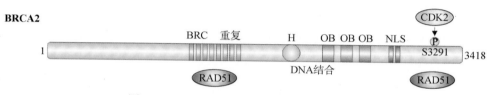

图 6-16　BRCA1 和 BRCA2 蛋白结构示意图

BRCA1 由 1863 个氨基酸组成，从氨基端开始依次为 RING 结构域、NLS 结构域、coiled-coil 结构域和 BRCT 基序。
BRCA2 由 3418 个氨基酸组成，主要结构域依次为 8 个 BRC 重复序列、DNA 结合结构域和 NLS 结构域

　　BRCA2 蛋白是由 3418 个氨基酸组成。氨基端含有结合 PALB2 序列。中间含 8 个 BRC 重复序列，可与 RAD51 结合，形成 BRCA2/RAD51 复合物。该复合物对 DNA 修复至关重要，如果 BRCA2/RAD51 不能发挥作用，细胞就会选择错误倾向的修复方式。BRCA2 蛋白 DNA 结合结构域含 1 个螺旋（helical，H）结构域和 3 个寡核苷酸结合（oligonucleotide binding，OB）结构域。羧基端含 NLS 和 CDK 磷酸化位点 S3291（见图 6-16）。

　　从 BRCA1 和 BRCA2 蛋白的结构特点来看，BRCA1 可与更多的蛋白发生作用。与 BRCA2 相比，一般认为 BRCA1 在维持基因组的稳定的作用更广泛，包括参与细胞周期检查点的激活和 DNA 修复，而 BRCA2 的作用相对比较专一，参与 DNA 同源重组修复（homologous recombination repair，HRR）（见图 13-11）（Roy et al，2011）。BRCA 基因最主要的改变形式为等位基因杂合性缺失（LOH）和突变。50% ～ 70% 的乳腺癌和 30% ～ 50% 的卵巢癌存在等位基因 LOH，而家族性乳腺癌 / 卵巢癌中可达 90% 以上。突变发生率与种族有关，突变形式主要有移码突变、错义突变和无义突变等。

　　BRCA 突变会产生 HRR 缺陷导致基因组不稳定，这种情况通常对 PARP1 抑制剂有反应，产生所谓合成致死（synthetic lethality）效应（见表 13-7）。

　　看门基因是通过诱导细胞生长和分裂或促进细胞死亡来影响肿瘤的生长。每个细胞只有一个或几个看门基因，一个看门基因的失活导致特定类型的肿瘤。看门基因一般主要影响肿瘤的始发阶段，具有代表性的看门基因包括 *APC*、*RB*、*PTEN*、*NF1* 和 *VHL* 等基因。例如，*APC* 基因是结肠上皮增殖的看门基因，它可通过诱导凋亡发挥其看门作用，它的失

活是细胞增殖所必需的，看门基因突变导致细胞分裂和死亡的不平衡，引起细胞增殖。

参 考 文 献

Du W，Jiang P，Mancuso A，et al，2013. TAp73 enhances the pentose phosphate pathway and supports cell proliferation. Nat Cell Biol，15（8）：991-1000.

Milella M，Falcone I，Conciatori F，et al，2015. PTEN：multiple functions in human malignant tumors. Front Oncol，5：24.

Pal A，Barber TM，Van de Bunt M，et al，2012. PTEN mutations as a cause of constitutive insulin sensitivity and obesity. N Engl J Med，367（11）：1002-1011.

Roy R，Chun J，Powell SN，2011. BRCA1 and BRCA2：different roles in a common pathway of genome protection. Nat Rev Cancer，12（1）：68-78.

第七章　细胞程序性死亡与肿瘤

　　程序性细胞死亡（programmed cell death，PCD）是一重要的生物学概念，它是指细胞死亡在遗传上是受控制的，有不同类型，包括凋亡（apoptosis）、坏死性凋亡（necroptosis）、铁凋亡（ferroptosis）、细胞焦亡（pyroptosis）和自噬（autophagy）等。它们在发生机制上有所不同，结果也有所区别。

　　凋亡是经典的 PCD。自噬本来目的是允许细胞在饥饿状态下存活，但如果细胞长期得不到营养，它最终也会死亡，故称自噬相关的细胞死亡（autophagy-associated cell death）。虽然坏死传统被认为是细胞死亡的被动形式，但最近也有不少研究显示某些坏死有点类似凋亡，也受调控，称为坏死性凋亡或程序性坏死（programmed necrosis），以区别传统上的坏死。细胞焦亡是发生在感染时的 PCD，与坏死性凋亡的结果有点类似。铁凋亡是铁依赖的脂质氧化，在发生机制和形态上不同于其他 PCD 形式。

　　PCD 对人体的发育和组织稳态具有不可替代的功能，但它的异常也会出现在人体许多疾病过程，包括肿瘤。肿瘤可被看作细胞不同程度逃脱 PCD 的疾病，而 AIDS 则可被看作是 T 淋巴细胞过度 PCD 的疾病。

第一节　凋亡与肿瘤

　　大量的研究已显示凋亡对肿瘤预防和治疗有积极作用，但最近也有研究显示凋亡有促瘤作用（Ichim and Tait，2016），因此如何有效发挥凋亡的防治作用，降低凋亡的促瘤作用仍是一值得探讨的问题。

一、凋亡的概念

人体内每天都有上万亿个细胞诞生，同时也有上万亿个细胞死亡，两者处于动态平衡。只"生"不"死"或有"死"无"生"，都将导致机体异常甚至疾病发生。在生物的生长发育过程中，细胞分裂是"生"的关键，而细胞凋亡是"死"的基础。

凋亡与坏死不同，凋亡是机体在生长、发育过程中或受到有害刺激时清除多余的、衰老的或异常的细胞，以保持机体内环境稳定和维持正常生理活动的一种具有明显形态学特征的细胞主动死亡形式。由于细胞内预存凋亡的程序，因此凋亡也称为PCD。但有学者认为，凋亡与PCD是两个不同的概念，前者是形态学概念，而后者是功能性概念。

凋亡既可以是生理性又可以是病理性细胞死亡过程。作为一种生理性细胞死亡过程，凋亡具有重要的生理意义。首先，凋亡参与机体正常的生长、发育。在机体的生长、发育过程中，有些组织、器官逐渐失去功能价值而显多余，它们的正常清除与凋亡有关，如蝌蚪尾的消失，胎儿手、足的成形过程中指（趾）间组织的消失等，这种过程已经有基因敲除小鼠验证。其次，生理性凋亡有助于防止疾病发生。在内、外环境刺激下，细胞内某些基因可发生变异或表达改变，使组织细胞的功能、结构及生长状态异常变化。通过凋亡，机体可清除这些异常细胞，维持机体内环境的稳定，防止疾病发生；相反，凋亡抑制或缺失将引起疾病，如肿瘤、自身免疫性疾病等。最后，与生理性凋亡相反，病理性凋亡将导致疾病发生，如心肌缺血与缺血 - 再灌注损伤等可引起心肌细胞凋亡而发生心力衰竭，而脑内特定神经元因凋亡而进行性丧失是阿尔茨海默病（Alzheimer disease，AD）、帕金森病（Parkinson disease，PD）等神经系统疾病的主要发病机制。因此，阐明凋亡的分子机制，适当调控其过程将有助于防止相关疾病的发生。

二、凋亡的基本特征

凋亡与坏死在细胞死亡性质、诱导因素、形态学和生化改变等许多方面存在显著差异。在显微镜下，凋亡与坏死在诸多方面存在明显不同。在凋亡早期，细胞核内的染色质逐渐碎裂、聚集而呈现核固缩，并向核膜靠近，常呈新月形；同时，胞质浓缩，使细胞萎缩，体积逐渐变小，并与周围细胞分离；细胞膜表面出现大量小泡样突起（blebbing）。随着细胞核膜断裂，固缩的核碎片与细胞器进入细胞膜小泡样突起，脱落成为膜包裹的凋亡小体。最后，这些凋亡小体及细胞碎片发出"吃掉我"（eat me）的信号，这一信号可被邻近的吞噬细胞或其他细胞捕获，凋亡小体及细胞碎片随后被吞噬和清除，这一过程称为胞葬作用（efferocytosis）。它涉及特定的细胞信号机制。在整个凋亡过程中，溶酶体相对完整，没有细胞内容物外漏，因而无局部炎症反应。

细胞发生凋亡时，虽然其细胞膜的完整性没有明显性改变，但与正常细胞相比较，其细胞膜的通透性已有增加，其程度介于正常细胞和坏死细胞之间。因此，当用 Hoechst 33342 结合碘化丙啶（propidium iodide，PI）等染料进行双染色时，正常细胞对 Hoechst 33342 和 PI 等染料均有拒染性而着色很浅；凋亡细胞可对 Hoechst 33342 染料通透但对 PI 不通透，从而主要呈现强蓝色荧光；而坏死细胞膜完整性在早期即已破损，对 PI 等染料完全通透，主要呈现强红色荧光。

除了形态学的特征性变化外，凋亡细胞还可出现各种生化改变。磷脂在质膜呈不对称分布，正常细胞磷脂酰丝氨酸（phosphatidylserine，PS）位于细胞膜内侧，但在凋亡早期 DNA 未发生断裂时，PS 即可从细胞膜内侧翻转到细胞膜的表面，暴露在细胞外环境中。膜联蛋白 V（annexin V）是一种分子量为 35 000 ～ 36 000 的 Ca^{2+} 依赖性磷脂结合蛋白，能与 PS 高亲和力和特异性结合。因此，早期凋亡细胞很容易被荧光标记的膜联蛋白 V 检测到（图 7-1）。PS 还能被巨噬细胞识别，与凋亡细胞的清除有关。

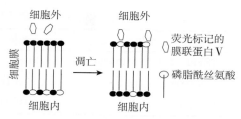

图 7-1　荧光标记的膜联蛋白 V 检测早期凋亡细胞

磷脂酰丝氨酸（PS）正常位于细胞膜的内侧，但在凋亡早期，PS 即可从细胞膜的内侧翻转到细胞膜的表面，可被荧光标记的膜联蛋白 V 检测到（Tannock IF，Hill RP，Bristow RG，et al，2003. The Basic Science of Oncology. 4th ed. New York：McGraw-Hill.）

在凋亡晚期，核酸内切酶被激活，选择性地降解染色质 DNA，形成 50 ～ 300kb 的大片段，并进而在核小体连接处规律性断裂，形成长度为 180 ～ 200bp 或其整倍数的寡核苷酸片段。在琼脂糖凝胶电泳中，这些 DNA 梯状条带（DNA ladder）是凋亡的标志性特征。但凋亡细胞的 DNA 梯状条带的检测，需要待测的 1×10^5 ～ 5×10^6 细胞中凋亡细胞数至少应在（1 ～ 2）$\times 10^4$ 个以上，并且凋亡末期细胞则可能产生与细胞坏死相似的 DNA 弥散条带。

凋亡细胞不仅产生特征性梯状条带，而且染色体 DNA 双链断裂或单链断裂也产生大量的黏性 3′-OH 端。在脱氧核糖核苷酸端转移酶（TdT）的作用下，这些 3′-OH 端能被脱氧核糖核苷酸和荧光素、过氧化物酶、碱性磷酸酶或生物素形成的衍生物标记，从而可进行凋亡细胞的检测。这类凋亡细胞检测法称为脱氧核糖核苷酸端转移酶介导的缺口末端标记法（terminal deoxynucleotidyl transferase-mediated nick end labeling，TUNEL）。虽然坏死细胞也有 DNA 断裂而呈 TUNEL 阳性，但与 DNA 梯状条带不同，TUNEL 法可检测出极少量的凋亡细胞，并且正常的或正在增殖的细胞由于几乎没有 DNA 的断裂，没有 3′-OH 端形成，很少能够被标记。因此，TUNEL 法在凋亡的研究中已被广泛采用。

三、触发凋亡的信号途径

能够触发凋亡的信号途径有多条。例如，膜死亡受体介导的凋亡途径、线粒体介导的凋亡途径、核介导的凋亡途径（caspase-2，p53）、内质网介导的凋亡途径和溶酶体介导的凋亡途径。其中，膜死亡受体介导的和线粒体介导的凋亡途径是研究得比较多的凋亡途径。这两条途径既相对独立，又交互作用，激活 caspase 的级联反应，导致凋亡。

1. 细胞膜死亡受体介导的凋亡途径

死亡受体（death receptor，DR）是属于肿瘤坏死因子（tumor necrosis factor，TNF）受体超家族的跨膜蛋白。该受体家族至少有 12 个成员，包括 I 型 TNF 受体（TNFRI）、FAS（APO1、CD95）、死亡受体 3（DR3 或称 APO3 等）、死亡受体 4（DR4 或称 TRAIL-R1）、死亡受体 5（DR5 或称 TRAIL-R2）和死亡受体 6（DR6）（表 7-1）。这些受体在结构上含有两个重要的功能结构域，即位于胞外区的富含半胱氨酸的配体结合域和位于胞内区的"死亡结构域"（death domain，DD）。

表 7-1　死亡受体及其配体

死亡受体	配体	死亡受体	配体
TNFRI（TNFR55，TNFRβ）	TNF-α	TRAIL-R1（DR4）	APO2L/TRAIL
FAS（APO1，CD95）	FASL/CD95L	TRAIL-R2（DR5）	APO2L/TRAIL
DR3（APO3）	APO3L/TL1A	DR6	N-APP？

注：TNFRI 和 DR3 信号主要功能是诱导基因激活，而 FAS、DR4 和 DR5 则是诱导凋亡。

　　死亡受体的激活常受各自死亡配体地控制，死亡配体有 TNF、FAS 配体（FAS ligand，或称为 CD95）、TNF 相关的凋亡诱导配体（TNF-related apoptosis inducing ligand，TRAIL；或称为 APO2L）和 APO3L 等。死亡配体能与相应死亡受体结合，并使死亡受体形成三聚体；多聚化的死亡受体的死亡结构域发生构象改变，与多种也具有死亡结构域的接头蛋白（adaptor）进行结构域同源配对结合，如 FAS 受体与 FADD（FAS-associated death domain）、TNFR1 与 TRADD（TNFR-associated death domain）及 FADD 的结合。FADD 除了其羧基端具有 DD 外，其氨基端还具有"死亡效应结构域"（death effector domain，DED）。通过 DED，FADD 与 caspase-8 或 caspase-10 酶原的 DED 结合，募集这些酶原，共同形成死亡诱导信号复合体（death-inducing signaling complex，DISC），引起 caspase-8 或 caspase-10 酶原自身剪切式激活。活化的 caspase-8 或 caspase-10 一方面启动 caspase 的级联反应，使 caspase-3、caspase-6 和 caspase-7 激活，降解胞内结构蛋白和功能蛋白，激活 DNA 核酸酶 CAD（caspase-activated DNase），导致凋亡（图 7-2）；另一方面，激活性剪切 BCL-2 家族的促凋亡因子 Bid（binding interface database），形成一种分子量为 15 000 的截短 Bid（truncated Bid，tBid）。tBid 在其氨基端被豆蔻酰基化（N-myristoylation）修饰后，转位到线粒体，诱导线粒体外膜通透化（mitochondrial outer membrane permeabilization，MOMP），线粒体凋亡启动因子细胞色素 c 释放入细胞质。MOMP 是死亡受体介导的凋亡途径与线粒体介导的凋亡途径交汇的节点，有 BAX 和 BAK 参与，诱导细胞凋亡。

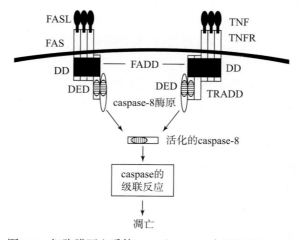

图 7-2　细胞膜死亡受体 FAS 和 TNFR 介导的凋亡途径

FAS 和 TNFR 的胞内段都含有 DD，它们可通过 FADD 的 DED 使 caspase-8 酶原激活成活化的 caspase-8，从而启动凋亡的级联反应

　　虽然诱饵受体 DcR1（decoy receptor 1）和 DcR2 等也属于 TNF 受体超家族，具有与 DR4 和 DR5 胞外区相似的配体结合域，但 DcR1 受体没有位于胞内区的 DD 结构域，而 DcR2 的胞内 DD 结构域较短，缺少了对传递凋亡信号重要的 4～6 个氨基酸残基，因此，DcR1 和 DcR2 不能将胞外死亡信号传递到细胞内，但能通过与 DR4、DR5 竞争性结合死亡配体 TRAIL 而抑制凋亡（图 7-3）。研究表明，DcR1 和（或）DcR2 普遍地表达于正常细胞，其中 DcR1 在外周血淋巴细胞与脾脏组织表达尤为丰富，DcR2 在胎肝组织和成人睾丸组织中表达较为丰富，而肿瘤细胞或转化细胞则较多地含有 DR4 和（或）DR5，且较少或不含 DcR1、DcR2，故正常细胞由于诱饵受体的保护，而免于 TRAIL 诱导的凋亡，而肿瘤细胞则可受到 TRAIL 的攻击。

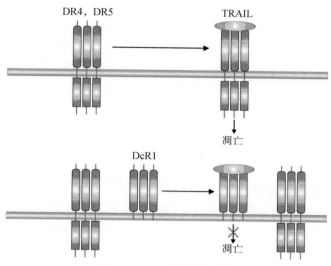

图 7-3　DcR1 干扰凋亡机制

TRAIL 通过与其受体 DR4 和 DR5 结合，诱导凋亡，但 DcR1 可竞争性地结合 TRAIL，干扰 DR4 和 DR5 传导 TRAIL 的凋亡信号

2. 线粒体介导的凋亡途径

　　线粒体（mitochondria）不仅是细胞的能量工厂，而且是细胞凋亡的调控中心。在诸如射线照射、化疗药诱导、微生物感染、细胞因子和生长因子缺乏等状态下，由位于线粒体内膜的腺苷转位因子（adenine nucleotide translocator，ANT）和位于线粒体外膜的电压依赖性阴离子通道（voltage dependent anion channel，VDAC）等蛋白组成的线粒体膜通透性转换孔（permeability transition pore，PTP）开放，产生所谓线粒体外膜通透化（MOMP），这其中 BAX 和 BAK 蛋白对 MOMP 的形成是必不可少的。MOMP 一方面使线粒体膜两侧的离子可自由分布，引起线粒体跨膜电位（mitochondrial transmembrane potential，$\Delta \psi m$）迅速下降和电子传递脱偶联；另一方面使线粒体膜通透性增高，向胞质内释放许多促凋亡因子，包括细胞色素 c（cytochrome c，Cyt-c）、Smac/DIABLO（second mitochondria-derived activator of caspase/direct IAP-binding protein with low pI）、凋亡诱导因子（apoptosis inducing factor，AIF）及核酸内切酶 G（Endo G）等。Cyt-c 存在氧化型和还原型。在细胞色素氧化酶和细胞色素还原酶的作用下，两者互相转换。氧化型 Cyt-c 与胞质中的凋

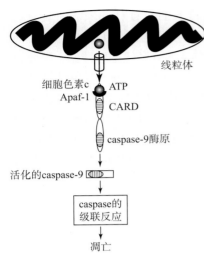

图 7-4　线粒体介导的凋亡途径

线粒体通过释放细胞色素 c、Apaf-1 等凋亡诱导因子使 caspase-9 酶原激活成活化的 caspase-9，从而启动凋亡的级联反应

亡蛋白酶激活因子 -1（apoptotic protease-activating factor-1，Apaf-1）结合，使 Apaf-1 结合 dATP/ATP 的能力大大增加，三者形成复合物导致 Apaf-1 分子中的 CARD（caspase activation and recruitment domain）充分暴露，募集 caspase-9 酶原，形成凋亡复合体，引起 caspase-9 酶原自身剪切式激活（Brown and Borutaite，2008）。活化的 caspase-9 启动下游 caspase 的级联反应，导致凋亡（图 7-4）。释放的 Smac/DIABLO 分子通过其氨基端 4 个特殊的氨基酸残基 Ala-Val-Pro-Ile（AVPI），特异性结合 caspase 天然抑制物 IAP 分子中的 BIR 结构域，竞争性抑制 IAP 与 caspase 的结合，从而解除 IAP 对 caspase 的抑制，加速线粒体介导的凋亡进程。释放的 AIF 和 Endo G 进一步转位到细胞核内，诱导染色体凝集，通过不依赖于 caspase 的凋亡途径使染色体 DNA 断裂，引起凋亡。

四、凋亡的基因调控

1. caspase 的级联反应是凋亡的基本过程

caspase 家族成员均是特异切割天冬氨酸（Asp）位点的蛋白水解酶，含有 QACXG 活性中心，其中 X 代表 R、Q 或 G。由于其催化中心有半胱氨酸残基（Cys），故称为天冬氨酸特异的半胱氨酸蛋白酶（cysteine-containing aspartate-specific protease，caspase）。迄今已发现至少 14 种 caspase，以序号区分，分别称为 caspase-1 ～ caspase-14。其中，caspase-1、caspase-4、caspase-5 和 caspase-11 的结构与 ICE（interleukin 1β-converting enzyme）类似，主要参与炎症反应；而 caspase-3、caspase-6、caspase-7、caspase-8、caspase-9 和 caspase-10 的结构与线虫细胞内凋亡相关的蛋白水解酶 CED-3 类似，主要参与凋亡，这其中 caspase-8、caspase-9 和 caspase-10 与始发凋亡有关，caspase-3、caspase-6、caspase-7 与执行凋亡有关。

caspase 蛋白通常以酶原（pro-caspase）形式存在，其分子结构包含 3 个主要的功能区域：N 端结构域（原域）、大亚基（～ 20 000）和小亚基（～ 10 000）。各结构域间以天冬氨酸酶水解位点 Asp 分隔，因此其本身就是 caspase 的靶序列，可以互相水解切割或自身水解切割。分离出的大亚基和小亚基在不同的 caspase 中高度同源，结合成二聚体后，与另一个大、小亚基二聚体结合形成四聚体而成为有蛋白水解酶活性的 caspase（图 7-5）。而分离出的 N 端结构域同源性较低，可能参与 caspase 功能的调节。caspase-2、caspase-8、caspase-9 和 caspase-10 具有类似 CED-3 的长 N 端结构域，是凋亡途径上游的 caspase，为凋亡启动型 caspase，负责激活下游 caspase；而 caspase-3、caspase-6 和 caspase-7 具有非常短的 N 端结构域，是下游的 caspase，为凋亡效应型 caspase，负责水解凋亡效应分子。一般启动酶在先，效应酶在后，但根据不同的凋亡诱因可有不同的激活顺序。

无论死亡受体介导的凋亡途径导致 caspase-8 或 caspase-10 激活，还是线粒体介导的凋亡途径导致的 caspase-9 激活，它们均可引发下游 caspase 级联反应，水解激活 caspase-3、caspase-6 和 caspase-7。活化的 caspase 通过下列作用引起凋亡：①灭活凋亡抑制因子，ICAD（inhibitor of CAD）是凋亡相关的 DNA 核酸酶 CAD 的生理抑制剂，可被活化的 caspase 降解，从而 CAD 与 ICAD 分离、激活，降解细胞核 DNA 使其出现凋亡的特征性 DNA 梯状条带；②水解激活 BCL-2 家族的促凋亡因子 Bid，活化的 Bid（tBid）诱导线粒体内 Cyt-c 释放入细胞质，通过线粒体介导的凋亡途径，导致凋亡；③直接降解细胞骨架相关蛋白，细胞骨架相关蛋白肌动蛋白、PARP、laminin 及 PAK2 被 caspase 降解后细胞结构破坏。

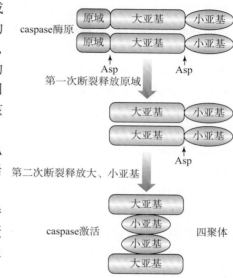

图 7-5 caspase 酶原的激活

caspase 酶原包括 3 个部分：原域、大亚基和小亚基。酶原本身的活性很低。一旦原域及大、小亚基之间连接的天冬氨酸残基（Asp）被切断，大、小亚基之间相互作用形成一个异源二聚体，两个异源二聚体形成一个四聚体，成为有活性的 caspase

尽管凋亡过程的主要执行者是 caspase，但还有其他酶执行着程序性细胞死亡，包括钙蛋白酶（calpain）、组织蛋白酶（cathepsin）、核酸内切酶及其他蛋白酶。它们在一些细胞器如线粒体、溶酶体和内质网的指导下，独立上阵或相互合作。这些非 caspase 介导的细胞死亡途径在 caspase 途径失败时，同样能成为生物体的守护天使，并为肿瘤治疗带来曙光。

2. BCL-2 家族是调节凋亡线粒体的相关蛋白

BCL-2 基因首先由 Tsujimoto 等从淋巴瘤细胞中克隆，故称为 B 细胞淋巴瘤 / 白血病 2（B cell lymphoma/leukemia-2，*BCL-2*）基因，是线虫凋亡基因 *CED-9* 的同源物。BCL-2 蛋白主要分布于细胞内线粒体膜、内质网膜和核膜的外膜面及细胞膜内膜面等。

迄今，BCL-2 家族大约有 30 种成员，其中 7 种是病毒蛋白。每种 BCL-2 家族成员分子含有至少一个 BCL-2 同源结构域（BCL-2 homology domains，BH）。根据其在凋亡中的作用，BCL-2 家族成员可分为两大类（图 7-6）：①抗凋亡蛋白类型，主要包括 BCL-2、BCL-xL、BCL-w、A1、Mcl-1 等。它们至少含有 4 个 BH 结构域（BH1 ～ BH4），具有抗凋亡作用。②促凋亡蛋白类型，该类型成员具有促凋亡作用。根据结构特点，又可分为两种类型：BAX 亚型，主要包括 BAX（BCL-2 associated X protein）、BAK1（BCL-2 antagonist killer 1）和 BOK（BCL-2 related ovarian killer）等，它们含有 BH1、BH2、BH3 三种结构域，但不含 BH4 结构域；BH3-only 亚型，主要包括 Bid、Bad、Bik、Bim、Noxa 和 Puma 等，它们只含有 BH3 结构域。

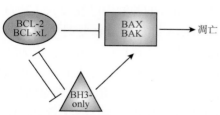

图 7-6 凋亡调节蛋白 BCL-2 家族

BAX 和 BAK 是促凋亡蛋白；BCL-2 和 BCL-xL 是 BAX 和 BAK 的抑制剂，属于抗凋亡蛋白；BH3-only 亚型属于促凋亡蛋白，但与 BCL-2 和 BCL-xL 有相互抑制作用

BAX 和 BAK 是 BCL-2 家族中主要的凋亡作用分子。活化的 BAX 和 BAK 转位到线粒体，并发生

构象改变进行寡聚化，插入线粒体形成线粒体外膜孔，导致线粒体外膜通透化（mitochondrial outer membrane permeabilization，MOMP），释放许多促凋亡因子到细胞质，引起凋亡。然而，BAX 和 BAK 激活的机制尚不完全清楚，可能存在两种主要的激活方式：①抗凋亡蛋白中和模式（anti-apoptotic protein neutralization model），在此种激活方式中，BAX 和 BAK 等呈结构性激活（constitutive activation），并与抗凋亡蛋白 BCL-2、BCL-xL 等结合而被灭活。BH3-only 蛋白 Bid、Bim 和 Puma 等能结合并中和所有抗凋亡蛋白成员，使 BAX 和 BAK 等激活而导致 MOMP，引起凋亡。与 Bid、Bim 和 Puma 等不同，BAD 和 Noxa 等 BH3-only 蛋白仅结合并中和部分抗凋亡蛋白，即 BAD 中和 BCL-2、BCL-xL 和 BCL-w 等蛋白，而 Noxa 中和 Mcl-1 和 A1。BAD 与 Noxa 联合作用才能中和所有抗凋亡蛋白的作用。②凋亡作用分子直接激活模式（direct activation of BAX and BAK model），在此种激活方式中，BH3-only 蛋白 Bid 和 Bim 等能直接结合并激活 BAX 和 BAK，导致 MOMP 而引起凋亡。

由 BCL-2 蛋白家族所构成的复杂蛋白间互作网络既能促进也能抑制凋亡的发生，这取决于其中各种不同蛋白的激活状态。在癌细胞群中，各种蛋白构成的激活平衡被打破，从而促使癌细胞存活。

3. IAP 是细胞内天然存在的 caspase 抑制物

IAP（inhibitor of apoptosis proteins）是细胞内天然存在的 caspase 抑制物。迄今，人类细胞中至少有 8 种 IAP，即 HIAP-1、HIAP-2、XIAP（X chromosome-linked IAP）、ML-IAP（melanocytes IAP）、NAIP（neuronal apoptosis inhibitory protein）、BRUCE（Apollon）、ILP-2/Ts-IAP 和 Survivin 等。所有 IAP 家族成员均含有保守的 BIR（baculovirus IAP repeat）结构域，其中 ML-IAP、BRUCE、ILP-2/Ts-IAP 和 Survivin 仅含有 1 个 BIR 结构域，而 HIAP-1、HIAP-2、XIAP 和 NAIP 含有 3 个 BIR 结构域。BIR 结构域是 IAP 抑制凋亡的必要元件。除 NAIP、BRUCE 和 Survivin 外，大多数 IAP 家族成员在羧基端还含有 1 个环指（ring finger）结构，是泛素的结合位点。通过环指结构，IAP 及与 IAP 结合的 caspase 可经泛素化途径降解。除 BIR 和环指结构外，HIAP-1 和 HIAP-2 还含有 1 个 CARD 结构域，以竞争性结合死亡受体的效应结构域，抑制 caspase 酶原的活化，抑制凋亡。在所有 caspase 酶中，XIAP、ML-IAP 和 Survivin 等 IAP 家族成员可抑制 caspase-3、caspase-7 或 caspase-9 酶活性，但不能抑制 caspase-1、caspase-6、caspase-8 和 caspase-10。

4. *p53* 引导凋亡程序

p53 基因是一种与肿瘤关系最密切的抑癌基因，在人类 50% 的肿瘤中已发现 *p53* 基因变异。*p53* 参与细胞周期的调控和损伤 DNA 的修复；在 DNA 损伤不能修复时则引起凋亡（见图 6-11）。*p53* 主要通过转录依赖和非依赖的两种方式诱导凋亡：一方面，作为转录因子，*p53* 促进凋亡相关蛋白如 BAX、Puma、Noxa、Bid 和 FAS 等的表达上调，并通过这些蛋白参与线粒体介导的和死亡受体介导的凋亡途径；另一方面，不依赖其转录活性，细胞质中的 p53 蛋白能转位到线粒体，在线粒体膜通过蛋白相互作用，与 Mcl-1 竞争性结合 BAK，使 Mcl-1 释放 BAK，引起 BAK 寡聚化；通过其 DBD 结构域，p53 能与 BCL-xL 结合，使 BAX 从 BAX/BCL-xL 复合物中释放出来，形成寡聚化。寡聚化的 BAX 和 BAK 使线粒体的外膜通透性改变，使线粒体内的一些促凋亡蛋白（如细胞色素 c、AIF、HTRA2、Smac 等）释放到细胞质，激活细胞质中的效应分子，如 caspase 蛋白酶或中和

凋亡抑制蛋白，从而诱导凋亡。

5. E2F1 既能诱导细胞增生又能诱导凋亡

E2F 是一转录因子家族，因发现时与腺病毒 E2 启动子的活化有关而得名。迄今为止，在哺乳动物中已确定的 E2F 转录因子家族成员有 8 个，即 E2F1 ～ E2F8。E2F 转录因子与 DP 蛋白家族（DP1、DP2、DP3 和 DP4）结合形成异源二聚体，来调节靶基因的转录（见图 6-6）。静息状态下，E2F1 与 pRB 结合而作为转录抑制子。当细胞受到血清刺激时，可诱导 pRB 高磷酸化失活，pRB 与 E2F 分离，活化 E2F1，E2F1 与 DP1 形成二聚体 E2F1/DP1，结合到 DNA，刺激基因表达，促进细胞增殖（见图 6-5）。但许多研究也表明，E2F 有特异性诱导凋亡的功能，特别是 E2F1。这可能与 E2F1 和 DP 蛋白结合形成二聚体，与靶基因启动子的 -TTTSSCGC-（S=C 或 S=G）序列结合调控转录的进行有关，因此 E2F1 兼有促癌和抑癌双重作用。

E2F1 基因位于染色体 20q11.2，编码蛋白有 437 个氨基酸。氨基端含核定位信号域（NLS）和 cyclin A 结合域；随后为 DNA 结合域（DBD）；接着为二聚体域，由亮氨酸拉链域（LZ）和 MB（marked box）域构成，MB 域对 E2F1 诱导凋亡起重要作用；羧基端为转录激活域，其中包含 RB 蛋白结合域（图 7-7）。

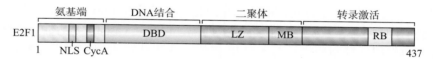

图 7-7 E2F1 蛋白结构示意图

培养成纤维细胞时在缺乏血清的条件下，当 E2F1 高表达时能诱导细胞进入细胞周期 S 期并诱导凋亡。用腺病毒载体介导的 *E2F1* 基因转移实验证明，人胃癌、乳腺癌、卵巢癌和结肠癌细胞 E2F1 过表达可抑制肿瘤细胞生长并诱导凋亡。E2F 诱导凋亡可能包括 p53 依赖和 p53 非依赖两种方式（图 7-8）。前者 E2F1 的高表达可上调 p14^{ARF} 表达水平，

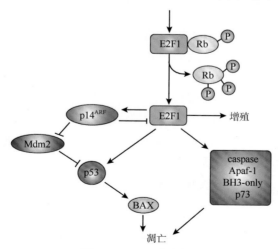

图 7-8 E2F1 诱导凋亡

E2F1 诱导凋亡可能包括 p53 依赖和 p53 非依赖两种方式。前者通过上调 p14^{ARF} 表达水平，使 Mdm2 在核内而失活，增加 p53 的稳定性，或直接刺激 p53，导致 p53 诱导的凋亡。后者通过 p73、Apaf-1 和 caspase 等不同途径来诱导凋亡

p14^{ARF} 能结合在 Mdm2 蛋白 N 端第 284 个氨基酸残基区域，使 Mdm2 在核内失活，增加 p53 的稳定性，或直接刺激 p53，导致 p53 诱导的凋亡。对 p53 缺失的细胞研究显示，E2F1 的高表达可通过 p73、Apaf-1、BH3-only 和 caspase 等不同途径来诱导凋亡。

五、肿瘤细胞的凋亡过程受到不同程度的阻断

　　恶性肿瘤的发生是一个多因素参与、多基因遗传或表观遗传改变和多阶段演进过程。肿瘤的无限制生长不仅是细胞增殖失控和分化异常的结果，而且与凋亡的抑制密切相关。在恶性肿瘤发生过程中，凋亡相关基因的突变或表达异常可阻断凋亡，促使肿瘤发生（表 7-2）。从凋亡的基本信号途径来看，TNF 受体家族的突变可导致细胞膜死亡受体介导的凋亡途径缺失，引起癌变细胞逃避 TNF 配体的攻击而避免发生凋亡。FAS 是 TNF 受体家族的重要成员，在大约 11% 的人胃癌和非霍奇金淋巴瘤中，*FAS* 基因的死亡功能域发生突变。因此，即使癌变细胞表面高表达 FAS 配体（FASL），FAS 受体也不能与同样具有死亡结构域的接头蛋白 FADD 进行结构域同源性配对结合，从而这些肿瘤细胞能够逃避免疫细胞的攻击而存活。除了在受体水平阻断凋亡外，多种恶性肿瘤细胞还可在受体后水平抑制细胞膜死亡受体介导的凋亡途径。在黑色素瘤细胞中 c-FLIP 高表达，由于 c-FLIP 的氨基端与 FADD 同源，羧基端与 caspase-8 同源，但缺乏 caspase-8 活性，因此，负性调节 caspase-8 的作用，抑制凋亡；与 c-FLIP 相似，在恶性胶质细胞瘤中，PED/PEA-15 也能阻碍 FADD 和 caspase-8 的结合而抑制凋亡。caspase-8 是死亡受体介导的凋亡途径中处于下游的非常重要的凋亡蛋白酶，在神经细胞瘤中，可能是基因缺失和 DNA 甲基化所致，caspase-8 常常缺失，引起细胞对 TRAIL 等凋亡诱导因子不敏感。

表 7-2　凋亡调节基因的改变涉及人类肿瘤发生

凋亡调节基因	肿瘤中的角色	肿瘤类型
APAF-1	突变或甲基化	黑色素瘤
BAK	突变或降低表达	脑膜瘤等
BAX	突变或降低表达	结肠癌等
BCL-2	过表达	各种肿瘤
caspase-8	突变或甲基化	儿童肿瘤
DR4 和 DR5	突变	黑色素瘤、膀胱癌
FAS（CD95）	突变或表达失调	各种肿瘤
IAP	过表达	食管癌、各种癌
p53	人类肿瘤最常见的突变基因	各种肿瘤
Survivin	过表达	多种癌
TNFR1	甲基化	Wilms 瘤

　　异常的启动子甲基化和肿瘤抑制基因的沉默在多种肿瘤的发病机制中发挥重要作用。研究表明，正常细胞广泛表达 DR4、DR5、DcR1 和 DcR2，而肿瘤细胞高表达 DR4 和 DR5，因此在正常细胞中由于诱饵受体与死亡受体竞争性结合 TRAIL 而躲避其攻击，而

肿瘤细胞由于缺乏诱饵受体的保护而易被 TRAIL 诱导而产生凋亡。研究人员在检测某些肿瘤细胞中 TRAIL 受体基因甲基化和表达的状况时发现，*DcR1* 和 *DcR2* 的基因在原发性乳腺癌、肺癌、间皮瘤、前列腺癌、宫颈癌、卵巢癌等肿瘤组织中均表现出相当程度的甲基化；*DR4* 和 *DR5* 在这些肿瘤细胞中的甲基化却很少；非肿瘤组织中，上述 4 个 TRAIL 受体基因很少甲基化；肿瘤细胞系的检测也主要表现 *DcR1* 和 *DcR2* 基因的甲基化。用 DNMT 抑制剂 5-aza-dC 治疗则可恢复 *DcR1* 和 *DcR2* 在 9 种甲基化细胞系中的表达，证实异常的甲基化是引起 *DcR1*、*DcR2* 表达沉默的原因。但也有诱饵受体蛋白在肝细胞癌、胰腺癌、脑星形细胞瘤等肿瘤中过表达的报道，它们可与 FAS 竞争性结合 FASL，从而抑制 FASL 诱导的凋亡。诱饵受体在肿瘤发病中的作用需要进一步研究。由于肿瘤细胞高表达 DR4 和 DR5，因此 DR4 和 DR5 自然成了肿瘤治疗的潜在靶点。研究显示，抗 DR5 的单克隆抗体 TRA-8 对正常肝细胞没有凋亡作用，而原发性及转移性肝细胞癌对 TRA-8 敏感，且肿瘤细胞对 TRA-8 的敏感性与其呈剂量依赖关系。

　　与正常细胞相比，肿瘤细胞不仅在细胞膜死亡受体介导的凋亡途径存在不同，而且也可抑制线粒体介导的凋亡途径。多种肿瘤细胞具有高水平的戊糖磷酸途径（pentose phosphate pathway，PPP）活性，能利用糖代谢中的 6-磷酸葡萄糖大量产生 NADPH，从而使肿瘤细胞具有高浓度的还原型谷胱甘肽（GSH）。GSH 可使氧化型 Cyt-c 还原而灭活。因此，即使直接将 Cyt-c 注入肿瘤细胞质内也难以通过凋亡复合体激活下游 caspase 的级联反应以诱导凋亡。然而，用双氢表雄甾酮（dihydroepiandrosterone，DHEA）抑制其 PPP 活性后，肿瘤细胞对 Cyt-c 诱导的凋亡大量增加。

　　IAP 虽然并不能抑制 caspase-8，但作为细胞内天然存在的 caspase 抑制物，IAP 可抑制 caspase-3、caspase-7 或 caspase-9 酶活性而阻断线粒体介导的凋亡途径。在胚胎组织和肿瘤细胞尤其是黑色素瘤细胞中 ML-IAP 异常高表达；在对 60 种人类癌细胞系的研究中，Tamm 等发现转录后的异常调节使 XIAP 蛋白在多数癌细胞系中高表达；作为一种新近发现的结构独特的 IAP 成员，Survivin 在终末分化成熟的正常成人组织中不表达，但在恶性转化细胞和绝大多数肿瘤组织如肺癌、乳腺癌、结肠癌、前列腺癌、淋巴瘤和神经胶质瘤中高表达。高表达的 IAP 使肿瘤细胞难以发生线粒体介导的凋亡而具有生存优势，促进癌症发生、发展。

　　从凋亡的调控基因方面看，BCL-2 家族蛋白可能在凋亡信号的整合和肿瘤发生中具有十分重要的作用。在人 B 细胞淋巴瘤发生过程中，染色体 t（14；18）使 *BCL-2* 基因高表达（见图 2-5），导致细胞凋亡的抑制和恶性肿瘤发生。在慢性粒细胞白血病中，染色体 t（9；22），形成 BCR-ABL。与 BCR 融合的 ABL 蛋白激酶活性大幅提高，促进 STAT 转录因子激活，上调 *BCL-xL* 表达，从而抑制凋亡，使肿瘤细胞处于优势性生长。BCL-2 家族中的另一成员 Mcl-1 在白血病、淋巴瘤、乳腺癌等多种肿瘤中表达增高，是肿瘤细胞耐药的原因之一。目前研究人员希望使用 Mcl-1 抑制剂阻断该蛋白质的活性，从而避免肿瘤细胞对化疗药物产生耐药性，达到更好的化疗效果。在卵巢癌、肺癌、结肠癌等中，*BAX* 基因常发生移码突变（frameshift mutation）而功能丧失。BAX 功能缺乏本身虽然并不引起癌症发生，但能抑制肿瘤细胞凋亡，促进其过度生长。

　　除凋亡相关基因异常外，肿瘤相关基因异常也可通过抑制凋亡途径促进恶性肿瘤发生、发展。癌基因 *c-MYC* 最初被认为是促进细胞增殖的基因，在许多恶性肿瘤中高表达。但后来的研究表明，c-MYC 高表达既能直接诱导 Cyt-c 释放而激活线粒体介导的凋亡途径，又能直接诱导 FAS、TNF 和 TRAIL 受体高表达，使死亡受体介导的凋亡途径激活，直接引起凋亡。这种凋亡能被肿瘤细胞中同样高表达的 BCL-2 和 BCL-xL 抑制。因此，c-MYC 高表达促使肿瘤细胞增殖，并使肿瘤具有恶性表型。与 c-MYC 癌基因高表达而活性增强相反，p53 抑癌基因在人类 50% 的肿瘤中因突变或缺失而失活，导致 p53 转录活性依赖和非依赖的凋亡途径缺失，从而不能抑制恶性肿瘤发生。

六、小分子 BCL-2 抑制剂

BCL-2 是凋亡的重要调节因子，在很多癌症中都过度表达，帮助肿瘤生长，并增强其对治疗措施的抵抗力。最近有多种小分子 BCL-2 抑制剂处于临床试验阶段，如维奈克拉（ABT-199）和 navitoclax（ABT-263）等（Han et al，2019）。

维奈克拉（ABT-199）是新研发出的选择性 BCL-2 抑制剂，能够阻止 BIM 与 BCL-2 结合，使游离的 BIM 激活线粒体表面的 BAK/BAX，诱导线粒体释放 Cyt-c，导致癌细胞凋亡。维奈克拉对表达 BCL-2 的肿瘤有效，但对 BCL-xL 没有影响（表 7-3），BCL-xL 在血小板生存方面发挥作用，因此不会产生血小板减少的副作用。目前该药已获 FDA 的突破性药物认证，用于治疗慢性淋巴细胞白血病（CLL）。

表 7-3　比较 BCL-2 抑制剂的不同靶点

药名	BCL-2	BCL-xL	BCL-w	MCL-1	适应证
维奈克拉（venetoclax，ABT-199）	+	−	−	−	CLL
navitoclax（ABT-263）	+	+	+	−	
棉酚（gossypol）	+	+	+	+	−

navitoclax（ABT-263）是 ABT-737 口服药。ABT-737 由美国生物制药公司雅培（Abbott Laboratories）开发，它可模拟 BCL-2 BH3 结构域，负调节 BCL-2 家族成员（BCL-2、BCL-xL 和 BCL-w）的抗凋亡功能（表 7-3）。临床前研究显示 ABT-263 能够杀死一定的肿瘤细胞，如小细胞肺癌（SCLC）和急性淋巴母细胞白血病（ALL），并增强肿瘤细胞对化疗和放疗的敏感性。ABT-263 已经进入 I 期临床研究，适应证包括淋巴瘤、慢性淋巴细胞白血病和一些实体肿瘤。但由于 navitoclax 对 BCL-xL 有抑制作用，因此会产生血小板减少的副作用，这可能限制它的临床应用。

棉酚（gossypol）是第一个被发现具有抑制 BCL-2、BCL-xL 和 MCL-1 作用的天然药物。过去它曾被用作男性避孕药，因其具有一些毒副作用，在 1986 年被 WHO 宣布禁用。最近一系列的研究表明棉酚具有特异抑制 BCL-2、BCL-xL 和 MCL-1 的功能，能引起多种肿瘤细胞株的凋亡。但棉酚的毒副作用限制了它的应用，后来研究人员对棉酚结构进行改造，获得了 apogossypol，其毒副作用小于棉酚。目前，有望与其他化疗药物联用来治疗肿瘤。

虽然凋亡对肿瘤治疗有积极作用是没有问题的，但也有研究显示 BCL-2 高表达的某些肿瘤预后比 BCL-2 低表达的要好（Dawson et al，2010），提示凋亡有促瘤作用

（Ichim and Tait，2016）。为什么凋亡会有促瘤作用？这个问题是复杂的。其中原因之一是肿瘤细胞生长需要与其他非肿瘤细胞竞争有限的生存空间，凋亡可为其他肿瘤细胞的增殖提供空间。因此，抑制非肿瘤细胞或肿瘤细胞（在特定情况下）凋亡，或许可以减少肿瘤细胞增殖需要的空间，从而抑制肿瘤生长。这种通过阻止细胞凋亡使周围宿主组织保持存活而降低肿瘤细胞增殖空间或许是另一种肿瘤治疗选择。因此，如何有效发挥凋亡的治疗作用、降低凋亡促瘤的负面影响，仍是临床肿瘤医师需要认真考虑的问题。

第二节 自噬与肿瘤

自噬（autophagy）是溶酶体依赖的对胞质蛋白和细胞器进行降解的一种过程，在进化上具有高度保守性，广泛存在于从酵母、线虫、果蝇到高等脊椎动物的细胞中。自噬的主要功能是清理细胞内各种"垃圾"，回收再利用，即细胞分子再循环。由于这种"清道夫"样角色，自噬对于维持细胞生存和正常功能至关重要。这种功能随年龄增加呈下降趋势，这与老年人的神经变性性疾病、感染、心血管疾病和肿瘤的发生有关（见图 7-10A）。因其在细胞活动过程中具有重要作用，2016 年诺贝尔生理学或医学奖授予在细胞自噬领域做出杰出贡献的日本科学家大隅良典（Yoshinori Ohsumi）。长期以来自噬被认为是细胞的自救行为，但近年发现，在某些条件下，自噬也能导致细胞死亡，是细胞的三大死亡形式之一（另外两种是凋亡和坏死）。虽然自噬能导致细胞死亡，但随着研究的进展，自噬一般被认为是细胞保护作用而非细胞毒性作用，因为使用自噬抑制剂多数是加速细胞死亡，而非延缓细胞死亡（Galluzzi et al，2017）。

一、自噬的形态特点及分类

在形态学上，即将发生自噬的胞质中出现大量游离的膜性结构，称为前自噬泡（preautophagosome）。前自噬泡逐渐发展，成为由双层膜结构形成的空泡，其中包裹着变性坏死的细胞器和部分胞质，这种结构被称为自噬体（autophagosome）。自噬体双层膜的起源尚不清楚，有学者认为其来源于粗面内质网，也有观点认为其来源于晚期高尔基复合体及其膜囊泡体，也有可能是重新合成的。

根据将细胞降解物运送到溶酶体方式的不同，哺乳动物细胞自噬可分为 3 种主要方式：巨自噬（macroautophagy）、微自噬（microautophagy）和分子伴侣介导的自噬（chaperone-mediated autophagy，CMA）（图 7-9）。在巨自噬中，在诱导因素作用下，内质网膜和高尔基复合体膜经过 GTPase 酶降解形成自吞噬体前体膜，将有待分解的物质包围形成月牙形自噬泡（phagophore），自噬泡进一步将自噬物完全隔离起来，形成自噬体（autophagosome），它是一个由双层脂质膜构成并含有待降解细胞质物质的囊泡。在这过程中 p62（sequestosome-1）扮演重要角色。p62 作为自噬物受体可以对降解底物识别和聚集，也可以与自噬效应蛋白 LC3 相互作用，介导自噬泡的形成。自噬体的外膜与溶酶体膜融合形成自噬溶酶体（autolysosome），自噬物被降解，降解产物可重新被用作生物合成原料。通常所说的自噬实际上指的是巨自噬。微自噬与之不同，溶酶体膜自身内陷，包裹待降解的底物。在巨自噬和微自噬两种形式中，底物被其所包裹的膜性结构带至溶酶体后均发生膜的迅速降解，进而释放出其中的底物，使溶酶体中水解酶对底物进行有效水解，保证了细胞对底物的再利用。CMA 首先由胞质中的分子伴侣 Hsc70（heat shock cognate protein 70）识别底物蛋白分子的特定氨基酸序列（如 KFERQ- 样基序）并与之结合，分子伴侣 - 底物复合物与溶酶体膜上的受体 Lamp2a（lysosome-associated membrane protein 2a）结合后，底物去折叠。Lamp2a 多聚化，溶酶体腔中的另外一种分子伴侣介导底物在溶酶体膜转位，进入溶酶体腔中的底物在水解酶作用下分解为其组成成分，被细胞再利用。CMA 降解的底物为可溶性蛋白，对待清除的蛋白有选择性，这有点类似泛素 - 蛋白酶体途径。

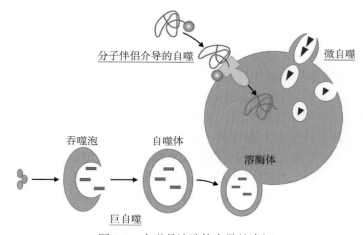

图 7-9　自噬是溶酶体介导的降解

自噬包括巨自噬（macroautophagy）、微自噬（microautophagy）和分子伴侣介导的自噬（chaperone-mediated autophagy）3 种形式

尽管在进化过程中，底物运送到溶酶体的机制发生了变化，自噬本身却是一个进化保守的过程。自噬在各种生命活动中发挥着重要作用，比如在应激条件下，如饥饿、低氧、热和药物处理，可诱导自噬，加速细胞内的新陈代谢，或者在细胞处于饥饿状态时从分解产物中获得能量。

二、自噬相关基因及诱导途径

目前，将参与自噬调控的基因统一命名为 *Atg*（autophagy related gene），其在进化上相当保守。在酵母已鉴定出 30 多个 *Atg*，这些基因在哺乳动物细胞中也有相应的基因（表 7-4）。这些 ATG 蛋白构成 6 个功能组：① ULK 激酶复合物；② ATG9 囊泡；③自噬特异性 PI3K 复合物；④ ATG2 复合物；⑤ ATG12-ATG5-ATG16L1 复合物；⑥ ATG8 脂化系统。微管相关蛋白 LC3 是哺乳动物中酵母 *Atg8* 基因的同源物，参与自噬膜的形成，随自噬活性增强而增多，可以作为自噬活动的分子标记。

表 7-4　主要自噬基因

酵母	哺乳类	功能
ATG1	*ULK1/2*	丝氨酸 / 苏氨酸激酶，涉及启动自噬
ATG4	*ATG4A/B/C/D*	半胱氨酸酶
ATG6	*Beclin1*	VPS34 复合物亚基
ATG8	*LC3*	泛素样蛋白连接磷脂酰乙醇胺（PE）与自噬膜
ATG9	*ATG9*	跨膜蛋白，含 *ATG9* 囊泡是自噬体的前体结构
ATG12	*ATG12*	泛素样蛋白连接 *ATG5*
ATG13	*ATG13*	ULK 激酶复合物核心成分
ATG14	*ATG14L*	VPS34 复合物亚基
VPS34	*VPS34*	与 PI3K 等形成 VPS34 复合物启动自噬
VPS15	*VPS15*	VPS34 复合物亚基

注：PE，phosphatidylethanolamine，磷脂酰乙醇胺。

诱导自噬的分子机制复杂且又有高度的保守性，至今尚未完全阐明。研究发现，PI3K-AKT-mTOR 信号途径、RAS-RAF-MAPK 途径等均参与调节自噬活性。其中 mTOR 在调节自噬中扮演非常重要的角色，是调节自噬的主控分子，它是自噬的负调节分子。p53 对自噬的调控比较复杂，在基因组应激时，核 p53 发挥促进自噬作用，而在代谢应激时，胞质 p53 则发挥抑制自噬作用。Beclin1 与Ⅲ类 PI3K 形成复合物则促进自噬过程。Ⅲ类 PI3K 形成复合物主要成员有 VPS34、VPS15、Beclin1。VPS34 是Ⅲ类 PI3K 形成复合物中的激酶，催化底物磷脂酰肌醇（PI）磷酸化生成的 3- 磷酸磷脂酰肌醇，为自噬小体（autophagosome）形成所必需。VPS34 与膜相关蛋白 VPS15 形成异源二聚体而被激活，并进一步结合 Beclin1 形成 VPS34-VPS15-Beclin1 复合物，促进自噬蛋白定位到自噬膜。除此之外，ATG14L、AMBRA1 和 UVRAG 促进 VPS34-VPS15-Beclin1 复合物的活性，而 BCL-2 则抑制 Beclin1 的活性。总的来说，癌基因对自噬起抑制作用，而像 *p53* 和 *PTEN* 这些肿瘤抑制基因对自噬起促进作用。这与自噬功能正常的细胞具有抑瘤作用，而自噬缺陷的细胞则有促瘤作用的概念是一致的（见本节后面内容）。

三、自噬与凋亡既有区别又有联系

从表 7-5 中可看出，凋亡的特征为胞质皱缩，染色质致密，细胞核固缩，DNA 断裂形成片段，细胞骨架塌陷，细胞膜呈指状突起，并以出泡的形式形成膜包绕的小体，称为凋亡小体。后者很快被巨噬细胞或相邻的细胞吞噬和消化。这一过程不伴有炎症反应。自噬性细胞死亡的特征是细胞内大量的自噬性空泡形成，同时伴有线粒体扩张，内质网和高尔基复合体扩大。在自噬性细胞死亡中，中间丝与微丝重新分布，但并不降解，肌动蛋白仍然保持聚合状态，因此细胞骨架系统保持完好；与之相反，在凋亡性细胞死亡中，很早就出现肌动蛋白的解聚和中间丝的降解，细胞骨架系统遭到破坏。晚期自噬性细胞死亡也可见一些凋亡的特征，如核固缩和细胞膜的出泡现象，但后者并不十分普遍。自噬性细胞死亡与传统意义的凋亡既有区别，又有不可分割的内在联系。例如，溶酶体酶与 caspase 活化及凋亡有关，溶酶体 cathepsin D 的释放早于细胞色素 c 释放、线粒体膜电位改变和凋亡形态的出现，cathepsin B 可直接裂解 caspase-11、caspase-1 酶原。溶酶体中的蛋白酶还可裂解 Bid，裂解的 Bid 自胞质转移至线粒体膜，使线粒体释放细胞凋亡因子，从而通过线粒体途径活化 caspase。另外，溶酶体中内源性核酸酶可直接降解 DNA，使细胞出现凋亡特征。

表 7-5　比较自噬和凋亡

项目	自噬	凋亡
形态特点	缺乏染色质凝聚，自噬小体增多	染色质凝聚，凋亡小体及核碎裂
生化特点	LC3 活化	caspase 活化，DNA 梯状条带
调节蛋白	Beclin1，LC3，ATG5，ATG7，p62	p53，BAX，BCL-2

凋亡与自噬联系紧密，两者保持着微妙的平衡，自噬还能为细胞提供不能进行细胞凋亡时的一种替代形式的自我毁灭。如果细胞器的损坏程度过于严重，超出自噬的控制范围，细胞就经凋亡死亡。

四、自噬对肿瘤生长是一把双刃剑

当细胞发生恶性转化时，内环境的稳态遭到破坏，其合成代谢速率明显大于分解代谢速率。随着肿瘤进展阶段的不同，自噬所扮演的角色发生了很大变化。在肿瘤发生早期（自噬功能正常），自噬可清除细胞内有害蛋白、损伤的细胞器及其他"垃圾"，此时自噬发挥的是肿瘤抑制作用。当肿瘤进展到中、晚期阶段时，肿瘤细胞为了应对局部营养缺乏和缺氧，必然要用自噬这种方式来维持自身细胞存活，这在处于实体肿瘤内部血供不良的肿瘤细胞中尤其明显（图 7-10）。在许多中、晚期肿瘤都存在自噬诱导蛋白 Beclin1 表达增高，提示此时自噬是发挥促进肿瘤细胞存活的作用。

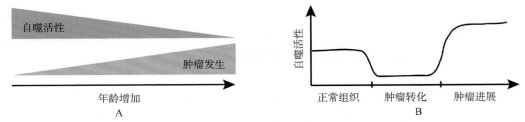

图 7-10　自噬对肿瘤的影响

A. 自噬活性随年龄增长呈下降趋势，而肿瘤发生随年龄增长呈上升趋势，提示自噬有防癌作用；B. 正常组织通过自噬维持组织稳态，当自噬功能下降时肿瘤易发生，随着肿瘤进展，肿瘤细胞为了应对局部营养缺乏和缺氧，必然要用自噬来应对这种应激状态，因此进展期瘤细胞的自噬活性是增强的，这种变化趋势已被实验证实

在人乳腺癌、卵巢癌和前列腺癌中观察到高频率的 *Beclin1* 单等位基因缺失。在人乳腺癌细胞系 MCF-7 中，Beclin1 蛋白表达下降，几乎检测不到。稳定转染 *Beclin1* 促进了

细胞的自噬活性，降低了其成瘤能力，这些均提示自噬活性与抑制细胞增殖有关。Beclin1 通过与 VPS34 结合始发自噬过程，因此 VPS34 也有抑癌作用。某些肿瘤细胞由于存在凋亡通路特异基因的突变，不能发生凋亡形式的程序性细胞死亡，却仍可通过自噬途径得到清除。

自噬的抗癌作用也可从热量限制（calorie restriction，CR）得到验证。CR 可降低肿瘤发病率，而从另一角度来看，CR 可激活自噬的活动，因此作为细胞适应反应的自噬参与了 CR 降低肿瘤发病率的过程（见图 20-1）。

p62 是自噬适配子蛋白，能与不同蛋白结合。细胞内抗氧化反应的转录因子 NRF2（nuclear erythroid 2-related factor 2）能被 p62 激活。在正常情况下胞质蛋白 KEAP1 与 NRF2 形成复合体，抑制 NRF2 活性（见图 11-11）。当细胞出现氧化应激时 p62 表达增高，p62 竞争性结合 KEAP1，这样 NRF2 就释放出来，转位到细胞核与 DNA 靶序列抗氧化响应元件（antioxidant responsive element，ARE）结合调节靶基因表达。NRF2-ARE 信号通路异常是肿瘤常见信号通路异常之一，表现为 NRF2 结构性激活和 KEAP1 失活。因此，p62 和 NRF2 被认为表现为癌基因功能，而 KEAP1 则被认为有肿瘤抑制基因功能。在自噬缺陷的肿瘤细胞内 p62、损伤蛋白和 ROS 积累，这说明肿瘤细胞的蛋白质量控制是有缺陷的，这些聚集 p62 和损伤蛋白如不能及时清除，势必会造成基因组稳定性的损伤，因此，清除这些聚集的 p62 和损伤蛋白可被用来治疗肿瘤。

在放化疗中，肿瘤细胞也会发生一些自噬作用，但人们还不清楚它的具体作用——帮助肿瘤细胞得以存活还是促使肿瘤细胞死亡。最近，在一项小鼠的 B 细胞淋巴瘤的研究中显示，自噬作用实际上是肿瘤细胞的一种生存机制。研究人员通过激活 p53 的表达来诱导肿瘤细胞的凋亡，他们发现，自噬仅仅发生在一些不发生凋亡的肿瘤细胞中。如果小鼠中不发生自噬作用，那么将会有更多的肿瘤细胞发生凋亡。据推测这种保护作用的机制可能是通过自噬清除受损的大分子或线粒体等细胞器，从而保护肿瘤细胞免于发生凋亡，维持恶性细胞的持续增殖。从自噬的功能来看，癌细胞很有可能通过自噬来获取其生长所需的氨基酸。因此，在放化疗诱导肿瘤细胞凋亡的同时辅以自噬抑制剂（表 7-6），将会增加肿瘤治疗的成功率。研究最多的是氯喹（chloroquine，CQ）或羟氯喹（hydroxychloroquine，HCQ），它可以通过抑制溶酶体酶来抑制自噬。氯喹或羟氯喹临床上用作抗疟疾药物，也能用于治疗系统性红斑狼疮和类风湿关节炎等自身免疫病。由于氯喹及羟氯喹具有弱碱性，能被溶酶体等酸性环境细胞器摄取，通过提升溶酶体 pH 的方式，能够破坏多种酸性酶并干扰多种蛋白的转录后修饰过程，进而抑制自噬过程。3- 甲基腺嘌呤（3-methyladenine，3-MA）是 PI3K 的抑制剂，可特异性阻断自噬体与溶酶体的融合，被广泛用作自噬的抑制剂。维替泊芬（verteporfin）是一种卟啉类光敏剂，已被 FDA 批准用于治疗年龄相关黄斑病。维替泊芬通过抑制 YAP-TEAD 来治疗肿瘤（见图 14-13）。最近研究显示，维替泊芬是 p62 抑制剂。p62 是一种适配蛋白，能够结合泛素化的靶蛋白和自噬体膜上的 LC3 促进自噬泡形成。维替泊芬通过抑制自噬来增强化疗药物作用是可能的。

表 7-6　自噬抑制剂及靶点

抑制剂	靶点	机制
氯喹（CQ）	溶酶体	抑制溶酶体酶，阻止自噬溶酶体形成
羟氯喹（HCQ）	溶酶体	抑制溶酶体酶，阻止自噬溶酶体形成

续表

抑制剂	靶点	机制
维替泊芬（verteporfin）	p62	光照诱导 p62 蛋白交联使 p62 失活
3- 甲基腺嘌呤（3-MA）	Ⅲ类 PI3K	阻止自噬体形成
wortmannin	Ⅲ类 PI3K	阻止自噬体形成
水溶性酵母 β-D- 葡聚糖（WSG）	溶酶体	抑制溶酶体酶，阻止自噬体降解，ROS 增多

注：WSG，water-soluble yeast β-D-glucan，水溶性酵母 β-D 葡聚糖。

第三节　程序性坏死

与凋亡和自噬的主动死亡过程相比，坏死一直被认为是一种被动死亡形式。坏死细胞的主要形态学特征是细胞肿胀，最后导致细胞膜破裂和溶解，引起炎症反应。坏死常见于局部缺血、高热、物理化学损伤和生物侵袭等因素造成的细胞急速死亡。由于坏死是非程序性死亡，因此是不能被细胞信号转导的抑制剂阻断。但近年来的研究发现，细胞对 TNF、FAS、TRAIL 或 Toll 样受体（Toll-like receptor，TLR）等信号可诱导一种称为程序性坏死（programmed necrosis）或坏死性凋亡（necroptosis）的反应，这种反应通常发生在凋亡途径失活或受到抑制情况下，如 caspase-8 失活或被抑制，兼有坏死和凋亡的特点（Kearney and Martin，2017）。程序性坏死与细胞凋亡不同，是细胞溶解性死亡，因此，与炎症相关疾病的发生、发展等关系密切。

一、程序性坏死分子途径

人体细胞内有一种名为受体相互作用蛋白激酶（receptor interacting protein kinase，RIPK），可以将 TNF 诱导的凋亡转换为坏死性凋亡，即兼有坏死和凋亡特点的细胞死亡（表 7-7）。RIPK 家族有 7 个成员 RIPK1 ～ RIPK7，可对底物赖氨酸和丝氨酸 / 苏氨酸磷酸化，广泛参与细胞生死调节和炎症反应。RIPK1 的羧基端含有死亡结构域（DD），而 RIPK3 缺乏此结构域。RIPK1 羧基端的 DD 可以与 TNFR 的 DD 结合，而它的激酶结构域则可通过磷酸化不同底物调节 TNFR 信号。RIPK1 如果与 FADD 和 caspase-8 形成复合物 Ⅱa，便传递 TNF 诱导凋亡的信号。如果 caspase-8 受到抑制时，RIPK1 便与 RIPK3 形成复合物 Ⅱb，介导坏死性凋亡（图 7-11）。因此，RIPK3 是将 TNF 诱导的细胞凋亡转换为细胞坏死的关键分子。除 RIPK3 外，另一个调节坏死的重要分子是 MLKL（mixed lineage kinase domain-like）。MLKL 是 RIPK3 作用底物，可使其磷酸化。RIPK1/RIPK3 通过与 MLKL 的相互作用在坏死小体形成过程中扮演了关键角色，磷酸化的 MLKL 可转位到细胞膜，引起细胞膜通透性改变，从而导致坏死性凋亡（Rodriguez et al，2016）。膜破裂导致细胞内容物溢出进入组织间隙，导致炎症表型的出现和损伤相关分子模式（damage associated molecular pattern，DAMP）的释放，如 IL-1α、IL-β 和 IL-33 等，从而引发免疫应答。necrostatin-1（Nec-1）是人工合成的特异性坏死性凋亡抑制剂，通过特异性地抑制细胞 RIPK1 激酶而抑制坏死性凋亡的形成，但对凋亡没有抑制作用。同理，necrosulfonamide（NSA）是一个 MLKL 抑制剂，可抑制坏死性凋亡，但对凋亡没有抑制作用。坏死性凋亡的发现使人们认识到坏死在某些情况下也是可调控的，或许能在一定程度上抑制细胞坏死，对那些由细胞坏死导致的相关疾病就可能起到治疗、防御或减轻的作用。

表 7-7　比较坏死性凋亡与凋亡

项目	坏死性凋亡	凋亡
形体特点	细胞及细胞器肿胀，细胞膜破裂	细胞皱缩，细胞膜完整，凋亡小体
调节蛋白	RIPK1、RIPK3、MLKL	p53、BAX、BCL-2
caspase	非依赖	依赖
ATP	减少	增加
炎症	有	无

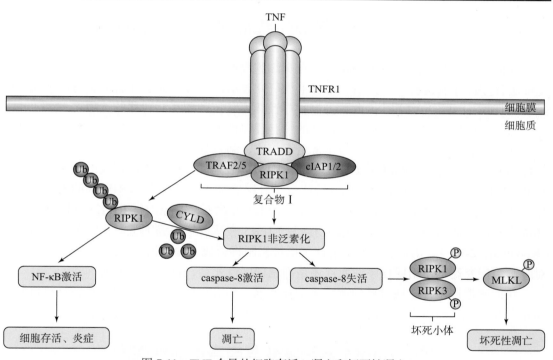

图 7-11　TNF 介导的细胞存活、凋亡和坏死性凋亡

当 TNF 结合 TNFR1 后，TNFR1 可以募集由 TRADD、RIPK1、TRAF2、TRAF5、cIAP1 和 cIAP2 等蛋白组成的信号复合体 I，位于细胞膜。复合体 I 中的 cIAP 蛋白可对 RIPK1 泛素化修饰，泛素化的 RIPK1 通过经典途径激活 NF-κB（见图 11-8），结果是细胞存活。当 RIPK1 处于非泛素化时，细胞有两种可能，如果 caspase-8 有功能，则经凋亡途径死亡，如果 caspase-8 失活，则形成坏死小体（necrosome），诱导坏死性凋亡。RIPK1 从泛素化到 RIPK1 非泛素化是受去泛素酶 CYLD 调控，因此该酶具有促进凋亡和坏死性凋亡功能

二、坏死小体在程序性坏死中起关键控制作用

坏死小体是一种淀粉样蛋白信号转导复合体，主要由 RIPK1 和 RIPK3 等蛋白组成。

RIPK1 和 RIPK3 蛋白分别具有含 IQIG 和 VQVG 通用序列的 RIP 同型相互作用结构域（RIP homotypic interaction motifs，RHIM）（Mompean et al，2018）。通过这些 RHIM 结构域，RIPK1 和 RIPK3 相互结合形成坏死小体，引发程序性细胞坏死，参与人类免疫防御、癌症和神经退行性疾病等。该坏死小体的形成受许多因素包括活性氧（ROS）和 AMP 激活的蛋白激酶（AMP-activated protein kinase，AMPK）的调节。线粒体产生的 ROS 能通过直接特异性地氧化 RIPK1 上的 3 个关键的半胱氨酸（C257、C268 和 C586），增强 RIPK1 蛋白在 S161 上的自磷酸化；该磷酸化的 RIPK1 进而有效募集 RIPK3，形成有功能的坏死小体，从而促进程序性细胞坏死的发生（Zhang et al，2017）。相反，能量代谢相关的 AMPK 是高度保守的丝氨酸 / 苏氨酸蛋白激酶，胞内的 ATP 含量偏低和 AMP 水平上升导致 AMPK 激活；活化的 AMPK 磷酸化并激活 E3 泛素连接酶 parkin。parkin 通过促进 RIPK3 蛋白多泛素化，抑制 RIPK1 和 RIPK3 形成坏死小体，从而负向调控程序性细胞坏死和炎症（Lee et al，2019）。

三、程序性坏死对肿瘤的影响是复杂的

我们知道，肿瘤微环境（TME）存在炎细胞浸润。这种炎细胞浸润的原因是复杂的，与细胞程序性坏死也有一定关系。已有不少研究显示，它可以促进肿瘤浸润转移和免疫逃逸（Najafov et al，2017），因此，抑制程序性坏死是抗肿瘤浸润转移的选项之一。

另外，肿瘤细胞生长存在不同程度的细胞程序性死亡抵抗机制，这其中可能也包括程序性坏死。例如，研究已显示，与正常组织相比，结直肠癌、白血病和乳腺癌等癌组织程序性坏死信号蛋白（像 RIPK3、CYLD 和 MLKL）的表达和活性有不同程度的下调（Najafov et al，2017）。特别是 RIPK3，Koo 等比较了乳腺癌与正常乳腺组织 RIPK3 的表达，结果显示 80% 的乳腺癌组织 RIPK3 表达下调；RIPK3 表达下调的原因是 RIPK3 基因转录启动部位甲基化，使用 DNA 去甲基化药物恢复 RIPK3 表达可增强癌细胞对化疗药物的敏感性（Koo et al，2015）。因此，如何缓解这种抵抗机制将会成为肿瘤治疗的另一种选择。目前，对肿瘤治疗究竟是使用促程序性死亡还是抑制程序性死亡，目前仍无定论。

我们知道许多疗法通过诱导凋亡来治疗肿瘤，但有些肿瘤可能对凋亡存在抵抗机制，坏死性凋亡为这些凋亡抵抗的肿瘤细胞提供另一种治疗途径，这仍需试验来检验。

四、RIPK1 基因突变与自身炎症性疾病

RIPK1 是固有免疫信号通路的关键调节蛋白，它的活性是受到严密调控的，这其中包括 caspase-8 对其切割，使其降解失活。最近有研究显示，某些患儿的自身炎症性疾病（autoinflammatory disease）与 RIPK1 基因突变有关，这种突变通常导致 RIPK1 蛋白无法被 caspase-8 正常切割，使其活性增加，这在某种程度上促进了细胞的程序性坏死。细胞的程序性坏死可激活炎症因子的释放，增加的炎症因子又进一步促进了细胞的死亡（Lalaoui et al，2019）。临床上患儿体内炎症因子水平异常升高，并产生发热等炎症表型。由于这种发热并非感染引起，所以在治疗上使用抗生素类药物基本无效。

参 考 文 献

Dawson SJ, Makretsov N, Blows FM, et al, 2010. BCL2 in breast cancer: a favourable prognostic marker across molecular subtypes and independent of adjuvant therapy received. Br J Cancer, 103（5）: 668-675.

Galluzzi L, Bravo-San Pedro JM, Levine B, et al, 2017. Pharmacological modulation of autophagy: therapeutic potential and persisting obstacles. Nat Rev Drug Discov, 16（7）: 487-511.

Han Z, Liang J, Li Y, et al, 2019. Drugs and clinical approaches targeting the antiapoptotic protein: a review. Biomed Res Int, 2019: 1212369.

Ichim G, Tait SW G, 2016. A fate worse than death: apoptosis as an oncogenic process. Nat Rev Cancer, 16(8): 539-548.

Kearney CJ, Martin SJ, 2017. An inflammatory perspective on necroptosis. Mol Cell, 65（6）: 965-973.

Koo GB, Morgan MJ, Lee DG, et al, 2015. Methylation-dependent loss of RIP3 expression in cancer represses programmed necrosis in response to chemotherapeutics. Cell Res, 25（6）: 707-725.

Lalaoui N, Boyden SE, Oda H, et al, 2020. Mutations that prevent caspase cleavage of RIPK1 cause autoinflammatory disease. Nature, 577（7788）: 103-108.

Lee SB, Kim JJ, Han SA, et al, 2019. The AMPK-Parkin axis negatively regulates necroptosis and tumorigenesis by inhibiting the necrosome. Nat Cell Biol, 21（8）: 940-951.

Mompeán M, Li W, Li J, et al, 2018. The structure of the necrosome RIPK1-RIPK3 core, a human hetero-amyloid signaling complex. Cell, 173（5）: 1244-1253.

Najafov A, Chen H, Yuan J, 2017. Necroptosis and cancer. Trends Cancer, 3（4）: 294-301.

Rodriguez DA, Weinlich R, Brown S, et al, 2016. Characterization of RIPK3-mediated phosphorylation of the activation loop of MLKL during necroptosis.Cell Death Differ, 23（1）: 76-88.

Zhang Y, Su SS, Zhao S, et al, 2017. RIP1 autophosphorylation is promoted by mitochondrial ROS and is essential for RIP3 recruitment into necrosome. Nat Commun, 8: 14329.

第八章 端粒长度调节与肿瘤

  肿瘤的发生除了与许多调节细胞生长的基因及 DNA 修复基因有关外，还与细胞染色体两端的端粒长度有关。除生殖细胞、干细胞及极少数细胞外，人体绝大多数体细胞是不能维持端粒长度的，因此细胞经过有限次数的分裂后是要衰老或凋亡的。唯一的例外是来源于体细胞的恶性肿瘤细胞又重新出现了端粒酶（telomerase）活性，发挥其合成端粒重复序列的功能，以补偿正常的端粒序列丢失，使端粒的重复序列不会达到导致细胞死亡的临界长度，从而获得细胞的"永生性"（immortality）。正因为端粒和端粒酶在生物进化上扮演着重要角色，2009 年诺贝尔生理学或医学奖授予 3 位美国科学家（Elizabeth Blackburn、Carol Greider 和 Jack Szostak），以表彰他们发现了端粒和端粒酶保护染色体的机制。

第一节 端粒与端粒相关蛋白

一、端粒的一般结构和功能

  真核细胞线性染色体的两端称为端粒（telomere），由端粒 DNA 和端粒结合蛋白（遮蔽蛋白）组成。端粒 DNA 为不含功能基因的简单、高度重复的序列，在生物进化过程中具有高度保守性。不同物种的端粒的重复序列不一样，四膜虫为 5′-GGGGTT-3′，人类为 5′-TTAGGG-3′。不同物种间的端粒初始长度差异很大，在人中约为 15kb，在大鼠中可长达 150kb，在小鼠中一般为 5～80kb。值得一提的是，生物体不同细胞的端粒长度是非常异质的，同一个体的不同细胞的端粒长度是不一样的。

  端粒就像一顶帽子一样对染色体起到保护作用，主要功能被认为涉及防止染色体的降解、端 - 端融合、重排和染色体的丢失，可以确保染色体的完整性。如果染色体的末端受损，染色体可以发生粘连，引起遗传物质的错排和重排。除维持染色体的完整性以外，端粒的长度还涉及细胞的寿命、衰老和死亡等。端粒结构虽然可以有效地保证线性染色体末端的传代稳定性，却不能阻止 DNA 的缩短。随着每一次的细胞分裂，染色体都要丢失一部分的端粒序列（50～200bp），这种缩短的端粒不能被细胞自身的检验系统识别。当缩短到一个临界长度，即端粒限制性片段（telomeric restriction fragment，TRF）的长度时（人类为 5～7kb），就很有可能激活细胞自身的检验系统，细胞发出阻止进一步分裂的信号，使染色体不再复制，分裂终止，细胞继而开始衰老（senescence）。人类体细胞中端粒的长度随细胞的年龄和种类的不同而有所差异，为 6～15kb，以每经历 1 个细胞周期端粒 DNA 会丢失 50～200bp 长度的片段来计算，人类体细胞的分裂潜力在 60～70 次。用失去的端粒数来"计数"细胞分裂的次数，因此端粒又被比喻为分子钟（molecular clock）或有丝分裂钟（mitotic clock），这是人类寿命有限的主要原因。值得一提的是，端粒缩短速度在不同时期是不一样的。比如，人在刚出生的 5 年内，端粒 DNA 的磨损速度最快，但是随后逐步减慢并相对稳定下来，到了 60 岁以后就变得更慢。不同细胞的端粒衰减速度也有区别，淋巴细胞端粒缩短快于粒细胞，这意味特异性免疫衰减先于固有免疫。此外，端粒 DNA 的磨损速度还受到一些环境因素的影响，如长期慢性的紧张和压力，还有一些引起 DNA 损伤的因素，如氧化应激、射线，甚至吸烟等。

　　染色体的 3′端的单链称为 3′悬挂链（3′ overhang strand），在人和小鼠中有 50～200bp，是末端不稳定的根源。目前的研究已经证明，哺乳动物染色体的末端在端粒结合蛋白的作用下，自身会形成"帽状结构"隐藏 3′悬挂链，避免在通过细胞周期的检验点时被当作是损伤的 DNA 而无法完成细胞周期（图 8-1）。1999 年 Griffith 等发现，哺乳动物的端粒末端呈环状（duplex loop）。此结构中的 3′悬挂链并不悬挂在端粒末端，而是折回到端粒内部的双链重复序列的某一区域，并将该端区域的一段自身链置换出来，取而代之与互补链配对，形成的一个环称为 T 环（telomere loop），置换出来的那一段单链形成的小环称为 D 环（displacement loop）。T 环通常只包括端粒的重复序列，而且常常涵盖整个 10～20kb 的端粒重复序列。往往重复序列长的端粒形成的 T 环大，重复序列短的则 T 环小，如果端粒序列太短，就无法形成 T 环结构。T 环的基本作用是提供端粒保护和防止染色体融合。

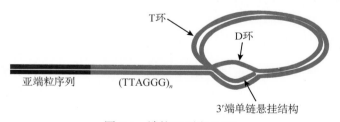

图 8-1　端粒 T 环和 D 环

哺乳动物的端粒 3′悬挂链并不悬挂在端粒末端，而是折回到端粒内部的双链重复序列的某一区域，并将该端区域的一段自身链置换出来，取而代之与互补链配对，形成的一个环称为 T 环，置换出来的那一段单链形成的小环称为 D 环

二、端粒相关蛋白是调节端粒长度的重要成分

　　端粒具有两种相关蛋白，其一为端粒结合蛋白（telomere binding proteins，TBP），

也称为遮蔽蛋白（shelterin），是一类能特异识别 TTAGGG 序列并与之结合的蛋白质，如哺乳类动物细胞中的 TRF1（telomerase regulatory factor 1，telomeric repeat-binding factor 1）、TRF2 和 POT1（protection of telomeres 1）。TRF1 和 TRF2 经 Myb 结构域与端粒双链 DNA 结合，可能直接参与端粒长度平衡的维持，是端粒延伸的负调节因子，而 POT1 则结合于单链 DNA，可能参与端粒末端帽状结构形成以稳定端粒（图 8-2）。其二为端粒相关蛋白（telomere associated proteins，TAP），是一类与 TBP 结合的蛋白质，如动物细胞中的蛋白 Rap1（repressor activator protein 1）、TIN2（TRF1-interacting nuclear protein 2）、TPP1、MRN（Mre11/Rad50/Nbs1）复合体、Ku86 和 DNA-PKc 等（图 8-2）。其中 TIN2、TPP1 和 Rap1 这 3 个蛋白主要分布于染色体末端，目前已知的功能都仅局限在端粒上，而 DNA 修复蛋白 MRN 复合体、WRN、Ku、BLM 和 ATM 等的分布和功能都不局限在端粒上。近年来，人们逐渐认识到这两种端粒相关蛋白在端粒长度的调控机制中扮演着关键角色。

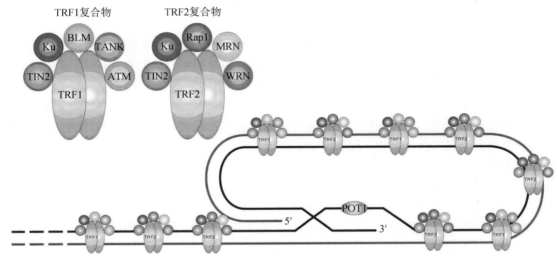

图 8-2　端粒两种相关蛋白

端粒结合蛋白（TBP）可直接结合到端粒 DNA，包括 TRF1、TRF2 和 POT1。TRF1 和 TRF2 是两个主要的端粒结合蛋白，POT 蛋白特异性结合到端粒 3′ 突出端，直接保护染色体末端。端粒相关蛋白（TAP）是一类与 TBP 结合的蛋白质，包括 Rap1、TIN2、TIN1、Tankyrase、MRN 复合体、WRN、Ku、BLM 和 ATM 等。TRF1 与 TIN2、TANK、Ku、PINX1 和 POT1 等蛋白形成复合物，TRF2 与 TIN2、MRN、WRN 和 Rap1 等蛋白形成复合物

　　TRF1 主要负责调节端粒的长度，是端粒酶的顺式作用负调节因子，控制端粒的延伸。TRF1 只结合在重复序列部位，也就是结合在 T 环上。在端粒酶阳性的细胞中过表达 TRF1 导致端粒长度的缩短，而抑制 TRF1 的表达可以增加端粒的长度。TRF1 不能控制端粒酶的表达，但可抑制端粒酶在端粒末端的作用。有学者认为 TRF1 可能是通过顺式作用方式调控端粒酶对端粒的作用，这种顺式作用被认为是通过结合到 TTAGGG 重复序列上的 TRF1 数量多少的蛋白计数模式实现的。已经延长的端粒要比短端粒结合更多的 TRF1 蛋白，因此对端粒酶施以更强的负反馈信号，从而抑制端粒酶对端粒的延长作用。若染色体不完全复制、核酸外切酶降解或发生重组，导致端粒长度缩短，端粒结合的 TRF1 也相应减少，当 TRF1 减少到临界数目时，则重新激活端粒酶复合物，端粒长度再次延伸到特定长度。目前认为肿瘤细胞就是通过这种方式维持端粒长度稳定的。此外，TIN2、

Tankyrase 和 DNA 修复蛋白 Ku、BLM 和 ATM 也是通过结合 TRF1 与端粒相互作用的。

　　但是，是什么因素控制 TRF1 与端粒 DNA 的结合与分离呢？直到研究人员发现了端锚聚合酶（TRF1-interacting ankyrin related ADP-ribose polymerase，Tankyrase，TNKS），这一重要领域的研究才打开了一个全新的视野。端锚聚合酶是人 TRF1 复合物中的一个重要组分，其基因定位于人第 8 号染色体。它是一个由 1327 个氨基酸残基构成的蛋白质，其中心区域含有 5 个锚蛋白（ankyrin）的重复区，近羧基端含有一个 SAM（sterile alpha motif）结构域，介导端锚聚合酶寡聚化，C 端与 PARP［poly（ADP-ribose）polymerase］的催化区域同源，因此具有 PARP 活性。端锚聚合酶属于 PARP 家族（参见第十三章第五节），端锚聚合酶 1 和端锚聚合酶 2 也分别称为 PARP5a 和 PARP5b。端锚聚合酶是多功能蛋白，它除了维持端粒长度外，也参与 Wnt 信号、DNA 修复、代谢及有丝分裂等多种细胞活动的调节。端锚聚合酶可使 TRF1 多 ADP 核糖基化［poly（ADP）-ribosylation］而丧失结合端粒 DNA 的能力，允许端粒酶结合端粒 DNA，使端粒得以延伸。这表明，在人细胞中，端粒的功能受多 ADP 核糖基化的调节。端锚聚合酶也可使 Wnt 信号中的 Axin 蛋白（见第 70、71 页）多 ADP 核糖基化，导致细胞质 β-catenin 的降解复合体（destruction complex）解体，使 β-catenin 可转移到细胞核，激活 Wnt 信号的转录。

　　TRF2 蛋白则主要负责保护染色体的末端（通常与 Rap1 形成复合体发挥作用），招募 TIN2、Rap1、Ku 和 MRN（Mre11、Rad50 及 Nbs1）等修复蛋白复合物到端粒处，TRF2 丢失将会导致染色体末端失去保护，染色体出现端 - 端融合、有丝分裂的发生率异常升高；TRF2 丢失到一定程度也引发由 p53 介导的损伤反应，出现细胞周期阻滞甚至直接导致凋亡。有学者将这些人工合成的 DNA 序列与 TRF2 蛋白共同培养 30 分钟后，电镜下观察发现线状 DNA 分子变成了套索状 DNA 分子，即 T 环或 D 环。TRF2 可能正是通过促进 T 环和 D 环的形成，限制端粒酶进入其底物——端粒 3′ 端，从而负性调控端粒长度。另外，TRF2 主要通过形成并稳定 T 环和 D 环结构，使染色体末端免遭 DNA 损伤的错误修复。

　　TIN2 是一种连接 TRF1 和 TRF2 相互作用的桥蛋白（bridge protein）（图 8-3），负调节端粒长度。除了连接 TRF1 和 TRF2 外，TIN2 也连接 TRF1 和 TRF2 与 POT1- TPP1 异源性复合物。TIN2 负调控端粒长度的机制与其可能促使其他端粒酶抑制因子结合到端粒上，从而调控端粒长度。此外，TIN2 还可能促进更紧密的端粒结构形成，从而限制端粒酶进入其底物——端粒 3′ 端。已知 TRF1 能促进端粒双链 DNA 内部平行配对，TIN2 的结合可能加强了这种功能。缺乏 TIN2 的 N 端时，端粒 T 环的环 - 尾交接处可能为端粒酶提供一个更大的入口，利于其进入端粒 3′ 端。TIN2 可能与 TRF1 在稳定 T 环结构方面起着协同作用。

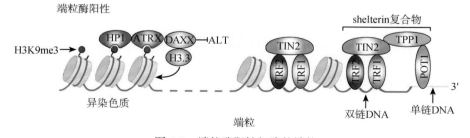

图 8-3　端粒酶阳性细胞的端粒

端粒异染色质区域的 H3K9me3 可被 HP1 和 ATRX 识别，ATRX 与 DAXX 和 H3.3 形成 ATRX/DAXX/H3.3 复合物抑制端粒的替代性延长（alternative lengthening of telomere，ALT）。端粒结合蛋白 TRF1、TRF2 和 POT1 可被 TIN2 和 TPP1 连接起来，此结构称为 shelterin 复合物

POT1 蛋白是首先在裂殖酵母中被鉴定出来的一种单链端粒 DNA 结合蛋白（见图 8-2），在 T 环的基础上与端粒 3′ 端富 G 单链结合，对端粒长度维持有重要作用，故命名为端粒保护蛋白。人端粒保护蛋白 1（hPOT1）全长 634 个氨基酸，有两个重要结构域：氨基端的寡核苷酸 / 寡聚糖结合折叠区（oligonucleotide/oligosaccharide binding fold，OB-fold）结构域和羧基端的 TPP1 结合域。OB-fold 结构域直接结合单链 DNA，TPP1 结合域则通过 TPP1 和 TIN2 间接地与 TRF1 和 TRF2 相互作用（见图 8-3），起到保护端粒端和调节端粒酶进入 3′ 的单链区的作用。TPP1 的编码基因为 *ACD*，该基因已被发现在人再生障碍性贫血中有突变。*ACD* 突变可改变 TPP1 结构，破坏端粒和端粒酶之间的相互作用，使端粒酶不能维持端粒长度，从而导致再生障碍性贫血。

端粒是异染色质区域，存在 H3K9me3 或 H4K20me3 抑制性组蛋白标记。这些抑制性组蛋白标记可被 HP1（heterochromatin protein 1）和 ATRX（alpha thalassemia/mental retardation syndrome X-linked protein）等蛋白结合。正常情况下 ATRX 与 DAXX 和 H3.3 形成 ATRX/DAXX/H3.3 复合物，主要分布于端粒和着丝粒周围，与异染色质形成有关，抑制 ALT（alternative lengthening of telomeres）活性（见图 8-3）。DAXX 可充当分子伴侣使得组蛋白变体 H3.3 能够与核小体结合（详见本章第三节）。

三、人端粒结合蛋白与肿瘤

近年来，人端粒结合蛋白与肿瘤的关系引起了人们的注意。有些人类肿瘤细胞系虽有端粒酶活性，但仍不能阻止端粒的缩短，提示除端粒酶之外，还存在其他维护肿瘤细胞端粒结构和功能的机制。研究表明，人端粒结合蛋白 TRF1、TRF2 和 TIN2 在肿瘤早期阶段是表达升高的，这些蛋白的表达升高可导致细胞端粒的缩短，与细胞永生化和基因组不稳定有关。但随着端锚聚合酶的活性升高，TRF1 多被 ADP 核糖基化，此降低了 TRF1 与端粒 DNA 的结合能力，使其与端粒 DNA 解离，这样激活的端粒酶便可与端粒 DNA 结合，从而维持肿瘤细胞端粒的长度（La Torre et al, 2013）。由于端锚聚合酶活性在肿瘤中升高，它的升高对肿瘤细胞有多方面影响，首先端粒酶功能发挥依赖端锚聚合酶，肿瘤细胞大多有端粒酶的激活；其次 Wnt 信号也受端锚聚合酶调节，大多数肿瘤 Wnt 信号的活性是升高的，因此端锚聚合酶对某些肿瘤是理想的治疗靶点。

第二节　端　粒　酶

一、末端复制问题

线性 DNA 分子的复制过程中，滞后链的复制是在 5′ 端的 RNA 引物引导下以冈崎片段的形式合成的。复制完成后，最早出现起始端的 RNA 引物被降解，势必会在 5′ 端留下一段与引物长度相当的缺口。由于 DNA 聚合酶不能在没有引物的情况下从头（de novo）合成 DNA，缺口无从填补，就会形成 3′ 悬挂而 5′ 隐缩的不稳定黏性端。这样的黏性端带来了三个问题：一是随着细胞的不断分裂，原先的已变短的子链成为模板链，DNA 分子就会不断缩短下去；二是这样的末端可能在通过细胞周期的检验点时被当作是损伤的DNA而无法进入下一阶段；三是黏性端容易使 DNA 分子的双链之间或两个 DNA 分子之间发生粘连，阻碍染色体的正常复制和分离，造成染色体的畸变、断裂甚至丢失。这就是所谓的"末端复制问题"。

这种端粒缩短现象对单细胞生物种系的繁衍是致命的，甚至可能导致物种的灭绝。然而，事实并非如此。Blackburn 和 Greider 等（1985）首次在四膜虫（一种有纤毛的单细胞池塘微生物）中发现并鉴定出端粒酶的存在。随后发现许多低等生物中存在端粒酶，1989年又在人类宫颈癌细胞株 HeLa 细胞中发现端粒酶的存在。

二、端粒酶是细胞维持端粒稳定的主要机制

端粒酶是一种核糖蛋白复合体，由RNA 单链和结合的蛋白成分共同构成，能以其自身 RNA 为模板合成端粒的 DNA重复序列，以补偿因"末端复制问题"而致的端粒片段的丢失，为一种逆转录酶（图 8-4）。人端粒酶由端粒酶 RNA（human telomerase RNA，hTR）[也称为 TERC（telomerase RNA component）]、端粒酶相关蛋白 1（human telomerase-associated protein 1，hTP1）、端粒酶反转录酶（human telomerase reverse transcriptase，hTERT）、HSP90、p23 和 dyskerin 组成，其中 hTR 和 hTERT 是端粒酶发挥作用的核心组分，分别提供模板和逆转录合成端粒 DNA。人类胚胎发育的早期，很多

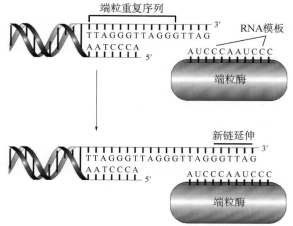

图 8-4 人端粒酶的结构和功能

端粒酶的核心成分是 TERT 和 TR，端粒酶的 TR 通过端粒酶相关蛋白（TEP）的作用，使端粒酶复合物定位到端粒末端，以 TR 为模板合成一段互补的新 DNA 链

组织可检测到端粒酶活性，但随着人类组织和细胞的分化，端粒酶活性迅速降低。到成人，大多体细胞已检测不到端粒酶活性，仅在生殖细胞、活化的淋巴细胞、造血干细胞、CD34$^+$/CD38$^-$ 细胞，还有诸如皮肤和毛囊的细胞里表现有较低的端粒酶活性。这些细胞的端粒还是在缩短，只是速度比体细胞慢。

（1）hTR 基因位于第 3 号染色体（3q23.3），有约 450 个碱基的转录本。目前认为hTR 分为两个区与引物作用：一是模板区，含有与引物互补的 11 个核苷酸 5'-（CUAAC-CCUAAC）-3'，这个模板互补序列刚好每次与 1.5 个（TTAGGG）互补而特异地合成人染色体 DNA 的端粒；二是锚定区，与引物的 5' 端相连，为 DNA 链向端粒酶外延伸提供路径。端粒酶活性增高的生殖细胞及肿瘤细胞表达大量 hTR，增加端粒酶阴性细胞内 hTR 的表达可激活端粒酶。向肿瘤细胞导入 hTR 的反义链显示出端粒酶活性受抑，端粒进行性缩短，大部分细胞增殖停止或凋亡，故 hTR 是端粒酶发挥作用所必需的。尽管肿瘤细胞中hTR 水平明显高于相应癌旁组织，但它与端粒酶活性仅呈微弱的平行关系，与肿瘤的部位、大小、分化程度、病理类型等无关。有些无端粒酶活性的正常体细胞（如肾、前列腺、

肝等）也表达 hTR，表明这些组织中 hTR 无活性，提示 hTR 不能作为肿瘤诊断和判断预后的指标。

（2）hTERT 基因定位于染色体 5p15.33，也是位于第 5 号染色体短臂最远端的基因之一，全长 37kb，其编码了 1132 个氨基酸的多肽，分子量为 127 000。它是以 RNA 为模板的逆转录酶，通过识别端粒单链的富 G 区引物，合成多个端粒重复序列到 3′ 端，所以端粒酶有端粒再生的作用。hTERT mRNA 在大多数正常体细胞中是不表达的，但在肿瘤细胞中却有强表达，并且其表达水平与端粒酶活性水平成正比。不仅如此，过量表达 hTERT 还可以诱导端粒酶阴性的细胞株产生端粒酶活性，提示 hTERT 是调节端粒酶活性的正调控因子。

hTERT 基因的表达可在转录水平被其他转录因子 c-MYC、NF-κB、Sp1、WT1 和 p53 等调节，c-MYC、NF-κB 和 Sp1 是 hTERT 基因表达的正调节因子，而 p53、MZF2 和 WT1 则是 hTERT 基因表达的负调节因子。另外，肿瘤抑制基因 MEN1 的产物 Menin 也是 hTERT 启动子的直接抑制剂。在 hTERT 启动子区还存在两个雌激素反应元件（estrogen response element，ERE），能上调 hTERT 基因转录。另外，雌二醇也可通过激活 MYC 基因的表达，间接促进 hTERT 基因的表达，提高端粒酶的活性。

研究表明，端粒酶具有两个主要功能，一是端粒酶能自主地对端粒 DNA 富含 G 的链进行延长，这样 DNA 复制时新链 5′ 端缺失就可以得到补齐，这就为真核生物解决了 DNA 端复制问题；另一功能是修复断裂的染色体端，从而避免了外切酶对染色体 DNA 的切割，维护了基因组的稳定性。

三、细胞衰老对人体肿瘤发生的影响是一复杂的问题

不同年龄时期的端粒长度不同，随着年龄的增长，端粒逐步变短，老年人的端粒长度明显短于年轻人，因此，这种端粒长度随细胞分裂次数增多而缩短，可能是细胞衰老（cell senescence）发生的内在机制。早衰症（Werner syndrome）细胞端粒的平均长度比正常人显著缩短，这进一步表明端粒在衰老过程中所起的重要作用。当体外培养原代人成纤维细胞时，端粒随着每次细胞分裂而缩短，经过 50 代左右的生长，细胞必然趋于死亡，哪怕用最好的培养方法都挽救不了死亡的命运。这是因为端粒长度的缩短可以激发细胞衰老，一种可能是染色体端端粒 DNA 序列的丢失释放了端粒结合转录因子，该因子或者激活了衰老诱导基因，或者灭活了细胞周期进行所必需的某些基因；另一种可能是端粒长度缩短诱导了 DNA 损伤反应，导致细胞周期受阻。可见，端粒结构不仅仅是维持染色体长度所必需的，而且端粒的变化可引起细胞状态的变化。

Hayflick 假说（细胞衰老的 M_1/M_2 假说）（图 8-5）：正常细胞培养时，细胞表现为有限增殖的特性，即经过一定的细胞有丝分裂后，端粒逐渐丢失，当端粒缩短到一临界长度时细胞便失去对促分裂信号的反应，退出细胞周期，并开始进入细胞衰老期（senescence phase），这一期称为死亡 1 期（mortality stage 1，M_1）。M_1 期细胞的端粒并非极为短小（以人为例，为 5～7kb），为继续有丝分裂提供了物质基础，但无端粒酶活性，细胞停滞在 G_1 期或离开细胞周期，其典型的生物学特征表现为衰老相关 β 半乳糖苷酶（senescence-associated β-Galactosidase，SA-β-Gal）活性明显升高（表 8-1）。但如果细胞被肿瘤病毒转染，或发生染色体重排和非整倍体染色体的形成，或少数细胞端粒控制点发生突变而继续存活，

细胞绕过 M_1 期继续生长，端粒进一步缩短，染色体失去端粒保护，可出现末端融合，很快进入死亡 2 期（mortality stage 2，M_2），又称为危机期（crisis phase），这时端粒 DNA 缩短到 "极限"（以人为例，为 2 ～ 4kb），细胞死亡率、染色体异常率会随之增加，大部分细胞死亡，只有极少数细胞能够使 M_2 期机制失活而获得永生化（immortalization）。这些罕见细胞在一些因素影响下，端粒酶被重新激活，端粒长度得以维持，细胞绕过 M_2 期进入永生化阶段，形成肿瘤性细胞克隆。

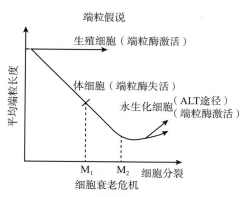

图 8-5　细胞衰老的 M_1/M_2 假说

除了生殖细胞和干细胞外，正常体细胞缺乏端粒酶活性，从而使端粒长度随着细胞的分裂而逐渐缩短，当缩短到一定程度，可能触发细胞衰老的第一个死亡信号（M_1），于是细胞生长受到抑制，走向衰老或死亡。M_1 期细胞如果通过突变，个别细胞恢复分裂能力，端粒随着细胞的分裂而继续缩短。当端粒缩短到某一临界长度时，细胞再次停止分裂，引发细胞进入第二个死亡阶段（M_2）。但有少数细胞在此阶段端粒酶被激活或通过 ALT 途径，端粒长度得以延长维持，使细胞渡过 M_2 期，成为永生化细胞（Cowell JK, 2001. Molecular Genetics of Cancer. 2nd ed. San Diego：Academic Press.）

表 8-1　衰老细胞的特点

形态变化	生化变化	染色质变化
细胞变大、变扁，胞界模糊	↑SA-β-Gal 活性	SAHF
细胞颗粒增多	↓BrdU 摄入、↓Ki-67	↑H3K4me3，↓H3K9me3
胞质空泡增多	↑ 衰老相关蛋白（p16、p53、p38 MAPK、γ-H2AX）	局部 HP1 降低
SASP	↑ 趋化因子、细胞因子、生长因子	↑ 细胞外囊泡

注：γ-H2AX 是磷酸化的 H2AX，被 ATM 磷酸化，ATM 是 DNA 的双链断裂（DSB）反应激酶，因此 γ-H2AX 也被用作检测 DSB。HP1，heterochromatin protein 1，异染色质蛋白 1；SAHF，senescence associated heterochromatin foci，老化相关异染色质聚焦；SASP，senescence-associated secretory phenotype，老化相关分泌表型。

值得一提的是，当细胞进入危机期或 M_2 期时，染色体的不稳定性在细胞永生化过程中起到重要作用。随着细胞的分裂，端粒逐渐缩短，部分细胞可以出现染色体自身或相互间的末端融合，导致端粒融合和双着丝粒染色体，这些融合的染色体可以随机断裂，形成新的不稳定的异常染色体。随着断裂 - 融合 - 桥（breakage-fusion-bridge，BFB）循环的重复，染色体的不稳定性增加，表现为在危机期可以观察到较多的端粒缺失和桥状连接，这种端粒缺失和桥状连接可能有助于端粒酶的激活，少数细胞因此获得选择性增殖优势，在危机期后存活下来，成为永生化细胞。随着细胞的永生化，BFB 循环逐渐减少，染色体逐渐趋于相对稳定。

　　对缺失端粒酶的小鼠研究表明，端粒的缩短在肿瘤的发生和发展过程中扮演着双重角色。当端粒缩短到临界长度时，可引起染色体与基因组的不稳定，从而诱发肿瘤的形成；相反，由于端粒的缩短，又可启动 DNA 损伤信号，引起细胞衰老，进而抑制肿瘤的发生。

　　目前按衰老的机制不同，将细胞衰老分为增殖衰老、早熟细胞衰老（癌基因诱发的衰老）和 PTEN 失活诱发的衰老 3 种类型。

1. 增殖衰老是一种生理性老化

　　目前将 Hayflick 发现的由于细胞增殖代次增加引起的衰老称为增殖衰老（replicative senescence），这种衰老通常为细胞生理性衰老，它与细胞随增殖代次增加逐渐丢失端粒末端的序列有关。当端粒缩短到某一临界长度时，端粒功能出现异常，异常的端粒被视为 DNA 损伤，从而引发损伤应激反应（DNA damage response，DDR），如 p53 和 Rb 等肿瘤抑制基因的激活，使这些异常的细胞走向衰老或凋亡，并从生物有机体中清除。

　　研究显示正常细胞随增殖代次增加逐渐丢失端粒末端的序列，当端粒缩短到无法维持染色体结构的完整性时即可激活 p14^{ARF}，p14^{ARF} 可以抑制 Mdm2 的功能，从而使 p53 稳定并被激活，进而促进多种靶基因表达，其中最为重要的是 p21 的表达。p21 可以抑制 CDK2/cyclin E 复合物的活性，从而使 pRB 蛋白转化为非活性形式的低磷酸化或去磷酸化状态。低磷酸化的 pRB 与 E2F 转录因子结合，使 E2F 不能激活细胞周期必需的基因表达，进而使细胞停滞于 G_0/G_1 期，无法进入 S 期启动染色体的复制以完成增殖活动，从而启动细胞衰老。因此，增殖衰老主要依赖于 p53-p21^{Cip1}-pRb-E2F 信号通路。

　　除了端粒缩短外，肿瘤抑制基因（TSG）、DNA 修复基因和凋亡基因的表达也随着细胞代次增加而下降。例如，p53 的表达在老年鼠比年轻鼠要低，这种 p53 表达的降低也与老年鼠的凋亡能力降低有一定关系。此外，能使 p53 磷酸化的 DNA 修复激酶 ATM 在老年鼠的活性也降低，这种 DNA 修复能力的降低与突变随着人的年龄的增长而增加有关。TSG 和 DNA 修复基因在老年组织表达降低的原因与老年组织表观遗传的改变有关，如基因启动子的高甲基化。但细胞周期抑制蛋白 p16 在老化细胞中表达增高，p16 表达增高可以作为老化细胞的标记。吸烟者和不太运动的人，体内 T 细胞 p16 的水平比普通人高，这意味着不良生活方式加速老化。而热量限制则可以延缓 p16 的增加，提示热量限制有抗衰老作用。

2. 早熟细胞衰老是一种防癌过程

　　除增殖衰老外，近年还发现早熟细胞衰老（premature cell senescence）现象，即细胞在非端粒信号的刺激下发生衰老，这种形式的细胞衰老与端粒的缩短无关，也与细胞的具体增殖代次无关。细胞早熟衰老最初在 ras 基因的研究中被揭示，研究发现其在永生化细胞中不一样，Ras 在人、鼠原代细胞中表达不是促进恶性转化，而是导致细胞周期阻滞，这种现象被称为早熟细胞衰老或癌基因诱导衰老（oncogene induced senescence，OIS），被认为是抑制肿瘤形成的细胞自我保护机制之一。2006 年，研究人员进一步证实癌基因诱导衰老是由 DNA 损伤监控反应导致的，DNA 过度复制，阻断 DNA 损伤监控可消除癌基因诱导的细胞衰老。2007 年，研究显示 Ras 诱导细胞衰老与表达量相关，低水平表达 Ras 可导致肿瘤发生，而高水平表达 Ras 则诱导细胞衰老。

　　癌基因不正常活化的细胞是如何突破癌基因诱导的早熟细胞衰老保护机制而发展形成

肿瘤的，这是一个复杂的问题。有研究表明转录因子 Twist 在其中扮演一定角色。在人类多种癌细胞中均可发现 Twist 的表达与肿瘤进展呈正相关（见图 17-5），特别是在黑色素瘤细胞中，皆可发现 Twist 表达明显增高。黑色素瘤可由痣细胞恶化形成，痣细胞可分化成熟，处于生长停滞或衰老状态，然而 Twist 表达增高会使痣细胞突破衰老状态，发展成黑色素瘤，提示 Twist 可帮助细胞突破癌基因诱发的早熟衰老保护机制。

目前的研究表明，RAS 诱导的细胞早熟衰老发生与 p53-p21^{Cip1}-pRB-E2F 或 p16^{Ink4A}-pRB-E2F 信号通路的激活相关，p53 和 RB 是两个主要的细胞衰老调控因子。p53-p21^{Cip1}-pRB-E2F 通路的激活始于 ATM 等对损伤 DNA 的探测，进而以磷酸化的形式激活 p53，活化的 p53 可以上调 p21^{Cip1}，后者通过抑制 CDK2/cyclin E 及 CDK4/cyclin D 等细胞周期调节因子的活性来抑制细胞增殖。p16^{Ink4A} 是 CDK4、CDK6 活性的抑制剂，CDK4/6-cyclin D 复合物可以使 pRb 磷酸化，并通过 E2F 的作用激活细胞周期必需基因的表达而完成细胞周期，激活的 p16^{Ink4A} 通过抑制 CDK4/6-cyclin D 活性而阻止 pRB 的磷酸化，从而使细胞停滞于 G$_0$/G$_1$ 期，无法进入 S 期启动染色体的复制完成细胞周期。细胞周期停滞是细胞衰老的一个关键特征，研究发现衰老细胞主要含有 G$_1$ 期的 DNA 含量，因此认为衰老细胞停滞于 G$_1$ 期，不能顺利进入 S 期。

3. PTEN 失活诱发的衰老

除癌基因可以诱导细胞衰老外，肿瘤抑制基因的失活也可以诱导细胞衰老。*PTEN* 的失活可以诱发细胞早熟衰老，称为 PICS（PTEN loss-induced senescence）。PICS 过程被 p53 激活触发，伴有 p16 的上调和 PI3K 通路的激活。许多肿瘤都存在 PTEN 的失活。在 *PTEN* 基因失活的小鼠前列腺模型中，研究人员发现在癌前病变（preneoplastic disorder）中可以检测到细胞衰老，但在恶性肿瘤中未能检测到细胞衰老（图 8-6），其差异在于 p53 是否激活。在体外研究中发现 PTEN 失活可以削弱生长刺激信号，导致前列腺细胞衰老，但可以被 p53 失活克服，即 p53 可以限制 PTEN 缺陷细胞的恶性增殖，这与人前列腺癌相似，即早期人前列腺癌也可以检测到细胞衰老，但在进展期的前列腺癌中检测不到细胞衰老。

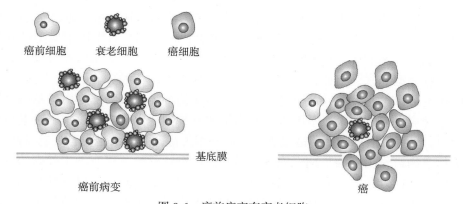

图 8-6　癌前病变有衰老细胞

在许多癌前病变中可查到衰老细胞，它是机体抗肿瘤机制的体现，对诊断癌前病变有帮助。但癌组织衰老细胞很少，提示癌细胞摆脱了机体的防御机制。癌前病变呈现多克隆，而癌更趋向单克隆

4. 细胞老化对肿瘤发生具有双重作用

人们知道，衰老和肿瘤是有关系的，随着年龄的增长，患肿瘤的概率会提高。这是因

为当细胞衰老时，DNA 损伤修复速度跟不上 DNA 损伤的速度。这时，细胞可能遭受以下 3 种命运之一：衰老、凋亡和肿瘤。人体中的大多数细胞先是衰老，经历不可挽回的 DNA 损伤之后走向凋亡。在这种情况下，凋亡作为"最后一招"，起着防止细胞恶变的作用（图 8-7）。换句话说，皮肤起皱、骨质疏松和器官衰老可能是我们长期抑制肿瘤必须付出的代价。研究证实细胞衰老是机体抗肿瘤生长的重要防御机制，其中 DNA 修复机制位于细胞抗癌的第一线，一旦修复失败将引发细胞凋亡或细胞衰老。细胞衰老会中断细胞生长周期，使细胞停滞在 G_1 期，即使存在丝裂原，也不能进入 S 期。但与凋亡不同的是，此时细胞依然存活并能代谢。衰老细胞可通过免疫反应被清除。但由于少数细胞变异可突破衰老防线而发展成恶性肿瘤，因此如何利用细胞衰老机制有可能成为高危人群预防肿瘤发生的靶标。现在对肿瘤的治疗方法通常都是提高肿瘤抑制基因的活性，这种治疗方法会不会加速患者的衰老、导致阿尔茨海默病等老年疾病。另外，抗衰老药物会不会增加患癌症的风险。

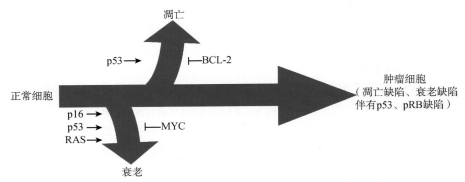

图 8-7　细胞衰老和凋亡都是机体抗肿瘤生长的防御机制

肿瘤细胞是逃脱衰老和凋亡的细胞，它通常伴有 p53 和 pRB 缺陷。RAS、p16 和 p53 促进细胞衰老，而 MYC 抑制衰老，p53 促进凋亡，而 BCL-2 则抑制凋亡

　　癌基因诱导的细胞衰老主要存在于癌前病变中，它可以阻止癌前病变向恶性肿瘤进展（见图 8-6）。癌前病变是一个细胞病理学概念，是一类具有细胞不典型性和分化异常的增生性病变。癌前病变具有和肿瘤相类似的生物学特征，如基因异常改变、凋亡功能失常和细胞表型异常，因此，它有发展成肿瘤细胞的潜在趋势。但是，与恶性肿瘤不同，癌前病变可以停止发展，甚至逆转。癌前病变的一个显著特征是由癌基因诱导的细胞衰老，给肿瘤发展过程设置了障碍。而当机体发展到恶性肿瘤后，细胞衰老也并非完全无能为力，只要肿瘤抑制基因恢复表达或癌基因失活，肿瘤细胞仍有衰老可能。因此，细胞衰老标志物可作为肿瘤早期标志物，对这些标志物的检测将有助于肿瘤的分子病理学诊断。但是，在复杂的研究背后仍然存在一些问题，如癌基因可以诱导衰老也可以导致癌前病变，但是其导致癌前病变早还是引起衰老更早，即两者孰因孰果仍值得探究，甚至是否可以认为肿瘤本身就是衰老的一种表现，癌前病变只有少数发展为恶性肿瘤，而大部分将处于静止或逆转，细胞衰老如何影响它们的转归，这些问题都值得进一步研究探讨。

　　近年来有报道，老化细胞在某些情况下还可通过分泌细胞因子、生长因子和蛋白酶使衰老细胞的抑瘤角色变成促瘤角色，有学者还专门为这些老化细胞分泌的有害物质取名为老化相关分泌表型（senescence-associated secretory phenotype，SASP）。这些 SASP 可影响邻近细胞，与炎症相关肿瘤的发生有一定关系。因此，细胞老化对肿瘤的影响可能是把双刃剑，它究竟起到的是抗癌作用还是促癌作用要看具体情况，不能一概而论（Ruhland et al，2016）。出现这些矛盾现象其实不奇怪，只要我们比较一下老化细胞与癌细胞的表观遗传改变（表 8-2），我们可以发现它们在某些方面是非常类似的。

表 8-2　比较老化细胞与癌细胞的表观遗传改变

项目	老化细胞	癌细胞
总 DNA 甲基化	降低	降低
CpG 岛（CGI）	甲基化	甲基化
H3-K4 甲基化	增高	增高（胶质瘤、肾癌）；降低（乳腺癌）
H3-K9 乙酰化	增高	增高（肺癌）；降低（乳腺癌）
H3-K9 甲基化	降低	降低（胰腺癌）
H3-K27 甲基化	降低	降低（儿童胶质瘤）；增高（食管鳞癌）
H3-K36 甲基化	降低	降低
H4-K16 乙酰化	降低	降低
H4-K20 甲基化	增高	降低
组蛋白变体 H3.3（见表 14-21）	增加	增加
组蛋白变体 macroH2A（见表 14-21）	增加	降低
XIST	降低	降低（见第 324、325 页及表 15-8）
MALAT1	降低	增高（见第 324、325 页及表 15-8）
ANRIL	降低	增高（见第 324、325 页及表 15-8）

注：H3-K4 表示组蛋白 H3 中的第 4 位赖氨酸，下同。部分数据引自 Zane L，Sharma V，Misteli T，2014. Common features of chromatin in aging and cancer: cause or coincidence? Trends Cell Biol，24（11）：686-694.

老化细胞与癌细胞在某些方面的类似性说明像人这样的多细胞生物衰老时有两种情况发生，一种是多数细胞生长速度变慢，功能开始丧失；另一种是一些细胞生长速度加快，出现癌细胞（图 8-8）。如果清除衰老细胞，那么就会让癌细胞增殖，如果让癌细胞减速，那么衰老细胞就有可能在体内积聚。两者只能取其一，无法兼而有之。

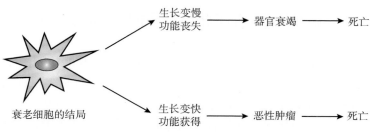

图 8-8　衰老细胞面临的两种不同命运
虽然状态不同，但多细胞生物的结局是相同的

第三节　端粒长度控制异常与肿瘤

肿瘤形成时以端粒序列缩短为主要特征。研究表明，在基因突变和肿瘤形成时，端粒可能表现出缺失、融合和序列缩短等异常，造成遗传物质的不稳定，使细胞无限制增殖，并导致肿瘤发生。

研究人员用三维共聚焦显微镜对正常乳腺导管上皮、导管增生、导管原位癌和浸润癌的基因组不稳定性及其相关特征进行评估，发现这些指标在增生期到原位癌期的过程中有一快速增高，而端粒长度则呈持续性下降（图 8-9）。研究人员还通过将已知乳腺癌基因导入体外培养的人乳腺上皮细胞，在体外模拟端粒危机（telomere crisis）和永生化，发现该过程中基因组不稳定性和端粒长度的变化与上述不同时期乳腺组织中的表现极其相似。在少数情况下，染色体不稳定性可激活端粒酶，以维持染色体稳定性，端粒酶的激活与细胞的永生化和恶性增殖过程密切相关。

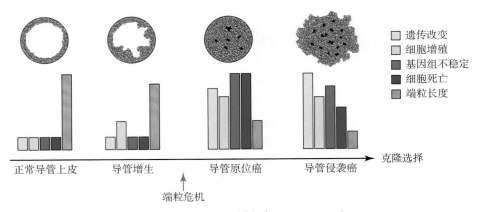

图 8-9　端粒危机

对各个时期的乳腺组织（正常导管上皮、导管增生、导管原位癌和导管侵袭癌）的端粒长度持续性下降与各种相关指标（生长、基因组不稳定和遗传改变等）比较，可以发现各种相关指标与端粒的长度大致成反比关系，提示端粒作为肿瘤抑制因子的功能［De Pinho RA，Polyak K，2004. Cancer chromosomes in crisis. Nat Genet, 36（9）：932-934.］

与正常细胞相反，肿瘤细胞的端粒不会因为细胞的分裂而缩短，这主要是因为肿瘤细胞存在维持端粒长度的机制，即端粒酶激活和端粒的替代性延长（alternative lengthening of telomeres，ALT）两大机制。

一、端粒酶激活在恶性肿瘤中是非常常见的

自 1994 年 Kim 等开始应用一种灵敏的、基于 PCR 的端粒酶检测法 TRAP（telomeric repeat amplification protocol）法来探测人体组织中的端粒酶活性后，已证明 90% 左右的恶性肿瘤组织都存在端粒酶活性，包括肺癌、结肠癌、乳腺癌、前列腺癌等主要癌症和多数的白血病及淋巴瘤。而大多数的良性肿瘤组织和正常的人体组织则缺乏端粒酶。这些癌细胞中端粒的长度都很短，说明它们的永生化能力几乎全部要依赖端粒酶的活性。即使是端粒酶阳性的细胞，端粒酶活性高的瘤组织容易伴有其他遗传学变化，并且预后不良，而低

端粒酶活性瘤组织中未见有相应的变化，且都预后良好，这似乎说明端粒酶活性同肿瘤患者的预后之间存在一定相关性。

　　与正常体细胞的端粒一样，人类原发肿瘤细胞的端粒在发育阶段中也经历了进行性序列损失的过程，而且肿瘤细胞的端粒通常比附近正常细胞的端粒短许多。但肿瘤细胞由于有端粒酶的存在，这样不仅可维持端粒的长度，也在一定程度上实现了肿瘤细胞无限分裂增长所需的端粒稳定性。然而可以肯定的是，端粒酶自身并没有能力引起细胞的恶性转化。

　　与 *RB* 和 *p53* 基因产物这样在细胞生长增殖的调控中有枢纽作用的蛋白不同，端粒酶属于受多水平、多途径调控的下游蛋白。它的激活涉及转录水平的调控、蛋白质磷酸化及蛋白 - 蛋白相互作用等，具体物质包括致癌因子 c-MYC、BCL-2 和 HPV E6，抑癌因子 p53、APC、雌激素及 AKT/PKB 等，其他的可能因子和许多具体的机制还在研究之中。

　　值得注意的是，c-MYC、BCL-2、HPV E6、p53 和 APC 都是与癌细胞的转化有密切关系的因子。已证明 c-MYC 在 *hTERT* 基因的启动子区至少有两个典型的结合位点，即所谓的 E-box（CACGTG），可以启动 *hTERT* 的表达，同时还存在 Spl 的结合位点以协同转录激活。端粒酶活性也受 BCL-2 的调控，BCL-2 的稳定高表达可上调其活性，反之亦然。大量实验表明在多种细胞系中，端粒酶活性及端粒长度的维持是细胞抗凋亡所必需的。说明端粒酶活性变化受到凋亡信号转导调控分子的影响，或者说端粒酶参与了凋亡的调控。

　　除了受其他肿瘤相关转录因子调控外，端粒酶活性上调还与 *TERT* 基因重排、扩增和转录融合等有关。最近有不少文章显示 *TERT* 基因启动子突变也是癌细胞端粒酶重激活机制之一，*TERT* 基因启动子突变或结构性改变可通过不同途径使沉默的端粒酶恢复表达。2013 年首先有学者报道黑色素瘤 TERT 基因启动子存在高频 C228T 和 C250T 突变，这些突变会产生与转录因子 ETS（E26 transformation-specific）结合的新位点，可提高 *TERT* 基因表达，导致细胞分裂增加（图 8-10），与黑色素瘤发生有关。随后在胶质瘤、脂肪肉瘤、肝细胞癌、尿路上皮癌和髓母细胞瘤等也发现存在类似突变。*TERT* 基因启动子突变常见于自我更新程度较低细胞的肿瘤。

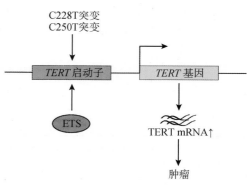

图 8-10　*TERT* 启动子突变与肿瘤

某些人类癌症存在 *TERT* 启动子突变，特别是 C228T 和 C250T，这种突变会产生与转录因子 ETS 结合的新位点，可提高 *TERT* 转录水平，导致细胞分裂增加

　　TERT 基因启动子突变也为某些肿瘤的早期诊断及治疗提供了机遇。体外研究显示使用基因编辑将突变的 *TERT* 基因启动子恢复正常可降低 *TERT* 基因表达，提示其潜在的治疗价值。

　　另外，*TERT* 基因启动子突变或结构性改变也会改变 *TERT* 基因表观遗传修饰，导致染色质重塑，也与 *TERT* 基因表达增高有关（Stern et al，2017）。虽然基因启动子低甲基化有助于基因表达，但有研究显示某些肿瘤细胞 *TERT* 基因启动子甲基化增加（Lee et al，2020）。研究显示在 TERT 核心启动子上游存在一个 THOR（TERT hypermethylated oncological region）调节区域，它的甲基化状态影响 TERT 表达。正常细胞 THOR 呈低甲基化，TERT 低表达，而肿瘤细胞 THOR 呈高甲基化，TERT 高表达，说明 THOR 对 TERT 表达调节不同 TERT 核心启动子。进一步的研究显示使用 DNMT 抑制剂 5- 氮杂胞苷（5-azacitidine）和地西他滨（decitabine）处理瘤细胞可以降低 THOR 甲基化程度，进而下调 TERT 表达，抑制瘤细胞增殖（Lee et al，2020）。上述结果说明，基因启动子甲基化并非都导致基因沉默。理解启动子甲基化状态的机制和 TERT 表达调节的机制或许能帮助确定有意义的临床标记。

二、端粒的替代性延长是维持端粒长度的另一种选择

研究显示，有不到 10% 的恶性肿瘤不表达端粒酶活性，它们的端粒呈多态性，既有长的，也有短的，这些恶性肿瘤细胞主要是通过 ALT 来维持端粒长度。ALT 的肿瘤细胞比端粒酶活性阳性的肿瘤细胞具有更高的染色体不稳定，在肉瘤（如骨肉瘤、平滑肌肉瘤、恶性纤维组织细胞瘤、脂肪肉瘤等）及脑星形细胞瘤和神经母细胞瘤中较常见，而在上皮性癌中比较少见。ALT 阳性的肿瘤预后差（表 8-3）。

表 8-3　比较肿瘤端粒酶激活与 ALT 的特点

项目	端粒酶激活	ALT
肿瘤出现频率	90%	10%
常见肿瘤类型	各种肿瘤	肉瘤（25% ～ 60%），癌（5% ～ 15%）
ATRX 或 DAXX 失活	少见	常见
机制	依赖端粒酶活性	同源重组（HR）
部位	Cajal 小体	PML 小体
C-circle	－	＋
端粒长度的异质性	小	大
预后	差	更差

注：C-circle 指染色体外游离的单链端粒（CCCTAA）$_n$ DNA 环，它产生于 ALT 的同源重组复制过程中，检测 C-circle 对 ALT 诊断有帮助。

ALT 常见于 ATRX 或 DAXX 失活情况下，提示 ATRX 和 DAXX 蛋白有抑制 ALT 途径作用（见图 8-3，图 8-11）。ATRX（alpha thalassemia/mental retardation syndrome X-linked protein）是一个含多结构域的染色质重塑蛋白，DAXX（death domain-associated protein 6，死亡结构域相关蛋白 6）是组蛋白 H3.3 的分子伴侣，介导核小体的组装和染色质重塑。H3.3 是组蛋白 H3 变体（见表 14-21），H3.3 与 H3 仅有数个氨基酸的区别，但 H3.3 却能由特异的分子伴侣介导，整合进入染色质的特定区域，从而发挥不同的作用。正常细胞 ATRX 通过与 DAXX/H3.3 形成复合物与重复序列的异染色质组装有关，因此 ATRX/DAXX/H3.3 复合物常见于端粒和基因组重复序列部位，抑制 ALT 活性，但癌细胞由于 ATRX 或 DAXX 或 H3.3 失活导致这种抑制作用丧失，ALT 被激活。值得一提的是，单独 ATRX 失活尚不足以激活 ALT，仍需其他遗传或表观遗传改变才能激活 ALT。在 ATRX 失活的情况下，端粒酶通常不足以维持端粒长度，只有通过 ALT 激活才能维持细胞永生化，提示 ATRX 失活是 ALT 激活的始发因素。由于 ALT 细胞存在 ATRX 失活，这也为合成致死提供了机遇。

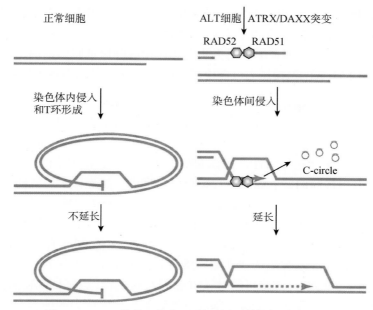

图 8-11　ALT 是以一种基于重组的机制使端粒得以延长

正常细胞单链染色体内入侵，形成 T 环和 D 环，单链末端不延长。在 ALT 细胞，*ATRX/DAXX* 失活使 ALT 被激活，在重组蛋白 Rad52 和 Rad51 作用下，染色体间入侵的单链根据同源重组（见图 13-11A）的方式得以延长，在此过程中可产生许多 C-circle，检测 C-circle 对确定 ALT 有帮助。值得一提的是，ALT 细胞的端粒延长有 Rad52 依赖的和非依赖的两条途径，只有 Rad52 非依赖的途径产生 C-circle[Zhang JM，Yadav T，Ouyang J，et al，2019. Alternative lengthening of telomeres through two distinct break-induced replication pathways. Cell Rep，26（4）：955-968.]

　　ALT 细胞有独特的表现即端粒酶阴性、端粒长度极端异质性和含 APB（ALT-associated PML body）。APB 是一种修饰的 PML（promyelocytic leukemia）小体。PML 小体是存在于细胞核内的亚核结构，许多 DNA- 蛋白质和蛋白质 - 蛋白质的相互作用发生在此小体，涉及某些特定蛋白的运输。APB 小体含有 PML 蛋白、端粒结合蛋白 TRF1 和 TRF2 及其他数种涉及 DNA 修复和重组的蛋白质，如 RAD52、BLM 等。当覆盖端粒的蛋白质被一个名为 SUMO（small ubiquitin-related modifier）的小蛋白质连接上时，端粒就会进入 PML 特别区域，因为 PML 可识别 SUMO 蛋白，PML 小体在 ALT 细胞中有助于保持端粒 DNA。在 APB 部位可见许多 C-circle，也称为端粒环（telomeric circle），是端粒 DNA 在同源重组（homologous recombination，HR）中产生。

　　端粒末端与端粒结合蛋白在细胞内形成环套结构（见图 8-1），而不是单纯的线性结构。这种环状结构插入到邻近的端粒双链 DNA 序列的空间结构中，增加端粒末端同源重组机制进行复制的可能性。端粒末端发生重组后，较短的末端以邻近染色体较长端粒为模板进行复制来延长，从而维持端粒在一定长度（见图 8-11）。由于同源重组发生位点的差异，因而 ALT 细胞端粒长度表现为极端异质性，可以从非常长（～ 48kb）到非常短（＜ 5kb）。

　　因为重组机制的存在，很可能在对肿瘤进行抗端粒酶治疗中出现抗性细胞株。最近，对依赖端粒酶的端粒维持途径与 ALT 途径之间的关系进行了一系列实验。在几个实验中，对采用 ALT 途径的肿瘤细胞用含有 *TERT* 基因的逆转录病毒进行转染，使这些细胞在短时间内同时具有两种端粒维持途径。用 APB 和端粒 DNA 的长度作为重组途径存在的标志，以体外 TRAP 法测得的端粒酶活性作为端粒酶途径的标志。根据 90 次以上群体倍增（population doubling，PD）实验结果，有学者认为两种途径可以长期稳定共存，但另外有学者认为端粒酶途径抑制重组途径，但无论如何，学者们都把重组途径认同为端粒维持的后备途径。这种后备途径的存在很有可能在端粒酶无法发挥作用的肿瘤细胞中出现，这样，表达端粒酶的肿瘤细胞的死亡造成的选择压力可能使那些利用 ALT 途径的细胞成为肿瘤的主体。

第四节　端粒酶作为肿瘤治疗靶点

由于成人体细胞无端粒酶活性，而在 85% ～ 90% 的恶性肿瘤中存在端粒酶活性，因此将端粒酶作为肿瘤诊断的标志物和治疗靶点是合适的。虽然做了广泛研究，但至今尚无针对端粒酶的药物或方法上市（Wu et al，2020），究其原因可能与下列因素有关：①大部分肿瘤细胞的端粒比较短（< 4kb），端粒合成和丢失的平衡一旦破坏，细胞较快地趋向死亡，但也有一部分肿瘤细胞的端粒较长（> 10kb），而细胞有丝分裂中端粒的缩短是一个缓慢的过程；②非端粒酶依赖性端粒维持途径（ALT）机制的存在。研究人员发现抑制结肠癌细胞的端粒酶后，细胞可通过 ALT 途径维持端粒，以抵抗端粒酶抑制剂的治疗；③在正常人类生殖细胞、造血干细胞、基底干细胞等具再生能力的细胞中均检测到不同水平的端粒酶活性，因此抑制端粒酶的策略用于肿瘤治疗难免影响这些细胞，而且大多数癌细胞本身端粒酶的表达水平也不高。

GRN163L

L- TAGGGTTAGACAA

端粒酶RNA模板—— AUCCCAAUCUGUU

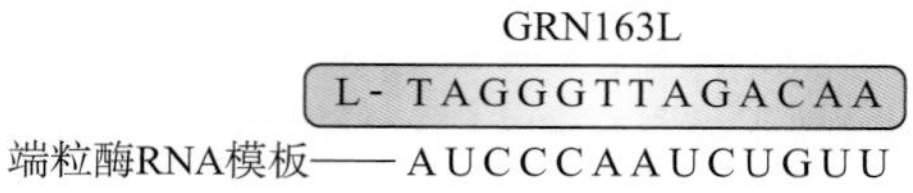

图 8-12　GRN163L

GRN163L 是一种人工合成的寡聚核苷酸，能与端粒酶 RNA（hTR）模板互补，抑制端粒酶活性

目前有多款端粒酶抑制剂在进行临床试验，它们的安全性及效果仍有待评估。最先（2005 年）进入临床试验的端粒酶抑制剂是 GRN163L（imetelstat），它是一种脂肪修饰的 N3′P5′ 硫代磷酸酰胺寡核苷酸，与模板端粒酶 RNA（hTR）互补（图 8-12）。从目前的结果来看 GRN163L 的安全性和疗效仍存在不少问题。

GV1001 是一种端粒酶疫苗，由 hTERT 活性位点的 16 个氨基酸（611 ～ 626，EARPALLTSRLRFIPK）组成，GM-CSF 或 TLR7 作为佐剂，让 DC 提呈该肽疫苗，能够诱导针对端粒酶阳性细胞的免疫反应。临床试验显示，单独使用 GV1001 没有治疗效果，需要与其他抗癌药联用才能发挥抗肿瘤免疫反应。

参 考 文 献

La Torre D，Conti A，Aguennouz MH，et al，2013. Telomere length modulation in human astroglial brain tumors. PLoS One，8（5）：e64296.

Lee DD，Komosa M，Nunes NM，et al，2020. DNA methylation of the TERT promoter and its impact on human cancer. Curr Opin Genet Dev，60：17-24.

Ruhland MK，Coussens LM，Stewart SA，2016. Senescence and cancer：an evolving inflammatory paradox. Biochim Biophys Acta，1865（1）：14-22.

Stern JL，Paucek RD，Huang FW，et al，2017. Allele-specific DNA methylation and its interplay with repressive histone marks at promoter-mutant TERT genes. Cell Rep，21（13）：3700-3707.

Wu L，Fidan K，Um JY，et al，2020. Telomerase：key regulator of inflammation and cancer. Pharmacol Res，155：104726.

第九章　肿瘤细胞的起源和进化

　　肿瘤细胞的起源是一尚未完全搞清的问题，过去有学者认为是来源于去分化的体细胞，但目前更多的研究工作支持肿瘤细胞来自组织中的干细胞（stem cell）或定向祖细胞（committed progenitor cell）。致癌剂作用于组织中的干细胞或祖细胞，使之产生多次突变，多次突变的干细胞或祖细胞是肿瘤的始发细胞。

　　肿瘤的发生是生物进化当中一个正常的过程，每个人的体内都有可能产生肿瘤。DNA在复制过程中发生突变，这是有利于物种进化的，因此在复制过程中出现错误是在所难免的。物种的进化是建立在突变的基础上的，这就会带来一个副产品：恶性肿瘤的生长。这是多细胞生物进化必须要付出的代价，我们要想杜绝肿瘤是不可能的（Tomasetti et al，2017）。自然界不可能让一个生物长生不死，这是自然界的调控、平衡机制在起作用的结果。让人的免疫功能减退，出现肿瘤，然后死亡，这对物种进化有积极意义。所以问题不是我们为什么会生癌，而是我们为什么不生癌。

第一节　肿瘤细胞可能起源于体内干细胞突变

一、干细胞和肿瘤干细胞的概念

　　干细胞是指一类具有自我更新能力和多向分化潜能的细胞群体。根据干细胞发生来源将其分为胚胎干细胞（embryonic stem cells，ESC）和成体干细胞（adult stem cell）。胚胎干细胞通常是指由胚泡内细胞团（inner cell mass，ICM）或原始生殖细胞（primordial germ cell，PGC）经体外抑制培养而筛选出的细胞。胚胎干细胞具有发育全能性，在理论上可以诱导分化为机体中所有类型的细胞；胚胎干细胞在体外可以大量扩增、筛选、冻存和复苏而不会丧失其原有的特性。成体干细胞是指存在于一种已经分化组织中的未分化细胞，占组织细胞的很小一部分，这种细胞能够自我更新并且能够特化形成组成该类型组织的细胞。越来越多的证据表明成体干细胞存在于包括脑、视网膜在内的许多组织中，提示具有干细胞特性的细胞可能还存在于所不知道具有再生能力的组织中。干细胞通过对称分裂产生 2 个相同的干细胞（自我更新），在必要时扩大干细胞库；通过不对称分裂产生 1 个干细胞和 1 个祖细胞。祖细胞经有限增殖（失去自我更新能力）最终分化为成熟细胞，在组织中分化细胞占绝大多数。

　　早在 19 世纪中期，人们就发现胚胎组织与肿瘤的相似性，并提出肿瘤起源于静止的胚胎残余组织的激活。随着干细胞生物学的发展及对肿瘤发病机制认识的不断深入，学者又提出了肿瘤起源于成体组织中干细胞的学说，越来越多的证据显示肿瘤可以看作是干细胞生长调控机制失调引起的异常组织增生，肿瘤中存在少部分肿瘤干细胞（cancer stem cell，CSC）。CSC 是指肿瘤中具有自我更新能力并能产生异质性肿瘤细胞的细胞。CSC 是肿瘤中有一小部分具有干细胞性质的细胞群体，它是肿瘤形成的来源，是形成不同分化程度的肿瘤细胞和肿瘤不断扩大的源泉。这个设想很好地解释了肿瘤的异质性，即肿瘤干细胞在不同选择压力下向不同功能方向分化、成熟，造成肿瘤细胞的群体漂移，从而形成异质性。肿瘤干细胞的概念自推出以来，曾在文献中出现过的名称众多，如肿瘤干细胞（tumor stem cell，TSC）、致瘤细胞（tumorigenic cell）、致瘤癌细胞（tumorigenic cancer cell）、肿瘤起始细胞（tumor initiating cell，TIC）等，但目前文献上使用 CSC 和 TSC 这两种名称较常见。

　　虽然肿瘤组织中的 CSC 数量极少，仅占肿瘤组织群体数的 0.01% ～ 1%，但这些细胞具有无限自我更新的潜能，在启动肿瘤形成和生长中起着决定性的作用，是肿瘤组织形成、复发和转移的基础与源头，而其余的大多数细胞，经过短暂的分化，最终将死亡（图 9-1）。因此，CSC 是处于肿瘤异质性等级模型的最高端，只要找到这种 CSC，并对它实施靶向性打击，就可能从根本上摧毁肿瘤细胞的母体，那么母体周围的肿瘤细胞就会陆续凋亡，使肿瘤细胞全部死亡。软琼脂实验也证明 CSC 仅占肿瘤群体中少数。

二、肿瘤干细胞与干细胞的相似和不同之处

　　研究显示 CSC 与正常组织干细胞有许多相似之处，如都具有无限增殖和分化的特点，存在相似的调节自我更新的信号转导途径，都具有不同表型、异质性，都具有端粒酶活性；都能转移到各种不同的组织且有相似的归巢和转移途径。当然，CSC 还具有不同于干细胞的地方，如自我更新信号转导途径的负反馈机制已被破坏，缺乏分化成熟能力，倾向于累积复制的错误，而干细胞能够防止复制错误的发展等。从 CSC 和干细胞的异同点不难看出，CSC 可能起源于相应正常干细胞的突变。

　　研究显示 CSC 与正常组织干细胞有相似的表型，如正常造血干细胞的表型为 CD34+/CD38-，AML 中 CSC 的表型也为 CD34+/CD38-；正常脑干细胞的表型为 CD133+，脑瘤中 CSC 的表型也为 CD133+；正常乳腺干细胞的表型为 ESA+/CD44+，乳腺癌中 CSC 的表型也为 ESA+/CD44+/CD24-。虽然正常造血干细胞与白血病干细胞共有部分标志物，但

不是全部。例如，白血病干细胞不表达造血干细胞的细胞表面标志物 Thy1。因此，CSC 与正常干细胞只具有某些相似性，而不完全相同，这对肿瘤的诊断和治疗是有利的。

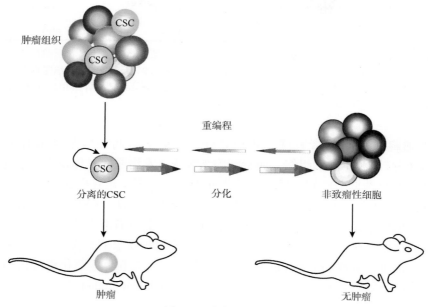

图 9-1　肿瘤干细胞

肿瘤组织是一异质性的混合物，它们相互影响决定肿瘤的生长和行为。CSC 仅占肿瘤组织群体数中的少数，但这些细胞具有无限自我更新的潜能，接种在裸鼠身上具有致瘤性，而大多数肿瘤细胞是分化的瘤细胞，不具致瘤性。当然非致瘤性细胞也可在微环境因子作用下通过重编程转变成 CSC

　　研究表明干细胞表达端粒酶，而大多数肿瘤细胞也表达端粒酶。干细胞具有迁移的特性，而 CSC 也有转移的能力。研究人员认为干细胞的迁移和 CSC 的转移皆因受到特异趋化因子及其受体的调节。干细胞迁移到特定的组织和器官，这可以解释肿瘤转移也有一定的器官和组织特异性。

　　另外，胚胎干细胞和肿瘤细胞在信号转导途径的类似性也提示胚胎干细胞和肿瘤细胞之间存在某种联系，了解胚胎干细胞的信号转导过程可帮助我们对肿瘤细胞信号转导途径的认识，最终帮助我们发展出针对肿瘤的分化治疗（differentiation therapy）。已有数条与胚胎发育和肿瘤有关的信号转导途径被认识（表 9-1），这些信号途径在第四章第三节均有介绍。这些信号大多都能上调 EMT-TF（epithelial-mesenchymal transition-inducing transcription factor）和细胞干性（stemness）蛋白表达。EMT-TF 主要包括 SNAIL、TWIST 和 ZEB（参见第十七章第三节）。EMT 和细胞干性是两个高度相关的平行事件（见图 17-6），它们既有联系，又有区别。

表 9-1　与细胞干性有关的信号途径

信号	干性蛋白及转录因子↑	miRNA↓
Wnt→	EMT-TF、OCT4、SOX2、NANOG、BMI-1、YAP	miR-200（见表 15-6）
Notch→	EMT-TF、OCT4、SOX2、NANOG	miR-200

续表

信号	干性蛋白及转录因子↑	miRNA↓
Hedgehog→	EMT-TF、OCT4、SOX2、NANOG、BMI-1	miR-200
TGF-β→	EMT-TF、OCT4、SOX2、NANOG、BMI-1	miR-200

注：BMI-1 是 PRC1 亚基（见表 14-19），涉及调节染色质沉默状态。BMI-1 对于干细胞的自我更新必不可少，肿瘤细胞通常表达上调。OCT4、SOX2 和 NANOG 是维持细胞干性的重要转录因子，肿瘤细胞通常表达上调。miR-200 的靶点是转录因子 ZEB1（见表 15-6）。ZEB1 抑制 miR-200 表达，miR-200 又抑制 BMI-1，ZEB1/miR-200/BMI-1通路表明 EMT 和细胞干性是相关的。

尽管干细胞和 CSC 两者有许多相似之处，但应该讲两种细胞还是有本质的区别（表 9-2）。CSC 来源于肿瘤组织，而干细胞来源于正常组织。具体说来，首先，干细胞的自我更新具有反馈调节机制，增殖和分化处于平衡状态，是有序的；而在 CSC 中，这一调节机制已经失衡，它的增殖分化是无序的、失控的。其次，CSC 没有分化为成熟细胞的能力，其分化程序异常，这与有正常分化程序的干细胞有着本质的不同。最后，CSC 倾向于积累复制错误，而正常干细胞的发育机制要防止这种现象的出现。另外，在代谢上干细胞可能主要依赖糖酵解（glycolysis），而 CSC 则主要依线粒体赖氧化磷酸化（OXPHOS）或糖酵解（取决于肿瘤类型）（参见第十章第一节）（Lagadinou et al，2013）。

表 9-2　成体干细胞与肿瘤干细胞的比较

成体干细胞	肿瘤干细胞
在正常组织中	在肿瘤组织中
有较长时间的自我更新能力	有无限的自我更新能力
器官形成能力	肿瘤形成能力
产生有分化能力的子代细胞	产生有分化异常的子代细胞
自我更新和分化是受精确调控的	自我更新和分化是失控的
正常核型	异常核型
有纠错能力	缺乏纠错能力
偏向糖酵解	偏向氧化磷酸化（OXPHOS）或糖酵解（取决于肿瘤类型）

三、肿瘤细胞可能起源于体内干细胞或祖细胞突变

关于肿瘤起源存在两种观点：一种观点认为来自组织内的细胞去分化（de-differentia-tion）为幼稚细胞并具有分裂能力；另一种观点认为来自组织内已经存在的干细胞或祖细胞（progenitor cell）突变。这两种观点有各自的实验证据，而后一种观点得到越来越多的研究结果支持。一般认为从正常细胞转化成肿瘤细胞要发生 4～6 次基因突变，为了达到正常细胞转变成肿瘤细胞，除了突变应当发生在具有分裂能力的细胞外，这种细胞还不能在正常组织更新过程中丢失。例如，如果突变的细胞在皮肤或黏膜的表层，它们很可能在形成肿块之前就丢失了，为了能形成肿块，它们必须能停留在体内，这正是干细胞或祖细

胞所具备的性质。已有相当多的证据表明某些结肠癌和白血病产生于积累多次突变的干细胞。结肠表面上皮细胞来源于隐窝底部 4 ～ 6 个干细胞，干细胞不断向表面增生，干细胞增生形成分化细胞的数量和分化细胞死亡或脱落的数量呈平衡状态。用放射线诱导人类肠隐窝细胞突变发生表型变化大约需 1 年时间，而 1 年正好是单一突变的干细胞增生形成肿瘤的时间。正常 DNA 复制过程中存在随机性错误，这意味着，在个别干细胞中存在着较成熟细胞多的累积突变的机会，这也支持人体组织患癌的概率与该组织正常干细胞的分裂总数量有较强关联性。

各种组织和器官的恶性肿瘤都有一个从低分化到高分化的分化系列，即使在同一瘤体内也常常如此，它们实际上是干细胞在不同的分化水平分化受阻的表现，肿瘤的分化程度与肿瘤起源于干细胞增殖分化阶段有关（图 9-2）。如果肿瘤起源于干细胞分化链的早期阶段，则肿瘤就表现为低分化癌；如肿瘤起源于干细胞分化链的后期阶段，肿瘤就表现为高分化癌；如肿瘤起源于干细胞分化链的晚期阶段，肿瘤就表现为良性肿瘤。

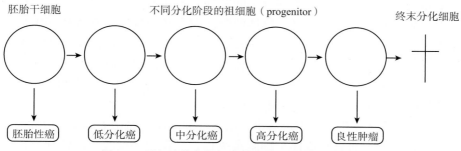

图 9-2　干细胞分化链与肿瘤类型之间的假定关系

由于干细胞在分化成熟过程中任何一阶段都可被阻断，因此造成肿瘤分化程度上的差异性。上游阶段发生的肿瘤分化越低，恶性程度越高；而下游阶段发生的肿瘤分化程度较高，对机体影响较小

白血病多样性的最好解释是干细胞起源理论。不同类型的白血病表现为造血干细胞在不同发育阶段的分化阻断，用去分化理论也难以理解。混合瘤是指肿瘤组织内有一种以上的瘤细胞组分，用干细胞在异常微环境中差异分化来解释混合瘤的起源比较合理，而用去分化来解释则比较困难。

虽然肿瘤起源于干细胞的观点正变得流行起来，但肿瘤起源的去分化观点也不是没有可能。细胞重编程（reprogramming）为这一观点提供了一些佐证。人体细胞在某些情况下会发生重编程，如化生就是重编程过程。细胞重编程可能会使人体细胞退到 CSC 状态，由此引发肿瘤。最近有研究显示肿瘤在化疗过程中，瘤细胞可向 CSC 转化，这实际上也是一种细胞重编程过程，以逃避药物杀伤作用（见图 9-1）。肿瘤是一类非常异质的疾病，有多种起源可能并不奇怪。

四、微环境影响干细胞的走向

微环境（microenvironment，niche）在肿瘤的发生、发展、转移中起着重要的作用，并影响着治疗的反应。肿瘤是一个复杂的生态系统，除肿瘤细胞外，还包含各种间质细胞（如成纤维细胞、免疫细胞等）、细胞外基质（ECM）和细胞外分子（激素、生长因子和细胞因子等）。目前的观点倾向成年个体体内存在具有多向分化潜能的干细胞，在病理状态下（如慢性炎症），加之致癌物的作用使诱导分化作用未能发生，干细胞便可能阻断在某一特定的分化状态。由于未分化成熟的细胞不能行使正常的功能，机体在器官功能不足的情况下持续地发出强增殖信号，部分干细胞分化链上的细胞便持续增殖，此时癌实际上已经产生了。

因此微环境影响分化失调的干细胞走向至关重要。从胚胎发育可知，正常组织的发生是一个非常有序的过程，这一过程表现为基因的有序表达或关闭，但基因的有序表达与关闭并非自发产生，而是通过细胞与细胞、细胞与环境的信息交流促成。每一个分化或部分分化的细胞都通过产生某种信使来诱导或抑制其他细胞的增殖程度与分化方向，同时自身又受到其他细胞或间质结构的影响。也就是说，在组织形态发生场（tissue morphogenetic field）里，细胞通过不断地信息交流，逐渐获得其分化状态的形态与功能，以形成和维持完整的组织结构。完整的组织结构可以抑制变异细胞生长。

对于成熟的个体，由于成熟体细胞不间断地衰老和死亡，加之意外的疾病和伤害，都需要组织细胞经常地再生与修复。机体的整体因素和局部因素在维持细胞再生与组织修复中都具有重要的作用。此时，组织形态维持场（tissue morphostatic field）的完整性仍有赖于细胞与外界微环境间不断的信息交流而实现。如果非生理性的组织损害与细胞丢失反复发生，如各种慢性炎症，组织持续性损伤与再生的结局往往伴有组织结构的破坏，并产生异常的组织结构，如肝硬化、腺上皮萎缩或增生、化生（metaplasia）等，这可以解释为什么许多肿瘤都发生在组织形态维持场破坏的部位，如化生部位、慢性炎症部位和肝硬化的肝。化生的本质就是成体干细胞重编程，是在微环境改变的情况下，成体干细胞向另一种细胞分化。这种细胞由于不是原来位置的细胞，因此存在有一定的癌变风险，即所谓化生 - 不典型增生 - 癌顺序（metaplasia-dysplasia-carcinoma sequence）。肝硬化的情况类似。肝硬化是各种肝疾病的终末阶段，正常肝组织结构已破坏，代之是结构紊乱的假小叶。这种结构紊乱的假小叶影响细胞分化，因此肝硬化被认为是癌前病变，患者容易发生肝细胞癌。

慢性炎症产生对细胞分化不利的微环境。例如，溃疡性结肠炎增加肠炎相关结直肠癌（colitis-associated colorectal carcinoma）的发病概率。溃疡性结肠炎的炎症引起局部组织结构改变，产生一个对细胞分化不利的微环境。炎性微环境也增加干细胞的突变概率，并增加这些突变干细胞的存活概率。由于微环境结构的破坏，诱导细胞成熟分化的信号分子可能不再产生，或者产生的量减少，或者信号分子不能到达靶细胞；或因致癌因素的存在干扰了信号转导的关键步骤，从配体灭活、受体封闭到对细胞内信号通路的干扰，此时由于增殖的细胞不能分化成熟，机体有功能的细胞数量减少，这一矛盾的存在使机体不断地产生刺激性的增殖信号，从而使分化不成熟的细胞持续处于增殖状态。因此，组织微环境的异常和（或）致癌物的存在干扰组织内细胞与其微环境的正常交流，是肿瘤产生的前提之一。

既然肿瘤可以起源于干细胞的非正常分化，那么设法通过改变微环境，诱导肿瘤细胞向正常细胞分化，完全可以成为肿瘤治疗的立足点和希望之所在。早在 20 世纪 70 年代就有人将胚胎癌细胞移植至正常同系动物的胚泡内，结果产生出无肿瘤的嵌合型小鼠，说明肿瘤细胞可以参与正常个体的发育。对肿瘤细胞的细胞外基质加以干预也可导致肿瘤细胞恶性表型的逆转，而且体内、外实验均已表明，通过化学干预可以诱导恶性细胞向正常细胞分化。最有潜力的诱导分化物可能会来自胚胎组织，在动物实验中已得到证实，人体特定的胚胎组织提取物对一些晚期恶性肿瘤也表现出良好的效果。

在胚胎的组织发育过程中，形态发生素（morphogen）是决定细胞增殖程度和分化方向的分子。形态发生素是细胞分泌的胞外信号分子（如维甲酸、TGF-β、Wnt、Hedgehog 等），通过与细胞表面的受体结合，诱导构建正常组织形态。由于形态发生素能诱导细胞分化，因此形态发生素可能被用于肿瘤治疗，使肿瘤细胞向正常细胞转化。由于微环境可以影响干细胞的走向，因此靶向微环境也是有可能治疗肿瘤的（参见第十七章第三节）。

五、许多肿瘤组织已发现含有肿瘤干细胞

肿瘤干细胞的概念并非新近提出，但是直到最近技术上才达到了预期的鉴定与提取 CSC 的要求。最早的 CSC 的鉴定与分离是在急性髓细胞性白血病（AML），相继又从乳腺癌、肺癌、神经胶质瘤、前列腺癌、结肠癌、胰腺癌、黑色素瘤和胃癌中分离出 CSC。CSC 有些具有组织特异性标志物，但它们也有一些共同的标志物，如 CD34、CD133、CD44、乙醛脱氢酶（aldehyde dehydrogenase，ALDH）、上皮细胞黏附分子（epithelial cell adhesion molecule，EpCAM）、表皮特异性抗原（epithelial specific antigen，ESA）等，说明 CSC 具有某些共同的特性。最近 BMI-1、SOX2 和 ROR1（receptor tyrosine kinase-like orphan receptor 1）作为 CSC 标志蛋白受到很大关注。虽然我们发现了许多不同的 CSC 标志物，但可以这么说没有一个标志物对 CSC 是特异的。

确定该细胞是否是 CSC，主要依靠以下两点：①这些细胞具备在裸鼠形成移植瘤的能力；②流式细胞仪分析显示这些具备成瘤作用的肿瘤细胞具有独特的表面标记，与正常干细胞类似，不同于非成瘤肿瘤细胞的表面标记。

六、肿瘤干细胞的临床含义

1. 在临床治疗方面的含义

肿瘤干细胞概念的提出具有重要的临床意义。由于 CSC 才是肿瘤产生的根源，人们有必要重新审视目前的常规化疗和放疗战略。常规化疗和放疗战略主要是针对细胞增殖周期的肿瘤组织细胞，CSC 虽表现为较强的自我更新能力，但多数时间处于静止期，因此能够逃逸常规的化疗和放疗杀伤作用。常规化疗和放疗虽能使肿瘤缩减，但是如果治疗不能靶向 CSC，CSC 在治疗后仍然持续存在并且重新形成肿瘤，导致肿瘤的复发。因此，越来越多的学者提出肿瘤治疗应该针对 CSC，即使肿瘤体积没有缩小，但由于其他细胞增殖能力有限，肿瘤将逐渐退化萎缩。

不仅如此，CSC 还特别耐药，对化疗药物、放射线治疗具有抗药性。这是因为大多数 CSC 大多处于细胞周期的 G_0 期，高表达 ABC（ATP-binding cassette）药物运载蛋白，这是肿瘤化疗失败的原因之一。ABC 药物运载蛋白的编码基因中研究最多的是 *ABCB1*，编码 P 糖蛋白，连同 *ABCC1*、*ABCG2* 是三个主要的 MDR（multidrug resistance）基因。研究证实，$CD34^+CD38^-$ 白血病细胞对柔红霉素的敏感性明显低于 $CD34^-CD38^+$ 肿瘤细胞，

人白血病干细胞（LSC）对阿糖胞苷的抵抗力强于其他白血病细胞，这些现象都可能与干细胞上的多种ABC转运蛋白的功能相关。另外，BCL-2在CSC通常呈高表达，这也是容易产生抗药细胞的原因之一。

虽然大家都清楚不根除CSC，肿瘤是不会治愈的，但根除CSC还需面临不少挑战，至今尚没有特异针对CSC的药物上市。主要的问题是CSC的异质性和可塑性，以及肿瘤微环境（tumor microenvironment，TME）对CSC的影响（表9-3）。细胞的异质性和可塑性是多细胞生物的固有属性，要阻止这些变化几乎是不可能的。TME也深刻影响CSC的治疗反应，只要TME的低氧和酸性环境不改善，那就很难根除CSC。

表 9-3　靶向 CSC 面临的挑战

项目	特性
异质性	像肿瘤细胞一样，CSC也是异质的，不同细胞对药物敏感性不一样
可塑性	CSC通过代谢和表观遗传改变，也能适应药物压力的环境
TME（见表17-3）	TME的低氧和酸性环境对CSC是"天堂"，对免疫细胞是"地狱"

众所周知，妊娠妇女感染寨卡病毒（Zika virus）新生儿易得小头症（microcephaly），这是因为寨卡病毒攻击大脑神经干细胞的结果。利用这一特点，研究人员尝试用寨卡病毒治疗小鼠脑胶质瘤，结果他们发现直接注射病毒的小鼠肿瘤要明显小于注射安慰剂（盐水）的小鼠，而且活得更长（Zhu et al, 2017）。由于神经干细胞主要存在于胎儿大脑中，在成年人大脑中很少见。成年人即使感染了寨卡病毒，症状也不会很严重。此外，他们的研究表明，寨卡病毒不会感染非癌性脑细胞。因此，如寨卡病毒能够针对性地杀死胶质母细胞瘤干细胞，并与常规放化疗手段结合形成互补，或可提高此类癌症患者的生存率。

2. 对肿瘤患者预后的影响

肿瘤干细胞虽然所占的比例不大，但成瘤能力特别强，被认为是恶性肿瘤成瘤、发展、转移和治疗后复发的根源。而且，越是晚期、越是恶性的癌症，可找到的CSC越多，危害越大。CD38是一种能促使B细胞活化和增殖的跨膜糖蛋白，它与慢性淋巴细胞白血病（CLL）预后的相关性争论颇多，一般认为CD38表达与CLL预后呈负相关。研究发现，CD38表达患者的生存期明显缩短，对化疗药物反应差，病情进展迅速，完全缓解率低。恶性程度高的成神经管细胞瘤与胶质母细胞瘤较恶性程度较低的星形细胞瘤含CSC的比例要高一些。

第二节　肿瘤单克隆性（过程多克隆）生长

肿瘤是由一个转化细胞不断增生繁衍而来的，即肿瘤的形成是一种单克隆性（monoclonality）增生过程。肿瘤的单克隆性可以通过实验办法来证实这一点。在人类的所有体细胞中，男性有一条X染色体和一条Y染色体（Y染色体含1500个基因，而且在以每100万年丢失5个基因的速度失活或丢失），女性则有两条X染色体。这些X染色体对人的性别有影响，同时，它们还带有一些对人体正常功能有决定性影响的额外基因。这样一来，问题就产生了。对女性来说，每种与 X 连锁的基因均有两个拷贝（从双亲那里各继承一个），而男性却只有一个，但在男性和女性的组织中，对这些基因的产物的需要量却往往又是相同的。那么，对于有两个 X 拷贝的女性的细胞来说，是什么原因使 X 连锁的基因不至于产生两倍量的产物呢？根据 Lyon 假说，哺乳动物的雌性个体是通过让每个细胞里的两条 X 染色体其中的一条随机失活来解决这一问题的。事实上，在失活的 X 染色体上，所有的基因都被关闭了。因此，雌性的细胞在功能上就降到与雄性细胞中只有一条 X 染色体的情况一样了。这种 X 染色体的失活是随机发生的，而且是在雌性胚胎发育的极早时期发生的。如果这两条 X 染色体所带有的信息略有不同，那么由于失活的 X 染色体的不同，细胞的表现也会不同，这样就可以把这两种细胞类型相互区别开来了。最典型的是对 6- 磷酸葡萄糖脱氢酶（glucose-6-phosphate dehydrogenase，G6PD）的研究，G6PD 位于 X 染色体，是糖酵解的代谢酶，根据蛋白电泳技术可分为 A 和 B 两种形式。由于女性两条 X 染色体在胚胎发育早期有一条随机失活，因而 G6PD 呈杂合状态，即一半细胞为 G6PD A，另一半细胞为 G6PD B。而对 G6PD 杂合子女性肿瘤患者中的分析表明，肿瘤细胞只表达其中一个等位基因，而不是两个都表达，这说明肿瘤细胞是单克隆起源。值得一提的是，失活 X 染色体的重新激活会增加患癌风险（见图 15-8）。

　　肿瘤细胞单克隆起源的生物学意义在于区别肿瘤性增生和反应性增生，特别是淋巴造血系统疾病，如 B 细胞淋巴瘤被证明是单克隆性的。抗体检测显示，瘤细胞只产生一种免疫球蛋白的轻链，即 κ 链或 λ 链，而反应性 B 细胞增生则两种轻链都可存在。

　　肿瘤的克隆性起源并不意味着产生肿瘤细胞从一开始就已获得了恶性细胞的所有特征。相反，恶性肿瘤的发生是一个多阶段逐步演变的过程，肿瘤细胞是通过一系列进行性的改变而逐渐变成恶性的。在这种克隆性演化过程中，常积累一系列的基因突变，可涉及不同染色体上多种基因的变化，包括癌基因、肿瘤抑制基因、细胞周期调节基因、凋亡调节基因及 DNA 修复基因等。

　　在肿瘤进化过程中，肿瘤细胞群体中常有另外的基因突变发生，因此肿瘤又有异质性（heterogeneity），即临床可检测到的肿块一般是由不同亚群的细胞构成的，它们在肿瘤抗原性、免疫性、激素受体、代谢性、生长速度、对化学药物的敏感性及转移特性等诸多方面均存在差异。肿瘤的异质性是遗传和表观遗传两方面原因造成的，染色体的不稳定是肿瘤组织异质性的主要原因。染色体的不稳定可导致某些肿瘤细胞亚群表现选择性生长优势，如更快速地生长，或具有浸润和转移的特性，使它们在肿瘤细胞群中占据优势，成为显性，该过程称为克隆性选择。通过克隆性选择，肿瘤变得更快速生长和增加恶性表型。另外，表观遗传的改变也影响肿瘤的异质性。肿瘤的异质性是肿瘤成功治疗的主要障碍，它是肿瘤放化疗失败的主要原因。

第三节　肿瘤自然史及进化

　　虽然有些肿瘤可能一两次基因突变就获得恶变机会，但绝大多数恶性肿瘤需要多次突变才能形成，如良性肿瘤的恶性转变。良性肿瘤恶变可以肯定是多次突变积累所造成的结果，起始的突变导致一良性肿瘤的形成，然后经过一漫长的多阶段演进过程，克隆中的某个细胞在增殖中再次获得一次突变，此细胞克隆可相对无限制地生长，进一步地突变，从而获得浸润和转移能力，造成恶性肿瘤的发生。一般认为肿瘤的发生需要 4 ～ 6 次基因突变。从癌细胞的诞生到长至临床可触到的肿瘤（1cm 或 1g 左右）要经历一个漫长的历程，一般要经历 10 ～ 20 年或更长的时间（见图 20-3）。我们一般在临床上发现的癌已经大多是走完 3/4 "癌生旅途"的癌了，这也可以解释为什么大多数肿瘤患者是中老年人。由此可以想象，控制肿瘤是一件比想象更为困难的事。目前，WHO 已将肿瘤与冠状动脉粥样硬化性心脏病（冠心病）、高血压和糖尿病一样定义为慢性病。

一、来自流行病学的启示

　　肿瘤流行病学为人类肿瘤的发生提供一个虽是间接的，但却令人信服的证据，即它是一个多阶段的过程。通过调查人类群体的肿瘤发生率，流行病学家将能测出某一给定年龄的人患上某一特定类型癌的概率有多大。这些与年龄有关的患肿瘤风险统计数据为我们认识肿瘤形成的复杂过程提供了重要的启示。

　　我们可以通过简单的计算来对这些肿瘤统计数据进行解释。一方面，假定某种肿瘤的发生靠人体内的一个事件来决定，而这样一种事件的发生概率年年都差不多，于是，患肿瘤的危险将与人生已经逝去的岁月成正比—— 一个 70 岁的人患结肠癌的机会将是一个 10 岁的人的 7 倍。另一方面，假定肿瘤是由人体内的两个稀有事件共同决定的，其中每个事件都会在生命的每一年中以一个低而类似的概率发生。那么，我们就应该通过将一个事件的概率乘以另一个事件的概率而计算出患癌危险。于是，患癌危险将是已流逝岁月的平方（t^2），则 70 岁的人的患癌危险就应该比 10 岁的人高 49 倍。

　　然而，实际上我们知道，一个 70 岁的男性患结肠癌的危险要比一个 10 岁男孩所面临的同样危险高 1000 多倍。有些统计学家认为，该风险大致以流逝岁月的 5 次方的数量级增长，其中的含义就是有连续的 5 个独立事件，每个事件都是结肠癌演变所必需的，而且每个事件的发生概率每年都大致相同（图 9-3）。不过，靠这种数学分析方法还无法搞清楚这些事件是以确定的先后次序发生，还是简单地随机发生。

　　由于每个事件都是难得发生的事件，整个过程要花数十年时间，相当于整个成年人的岁月或者更长，而大多数人会在事件序列走到最终一步之前因别的原因而死亡。有学者认为人如果能活到 120 岁，体内会有 3 ～ 4 个恶性肿瘤，但它们不会影响人的生活质量。但对致癌物有着不一般的接触或者继承了某个对癌有易感性基因的人，则可能会加快这些步骤，或者会跳过其中的一步或多步，从而极大地增加了在正常寿命期间患癌的可能。

　　人体二倍体细胞达到形成癌性转化程度可能需要 4 ～ 6 次突变。按 1 个细胞的突变率在 10^{-7} ～ 10^{-6} 情况下，人体 10^{14} 个细胞的突变率应为 $10^{-14} \times 10^{-36}$，或 $1/10^{22}$，因此概率是非常小的。然而人仍然发生着癌变，推测其原因如下：一是有的突变具有促细胞增殖作用，可大大促使自身细胞再次突变，使靶细胞群体增大；二是某些突变能影响基因组遗传稳定性，增加整体突变率，从而有发生癌变的可能。

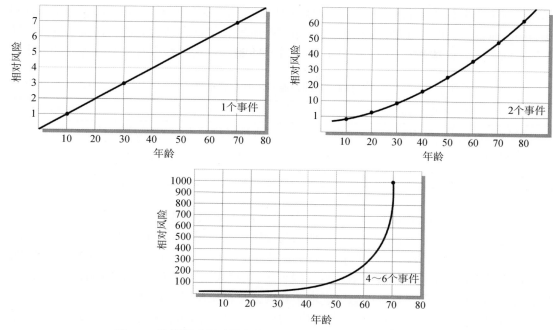

图 9-3　数学模型提示肿瘤的发生需要 4 ～ 6 次遗传物质的改变

1 次和 2 次遗传物质的改变都不符合人类肿瘤的流行病状况，只有 4 ～ 6 次遗传物质的改变才符合人类肿瘤的流行病状况（Varmus H，Weinberg RA，1993. Genes and the Biology of Cancer. New York：Scientific American Library.）

二、肿瘤发生的多阶段模型

历史学家将人类的历史划分为不同的时代，以便我们对其研究。肿瘤学家也对肿瘤的发生过程进行划分，以利于研究人员对其进行研究。肿瘤的发生经历了二阶段模型向多阶段模型的转换。

1. 肿瘤发生的二阶段模型

20 世纪 40 年代，研究人员根据小鼠皮肤癌实验模型的结果，提出了肿瘤发生的二阶段模型，即启动阶段和促进阶段。启动阶段（initiating stage）是指理化和生物致癌剂以一种不可逆的方式改变宿主细胞遗传物质，并可遗传给子代细胞。这一过程一般很快，主要影响人体中增殖活跃的细胞。促进阶段（promoting stage）是指使用促癌剂加速已有遗传物质改变的肿瘤细胞生长，虽然促癌剂本身不能引起细胞突变，但它对突变细胞的生长却至关重要，具有生物效应积累的作用。例如，用启动剂二甲基苯并蒽（dimethytenzanthracene，DMBA）涂抹动物皮肤并不致癌，但是数周后再涂抹巴豆油，则引起皮肤癌，巴豆油中的有效成分是佛波酯（phorbol ester）。促癌物的种类很多，如某些激素、药物等。促癌剂包括激素、药物、十四烷酰佛波醋酸酯（12-O-tetradecanoyl phorbol acetate，TPA）等。丁基羟甲苯（butylated hydroxy-toluene，BHT）近年来被广泛用作诱发小鼠肺肿瘤的促癌剂，对肝细胞腺瘤和膀胱癌也有促癌作用。

2. 肿瘤发生的多阶段模型

经过多年体内外的深入研究，研究人员发现二阶段模型过于简单，不能用于所有肿瘤，再加上对人类肿瘤的流行病研究，故又提出肿瘤发生的多阶段概念（multistage concept of carcinogenesis），即一般肿瘤的发生要经历多个阶段，包括启动、促进、进展和浸润与转移等不同，但又有联系的阶段（表 9-4）。这个概念适用于大多数人和实验性肿瘤的发生。

表 9-4　不同致瘤阶段特点的比较

启动阶段	促进阶段	进展阶段	启动阶段	促进阶段	进展阶段
不可逆性	可逆性	不可逆性	无剂量阈值	有最低阈值	
加性（additive）	非加性	加性	短暂	数年到数十年	数月到数年
遗传性突变	非遗传性	染色体变异			

（1）启动阶段（initiating stage）：指致癌剂在细胞的基因组中引起某些不可逆的变化（突变），导致启动细胞产生，一般认为该阶段时间很短暂。致癌剂包括化学致癌剂、电离辐射、肿瘤病毒及内源性代谢反应产生的氧自由基等，它们可以造成 DNA、细胞膜或蛋白质的损伤，引起基因突变或改变基因表达，或表观遗传学改变（epigenetic change），如异常的 DNA 甲基化，导致细胞过度增殖和去分化，从而引起肿瘤过程。

启动细胞并非已转化的细胞，它们并没有生长的自主性或独特的表型特征。然而，它们又不同于正常细胞，常伴有干细胞的特征，当受促进因子刺激时会引起肿瘤发生。在大鼠肝癌模型中，表达胚胎型谷胱甘肽 S- 转移酶的肝细胞是一种启动细胞，其局灶性生长也是单克隆性的，表明这些细胞已启动。正常情况下，这些突变细胞被局部微环境抑制，不会产生肿瘤。只有在局部微环境改变的情况下才有演化成肿瘤的机会。最近的研究已显示我们人体突变的细胞比我们想象的要多，但它们大多并没有发展成临床检测到的肿瘤，提示正常组织有抑制突变细胞生长的功能。

（2）促进阶段（promoting stage）：指通过促进剂（promoter）促进启动细胞的表型在组织水平表达的过程。促进剂本身无或仅有极微弱的致癌作用，但反复使用能增加细胞分裂，使启动细胞产生肿瘤发生早期所需的增生细胞群。由于促进剂并不涉及遗传物质改变，因此这一作用在细胞和组织水平上是可逆的。

肿瘤促进剂包括许多能改变基因表达的物质。最经典的例子是佛波酯（TPA），它们通过激活蛋白激酶 C（protein kinase C，PKC）刺激细胞增生而起作用（见第 57 页）。小鼠皮肤癌的研究显示，致癌剂虽能致突变而启动，但肿瘤并不发生，直到用佛波酯处理突变的细胞后才长出皮肤癌，因此致癌剂和促癌剂的作用机制是不同的。PKC 广泛分布于多种组织、器官和细胞，它通过催化多种蛋白质上丝氨酸 / 苏氨酸磷酸化，调节多种细胞的代谢、生长、增殖和分化。佛波酯由于其结构与二酰甘油（diacylglycerol，DAG）相似，可在很低浓度下模拟 DAG，活化 PKC，使 PKC 亲和力增至 10^{-7} mol/L（图 9-4）。

其他许多合成的和天然的化学物质如多肽、类固醇激素及生长因子等，均通过受体机制介导它们的作用，或改变基因表达的特性，或刺激细胞的繁殖，或抑制细胞的凋亡而起到肿瘤促进剂的作用。特别是雌激素和雄激素，在人类某些肿瘤的发生中作用为肿瘤的促进剂而受重视（参见第十二章）。例如，绝经后长期应用雌激素替代疗法可增加乳腺癌和子宫内膜癌风险，需要给予黄体酮来对抗雌激素的作用，以减少这种危险。慢性炎症也被认为是许多人类肿瘤的强有力促进因素（参见第十一章第一节和第三节）。

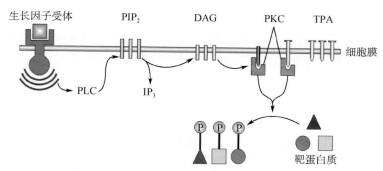

图 9-4　TPA 的促瘤机制

活化的生长因子受体可通过磷脂酶 C-γ（PLC-γ）使膜内侧的 PIP_2 水解产生三磷酸肌醇（IP_3）与二酰甘油（DAG），后两者都可作为第二信使发挥作用（见图 4-2）。TPA 类似 DAG，通过激活 PKC 刺激细胞生长

（3）进展阶段（progressing stage）或进展期（progression）：指肿瘤由低度恶性向高度恶性发展，肿瘤细胞由于更多的基因突变，出现越来越多的核型畸变和染色体不稳定性，使它取得更多的恶性表型。表现为自主性和异质性增加、生长加速、侵袭性加强、逃避机体的免疫监视、出现浸润和转移的恶性生物学行为及对抗癌药物的耐药性等。

核型不稳定性是进展期细胞的重要特征。核型不稳定性的机制是多方面的，既有 DNA 的破坏和基因突变的修复机制缺陷，也有原癌基因（如 c-MOS、c-MYC）、肿瘤抑制基因（如 p53、RB）和细胞周期调节基因（如 cyclin、CDK、蛋白激酶及磷酸化酶的基因）的产物水平和结构改变。迄今已克隆 10 余种人类 DNA 修复基因，它们的缺陷或突变可引起核型的不稳定性，表现为肿瘤易感综合征（见表 13-5）。

应该指出，虽然在动物实验性致瘤模型中肿瘤的发生过程可划分成不同阶段，但在人的实际情况中，由于可同时或反复接触致癌剂和促进剂，肿瘤演进的阶段就不那么清楚。最近研究发现，这种严格的划分已超出了它们的实际用途，肿瘤的演进有时并不一定按照以前描述的程序发生。重要的是要了解多阶段致瘤概念后如何控制肿瘤。由于致癌剂到处存在，很难完全避免人们接触致癌剂，目前最可能控制肿瘤发生的环节是对促进期进行化学预防，如改变生活方式（停止吸烟、合理饮食和生活习惯）、予以促进剂的抑制剂（如维生素 A 类），以及抑制促进期转变成进展期的抑制剂（如抗氧化剂）等。

另外，上述肿瘤发生的多阶段模型的实验资料主要来自啮齿动物，虽然小鼠模式生物是研究人类疾病越来越强大的工具，但啮齿动物并不具有与人类相同的基因组，人的基因组对环境致癌的抵抗能力比啮齿动物强得多。

三、人结直肠癌发病过程符合肿瘤发生的多阶段模型

肿瘤的发生需要多个基因改变，经历多个阶段过程的学说已被普遍地接受了。最有代表性的例子是结直肠癌发生模型。结直肠癌的发生包括细胞处于高危状态、小腺瘤、大腺瘤和腺癌等不同发病阶段，每个阶段均存在特定的基因事件和与之相应的病理形态学改变。早期由于 DNA 错配修复（MMR）基因突变和 MLH1 甲基化导致微卫星不稳定（MSI），肠上皮细胞增殖处于危险状态（参见第十三章第三节、第四节）。随后位于第 5 号染色体上的肿瘤抑制基因 APC 失活，APC 基因的缺失可以发生于生殖细胞，也可以发生于体细

胞，APC 失活可导致肿瘤蛋白 β-catenin 在细胞内浓度增加，它可刺激上皮细胞增殖，引发腺瘤形成。*APC* 的突变是结直肠癌最常见的事件，85% 结直肠癌存在 *APC* 基因突变，接着第 12 号染色体上的原癌基因 *K-RAS* 突变导致腺瘤进一步增大。有 35% ～ 45% 的结直肠癌存在 *K-RAS* 基因突变，一般认为 *K-RAS* 基因突变有助于肿瘤的生长表型。*BRAF* 的突变也有助于腺瘤进一步增大，约 10% 的结直肠癌存在 *BRAF* 基因突变。在此基础上，再发生 *p53*、*TGF-βR2* 和 *SMAD4* 的突变，可导致腺瘤变成腺癌。位于第 17 号染色体上的肿瘤抑制基因（*p53* 基因）的缺失或突变，对促进了腺瘤到腺癌的演变过程至关重要，有 35% ～ 55% 的结直肠癌存在 *p53* 基因突变。上皮细胞生长负调节因子 TGF-β/SMAD 信号途径失活也参与结直肠癌的发生，有 25% ～ 30% 的结直肠癌存在 TGF-β 受体 II（*TGF-βR2*）突变（见图 3-9），有 10% ～ 35% 的结直肠癌存在 *SMAD4* 突变，*TGF-βR2* 和 *SMAD4* 的突变是 TGF-β 丧失生长抑制的主要原因。对大肠癌的发生学研究充分说明肿瘤的发生是多阶段性的，有多个癌基因和抗癌基因的参与，涉及遗传和表观遗传的改变（图 9-5）。

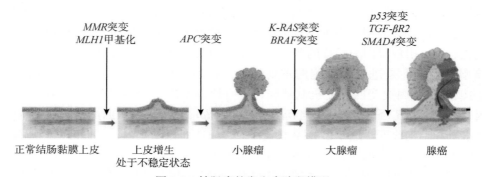

图 9-5 结肠癌的发生多阶段模型

早期由于 *MMR* 突变和 *MLH1* 甲基化导致微卫星不稳定（MSI），肠上皮细胞处于危险状态。随后 *APC* 的突变导致腺瘤形成，*K-RAS* 和 *BRAF* 的突变使腺瘤进一步增大，在此基础上，再发生 *p53*、*TGF-βR2* 和 *SMAD4* 的突变，导致腺瘤变成腺癌（Markowitz SD, Bertagnolli MM, 2009. Molecular basis of colorectal cancer. N Eng J Med, 361：2449-2460.）

值得注意的是，上述结直肠癌演进的 4 个遗传事件是以链式模式发展的，即第一个事件的发生能增加第二个事件发生的概率，第二个事件的发生能增加第三个事件发生的概率，依次类推。这些基因改变一旦发生，就是一个不可逆的发展演进过程。结直肠癌演进模型是否对阐明其他肿瘤发生过程有指导意义仍有待进一步证实。

四、某些肿瘤的发生可能是突发事件的结果

虽然肿瘤的发生通常是多次亚致死突变的结果，是缓慢发生的，但也有例外。最新研究表明有 2% ～ 3% 的癌症发生可能是某种急剧突变的结果，主要表现为单一染色体破碎（chromothripsis）和突变风暴（kataegis），这两种现象均与端粒危机有关（Maciejowski et al，2015）（图 9-6）。

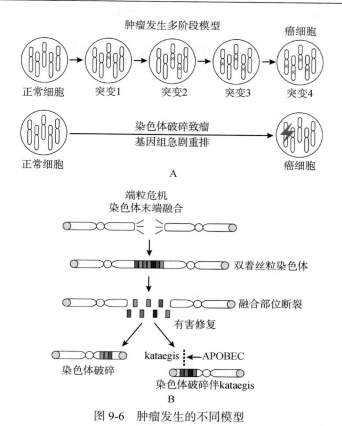

图 9-6　肿瘤发生的不同模型

A. 绝大多数肿瘤的发生呈多阶段模型，少数肿瘤是突发事件的结果。B. 端粒危机可导致两条染色体融合，形成双着丝粒染色体，该融合部位不稳定，可断裂成不同片段。这种情况细胞通常取凋亡自毁。如果该细胞没有凋亡，而采取 NHEJ 修复，结果会造成基因组广泛重排，这种细胞大多是癌细胞，表现为染色体破碎或染色体破碎伴 kataegis

　　染色体破碎是指一条或数条染色体破碎，通常细胞发生染色体破碎时，会自行摧毁。假如自行摧毁机制失效，细胞对这些破碎染色体进行非同源末端连接（non-homologous end-joining，NHEJ）修复，这种细胞大多是癌细胞，因为 NHEJ 是一种不精确的 DSB 修复机制（见图 13-11），可以引起 DNA 突变、重排和缺失等。对这些患者的癌细胞的基因组扫描发现他们的染色体完全失控，一些片段被复制，另一些片段则丢失，某些患者几乎所有的基因受损都发生在同一染色体上。染色体破碎可见于骨肉瘤、髓母细胞瘤和白血病，与这些肿瘤的发生有关。

　　kataegis 是与染色体破碎相伴的另一种急剧突变，是指局部出现大量突变，包括碱基替换突变，kataegis 在希腊语中是"雷雨"的意思。kataegis 的碱基替换与载脂蛋白 B-mRNA- 编辑催化组分（apolipoprotein B mRNA editing catalytic component，APOBEC）有关，APOBEC 是胞嘧啶核苷脱氨酶（cytidine deaminase）（见图 14-3），这一蛋白家族成员在实验室环境中能诱导出相似的突变。kataegis 在乳腺癌中十分常见，这种密集出现的突变可能出现在某个时间点，而不是随着肿瘤进展分步积累出现的。

五、肿瘤生长遵循一般进化规律

进化（evolution）的推动作用也在影响着肿瘤的生存环境。从进化的角度而言，肿瘤是一群表型各异的混合体，一个肿瘤细胞群通过自然选择在不断进化，朝着有利于肿瘤细胞生存和增殖的方向发展。肿瘤细胞为了自己的生存，就不再听从环境中的生长抑制信号，也不需要像正常细胞那样要依靠外部信号来进行分化，它们还会抑制至关重要的信号，即当基因变异超过了修复时，正常细胞可通过凋亡来保护机体，而肿瘤细胞则丧失了这种能力。肿瘤细胞为了自己的生存，可以通过各种方式逃避免疫细胞对它的攻击（参见第十八章第三节）。

肿瘤微环境（tumor microenvironment，TME）对肿瘤进化影响是非常明显的（见第371～373页）。TME 是一复杂的生态系统，包括肿瘤细胞、各种间质细胞（如成纤维细胞、免疫细胞和血管内皮细胞等）、ECM 及各种生物分子，它们之间相互作用，共同影响肿瘤进化和治疗反应。例如，肿瘤细胞分泌的 PDGF 和 CSF-1 分别是成纤维细胞和巨噬细胞刺激剂，PDGF 又可诱导成纤维细胞分泌 IGF-Ⅱ，IGF-Ⅱ 又是上皮细胞的丝裂原；巨噬细胞受到刺激后可分泌 EGF，它又可作用上皮性癌细胞。总之，肿瘤进化是瘤细胞与周围各种间质细胞互动的结果。

治疗也会影响肿瘤的进化。当你使用化疗，肿瘤细胞会像细菌对抗生素耐药一样，对化疗药物抵抗；当乳腺癌和前列腺癌使用内分泌或靶向治疗，开始一般有效，但经过一段时间，大多数患者不可避免出现治疗抵抗，这是肿瘤细胞为了适应环境变化进化的结果。值得一提的是，这种继发性耐药是在药物的选择性压力下，肿瘤细胞发生新的突变，对治疗产生抵抗。例如，雌激素受体 α（ERα）编码基因 *ESR1* 突变在原发性乳腺癌中并不常见，它通常出现在乳腺癌治疗后或转移性乳腺癌，提示 *ESR1* 基因突变与乳腺癌内分泌治疗抵抗有关（见第 242 页），是瘤细胞对治疗的适应性反应。

进化一直在肿瘤细胞中发生着，所以我们应当考虑如何去影响肿瘤的进化。我们能否将这种进化置于更利于我们的境地。有种想法就是开发一种促进良性细胞的药物，这种药物作用于肿瘤组织中的良性细胞，增加这些细胞的适应性使其超越邻近的恶性细胞，从而降低它们的恶性程度。另外一种想法是增加化学敏感细胞的适应性，让其超过肿瘤当中的抵抗性细胞，然后再进行化疗，这样就将使肿瘤细胞更容易处于易受攻击状态，对其打击。

参 考 文 献

Lagadinou ED，Sach A，Callahan K，et al，2013. BCL-2 inhibition targets oxidative phosphorylation and selectively eradicates quiescent human leukemia stem cells. Cell Stem Cell，12（3）：329-341.

Maciejowski J，Li Y，Bosco N，et al，2015. Chromothripsis and kataegis induced by Telomere Crisis. Cell，163（7）：1641-1654.

Tomasetti C，Li L，Vogelstein B，2017. Stem cell divisions，somatic mutations，cancer etiology，and cancer prevention. Science，355（6331）：1330-1334.

Zhu Z，Gorman MJ，McKenzie LD，et al，2017. Zika virus has oncolytic activity against glioblastoma stem cells. J Exp Med，214（10）：2843-2857.

第十章　肿瘤的代谢特点及其临床应用

代谢（metabolism）是细胞生物学的核心问题。肿瘤细胞与人体正常细胞在代谢上有很大不同，这主要体现在能量代谢（energy metabolism）和生物合成（biosynthesis）代谢上。正常细胞的能量代谢特点为使用葡萄糖在线粒体内进行氧化磷酸化（oxidative phosphory-lation，OXPHOS），这种代谢方式既经济，又效率高。肿瘤细胞能量代谢的特点表现为活跃地摄取葡萄糖，进行有氧糖酵解（aerobic glycolysis），这种看上很不经济的能量供给方式对肿瘤细胞确实是必需的，它既为肿瘤细胞的不断生长提供能量，也为它们提供了生物合成的原料。正常组织的生物合成不是很活跃，即使合成大分子，它也使用较有效的途径，消耗较少的 ATP。肿瘤细胞为了适应快速生长的需求，生物合成明显增强，生物合成也不是很经济，它的核苷酸和脂质合成大多为从头合成（de novo synthesis）方式，消耗较多的 ATP。肿瘤细胞独特的代谢方式既是挑战也是机遇，弄清肿瘤细胞的代谢机制，对肿瘤代谢表型的早期诊断和合理的靶向治疗具有重要意义。

第一节　肿瘤细胞能量代谢重编程及其临床含义

正常细胞的能量代谢本身就很复杂，加之肿瘤又是异质性的疾病，每一种肿瘤都有自己的代谢特点，因此肿瘤细胞的能量代谢很复杂。

一、细胞能量代谢

细胞代谢是依赖 ATP 提供能量的。细胞产生 ATP 的方式主要有两种：糖酵解（glycolysis）和 OXPHOS。糖酵解是指在细胞质中分解葡萄糖生成丙酮酸（pyruvate）的过程，此过程仅产生2个ATP。正常细胞从糖酵解中获取20%～30%自身代谢所需的能量。在有氧条件下，丙酮酸经MPC（mitochondrial pyruvate carrier）被转运至线粒体内进一步氧化分解生成乙酰CoA进入三羧酸循环（tricarboxylic acid cycle，TCA cycle），经OXPHOS完全分解成水和二氧化碳并产生ATP（此过程可产生36个ATP）和NADPH。这一过程提供了细胞代谢所需能量的70%～80%。在缺氧条件下丙酮酸被乳酸脱氢酶A（lactate dehydrogenase A，LDH-A）还原为乳酸，伴有NADH的氧化过程，形成的NAD$^+$对维持糖酵解过程是必需的（图10-1）。

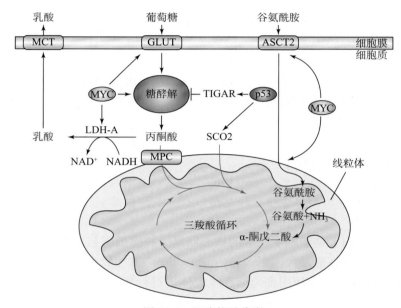

图 10-1　细胞能量代谢

葡萄糖经GLUT进入细胞后，经糖酵解生成丙酮酸。在正常有氧条件下丙酮酸经MPC被转运到线粒体进行三羧酸循环和OXPHOS，而在缺氧条件下丙酮酸被LDH-A还原为乳酸，经MCT排出细胞外。癌细胞即使在有氧条件下也将丙酮酸转换成乳酸。癌细胞还具有大量摄取谷氨酰胺供其生长的能力。MYC和p53分别在不同层面影响细胞能量代谢，它们的激活或失活使癌细胞的能量代谢向有氧糖酵解倾斜。GLUT，glucose transporter，葡萄糖转运蛋白；MCT，monocarboxylate transporter，单羧化物转运蛋白；MPC，mitochondrial pyruvate carrier，线粒体丙酮酸转运蛋白

　　糖酵解和OXPHOS是一紧密偶联的过程，两者共同合作或竞争维持细胞能量平衡。多数正常组织在有氧的情况下，主要靠OXPHOS产生ATP，仅在缺氧情况下糖酵解活性才会增强，用来补偿因缺氧而导致的OXPHOS功能减弱。但也有少数组织（如胚胎组织、某些脑组织、视网膜和激活的淋巴细胞等）即使在有氧情况下也取糖酵解作为主要代谢途径，这种有氧糖酵解情况随年龄增长呈下降趋势，提示可通过检查这些部位有氧糖酵解水平来确定老化状况或是否存在疾病。假定细胞总ATP为一常数，如果OXPHOS功能减弱，糖酵解的作用必然要增强才能维持细胞能量平衡。反过来，如果OXPHOS功能正常，它必然会通过不同途径调节糖酵解途径的活性，这样才能维持细胞能量平衡。

二、肿瘤细胞能量代谢重编程

　　与正常细胞相比，肿瘤细胞能量代谢发生重编程，结果是糖酵解增强，但不同肿瘤的

增强程度是有区别的。本章对肿瘤细胞的一般能量代谢特点进行介绍。

1. 有氧糖酵解是肿瘤细胞能量代谢的特点

大多数肿瘤细胞摄取葡萄糖及谷胺酰胺（glutamine）的能力都比正常细胞强，但它们使用这两种物质的能力都比正常细胞差。就葡萄糖而言，即使在氧供应充分的条件下也主要是以糖酵解获取能量，称为有氧糖酵解，结果产生大量乳酸和少量 ATP，这种现象被称为 Warburg 效应（Warburg effect）。肿瘤细胞糖酵解代谢活跃的机制较为复杂，目前尚未完全明确。主要包括以下几个方面的因素：原癌基因的激活和肿瘤抑制基因的失活、低氧微环境、糖酵解调节机制异常、线粒体 OXPHOS 功能的损害等。表 10-1 为主要促进或抑制有氧糖酵解的因子及其作用机制。

表 10-1　促进和抑制 Warburg 效应的因子或途径

影响有氧糖酵解的正反因素	机制
促进有氧糖酵解的因子	
HIF	促进 GLUT、糖酵解相关基因和 *c-MYC* 等基因表达
RAS	增加 HIF 表达，激活 mTOR 信号
PI3K-AKT-mTOR	激活糖酵解（HK-VDAC 等），激活 mTOR 信号
c-MYC	促进糖酵解相关基因（HK-VDAC 等）表达，增加 LDH-A 活性，增加谷氨酰胺代谢
PKM2	增加 HIF-1 和 c-MYC 表达
HK	激活糖酵解
Hedgehog	激活糖酵解
抑制有氧糖酵解的因子	
p53	诱导 TIGAR 和 SCO2 表达，抑制糖酵解相关基因表达
PTEN	通过负调节 PI3K-AKT 信号抑制糖酵解
VHL	使 HIF 泛素化，促进 HIF 降解

注：HK，hexokinase，己糖激酶；SCO2，synthesis of cytochrome c oxidase 2，细胞色素 c 氧化合成酶 2；VDAC，voltage-dependent anion channel，电压依赖性阳离子通道；TIGAR，TP53-induced glycolysis and apoptosis-regulator，p53 诱导的糖酵解和凋亡调节因子。

（1）HIF 的激活导致肿瘤细胞糖酵解增加：肿瘤组织由于其快速生长的特点，加之肿瘤组织的血管结构异常导致供血减少，因此缺氧是肿瘤细胞普遍存在状态，缺氧的微环境会导致细胞线粒体的耗氧率下降和 ATP 生成减少，因此肿瘤组织也必须具备一定的能量代谢的补偿策略才能适应其相对缺氧的微环境。糖酵解的异常激活正是肿瘤细胞应付缺氧环境下的维持能量平衡的补偿策略。

缺氧的微环境会刺激细胞低氧诱导因子（hypoxia inducible factor，HIF）基因的转录（参见第十六章第三节）。HIF 是缺氧状态下广泛存在于哺乳动物及人体内的一种转录因子，可以上调上百种基因表达，如 *VEGF* 及受体、*c-MET*（HGF 受体）、*EPO*（erythropoietin）、*GLUT-1*、多药耐药基因等（见图 16-6）。主要功能涉及：①促进血管新生；②糖酵解；③细胞存活或凋亡等方面。HIF 是糖酵解基本调节因子，它可上调 9/10 糖酵解反应酶活性，它也抑制线粒体对丙酮酸的使用。

　　细胞的糖代谢取决于细胞对葡萄糖的摄取，葡萄糖无法自由通过细胞膜脂质双层结构进入细胞，细胞对葡萄糖的摄入需要借助细胞膜上的葡萄糖转运蛋白（glucose transporter，GLUT）来完成，因此 GLUT 是葡萄糖代谢的第一限速步骤。到目前为止，GLUT 家族共确认有 14 个成员，包括 GLUT1～GLUT12、HMIT 和 GLUT14，其中 GLUT6 是假基因产物。不同 GLUT 家族成员结构有些差异，因此分布和功能有其特异性。肿瘤细胞通常 GLUT1 和（或）GLUT3 呈过表达。

　　MYC 是转录因子，具有广泛的生物学功能（见图 2-13），包括细胞能量代谢。MYC 能刺激许多基因表达，包括糖酵解和 *GLUT* 基因表达，这样使肿瘤细胞的能量代谢朝向 Warburg 效应（图 10-2）。*MYC* 基因过表达也导致 LDH-A 合成异常增高，LDH-A 催化丙酮酸形成乳酸，产生的乳酸被排出细胞外（图 10-1），与肿瘤微环境的酸化有密切关系。这种酸化的环境对正常组织是不利的，但对肿瘤组织却是有利的，它可刺激肿瘤细胞的生长。最近有学者提出缺氧瘤细胞排出的乳酸可被邻近亚群肿瘤细胞摄取用作能量来源，进而形成乳酸排出和乳酸利用细胞的代谢共生体（metabolic symbiont）。这种现象并非肿瘤所特有，它体现了肿瘤利用其他生理机制（像正常神经元和胶质细胞之间就存在乳酸穿梭来实现能量代谢互利关系）供其快速生长。因此，阻断 LDH-A 活性可能切断癌细胞的能量来源，从而使其死亡而不影响以有氧代谢为主的正常细胞。

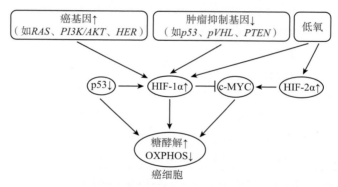

图 10-2　低氧及癌基因和肿瘤抑制基因的改变驱使癌细胞朝向有氧糖酵解

HIF-1α 和 c-MYC 表达增高，p53 失活在人类肿瘤中是很常见的。HIF-1α、c-MYC 和 p53 构成肿瘤糖酵解表型的三联体转录因子，诱导癌细胞代谢重编程。HIF-1α 可被低氧诱导，在常氧情况下，HIF-1α 也可被激活的癌基因（如 *RAS*、*PI3K-AKT* 和 *HER*）或失活的肿瘤抑制基因（如 *p53*、*pVHL* 和 *PTEN*）诱导。另外，低氧对 MYC 活性的影响比较复杂，HIF-1α 抑制 MYC 活性，使肿瘤细胞能在低氧环境下保持存活，HIF-2α 则促进 *MYC* 基因表达，使肿瘤细胞能量重编程

　　（2）PKM2 表达与癌细胞有氧糖酵解密切相关：研究人员发现 M2 型丙酮酸激酶（pyruvate kinase M2，PKM2）是糖酵解过程背后的非常重要的代谢分子。*PKM* 基因（15q22）在转录过程中选择性剪接成两种异构体，即 *PKM1*（含外显子 9）和 *PKM2*（含外显子 10）。PKM2 通常表达于胚胎组织，而 PKM1 表达于成体组织。当细胞癌变时，PKM2 重新恢复表达，而 PKM1 的表达则受到抑制。对多种肿瘤细胞系的分析实验证实，PKM2 是癌变组织中主要形式的 PK。当用 PKM1 替代肿瘤细胞中的 PKM2 后，导致乳酸产量的下降和耗氧量的增加，这正好和 Warburg 效应相反。只有表达 PKM2 的细胞才能在小鼠中形成肿瘤，说明 PMK2 具有促进肿瘤细胞中独特代谢表型的能力。肿瘤细胞 PKM2 的表达

与 MYC 蛋白也有关系，MYC 蛋白能诱导 PKM2 的表达，这正好与 MYC 使肿瘤细胞的能量代谢朝向 Warburg 效应是一致的。有研究显示，PKM2 可作为 HIF-1 转录作用的伙伴因子，增强 HIF-1 的转录作用，从中我们可以看出肿瘤细胞的 Warburg 效应是不同因素协同作用的结果。PK 催化磷酸烯醇式丙酮酸（phosphoenolpyruvate，PEP）转变成丙酮酸，同时产生 1 个 ATP 分子，该反应是糖酵解的最后一步反应。目前的观点是 PKM1 促进丙酮酸进入线粒体氧化，而 PKM2 则促进丙酮酸还原成乳酸。值得一提的是，PKM2 有低活性的二聚体形式和高活性的四聚体形式，二聚体的 PKM2 促进丙酮酸还原成乳酸，而四聚体的 PKM2 则促进丙酮酸进入线粒体氧化，细胞内这两种聚体的比例影响细胞的合成代谢和分解代谢。癌细胞的 PKM2 主要是以低活性的二聚体或单体形式存在的。由于 PKM2 在肿瘤表达增高，因此 PKM2 被认为是肿瘤治疗的潜在靶点。紫草素（shikonin）被认为是 PKM2 潜在的抑制剂。

（3）PI3K-AKT 信号通路刺激糖酵解：PI3K-AKT 信号通路广泛存在于细胞中，通过调节细胞周期、蛋白质合成、细胞能量代谢等多种途径发挥广泛的生物学功能（参见第四章第一节）。PI3K-AKT 信号受癌基因 RAS 的正调节和肿瘤抑制基因 PTEN 的负调节，而 RAS 基因的突变激活和 PTEN 基因突变或失活在肿瘤中都是很常见的，因此许多肿瘤都存在 PI3K-AKT 信号的激活。AKT 通过增加 GLUT、己糖激酶（hexokinase，HK）和磷酸果糖激酶1（phosphofructokinase 1，PFK1）等因子的活性，增强了肿瘤细胞的 Warburg 效应（见图 10-2）。HK 是糖酵解的第一限速酶，催化葡萄糖磷酸化成 6- 磷酸葡萄糖。6- 磷酸葡萄糖异构化后形成 6- 磷酸果糖，6- 磷酸果糖再由 PFK1 催化成 1,6- 二磷酸果糖，从而进入糖酵解。HK 和 PFK1 都是葡萄糖进入糖酵解的关键酶，目前临床上用的 PET 技术或抗肿瘤细胞的代谢性药物就是针对肿瘤细胞高表达 HK-Ⅱ设计的。AKT 也可通过激活 mTOR 信号增强糖酵解过程。mTOR 除了可介导 HIF 和 c-MYC 表达外，它还可直接上调糖酵解的基本环节，从葡萄糖的摄取到糖酵解的基本步骤使细胞能量代谢朝向糖酵解倾斜。

（4）p53 调节细胞能量代谢：虽然大多数肿瘤细胞的 ATP 能量有 56% ～ 63% 来源于有氧糖酵解，但是剩下的 44% ～ 37% 的 ATP 能量仍需由有氧氧化提供。肿瘤抑制蛋白 p53 在调节线粒体有氧氧化和糖酵解之间的平衡中发挥着重要作用。p53 是转录因子，具有广泛的生物学功能（见图 6-11），包括细胞能量代谢。例如，野生型 p53 的结肠癌 HCT116 细胞糖酵解对 ATP 的贡献在 40% 左右，而 p53 突变型的细胞糖酵解对 ATP 的贡献则上调至 66% 左右。p53 失活导致糖酵解比例升高的原因是多方面的，正常情况下，p53 下调葡萄糖转运蛋白 GLUT 基因的表达，诱导细胞色素 c 氧化合成酶 2（synthesis of cytochrome c oxidase 2，SCO2）和 p53 诱导糖酵解和凋亡调节因子（TP53-induced glycolysis and apoptosis-regulator，TIGAR）表达（见图 10-1，图 10-3），因此 p53 对细胞能量代谢总的影响是抑制糖酵解，促进 OXPHOS。SCO2 的作用是参与组装细胞色素 c 氧化酶（位于电子传递链复合体Ⅳ），它与线粒体电子传递链有关。p53 失活可降低 SCO2 活性，从而导致线粒体 OXPHOS 功能受损，并使线粒体活性氧（reactive oxygen species，ROS）增加。TIGAR 通过去磷酸降低了在细胞中 2,6- 二磷酸果糖（fructose-2,6-bisphosphate，Fru-2,6-P_2）的水平，从而抑制糖酵解。PFK-1 催化 6- 磷酸果糖形成 1,6- 二磷酸果糖（Fru-1,6-P_2），是糖酵解过程中的主要限速酶。2,6- 二磷酸果糖是 PFK-1 的激活剂，从而起到调节糖酵解速度的作用（图 10-3）。而 p53 失活可降低 TIGAR 表达，使肿瘤细胞能量代谢朝糖酵解倾斜（见图 10-2）。

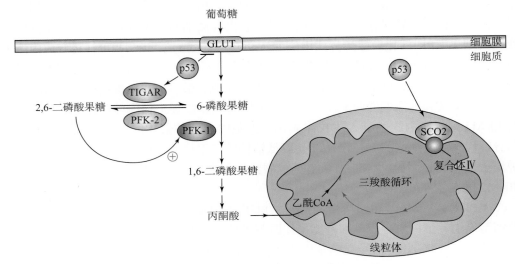

图 10-3   p53 调节细胞能量代谢

p53 下调葡萄糖转运蛋白 *GLUT* 基因的表达，诱导糖酵解抑制因子 TIGAR 的表达，上调线粒体呼吸链复合体Ⅳ亚单位 SCO2 表达，结果有利于 OXPHOS

（5）线粒体 OXPHOS 功能的损伤：有氧糖酵解的另一个重要环节是线粒体功能缺陷，造成线粒体 OXPHOS 功能的损伤。引起线粒体 OXPHOS 功能损伤的原因有多种，如线粒体 DNA 变异、电子传递链功能障碍、能量代谢相关酶类的表达异常等。

某些癌细胞的线粒体不能进行正常 OXPHOS。这是因为癌细胞由于呼吸链的损伤，可导致线粒体内 ROS 水平增高，高浓度的 ROS 抑制顺乌头酸酶 2 ［aconitase 2（ACO2），催化枸橼酸异构为异枸橼酸，该酶对 ROS 敏感］的活性，使枸橼酸在线粒体内的浓度增高，枸橼酸经三羧酸转运蛋白（tricarboxylate transporter）被运送到细胞质，一旦到了细胞质，枸橼酸在枸橼酸裂解酶（ATP citrate lyase，ACLY）作用下分解为草酰乙酸（oxaloacetate，OAA）和乙酰辅酶 A（acetyl-CoA，Ac-CoA）。草酰乙酸被还原成苹果酸（malate）再被运回到线粒体中。在线粒体中苹果酸又被转换成草酰乙酸（在此过程中产生的 NADH 能抑制三羧酸循环），与 Ac-CoA 反应生成枸橼酸完成三羧酸循环。Ac-CoA（包括从线粒体转运出来的乙酰辅酶 A）用来合成脂肪酸和胆固醇。有学者称此为截短的三羧酸循环，截短的三羧酸循环是不完全的三羧酸循环，几乎不产生能量，但它却为快速生长的肿瘤细胞提供了大量供生物合成的原料（图 10-4）。从这一角度来看，肿瘤细胞的线粒体在某种程度上已从产能细胞器变成生物合成的细胞器。

异枸橼酸脱氢酶（isocitrate dehydrogenase，IDH）是细胞能量代谢途径中另一个关键酶，有 IDH1 和 IDH2 两型，分别形成同源二聚体发挥作用。IDH1 主要位于细胞质和过氧化物酶体，IDH2 主要位于线粒体。研究已显示 *IDH1* 和 *IDH2* 基因突变与脑胶质瘤和急性髓细胞性白血病（AML）发病有关。像 *PIK3CA* 一样，IDH 通常表现错义突变，也存在突变热点。*IDH1* 最常见的突变位点是密码子 R132H，*IDH2* 最常见的突变位点是密码子 R172K。这些错义突变位点通常是 IDH 底物作用位点，结果使 IDH 丧失对底物的催化作用。

虽然 IDH 突变可导致催化异枸橼酸氧化脱羧生成 α- 酮戊二酸（α-ketoglutarate，α-KG）的能力大大下降，但却同时获得了将 α-KG 还原成 2- 羟基戊二酸（2-hydroxyglutarate，2-HG）的新功能，并消耗 NADPH，这对改变细胞内的氧化还原平衡有影响，可能与某些肿瘤细胞的 Warburg 效应有关。临床上已发现有 IDH 突变的 AML 患者血样本 2-HG 的浓度明显增高，它被认为是一种潜在的致癌代谢物，与 AML 发病有一定关系。与 α-KG 不同，2-HG 能抑制 DNA 去甲基化酶 Tet2（见图 14-3）和组蛋白去甲基化酶 KDM4（见表 14-17）活性，导致细胞基因组和组蛋白甲基化（H3K36、H3K9），这些表观遗传改变会影响分化相关基因的表达，使肿瘤细胞呈现去分化表型。

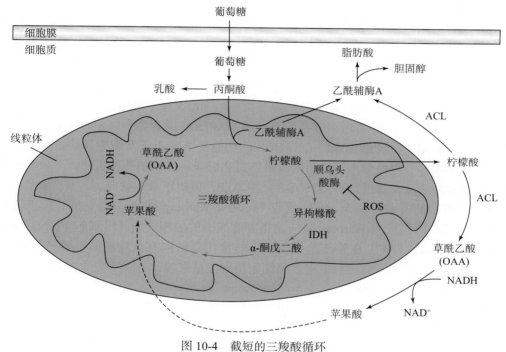

图 10-4　截短的三羧酸循环

某些癌细胞中高浓度的 ROS 抑制了顺乌头酸酶 2（ACO2）活性，结果枸橼酸被运送到细胞质，在 ACLY 作用下分解为草酰乙酸（OAA）和 Ac-CoA。草酰乙酸被还原成苹果酸再被运回到线粒体中。在线粒体中苹果酸又被转换成草酰乙酸（在此过程中产生的 NADH 抑制三羧酸循环），与 Ac-CoA 反应生成枸橼酸完成三羧酸循环。Ac-CoA（包括来自线粒体的）主要用来合成脂肪酸和胆固醇

以突变 IDH1/2 为抑制靶点的小分子药物能促进肿瘤细胞分化，表现出一定的治疗作用。目前有 2 款 IDH 抑制剂上市，它们是恩西地平和艾伏尼布（表 10-2）。急性髓细胞性白血病（AML）患者中携带 IDH2 突变的比例为 8%～19%。

表 10-2　上市的 IDH 抑制剂

药名	靶点	适应证
恩西地平（enasidenib，Idhifa®）	IDH2（功能获得突变）	复发性或难治性急性髓细胞性白血病
艾伏尼布（ivosidenib，Tibsovo®）	IDH1（功能获得突变）	复发性或难治性急性髓细胞性白血病

　　Warburg 认为肿瘤细胞之所以取有氧糖酵解作为主要能量代谢方式是因为肿瘤细胞线粒体功能出现不可逆转的损伤，最近有不少研究结果对这一观点提出疑问。有学者认为肿瘤细胞的糖酵解是由于糖酵解抑制了 OXPHOS，而非线粒体功能出现不可逆转的损伤，如果抑制肿瘤细胞的糖酵解，则可恢复线粒体的 OXPHOS（Moreno-Sánchez et al，2007）。例如，当 LDH-A 被抑制后，OXPHOS 活性可增强，这样可补偿由于糖酵解减少的 ATP。这一现象提示肿瘤细胞活跃的糖酵解并不是线粒体 OXPHOS 缺陷，而是活跃的糖酵解抑制了线粒体的 OXPHOS。

　　由于糖酵解对肿瘤细胞总 ATP 的贡献一般为 50% ~ 60%（Zu and Guppy，2004），因此 OXPHOS 仍对瘤细胞的 ATP 有相当的贡献。有研究显示，人肿瘤细胞（HL60、HeLa、143B 和 U937）都是以线粒体 OXPHOS 来支持其细胞生长。但这种情况在缺氧的条件下会发生改变，如宫颈癌 HeLa 细胞和乳腺癌 MCF-7 细胞在正常情况下，OXPHOS 对细胞 ATP 的贡献分别为 79% 和 91%，但在缺氧时，这种贡献便分别降到 29% 和 36%，提示肿瘤细胞的糖酵解更多可能由缺氧造成。Moreno-Sánchez 等也在其回顾性综述中指出，虽然糖酵解在肿瘤能量代谢中扮演着重要角色，但仍有相当比例的细胞以 OXPHOS 作为其主要产能途径，或者糖酵解和 OXPHOS 混合型（Moreno-Sánchez et al，2007）。某些情况下，肿瘤细胞的 OXPHOS 的功能甚至高于正常细胞。最近新加坡科研人员从人卵巢癌和腹膜癌分离出完整的线粒体，它们显示有琥珀酸脱氢酶、苹果酸脱氢酶和谷氨酸脱氢酶活性，能进行 OXPHOS，产生 ATP，但比正常细胞低。

　　有学者提出的所谓反向 Warburg 效应（reverse Warburg effect）也支持肿瘤细胞具有 OXPHOS 功能。所谓反向 Warburg 效应是指肿瘤周围的癌相关成纤维细胞（carcinoma-associated fibroblasts，CAF）在癌细胞作用下，能量代谢转向有氧糖酵解，这些 CAF 释放出来的乳酸、酮体或丙酮酸可被上皮性癌细胞用作能量来源，进入三羧酸循环，利用 OXPHOS 产生 ATP，这时肿瘤已不单纯是癌细胞的问题，它与周围间质细胞已形成密不可分的共同体。这种可能性是存在的，因为癌细胞与间质存在共进化（co-evolution）过程（见图 17-8），如在肿瘤细胞"教化"下，肿瘤间质的成纤维细胞变成 CAF、巨噬细胞变成肿瘤相关巨噬细胞（tumor-associated macrophages，TAM）、中性粒细胞变成肿瘤相关中性粒细胞（tumor-associated neutrophils，TAN）等。这些肿瘤相关的间质细胞已不同于原来的正常细胞，存在遗传和表观遗传改变，其代谢也会发生相应改变，它们与癌细胞的关系是相互促进的关系。例如，有氧糖酵解产生的大量乳酸可对组蛋白修饰，产生组蛋白乳酸化（histone lactylation）作用。组蛋白乳酸化作用影响巨噬细胞的基因表达，使巨噬细胞朝促癌状态 M2 极化。近来已有不少研究指出，糖酵解细胞释放出来的乳酸并非作为废物排出，它可被其他肿瘤细胞或周围间质细胞用作能量来源，进行 OXPHOS，也可以防止肿瘤微环境的酸化，因此肿瘤细胞与周围细胞不仅仅在细胞因子方面有交流，在能量代谢上也有交流，它们形成了细胞的代谢共生体（metabolic symbiont）。这些研究提示肿瘤患者使用乳酸制剂要慎重，因为乳酸可能促进肿瘤生长，同时也为以间质细胞作为肿瘤治疗的靶点提供了理论基础。

　　乳酸特异性受体是 GPR81，属于 Gαi/q G 蛋白偶联受体（GPCR），与乳酸特异性结合后减少细胞内 cAMP 水平，增加细胞内 Ca^{2+} 水平，具有促进细胞增殖、血管生成和化疗抵抗作用等生物学功能。由于乳酸在肿瘤组织中增加，它的受体 GPR81 在肿瘤组织中也呈表达上调，因此抑制 GPR81 信号应该具有抗癌作用。

　　为什么肿瘤细胞在没有线粒体 OXPHOS 损伤的情况下要取有氧糖酵解这种看上去很浪费的代谢方式，这与肿瘤发生过程中癌基因的激活和抗癌基因的失活有很大关系。癌基因 RAS 和 MYC 的突变或过表达在恶性肿瘤中是很常见的，它们的激活驱使肿瘤细胞的代谢表型朝向糖酵解（见图 10-1，图 10-2）。RAS 可通过 PI3K-AKT-mTOR 信号途径使 mTOR 激活，mTOR 可介导 HIF 表达来促进糖酵解（见图 10-11）。p53 是转录因子，具有广泛的生物学功能，包括细胞能量代谢，它在平衡 OXPHOS 和糖酵解之间扮演着重要角色。p53 失活的肿瘤细胞常表现糖酵解比例升高（见图 10-2，图 10-3）。

2. 消耗大量谷氨酰胺是肿瘤细胞的又一特点

　　虽然葡萄糖作为多数肿瘤的主要能量供给者应该是没问题的，但葡萄糖并非是唯一的细胞能量来源，有学者提出谷氨酰胺代谢（glutaminolysis）可能是一些肿瘤的另外一种能量替代途径，因为我们知道肿瘤细胞有消耗大量谷氨酰胺的特点。早在 1979 年 Reitzer 就提出培养的 HeLa 细胞是利用谷氨酰胺而非糖作为能量来源（Reitzer et al，1979），随后陆续有文献报道谷氨酰胺可被肿瘤细胞用作能量来源。与葡萄糖相比，谷氨酰胺作为能量来源仅见于某些肿瘤细胞，并非见于所有肿瘤细胞。

　　谷氨酰胺经转运体 ASCT2 进入细胞后，在谷氨酰胺酶（glutaminase，GLS）的作用下水解成谷氨酸（glutamate）和氨（见图 10-1）。谷氨酸有几种去向，谷氨酸可与半胱氨酸和甘氨酸结合而成谷胱甘肽（GSH），GSH 几乎存在于人体所有细胞，参与人体细胞的氧化还原调节，是细胞内主要的抗氧化应激分子。谷氨酸也可转变成 α-KG 进入三羧酸循环，为细胞提供中间代谢产物和能量（见图 10-1），这种情况在截短的三羧酸循环（见图 10-4）中特别明显，它可为缺乏异枸橼酸而显得被动的三羧酸循环注入原料，这种情况又被称为 anapleurosis。从这一角度来看，也证明肿瘤细胞是能够使用 OXPHOS 产生 ATP 的。anapleurosis 现象提示谷氨酰胺的使用影响葡萄糖的吸收，降低谷氨酰胺的使用也会降低葡萄糖的使用，因此糖酵解和谷氨酰胺代谢受葡萄糖和谷氨酰胺的相互调节。氨参加氨循环，用于核苷酸和蛋白质的生物合成。

　　像葡萄糖一样，癌细胞的生长对谷氨酰胺是依赖的，而且使用也很不经济。对正常细胞，谷氨酰胺是非必需氨基酸，它可通过葡萄糖转换而成。但肿瘤细胞对谷氨酰胺具有依赖性，肿瘤细胞不能在缺乏谷氨酰胺的培养基里生长，增加培养基里谷氨酰胺的浓度可刺激肿瘤细胞的生长，这意味着对肿瘤而言，谷氨酰胺已从非必需氨基酸转变成必需氨基酸。体内肿瘤细胞的生长速度也与细胞内谷氨酰胺浓度密切相关，肿瘤的生长与血谷氨酰胺浓度呈负相关。在癌细胞的代谢过程中，谷氨酸会促进癌细胞生长。除此之外，肿瘤细胞对谷氨酰胺的使用也很浪费。正常细胞谷氨酰胺是被用作蛋白质和核酸合成的原料，但癌细胞相反，它除了将谷氨酰胺来源的部分氮作为供其生长的生物大分子合成的原料外，它也将部分氮作为废物处理，而不用作生物大分子的合成。

　　c-MYC 是促进癌细胞谷氨酰胺代谢的主要转录因子。c-MYC 既可促进细胞摄取谷氨酰胺，也可促进谷氨酰胺的代谢（见图 10-1），c-MYC 促进谷氨酰胺代谢与 miR-23b 有关。miR-23b 的靶分子是谷氨酰胺酶。c-MYC 抑制 miR-23a/b 使谷氨酰胺酶活性增高，从而产生大量的谷氨酸，而 c-MYC 在肿瘤细胞表达中增高很常见。

　　由于肿瘤细胞对谷氨酰胺有依赖性，因此理论上讲通过阻止或干扰肿瘤细胞的谷氨酰胺的代谢来治疗肿瘤是有可能的，但实际上研究工作已显示增加荷瘤大鼠谷氨酰胺的摄入并没有增加肿瘤的生长速度，临床工作也显示给肿瘤患者补充谷氨酰胺可改进他们的化疗效果，降低化疗引发的不良反应。另外，补充谷氨酰胺改进患者预后可能与谷氨酰胺具有免疫调节作用有一定关系，它对淋巴细胞增殖及其功能维持是必需的。

3. 肿瘤细胞糖酵解的病理生理学意义

为什么肿瘤细胞在保留有 OXPHOS 功能情况下仍倾向使用糖酵解作为其主要代谢途径？这是因为：①糖酵解更适合肿瘤细胞的生长。肿瘤生长比正常组织迅速，它不仅需要能量，还需要供生长所需的生物大分子，糖酵解或截短的三羧酸循环的中间产物像 NADPH、Ac-CoA、核糖和一些非必需氨基酸正好可被肿瘤细胞用作合成核苷酸、脂质和蛋白质。②糖酵解能为肿瘤细胞提供它所需要的能量。虽然糖酵解产生较少的 ATP，但对于肿瘤细胞，太多的 ATP 可能未必是件好事。如果肿瘤细胞对糖的利用都非常有效，这样 ADP 都磷酸化成 ATP，高浓度的 ATP 反过来通过抑制 PFK1 和丙酮酸激酶（pyruvate kinase 1，PK1）来抑制糖酵解，这样反而不利于肿瘤细胞生长。再回过头来看，肿瘤细胞摄取葡萄糖的能力本身就比正常细胞强，如果这些葡萄糖都在线粒体内进行 OXPHOS，那产生的 ATP 肯定要把肿瘤细胞"挤爆"。虽然糖酵解比 OXPHOS 产生 ATP 少，但它比 OXPHOS 能更快地产生 ATP，这很适合快速生长的肿瘤细胞的需求。一般来讲，快速生长的组织（肿瘤或胚胎组织）依赖糖酵解，而分化的组织则依赖 OXPHOS。值得一提的是，虽然有氧糖酵解是肿瘤能量代谢的特点，但具体肿瘤并非所有组成细胞都呈有氧糖酵解，因为肿瘤组织是异质的，不同肿瘤细胞的代谢是有差异的，快速生长的瘤细胞可能取有氧糖酵解，而缓慢或静止生长的瘤细胞则可能取 OXPHOS。③缺氧是肿瘤组织普遍存在的现象，糖酵解正好保证了肿瘤细胞在这种不利微环境的选择性生长优势。糖酵解产生大量乳酸，导致微环境酸中毒（acidosis），这种酸性微环境会弱化免疫细胞的功能，有利于肿瘤细胞的浸润和转移。但乳酸酸中毒也可抑制糖酵解，促进 OXPHOS 产生能量。④由于减少线粒体呼吸链的电子传递，产生的 ROS 也就相应较少，这可能减轻 ROS 对肿瘤细胞的毒性。

值得一提的是，肿瘤是一类异质性疾病，不同类型肿瘤的代谢表型有很大差异，即使是同一肿瘤，也因所构成的瘤细胞的不同，呈现代谢表型上的差异。这种在同一肿瘤内的不同细胞亚群在代谢上可形成互补关系，形成代谢共生体。肿瘤细胞在进化过程中会因环境的压力和生长状态的改变而不断发生重编程，以适应环境的变化，结果是糖酵解与 OX-PHOS 对 ATP 产出的贡献比例、葡萄糖与谷氨酰胺对 ATP 产出的贡献比例或葡萄糖 / 谷氨酰胺与脂肪酸对能量的贡献比例等方面都会不断发生改变，这些变化的结果是保持肿瘤细胞的选择性生长优势。

4. AMPK 是细胞能量代谢主要调节因子

AMPK（AMP-activated protein kinase）是真核细胞内发现的一类与细胞能量代谢有关的丝氨酸 / 苏氨酸激酶，被称为"能量感应器"，它是由一个催化亚基（α）和两个调节亚基（β、γ）组成的异源三聚体。α 亚基 172 位点苏氨酸磷酸化对 AMPK 活性调节起重要作用。

当细胞内 AMP/ATP 值升高时，AMPK 被激活。AMP 先与 AMPKγ 亚基结合，使 AMPK 构象发生改变，暴露出 α 亚基 172 位点的苏氨酸，该位点可被不同的 AMPK 激酶（LKB1、AMPKK 和 NUAK1）磷酸化，使 AMPK 被激活（图 10-5），激活的

AMPK 活性可提高数百倍。而在较高含量的 ATP 时（即当 ATP/AMP 值较高时），ATP 可与 AMP 竞争结合 AMPK 而使其失活，也正反映了 AMPK 的激活是发生在细胞内 AMP 升高而 ATP 下降之时。因此，AMPK 是以 AMP/ATP 值直接感应细胞能量水平变化的监控器。

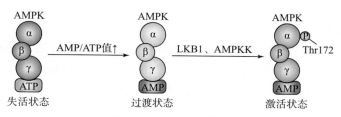

图 10-5　AMPK 的激活

当细胞内 AMP/ATP 值升高时，AMP 可与 AMPKγ 亚基结合，导致 AMPK 构象发生改变，暴露出 α 亚基 172 位点的苏氨酸，该位点可被不同的 AMPK 激酶磷酸化，使 AMPK 被激活

激活的 AMPK 有双重生物学效应，一方面，AMPK 可磷酸化多种酶类，如 Ac-CoA 羧化酶（acetyl-CoA carboxylase，ACC）、脂肪酸合成酶（fatty acid synthase，FASN）和 mTOR 等来抑制脂肪酸、胆固醇及蛋白质等合成，从而减少 ATP 的消耗；另一方面，AMPK 通过促进脂肪酸氧化、葡萄糖转运和糖酵解等，提高 ATP 的产量。近年来，研究发现 AMPK 通过磷酸化 PGC-1α（peroxisome proliferator-activated receptor gamma coactivator -1α），促进脂肪酸的运输和氧化（图 10-6）。PGC-1α 是促进骨骼肌细胞线粒体合成和能量氧化代谢的转录因子。最近有研究显示激活的 AMPK 会导致 YAP 失活，YAP 是 Hippo 信号通路的下游蛋白（见图 4-13），而 YAP 能够调控参与葡萄糖代谢的 *GLUT3* 基因，揭示葡萄糖代谢和 Hippo 信号通路之间在组织维持和肿瘤预防中的作用。

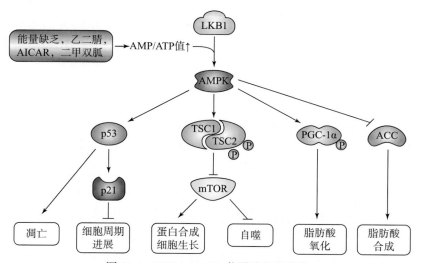

图 10-6　LKB1-AMPK 信号途径及功能

当缺乏能量时，细胞内 AMP/ATP 值升高，在 LKB1 作用下，AMPK 被激活。AMPK 有许多功能，它可抑制合成代谢，降低细胞能量消耗，有利于恢复细胞能量的平衡。这包括激活 p53 而抑制细胞生长，抑制乙酰辅酶 A 羧化酶（ACC）和 mTOR 等激酶活性来抑制脂肪酸、胆固醇及蛋白质等合成，并能诱导自噬，从而减少细胞能量消耗。AMPK 也可通过磷酸化 PGC-1α，促进脂肪酸的运输和氧化

由于 AMP/ATP 值影响 AMPK 活性，进而影响细胞增殖，因此肿瘤细胞必须克服这一控制点（checkpoint），以便获得增殖潜力。正常情况下，AMPK 受上游激酶 LKB1 激活。*LKB1* 被认为是一个抑癌基因，最初是在 Peutz-Jeghers 综合征中发现了一个失活的基因，后来在卵巢癌、宫颈癌、肺癌和乳腺癌等肿瘤中也检测到该基因的失活（见第 62 页）。该基因的失活可使 AMPK 丧失对 mTOR 的抑制作用，导致 mTOR 和 HIF 活性增高，从而诱发细胞能量代谢转向糖酵解。

除了 LKB1 外，AMPK 也受钙调蛋白依赖性蛋白激酶激酶 -β（calmodulin-dependent protein kinase kinase-β，CaMKKβ）和 TAK1（TGF-β activated kinase 1）调节。TAK1 最近被发现有抗癌作用，这种作用与 TAK1 激活 AMPK 有关。

目前临床上主要考虑使用 AMPK 激活物来治疗肿瘤，AMPK 激活物有 3 类：间接激活物、细胞内转换成 AMP 类似物的前药和直接激活物（表 10-3）。AMPK 间接激活物主要通过抑制线粒体功能，进而抑制 ATP 产生来提高细胞内 AMP/ATP 值，这类化合物是多数，像二甲双胍（metformin）、卡格列净（canagliflozin）和噻唑啉二酮类（thiazolidinediones，TZD）等。二甲双胍是治疗糖尿病的一线用药，使用这些药物的糖尿病患者，其肿瘤的发病率要比对照组低，提示二甲双胍具有肿瘤预防作用。研究显示，二甲双胍的抗癌作用还与表观遗传有关，二甲双胍激活 AMPK，AMPK 又磷酸化下游蛋白 TET2，增强 TET2 稳定性和其产物 5hmC 来对肿瘤生长达到抑制（见图 14-3）。前药有 AICAR（ZMP）和 C13（C2）等，AICAR 进入细胞后可转换成 ZMP，ZMP 与 AMP 结构类似，可激活 AMPK。C13 进入细胞后，可转成 C2，进而激活 AMPK。AMPK 直接激活物有 A-769662、991 和水杨酸盐等（Garcia and Shaw，2017）。

表 10-3 针对癌细胞能量代谢的潜在治疗靶点

代谢靶点	药物	机制
AMPK	二甲双胍、卡格列净片、TZD、寡霉素等	间接激活（多数）
	AICAR、ZMP 和 C13 等	细胞内转换成 AMP 类似物的前药
	A-769662、991、MT-63-78 和水杨酸盐等	直接激活
糖酵解		
GLUT1	STF-31、WZB117	抑制
HK-II	3- 溴丙酮酸（3-BP）、2- 脱氧 -D- 葡萄糖（2-DG）	抑制
LDH-A	草氨酸盐（oxamate）、N- 羟基吲哚（N-hydroxyindoles）	抑制
PKM2	紫草素（shikonin）、TT-232（CAP-232）	抑制

三、肿瘤细胞能量代谢异常的临床含义

肿瘤细胞由于其有独特的能量代谢表型，这些独特的代谢表型可被用作肿瘤的诊断和治疗。

1. Warburg 效应用作肿瘤诊断

正电子发射计算机断层扫描（positron emission tomography，PET）在肿瘤学的应用日益广泛，其临床价值已得到确认。PET 的原理就是基于肿瘤细胞是以糖酵解作为其代谢方式，由于产生的 ATP 较少，所以它必须摄取更多的葡萄糖来维持其能量代谢的平衡。^{18}F-氟代脱氧葡萄糖（^{18}F-fluorodeoxyglucose，^{18}F-FDG）为葡萄糖代谢示踪剂，是目前临床和研究应用最广泛、最成熟的肿瘤代谢显像剂。^{18}F-FDG 和葡萄糖的分子结构相似，在注入体内后，^{18}F-FDG 与葡萄糖一样通过细胞膜上 GLUT 进入细胞内。^{18}F-FDG 进入细胞后在己糖激酶Ⅱ（HK-Ⅱ）的作用下被磷酸化形成 6- 磷酸 -^{18}FDG（6-P-^{18}FDG），但与葡萄糖不同的是 6-P-^{18}FDG 不能被进一步代谢，而是滞留堆积在细胞内。细胞对 ^{18}F-FDG 的摄取量与其葡萄糖代谢率成正比，肿瘤细胞由于其具有高摄取葡萄糖的特点，故能聚集较多的 ^{18}F-FDG。尽管 FDG-PET 在肿瘤诊断中有很高的灵敏度，但仍有 30% 的肿瘤患者呈 FDG-PET 阴性，这是因为某些肿瘤细胞的增殖对谷氨酰胺的依赖变得尤为突出。这种研究对脑肿瘤特别有用，因为正常细胞和脑肿瘤细胞都会消耗葡萄糖，但脑肿瘤细胞对谷氨酸的依赖明显高于正常细胞。^{18}F-（2S，4R）4-fluoroglutamine（^{18}F-FGln）和 L-[5-^{11}C]- 谷氨酰胺是成功用于谷氨酰胺代谢 PET 的示踪物，前者能较好地应用于体外培养的细胞和肿瘤实验动物模型，后者具备更长的半衰期便于肿瘤体内的谷氨酰胺代谢示踪。

2. 肿瘤靶向能量治疗需同时抑制糖酵解和 OXPHOS

肿瘤细胞的能量供应途径不同于正常细胞，这种独特的能量供应途径在较大程度上依赖表达水平和活性增强的糖酵解酶。从理论上讲，抑制特异性高表达的糖酵解代谢酶可切断肿瘤细胞的能量供应，而正常组织细胞不受影响。因为在糖酵解途径受抑情况下，正常组织细胞可通过替代途径利用脂肪酸和氨基酸产能。由于脑、视网膜、睾丸等是较高依赖葡萄糖供能的器官，使用糖酵解抑制剂可能会产生一些不良反应。由于肿瘤细胞存在代谢可塑性的问题，即抑制糖酵解肿瘤细胞会转向 OXPHOS 获取能量，抑制 OXPHOS 肿瘤细胞会转向糖酵解获取能量，只有同时抑制糖酵解和 OXPHOS 才能获得较好的治疗效果。

研究表明，一些糖酵解酶，如 HK-Ⅱ、LDH-A 和 PFK1 在恶性肿瘤细胞中高表达，这些高表达的糖酵解酶均可能作为肿瘤治疗的靶点，但至今尚无针对糖酵解的药物上市。

HK-Ⅱ是肿瘤细胞 Warburg 效应的关键酶，它的活性在肿瘤细胞比正常细胞高许多倍。3- 溴丙酮酸（3-bromopyruvate，3-BP）是目前被研究的 HK-Ⅱ药物抑制剂，它是丙酮酸的小分子类似物，通过与 HK-Ⅱ结合，干扰肿瘤细胞的糖酵解。动物移植瘤实验显示，3-BP 可选择性地抑制肿瘤细胞生长，对正常细胞没有影响。2- 脱氧 -D- 葡萄糖（2-deoxy-D-glucose，2-DG）也是 HK-Ⅱ抑制剂。2-DG 是葡萄糖类似物，一旦进入细胞内，便被 HK 磷酸化，磷酸化的 2-DG 不能被降解，于是在细胞中累积，从而抑制糖酵解。

LDH-A 是另一个重要的细胞糖酵解酶，其编码基因能被 c-MYC 激活。抑制 LDH-A 的活性将明显诱导氧化应激，抑制肿瘤细胞的生长，这种抑制作用可用抗氧化剂 N- 乙酰半胱氨酸（N-acetylcysteine，NAC）部分逆转。研究显示，对那些紫杉醇（taxol）抵抗的乳腺癌，使用 LDH-A 抑制剂草氨酸盐（oxamate）可改进患者的化疗效果，提示紫杉醇抵抗的肿瘤与 Warburg 效应有关。此外，N- 羟基吲哚（N-hydroxyindoles）可与丙酮酸和 NADH 竞争抑制 LDHA，从而抑制癌细胞生长。

第二节　肿瘤细胞生物合成的异常及其临床含义

除能量代谢外，肿瘤的生物合成代谢与人体正常组织也有很大不同，这主要体现在核苷酸、脂质和蛋白质上。一般来讲，生物合成分为两个阶段。第一阶段，外源性和内源性分子形成小分子；第二阶段，这些小分子组装成大分子供细胞和组织使用。正常组织的生物合成不是很活跃，即使合成大分子，它也使用较有效的途径，消耗较少的 ATP。但癌组织与正常组织不同，它的生物合成能力明显增强，但它的合成途径和方式又不同于正常细胞，特别是脂质和核苷酸从头合成强于正常细胞。癌细胞生物合成转向从头合成的原因是复杂的，不同肿瘤可能不一样。可能的原因有其他生物途径不能满足癌细胞快速生长的需求，或代谢酶 / 癌基因 / 肿瘤抑制基因的突变迫使癌细胞使用从头合成途径。

一、核酸生物合成的异常增强

肿瘤细胞为了增殖，它的核苷酸的合成代谢活性比正常组织高，因此它的核苷酸合成酶特别是脱氧核糖核酸酶的活性比正常细胞升高。正常细胞脱氧核糖核酸酶的表达是有波动的，与细胞周期一致。但被肿瘤病毒转化的细胞没有这种表达起伏的变化，它丧失了正常调节，表达始终处于高位状态，从而导致 DNA 合成增加（Hengstschläger et al，1994）。

核苷酸合成有从头合成途径和补救途径（salvage pathway）两条基本途径。从头合成是指以氨基酸和糖等为原料，先转化为嘌呤、嘧啶等碱基，再合成为核苷、核苷酸，最后组合成人体自身的核酸。补救途径是利用从核酸代谢降解释放出来的嘌呤、嘧啶或核苷重新用于合成核苷酸。正常细胞较多使用补救途径，这样比较经济、消耗能量较少。而肿瘤细胞由于生长迅速，补救合成途径不能满足其快速生长的需求，故肿瘤细胞两条途径都使用，有些肿瘤从头合成甚至成为核苷酸合成的主要途径。因此，一些核苷酸从头合成酶的活性在肿瘤细胞中都比较高（图 10-7），如二氢叶酸还原酶（dihydrofolate reductase，DHFR）是催化二氢叶酸（dihydrofolic acid，DHF）产生四氢叶酸（tetrahydrofolic acid，THF）的还原酶，为胸苷酸从头合成等提供一碳单位，它在结直肠癌的表达高于癌旁正常组织。又如，胸苷酸合成酶（thymidylate synthase，TS）催化脱氧尿嘧啶核苷酸（dUMP）转化为脱氧胸嘧啶核苷酸（dTMP），dTMP 是 DNA 合成的前体物质，TS 在许多肿瘤都表达增高。dUTP 焦磷酸酶（dUTP pyrophosphatase，DUT）催化 dUTP 水解成 dUMP 和焦磷酸（PPi），它已被发现在不同种类人的癌症中表达增高。丝氨酸羟甲基转移酶（serine hydroxymethyl transferase，SHMT）催化

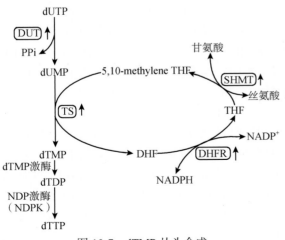

图 10-7　dTMP 从头合成

dTMP 是 DNA 合成的前体物质，4 个 dTMP 从头合成酶
（DHFR、TS、SHMT 和 DUT）在肿瘤中表达增高

丝氨酸和 THF 变成甘氨酸和 5, 10- 亚甲 THF，也被发现在数种人类肿瘤中表达增高。

从头合成是从简单的前体分子经过复杂的酶促反应逐步合成核苷酸，因此这些简单的前体分子对核苷酸合成非常重要。这些前体分子来源渠道有多种，特别是糖代谢的中间产物。氮可来自谷氨酰胺代谢产物。因此，肿瘤细胞摄取葡萄糖和谷氨酰胺能力增强不奇怪，这与肿瘤细胞核苷酸合成增强有关。5- 磷酸核糖（ribose-5-phosphate，R5P）是核苷酸合成过程中需要的原料，可通过糖酵解经氧化性或非氧化性戊糖磷酸途径（pentose phosphate pathway，PPP）生成。正常情况下，PPP 受癌基因和肿瘤抑制基因两方面的调控。肿瘤抑制基因 p53 可以与氧化性 PPP（oxidative PPP）上的第一步反应的限速酶葡萄糖 -6-磷酸脱氢酶（glucose-6-phosphate dehydrogenase，G6PD）相结合，并且抑制它的活性，因此细胞中的葡萄糖主要被用于糖酵解和三羧酸循环，用于产生能量。在肿瘤细胞中，p53 的突变使它丧失对 G6PD 的抑制作用，使胞质内的 G6PD 活性增高，糖酵解中间产物葡萄糖 -6- 磷酸（glucose-6-phosphate，G-6-P）从而转向 PPP，而非进入线粒体进行三羧酸循环产生 ATP。因此，PPP 在肿瘤细胞合成代谢过程中扮演重要角色，该途径不仅为肿瘤细胞提供了核苷酸合成过程中必需的物质 R5P，也为它们提供了脂质及核苷酸合成时所必需的 NADPH。已有研究显示 PPP 与脂质代谢也有关，因为固醇调节元件结合蛋白（sterol regulatory element binding protein，SREBP）能上调 G6PD 表达，而 SREBP 的表达在多数肿瘤中是增高的（见后）。由于 G6PD 的活性在许多肿瘤细胞增高，抑制 G6PD 的活性或许将来可用来治疗肿瘤，如 6- 氨基烟酰胺（6-aminonicotinamide）就是 G6PD 抑制剂，研究已显示其具有抗癌作用（表 10-4）。

表 10-4 针对核苷酸合成的抗癌药

代谢靶点	药物	机制
嘌呤合成	氮杂丝氨酸，6- 巯基嘌呤	干扰嘌呤合成
二氢叶酸还原酶（DHFR）	甲氨蝶呤，普拉曲沙，氨基蝶呤，甲氧苄啶	抑制
胸苷酸合成酶（TS）	5- 氟尿嘧啶，卡培他滨，培美曲塞，雷替曲塞	抑制
G6PD	6- 氨基烟酰胺，去氢表雄酮（dehydroepiandrosterone）	间接抑制
TKTL1	siRNA，羟基硫胺（oxythiamine）	间接抑制
UMP 合成酶	吡呋菌素（pyrazofurine）	抑制

除了氧化性 PPP 外，非氧化性 PPP 也涉及 R5P 的生成。非氧化性 PPP 由转酮酶（transketolase，TKT）和转醛酶（transaldolase，TAL）催化产生，TKT 和 TAL 已被发现在不同人类癌症中的表达增高。有报道显示在癌细胞核酸生物生成上，非氧化性 PPP 可能比氧化性 PPP 扮演着更重要的角色。因此，虽然 G6PD 抑制剂可以抑制氧化性 PPP 途径，但细胞仍可通过非氧化性 PPP 途经产生 R5P。羟基硫胺（oxythiamine）是转酮酶（TKT）的抑制剂，目前已被发现有抗肿瘤作用。

核苷酸的从头合成为肿瘤化疗提供了机遇。氮杂丝氨酸（azaserine）和 6- 巯基嘌呤（6-mercaptopurine，6-MP）就是通过干扰了嘌呤核苷酸的从头合成来治疗肿瘤。叶酸的类似物甲氨蝶呤（methotrexate）、普拉曲沙（pralatrexate）和氨基蝶呤（aminopterin）

也是通过抑制 DHFR 而抑制了嘌呤核苷酸合成来治疗白血病等恶性肿瘤。5- 氟尿嘧啶（5-fluorouracil，5-FU）的活性代谢物 5- 氟脱氧尿嘧啶（5-FdUMP）与胸苷酸合成酶（TS）结合，并形成稳定的结构以抑制 TS 的活性（见表 10-4）。氮杂丝氨酸、6- 巯基嘌呤、甲氨蝶呤、氨基蝶呤和 5-FU 等是眼下临床上使用的抗代谢类药物，它们抗癌的原理就是基于肿瘤细胞核苷酸从头合成酶活性增高和一碳代谢活跃的缘故。

二、脂质从头合成的增强

正常细胞的脂质代谢维持在低水平状态，细胞主要通过摄取食物中的营养物质来维持细胞代谢，与脂质代谢有关的酶的活性也较低。而肿瘤细胞则不同，它的脂质合成代谢的速度很快，这与肿瘤细胞的分裂需要较多脂质来维持膜性结构和其他细胞结构。它的原料来源也不同于正常细胞，除了少部分来自摄入的脂类物质外，肿瘤细胞脂质合成的原料主要来自糖代谢，这是肿瘤细胞与正常细胞在脂质合成代谢的不同之处。肿瘤细胞 93% 脂肪酸合成基本上是从头开始（图 10-8），因此与脂肪酸合成的酶像枸橼酸裂解酶（ATP citrate lyase，ACLY）、Ac-CoA 羧化酶（ACC）和脂肪酸合成酶（FASN）在肿瘤细胞的活性都比较高。肿瘤细胞的脂肪酸从头合成的代谢表型与肿瘤细胞的糖酵解密切相关。例如，糖代谢经截短的三羧酸循环（见图 10-4）产生的枸橼酸被运送到细胞质，一旦到了细胞质，枸橼酸在 ACLY 催化下分解为草酰乙酸（OAA）和 Ac-CoA。Ac-CoA 在 ACC 催化下生成丙二酰辅酶 A（malonyl CoA，Mal-CoA），1 个 Ac-CoA 和 7 个 Mal-CoA 在 FASN 催化下聚合成十六碳的棕榈酸（palmitate），这一合成过程中消耗的 NADPH 可以来自磷酸戊糖途径（PPP）或经苹果酸酶（malic enzymes）催化产生，棕榈酸再在其他特异酶的催化下形成细胞所需的脂质成分。从中可以看出，Ac-CoA 是脂肪酸从头合成的重要原料，增加细胞内 Ac-CoA 水平有利于脂质合成。Ac-CoA 还有另外一个重要作用，即可进入细胞核，增加核组蛋白的乙酰化，这可以促进有利于细胞生长和增殖基因的表达。可以推断肿瘤细胞 Ac-CoA 水平高于正常细胞，是肿瘤治疗的靶点。肿瘤细胞中高表达的 ACLY、ACC 和 FASN 刺激脂质合成，但这些合成的脂质并非像正常细胞那样用作能量储存，而是用作促进肿瘤细胞的生存和生长，这是肿瘤细胞和正常细胞在脂质代谢上的不同之处。

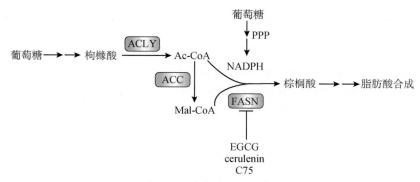

图 10-8　脂肪酸的从头合成

脂肪酸的从头合成与糖代谢密切相关，糖代谢的中间产物枸橼酸在 ACLY 催化下形成 Ac-CoA，Ac-CoA 在 ACC 催化下生成 Mal-CoA，Ac-CoA 和 Mal-CoA 在 FASN 催化下聚合成棕榈酸，这一合成过程中消耗的 NADPH 是来自 PPP。棕榈酸再在其他特异酶的催化下形成细胞所需要的脂质成分。EGCG、cerulenin 和 C75 为 FASN 抑制剂

　　肿瘤细胞脂肪酸从头合成酶活性升高的原因是多方面的，包括基因扩增、转录激活和翻译及翻译后修饰等。这其中 SREBP 是近年来受到广泛关注的调控胆固醇和脂质合成的重要转录因子，属于 bHLH-zip 转录因子家族成员之一，有 3 个剪接体（SREBP1a、SREBP1c、SREBP2）。正常人体该转录因子的活性很低，与 SREBP 裂解激活蛋白（SREBP cleavage activating protein，SCAP）形成复合物存在于内浆网（ER）。当细胞受到刺激信号（如胆固醇降低）时，SREBP/SCAP 复合物可从内浆网转位到 Golgi 复合体，在那里 SREBP 从 SREBP/SCAP 复合物释放出来，经历两次蛋白裂解，形成成熟的 SREBP，成熟的 SREBP 取得了活性，移位到细胞核，通过 N 端的 bHLH 结合到 DNA，调节靶基因表达。SREBP 的靶基因有多种，包括 *ACLY*、*ACC*、*FASN* 和 HMG-CoA 合成酶等。SREBP 活性受 PI3K-AKT-mTORC1 的调节，肿瘤细胞通常 SREBP 活性增高，这就使它的靶基因表达水平增高，积极参与肿瘤细胞的脂质和胆固醇的合成。

　　肝 X 受体（liver X receptors，LXR）是配体依赖的核转录因子，由氧化甾醇（oxysterols）激活。LXR 有 LXRα 和 LXRβ 两种亚型，它们在体内有不同分布，LXRα 主要在肝脏表达，LXRβ 在体内细胞中普遍表达。正常细胞当需要脂质时 SREBP 被激活，而 LXR 则被抑制。相反，当细胞脂质增加时 SREBP 被关闭，而 LXR 则被激活，LXR 通过增加 ABC 转运蛋白表达来降低细胞内脂质，这样通过 LXR 与 SREBP 协调维持正常细胞胆固醇代谢稳态。肿瘤细胞 SREBP 和 LXR 的平衡通常被打乱，SREBP 活性增高，而 LXR 活性则降低，结果导致脂质合成上调（图 10-9）以维持肿瘤快速生长的需求。

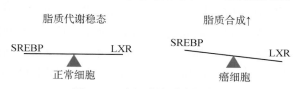

图 10-9　癌细胞脂质合成增加
正常细胞脂质合成不活跃，通过 SREBP 与 LXR 协调维持胆固醇代谢稳态。肿瘤细胞因增殖需要，SREBP 通常被激活，而 LXR 则被抑制，结果导致脂质合成上调，胆固醇流出减少

　　羟甲基戊二酸单酰辅酶 A 还原酶（hydroxymethylglutaryl CoA reductase，HMGCR）是胆固醇合成的限速酶，催化羟甲基戊二酸单酰辅酶 A 转化为甲羟戊酸（mevalonate），在胆固醇合成中具有重要意义。该酶的基因表达在结直肠癌等肿瘤中表达增高，它的抑制剂他汀类（statin）药物被认为对结直肠癌有化学预防作用，但这种预防作用与该酶的活性有关，该酶的活性受遗传因素影响。

　　由于 ACLY、ACC 和 FASN 在肿瘤组织中表达增高，因此抑制 ACLY、ACC 和 FASN 表达可能成为一种新的治疗肿瘤手段，目前已有多个抗癌药的作用与抑制脂肪酸从头合成酶的活性有关。mTORC1 抑制剂雷帕霉素具有下调 ACLY、ACC 和 FASN 表达水平的能力，FASN 抑制剂像浅蓝菌素（cerulenin）、C75 和奥利司他（orlistat）均显示能抑制移植瘤生长，诱导肿瘤细胞凋亡，而对正常细胞影响较小。

三、蛋白质合成代谢的增强

　　肿瘤组织的蛋白质合成比正常细胞活跃。蛋白质合成主要与细胞核和胞质核小体（ribosome）有关。肿瘤细胞核增大、核仁增大增多，表明核内转录因子多、转录水平增加。核仁增大增多意味着核小体生成增多，癌细胞胞质偏嗜碱性是因为核小体增多，结果导致蛋白质合成增加，这两者是紧密相关的。多数不同类型肿瘤，PI3K-AKT-mTOR 信号途径是被激活的，该信号途径除能增强糖酵解外（图 10-2），还能增强蛋白质合成。激活后的 mTOR 可调节两条不同的下游通路，即 4E-BP1 和 S6K1。S6K1 和真核细胞始动因子 4E 结合蛋白 1（4E-binding protein 1，4E-BP1）是最广泛研究的 mTOR 的底物，它们是蛋白翻译的关键调节因子（见图 4-6）。S6K1 使核糖体 S6 蛋白磷酸化，增强 mRNA 的翻译功能。4E-BP1 通过和真核细胞翻译启动因子 -4E（eIF-4E）结合，从而抑制蛋白翻译。4E-BP1 经 mTOR 作用后发生磷酸化，导致 eIF-4E 与 4E-BP1 解离，释放出来的 eIF-4E 与支架蛋白 eIF-4G 结合形成 eIF-4F 复合物，从而始动蛋白翻译。由于 eIF-4E 的表达增高，这样便增加了一组促进细胞生长的关键蛋白的翻译，这些蛋白包括 cyclin D1、RB、HIF-1、c-MYC、VEGF 和鸟氨酸脱羧酶（ornithine decarboxylase，ODC）等。eIF-4E 的激活已在许多肿瘤中被检测到，它是一个肿瘤治疗的潜在靶点。

癌基因 MYC 对蛋白合成的作用也是很明显的。MYC 是转录因子，能调节数百种基因的表达，包括核小体生物合成基因和蛋白合成相关基因等。由于许多肿瘤都存在 MYC 基因表达上调，因此肿瘤细胞蛋白合成增加应该与 MYC 基因表达的上调有关。抑制 MYC 基因表达可降低肿瘤细胞的蛋白合成，这在实验中已得到证实。

癌细胞也倾向使用蛋白质从头合成途径。例如，ODC 是鸟氨酸合成腐胺（putrescine）催化酶，它是体内多胺合成的第一步。ODC 活性增高已在人体许多肿瘤中被发现，二氟甲基鸟氨酸（difluoromethylornithine，DFMO）因能抑制 ODC 活性而被用于肿瘤化学预防（图 10-10，见图 20-4）。

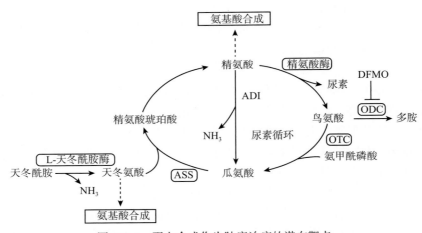

图 10-10　蛋白合成作为肿瘤治疗的潜在靶点

L- 天冬酰胺酶通过降解天冬酰胺来治疗儿童 ALL，精氨酸脱亚氨酶（ADI）通过降解精氨酸来发挥抗癌作用。DFMO 通过抑制多胺合成来发挥肿瘤化学预防作用。OTC，ornithine transcarbamoylase，鸟氨酸转氨甲酰酶

当肿瘤细胞发生浸润转移时，肿瘤组织可产生许多蛋白酶，它们可降解细胞外基质，有利于肿瘤细胞的浸润和转移。基质金属蛋白质酶（matrix metalloproteinase，MMP）、纤溶酶原激活物（plasminogen activator，PA）和组织蛋白酶（cathepsin）是主要细胞外基质降解酶，正常情况下它们与其相应的抑制物相互配合，维持组织稳态（参见第十七章第五节）。但肿瘤组织 MMP、PA 和组织蛋白酶通常都有不同程度的增高，这些增高的蛋白

酶有些来自肿瘤细胞，有些来自间质细胞，它们相互配合，共同促进细胞外基质的降解。这些蛋白酶的增高被认为与肿瘤的浸润、转移和预后有关。Galardin/GM6001/ilomastat 是一种含羧基的二肽，被认为是目前人工合成最强的一种 MMP 抑制剂。其作用机制是与MMP分子中的底物识别部位结合，并在酶的活性中心与催化所需的 Zn^{2+} 络合，抑制其活性。GM6001 目前已被用于肿瘤的临床辅助治疗。

　　虽然肿瘤细胞蛋白合成是增强的，但目前几乎没有抑制蛋白合成的药用于肿瘤治疗，唯一例外的是 L- 天冬酰胺酶（表 10-5，图 10-10），该药被用于儿童急性淋巴母细胞白血病的治疗。其原理是 L- 天冬酰胺酶使天冬酰胺分解成天冬氨酸和胺，天冬氨酸和胺参与蛋白质和核酸的合成。缺乏合成内源性天冬酰胺能力的某些肿瘤细胞对该药敏感。研究人员发现，精氨酸脱亚氨酶（arginine deiminase，ADI）具有抗癌作用。这是因为黑色素瘤、肝细胞癌和其他一些恶性肿瘤不能表达精氨酸琥珀酸合成酶（argininosuccinate synthetase，ASS），使这些细胞精氨酸合成能力下降，但精氨酸能被 ADI 或精氨酸酶降解（图 10-10）。这些 ASS 阴性的肿瘤细胞在细胞暴露于 ADI 情况下不能存活，而正常细胞能够存活。

表 10-5　针对蛋白质合成的抗癌药

靶点	药物	机制
天冬酰胺	L- 天冬酰胺酶	天冬酰胺降解
精氨酸	精氨酸脱亚氨酶（ADI）、精氨酸酶	精氨酸降解
谷氨酰胺	谷氨酰胺酶抑制剂 CB-839（telaglenastat）	抑制谷氨酰胺分解
mTORC1	见表 4-2	抑制 mTORC1
鸟氨酸脱羧酶（ODC）	二氟甲基鸟氨酸（difluoromethylornithine）（见图 20-4）	抑制 ODC

注：mTORC1，mammalian target of rapamycin complex 1，哺乳动物雷帕霉素靶蛋白复合物 1。

四、PI3K-AKT-mTOR 信号途径的激活是肿瘤细胞代谢改变的主要原因

　　在众多细胞激酶中，恐怕没有一个能比 mTOR 更广泛地调节细胞代谢，它的活性对维持机体代谢的稳定至关重要，缺乏该蛋白的胚胎是不能存活的。mTOR 至少存在2 种功能不同的复合体，雷帕霉素敏感的复合体 mTORC1 和雷帕霉素不敏感的复合体mTORC2。mTORC1 由 mTOR 和 raptor 蛋白结合形成，mTORC2 由 mTOR 和 rictor 蛋白结合形成，2 种复合体都含有小的 GβL 蛋白（WD-repeat protein Gβ-like）和其他尚未鉴定的蛋白。mTORC1 是 mTOR 信号通路主要形式（见图 4-6），mTORC2 除了激活 AKT 外，还调节细胞骨架的组织。mTORC1 对细胞生长和代谢的调节是多方面的，它对蛋白质和脂质合成起到刺激作用，对细胞自噬起到抑制作用，这对生长的细胞是有利的。mTORC1 对脂质合成的调节是经 SREBP，mTORC1 可激活 SREBP 活性，有利于脂质的合成，这种情况在肿瘤特别明显。对于糖代谢，mTORC1 刺激葡萄糖的摄取和磷酸化，促进糖酵解和戊糖磷酸途径（PPP）（图 10-11）。

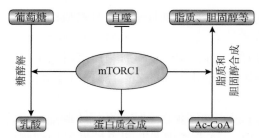

图 10-11　mTORC1 对细胞生长和代谢的调节

mTORC1 对细胞生长和代谢的调节是多方面的，它促进细胞合成代谢，抑制细胞自噬，有利于细胞生长。对于糖代谢，mTORC1 刺激葡萄糖的摄取，促进糖酵解和戊糖磷酸途径（PPP）

mTORC1 的激活在人类肿瘤是很常见的，这种激活并非 mTOR（1p36.2）本身突变造成，而是有其他原因。因为 mTORC1 活性在体内受其上游信号调节，包括癌蛋白像 PI3K-AKT 和 RAS-RAF-ERK 等信号正调节及肿瘤抑制蛋白 PTEN、TSC（tuberous sclerosis complex）和 LKB-AMPK 等信号的负调节（见图 4-6），而 PI3K-AKT 和 RAS-RAF-ERK 信号的激活在肿瘤是很常见的，另外有相当比例的肿瘤存在 PTEN、TSC 和 LKB-AMPK 信号活性的降低，这就是为何 mTORC1 的激活在人类肿瘤如此常见。激活的 mTORC1 可增强生物合成代谢，抑制自噬，有利于肿瘤细胞生长。同时它也刺激糖酵解和戊糖磷酸途径（PPP），与肿瘤细胞的 Warburg 效应有关。

目前上市的 mTORC1 抑制剂见表 4-2，它们都具有抗癌作用，临床上被用于治疗肾癌等多种肿瘤。

第三节　肿瘤微环境的酸化

肿瘤组织的一个显著特点是 pH 失调。正常分化的组织，细胞内的 pH 为 7.2 左右，低于细胞外的 7.4 左右。但肿瘤组织的 pH 与正常组织不同，肿瘤细胞内的 pH 升高（≥7.4），而细胞外的 pH 则降低，为 6.7～7.1，因此肿瘤细胞胞质是处于一种碱性环境，而胞外是处于一种酸性微环境（acid microenvironment）。肿瘤细胞这种特殊的 pH 梯度与肿瘤细胞的生长、抗凋亡、免疫逃逸、浸润转移及对治疗的反应密切相关，有学者甚至认为肿瘤细胞质的碱性环境与 Warburg 效应密切相关。

一、肿瘤微环境酸化的原因

肿瘤微环境（tumor microenvironment，TME）酸化的原因是多重的，它与肿瘤组织的缺氧、细胞膜上泌酸功能离子泵活性增加、癌基因的激活和抗癌基因的失活有关。缺氧和酸化是肿瘤组织微环境的基本特征，两者紧密相关。瘤细胞对缺氧的基本反应是糖酵解增加，导致乳酸经 MCT（monocarboxylate transporter）排出增加，使局部微环境酸化。MCT 是一跨膜通道蛋白，双向调节单羧酸（如乳酸、丙酮酸、酮体等）的跨膜过程，同时伴有 H^+ 输出。MCT 由 SLC16 基因家族编码，共有 14 个成员，其中 MCT1～MCT4 在结构和功能方面已清楚。MCT1 和 MCT4 在肿瘤细胞膜上表达增高，MCT1 通常表达于氧化型肿瘤细胞，能将乳酸等摄入细胞内进行 OXPHOS，而 MCT4 通常表达于缺氧的肿瘤组织，能将乳酸和 H^+ 等排出细胞外。最新研究结果表明，高转移的黑色素瘤细胞吸收的乳酸更多，与低转移瘤细胞相比，它们在细胞表面具有更高水平的 MCT1，能够吸收更多的乳酸，这使它们能够增加抗氧化剂的产生，从而帮助瘤细胞在血液中生存。该研究提示，MCT1 抑制剂可能具有抑制肿瘤转移作用（Tasdogan et al, 2020）。

另外，虽然肿瘤细胞糖酵解增加，产生许多 H^+，但瘤细胞内仍能维持一个碱性环境，这显然与肿瘤细胞膜上泌酸功能的离子泵如空泡 H^+-ATPase（vacuolar H^+-ATPase，V-AT-Pase）和 Na^+-H^+ 交换子（Na^+-H^+ exchangers，NHE）等的活性上调有关，它们的表达和活性受到生长因子、癌基因和低氧等诸多因素的影响。碳酸酐酶（carbonic anhydrase，CA）对维持肿瘤组织酸化的微环境也很重要，它的表达和活性在肿瘤组织中是增高的，特别是CA9 和 CA12。碳酸酐酶的胞外催化结构域可催化 CO_2 水合作用，生成 HCO_3^- 和 H^+，与肿瘤微环境的酸化有关。另外，肿瘤组织不完备的脉管系统使分解代谢产物不能及时排出，也与肿瘤组织酸性环境的形成有关。

二、酸性微环境促进肿瘤细胞生长和浸润转移

酸化微环境对肿瘤细胞的影响是多方面的。①肿瘤细胞这种特殊的 pH 梯度为其生长提供了选择性生长优势，因为这种环境对正常细胞有毒性，会发生酸介导的凋亡，而肿瘤细胞在进化过程中演化出抵抗酸介导凋亡（acid-mediated apoptosis）的机制；②酸性环境会诱导 VEGF 表达，促进血管生成；③抑制免疫功能：酸性微环境抑制树突状细胞和细胞毒性 T 细胞（CTL）活性，进而促进肿瘤细胞的免疫逃逸；④增加某些酸依赖的蛋白酶的激活，如组织蛋白酶（cathepsin）和 MMP（参见第十七章第五节），它们促进细胞外基质（ECM）的降解，进而促进肿瘤细胞的浸润转移；⑤增加肿瘤细胞对化疗药物的抵抗；⑥促进肿瘤干细胞（CSC）的生长。

三、肿瘤微环境酸化的治疗含义

肿瘤细胞特殊的 pH 梯度和酸化微环境既是挑战，也是机遇。许多化疗药物都是弱碱性的，在酸性环境下会发生质子化，很难扩散进入肿瘤细胞内，导致肿瘤细胞对化疗药物的抵抗。降低肿瘤组织的酸性环境，可以提高患者对化疗药物的敏感性，克服化疗抵抗。这些药物见表 10-6。

表 10-6　靶向细胞膜 pH 调节蛋白的抑制剂

靶点	抑制剂	肿瘤
碳酸酐酶 9（CA9）	乙酰唑胺、girentuximab（cG250）	乳腺癌、胶质瘤、肾癌
NHE1	cariporide、阿米洛利、DMA	胶质瘤、肾癌、乳腺癌
MCT	AZD3965、AR-C155858、CHC	SCLC、多发性骨髓瘤
V-ATPase	埃索美拉唑、奥美拉唑、泮托拉唑	食管癌、大肠癌、前列腺癌
	bafilomycin A1、archazolid A	乳腺癌、肝癌

注：CHC，α-cyano-4-OH-cinnamate，α- 氰基 -4- 羟基肉桂酸。

　　由于肿瘤组织微环境酸化，临床医师也可以使用某些弱酸性抗癌药，使它们容易进入肿瘤细胞内，这样可能会取得较好的治疗效果。另外，是否可以让抗癌药物表面包被某些物质仅能在酸性环境被激活，从而达到靶向给药的目的。

参 考 文 献

Garcia D，Shaw RJ，2017. AMPK：mechanisms of cellular energy sensing and restoration of metabolic balance. Mol Cell，66（6）：789-800.

Hengstschläger M，Mudrak I，Wintersberger E，et al，1994. A common regulation of genes encoding enzymes of the deoxynucleotide metabolism is lost after neoplastic transformation. Cell Growth Differ，5：1389-1394.

Moreno-Sánchez R，Rodríguez-Enríquez S，Marín-Hernández A，et al，2007. Energy metabolism in tumor cells. FEBS J，274：1393-1418.

Reitzer LJ，Wice BM，Kennell D，1979. Evidence that glutamine，not sugar，is the major energy source for cultured HeLa cells. J Biol Chem，254（8）：2669-2676.

Tasdogan A，Faubert B，Ramesh V，et al，2020. Metabolic heterogeneity confers differences in melanoma metastatic potential. Nature，577（7788）：115-120.

Zu XL，Guppy M，2004. Cancer metabolism：facts，fantasy，and fiction. Biochem Biophys Res Commun，313：459-465.

第十一章　慢性炎症促进肿瘤生长

目前认为人类肿瘤的发生至少与 5 类致癌因素有关，它们是 DNA 复制过程中的自发性错误、炎性致癌因素、化学致癌因素、辐射致癌因素和病毒致癌因素。

炎症对肿瘤生长的影响是不同的，急性炎症抑制肿瘤生长，而慢性炎症则促进肿瘤生长。最近几年慢性炎症对肿瘤生长的影响受到了很大的关注，有学者认为 15% 的人类肿瘤与慢性炎症有关。慢性炎症与肿瘤的关系是相互促进的关系，慢性炎症可以促进肿瘤生长，肿瘤又可诱发慢性炎症，由此形成恶性循环。由于炎症在肿瘤生长中扮演着重要角色，因此有人考虑用抗炎治疗来预防和治疗肿瘤，有效控制慢性炎症就意味着可降低肿瘤发病率。

第一节　肿瘤的发生与慢性炎症

研究表明，许多肿瘤的发生是源于慢性炎症刺激，特别是上皮性肿瘤的发生（表 11-1）。慢性炎症的刺激导致肿瘤释放许多直接促进其自身生长的因子，从而构成了一个炎性微环境，有利于肿瘤的发生和发展。例如，用焦油反复涂抹兔耳皮肤即可因慢性刺激而引起皮肤癌；乙型或丙型肝炎病毒感染后，通过急性、慢性炎症过程进一步演变为肝硬化，部分患者最终可导致肝细胞癌；HPV-16、HPV-18 感染可引起宫颈癌；消化管幽门螺杆菌感染与非贲门型胃癌有关。

表 11-1　慢性炎症与相关肿瘤

慢性炎症类型	肿瘤	慢性炎症类型	肿瘤
幽门螺杆菌感染	非贲门胃癌, 胃黏膜相关淋巴瘤	皮肤慢性溃疡	皮肤癌
炎症性肠病（IBD）	结肠癌	慢性膀胱炎	膀胱癌
Barrett 食管	食管下段腺癌	慢性前列腺炎	前列腺癌
宫颈 HPV 感染	宫颈癌	盆腔炎和卵巢表面炎	卵巢癌
慢性肝炎和肝硬化	肝细胞癌	骨髓炎	皮肤癌
慢性胰腺炎	胰腺癌	慢性阻塞性肺疾病（COPD）	肺癌
慢性胆囊炎	胆囊癌		

注：COPD, chronic obstructive pulmonary disease, 慢性阻塞性肺疾病。

1982 年，澳大利亚医生 Marshall 和 Warren 才分离出幽门螺杆菌（*Helicobacter pylori*, *HP*），使 *HP* 在胃内作用的研究得以开展。*HP* 致病性菌株具有 cag 致病岛（cag pathogenicity island, cag PAI），该致病岛含有 27 个基因，编码的 IV 型分泌系统（type IV secretion system, T4SS）能够合成并转运 *HP* 致病蛋白 CagA（cytotoxin associated gene A）及其他一些物质进入到胃上皮细胞内，导致宿主细胞功能紊乱并分泌 IL-8。研究显示，胃里带有这种微生物的人罹患消化性溃疡的风险较高，并且 *HP* 还可能引发胃癌。WHO 于是将 *HP* 感染作为胃癌的病因，每年因 *HP* 感染而引起的胃癌和胃黏膜相关淋巴瘤有 592 000 例（Parkin et al, 2006）。*HP* 对非贲门型胃癌的影响可能在胃癌发生的早期阶段，它可引起细胞因子的释放和游离基的形成。早期胃癌患者中约 90% 的可检出 *HP* 感染，高于正常人群 5 倍。但在晚期胃癌患者中，*HP* 抗体的滴度比正常人群仅有轻度增高，提示 *HP* 感染的消失。流行病学研究显示 *CagA*+ *HP* 感染与消化性溃疡和胃癌发生的关系比 *CagA*- 菌株更为密切，提示 CagA 在 *HP* 致病过程中可能具有重要作用。目前有学者甚至认为 CagA 是一种细菌性致瘤蛋白。

对 CagA 致瘤机制有广泛研究，一般认为 CagA 通过 T4SS 进入细胞后可与宿主细胞蛋白互作，改变正常细胞信号通路，诱发慢性炎症反应，这种慢性炎症反应使局部微环境改变，有利于原癌基因激活和抗癌基因失活（图 11-1）。

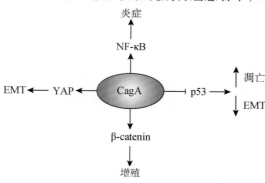

图 11-1　幽门螺杆菌致瘤蛋白 CagA 致瘤机制
CagA 改变正常细胞信号通路，诱发炎症，局部慢性炎症的环境有利于癌基因激活和抗癌基因失活

第二节　趋化因子对肿瘤生长的影响

人们很早就认识到肿瘤组织总是伴有炎症细胞浸润，引起炎症细胞浸润的主要因素是趋化因子（chemokine）。虽然趋化因子早先被认为主要影响炎症和造血过程时白细胞的迁移，但现在有大量的事实显示它们也影响许多肿瘤过程，像白细胞浸润、血管生成、肿

瘤细胞生长、存活、浸润和转移。

一、趋化因子及趋化因子受体

趋化因子也称为化学趋化性细胞因子（chemotactic cytokine），是一类小分子肝素结合蛋白，能趋化白细胞做定向移动，属于细胞因子中的一个超家族。虽然趋化因子最初发现于炎症，但现已知它在免疫反应、某些疾病及肿瘤中也扮演重要角色。目前已发现44种趋化因子，根据其结构和功能不同，趋化因子被分为4类，包括CXC（α）、CC（β）、C（γ）和CX3C（δ）趋化因子。CXC家族目前已发现16个成员，包括CXCL8（IL-8）、IP-10（IFN inducible protein-10）、MGSA/GRO-α（melanoma growth stimulatory activity/growth-related oncogene-α）等，CXC家族主要趋化中性粒细胞和淋巴细胞。CC家族目前最大，已发现有25个成员，包括MIP-1α，β（macrophage inflammatory protein-1α，β）、MCP-1（monocyte chemotactic protein-1）、RANTES（regulated upon activation、normal T expressed and secreted）等，CC家族主要趋化单核细胞、淋巴细胞和嗜酸性粒细胞。C家族目前有两个成员XCL1和XCL2，主要趋化T细胞和NK细胞。CX3C家族目前只有1个成员CX3CL1（fractalkine），主要趋化单核细胞和T细胞。

趋化因子通过细胞膜上的特异性受体发挥其生物学功能。趋化因子受体（chemokine receptor）属于G蛋白偶联的7次跨膜受体（见图3-10），目前已鉴定的趋化因子受体有23种。根据结合配体不同可分为4类，即CXC族受体（CXCR）、CC族受体（CCR）、C族受体（XCR1）和CX3C族受体（CX3CR）。有些趋化因子受体可结合1种以上趋化因子。趋化因子受体主要表达于白细胞，除此之外，表皮细胞、内皮细胞、神经细胞和恶性肿瘤细胞也可以表达趋化因子受体。趋化因子与趋化因子受体结合后具有广泛的生物学功能，影响多种生理和病理过程。

除上述趋化因子受体外，研究表明还存在另一类趋化因子受体，即非典型性趋化因子受体（atypical chemokine receptors，ACKR）。ACKR的作用方式不同于趋化因子受体，被认为是趋化因子的调节受体，目前至少有4个成员ACKR1/Duffy、ACKR2/D6、ACKR3/CXCR7和ACKR4/CCRL1，ACKR5是尚未明确的受体。这些受体有不同的组织分布，通过清除或改变信号途径等不同方式影响趋化因子功能（Borroni et al，2018）。

二、趋化因子及趋化因子受体对肿瘤的影响

趋化因子对肿瘤生物学的影响是复杂的。趋化因子对肿瘤的影响表现为两方面。一方面，有些趋化因子能影响肿瘤细胞的存活，刺激肿瘤细胞生长和血管形成，进而促进肿瘤的生长和转移；另一方面，有些趋化因子可通过趋化免疫活性细胞及抑制血管形成来抵抗肿瘤的生长和转移，故可用于抗肿瘤治疗。

1. 趋化因子促进肿瘤的生长

趋化因子促进肿瘤生长的影响既可以是直接的，也可以是间接的。

（1）直接促进作用：所谓直接影响即需要肿瘤细胞表面表达趋化因子受体。造血系统恶性肿瘤表达趋化因子受体是可以理解的，因为它们与白细胞一样都来自造血干细胞。上

皮源性恶性肿瘤也能表达趋化因子受体，这种受体的存在可能影响肿瘤细胞的转化、存活、生长、局部浸润和转移。虽然不同的肿瘤细胞表面可能有不同的趋化因子受体，但肿瘤细胞高表达趋化因子受体主要是 CXCR4、CCR7、CXCR3 和 CCR6，转移的靶器官可以释放其相应配体，促进定向转移。

最近的研究结果显示肿瘤细胞表达的趋化因子受体与其器官转移的特异性有关。例如，研究发现表达 CXCR4 的结肠癌与肿瘤局部淋巴结和远处器官转移有相关性。研究显示高表达 CXCR4 和 CCR7 的乳腺癌容易转移到肺、肝、骨髓、淋巴结等部位，因为这些地方含较高的 CXCR4 和 CCR7 配体 CXCL12（SDF-1）及 CCL21，这些配体是吸引乳腺癌细胞在局部停留的主要原因。进一步的研究显示，中和 CXCL12/CXCR4 信号通路将妨碍人乳腺癌细胞在肺和淋巴结形成转移。这些研究为将来通过阻遏受体作用，控制肿瘤转移做了一些基础性工作。

肿瘤组织中通常氧含量降低，低氧可诱导许多细胞 CXCR4 高表达，包括肿瘤细胞。低氧诱导因子 -1α（hypoxia-inducible factor-1α，HIF-1α）涉及 CXCR4 表达上调和 CXCR4 mRNA 的稳定。正常情况下，肿瘤抑制基因 VHL 通过下调 HIF-1α 来抑制 CXCR4 表达，但在低氧时这一过程受到抑制，可通过 VHL/HIF-1α 信号通路刺激肿瘤细胞 CXCR4 的表达，使细胞能处于存活状态。低氧时肿瘤易发生转移，也与 CXCR4 表达的激活有关。CXCR4 表达也受 NF-κB 调节，肿瘤细胞的浸润转移与 NF-κB 刺激 CXCR4 和其他趋化因子受体表达增高也有关。由于 CXCR4 在某些肿瘤的高表达，CXCR4 抑制剂普乐沙福（plerixafor，Mozobil®）已被批准用于治疗非霍奇金淋巴瘤（NHL）和多发性骨髓瘤。

此外，CCR7 也被认为在肿瘤转移中扮演重要角色，CCR7 的配体为 CCL19 和 CCL21。例如，研究人员发现表达 CCR7 的非小细胞肺癌（NSCLC）与肿瘤局部淋巴结转移有相关性。CCR7 被发现存在于胃癌细胞，这些 CCR7 阳性的胃癌组织与阴性的胃癌组织在淋巴结转移上有显著不同。类似结果也见于食管癌。

动物模型研究也显示转染 CXCR4 和 CCR7 的细胞，转移能力增强。如将 *CCR7* 转染到黑色素瘤 B16 细胞，能增加该细胞局部淋巴结转移的能力，这种能力可被抗 CCL21 抗体阻断。而将 CXCR4 转染到 B16 细胞，则能增加该细胞肺部转移的能力。用不同方法中和这些趋化因子受体，不仅能降低肿瘤细胞的转移能力，而且也能降低转移瘤的生长。

CCR6 已被发现在结直肠癌及其他数种肿瘤中表达增高。研究显示表达 CCR6 的细胞在配体 CCL20 作用下可刺激细胞增殖和迁移，肝小叶处较高的 CCL20 水平影响结直肠癌肝转移过程。

（2）间接促进作用：趋化因子也可以通过间接方式影响肿瘤的生长。肿瘤细胞可通过其分泌的趋化因子或浸润的白细胞分泌的趋化物吸引白细胞、间质细胞和血管内皮细胞到肿瘤组织，间接影响肿瘤细胞的行为。早在 100 多年前，人们就认识到肿瘤组织总是伴有白细胞浸润，虽然对这些白细胞在肿瘤组织中的作用仍有不同认识，但目前的观点倾向这些白细胞可以促进肿瘤的生长。这些白细胞能产生生长因子刺激肿瘤生长，能产生血管形成因子刺激局部组织血管化，从而刺激肿瘤组织生长，也能释放蛋白酶降解细胞外基质，促进肿瘤细胞的浸润和转移。被趋化因子吸引到局部组织的白细胞主要是中性粒细胞、巨噬细胞和淋巴细胞。中性粒细胞主要与局部炎症有关，巨噬细胞和淋巴细胞除了与局部炎症有关外，还与肿瘤免疫反应有关。

　　表型可变性和功能多样性是单核/巨噬细胞的重要特点。根据在免疫反应中的角色不同，巨噬细胞被分为Ⅰ型和Ⅱ型巨噬细胞，它们代表单核细胞连续变化过程的两个极端，它们的分化受到各种微环境信号的诱导与调节。Ⅰ型巨噬细胞（M1）主要由微生物产物、TNF和γ干扰素诱导，主要功能是杀死病原微生物、肿瘤细胞和产生大量亲炎的细胞因子（如ROS、IL-1、TNF、IL-6、IL-12、IL-23等）；而Ⅱ型巨噬细胞（M2）主要由抗炎因子（如糖皮质激素、IL-4、IL-13和IL-10）诱导，是平衡炎症反应和Th1免疫反应、清除渣滓、促进血管形成、组织重建和修复，产生精氨酸酶1、TGF-β和IL-10等细胞因子（图11-2）。

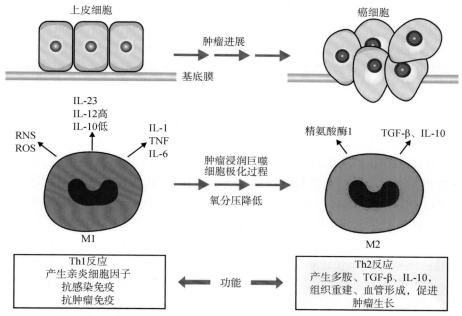

图 11-2　肿瘤间质浸润的Ⅰ型巨噬细胞（M1）在肿瘤进展过程中极化成Ⅱ型巨噬细胞（M2）

M1 的主要功能是杀死病原微生物、肿瘤细胞和产生大量亲炎细胞因子（ROS、IL-1、TNF、IL-6、IL-12、IL-23等），而 M2 具有产生抗炎细胞因子（精氨酸酶1、TGF-β和IL-10等）、平衡炎症反应、促进组织重建和血管形成，以及促进肿瘤生长的作用

　　现有学者认为，肿瘤组织增加肿瘤相关巨噬细胞（tumor-associated macrophage，TAM）浸润预示患者预后差。因此，切断免疫细胞与肿瘤之间的联系成为抗癌战役新的主旋律。对于巨噬细胞的起源目前有新的认识，即组织中巨噬细胞的起源是胚源性和血源性双重的，它可来自胚胎期的卵黄囊和胚肝组织，也可来自血液中的单核细胞，受CCL2和CCL5趋化。这些浸润在肿瘤组织的巨噬细胞被瘤细胞"教化"成极化的（polarized）Ⅱ型巨噬细胞。虽然这一过程的分子机制尚不清楚，但与巨噬细胞和肿瘤细胞的相互作用有关。这其中与肿瘤细胞或间质细胞分泌的IL-10有关，IL-10起到了"开关"作用，它能诱导单核细胞分化成TAM而不是树突状细胞。这种极化的Ⅱ型巨噬细胞抗原提呈能力差，表现为高分泌IL-10和低分泌IL-12，细胞表面有甘露糖受体（mannose receptor，MR）和清道夫受体（scavenger receptor，SR）。这些极化的Ⅱ型巨噬细胞通过产生精氨酸酶、IL-10、TGF-β和前列腺素E2，干扰了正常的抗肿瘤免疫机制，促进肿瘤生长和演进（图11-3）。

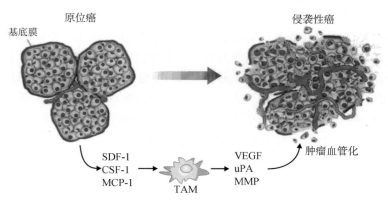

图 11-3　巨噬细胞浸润对肿瘤生长的影响

肿瘤细胞通过释放 CSF-1、MCP-1 和 SDF-1 等趋化因子吸引巨噬细胞进入肿瘤组织，巨噬细胞通过释放 VEGF、uPA 和 MMP 等物质使肿瘤组织血管化，细胞外基质降解，这样一个相互作用的结果是有利于肿瘤细胞的生长和扩散

　　TAM 浸润程度与肿瘤生长呈正相关。目前认为 TAM 可通过以下几条途径促进肿瘤的生长和演进：①分泌生长因子。TAM 通过分泌 EGF、PDGF、HGF、bFGF 和 TGF-β 等来促进肿瘤细胞增殖和存活。②促进血管生成。TAM 除了产生 CCL2 外，还被认为是局部 VEGF、bFGF 和 IL-8（CXCL8）来源之一。VEGF、bFGF 和 IL-8 可促进血管生成，为肿瘤生长提供营养，并为血管转移提供可能。而且 TAM 与 VEGF 的关系是一正反馈关系，因为 VEGF 可趋化 TAM。③促进淋巴管生成。TAM 除了产生 VEGF-A 外，还可产生 VEGF-C 和 VEGF-D，它们作用于淋巴管内皮细胞上的 VEGFR3，刺激淋巴管新生。④浸润和转移。TAM 可通过释放 EGF、基质金属蛋白酶（MMP）和组织蛋白酶（cathepsins）等来促进肿瘤细胞的浸润和转移。⑤免疫抑制。TAM 可分泌 CCL22，它可吸引调节性 T（regulatory T，Treg）细胞进入肿瘤，Treg 细胞可通过 CCR4 抑制抗肿瘤 T 细胞免疫（见图 18-4）。另外，TAM 也产生 IL-6 和 IL-10，它们均为免疫细胞的负调节因子。

　　实际上，免疫系统是一把"双刃剑"。这个系统的细胞和分子网络的复杂程度仅次于大脑，而且存在自相矛盾之处：有时它对癌症亮"绿灯"，但有时它又亮"红灯"。有些先天性免疫细胞，如自然杀伤细胞，的确可以抑制肿瘤的生长。而其他免疫细胞在平时都是消灭肿瘤的细胞，只有当微环境处于炎症状态时，才有可能变成促进肿瘤生长的细胞。但炎症反应并不是在所有器官中都会导致肿瘤的形成。

　　目前将 Th 细胞可分成 Th1、Th2、Th17 和 Treg（见第 395 页）等，它们对不同的趋化因子发生反应。Th1 细胞特征性表达 CCR1、CXCR3 和 CCR5，能吸引 Th1 细胞的趋化因子有 CXCL10、CXCL9、CCL2、CCL3、CCL5 和 CXCL1；Th2 细胞特征表达 CCR4、CCR3 和 CCR8，能吸引 Th2 细胞的趋化因子有 CCL2、CCL17、CCL11 和 CCL22。Th1 细胞分泌 IL-2 和 IFN-γ，它的作用一般被认为能抑制肿瘤生长，而 Th2 细胞能释放免疫抑制因子 IL-4、IL-5、IL-10 和 IL-13，聚集并激活 TAM，颠覆 Th1 细胞的抗肿瘤作用，产生一个免疫抑制的微环境（图 11-4）。例如，霍奇金淋巴瘤局部有大量 Th2 细胞和嗜酸性粒细胞的浸润，这些细胞不仅有助于肿瘤细胞的存活和增生，而且能产生一个免疫抑制的环境。另外，TAM 也可释放 CCL2，能吸引 Th2 细胞局部浸润，刺激 Ⅱ 型炎症反应。Kaposi 肉瘤病毒基因组可编码趋化因子（vMIP Ⅰ、vMIP Ⅱ、vMIP Ⅲ），选择性地趋化极化的 Th2 细胞，从而促进肿瘤生长。最近的研究显示，对于肾癌和黑色素瘤患者，Th2 细胞局部浸润和肿瘤的进展有相关性。但也有学者发现，在某些情况下 Th2 细胞也有抗肿瘤作用，特别是与肿瘤组织浸润的嗜酸性粒细胞合作，具有抗肿瘤作用，有利于患者的预后。最近有研究显示嗜酸性粒细胞在抗肿瘤免疫中扮演着中介角色，浸入肿瘤的嗜酸性粒细胞会释放趋化因子吸引细胞毒性 T 淋巴细胞（CTL）到肿瘤组织，CTL 可对肿瘤细胞展开攻击（Carretero et al，2015）。

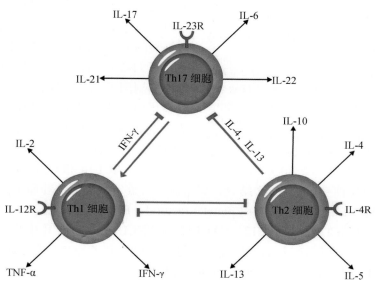

图 11-4 Th 细胞分为 Th1、Th2 和 Th17 等亚型，它们相互影响，维持免疫平衡

Th1 表达 IL-12R，通过分泌 IL-2、IFN-γ 和 TNF-α 促进免疫反应，而 Th2 则表达 IL-4R，通过分泌 IL-4、IL-5、IL-10 和 IL-13 抑制免疫反应。Th17 则表达 IL-23R，通过分泌 IL-17、IL-6、IL-21 和 IL-22 促进炎症反应，Th1 和 Th2 可通过细胞因子与 Th17 互动，维持免疫平衡

Th17 细胞是近年来受到广泛关注的 Th，在介导自身免疫性疾病和慢性感染中扮演重要角色。Th17 细胞产生 IL-17、IL-21 和 IL-22，而不产生 IFN-γ 和 IL-4。TGF-β、IL-6 和 IL-23 促进 Th17 细胞的分化，而 IFN-γ 和 IL-4 则抑制 Th17 细胞的分化。Th17 细胞的表面标志主要有 IL-23R、趋化因子受体（CXCR3、CXCR6、CCR4 和 CCR6 等），受转录因子 RORγt（retinoid-related orphan receptor γt）调节。RORγt 在肠固有层 T 细胞中表达，与 RORα 促进 IL-17 细胞分化。胃肠道是控制 Th17 细胞产生的地方，因此炎症性肠病（inflammatory bowel disease，IBD）多有 Th17 细胞浸润。Th17 细胞与肿瘤免疫逃避和耐受有关，因此它有促进肿瘤生长作用。

最新研究显示，肿瘤转移是通过启动一系列炎症反应，这种炎症反应能提高肿瘤细胞转移的机会。首先是肿瘤组织产生的 IL-1β 刺激 γδ T 细胞（一种执行固有免疫功能的 T 细胞亚群，其 TCR 由 γ 和 δ 链组成，相对于 αβ T 细胞而言），该细胞分泌的 IL-17 具有吸引和诱导中性粒细胞的作用，导致肿瘤周围大量中性粒细胞浸润。中性粒细胞具有能抑制 CD8[+] 细胞毒性 T 淋巴细胞（CTL）的能力，CTL 是抗肿瘤免疫反应的主要效应细胞。抑制 γδ T 细胞和中性粒细胞，虽然不影响原发肿瘤的生长，但能显著减少动物乳腺癌向肺和周围淋巴结的转移（Coffelt et al，2015）。

除白细胞外，间质成纤维细胞也能释放趋化因子，影响肿瘤生物学行为。最近的研究显示，间质细胞来源的CXCL12可通过其受体CXCR4刺激肿瘤组织血管形成，这种情况特别常见于乳腺癌的成纤维细胞。

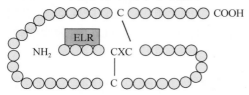

图 11-5　CXC 类趋化因子按是否含 ELR 基序分为两类

某些 CXC 类趋化因子的氨基端含有 ELR 基序，它们能促进血管生成，而 ELR（−）CXC 趋化因子则是血管抑制因子。趋化功能也不一样，ELR（+）CXC 趋化中性粒细胞，而 ELR（−）CXC 趋化淋巴细胞（Shim H，Oishic S，Fujii N，2009. Chemokine receptor CXCR4 as a therapeutic target for neuroectodermal tumors. Semin Cancer Biol，19：123-134.）

肿瘤的生长依赖于新生血管。CXC 类趋化因子含有促进和抑制血管形成的两类趋化因子。CXC 类趋化因子的氨基端决定着趋化因子结合受体的特异性。例如，在 CXC 类趋化因子的氨基端含有 ELR（谷氨酸 - 亮氨酸 - 精氨酸的缩写，ELR+）基序的是血管生成因子（图 11-5），而不含 ELR（ELR−）的则是血管抑制因子，造成这种差异的原因是 CXC 类趋化因子的氨基端决定其与内皮细胞受体结合的特异性。ELR+ 有 CXCL1、CXCL2、CXCL3、CXCL5、CXCL6、CXCL7、CXCL8、CXCL14 和 CXCL15，它们通过与内皮细胞上的特异性受体 CXCR2 结合，刺激血管形成，从而促进肿瘤生长，并为肿瘤血管转移提供可能。ELR− 有 CXCL4（platelet factor-4，PF-4）、CXCL4L1、CXCL9/MIG、CXCL10/IP-10、CXCL11、CXCL12、CXCL13 和 CXCL16 等，这其中大多数是干扰素诱导的趋化因子，它们通过与内皮细胞上的特异性受体 CXCR3 或 CXCR4、CXCR5、CXCR6、CXCR7 结合，干扰血管形成而抑制肿瘤生长。

2. 趋化因子抑制肿瘤的生长

抗肿瘤免疫主要由细胞免疫和体液免疫来完成。T 细胞的激活依赖于树突状细胞（dendritic cell，DC）提供的信号。DC 在分化成熟过程中表达包括 CCR1、CCR2、CCR5 和 CCR6 等多种趋化因子受体，而成熟的 DC 主要表达 CCR7。CCR7 的配体是 CCL19 和 CCL21，两者均有抗肿瘤作用。给患肺癌小鼠注射转染有 CCL21 的 DC，3 周后 60% 的肺癌小鼠得到根治，注射转染有 CCL21 的成纤维细胞，有 25% 的肺癌小鼠得到根治，而仅注射 DC 的小鼠，仅 12% 的肺癌小鼠得到根治，提示 CCL21 的抗肿瘤作用。CCL21 的抗肿瘤作用需要 CXCL9、CXCL10 和 IFN-γ 的参与，是 CXCR3 配体的依赖性。CCL19 和 CCL21 的抗肿瘤性质还与 T 细胞和 NK 细胞表面都表达 CCR7 有关，T 细胞和 NK 细胞被认为是抗肿瘤的效应细胞。大量表达 CCL20（MIP3α）也可通过趋化 DC 来激活肿瘤特异性细胞毒 T 细胞来抑制肿瘤生长。

如前所述，CXCL9、CXCL10、CCL2、CCL3 和 CCL5 能趋化 Th1 细胞，Th1 细胞能产生 IFN-γ 和 IL-2，有助于细胞毒性 T 细胞的抗肿瘤作用。干扰素也能诱导 ELR− 的趋化因子表达，抑制肿瘤内血管形成，进而抑制肿瘤生长。IL-12 的抗肿瘤作用也被认为与 CXCL9 和 CXCL10 的血管抑制作用有关。CXCL10 的表达水平与非小细胞肺癌（NSCLC）患者的预后呈正相关，CXCL10 可通过间接和直接方式抑制肿瘤的生长。CXCL4/PF-4（platelet factor-4）是 ELR− 的趋化因子，对血管形成有抑制作用，这种血管形成抑制作用被认为与其干扰 bFGF（basic fibroblast growth factor）和 VEGF 的功能有关。动物模型研究显示，用转基因的方法导入 CXCL4 可抑制胶质瘤的生长。

如前所述，主要抑制血管形成的趋化因子受体是 CXCR3。CXCR3 也被发现存在于 Th1 效应 T 细胞、细胞毒性 T 细胞、激活的 B 细胞和 NK 细胞，因此 CXCR3 被认为在 Th1 细胞介导的细胞免疫反应中扮演重要角色。除了参与抗肿瘤免疫外，CXCR3/CXCR3 配体也能抑制血管生成，因此称为"免疫 - 血管抑制"（immuno-angiostasis），即促进 Th1 免疫，同时也抑制血管生成。这种情况与结核杆菌诱导的免疫反应类似。

3. 以 TAM 作为靶点的治疗

CSF-1 是巨噬细胞主要调节因子，在肿瘤组织中呈高表达，是肿瘤患者预后差的标志物。CSF-1 受体（CSF-1 receptor，CSF-1R）主要表达于肿瘤间质巨噬细胞，而肿瘤细胞则不表达。使用针对 CSF-1R 的单抗或酪氨酸激酶抑制剂，可减少 TAM 的水平或使 M2 向 M1 分化。目前 CSF-1R 的单抗有 RG7155，CSF-1R 酪氨酸激酶抑制剂有 BLZ945 和 PLX3397 等，2019 年 FDA 批准 pexidartinib（PLX3397）用于腱鞘巨细胞瘤治疗。

第三节 慢性炎症的致瘤机制

慢性炎症之所以会诱发细胞癌变，可能与炎症导致细胞反复坏死、再生、增殖，以及炎症细胞产生多种细胞因子、活性氧等因素有关。当然，并非所有慢性炎症都会癌变，是否癌变与炎症轻重程度、细胞变性程度、脱氧核糖核酸修复功能、局部致癌性物质浓度，以及是否存在致癌的催化因素等都有关系，同时个体之间的差异或机体对某种致癌因素敏感性也不能排除。基于肿瘤发生与慢性炎症有着明显相关性，因此任何人特别是有肿瘤易感性遗传因素的人，控制慢性炎症的发生、发展对预防肿瘤的发生具有重要意义。

慢性炎症致瘤机制尚不清楚。但一般认为炎症对肿瘤发生的影响主要与炎症局部下列因素有关：①细胞因子（cytokine）产生失衡；②局部 ROS 和 RNS 产生过多；③慢性炎症产生一个免疫抑制的环境；④促进组织修复反应；⑤ miRNA 的改变。

一、细胞因子产生失衡

机体的许多细胞特别是免疫细胞合成和分泌许多种微量的多肽类因子，这些因子统称为细胞因子，如白细胞介素（IL）、干扰素（IFN）、集落刺激因子（colony stimulating factor，CSF）、肿瘤坏死因子（TNF）、红细胞生成素（EPO）等。肿瘤细胞可分泌细胞因子，吸引炎细胞到肿瘤部位，另外炎细胞也可分泌蛋白溶解酶和细胞因子，这些炎症介质可刺激肿瘤细胞生长、血管和淋巴管生成、肿瘤的浸润转移。细胞因子对肿瘤的生长是非常复杂的。细胞因子对炎症的影响既可表现为促炎（pro-inflammation），也可表现为抗炎（anti-inflammation）。促炎的细胞因子有 IL-1、IL-6、IL-8、IL-12、IL-18、LT-α 和 TNF、CSF；抗炎的细胞因子有 IL-4、IL-10、IL-13、TGF-β、IFN-α 和 IFN-β。在局部肿瘤组织中促炎和抗炎的细胞因子比例失衡，从而导致始发或增强肿瘤的生长及恶病质，改变细胞对化疗的敏感性。

1. TNF 对细胞生长是一把双刃剑

在众多促炎的细胞因子当中，TNF 是一种被广泛研究的细胞因子。根据结构分类，目前 TNF 超家族（TNF superfamily，TNFSF）有 19 个成员，如 LT-α（TNFSF1）、TNF-α（TNFSF2）、LT-β（TNFSF3）、OX40L（TNFSF4）、FASL（TNFSF6）、TNF 相关的凋亡诱导配体（TNF-related apoptosis inducing ligand，TRAIL，或称为 APO2L，TNFSF10）等。TNFSF 属于 II 型膜蛋白（即 N 端在胞内区，C 端向胞外区），其中 12 个经 ADAM17/TACE（TNF-α-converting enzyme）酶切后，形成分泌型 TNF 超家族（secreted TNFSF，S-TNFSF）。C 端的 TNF 同源结构域（TNF homology domain，THD）是与 TNF 受体（TNF receptor，TNFR）结合的部位，它的完整性对维持 TNF 的生物学活性是必不可少的（图 11-6）。

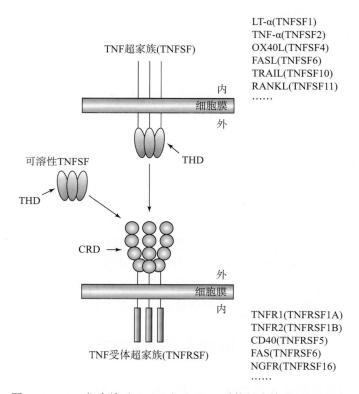

图 11-6　TNF 超家族（TNFSF）和 TNF 受体超家族（TNFRSF）

TNFSF 属于 II 型膜蛋白，它的胞外含经典的 TNF 同源结构域（THD），以非共价形式形成同源三聚体，该部位是与 TNF 受体结合的部位。某些 TNFSF 成员的 THD 可被 ADAM17/TACE 酶切割，形成分泌型 TNF 超家族（S-TNFSF），调节 TNFSF 功能

淋巴毒素 -α（lymphotoxin a，LT-α）也称为 TNFSF1，含有 171 个氨基酸，分子量为 25 000。LT-α 由活化的 T 细胞产生，具有肿瘤杀伤及免疫调节功能。TNF-α 也称为 TNFSF2，主要由单核细胞和巨噬细胞产生，脂多糖（lipopolysaccharides，LPS）是较强的刺激剂。TNF-α 分子有 2 种形式，一种是 26 000 的膜结合型蛋白，另一种是 17 000 的分泌型蛋白，含有 157 个氨基酸，两者在体内外均具有细胞毒作用。TNF-α 除有杀肿瘤作用外，还可引起发热和炎症反应，大剂量 TNF-α 可引起恶病质，呈进行性消瘦，因而 TNF-α 又称为恶病质素（cachectin）。LT-α 和 TNF-α 的氨基酸有 36% 的同源性，两者的活性形式都是同源三聚体。X 线结晶衍射证明，LT-α 和 TNF-α 同源三聚体的结构很相似，都是

由 3 个单体通过内面对侧面（face-to-edge）的形式堆积形成锥状结构，尖头朝下与受体三聚体结合。

TNFSF 成员通过 TNFR 发挥作用。TNFR 超家族（TNFR superfamily，TNFRSF）目前有 29 个成员，其中 22 个属 I 型膜蛋白（即 N 端在胞外区，C 端在胞内区），N 端有信号肽。另外 7 个要么是 III 型膜蛋白，即 N 端在胞外区，但 N 端无信号肽，经糖基磷酯酰肌醇（glycosylpho-sphatidylinositol，GPI）锚定在细胞膜上，像 TNFR13B、TNFR13C、TNFR17 等；要么是分泌型 TNFR，像 TNFR11B 和 TNFR6B。所有 TNFR 的外结构域均含有半胱氨酸（CRD），它是与 TNF 的 THD 结合的部位（图 11-6）。TNFR1 现称为 TNFRSF1A，是 55 000 的跨膜糖蛋白，在溶细胞活性上起主要作用。TNFR2 现称为 TN-FRSF1B，为 75 000 的跨膜糖蛋白，与信号传递和 T 细胞增殖有关。TNFR1 与 TNFR2 在胞膜外区有 28% 的同源性，在胞质区没有同源性。TNFR1 在胞质区有 1 个约 80 个氨基酸的死亡结构域（DD），TNFR2 没有同样的结构域，但其羧基端的 78 个氨基酸残基可以结合肿瘤坏死因子受体相关因子（TNF receptor associated factor，TRAF）和受体相互作用蛋白（receptor interacting protein，RIP）等胞质信号蛋白，在信号转导中发挥重要作用。TNFR1 分布广泛，几乎存在于所有有核细胞表面，而 TNFR2 主要表达在免疫细胞和内皮细胞。前者介导 TNF 的抗肿瘤细胞毒活性，而后者介导 TNF 在抗肿瘤治疗中的毒性不良反应。TNFR1 与 FAS、DR3、DR4、DR5 和 DR6 一样，同属死亡受体（death receptor，DR），它们能识别外来的死亡信号，并迅速启动凋亡机制（见图 7-2）。

细胞对 TNF 刺激的反应存在 3 种可能：①促进细胞存活；②诱导凋亡；③诱导坏死性凋亡（necroptosis）（见图 7-11），这取决于它通过胞内哪条信号转导结构域传导信号及凋亡途径是否被阻断。当 TNF 与 TNFR1 结合后，TNFR1 结构发生变构，招募到一种胞内的接头蛋白 TRADD（TNFR-associated death domain）。TRADD 随后招募到多种不同的蛋白，它既可以通过 FADD（FAS-associated death domain）蛋白激活 caspase-8 和 caspase-10，诱导凋亡（见图 7-2），也可以通过接头蛋白 TRAF2 激活 NF-κB 和 JNK 通路，介导细胞存活和增殖信号（见图 11-7）。TNFR1 活化后细胞究竟是生存还是死亡则取决于 RIPK1 的泛素化状态（见图 7-11）。因为当 TNF-α 结合 TNFR1 后可招募由 TRADD、RIP1、TRAF 和 cIAP 等蛋白组成 TNFR1 信号复合体 I，其中 cIAP 蛋白具有泛素连接酶 E3 活性，可使 RIPK1 泛素化。当 RIPK1 泛素化时，NF-κB 信号被激活，TNF 驱动细胞存活和炎症反应。当 RIPK1 处于非泛素化时，NF-κB 信号通路处于失活状态，TNF 驱动细胞死亡程序，即凋亡或坏死性凋亡（见图 7-11）。目前的研究结果显示，在造血系统、神经系统、泌尿生殖系统、消化系统及头颈部的恶性肿瘤中，TNFR1 均表达增强，其究竟是介导细胞增殖还是程序性死亡则依据不同组织来源的细胞和细胞的不同功能状态。

TNF 与 TNFR2 形成复合物，它便通过接头蛋白 TRAF2 诱导 NF-κB 和 AP-1 形成，促进炎症反应和细胞存活（图 11-7）。

TRAF 是一组与 TNFR 家族成员胞质区关联的接头蛋白，目前共有 6 个成员，分别为 TRAF1、TRAF2、TRAF3、TRAF4、TRAF5 和 TRAF6。不同亚型 TRAF 在结构上具有很高的同源性，同源性一般大于 30%，其特征性的结构是所有成员在羧基端都有一个 TRAF 结构域。根据同源性的不同，TRAF 结构域可以分成氨基端和羧基端两段，分别称为

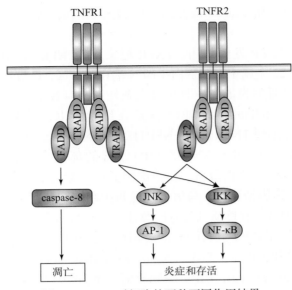

图 11-7　TNF 对细胞的两种不同作用结果

如 TNF 与 TNFR1 形成复合物，它既可以通过 FADD 激活 caspase-8 和 caspase-10，诱导凋亡，也可以通过 TRAF2 激活 NF-κB 和 AP-1，促进细胞存活。TNFR2 因不含死亡结构域（DD），因此不传导凋亡信号，主要通过 TRAF2 激活 NF-κB 和 AP-1，促进细胞存活

TRAF-N 和 TRAF-C。TRAF-N 同源性不是很高，长度变化也比较大。TRAF-C 同源性较高，各个成员之间的同源性在 50% 左右，长度一般为 150 个氨基酸，是 TRAF 蛋白与 TNFR 超家族成员胞质区结合的部位。TRAF 蛋白可以借助 TRAF-N 和 TRAF-C 结构域形成同源或异源多聚体。除 TRAF1 外，TRAF 蛋白在氨基端都有环指（ring finger）和一组锌指（zinc finger）结构域，它们涉及蛋白质泛素化和 DNA 之间的结合。在 TRAF 家族成员中，以 TRAF2 研究较为广泛，TRAF2 在 TNFR 信号传递过程中是传递抗凋亡信号，TRAF2 可激活 NF-κB。有研究报道，TRAF2 表达随乳腺癌、胰腺癌和喉癌的进展而呈上升趋势，提示 TRAF2 过表达与这些肿瘤的侵袭转移有关。

2. 转录因子 NF-κB 是炎症相关肿瘤重要的促进因素

核因子 κB（nuclear factor κB，NF-κB）是炎症时引起致癌的关键因子。NF-κB 是 1986 年由 Sen 和 Baltimore 在研究电离辐射诱导的一种早期反应时发现的，得名于它能够与 B 细胞免疫球蛋白 κ 轻链基因的增强子 κB 序列（GGGACTTTCC）特异性结合，是近年发现的最重要的转录因子之一。NF-κB 广泛存在于各种细胞，在炎症发生时复杂的细胞因子网络中起着中心调节作用。

（1）NF-κB、IκB 和 IKK 家族：哺乳类动物 NF-κB 转录因子家族（又称为 Rel 家族）包括 5 种蛋白，分属两系。其中 RelA（p65）、c-Rel 及 RelB 合成时就是成熟的形式，另外 2 个蛋白 NF-κB1（p50）和 NF-κB2（p52）则分别由前体蛋白 p105 和 p100 降解后变成成熟形式。NF-κB 可以同源二聚体或异源二聚体的形式存在，其中 p65 和 p50 形成的异源二聚体 NF-κB 几乎存在于体内所有细胞。大多数 NF-κB 有两个功能区，N 端都有一个高度保守、由 300 个氨基酸组成的 RHD（Rel homology domain）区，负责与 DNA 结合和二聚体化，IκB（inhibitor κB）结合区与 IκB 结合以防止其进入细胞核结合 DNA。RelA（p65）、 c-Rel 及 RelB 的 C 端都有转录激活区（transcription activation domain，TAD），负责转录激活，而 NF-κB1（p50）和 NF-κB2（p52）的 C 端没有 TAD，但含有锚蛋白重复序列（ankyrin repeats，AnkR），因此 p50 和 p52 与 RelA、c-Rel 及 RelB 形成的异源二聚体有转录活性，而 p50 和 p52 的同源二聚体则没有基因转录活性，而是作为一种转录抑制分子存在。

IκB 抑制蛋白家族有 IκBα、IκBβ、IκBε、BCL-3、IκBζ、IκBNS、IκBγ（p105）和 IκBδ（p100），它们均含有 5～7 个与 NF-κB 蛋白相互作用的 AnkR。IκBα、IκBβ 和 IκBε 氨基端含有两个丝氨酸残基供泛素化和磷酸化，IκBα 和 IκBβ 羧基端含与蛋白降解有关的 PEST 序列。不同的 IκB 抑制 NF-κB/Rel 二聚体的能力不同，它们与 NF-κB 二聚体上 RHD 的氨基酸残基发生作用，掩盖 NF-κB 的 NLS，使之停留在细胞质而抑制 NF-κB 核易位。与典型的 IκB 抑制蛋白（IκBα、IκBβ 和 IκBε）位于细胞质不同，BCL-3 位于细胞核，它可能解除 p50 或 p52 同源二聚体抑制作用，即 BCL-3 与特有的 NF-κB 形成三聚体，产生转录活性而非核易位抑制或 DNA 结合抑制。

IκB 激酶（IκB kinase，IKK）复合物包括 2 个催化亚单位 IKKα、IKKβ 和 1 个伴随亚单位 NEMO（NF-κB essential modifier）/IKKγ（图 11-8）。IKKα 和 IKKβ 都能催化 IκB 磷酸化，但磷酸化位点有所不同。IKKα 可以使 IκBα 上 Ser32 和 Ser36 磷酸化，而 IKKβ 不仅可以使 IκBα 上 Ser32 和 Ser36 磷酸化，还能使 IκBβ 上的 Ser19 和 Ser23 磷酸化。IKKγ 具有两个伸展的 α 螺旋区域和一个锌指结构域，它虽然没有催化活性，但 IKK 的活性依赖于 IKKγ 亚单位的完整性。除催化 IκB 磷酸化外，IKK 还可催化其他蛋白质磷酸化，像 p53 和 Aurora A 等。

（2）NF-κB 信号通路：目前认为 NF-κB 激活途径包括经典途径（classical NF-κB pathway）与非经典途径 / 旁路途径（alternative NF-κB pathway）两种（图 11-8）。

1）NF-κB 激活的经典途径：静息状态下，NF-κB 由 p65/p50 和抑制亚基 IκB 组成，定位于细胞质。当细胞受到各种刺激如紫外线辐射及细胞因子（如 TNF-α、IL-1）、活性氧（ROS）作用时，通过 TAK1（TGF-β activated kinase 1）和 TRAF2 等激酶激活 IKK。IKK 引发 IκB 磷酸化。然后磷酸化的 IκB 通过泛素 - 蛋白酶体途径（ubiquitin-proteasome pathway，UPP）降解，从而释放出 NF-κB，NF-κB 进入细胞核内，与靶基因启动子结合，从而调控其表达。该途径的主要功能与炎症、免疫和细胞存活有关。

2）NF-κB 激活的非经典途径：该途径被认为与 B 细胞发育有关。静息状态下，p100/RelB 以无活性状态存在于细胞质中，当细胞受到淋巴细胞毒素 β、α（LT-β、LT-α）、CD40 配体（CD40L）和 BAFF/TNF13B 等刺激后，NF-κB 诱导激酶（NF-κB-inducing kinase，NIK）激活 IKKα，IKKα/IKKα 形成同源二聚体后催化 p100/RelB 磷酸化，然后降解为 p52/RelB 入核，刺激靶基因表达。可见，NF-κB 的旁路途径不依赖于 IKK 的激活和 IκB 的降解，而依赖于 IKKα 及其激活因子 NIK。研究发现，在野生型与 IKKβ 基因敲除小鼠中 NIK 可以诱导 NF-κB 加工过程，而在 IKKα 基因敲除小鼠 NIK 中则不能启动 NF-κB 加工。可见 IKKα 与 NIK 是 NF-κB 旁路途径中的重要激酶，共同调节旁路途径表达的平衡。

NF-κB 是一类具有广泛作用的核转录因子，激活后参与许多基因的转录调控，在免疫、炎症、氧化应激、细胞增殖、凋亡等生理、病理过程中发挥重要作用。NF-κB 与凋亡的关系密切，其参与多种凋亡相关基因的转录调控，具有抑制凋亡作用。NF-κB 可以通过多种途径抑制凋亡，与 IAP 家族、BCL-2 家族、TRAF 家族、JNK、FLIP、Gadd45β、MnSOD

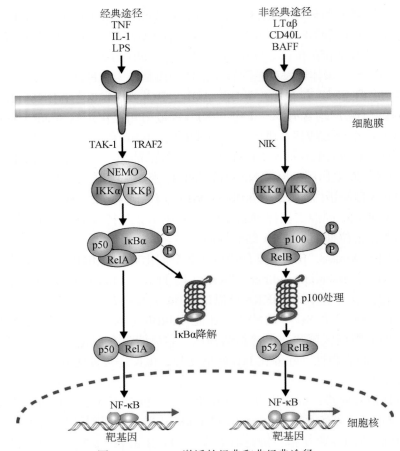

图 11-8　NF-κB 激活的经典和非经典途径

经典途径是在 TNF、IL-1 和脂多糖（LPS）作用下，通过 IKK 可引发 IκB 磷酸化，泛素化后降解，释放 NF-κB 入核，与 DNA 结合后刺激与炎症反应有关的靶基因表达。非经典途径 / 旁路途径是在 LT-α 和 LT-β、CD40L 和 BAFF 作用下通过 NIK 激活 IKKα，使 p100/RelB 磷酸化，然后降解为 p52/RelB，p52/RelB 入核，刺激与免疫发育有关的靶基因表达（Sun SC，Ley SC，2008. New insights into NF-κB regulation and function. Trends Immunol，29：469-478）。BAFF，B cell-activating factor = TNF13B

等有很大关系。NF-κB 还可以通过诱导 MYC 和 cyclin D1 基因表达刺激细胞增殖。但近年来的研究表明，NF-κB 在某些情况下也有促凋亡作用，因此 NF-κB 对细胞的影响是复杂的。

　　（3）肿瘤组织 NF-κB 的活性增高：近年来的研究发现，NF-κB 在肿瘤发生、发展过程中具有重要而且复杂的作用。NF-κB 信号通路在绝大多数正常细胞中处于静息状态，而在大多数肿瘤细胞中都处于持续性激活状态，包括造血系统肿瘤和实体肿瘤。导致 NF-κB 信号通路异常的原因有多方面，如：① NF-κB/IκB 基因改变，使得有利于 NF-κB 激活。② IKK 结构性激活。IKK 是 NF-κB 信号途径激活的关键因素，它的作用是使 IκB 泛素化并最终被蛋白酶体降解，解除 IκB 对 NF-κB 的抑制，提高 NF-κB 的活性。③外界因素使 IκB 失活。④ miR-194 表达降低。miR-194 的靶分子是 NF-κB，研究表明，肝癌时 NF-κB 活性与 miR-194 成反比，提示 miR-194 或许可治疗肝癌。

　　NF-κB 信号通路的异常激活可导致一系列与肿瘤相关基因的异常表达，从而促进正常细胞转化，抑制肿瘤细胞凋亡及肿瘤血管形成和转移等，直接影响恶性肿瘤的发生和发展。

NF-κB 参与肿瘤发生的机制：①通过调节 VEGF 和 IL-8 参与血管形成和肿瘤扩散，通过促进 MMP 的转录，使细胞外基质降解，从而促进肿瘤向周围组织浸润，通过诱导趋化因子受体 CXCR4 促进乳腺癌细胞转移；②通过激活抗凋亡蛋白基因如 *BCL-xL* 和凋亡抑制剂阻断凋亡；③诱导 cyclin D1、IL-6 和 c-MYC 表达，促进细胞生长。

随着对 NF-κB 的激活途径有了较为深入的了解，以 NF-κB 作为药物作用的靶点，通过调节 NF-κB 的活性，可改善某些疾病的治疗效果。目前尚无特异针对 NF-κB 的药物上市，但蛋白酶体抑制剂硼替佐米和伊沙佐米（见表 5-2）具有抑制 NF-κB 功能。

3. IL-6 介导的 JAK-STAT3 信号激活在慢性炎症的促癌和免疫抑制过程中扮演重要角色

在炎症相关的癌症中普遍发现了转录因子 STAT3 高度活化，STAT3 被认为具有癌基因功能（见第 68 页）。早期工作显示 STAT3 激活与炎症反应时释放的细胞因子 IL-6 有关，但是目前的研究结果表明，感染、紫外线、应激、致癌剂和细胞因子等都能激活 STAT3。激活的 STAT3 可结合在特定基因的启动子上，诱导细胞增殖、存活、抗凋亡和免疫抑制相关基因的高表达，表现出致癌作用。这其中 NF-κB、IL-6、STAT3 和肿瘤有密切关系。炎细胞中激活 NF-κB 是 IL-6 和 IL-8 表达的主要调节因素，炎细胞释放的 IL-6 可通过旁分泌作用靶细胞上的受体 IL-6R/gp130 激活 STAT3，STAT3 可结合到靶基因启动子上，调节相关基因表达，结果是促进肿瘤生长（图 11-9）。STAT3 还通过激活在免疫抑制中起关键作用的多种蛋白的表达，达到其抑制炎症发生的作用。例如，STAT3 抑制有抗肿瘤作用的 IL-12 和 IFN 表达，而对有免疫抑制作用的 IL-10 则促进其表达。

同样动物模型也支持 STAT3 在慢性炎症的促癌和免疫抑制过程中扮演重要角色。STAT3 表达缺失的小鼠，在葡聚糖硫酸钠（dextran sodium sulphate，DSS）诱导的肠炎相关的癌症（colitis-associated cancer，CAC）模型中，比 STAT3 正常表达的小鼠发生肿瘤的数量和肿瘤体积都要小，提示 STAT3 活化是一种肿瘤细胞得以生存的机制，它将局部微环境中炎症介质（如 IL-6 或 IL-11）与肿瘤细胞的增殖联系起来；同时，STAT3 活化也是一种免疫调节机制，将细胞因子的平衡从抗肿瘤发生的 IL-12（激活 NK 细胞和效应 T 细胞）转变成为促肿瘤发生的 IL-23（可以激活调节性 T 细胞）。

二、局部 ROS 产生过多

1. ROS 的概念

活性氧类（reactive oxygen species，ROS）是体内一类氧的单电子还原产物，是电子在未能传递到末端氧化酶之前漏出呼吸链并消耗约 2% 的氧生成，包括 $O_2^- \cdot$、H_2O_2、$\cdot OH$、HOOH、$OONO^-$ 等。这些 ROS 的主要成分是自由基（free radical）。所谓自由基是指带有未成对电子的分子、原子或离子，未成对电子具有成双的趋向，因此常易发生失去或得到电子的反应而显示出较活泼的化学性质。线粒体是产生 ROS 的主要部位。除线粒体外，NOX（NADPH oxidase）、细胞色素 P450 酶、黄嘌呤氧化酶等也能产生 ROS。这其中 NADPH 氧化酶的主要功能是产生 ROS，NADPH 氧化酶家族有 7 个成员，NOX1 ～ NOX5 和 DUOX1 ～ DUOX2。许多肿瘤细胞表达 NOX，提示它与肿瘤细胞 ROS 水平升高有关。除 ROS 外，活性氮类（reactive nitrogen species，RNS）也可造成 DNA 损伤，如 $\cdot ON$、$OONO^-$ 等。

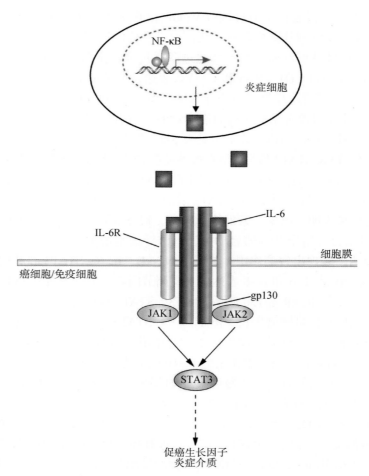

图 11-9　IL-6 介导的 JAK-STAT3 信号激活

IL-6 是亲炎症细胞因子的原型，IL-6 家族的其他成员有 IL-11、IL-27、IL-31 和白血病抑制因子（leukemia inhibitory factor，LIF）等。IL-6 受体包括 IL-6R（α 链）和 gp130（β 链），gp130 为信号转导链。gp130 广泛表达不同细胞，而 IL-6R 则仅表达少数细胞，像肝细胞、某些白细胞和上皮细胞，只有表达 IL-6R 的细胞才会对 IL-6 起反应。IL-6 通过其受体结合形成复合物后激活 JAK-STAT3，STAT3 再通过调节相关基因表达促进肿瘤生长

　　细胞正常的生理代谢是 ROS 分子的胞内来源。除此之外，一些环境因素也可影响 ROS 产生，如化学因素（各种环境污染物，如苯醌的氧化还原衍生物、NO_2、臭氧等）、物理因素（主要为紫外线及 γ 射线）和生物因素（如作用于细胞的各种因子等）都可以诱导细胞内产生高浓度的 ROS。

　　细胞正常代谢过程会产生相当数量的 ROS，正常情况下，这些 ROS 可被人体内抗氧化系统清除（图 11-10）。细胞内消除 ROS 的抗氧化防御体系分为酶系和非酶系，前者有超氧化物歧化酶（superoxide dismutase，SOD）、过氧化氢酶（catalase，CAT）和谷胱甘肽过氧化物酶（glutathione peroxidase，GPx）等，它们能将过氧化氢转化为水；后者主要是细胞中有一些能抑制 ROS 活性的蛋白质和其他小分子如 NRF2（nuclear erythroid 2-related factor 2）、还原型谷胱甘肽（glutathione，GSH）、硫氧还蛋白（thioredoxin，TRX）、NADPH、维生素 A、维生素 C 和维生素 E 等。NRF2 是核转录因子，目前被认为是细胞

内抗氧化反应的主控基因。

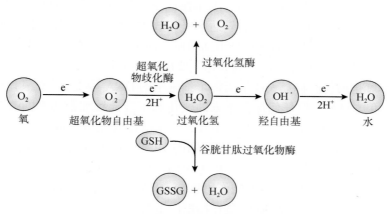

图 11-10 体内 ROS 的产生及清除机制

ROS 可通过线粒体呼吸链产生，也可通过离子辐射产生。细胞也能通过超氧化物歧化酶（SOD）、过氧化氢酶和谷胱甘肽过氧化物酶（GPx）等机制清除 ROS

NRF2 是 ROS 应激蛋白，在细胞抗氧化应激中发挥重要的作用。当 NRF2 受到刺激后可转位到细胞核与 MAF 蛋白形成异源二聚体，然后结合到 DNA 靶序列 ARE 上调节靶基因表达。细胞质蛋白 KEAP1 与 NRF2 形成复合体，负调节 NRF2 活性（图 11-11）。NRF2-ARE 信号通路异常是肿瘤常见信号通路异常之一（Sanchez-Vega et al，2018），表现为 NRF2 结构性激活，NRF2 激活对瘤细胞的存活至关重要。研究显示，在 IDH1 突变的胶质瘤细胞中，谷胱甘肽（GSH）合成代谢通路十分活跃。GSH 合成代谢受 NRF2 的调控，使用 NRF2 抑制剂雷公藤甲素（triptolide）可减少 GSH 的合成，从而使 IDH1 突变的胶质瘤细胞凋亡。

研究表明，ROS 具有双重作用。低剂量可影响细胞信号传递，用小剂量 ROS 刺激细胞，其信号传递系统被激活。当 ROS 浓度过高时，会对生物大分子 DNA、蛋白质和脂质等造成损伤。ROS 可攻击 DNA，造成 DNA 的损伤，如碱基错配、修饰、脱嘌呤或脱嘧啶位点形成，DNA 断裂及 DNA-蛋白质交联等。当损伤的 DNA 再次复制和分裂时，可形成突变，DNA 突变可激活癌基因或使抑癌基因失活，从而导致细胞的生长周期紊乱。ROS 造成的 DNA 损伤被认为是肿瘤发生和发展的重要原因。

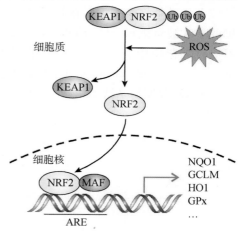

图 11-11 NRF2-ARE 信号通路

静息状态下，NRF2 与抑制蛋白 KEAP1 结合，KEAP1 又是 E3 连接酶 Cul3 的适体 (adaptor)，NRF2 被泛素化降解。当受到 ROS 等刺激，NRF2 可从 NRF2-KEAP1-Cul3 复合体释放出来，转移到细胞核与 ARE 结合，调节靶基因表达，发挥生理功能。NQO1，NAD（P）H: quinone oxidoreductase 1，NAD（P）H 醌氧化还原酶；GCLM，glutamate cysteine ligase modulating sub-unit，谷氨酸半胱氨酸连接酶修饰亚基；HO1，heme oxygenase-1，血红素加氧酶；GPx，gluta-thione peroxidases，谷胱甘肽过氧化物酶

2. 炎症局部产生的 ROS 是其导致肿瘤的原因之一

ROS 在介导炎症和宿主抗病原生物反应中起重要作用。白细胞吞噬细菌后，耗氧量

急增，称为氧爆发（oxidative burst），可增强对细菌的杀伤作用，但同时也在局部产生大量 ROS。白细胞产生的 ROS 可上调一些细胞因子及黏附分子如 TNF-α、IL-1、ICAM-1（intercellular adhesion molecule 1）的表达水平，放大炎症效应，除直接杀伤病原体外，ROS 还可参与细胞信号通路将活化信号由细胞质传递至核内，诱导炎症相关基因的表达，进而上调机体炎症反应，其促炎因子的表达主要由 NF-κB 调节。

（1）DNA 氧化损伤产物：人体每天每个细胞中的 DNA 接受 10^4 次氧化攻击。绝大部分的碱基改变可被修复，但任何保留下来的变化都可能导致细胞功能的改变并致癌。每天每个细胞有 10^{12} 个氧分子参与反应，其中约 1% 的没有充分反应，产生了 ROS，所以约存在 10^{10} 个 ROS 分子，远远多于上边提到的 10^4 次 DNA 攻击。可能的原因是超氧自由基和羟自由基在被淬灭之前仅能穿行很短的距离（< 0.1μm）。假如一个细胞的直径是 10μm，那么，线粒体中的 ROS 不可能作用于核 DNA。也许由 ROS 启动的链式反应会将其作用延长到更远的距离，或者 ROS 是在核里产生的。

在 ROS 当中，羟自由基是最活跃的 ROS，因此最具破坏性。SOD 能催化超氧自由基转化为 H_2O_2，在有 Fe^{2+} 或 Cu^{2+} 存在的条件下，通过 Fenton 反应能快速催化 H_2O_2 转化成羟自由基的反应。羟自由基也能由射线照射水产生。羟自由基可攻击 DNA，引起 DNA 的氧化、断裂和突变。如果脱氧核糖的 C-1 被氧化，那么虽然 DNA 链保持完整，但在不互补位点的碱基将会丢失。在修复过程中，腺嘌呤通常优先替代该丢失的碱基。若是脱氧核糖的 C-4 被氧化则会导致 DNA 链断裂，形成单链断裂 DNA，也会发生 DNA 的双链断裂。所以，氧化作用能产生不同类型的变化。羟自由基能将鸟嘌呤氧化为 8- 羟基鸟嘌呤（8-oxoG），形成碱基的错配或 DNA 链断裂；8-oxoG 不再与 C 配对，反而与 A 配对，因此经过 DNA 复制可造成 G∶C → A∶T 突变（图 11-12）。

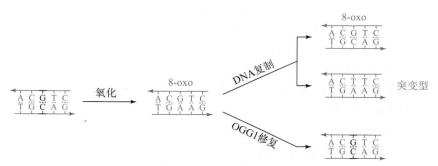

图 11-12　8-oxoG 引起的突变和修复

羟自由基可将鸟嘌呤氧化成 8-oxoG，8-oxoG 可与 A 错配，经过 DNA 复制可造成 G∶C → A∶T 突变。OGG1 可切除 8-oxoG，对其修复

由于羟自由基非常活泼，因此从其产生部位不能迁移很远。线粒体中羟自由基的浓度最高，因此线粒体 DNA 的 8-oxoG 的含量较多，但是线粒体基因主要编码呼吸链蛋白，相比之下，核基因编码有更为广泛的细胞功能蛋白谱。线粒体基因虽然会发生突变，而且突变随年龄增加而增加，但是不可能直接致癌；有证据表明线粒体 DNA 存在遗传性缺陷，但这与癌的危险性增加没有关系。核 DNA 氧化突变的来源尚不确切，但毫无疑问，核 DNA 上也存在 8-oxoG，只是比线粒体中浓度低许多。核内羟自由基

的潜在来源包括核内和核外产生的前体，如线粒体中产生的不很活泼但能扩散较远的过氧化氢。

（2）DNA 氧化损伤的修复：对于这种 DNA 损伤可通过碱基切除修复（base excision repair，BER）系统得到纠正（参见第十三章第三节），DNA 糖基化酶主要负责 8-oxoG 的修复。在原核细胞主要有 3 个酶蛋白参与，它们分别为 MutT、MutY 和 MutM，其对应的人类同源产物为 MTH1、MYH 和 OGG1。MYH 和 OGG1 主要定位于细胞核，因此负责核 DNA 的修复，但 OGG1 的 N 端还含有一个线粒体靶信号（MTS），说明也可以在线粒体中发挥功能，因此 OGG1 对线粒体 DNA 修复也发挥重要作用。MTH1 主要位于细胞质。

人 *MTH1* 基因位于 7p22，由 5 个外显子构成，有不同剪接形式。MTH1（8-oxoG 酶）可以水解氧化的三磷酸根，阻止 8-oxoG 结合到 DNA。不同于正常细胞，癌细胞的氧化应激水平比正常细胞高，因此 MTH1 表达水平也比正常细胞高，需要 MTH1 来维持生存。没有这种酶，氧化的核苷酸会被掺入到 DNA 中，导致癌细胞发生致死性的 DNA 双链断裂。新的肿瘤治疗是利用肿瘤细胞这一特点，使用 MTH1 抑制剂杀死癌细胞，而不损伤正常细胞。

MYH 基因定位于 1p34.3—p32.1，全长 7.1kb，含 16 个外显子，编码 535 个氨基酸。MYH 蛋白是一种糖基化酶，定位于细胞核和线粒体内。在 DNA 复制后它能迅速扫描子链 DNA，切除子链 DNA 中与母链 8-oxodG 错配的 A，如果 MYH 蛋白失活，则易导致复制过程中 G：C→A：T 的颠换，从而造成体内 GC 到 AT 的突变增加，而最终使结肠癌的发病率较正常人明显升高。DNA 修复能力的个体差异可能是决定肿瘤遗传易感性极其重要的因素。现已知，许多 *MYH* 基因具有 SNP（single nucleotide polymorphism），越来越多的研究表明 SNP 能导致氨基酸替换而改变相应修复酶的活性，其中研究比较多的是 Y165C（第 165 位的酪氨酸突变成半胱氨酸）和 G382D（第 382 位的甘氨酸突变成天冬氨酸）。在中国家族遗传性胃癌中也发现了两个新的突变位点 P18L（第 18 位的脯氨酸突变成亮氨酸）和 G25D（第 25 位的甘氨酸突变成天冬氨酸），具有这种氨基酸替换的人患消化管肿瘤的机会比正常人高。

8- 羟基鸟嘌呤 -DNA 糖基化酶（8-oxoguanine DNA glycosylase，OGG）能修复由活性氧造成的 8- 羟基鸟嘌呤 G：C 到 T：A 的转换（图 11-12）。OGG 至少有两型，OGG1 是主要形式。OGG1 在修复氧化损伤、保护基因组完整性方面具有重要作用。*OGG1* 基因位于染色体 3p26.2，这一染色体区域在人类许多肿瘤中常见杂合性丢失，如肺癌，还可能有肾癌。DNA 序列分析发现 *OGG1* 基因具有遗传多态性，其中位于外显子 7 的第 1245 位碱基 C/G 多态使 326 位密码子编码丝氨酸（Ser）或编码半胱氨酸（Cys）。此外，还有 2 个多态位点位于外显子 1，分别是第 23 位碱基的 A/G 突变和第 18 碱基的 G/T 突变，这 2 个多态位点位于转录起始密码子的邻近位置，可能影响转录效率。体外实验显示，OGG1-Cys326 蛋白修复 8-oxoG 的活性比 OGG1-Ser326 蛋白低约 7 倍，提示携带 326C 等位基因的个体有可能修复能力低下或缺陷。

已有的结果均表明 8-oxoG 的低修复与肿瘤的发生有密切关系，细胞中 8-oxoG 含量与 OGG1 酶活性呈负相关。在 *ogg1*（-/-）小鼠中，溴酸钾可诱导致癌靶器官肾细胞 8-oxoG 大大增加，含量为 *ogg1*（+/+）小鼠的 70 倍，且在停止给药 4 周后仍然没有下降，说明

OGG1 活性丧失与溴酸钾致肾脏肿瘤密切相关。镉甚至可完全抑制动物细胞 OGG1 的酶活性，致使靶器官睾丸细胞 8-oxoG 大大增加，同时还检测到镉与 OGG1 基因共价结合的位点，提示镉致突变和致癌与其抑制 OGG1 的活性有关。

由于 8-oxoG 是最常见的突变，因此可作为检测 DNA 氧化损伤的敏感标志物。如果怀疑工作或生活环境有致癌物，应检查一下尿中 8-oxoG 的浓度。

三、慢性炎症产生一个免疫抑制的微环境

最近的观点认为肿瘤还与慢性炎症诱发的免疫抑制有关。慢性炎症通过释放相关的细胞因子（TNF 等）募集大量的骨髓祖细胞进入肿瘤组织，在肿瘤组织微环境作用下，演化成不同类型的免疫抑制细胞，像 TAM（参见本章第二节）、调节性 T 细胞（Treg 细胞）和髓源性抑制细胞（myeloid-derived suppressor cell，MDSC）。MDSC 是一群来源于骨髓的未成熟髓细胞，表达 CD11b 和 CD33，HLA-DR 阴性（见表 18-2），是树突状细胞（DC）、巨噬细胞和（或）粒细胞的前体细胞。MDSC 表面表达 CXCR2，能对粒细胞 - 巨噬细胞集落刺激因子（granulocyte-macrophages colony-stimulating factor，GM-CSF）起反应。MDSC 的分化在肿瘤组织中受到抑制，浸润于肿瘤组织的 MDSC 通过多种途径抑制免疫反应。① MDSC 可消耗局部环境的 L- 精氨酸和 L- 半胱氨酸。缺乏 L- 精氨酸可下调 T 淋巴细胞受体（T-cell receptor，TCR）的 ζ（zeta）链表达，从而抑制 T 细胞的激活和功能；②通过产生 ROS 和 RNS 诱导 T 淋巴细胞凋亡；③通过释放去整合素 - 金属蛋白酶 17（a disintegrin and metalloproteinase 17，ADAM17）干扰 T 细胞向淋巴结迁移；④诱导 Treg 细胞产生，Treg 细胞对 T 细胞抗肿瘤功能有抑制作用（图 18-4）；⑤产生和分泌 IL-10，产生一个免疫抑制环境。除了 T 细胞外，MDSC 对先天性免疫细胞像自然杀伤（NK）细胞也有抑制作用。

ζ 链是 TCR 的组成部分，对 T 细胞和 NK 细胞的激活及功能发挥起关键作用（图 11-13）。ζ 链的胞内区含有 3 个免疫受体酪氨酸激活模体（immnoreceptor tyrosine-based activation motif，ITAM），当 TCR 激活后，ITAM 中的酪氨酸可发生磷酸化，这样便可结合不同的催化和非催化分子，因此 ζ 链对 T 细胞和 NK 的活化是必不可少的。许多研究已证明肿瘤患者的 T 细胞有异常，这种异常主要由 ζ 链的部分或完全丢失引起。

由于慢性炎症相关肿瘤患者存在 MDSC 高水平状况，研究人员提出是否可通过抑制 MDSC 的活性来恢复肿瘤患者 T 细胞功能的治疗可能，酪氨酸激酶抑制剂舒尼替尼被认为可以逆转 MDSC 的水平。一般认为 MDSC 水平状况是与慢性炎症相平行的，它是一种可逆性的，如果慢性炎症得到控制，MDSC 可恢复至正常水平。不少研究已显示肿瘤组织 MDSC 的存在是化疗不佳的原因之一，降低 MDSC 的水平，可提高化疗效果。

另外，炎症区域形成的 PGE2 也可通过逃避免疫监控，从而有助于细胞的恶性转化。

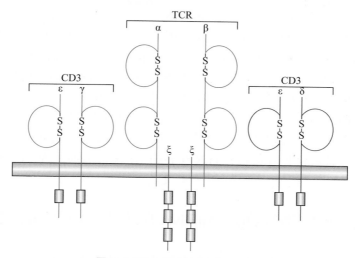

免疫受体酪氨酸活化基序（ITAM）

图 11-13　ζ链是 T 淋巴细胞受体（TCR）组成部分

TCR 是 αβ 链构成的异源二聚体，它是抗原结合部位。αβ 链缺乏胞内信号结构域，它的信号依赖于 CD3 分子。CD3 分子有 3 对二聚体 CD3εγ、CD3εδ 和 CD3ζζ，它们的细胞质内均含 ITAM，是 SRC 激酶家族成员 LCK（lymphocyte-specific protein tyrosine kinase，淋巴细胞特异蛋白酪氨酸激酶）的底物。ζ 链的胞内区含有 3 个 ITAM，ζ 链对 T 细胞和 NK 的活化是必不可少的，ζ 链通过细胞质激酶 ZAP70 传递信号

四、慢性炎症中的组织修复也可能与肿瘤发生有关

很早人们就认识到慢性炎症中组织修复（tissue repair）可能与肿瘤发生过程有关，肿瘤生长也可以被视为是一种不受调节的组织修复。在正常机体中，一旦损伤后的组织修复达到原组织所要求的稳定性时，组织反应细胞将获得反馈信号，这时组织修复就停止。在有致瘤性的突变的情况下，最初的肿瘤生长被认为是对组织损伤而激发组织修复反应的发生。由于这些反应细胞是癌细胞，它们始终无法达到正常组织所要求的表型特征，系统无法获得正确的反馈信号，因此机体误认为系统的损伤一直存在，不停地执行组织损伤后修复或自我更新的过程，其结果表现为癌细胞的自主性生长。肿瘤诱导分化治疗方法为这一推测提供了可靠证据。通过诱导分化治疗，促进肿瘤细胞分化，当肿瘤组织中大量分化组织的增加，可以向肿瘤干细胞传达内环境稳定的信号，通过减慢肿瘤干细胞增生控制肿瘤生长。

慢性炎症存在组织修复，这些修复细胞处于较活跃的细胞周期，而活跃增殖的细胞对致癌剂相对敏感，容易受到致癌剂的攻击，导致 DNA 突变。慢性肝炎转变成肝癌被认为与此有很大关系。由于炎症能引发肝组织的损伤和再生，因此正是这种损伤、炎症和再生的反复循环导致了肝癌的发生。

慢性炎症存在组织修复过程，这其中存在的大量新生血管和生长因子有利于癌细胞的生长。这种慢性炎症的修复机制可被癌细胞劫持（hijack），即正常的修复机制可被癌细胞利用。另外，炎症间质中异化的肌成纤维细胞（myofibroblast）也能刺激癌细胞的生长，即慢性炎症中的某些组织修复细胞也可能存在遗传或表观遗传改变，这样它们便丧失了对

生理信号的反应，它们与癌细胞共进化（co-evolution）（见图 17-8）。

目前认为 TLR 信号涉及慢性炎症导致肿瘤发生过程。TLR 是机体先天性免疫的一部分，它通过对病原相关分子模式（pathogen-associated molecular patterns，PAMP）的识别发挥抗感染作用（参见第十八章第四节）。TLR 通过刺激信号级联反应导致细胞因子产生和协同刺激因子表达，在天然免疫和获得性免疫中起到桥梁的作用。作为天然免疫系统识别病原微生物的重要成员，TLR 基因的多态性可能造成机体对特定病原体的易感性增加，造成持续、反复的感染，导致某些肿瘤的发生率增加。TLR 信号是慢性炎症组织修复反应的重要启动因子，如果能下调或关闭 TLR 介导的组织修复反应，那么就有可能抑制或阻止肿瘤的生长。

五、慢性炎症通过 miRNA 的改变促进肿瘤发生

miRNA 是一类大小在 22 个核苷酸左右的小分子非编码 RNA，主要通过碱基互补配对抑制靶 mRNA 的翻译或诱导其降解，在转录后水平负调控基因表达（参见第十五章第一节）。一个 miRNA 可调控多个靶基因，而一个基因又可被多个 miRNA 调节。miRNA 对细胞活动的影响正日渐广泛，无处不在。最近有不少文献显示慢性炎症通过改变 miRNA 表达来发挥促瘤作用，这些 miRNA 包括 miR-21、miR-155、miR-125b、miR-196 和 miR-210 等。

NF-κB 等炎症信号可刺激 miR-155 表达，miR-155 有多个靶点，包括调节免疫反应的 SOCS1、SHIP1（Sh2 domain containing inositol phosphatase-1）和 FOXP3，调节细胞周期的 WEE1 和 DET1，调节 DNA 修复的 hMSH2、hMSH6 和 hMLH1 等（见表 13-6）。WEE1 抑制 CDK 的激活（见图 5-4），从而阻止细胞分裂。miR-155 表达增高导致 WEE1 表达水平降低。低水平的 WEE1 让存在 DNA 损伤的细胞继续分裂，从而产生更多突变。FOXP3 是 Treg 细胞的转录因子，Treg 细胞是免疫抑制细胞（见图 18-4）。miR-155 表达升高可降低免疫反应（包括增加 MDSC），提高细胞的突变率，可能在炎症引发的癌症中扮演了重要角色，因此 miR-155 可能成为预防炎症相关肿瘤的治疗靶点。

IL-6 和 NF-κB 等炎症信号可刺激 miR-21 表达。miR-21 可能的靶分子有 PDCD4、TPM1 和 PTEN 等（见表 15-1）。转录因子 NF-κB 和 IL-6-STAT3 均可刺激 miR-21 表达，导致凋亡阻断，浸润转移潜力增加。现已证明，miRNA 可以分泌到细胞外或进入血液，然后结合到相应受体发挥作用。miR-21 可结合到 TLR-7 和 TLR-8，激活 TLR 介导促转移炎性反应。如前所述，NF-κB 信号、IL-6 介导的 JAK-STAT3 信号、TLR 信号等在慢性炎症表现活跃，与慢性炎症致癌有关。

第四节　肿瘤的抗炎治疗

炎症介质前列腺素（prostaglandin，PG）和白三烯（leukotriene，LT）是花生四烯酸（arachidonic acid，AA）代谢产物，它们的合成分别受环氧合酶（cyclooxygenase，COX）和脂氧合酶（lipoxygenase，LOX）催化。PG 在人体某些部位肿瘤（如结直肠癌、

乳腺癌、肺癌、前列腺癌等）发生发展中的作用日益受到重视，它在体内的浓度主要受 COX-2 和 15- 羟基前列腺素脱氢酶（15-hydroxyprostaglandin dehydrogenase，15-PGDH）正反两方面的共同调节。有关 COX-2 在恶性肿瘤中的研究已经十分深入，COX-2 抑制剂也已进入临床应用阶段。目前研究认为，LOX（特别是 5- 脂氧合酶）在恶性肿瘤形成过程中也扮演重要的角色，可能成为肿瘤预防和治疗的新靶点。

一、肿瘤组织 COX-2 表达增高

COX 酶主要有两种形式，即 COX-1 和 COX-2。人类 *COX-1* 基因位于染色体 9q32—q33.3 上，在许多细胞中 *COX-1* 持续表达，有看家功能（keep-homing function），COX-1 表达定位于内质网，为结构性表达蛋白，参与维持细胞正常的生理功能。而 COX-2 则是一种诱导型同工酶，基因位于染色体 1q25.2—q25.3，基因启动子和增强子含多个反应元件，如 NF-κB、CRE 及 TATA 盒等，是 AA 转化为 PG 的限速酶。生理状态下，*COX-2* 基因在绝大多数组织中不表达。在炎性介质和细胞因子等刺激下，*COX-2* 选择性表达。COX-2 在胚胎发育期至关重要，这与它在肿瘤发生过程中的角色是一致的。COX-2 在许多恶性肿瘤中都有表达增高，如结直肠癌、胃癌、肺癌、肝癌、乳腺癌和胰腺癌等，使用 COX-2 选择性抑制剂处理后可降低动物肠道、食管、舌、乳房、皮肤、肺和膀胱等部位的肿瘤形成。不像 Myc 和 cyclin D1 过表达使基因扩增，COX-2 表达增高的原因：① 被不同转录因子（如 NF-κB 和 AP-1 等）上调；② COX-2 mRNA 的稳定被上调。

对于 COX-2 促进肿瘤发生发展的作用，目前的观点是：① COX-2 能抑制凋亡。过表达的 COX-2 可导致 PG 合成增加，而使 PGE2 增加，上调抗凋亡蛋白 BCL-2。还有研究表明，COX-2 激活生成的 PG 增加了细胞内的环磷腺苷（cAMP）浓度，可上调 *BCL-2* 表达及激活抗凋亡关键酶 AKT/PKB，抑制内皮细胞凋亡。② COX-2 促进肿瘤血管生成。研究表明，在肿瘤组织及其邻近组织血管中 COX-2 的表达均高于正常组织，进一步的研究表明 COX-2 的表达水平与肿瘤组织中的微血管密度及 VEGF、bFGF 的含量呈正相关，应用 COX-2 抑制剂可显著抑制肿瘤组织的血管生成。NSAID 通过酰基鞘氨醇途径抑制 COX 酶的活性，阻止血管新生，从而促进凋亡。

二、肿瘤组织中前列腺素类物质增多

前列腺素是具有多种生物活性的分子。当组织受到各种因素刺激时，细胞膜上的花生四烯酸在磷酸酶 A2 的作用下，从细胞膜磷脂上游离出来，游离的花生四烯酸在 COX 催化下可合成 PGH_2。PGH_2 再由多个特异性 PG 合成酶作用而生成至少 5 种结构相似的有生物活性的脂类分子，包括 PGE_2、PGD_2、$PGF_{2\alpha}$、PGI_2 和血栓素 A_2（TXA_2）。非甾体抗炎药（nonsteroidal anti-inflammatory drug，NSAID）就是通过抑制 COX 而抑制了 PGH_2 的生物合成，从而发挥抗炎作用。前列腺素通过结合位于细胞表面的受体而发挥细胞生理功能，这些受体属于 G 蛋白偶联受体（GPCR），PGD_2 受体被命名为 DP，PGE_2 受体为 EP，$PGF_{2\alpha}$ 受体为 FP，PGI_2 受体为 IP，TXA_2 受体为 TP（图 11-14）。

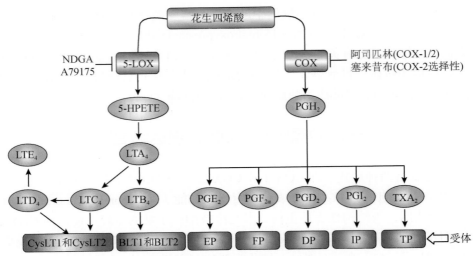

图 11-14　花生四烯酸的代谢

花生四烯酸在 COX 和 5-LOX 催化下，可分别合成 PGH$_2$ 和 5-HPETE。PGH$_2$ 再由多个特异性 PG 合成酶作用而生成至少 5 种结构相似的有生物活性的脂类分子，包括 PGE$_2$、PGD$_2$、PGF$_{2\alpha}$、PGI$_2$ 和血栓素 A$_2$（TXA$_2$），它们分别通过特定的受体发挥作用。非甾体抗炎药阿司匹林和塞来昔布就是通过抑制 COX 而抑制了前列腺素的生物合成，从而发挥抗炎作用。5-HPETE 脱氢形成 LTA$_4$，LTA$_4$ 是一不稳定的中间体，它可分别水解成二羟酸 LTB$_4$ 和由谷胱甘肽 -S- 转移酶（glutathione-S-transferase，GST）作用下生成 LTC$_4$。LTC$_4$ 脱谷氨酸转变成 LTD$_4$，LTD$_4$ 脱甘氨酸转变成 LTE$_4$。LTB$_4$ 的受体为 BLT1 和 BLT2，BLT1 为高亲和受体，BLT2 为低亲和受体；LTD$_4$ 受体为 CysLT1 和 CysLT2。5-LOX 抑制剂（NDGA、A79157 和 Zileuton）通过抑制 5-LOX 活性而抑制其下游产物的生成，从而发挥抗炎作用

　　研究已证明许多肿瘤（如结直肠癌、乳腺癌、肺癌、前列腺癌等）组织中前列腺素水平明显增高，并对肿瘤的发生和发展具有重要影响。体外实验也证明，肿瘤细胞合成前列腺素的能力高于正常细胞，而且前列腺素可能通过影响细胞内 cAMP 水平来调节肿瘤细胞的增殖。前列环素（prostacyclin，PGI$_2$）和 TXA$_2$ 是两种重要的前列腺素，在正常情况下两者处于动态平衡，共同调节血管张力和血小板活性。近年来的研究显示，PGI$_2$ 和 TXA$_2$ 在肿瘤中的作用相反，PGI$_2$ 促进凋亡，抑制肿瘤生长和转移，而 TXA$_2$ 则促进肿瘤的生长和转移。两者之间的比例与预后关系密切，PGI$_2$/TXA$_2$ 值增加对预后有利，PGI$_2$/TXA$_2$ 值降低则对预后不利。

　　目前认为前列腺素促进肿瘤生长主要涉及以下方面：促进细胞增殖、抑制凋亡、促进侵袭和转移、刺激血管生成和抑制免疫功能。PGE$_2$ 通过激活细胞表面的受体 EP 发挥对细胞功能的调节作用。EP 是 G 蛋白偶联受体（GPCR），其有 4 个亚型，即 EP1、EP2、EP3 和 EP4。每一亚型的分布和功能是有区别的。EP2 和 EP4 主要通过激活腺苷酸环化酶发挥作用（见图 4-1），EP4 也能激活 PI3K；EP1 通过 PLC 提高细胞内钙水平发挥作用（见图 4-2）；EP3 有多个异构体，他们对细胞的影响比较复杂，总的来讲，EP3 通过激活 PLC 和抑制腺苷酸环化酶发挥作用。PGE$_2$ 对局部肿瘤的影响是复杂的，这是因为它不仅影响癌细胞，也影响肿瘤微环境中其他间质细胞和免疫细胞。EP2 是 PGE$_2$ 发挥细胞增殖和血管化的主要受体，它的信号途径如图 11-15 所示。

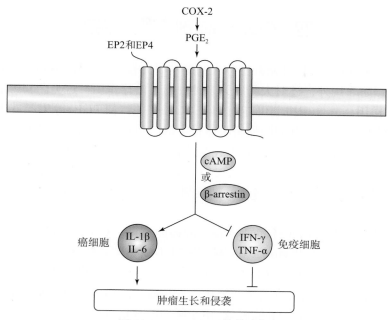

图 11-15　PGE2-EP 信号途径

当 PGE$_2$ 与 EP2 和 EP4 结合后，可通过激活 G 蛋白依赖腺苷酸环化酶使第二信使 cAMP 水平增高，也可通过 G 蛋白非依赖 β-arrestin 途径使癌细胞产生促炎细胞因子，包括 IL-1β 和 IL-6 等，同时下调免疫细胞产生抗肿瘤细胞因子 IFN-γ 和 TNF-α 等，结果是促进肿瘤生长和侵袭。β-arrestin 途径是近年来受到关注的另一条 GPCR 信号途径，GPCR/β-arrestin 复合物作为支架蛋白可激活其他信号分子，像 PI3K、JNK、SRC、STAT3 和 EGFR 等。抑制 EP2 和 EP4 活性可能降低肿瘤的炎症水平，从而抑制肿瘤生长（Jiang and Dingledine，2013 年修改）

三、15- 羟基前列腺素脱氢酶的缺失与某些人体肿瘤的发生有关

15- 羟基前列腺素脱氢酶（15-PGDH）是 PGE$_2$ 降解的关键酶，广泛存在于人和哺乳动物的胃肠道、肺、肾、前列腺等正常组织中。15-PGDH 基因位于第 4 号染色体上，有 7 个外显子。15-PGDH 由 266 个氨基酸构成，分子量约为 29 000。15-PGDH 催化过程是其首先与 PGE$_2$ 结合，随之氧化型烟酰胺腺嘌呤二核苷酸（NAD+，又称为氧化型辅酶Ⅰ）结合到 15-PGDH 的 Rossmann 折叠上并转化成还原型辅酶Ⅰ（NADH），PGE$_2$ 在这一过程中脱氢生成酮基前列腺素而失去活性。

最新研究显示 15-PGDH 在正常的直肠黏膜中表达较高，但在直肠癌患者中其表达普遍缺失。15-PGDH 基因敲除小鼠直肠肿瘤的发生率高出正常表达组 7.6 倍。通过研究家族性腺瘤息肉病患者的微小的直肠腺瘤发现 15-PGDH 普遍缺失，支持 15-PGDH 缺失能促进大肠肿瘤早期发展的观点。由于 15-PGDH 表达的减少与大肠肿瘤的发生关系密切，因此有学者推测，增加体内 15-PGDH 的浓度也许能够抑制大肠肿瘤的发生。

有研究显示，结肠中具有高水平 15-PGDH 的个体通过服用阿司匹林显著降低了其形成结直肠癌的机会。与之相比，结肠癌中显示低水平 15-PGDH 的个体则没有从这一镇痛药中受益。

四、COX 抑制剂抗肿瘤治疗

近年来探讨 COX 选择性抑制剂治疗大肠癌的研究较多。COX 抑制剂除对腺瘤息肉和结肠癌有化学预防作用外，还对大肠癌等多种肿瘤有治疗作用。这类药物可能对乳腺癌和头颈部癌也有作用。其作用机制可能与抑制 COX 有关，使 PGE_2 等生成减少，通过调节相关下游基因蛋白的表达，抑制肿瘤新生血管生成、阻止肿瘤细胞增殖并促进其凋亡。但是，NSAID 对肿瘤细胞的抑制作用并不完全依赖抑制 COX，还有另外独立的过程，在此过程中 COX 催化合成 PGE_2 途径是不重要的。据统计有 15% 的结肠癌患者和 60% 的腺瘤患者无 COX-2 蛋白表达，COX-2 选择性抑制剂在缺乏 COX-2 蛋白表达的情况下仍然可诱导肿瘤细胞凋亡。

COX-1/2 抑制剂有阿司匹林和舒林酸（sulindac）等，COX-2 选择性抑制剂有塞来昔布（celecoxib）、apricoxib 和 etoricoxib 等（图 11-14）。阿司匹林是常用的非甾体抗炎药，能分别对 COX1 的 529 位 Ser 和 COX2 的 516 位 Ser 进行乙酰化，使其失去氧化酶活性，抑制前列腺素的合成，从而发挥消炎和抗血栓等功效。阿司匹林对预防和治疗炎症相关肿瘤已有广泛研究，特别是对大肠肿瘤有效。由于阿司匹林还可以抑制血栓素 A_2(thromboxane A_2，TXA_2) 合成，可减少血小板聚集和活化，有助于减少肿瘤的浸润转移。舒林酸也是常用的非甾体抗炎药，高剂量舒林酸已证明对大肠息肉有治疗作用。塞来昔布是 COX-2 选择性抑制剂的代表药物之一，已被 FDA 批准用于大肠肿瘤的化学预防。体内外研究表明，塞来昔布具有显著的抗癌效应，表面看来这些效应主要与其抑制 COX-2 活性有关。然而，越来越多的证据表明塞来昔布也可通过 COX-2 非依赖性机制发挥抗癌效应，甚至在某些癌细胞中是主要机制。另外，姜黄素（curcumin）（见图 20-5）和白藜芦醇（resveratrol）等化学预防剂也具有抑制 COX-2 的作用。

参 考 文 献

Borroni EM，Savino B，Bonecchi R，et al，2018. Chemokines sound the alarmin：the role of atypical chemokine in inflammation and cancer. Semin Immunol，38：63-71.

Carretero R，Sektioglu IM，Garbi N，et al，2015. Eosinophils orchestrate cancer rejection by normalizing tumor vessels and enhancing infiltration of CD8（+）T cells. Nat Immunol，16（6）：609-617.

Coffelt SB，Kersten K，Doornebal CW，et al，2015. IL-17-producing γ δ T cells and neutrophils conspire to promote breast cancer metastasis. Nature，522（7556）：345-348.

Jiang J，Dingledine R，2013. Role of prostaglandin receptor EP2 in the regulations of cancer cell proliferation，invasion，and inflammation. J Pharmacol Exp Ther，344（2）：360-367.

Parkin DM，2006. The global health burden of infection associated cancers in the year 2002. Int J Cancer，118：3030-3044.

Sanchez-Vega F，Mina M，Armenia J，et al，2018. Oncogenic signaling pathways in the cancer genome atlas. Cell. 173（2）：321-337.

第十二章　性激素与肿瘤

　　自从 20 世纪 20 年代有人在动物身上发现雌激素可能引起肿瘤后，研究人员就一直关注性激素对肿瘤生长的影响。流行病学研究提示雌激素与乳腺癌和子宫内膜癌有相关性，雄激素与前列腺癌有相关性。性激素对肿瘤生长影响的基础性研究又因 20 世纪 60 年代雌激素受体的发现而广受关注。目前已在众多的肿瘤中发现了性激素受体，如孕激素受体（PR）、雌激素受体（ER）和雄激素受体（AR），这些肿瘤分为激素依赖性器官肿瘤和激素非依赖性器官肿瘤。这些研究对激素依赖性器官及激素非依赖性器官肿瘤的内分泌治疗和化学预防都具有重要意义。

第一节　雌激素对肿瘤生长的影响及其作用机制

　　雌激素属于类固醇激素，类固醇激素包括维甲酸、甲状腺素、性激素、皮质激素等。类固醇激素受体主要在细胞核中发挥作用，因此称为核受体（nuclear receptor，NR），核受体是目前所知最大的真核转录调节因子超家族，人类有 48 个成员，通过与特异的配体作用调节靶基因的表达水平。在所有类固醇激素中，雌激素无疑是最具致癌潜力的。

一、雌激素对女性不同器官的影响不一样

　　雌激素是一种女性激素，由卵巢和胎盘产生，肾上腺皮质也产生少数雌激素。无可非议，雌激素对女性第二性征的发育和维持是必不可少的。但雌激素对女性不同器官的含义不一样，对肝、心脏和骨有益。研究人员发现，雌激素可抑制精氨酸酶的作用，从而延缓动脉粥样硬化。精氨酸酶有降低血液中一氧化氮（NO）浓度的作用，而 NO 可延缓动脉硬化

的进程。另外，雌激素可以维持骨密度并能够降低患骨质增生的危险性，雌激素也可以调节认知功能和行为。但雌激素在乳腺癌和其他妇科恶性肿瘤的形成中起到促进作用，另外雌激素水平升高也可引起血液高凝状态。雌激素的生物学功能要通过雌激素受体（estrogen receptor，ER）来发挥，雌激素与 ER 结合后形成同源二聚体，二聚体继而与靶基因的雌激素反应元件（estrogen response element，ERE）结合，从而激活或抑制靶基因的表达而引发一系列的生物学效应。雌激素的不同生物学功能与 ER 的不同亚型和分布有关。

二、雌激素受体分为 ERα 和 ERβ 两种

ER 是核受体大家族中的一员，是由配体活化的转录因子，通过与靶基因上特异性效应元件结合，调节靶基因的表达。ER 的结构与其他核受体相似，N 端分为 A、B、C、D、E 和 F 6 个结构域，这些结构域又分成 4 个功能区：① A/B 区是高度可变区，长度不一，有配体非依赖性的转录活性；② C 区即高度保守的 DNA 结合区（DNA binding domain，DBD），是受体与 DNA 特异性结合及二聚化功能区，该区最保守；③ D 区（hinge，绞链区）可与热休克蛋白（HSP）结合，有核定位信号及稳定受体与 DNA 结合的功能；④ ER 中最大的结构域是 E 区，即配体结合区（hormone binding domain，HBD），其序列高度保守，以充分保证选择型配体的识别。在 E 区的 C 端外，F 区的序列高度可变，其结构和功能尚不十分清楚。在 A/B 区和 E 区有两个与增强基因转录有关的活化功能区（activation function，AF），即 AF-1 和 AF-2。AF-1 位于 N 端区，为配体非依赖性；AF-2 位于配体结合结构域（ligand binding domain，LBD），为配体依赖性。

很久以来，人们认为只有一种雌激素受体存在，直至 1996 年，一种新的雌激素受体在大鼠、小鼠和人类中相继发现，因而将经典的雌激素受体称为 ERα，新发现的称为 ERβ。人 ERα 与 ERβ 有高度同源性，尤其在 DNA 结合区（96%）和配体结合区（53%），而在 A/B 区和 F 区分别仅有 18% 和 17.9% 的同源性（图 12-1）。ERα 和 ERβ 与雌激素有相似的高亲和力，但由于与不同配体结合的特异性方面有所区别，因此在功能上也有明显差异。如多数细胞中 ERβ 的 AF-1 功能微弱，而两者的 AF-2 相似，说明它们在转录水平对不同的雌激素反应性基因作用不同，即转录基因需要 AF-1 和 AF-2 时，ERα 的功能较

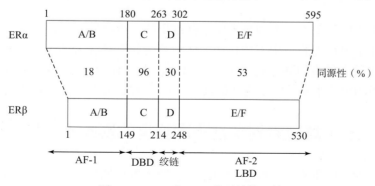

图 12-1　ERα 和 ERβ 分子结构比较

ERα 和 ERβ 分别由 *ESR1* 和 *ESR2* 两个不同基因编码，但有相似的结构域。ERα 和 ERβ 之间的结构域的同源性不同，在 DBD 区两者的同源性达 96%，提示它们能与相似的靶基因反应元件结合，而在 A/B 和 E/F 功能区，ERα 与 ERβ 间分别只有 18% 和 53% 的同源性，提示两者在功能上的差异

ERβ强；在不需要 AF-1 时，两种 ER 的功能相当。两种 ER 的配体结合特性相似，但 ERβ 对雌二醇的亲和力较 ERα 低，提示很可能在循环雌激素水平升高时 ERβ 才能被激活。又如 ERβ 与植物雌激素（phytoestrogen）的亲和力高于 ERα，这与植物雌激素的化学预防作用有关。

ESR2（编码 ERβ 基因）定位于染色体 14q22—q24，其基因长度远较 ERα 亚型短，仅 40kb，编码 530 个氨基酸的蛋白质，分子量为 59 200。*ESR1*（编码 ERα 基因）则位于染色体 6q25.1，基因长度达 140kb，两者的长度差异主要是由内含子长度不同所致，ERα 蛋白质略长，约 595 个氨基酸，分子量约为 67 000。

研究发现，大鼠或人 ERα 和 ERβ 都有几种 mRNA 的异构体（isoform）。所谓异构体是指与野生型 ER 由同一个基因编码，但由于外显子的选择性剪接而出现部分氨基酸片段缺失或插入的一组受体亚型。由一个基因产生多种不同功能的成熟 RNA 及其相应蛋白产物，这在不改变基因数目的前提下极大地提高了基因表达及其功能的复杂性和多样性。ERα 的异构体有 ERαΔ3、ERα46 和 ERα36（主要以膜为基础的 ER）等，而 ERβ 的异构体则有 ERβ2、ERβ3、ERβ4 和 ERβ5 等。这些异构体可以被发现存在于正常组织，但多数被发现存在于疾病组织，它们在这些组织中的意义尚未完全弄清。这些异构体在配体结合区发生变异，导致配体结合能力减弱或消失，转录激活作用下降或丧失，甚至抑制 ERα 或 ERβ 介导的转录激活。ER 多种异构体的存在展现了 ER 的多态性和复杂性。而其不同的组织学分布、特点及相互作用，提示它们可能具有不同的功能或相互调节及共同协调效应基因的作用。

1. ERα 和 ERβ 的组织分布

ERα 主要表达于性器官和肝，但也低表达于许多不同组织。ERβ 表达比较局限，主要表达在胃肠道、膀胱和前列腺。值得注意的是，有些组织具有 ERα 和 ERβ 两种受体的共同表达，这些组织包括卵巢、脑、骨骼、血管系统和乳腺。ERα、ERβ 在两性生殖器官中均有广泛不均匀性分布，从阴道至输卵管的上皮中，ERα 的表达逐渐减少，而 ERβ 的表达逐渐增多。

2. ERβ 对 ERα 的生长刺激作用有一定平衡作用

现已证实，组织或细胞 ERα 是雌激素发挥作用的必要条件，ERα 表达水平已被用来作为评价雌激素发挥作用的重要指标，但体内雌激素与 ERβ 结合发挥作用的机制还不太明了，目前的观点是 ERβ 对 ERα 可能有一种制衡作用（图 12-2），几乎所有 ERβ 亚型都能抑制 ERα 的转录活性，是 ERα 的负调控因子，能抑制 ERα 引起的细胞增生。在雌激素作用下，ERβ 既可自身生成同源二聚体，也可与 ERα 生成异源二聚体（ERα/ERβ），这种异源二聚体可能降低 ERα 的活性。根据 ER 的两种亚型及两者间能够形成结合 DNA 的异源二聚体现象推测，雌激素大致通过如下方式参与乳腺组织的发育：在仅表达一种 ER 的组织中，雌激素或单独通过 ERα，或单独通过 ERβ 发挥作用；在两种 ER 均表达的组织中，雌激素通过异源 ER 二聚体复合物发挥作用。

正常乳腺组织仅有 7% ～ 10% 的上皮组织表达 ERα，而有 80% ～ 85% 的上皮组织表达 ERβ，如果这种平衡被打乱，将会出现乳腺疾病，因此认为 ERβ 对正常乳腺有保护作用。但最近对 ERβ 的作用有新认识，体内 ERβ 的作用还与其他因素有关，如在 ERα 阴性肿瘤细胞中，ERβ 有促进肿瘤细胞增殖和移植瘤生长作用（Guillette et al，2018），提示 ERβ 在某些情况下有促进细胞增殖作用。

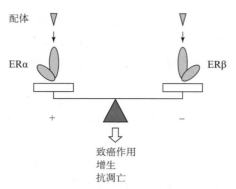

图 12-2　ERα 和 ERβ 的功能

ERα 和 ERβ 的功能是一个钱币的正反两面，ERα 的主要功能是刺激细胞增生，而 ERβ 对 ERα 的生长刺激作用有一定平衡作用。但最近有研究显示，在 ERα 阴性肿瘤细胞中，ERβ 有促进肿瘤细胞增殖和移植瘤生长作用（Guillette et al，2018）

3. 经雌激素受体介导的信号途径

　　雌激素产生作用首先要与其受体相结合，现发现 ER 不仅存在于细胞质，也存在于细胞膜。细胞质 ER 与配体结合后入核，与 DNA 结合调节靶基因表达，这种作用方式称为基因组作用（genomic actions）方式。雌激素与细胞膜 ER 结合后，通过信号转导发挥作用，这种作用方式称为非基因组作用（nongenomic actions）方式。另外，ER 也可被生长因子刺激的细胞质激酶磷酸化，磷酸化 ER 再与转录因子结合，刺激细胞生长（图 12-3）。

　　（1）经典配体依赖的 ER 激活方式：处于静止状态的 ER 与热休克蛋白 90（HSP90）等分子伴侣（molecular chaperone）蛋白形成复合物，一旦与激素结合，构象立即变化，分子伴侣解离，以二聚体 ER 复合物进入细胞核。二聚体 ER 与靶基因启动子区的雌激素反应元件（ERE）结合引起染色质结构变化，从而影响各种转录因子与染色质的相互作用，以此激活或抑制下游基因的表达（图 12-3A）。

　　核 ER 同甾体激素受体超家族的其他成员一样，需要与辅助蛋白结合，与辅助激活因子（coactivator，CoA）结合会增强其活性，与此相反与辅助抑制因子（corepressor，CoR）结合则会减弱其活性。CoA 包括 SRC（*steroid* receptor coactivator）、组蛋白赖氨酸乙酰化酶 p300/CBP（见表 14-10）、染色质重塑复合物 SWI/SNF（表 14-6）和其他相关蛋白。SRC 蛋白有 3 个成员：SRC1、SRC2 和 SRC3。SRC 蛋白有 5 个保守的结构域，通过这些结构域它与 ER、p300/CBP、精氨酸甲基转移酶 -1（coactivator-associated arginine methyltransferase 1，CARM-1）及其他相关蛋白相互作用，形成 SRC 复合物刺激激素靶基因表达。CoR 如 NCoR/SMRT（见表 14-13）与 E 区结合，抑制其转录，呈雌激素非依赖性。NCoR/SMRT 具有组蛋白去乙酰化酶活性，抑制基因转录。一旦配体与 ER 结合，CoR 即被 CoA 取代。CoR 和 CoA 活性异常会改变激素表达水平，与肿瘤发生有关（图 12-4）。

　　（2）经膜 ER 的作用方式：1995 年研究人员第一次证实质膜上存在 ERα，它可以与针对核受体不同结构域的各种抗体相互作用，暗示两种受体结构极为相似，称为膜 ER（membrane estrogen receptor，mER），目前已知膜 ER 主要为 ERα36，这种 ERα 剪接体缺少 AF-1 功能区。ERβ 在细胞膜上也有分布。与核 ER 相比，膜受体占 5% ～ 10%。目前的观点倾向膜 ER 与核 ER 是同一基因编码的不同剪接体（isoform），因为核 ER 敲除

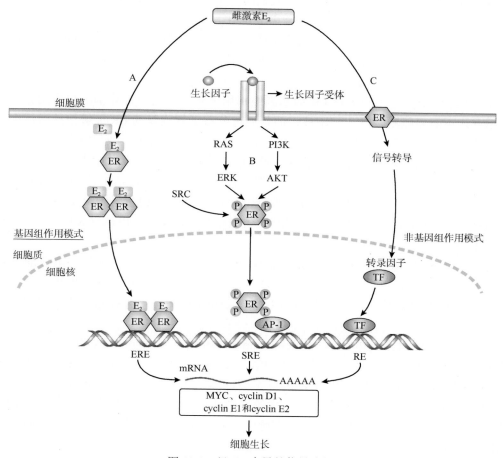

图 12-3　经 ER 介导的信号途径

A. 经典的 ER 信号转导。当存在雌激素 E_2 时，ER 被激活，与 E_2 结合，E_2/ER 复合物进入细胞核，以二聚体形式与 DNA 上的 ERE 结合引起靶基因表达，这种作用方式是基因组作用模式。B. 生长因子通过其受体活化细胞质激酶，如 ERK、PI3K-AKT 等，它们可磷酸化 ER。磷酸化 ER 再与转录因子 AP-1 结合，通过血清应答元件（serum response element，SRE）调节靶基因表达。C. 雌激素通过膜 ER（变体 ER 和 GPER1/GPR30）传递信号，这些信号主要包括 NO、Ca^{2+} 及激酶等，再通过转录因子（TF）结合到位于基因上游的应答元件（response element，RE），刺激靶基因表达，这种作用方式是非基因组作用模式

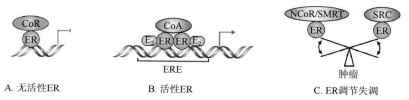

图 12-4　ER 的转录调节

A. 在缺乏配体的情况下，ER 的羧基端与抑制蛋白（CoR）形成复合物，ER 缺乏活性。B. 当存在配体时，ER 的 E/F 区与配体结合，从而激活辅助激活蛋白（CoA），并与之形成复合物，再与 DNA 结合引起靶基因转录。C. 这些调节蛋白表达异常会引起激素水平改变，与肿瘤发生有关。例如，SRC 蛋白在不同类型肿瘤呈高表达，特别是 SRC3，是肿瘤治疗靶点。SRC 抑制剂如棉酚（gossypol）、bufalin 和 verrucarin A 可抑制瘤细胞增殖，诱导凋亡

的小鼠也缺乏膜 ER，提示膜 ER 与核 ER 是同一基因编码。至于膜 ERα 的疏水结构域，可能的解释是在 ERα 合成早期，一部分 ERα 的在其 E 结构域 447 位的半胱氨酸（C447）发生十六烷酰化（palmitoylation），十六烷酰化的 ERα 与小窝蛋白 1（caveolin-1）相互作用，使 ERα 能够插入质膜，而那些没有被疏水基团修饰的 ER 便入核，与 HSP90 结合在一起成为核 ER。

膜 ER 的作用方式不同于核 ER 的基因组作用方式，而是一种非基因组作用方式，这种作用方式不需要雌激素进入细胞核，而是通过分布于细胞膜的 ER 能够快速激活细胞内信号，从而改变胞内蛋白功能和调控基因表达，但持续时间较短。缺少内在的跨膜结构域且本身不具备激酶或者磷酸化酶的活性，膜 ER 介导雌激素非基因组作用模式的机制是复杂的。在缺乏雌激素情况下，膜 ER 以单体形式存在。当有雌激素刺激时，膜 ER 可迅速形成同源二聚体，二聚体的形成需要 Gα 和 Gβγ 的参与。研究表明，膜 ER 介导的信号转导主要包括 Ca^{2+} 信号通路、cAMP 和 cGMP 及蛋白激酶（MAPK、PI3K-AKT 等）信号通路（见图 12-3C）。

膜 ER 与核 ER 功能可以互补，使细胞在雌激素作用下既可以快速改变蛋白质活性，又可以持久调节蛋白的合成及效应。另外，膜 ER 启动的快速雌激素非基因组效应与核 ER 启动的雌激素基因组效应也存在串话（cross-talk），这对调控雌激素具有重要作用。

G 蛋白偶联雌激素受体 1（G protein-coupled estrogen receptor 1，GPER1）是 20 世纪 90 年代发现的一种膜相关 ER，又称为 GPR30（G protein-coupled receptor 30），是一种具有独立作用的新型 ER。人 *GPER1* 基因位于染色体 7p22，编码 375 个氨基酸的蛋白，分子量为 41 000，蛋白结构具有典型的 7 次跨膜疏水区，属于 GPCR 家族成员。GPER1 广泛表达于人体多种正常组织及多种肿瘤细胞中，通过与 EGFR 的偶联作用，介导雌激素的非基因组效应，参与多种疾病及肿瘤的发生过程（表 12-1）。在乳腺癌、子宫内膜癌和卵巢癌等肿瘤中均有 GPER1/GPR30 过表达的报道（见表 3-7），提示 GPER1/GPR30 可能是雌激素相关肿瘤的潜在治疗靶点。

表 12-1　膜 ER、核 ER 及 GPER 的比较

项目	核 ER	膜 ER	GPER1（GPR30）
位于	细胞质	细胞膜，与 caveolin-1 结合	细胞膜（属于 GPCR）
信号传递方式	依赖配体，ER 二聚体	信号分子（PI3K-AKT、MAPK 等）	Ca^{2+}、cAMP、PLC 等
效应	基因组	非基因组	非基因组
速度	慢	快	快
作用时间	长	短	短
主要细胞功能	增殖	组织稳态	组织稳态

（3）ER 被胞质激酶磷酸化激活：研究表明胞质 ER 有时可通过生长因子受体（如 IGFR、EGFR 等）信号被激活。生长因子通过其受体活化胞质激酶，如 MAPK（ERK）、PI3K-AKT 等，它们可磷酸化细胞质 ER。磷酸化 ER 再入核与转录因子 AP-1 结合，调节

靶基因表达。这种作用方式既可以依赖雌激素，也可以不依赖雌激素，后者是 ER 磷酸化激活的主要方式，这一研究成果表明生长因子在某些器官也可通过磷酸化 ER 来发挥刺激细胞生长的作用（见图 12-3B）。

三、雌激素和 ER 与肿瘤

雌激素一般被认为是促癌剂，雌激素能否致癌是有争议的，但现在倾向雌激素及其代谢产物也有致癌作用。

新中国成立初期上海市女性恶性肿瘤中排序第一的是宫颈癌，乳腺癌并不常见。而现在则倒过来，乳腺癌在女性恶性肿瘤中排序第一，成为威胁女性健康的"头号癌症杀手"，宫颈癌则降至第 8 位，这是生活方式的改变影响女性癌症排序的最生动的例子。因为宫颈癌的发生与多产、早婚等有关，而乳腺癌的发生则与营养过剩、哺乳过少有关。少育、哺乳过少使女性丧失孕激素的保护作用，使雌激素始终处于高位状态，易导致乳腺癌的发生。

流行病学研究已显示雌激素在乳腺癌中扮演病因角色。早期研究显示双侧卵巢切除降低乳腺癌发生，这种情况在早期切除更明显。有证据表明，雌激素在大多数 ER 阳性的乳腺癌的发生、发展中起重要作用，这种作用由 ER 介导，以 ER 信号转导的紊乱为特征，使乳腺组织从激素依赖性向激素非依赖性或其他更具攻击性的基因型转变（图 12-5）。

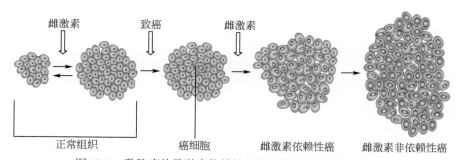

图 12-5　乳腺癌从雌激素依赖性向雌激素非依赖性转变过程

雌激素可促进正常乳腺上皮细胞增生。当乳腺上皮细胞癌变时，雌激素可作为促癌剂刺激癌变细胞增殖，这时的癌细胞是雌激素依赖性，对内分泌治疗敏感。随着乳腺癌的进展，癌细胞进一步发生遗传和表观遗传学的改变，癌细胞可变成雌激素非依赖性

多数乳腺肿瘤表达 ERα 和 ERβ 两种受体。ERα 和 ERβ 的比值在良性和恶性乳腺肿瘤中不同，在良性组织中以 ERβ 为主，而在恶性组织中 ERα 占优势。在乳腺肿瘤发生、发展过程中，ERα 升高，约 2/3 的乳腺癌表达 ERα，反映了 ERα 在乳腺癌演变过程中不断增强的自主性和失控性，总的来说，它在乳腺癌发生过程中的角色是起主导作用的。而 ERβ 基因由于启动子甲基化导致表达降低，ERα/ERβ 值升高。虽然在乳腺癌中 ERβ 表达总体上处于低水平，但 ERβ 异构体 ERβ2 和 ERβ5 在乳腺癌与前列腺癌中的表达升高，提示 ERβ2 和 ERβ5 的促癌作用（Karamouzis et al，2016），但总的来说，ERβ 的表达对乳腺癌患者存活是有利的。一般来讲，ER 阳性的乳腺癌患者，ERα/ERβ 值处于高水平状态，而 ER 阴性的乳腺癌患者，ERα/ERβ 值处于低水平状态。

ERβ 的这种保护作用不仅见于乳腺癌，也被发现存在于结肠癌和前列腺癌。新近的研究发现结肠癌组织 ERβ mRNA 和 ERβ 蛋白表达均较癌旁组织低，而且分化好的癌组织中阳性率也高于低分化癌，提示恶性肿瘤对 ERβ 选择性的缺失特性。发生前列腺癌时，其癌组织 ERβ 的表达水平也低于正常前列腺组织。

除乳腺癌外，最近的研究显示，雌激素也可促进非小细胞肺癌（NSCLC）的生长。流行病学研究显示女烟民的肺癌发病率高于男性。如果根据抽烟的多少决定肺癌的发病率，在任何设定的抽烟水平下，女性烟民肺癌的发病率都比男性高 0.5% ~ 1.0%，这说明男女性之间存在影响肺癌发病率的生物学上的差异。女性体内所具有的雌激素水平天生就比男性高，这种差异会使妇女增加对肺癌的易感性。最新研究显示，有些更年期或绝经后妇女会选择服用雌激素和孕激素来缓解这一时期体内激素不足所产生的不适症状，这种激素替代疗法会增加妇女患肺癌的风险。尤其对于那些吸烟妇女，更应慎重行事。

研究人员发现正常的肺组织很少检测到 ERα，而肺癌细胞中这种受体水平明显高得多，而 ERβ 在正常细胞和癌细胞中均被发现。用雌激素来处理培养的肺癌细胞，结果导致细胞分裂增加。将雌激素给予带有人肺癌组织的动物，可以导致肿瘤的增生，而雌激素拮抗剂可以抑制这种效应。所有这些研究结果均说明雌激素就像它在乳腺癌的发展中所起的作用一样，在肺癌的发展中也扮演着同样的角色。在控制疾病的发展和预防复发方面，阻断雌激素的效应是一个重要的治疗战略。而且阻断 ER 对于预防肺癌的高危妇女人群来说是十分有益的，就像阻断雌激素效应可能预防妇女患乳腺癌一样。但是，对此必须非常谨慎。因为一些因子如他莫昔芬对乳腺组织具有抗雌激素效果，而在其他器官内的作用更像雌激素。

四、雌激素致癌的可能机制

虽然雌激素与乳腺癌和子宫内膜癌的相关性是明确的，但是雌激素致癌机制还不是很清楚，可能的机制有以下 3 点（图 12-6）：①ER 介导增殖机制，当雌激素与 ER 结合后，能刺激基因表达，使细胞从 G_1 期进入 S 期。由于雌激素的这种促分裂作用，从而增加了 DNA 复制过程中错误的机会，产生基因突变最终导致乳腺癌的发生。②雌激素氧化代谢产物致 DNA 损伤机制，儿茶酚雌激素及苯醌（catechol estrogen-3，4-quinones，CE-3，4-Q）是雌激素氧化代谢的中间产物，可与 DNA 形成脱嘌呤加合物（depurinating adducts），而且在 CE-3，4-Q 形成过程中可产生氧自由基，这都可损伤 DNA，并使之不能修复，继而被错误复制而致癌，故 CE-3，4-Q 被认为是乳腺癌、子宫内膜癌及其他相关肿瘤的内源性致癌剂。③经膜 GPER 机制，通过活化 MAPK（ERK）和 PI3K-AKT 等信号通路刺激细胞生长，它可能与 ER 阴性乳腺癌有一定关系（见图 12-3C）。例如，GPER1/GPR30 在乳腺癌、子宫内膜癌和卵巢癌等癌症中均有过表达的报道，提示雌激素可经膜上的相关受体发挥致瘤作用。

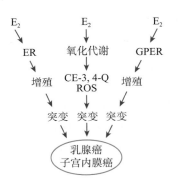

图 12-6　雌激素可能的致癌机制

五、乳腺癌的内分泌治疗

　　乳腺癌的内分泌治疗（endocrine therapy，ET）可采用多种治疗方法（表 12-2）：
①使用选择性雌激素受体调控剂（SERM）来阻断 ER 活性；②使用选择性雌激素受体下
调剂（SERD）来对抗雌激素的作用；③阻断雌激素合成，降低雌激素水平。绝经前采用
卵巢去势，绝经后用芳香化酶抑制剂（AI）。

表 12-2　乳腺癌的内分泌治疗

种类	药物	机制
SERM	他莫昔芬、氯他莫昔芬	ER 抑制剂
SERD	氟维司群	促进 ER 降解
AI	依西美坦	不可逆性抑制雌激素合成
	阿那曲唑、来曲唑	可逆性抑制雌激素合成

1. 选择性雌激素受体调节剂

　　选择性雌激素受体调节剂（selective estrogen receptor modulator，SERM）是一类能与
ER 相互作用的非固醇类化合物，它们在有些组织表现为拟雌激素样作用，而在另一些组
织表现为抗雌激素样作用。理想的 SERM 指对骨和心血管系统有雌激素样作用，对乳腺
和子宫有抗雌激素样作用，同时没有血管并发症等一些不良反应的 SERM。寻找新的理想
的 SERM 是目前研究的热点。

　　（1）他莫昔芬（tamoxifen，TAM）：也称
为三苯氧胺，是雌激素的竞争性抑制剂，它能直
接结合 ER，阻断雌激素的作用（图 12-7），
从而改变其在靶组织中的基因表达和蛋白质合
成，并抑制细胞的过度增生和癌变，以及干扰
促性腺激素及催乳素的释放。此外，它也有非
激素性作用，包括拮抗钙调蛋白（calmodulin）
的活性，抑制蛋白激酶 C（PKC）活性、脂类
过氧化、前列腺素合成及活性氧类（ROS）等。
它还能靠调节生长因子的分泌（如 TGF-β、
IGF-1 和 EGF 等）介导信号转导途径，其中最

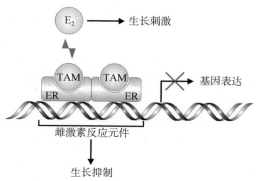

图 12-7　他莫昔芬作用机制

他莫昔芬（TAM）被认为是雌激素的竞争性抑制剂，
它能直接结合 ER，阻断雌激素的生长刺激作用

受重视的是降低循环的 IGF-1 的水平，IGF-1 是乳腺癌生长刺激因子，因此癌细胞的分裂
增殖受到抑制。这一作用机制可能有助于解释为何 TAM 对某些 ER 阴性乳腺癌有效的现象。
后来又发现它对某些组织（如心血管和骨骼系统）呈雌激素的部分刺激作用。

　　他莫昔芬是最广泛使用于 ER 阳性乳腺癌的药物。他莫昔芬曾被用于晚期乳腺癌的内
分泌治疗及在已经外科手术治疗的乳腺癌患者中作为控制新的原发性癌和转移复发的辅助
治疗。它的应用可增加生存率和防止复发，在乳腺癌高危妇女中进行大规模预防乳腺癌
的 III 期临床试验证明，口服他莫昔芬能降低 49% 的乳腺癌发生率。同时还观察到其他好

处，如预防停经妇女的骨质疏松和心血管疾病。但 TAM 作为乳腺癌的预防剂也有其不良反应，其中最严重的是增加子宫内膜癌发生的危险和导致深部静脉血栓形成、肺栓塞及脑卒中等。这主要是因为 TAM-ER 复合物不同于雌激素 -ER 复合物，因此其下游的效应也不同。TAM-ER 复合物在 AF-2 阻断基因表达，而在 AF-1 的基因表达不受影响。这可以解释 TAM 的对雌激素的激动剂 / 拮抗剂的"双重性格"。

遗传影响患者对他莫昔芬的反应。他莫昔芬对乳腺癌的生长抑制效应由其代谢物 4- 羟 - 他莫昔芬和 endoxifen 所介导，据研究 4- 羟 - 他莫昔芬和 endoxifen 对 ER 的亲和性（affinity）比他莫昔芬高 100 倍。4- 羟 - 他莫昔芬和 endoxifen 的产生是由肝产生的 CYP2D6 酶所决定的。根据 CYP2D6 酶的活性，目前将人群中的 CYP2D6 酶分 4 个类型，它们分别是超快代谢型（高度活性）、大量代谢型（正常活性）、中间代谢型（活性降低）和不良代谢型（没有活性）。超快代谢型通常携带多个拷贝有活性等位基因，大量代谢型为野生型的纯合子个体，中间代谢型为携带一个活性等位基因和一个无效等位基因的杂合子个体，不良代谢型是由两个等位基因突变造成表达产物酶分子的改变，从而产生代谢缺陷。基因型的表型特征取决于许多因素，包括遗传背景、生物体发育的阶段、年龄、性别、生理病理状态、饮食、药物及体力活动等。研究已证明，对于 CYP2D6 不良代谢表现型乳腺癌患者，增加他莫昔芬剂量不会提高治疗效果，应考虑另类形式的内分泌治疗。相反，对 CYP2D6 超快代谢者，低小剂量的他莫昔芬就可能取得较好的疗效。因此，有学者甚至建议乳腺癌患者在使用他莫昔芬之前应进行 CYP2D6 基因型分析。

他莫昔芬虽然能够有效地防治乳腺癌，但同时又能诱发子宫内膜癌，其机制尚未完全弄清，可能与他莫昔芬部分雌激素样作用、他莫昔芬代谢产物诱导 DNA 损伤、他莫昔芬对子宫内膜细胞遗传和表观遗传的改变等因素有关（Okamoto and Shibutani，2019）。

（2）氯他莫昔芬（toremifene，Fareston®）：是非甾体三苯乙烯的衍生物，它除了与他莫昔芬一样竞争性地与乳腺癌细胞质内的 ER 结合、阻止癌细胞增殖分化外，还能诱导 TGF-β 的产生和诱导癌细胞凋亡。目前，已被 FDA 批准用于绝经后 ER 阳性转移性乳腺癌治疗。

目前的研究成果显示在他莫昔芬治疗过程中，乳腺癌细胞生物学行为会发生两阶段改变。第一阶段是乳腺癌细胞对抗雌激素治疗药物敏感阶段，此时雌激素是乳腺癌细胞生长刺激因素。但随着时间延长，ER 阳性的乳腺癌细胞逐渐对药物耐受，抗雌激素治疗药物也逐渐成为乳腺癌细胞生长的刺激因素。这时乳腺癌细胞逐渐形成对雌激素的超敏化（supersensitivity），雌激素与乳腺癌细胞上的受体结合后会触发凋亡，乳腺癌细胞的生物学行为进入第二阶段，即再敏化阶段。动物研究表明，在第二阶段，生理水平的雌激素就可以让较小的肿瘤消退，也可让较大肿瘤的肿瘤细胞对抗激素药物再度敏感。基于以上研究结果，SERM 或芳香化酶抑制剂长期治疗会使其抗肿瘤特性逐渐丧失，但同时形成了雌激素杀伤癌细胞的潜在治疗窗口（therapeutic window），提示雌激素对乳腺癌细胞既有促进作用，又有抑制作用（Jordan et al，2008）。

（3）27- 羟基氧胆固醇（27-HC）是内源性的 SERM：传统上一般认为 SERM 是人工合成的化合物，但最近的研究显示胆固醇代谢产物 27- 羟基氧胆固醇（27-hydroxycholesterol，27-HC）具有 SERM 的某些性质，能结合到 ER 和肝 X 受体（liver X receptor，LXR）（见第 199 页），从而影响心血管系统、骨矿化和肿瘤，因此将 27-HC 认定为是一种内源性的

SERM。27-HC 对机体的影响因细胞类型不同或是否存在雌激素而有所不同。在心血管系统，27-HC 可以降低雌激素对心血管系统的保护作用。在乳腺，27-HC 可以结合到 ERα，刺激细胞增殖。目前有学者认为，部分 ERα 阳性的乳腺癌患者对内分泌治疗不敏感的原因与 27-HC 有关。27-HC 可作为一种内源性 SERM 刺激 ERα 阳性的乳腺癌细胞生长，这种生长刺激作用可被 ER 拮抗剂 ICI 182780 中和，提示 27-HC 对乳腺癌细胞生长的刺激作用是经 ER 介导。由于胆固醇在 27-HC 生物合成代谢过程中的作用，具有高胆固醇的妇女有可能增加患乳腺癌的危险。

2. 选择性雌激素受体下调剂

选择性雌激素受体下调剂（selective estrogen receptor down regulator，SERD）具有更强的抗雌激素作用，它的作用机制是通过与 ERα 结合促进其经蛋白酶体降解来发挥抗雌激素作用。理论上讲，SERD 是纯粹的抗雌激素物质，它们没有任何雌激素的活性。这一类物质包括氟维司群（fulvestrant，Faslodex）、AZD9496 和 elacestrant 等。

氟维司群具有与天然型雌激素相似的化学结构，与 ERα 有高度的亲和力，其亲和力较 TAM 强 100 倍。氟维司群与 ERα 的结合使其与 HSP 解离，但由于无法形成二聚体，AF-1 和 AF-2 都得不到激活。因此，总体上没有激动剂的作用。体外实验证实，氟维司群较 TAM 能更强地抑制乳腺癌细胞生长，而且无 TAM 的弱雌激素作用。目前氟维司群已被 FDA 批准用于 ERα 呈阳性的绝经后转移性晚期乳腺癌治疗。

3. 芳香化酶抑制剂对乳腺癌的治疗正变得越来越重要

（1）芳香化酶与乳腺癌：芳香化酶（aromatase/CYP19A1）是雌激素合成中的限速酶，能催化雄激素转化为雌激素。它属于细胞色素 P450 家族（见表 1-1），广泛存在于卵巢、胎盘、睾丸、脑、脂肪、骨等正常组织器官中，由芳香化酶转化而来的雌激素不仅作用于生殖系统，也与乳腺癌的发生有紧密的关联。研究表明，在乳腺癌组织的间质细胞中有芳香化酶的过表达。经免疫细胞化学、芳香化酶活性等分析，约 96% 的乳腺癌组织中有高于正常水平的芳香化酶表达。进一步研究证明，癌细胞局部表达芳香化酶能促进其本身的生长。以 MCF-7 乳腺癌细胞为例，在体外实验中，芳香化酶的底物——雄激素能加快肿瘤的生长，但若同时给予芳香化酶抑制剂，则肿瘤生长速度减慢。

（2）芳香化酶抑制剂对乳腺癌的治疗正变得越来越重要：芳香化酶抑制剂（aromatase inhibitor，AI）是目前乳腺癌内分泌治疗研究活跃的领域，绝经后妇女卵巢功能衰退，体内雌激素主要来源于肾上腺产生的雄激素。而肾上腺的雄激素只有通过周围组织，如脂肪、肝、肌肉、毛囊中的芳香化酶才能转化为雌激素（图 12-8）。绝经后妇女外周循环中的雌激素水平明显下降，但乳腺脂肪成纤维细胞在炎症介质 PGE_2 作用下上调芳香化酶表达，导致乳腺组织局部雌激素水平升高，这种高水平的雌激素微环境是乳腺癌发生的重要原因，因此乳腺脂肪成纤维细胞芳香化酶应该是治疗靶点（图 12-8）。

芳香化酶基因有多个启动子，组织特异性表达是芳香化酶基因表达的最大特点，即不同的组织利用不同的启动子，如脂肪组织利用启动子 I.4，骨组织利用启动子 I.6，卵巢组织利用启动子 II，胎盘利用启动子 I.1。乳腺癌组织芳香化酶表达受 I.4、I.3、I.7 和 II 多个启动子调节，由于芳香化酶基因表达的组织特异性特点，因此使用 AI 治疗乳腺癌要有所考虑，这样才会取得较好的治疗效果。目前认为乳腺脂肪成纤维细胞（adipose fibroblast）启动子 I.3/II 是治疗乳腺癌芳香化酶抑制剂的特异性靶点。

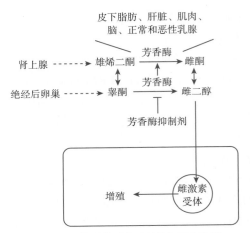

图 12-8　芳香化酶抑制剂治疗乳腺癌

女性绝经后，位于皮下脂肪、肝脏、肌肉、脑及乳腺组织中脂肪成纤维细胞的芳香化酶仍可将肾上腺和绝经卵巢来源的雄激素转化为雌激素。芳香化酶抑制剂通过抑制这一转换过程来治疗乳腺癌（Kelloff GJ，Hawk ET，Sigman CC，2004. Cancer Chemoprevention，Volume 1：Promising Cancer Chemopreventive Agents. Totowa：Humana Press.）

　　最早在 1981 年推出了第一代 AI 是氨鲁米特，1992 年又研制了第二代肌内注射的 AI 剂兰他隆。1996 年后又推出第三代 AI 包括依西美坦（exemestane）、阿那曲唑（anastrozole）和来曲唑（letrozole）等，第三代 AI 的出现使乳腺癌内分泌治疗从 TAM 时代走向 AI 时代，AI 已经成为绝经后乳腺癌的标准辅助治疗，并已用于绝经后激素受体阳性转移性乳腺癌（metastatic breast cancer，MBC）的二线或一线治疗。作为 MBC 内分泌治疗的一线药物，第三代 AI 也明显优于 TAM。

　　过去数年里，有很多关于他莫昔芬和 AI 作为绝经后早期激素敏感性、ER 阳性乳腺癌患者辅助治疗的相关功效与安全性的论文，目前的倾向是 AI 比他莫昔芬好，是绝经后早期激素敏感性乳腺癌患者的治疗选择。AI 被认为是新确诊患者的首选疗法，已经服用他莫昔芬的患者也应该考虑改服 AI。与他莫昔芬相比，服用 AI 而产生的不良反应大大减少。

4. 乳腺癌内分泌治疗的耐药性问题

　　乳腺癌内分泌治疗（ET）存在原发性和继发性耐药问题。即使是 ER 阳性，也只有 70% 左右的患者治疗有效，约 30% 的患者存在原发性耐药，另外绝大多数先前对 ET 敏感的患者在应用药物一段时间后会出现治疗无效，即继发耐药。有关乳腺癌 ET 耐药机制是一复杂的问题，很多方面的问题尚不清楚，可能涉及以下几方面问题：① *ER* 基因改变，包括点突变、截短、易位和基因扩增等。ERα 编码基因为 *ESR1*。最近有不少研究显示部分乳腺癌对内分泌治疗后出现抵抗与 *ESR1* 基因突变有关（Thomas and Gustafsson，2015）。*ESR1* 基因突变大多发生在 *ESR1* 基因配体结合区（Y537S 和 D538G 最常见），结果是 ERα 可以在缺乏配体的情况下持续被激活。值得注意的是，*ESR1* 基因突变在原发性乳腺癌并不常见，它通常出现在乳腺癌治疗后或转移性乳腺癌，提示 *ESR1* 基因突变与乳腺癌内分泌治疗抵抗有关。虽然 *ESR1* 突变患者对降低雌激素水平（如卵巢切除或使用 AI）的治疗抵抗，但她们可能对其他 ERα 拮抗剂（如他莫昔芬或氟维司群）治疗反应良好。② ER 与生长因子信号途径串话（cross-talk）机制；③乳腺癌抗雌激素耐药基因（breast cancer anti-estrogen resistance-1，BCAR-1）的表达。BCAR-1 也称为 p130Cas。

第二节　雄激素对前列腺癌生长的影响

前列腺癌（prostate cancer，PCa）是男性生殖系统一种常见肿瘤，在欧美常见恶性肿瘤中发病率居第二位，仅次于肺癌。迄今为止，我国前列腺癌发病率仍远低于欧美发达国家，但随着人口老龄化、人们生活方式的改变及诊断新技术的应用，我国前列腺癌发病率的增长极为迅速。前列腺癌的发病原因迄今仍不清楚，流行病学研究调查表明，前列腺癌的发生主要与年龄、家族遗传背景、种族、体细胞突变、激素等因素有关。临床研究发现雄激素的调控失衡与发病有着直接的关系：年轻时去势的男性（如太监），从未发现有前列腺癌的发生；某些运动员服用合成类固醇，在比较年轻时就可能发生前列腺癌；高脂肪饮食男性，血浆、前列腺局部的雄激素水平较高，前列腺癌的发病率较高。

一、雄激素和雄激素受体

睾丸是雄激素主要体内来源。1941 年，Huggins 和 Hodges 首先报道了前列腺癌的雄激素依赖性，并采取睾丸切除的方法治疗前列腺癌，取得了比较明显的疗效，Huggins 也因此获得了诺贝尔奖（1966 年）。

雄激素对靶器官的作用必须通过雄激素受体（androgen receptor，AR）介导。AR 是核受体超家族一员，基因位于 Xq11—q12，ORF 为 2757bp，编码蛋白为 920 个氨基酸，分子量为 110 000。AR 蛋白结构与其他核受体类似，由 N 端结构域（N-terminal domain，NTD）、DNA 结合区（DBD）、绞链区（hinge）含核定位信号（NLS）和配体结合结构域（LBD）四部分组成。DBD 较保守，有 2 个锌指结构，与 DNA 结合有关，NTD 与转录激活有关，LBD 与雄激素结合有关。除脾脏外，AR 几乎在人类所有组织中都有不同水平的表达。如同 ER 一样，AR 也有多种异构体（isoform），至今已发现 20 多个，像 AR-V1 ～ AR-V14、AR-23 和 AR-45 等，这些 AR 异构体大多呈现 C 端截短，因此缺乏 LBD。例如，AR-V7 在雄激素非依赖性前列腺癌（androgen independent prostate cancer，AIPC）中表达升高。这是因为 AR-V7 含 NTD 和 DBD，但缺乏 LBD，使它们能在缺乏雄激素的情况下激活 AR 靶基因，与前列腺癌去势治疗后转变为 AIPC 有关。AR-V12（AR-v567es）也与前列腺癌去势治疗后转变为 AIPC 有关。

在没有激素作用下，AR 存在于细胞质中，并与至少 3 种热休克蛋白（Hsp90、Hsp70 和 Hsp56）结合，HSP 有稳定 AR 的作用。血清中的睾酮（testosterone，T）进入细胞后，通常在 5α 还原酶（5α-reductase）的作用下转变为 5α 二氢睾酮（5α-dihydrotestosterone，DHT）。睾酮及 DHT 都能与 AR 结合，但 DHT 具有更高的亲和力（为睾酮的 2 ～ 10 倍），因此 DHT 是胞内与 AR 结合的主要雄激素。AR 的 LBD 在与配体结合后，与 HSP90 解离，并发生构象改变，继而发生进一步磷酸化，形成同源二聚体入核中。在核内，AR 同源二聚体识别靶基因上的雄激素反应元件（androgen response element，ARE）并与之结合，在辅助激活因子（CoA）参与下刺激靶基因转录。受 AR 调节的基因有数千种，包括 *PSA*、*cyclin D*、*EGF* 和 *PDGF* 等（图 12-9），它们广泛参与细胞存活和增殖、脂质代谢和细胞分化。

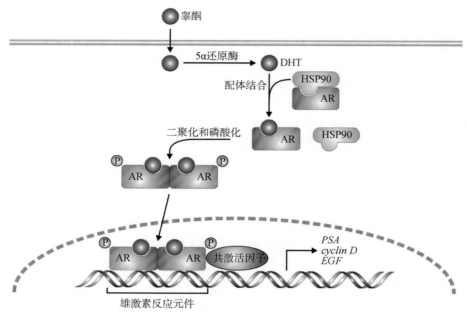

图 12-9　雄激素信号转导

睾酮进入细胞后，通常在 5α 还原酶的作用下转变成 DHT。DHT 与 AR 结合，释放出 HSP90。与配体结合的 AR 磷酸化，并形成同源二聚体入核结合到靶基因上的雄激素反应元件（ARE），在辅助激活因子（CoA）参与下刺激靶基因转录

　　如同 ER 有膜受体一样，近年来人们发现 AR 也存在膜受体，其作用方式与膜 ER 类似，引发非基因组效应。这种效应不需要雄激素分子进入细胞，作用快，数秒至数分钟即能完成，通常是由 Ca^{2+} 及蛋白激酶来完成信号转导。已鉴定的 AR 膜受体有 GPRC6A（GPCR family C group 6 member A）、ZIP9（zinc transporter member 9）和 OXER1（G protein coupled oxoeicosanoid receptor 1），有趣的是睾酮是前两者的兴奋剂，但睾酮拮抗 OXER1 功能。

　　AR 是重要的调节前列腺特异抗原（prostate-specific antigen，PSA）表达的转录因子，可以上调 PSA 表达。PSA 主要由前列腺腺泡和导管上皮细胞合成。前列腺上皮 - 血管屏障能限制 PSA 进入血液循环，所以对于正常腺体，PSA 进入血液循环的唯一途径为渗入细胞外间隙，然后弥散入循环。当发生前列腺癌时，上皮细胞的结构和极性均已紊乱，前列腺上皮 - 血管屏障被破坏，PSA 大量进入细胞外间隙和血液循环，导致血清 PSA 升高（＞ 4.0ng/ml）。PSA 对前列腺癌是具有高度特异性的标志物，总的阳性率为 82% ～ 97%，PSA 测定对包膜内癌的敏感度为 70%，对转移癌的敏感度为 100%。因此，PSA 在临床上应用于早期发现前列腺癌、前列腺癌的临床分期和预后的判断及监测前列腺癌的复发。虽然目前 PSA 仍是前列腺癌筛查最常用的标志物，但仍有诸多缺点，如 PSA 在良性前列腺疾病中也会升高，前列腺癌的专一性较差。

二、AR 与前列腺癌

前列腺癌的发病过程复杂，但可以肯定，雄激素及其受体与前列腺癌的发生有密切关系。雄激素促进前列腺癌生长是经过一个 AR 介导的机制增进了内源性基因变异的致癌过程，如雌激素代谢产物、雌激素引起的氧化物、前列腺癌产生的氧化物和脂肪等物质。前列腺癌可能与由遗传背景和后天因素造成的 AR 信号通路多种异常有关。就遗传背景与发生前列腺癌的危险性而言，研究最多的是 *AR* 基因第 1 外显子（CAG）$_n$ 长度与前列腺癌发生的关系。*AR* 基因含有 8 个外显子和 7 个内含子，其中第 1 外显子中含有数个 DNA 重复序列区域，其中研究最多的是 CAG 三联保守重复序列，有学者认为 *AR* 基因（CAG）$_n$ 长度与 AR 的转录调节活性存在负相关性。较短的（CAG）$_n$ 与低年龄、高侵袭性前列腺癌的发生和复发有一定相关性，具有不到 17 个 CAG 重复基因编码的 *AR* 更能刺激雄激素依赖的前列腺癌上皮细胞的生长。（CAG）$_n \geqslant 23$ 可能与良性前列腺增生（benign prostatic hyperplasia，BPH）的发生有关。*AR* 基因 CAG 重复数的不同造成 AR 结构与功能的差异，较短的（CAG）$_n$ 的 AR 可能稳定性较高，能较长时间与雄激素结合发挥作用。但最近也有研究显示，*AR* 基因 CAG 重复数与前列腺癌的危险性关系有限。

后天的尤其是经去势治疗后，通常会在一段时间后转变为雄激素非依赖性前列腺癌（AIPC），这些患者多数在转变为雄激素非依赖性后 18～24 个月死亡。从激素依赖性到激素非依赖性是一个复杂的过程，确切的机制尚不清楚，可能与前列腺癌干细胞、AR 的改变和前列腺癌细胞内雄激素合成有关。有学者认为前列腺癌细胞中有雄激素依赖性和雄激素非依赖性两种类型的肿瘤细胞，前列腺癌干细胞不表达 AR，这使得去势治疗抑制了雄激素依赖性前列腺癌（androgen dependent prostate cancer，ADPC）细胞的生长，而为 AIPC 细胞的生长提供了选择性生长优势。也有学者认为 AIPC 的发生与 AR 的突变、AR 表达增加或 AR 通路改变有关，使 AR 对雄激素的敏感性增加。这些变异的 AR 能够被去势治疗后体内低浓度的雄激素激活，从而维持前列腺癌细胞的生长、增殖。因此，从某种意义上说，AIPC 并非激素非依赖性，而是去势治疗抵抗的前列腺癌（castration resistant prostate cancer，CRPC）。

1. AR 突变

AR 常见突变位点在 C 端配体结合结构域，该位点可影响受体与配体的结合特异性，使得睾酮和 DHT 外的其他激素与 AR 的亲和性增加。AR 突变也可产生非配体依赖的激活，即 AR 对其生长因子起反应，如 IGF-1、EGF 或角质细胞生长因子（keratinocyte growth factor，KGF）等。而绞链区的突变主要是 DNA 结合结构域和配体结合结构域的延长，从而提高了 AR 的转录活性。因此，AR 突变使前列腺癌细胞能够在雄激素低浓度的环境中生存下来，并影响着前列腺癌的进展。AR 突变在原发肿瘤罕见，但在转移性前列腺癌或治疗抵抗的癌细胞中 AR 突变频率明显增高。

2. AR 表达增加

多项研究也表明，AIPC 细胞的 AR 表达明显高于 ADPC 细胞。前列腺癌细胞通过 *AR* 基因扩增来适应低水平的血清雄激素，使细胞对低浓度雄激素的敏感性增加。*AR* 基因扩增既是肿瘤细胞对雄激素低浓度环境的适应性反应，也是抗雄激素治疗失败的原因之一。

3. 表达 AR 异构体

如 AR-V7 和 AR-V12（AR-v567es）缺乏 LBD，在 AIPC 表达升高，与前列腺癌去势治疗后转变为 AIPC 有关。

4. AR 的辅助因子

AR 的转录调节活性又受到各种辅助因子影响。这些辅助因子当中，有些是 AR 转录活性的激活因子，有些是 AR 转录活性的抑制因子。研究显示辅助抑制因子 NCoR 在正常前列腺上皮细胞、间质细胞株及 HDPC（hormone dependent prostate cancer）细胞中广泛表达，而绝大多数 HIPC 细胞中 NCoR 缺失表达。另外，前列腺癌细胞辅助激活因子 SRC1 和 ARA70 大都呈高表达，这意味着由于 AR 失去辅助抑制因子的阻遏效应并在辅助激活因子的刺激下获得异常增强的 AR 转录活性，使癌细胞仍能在低浓度的雄激素环境下生长。

最近有学者对有些前列腺癌在去势治疗后仍然会有肿瘤复发提出新的解释。研究人员发现在有些前列腺癌细胞内存在雄激素合成蛋白，这表明前列腺癌细胞具备产生自身所需雄激素的能力。这些蛋白的存在可以解释为什么有些前列腺癌会对去势治疗产生抗性，并且为今后研究阻断癌细胞内产生雄激素的治疗措施提供了新的方向。例如，阿比特龙（abiraterone）是 CYP17A1 抑制剂（表 12-3），CYP17A1 是雄激素生物合成的必需酶，因此阿比特龙被用于 CRPC 患者的治疗。醋酸阿比特龙（Zytiga®）已获准用于 CRPC 患者的治疗。但以英国牛津大学 Roddam 为首的内源性激素与前列腺癌协作组报道了最新研究结果，血中的各种性激素水平均与前列腺癌发病危险无关。

表 12-3　前列腺癌的内分泌治疗

种类	药物	机制	种类	药物	机制
雄激素生物合成抑制剂	阿比特龙（abiraterone）	CYP17A1 抑制剂	SARM	比卡鲁胺（bicalutamide）	AR 抑制剂（部分）
	TAK-700（orteronel）	CYP17A1 抑制剂		氟他胺（flutamide）	AR 抑制剂（部分）
	非那雄安（finasteride）	5α 还原酶抑制剂		恩杂鲁胺（enzalutamide）	AR 抑制剂
	度他雄安（dutasteride）	5α 还原酶抑制剂		阿帕他胺（apalutamide）	AR 抑制剂
				达洛鲁胺（darolutamide）	AR 抑制剂

三、前列腺癌特异性染色体易位与 AR 有关

约 50% 的前列腺癌存在 del（21）（q22）和 t（7；21），导致跨膜丝氨酸蛋白酶 2（transmembrane protease serine 2，*TMPRSS2*）基因与 ETS 转录因子家族的 ETS 调节基因（ETS-regulated gene，*ERG*）和 ETS 变异基因（ETS variant 1，*ETV1*）形成融合基因 *TMPRSS2-ERG* 和 *TMPRSS2-ETV1*（图 12-10），对前列腺癌的诊断有特异性。ETS（E26 transformation-specific）是一转录因子家族，目前有 28 个成员，如 *FLI1*（11q24）、*ERG*、*ETV1*、*ETV4*（17q21）、*ETV5*（3q）和 *ETV6*（12p13）等。*ETS* 基因与其他基因形成融合基因在人类肿瘤是很常见的，如前列腺癌、Ewing 肉瘤、白血病和乳腺癌等。*TMPRSS2* 基因位于 21q22.3，是前列腺特异表达基因，5′ 含有 AR 结合序列，能被 AR 调节，在前列腺癌呈高表达。*ERG* 基因也定位于染色体 21q22.3，与 *TMPRSS2* 基因有 3Mb

的距离。*ETV1* 定位于染色体 7p22。*ERG* 和 *ETV1* 基因的表达调节区也含有 AR 结合序列，AR 可使 *TMPRSS2* 和 *ETS* 基因靠近。这些观察可以解释为什么 *TMPRSS2-ERG* 和 *TMPRSS2-ETV1* 基因易位常发生于前列腺，因为前列腺是雄激素敏感的器官。*TMPRSS2* 与 *ERG* 或 *ETV1* 形成融合蛋白在结构上基本为 *TMPRSS2* 启动子部分或少数前几个氨基酸和截短的 *ERG* 或 *ETV1*（丧失自身的启动子，但保留 DNA 结合结构域），因此 *TMPRSS2-ERG* 和 *TMPRSS2-ETV1* 基因表达是在 *TMPRSS2* 启动子控制之下。*TMPRSS2-ERG* 基因在雄激素作用下后可导致 *ERG* 过表达，*ERG* 作为转录因子可上调许多靶基因的表达，与前列腺癌的发生有关。前列腺癌出现高频的 *TMPRSS2-ETS* 易位，提示这种特异性的染色体易位对前列腺癌的发生有病因性角色。

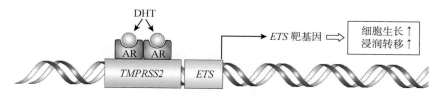

图 12-10　*TMPRSS2-ETS* 融合基因

前列腺癌高频出现 *TMPRSS2-ETS* 融合基因对前列腺癌的发生有指标意义。这种染色体易位通常发生在青春期，由于雄激素水平突然升高导致易发生这一类型易位，这种易位的细胞可潜伏下来，随后 *PTEN* 等遗传物质的进一步改变最终导致前列腺癌发生

虽然前列腺特异抗原（prostate-specific antigen，PSA）目前仍是前列腺癌筛查最常用的标志物，但仍有诸多缺点，如 PSA 在良性前列腺疾病也会升高，前列腺癌的专一性较差。最近有学者提出用多重生物标记（multiplex biomarker）来筛查前列腺癌，它们发现检测尿中前列腺癌抗原 3（prostate cancer antigen 3，PCA3）和 TMPRSS2-ERG 融合蛋白优于单独 PSA 检测。考虑到 *TMPRSS2/ERG* 基因融合的主要生物学效应是增加了 *ERG* 基因的表达，因此检测尿液中 *ERG* 的 mRNA 含量在前列腺癌诊断中也具有重要意义。

四、选择性雄激素受体调节剂对前列腺癌治疗的影响

选择性雄激素受体调节剂（selective androgen receptor modulator，SARM）的研究落后于 SERM，但目前临床上也有数个用于前列腺癌预防和治疗的研究（表 12-3）。

研究显示使用 5α 还原酶抑制剂非那雄安和度他雄安能非常有效地减少血液和前列腺内的 DHT。研究人员发现服用非那雄安药品的 803 名男性，有 18% 的人患了前列腺癌。而服安慰剂的 1147 名男性中，有 24% 的人患了前列腺癌。但最近的研究报道对非那雄安前列腺癌的预防效果提出了质疑，认为它对前列腺癌没有什么预防作用，还会降低性欲，可能引发勃起功能障碍及减少射精量，因此临床医生很少使用非那雄安用作前列腺癌的预防。

比卡鲁胺和氟他胺为非甾体类抗雄激素药物，可与雄激素竞争 AR，抑制雄激素促细胞生长作用，算是第一代 AR 拮抗剂，被临床用于晚期前列腺癌的治疗。但由于这两个药与 AR 结合的亲和力较低，不能完全阻断 AR 活性，治疗过程中不可避免会出现抵抗，因此研究人员又研发了一种"第二代"的称为恩杂鲁胺的 AR 拮抗剂，也称为 MDV3100。

MDV3100 是雄激素（DHT）的竞争性抑制剂，通过与雄激素受体结合干扰雄激素的活性（图 12-11）。该药 2012 年被美国 FDA 批准用于治疗前列腺癌，2019 年获准在中国上市。随后 FDA 又批准了阿帕他胺（Erleada®）和达洛鲁胺（Nubeqa®）用于去势抵抗性非转移性前列腺癌治疗。阿帕他胺和达洛鲁胺均为口服 AR 抑制剂，作用原理与恩杂鲁胺类似（表 12-3）。

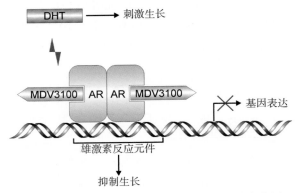

图 12-11　MDV3100（恩杂鲁胺）治疗前列腺癌的原理

MDV3100 是雄激素（DHT）的竞争性抑制剂，它能直接结合 AR，阻断雄激素的生长刺激作用

在结合配体前，AR 与热休克蛋白 90（HSP90）及其他辅助分子伴侣组成复合物，形成与配体结合的构象，因此 HSP90 对 AR 稳定性和功能发挥是必不可少的。在前列腺癌 LNCaP 细胞中，HSP90 抑制剂格尔德霉素（geldanamycin，GA）可明显降低 AR 水平，GA 也可阻断配体受体复合物的核转位，从而抑制靶受体的转录活性。GA 衍生物 17-AAG 也有用于前列腺癌靶向性治疗的报道。

五、雌激素及其受体与前列腺癌

前列腺组织除了主要受雄激素影响外，它也受雌激素影响。雌激素对前列腺组织的影响是复杂的，这与类固醇激素的生物合成有一定关系，部分雌激素可在芳香化酶的作用下从雄激素转化而来（图 12-8）。前列腺癌的发病年龄较高，通常在 55 岁以后发病。这时患者的雄激素水平开始下降，而雌激素水平相对稳定，这样就使原有的雄激素 / 雌激素平衡关系被打乱，使雌激素 / 雄激素比例相对升高。

在前列腺组织中，ERα 主要表达于间质细胞，通过旁分泌形式影响上皮细胞的生长和分化，而 ERβ 主要表达于上皮细胞。一般认为 ERα 可刺激前列腺上皮细胞异常增生，对前列腺炎和前列腺癌的发生有促进作用，而 ERβ 可抑制前列腺上皮细胞增生，诱导其凋亡，对前列腺炎和前列腺癌的发生有抑制作用。但文献上有一些不同的报道，这可能与 ER 的异构体有一定关系。在前列腺癌，通常 ERα 表达增加，不仅间质细胞表达，上皮细胞也表达，而 ERβ 表达则减少，这种变化有利于前列腺癌的发生。ERβ 表达的减少与 *ERβ* 基因启动子甲基化有关，临床研究显示 *ERβ* 基因启动子甲基化程度与前列腺癌的病理分级呈正相关，使用 DNA 甲基转移酶抑制剂 5-aza-dC 可使 *ERβ* 基因恢复表达。除了前列腺癌外，ERβ 表达降低也见于乳腺癌和结直肠癌等多种肿瘤，这提示 ERβ 具有抑制生长、促进凋亡的功能。研究显示使用 ERβ 兴奋剂可诱导前列腺癌细胞凋亡。对于那些有 ERα 表达增加的前列腺癌，选择性雌激素受体调节剂（SERM）他莫昔芬可能是有用的治疗药物（参见本章第一节）。

参 考 文 献

Guillette TC，Jackson TW，Belcher SM，2018. Duality of estrogen receptor β action in cancer progression. Curr Opin Pharmacol，41：66-73.

Jordan VC，2008. The 38th David A. Karnofsky lecture：the paradoxical actions of estrogen in breast cancer—survival or death? J Clin Oncol，26（18）：3073-3082.

Okamoto Y，Shibutani S，2019. Development of novel and safer anti-breast cancer agents，SS1020 and SS5020，based on a fundamental carcinogenic research. Genes Environ，41：9.

Thomas C，Gustafsson JÅ，2015. Estrogen receptor mutations and functional consequences for breast cancer. Trends Endocrinol Metab，26（9）：467-476.

第十三章　DNA 损伤及修复与肿瘤

在生命活动过程中，人体细胞的 DNA 损伤是很常见的，但各种原因引起的 DNA 损伤可以通过不同方式修复，使 DNA 结构恢复原样，重新能执行它原来的功能。但有时 DNA 的损伤并不能完全消除，或者 DNA 修复也不精准，像非同源末端连接（NHEJ）和跨损伤 DNA 合成（TLS）修复等，只是使细胞能够耐受缺陷的 DNA 而能继续生存。这些未能完全修复而存留下来的损伤会在适合的条件下显示出来（如年龄相关疾病和癌症等），所以研究 DNA 损伤和修复机制既是探索生命的一个重要内容，也对肿瘤的诊断、治疗和预后判断具有现实意义。例如，对 BRCA 失活而导致的 DNA 修复途径缺陷的肿瘤细胞，抑制其补救途径，会导致肿瘤细胞死亡，而不伤及正常细胞，这种合成致死（synthetic lethality）方案目前已被批准用于临床肿瘤治疗。

第一节　DNA 损伤和突变

一、DNA 损伤及其一般特性

在生命活动过程中，基因组 DNA 经常受到多种体内因素（活性氧自由基等）和体外环境因素（紫外线、电离辐射和化学致癌剂等）的影响而导致 DNA 损伤，这种 DNA 损伤影响基因的正常表达并导致基因突变，进而影响细胞的正常生理功能，产生肿瘤等各类疾病。根据 DNA 损伤的类型，可以大致分为碱基损伤、DNA 交联、单链断裂、双链断裂和碱基错配等（图 13-1）。DNA 损伤的频率是相当高的，即使是在正常的生理条件下，1 个细胞在 1 天之中也会产生 2×10^4 个碱基损伤、5×10^4 个单链断裂和 10 个双链断裂。

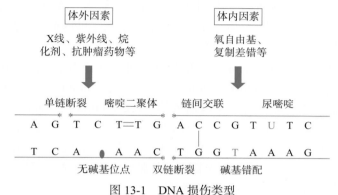

图 13-1　DNA 损伤类型
包括碱基损伤、嘧啶二聚体、DNA 交联、单链断裂、双链断裂和碱基错配等

　　细胞受到 DNA 损伤因子作用后，其基因组中 DNA 损伤的分布并非均匀一致，这可能和遗传毒物与 DNA 碱基之间化学反应的特异性及染色质的高级结构有关。研究表明，染色质中高转录区域、重复 DNA、核基质相关 DNA 及位于染色体脆性部位的 DNA 易于受损。致癌性化学物易与复制期 DNA 结合，特别是其复制叉部位。上述研究提示，遗传毒物在基因组中可能具有特异的靶序列或靶区域，而基因组中的各个基因由于其序列、在染色质中的结构及其所处的转录与复制的状态不同，对损伤的敏感性也可能不同。

　　在进化过程中，细胞已经形成和发展了多种机制来应对 DNA 损伤以维护基因组的稳定和维持细胞的正常功能，包括 DNA 损伤修复、DNA 损伤耐受、细胞周期检验点激活、细胞凋亡等。如果正常的 DNA 修复系统发生遗传改变致使功能缺陷或丧失，则势必造成受累细胞 DNA 损伤及突变的固定和积累，使基因组不稳定性增加，最终导致细胞的恶性转化。

二、突　变

　　DNA 受到损伤后，如果细胞没有及时正确修复这些 DNA 损伤，就会导致 DNA 分子中核苷酸组成或排列顺序发生改变，称为突变（mutation）。

　　尽管基因组 DNA 作为遗传信息的载体需要保持一定的稳定性，但在生物的世代传递过程中，基因组 DNA 还是存在一定的突变频率。现存生物包括低等生物和高等生物基因组的自发突变率约为 10^{-9}，这是各种因素综合作用的结果。基因组 DNA 的突变是进化的动力，大多数突变是中性的，但如果突变率太高，基因组处于不稳定状态，反而不利于进化。

1. 突变的原因

突变可以是自发的也可以是诱发的。

（1）自发性突变：复制中的错误、碱基的自发性化学改变、自发性脱碱基、细胞的代谢产物对 DNA 的损伤都可以导致 DNA 突变。

（2）诱发性突变：外界环境中的物理因素（如电离辐射、紫外线辐射、热诱变）和化学因素（如烷化剂、碱基类似物、嵌入试剂等）都可以导致 DNA 损伤而引起 DNA 突变。

2. 突变的类型

突变可从不同角度进行分类，从广义的角度上可将其分为基因突变和染色体畸变。

基因突变分为点突变（point mutation）和多点突变（multiple mutation）。点突变指只有 1 个碱基对发生的改变。点突变包括置换（substitution）、插入（insertion）和缺失（deletion）。多点突变是指有两个或两个以上的碱基对的改变。缺失和插入往往引起移码突变（frameshift mutation），不但改变了产物的氨基酸的组成（图 13-2），而且会出现蛋白质合成的过早终止。对于必需基因来说，常常是致死的。缺失和重复又常分为短序列（20bp 左右）和长序列（720bp 左右）的变化。

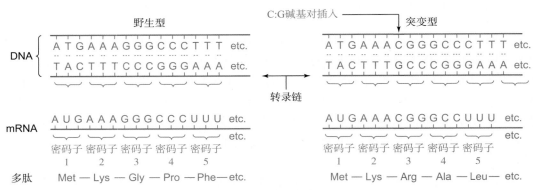

图 13-2　移码突变

由于在第 2 个密码子（第 6 位碱基）后插入了 CG 碱基对，这样就改变了阅读框，使后 3 位的氨基酸的序列不同于野生型。移码突变是吖啶类诱发突变的一个重要特征（Snustad P，Simmons MJ，Jenkins JB，1997. Principles of genetics. New York：John Wiley & Sons.）

染色体畸变可分为染色体数目畸变和结构畸变。数目畸变又分为多倍体（polyploid）、非整倍体（aneuploid），而结构畸变包括缺失、重复、倒位、易位、插入和等臂染色体，以及双着丝粒、断片、环状染色体等。

3. 突变的生物学效应

从遗传信息的改变来看，碱基替代会产生不同的后果，可分为同义突变（synonymous mutation）、错义突变（missense mutation）、无义突变（nonsense mutation）和连读突变（readthrough mutation）（图 13-3）。同义突变又称为中性突变（neutral mutation），是指没有改变氨基酸产物。虽然同义突变没有改变氨基酸产物，但该突变对 RNA 剪接、RNA 稳定性及蛋白翻译会产生影响，从而产生生物学效应。同义突变在肿瘤中是常见的，解读这些突变有重要临床含义。错义突变是指碱基序列的改变引起了产物氨基酸序列的改变，有些错义突变严重影响到蛋白质活性甚至完全无活性；如果在必需基因上发生，往往为致死突变。无义突变则是指某个碱基的改变使得代表某种氨基酸的密码子变为终止密码子，使肽链的合成提前终止，因而产生无功能的蛋白质。连读突变与无义突变正好相反，终止密码子变成指令某一氨基酸的密码子，使翻译继续进行。

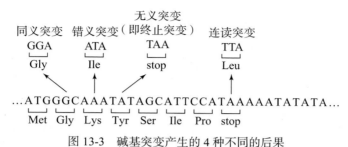

图 13-3 碱基突变产生的 4 种不同的后果

同义突变、错义突变、无义突变和连读突变，这其中前 2 种常见，而后 2 种少见

发生在体细胞、组织干细胞或生殖细胞突变的生物学效应是不一样的。体细胞突变一般仅限其本身不会影响后代及进化，即使死亡，也有同类型的体细胞存在。组织干细胞的基因突变可以影响到干细胞的分化过程，使细胞分裂失去控制，正常的组织干细胞变成肿瘤干细胞，最终导致细胞无限增殖而产生肿瘤。生殖细胞突变不会对当代个体表型产生重要影响，局限于很小的器官；但可以传递给下一代，使子代个体所有细胞都含有从亲代继承的突变。

4. 突变的分子机制

在人类基因组中，最常见的突变是碱基置换和基因缺失，其次是插入、重复、倒位和基因重排。

（1）单碱基置换（single base-pair substitution）：又称为点突变（point mutation），是最常见的突变形式，指组成核酸序列的单个碱基发生相互转化的现象。其方式有两种：一种称为转换（transition），即一种嘌呤取代另一种嘌呤，或是一种嘧啶取代另一嘧啶；另一种是颠换（transversion），即嘌呤转化为嘧啶或是嘧啶转化为嘌呤，如此可产生 4 种不同的转换和 8 种颠换（图 13-4）。

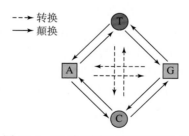

图 13-4 12 种不同的碱基互换形式

理论上讲，颠换 2 倍于转换（Snustad P，Simmons MJ，Jenkins JB，1997. Principles of genetics. New York：John Wiley & Sons.）

单碱基置换突变的分子机制主要由核酸的内在特性所决定。双链脱氧核糖核酸呈双螺旋结构，其中的腺嘌呤（A）与胸腺嘧啶（T）配对，鸟嘌呤（G）与胞嘧啶（C）配对，碱基间以氢键相连。DNA 分子的碱基存在酮式 - 烯醇式或氨式 - 亚胺式互变异构，不同的互变异构体（tautomeric form）形成氢键的方向和能力不同，有可能导致复制时出现错误。例如，在正常情况下，A（氨式结构）与 T（酮式结构）配对；当 A 以亚胺式存在时（概率非常小），则与 C 配对。G 的互变异构体结合 T。所有碱基互变异构体都可以形成新的错误的碱基对（图 13-5）。

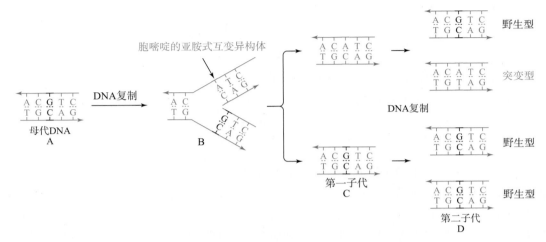

图 13-5　碱基互变异构体对 DNA 复制过程中碱基的影响

A. 母代 DNA 为 C-G；B. 在 DNA 复制过程中，C 的罕见亚胺式互变异构体与 A 配对；C. 第一子代出现 C-G 和 C-A 两种情况；D. 由于 C-A 的不稳定性，在 DNA 复制过程中第二子代出现了两种情况，一种为 C-G 配对，与母代一致，另一种为突变形式 A-T 配对

　　碱基的脱氨基作用：碱基的环外氨基有时会自发脱落或经亚硝酸（HNO_2）氧化脱氨，使胞嘧啶（C）变成尿嘧啶（U）、腺嘌呤（A）变成次黄嘌呤（H）等，遇到复制时，U 与 A 配对、H 与 C 配对就会导致子代 DNA 序列的错误变化。

　　碱基类似物诱导替换突变：5-溴尿嘧啶（5-bromodeoxyuridine，5-BrdU）是胸腺嘧啶（T）的类似物，在 DNA 复制过程中酮式的 5-BrdU 代替 T，使 A-T 碱基对变为 A-5BrdU。由于 5-BrdU 存在异构互变，酮式的 5-BrdU 变为烯醇式的 5-BrdU，再次复制时烯醇式的 5-BrdU 与 G 配对，出现 G-C 碱基对，形成 A-T → G-C 的替换。

　　（2）基因缺失是人体基因组中另一类突变。基因缺失可以是一个或几个碱基对，也可能跨越几百个碱基对。缺失发生的分子机制还不清楚，结构同源（而并非位置同源）DNA 序列的滑动和配对导致的不等互换被认为是其发生的主要原因。在人类基因组的研究中发现，基因两侧同向或反向重复序列的存在可经复制或重组发生同源不等重组而形成缺失。它涉及姐妹染色单体中同源但非等位 DNA 序列的切割和重组，并可能在基因内形成融合基因。

第二节　机体对 DNA 损伤有多种防御机制

　　在进化过程中，人体对外界环境的损伤因素已有很强的防御能力，以保持基因组的完整性（genomic integrity）。例如，黑色素细胞产生的黑色素颗粒能吸收紫外线辐射的能量，使之丧失能量，减轻紫外线辐射对皮肤的伤害。另外，黑色素颗粒可以中和紫外线照射皮肤后产生的自由基，减少紫外线辐射对 DNA 的损伤，这也是黑种人患皮肤癌（鳞状细胞癌、基底细胞癌和黑色素瘤）较少，而白种人患皮肤癌较多的主要原因。又如人体细胞内代谢产生的活性氧类（ROS）在引起 DNA 损伤之前可以被体内的抗氧机制清除。细胞内消除 ROS 的抗氧化机制有超氧化物歧化酶（SOD）、过氧化氢酶（catalase）、谷胱甘肽过氧化物酶（GPx）（见图 11-10）、还原型谷胱甘肽（GSH）、硫氧还蛋白（TRX）、维生素 A、维生素 C 和维生素 E 等。

　　另外一个重要的使细胞免受损害的防御机制是谷胱甘肽 -S- 转移酶（glutathione-S-transferase，GST）。谷胱甘肽（GSH）是机体中含量较高的一种含巯基的三肽，有还原型及氧化型两种，其主要功能为保护氧化剂对巯基的破坏，保护细胞膜中含巯基蛋白质和含巯基酶不被氧化。GST 能催化机体有害极性化合物与还原型 GSH 结合，将体内各种有害的毒性化合物、染料致癌剂从体内排出，从而达到代谢解毒的目的。除此之外，GST 还具有对其他酶或蛋白的调节作用，参与 DNA 的修复，因而 GST 有助于维持细胞基因组的完整性，它们的变异和多态性会影响个体对肿瘤的易感性。

　　肿瘤的发生是遗传因素和环境因素协同作用的结果，个体对环境致癌物的生物转化（biotransformation）有Ⅰ相（phase Ⅰ）和Ⅱ相（phase Ⅱ）代谢酶参与。Ⅰ相代谢酶主要对外来化合物进行生物转化，涉及氧化、还原和水解反应，产生一些高度活化的致癌中间产物。参与Ⅰ相反应的代谢酶主要为 CYP 家族成员（参见第一章第一节，表 1-1）。Ⅱ相代谢酶则对Ⅰ相反应代谢活化所产生的亲电子中间体与体内的 GSH、葡萄糖醛酸和硫酸等化合物结合，使其变成水溶性物质，经肾脏排出体外，降低致癌剂对机体的影响，从而起到预防肿瘤的作用（图 13-6）。这种作用是一般而言，相对地，Ⅰ相反应也可能有解毒作用，Ⅱ相反应也可能增加化合物的毒性。参与Ⅱ相反应的代谢酶种类较多，包括 GST、N- 乙酰化转移酶（N-acetyltransferase，NAT）、磺基转移酶（sulfotransferase，SULT）、尿苷二磷酸葡萄糖醛酸基转移酶（UDP-glucuronosyltransferase，UGT）和 NAD（P）H：醌氧化还原酶 [NAD（P）H：quinone oxidoreductase，NQO] 等。

前致癌剂 $\xrightarrow[\text{CYP}]{\text{Ⅰ相生物转化}}$ 活性致癌剂 $\xrightarrow[\text{GST、SULT、UGT}]{\text{Ⅱ相生物转化}}$ 致癌剂失活

图 13-6　致癌物的Ⅰ相和Ⅱ相生物转化

Ⅰ相反应产生活性致癌物，主要代谢酶为 CYP；Ⅱ相反应是对活化的致癌物解毒，主要代谢酶为 GST、SULT 和 UGT。这种解释是相对的，有时反应也有不同的结果

　　迄今为止，在人类已发现 8 种 GST 不同亚型，它们为 alpha（A）、mu（M）、pi（P）、theta（T）、sigma（S）、Zeta（Z）、Kappa（K）和 Omega（O）（表 13-1），分布在细胞膜、细胞质、微粒体和线粒体等不同位置。一直以来 GST 被认为在人体抗击外来化合物的侵害及细胞抗氧化损伤的过程中起重要作用，因此 GST 活性降低或缺陷将有利于体内细胞突变，增加肿瘤形成机会。

表 13-1　人 GST 家族成员

GST 家族	染色体定位	基因数目	作用底物
α（alpha）	6p12	5	芳香胺类、抗癌药
μ（mu）	1p13.3	5	脂质过氧化物、多环芳烃（PAH）
π（pi）	11q13	1	PAH、抗癌药
θ（theta）	22q11.2	2	烷化剂、环氧乙烷、溶剂
σ（sigma）	4q23.3	1	前列腺素 H2 →前列腺素 D2
ζ（Zeta）	14q24.3	1	马来酰乙酰乙酸、2- 氯丙酸酯
κ（Kappa）	7q34	1	萘、2, 4- 二硝基氯苯、过氧化氢异丙苯
ω（Omega）	10q24.3	2	单甲基肿酸、脱氢抗坏血酸

注：环氧乙烷, ethylene oxide；马来酰乙酰乙酸, maleylacetoacetate；2- 氯丙酸酯, 2-chloropropionate；萘, naphthalene；2, 4- 二硝基氯苯, 1-chloro-2, 4-dinitrobenzene, CDNB；过氧化氢异丙苯, Cumene hydroperoxide, COOH；单甲基肿酸, monomethylarsonic acid, MMA；脱氢抗坏血酸, dehydroascorbic acid。

　　GST 在体内的解毒作用与其活性密切相关，而 GST 的活性是由 GST 基因的遗传多态性决定的。GST 基因多态性使不同个体 GST 对体内多种毒物的清除能力产生差异，从而影响人体对多种疾病尤其是肿瘤的易感性。如 GSTm 亚家族的成员 GSTM1 基因突变后，肝不能产生 GSTM1 蛋白。GSTM1 在致癌性环氧化物和多环芳烃（PAH）的解毒方面具有重要作用，因此 GSTM1 基因缺陷者对多种肿瘤的易感性增加。GSTq 亚家族的成员 GSTT1 主要参与人体对烟草中所含毒物的代谢，如甲烷、氧化乙烯和 PAH 等。GSTT1 基因缺陷者，体内不能编码相应活性的酶蛋白，从而使其对外界的某些致癌物解毒作用缺陷。研究表明，GSTM1 与 GSTT1 基因的纯合性缺失与某些肿瘤，如肺癌、胃癌、结肠癌、食管癌和乳腺癌等的发生相关。

　　由于 GSTM1 基因缺失，总的人群中 40% ～ 60% 表现为无效型，GSTM1 无效表型与暴露于环境烟草烟雾（environmental tobacco smoke，ETS）的不吸烟女性患肺癌危险性增高有关，有 ETS 且无 GSTM1 表达的女性与有 GSTM1 表达的女性相比，其 OR（odds ratio）为 2.6，危险度随 ETS 暴露的水平而增高，CYP1A1 高表达和 GSTM1 基因无效表型和基因缺失与女性患肺癌的危险性增加有关。

　　N- 乙酰化转移酶（NAT）能催化大量芳香胺类致癌物的灭活和活化。NAT 酶不仅是一种代谢酶，而且也参与芳香胺化合物与 DNA 形成加合物的反应。NAT1 和 NAT2 的等位基因多态性导致个体乙酰化代谢能力的差异，NAT 酶可分为快乙酰化和慢乙酰化两种表型。乙酰化的表型和肿瘤易感性之间的关系十分复杂，不同的表型与不同组织的肿瘤有关，膀胱癌、喉癌、胃癌与慢乙酰化表型有关，而结肠癌、乳腺癌则与快乙酰化表型有关。

第三节　DNA 损伤修复

　　DNA 损伤修复的过程非常复杂，是与细胞周期的调节、DNA 复制和转录等生命过程紧密相关的。参与这一过程的基因称为 DNA 修复基因（DNA repair gene），有人将它与癌基因和肿瘤抑制基因并列为三大肿瘤相关基因。针对不同类型的 DNA 损伤，在长期的进化中，细胞已经形成和发展了多种修复机制来维护基因组的稳定性，包括直接修复、碱基切除修复、核苷酸切除修复、错配修复、单链断裂损伤修复和双链断裂损伤修复等（表 13-2）。2015 年诺贝尔化学奖授予 Tomas Lindahl、Paul Modrich 及 Aziz Sancar，以表彰他们在细胞 DNA 修复机制中的研究，Lindahl 的贡献在于碱基切除修复，Modrich 的贡献在于错配修复，Sancar 的贡献在于核苷酸切除修复。

表 13-2　DNA 修复机制和损伤类型

DNA 修复机制	损伤类型	酶或蛋白	细胞周期
碱基切除修复	氧自由基损伤，胞嘧啶脱氨基作用，烷化作用	DNA 糖基化酶、PARP1、XRCC1	G_1
核苷酸切除修复	大的加合物，紫外线致 DNA 交联	XP-A 到 XP-G，ERCC4，ERCC1	G_1
错配修复	小的加合物，氧自由基损伤，插入/缺失	见表 13-3	S
烷基化修复	小的烷基化加合物	MGMT	S
DNA 单链断裂修复	DNA 断裂	PARP1、XRCC1	S
DNA 双链断裂修复（HR）	DNA 断裂	MRN、BRCA1/2、Rad51/52/54	S，G_2
DNA 双链断裂修复（NHEJ）	DNA 断裂	Ku70/80，DNA-PK	各期

一、直接修复

烷化剂是环境中普遍存在的致 DNA 损伤的一类物质，能够导致 DNA O^6 位烷基（包括甲基、氯乙基等）加合物形成，O^6-甲基鸟嘌呤（O^6-methylguanine）是其最主要的加合物。O^6-甲基鸟嘌呤 -DNA 甲基转移酶（O^6-methylguanine DNA methyltransferase，MGMT）负责修复 DNA 这类损伤。*MGMT* 基因定位于染色体 10q26，整个基因长度为 170kb，其 cDNA 长约 800bp，编码 207 氨基酸的蛋白质。从大肠埃希菌到哺乳动物 MGMT 有一定的保守性，是生命维持的一种重要蛋白。MGMT 与真正的酶不完全一样，其自身半胱氨酸又是烷基受体，可将鸟嘌呤 O^6 位上烷基转移到自身的半胱氨酸残基上，结果在受体蛋白分子中形成 S- 烷基半胱氨酸，DNA 分子中烷基鸟嘌呤去烷基后则得以修复，同时该酶失活。作用后的酶分子不能再生，因此这种酶又是一种自杀酶（suicide enzyme）。由于 MGMT 在损伤修复后不能再生，因此这种修复方式只适合于数量稀少但致变性很高的 DNA 损伤（图 13-7）。

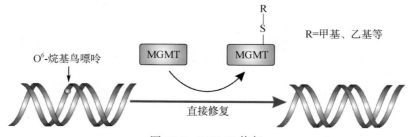

图 13-7　MGMT 修复

MGMT 可将鸟嘌呤 O^6 位上烷基转移到自身的半胱氨酸残基上，结果在自身蛋白分子中形成 S- 烷基半胱氨酸，DNA 分子中烷基鸟嘌呤去烷基后则得以修复，同时该酶失活

如果组织中 MGMT 异常，不能发挥正常的作用或作用不足时，O^6-甲基鸟嘌呤没被

及时移走，在 DNA 复制中该加合物与胸腺嘧啶错配，发生 G ∶ C → A ∶ T 突变，导致癌基因激活和抑癌基因失活，进一步发展引起肿瘤。*MGMT* 转录停止只见于恶性肿瘤和转化细胞系中，它主要是由 *MGMT* 甲基化造成的。一般来讲，*MGMT* 启动子甲基化发生率越高，MGMT 含量越低，肿瘤恶性程度就越高。

二、碱基切除修复

真核细胞纠正 DNA 错配有 3 种切除修复方式，碱基切除修复（base excision repair，BER）、核苷酸切除修复（nucleotide-excision repair，NER）和 DNA 错配修复（mismatch repair，MMR），这些修复方式是高保真的，一般不会产生错误。

碱基损伤的修复主要是通过碱基切除修复（BER）来进行的。主要针对碱基或片段的氧化或还原、非堆积性化合物、甲基化作用的产物等所造成的碱基损伤修复，参与修复的主要分子有无碱基核酸内切酶（apurinic/apyrimidinic endonuclease，APE）、多聚核苷酸激酶、β-DNA 多聚酶等，主要涉及的碱基切除修复基因有 *OGG1*、*PARP1*、*XRCC1* 及 *LIG3*。

首先 DNA 糖基化酶（DNA glycosylase）可以识别核苷酸上改变的碱基并将其从核苷酸上切除下来，造成无碱基位点。APE 识别无碱基位点并切断此位点 5′ 端的 3′-5′ 磷酸二酯键，造成单链断裂。随后 APE 募集 DNA 多聚酶 β（POLβ）聚集到单链断裂位点，POLβ 切除无碱基的核苷酸，以互补链为模板，在缺口处重新插入互补的核苷酸。随后 POLβ 募集 XRCC1-LIG3 复合物到损伤位点，LIG3 催化形成 3′-5′ 磷酸二酯键，完成整个修复过程（图 13-8）。

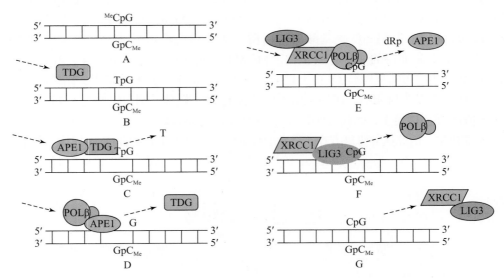

图 13-8　碱基切除修复

A. 胞嘧啶被甲基化后成为 5- 甲基胞嘧啶；B. 5- 甲基胞嘧啶脱氨基后转变为胸腺嘧啶；C. DNA 糖基化酶识别错配的胸腺嘧啶并将其从核苷酸上切除下来，造成无碱基位点；D. APE1 识别无碱基位点并切断此位点 5′ 端的 3′-5′ 磷酸二酯键，造成单链断裂。随后 APE1 募集 DNA 多聚酶 β（POLβ）聚集到单链断裂位点，POLβ 切除无碱基的核苷酸；E. POLβ 以互补链为模板，在缺口处重新插入互补的核苷酸；F. POLβ 募集 XRCC1-LIG3 复合物到损伤位点，LIG3 催化形成 3′-5′ 磷酸二酯键；G. XRCC1-LIG3 从损伤位点脱落，整个修复过程完成（Lindahl T，1999. Quality control by DNA repair. Science，286：1897-1905.）

DNA 糖基化酶从低等的细菌到高等的哺乳动物都广泛存在，不同物种 DNA 糖基化酶的氨基酸序列比对表明具有较高保守性，说明了 BER 在 DNA 损伤修复中的重要性。在人细胞中，已经发现 8 种 DNA 糖基化酶（UNG、TDG、hSMUG1、MBD4、hOGG1、MYH、hNTH1 和 MPG）来识别不同的碱基损伤。尽管有些 DNA 糖基化酶可以识别相同的碱基损伤，但这 8 种 DNA 糖基化酶没有序列相似性。

三、核苷酸切除修复

与 BER 类似，核苷酸切除修复（nucleotide-excision repair，NER）只是切除的受损 DNA 范围更大，涉及更多极端损伤的类型。NER 是紫外线致癌的主要防御机制。例如，嘧啶二聚体、光化合物、大的化合物及交联等。NER 包括至少 4 步：① XPC-hHR23B 等蛋白复合物识别嘧啶二聚体；② TFIIH 复合物解旋嘧啶二聚体处的 DNA 双链；③ ERCC1-XPF 复合物和 XPG 分别切除嘧啶二聚体 5′ 端和 3′ 端的 3′-5′ 磷酸二酯键，造成 24～32 个核苷酸缺口；④ DNA 多聚酶 ε 和 δ 合成新的 DNA 片段，最后 LIG1 连接酶连接，完成整个修复过程（图 13-9）。在整个核苷酸切

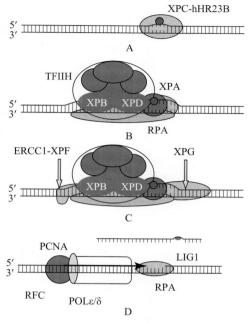

图 13-9　核苷酸切除修复
A. XPC-hHR23B 等蛋白复合物识别嘧啶二聚体；B. TFIIH 复合物（XPB、XPD）解旋嘧啶二聚体处的 DNA 双链；C. ERCC1-XPF 复合物和 XPG 分别切除嘧啶二聚体 5′ 端和 3′ 端的 3′-5′ 磷酸二酯键，造成 24～32 个核苷酸缺口；D. DNA 多聚酶 ε 和 δ 合成新的 DNA 片段，LIG1 连接酶连接缺口，完成整个修复过程（Lindahl T，1999. Quality control by DNA repair. Science，286：1897-1905.）

除修复中，还涉及其他多个蛋白质参与，包括 RPA、PCNA 等。着色性干皮病（XP）患者由于核苷酸切除修复途径的缺陷，导致皮肤癌的发生率比正常人高 1000 倍，说明了 DNA 损伤修复在肿瘤发生中的重要作用。为了保证 DNA 合成的完整性，NER 主要完成于 G_1 期。

四、DNA 单链断裂修复

DNA 单链断裂（DNA single-strand break）是细胞中发生频率最高的一种 DNA 损伤。导致 DNA 单链断裂有多种因素，其中最主要的是活性氧自由基（ROS）对 DNA 的损伤。此外，在碱基切除修复过程中及拓扑异构酶 1（DNA topoisomerase 1，TOP1）的异常激活也可以产生 DNA 单链断裂。DNA 单链断裂对于细胞的命运有很大的影响。最常见的后果是在增殖细胞中 DNA 单链断裂如果没有被修复，在 DNA 复制时产生 DNA 双链断裂，影响细胞的生存。在非增殖细胞中（如神经细胞），DNA 单链断裂影响 DNA 的转录。

尽管产生 DNA 单链断裂有多种因素，但 DNA 单链断裂修复（DNA single-strand breaks repair，SSBR）的过程大致相同。以 ROS 导致的 DNA 单链断裂为例简要说明 SSBR。① DNA 单链断裂的检测：当 DNA 单链断裂发生后，细胞中多聚二磷酸腺苷核糖

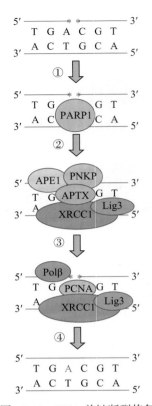

图 13-10 DNA 单链断裂修复
① PARP1 聚集到 DNA 单链断裂位点并被激活；② PARP1 激活 PNKP、APTX 及 Polβ 对 DNA 单链断裂末端进行加工；③ DNA 多聚酶 Polβ、Polδ 和 Polε 在 DNA 单链缺口位点进行复制；④ XRCC1-Lig3 催化形成 3'-5' 磷酸二酯键，完成最后的连接步骤（Caldecott KW, 2008. Single-strand break repair and genetic disease. Nat Rev Genet, 9：619-631.）

聚合酶 [poly（ADP-ribose）polymerase 1，PARP1] 迅速聚集到 DNA 单链断裂位点并被激活，随后 PARP1 将自身及下游蛋白质多聚腺苷酸二磷酸核糖化。② DNA 单链断裂末端的加工：DNA 发生单链断裂后，一般都不具有正常的 3' 羟基和 5' 磷酸基团，因此需要对 DNA 单链断裂末端进行加工。PARP1 激活后，募集 XRCC1-Lig3 复合物到 DNA 单链断裂位点。XRCC1（X-ray repair cross-complementing-1）作为一个支架蛋白，与 PNKP、APTX 及 Polβ 相互作用。随后，PNKP、APTX 及 Polβ 对 DNA 单链断裂末端进行加工。③ DNA 单链缺口的填充：当 3' 断裂末端的羟基被修复后，DNA 多聚酶 Polβ、Polδ 和 Polε 在 DNA 单链缺口位点进行复制。在不同情况下，DNA 单链缺口从 1 个核苷酸到数个核苷酸。④ DNA 的连接：尽管细胞中有多种 DNA 连接酶，但在 SSBR 中，一般由 XRCC1-Lig3 复合物中的 Lig3 完成最后的连接步骤（图 13-10）。此外，PCNA、RFC、FEN1 等蛋白质也参与 SSBR。PARG 和 PARP1 功能相反，可以将多聚腺苷酸二磷酸核糖链降解。实验表明多聚腺苷酸二磷酸核糖链在 SSB 位点存在的时间很短，只有数分钟，随后被 PARG 降解。

五、DNA 双链断裂修复

DNA 双链断裂（DNA double-strand breaks，DSB）是细胞体内最严重的 DNA 损伤，可以导致一系列的遗传改变，包括 DNA 缺失、LOH、易位和染色体丢失等。此外，DSB 影响 DNA 复制的正常进行，导致细胞不能完成分裂过程，最终死亡。导致 DSB 的因素很多，包括内源性和外源性的因素。例如，细胞内代谢产生的活性氧类（ROS）可以导致 DNA 复制叉的断裂；抗体产生过程中的 V（D）J 重组、class-switching 重组和减数分裂等都可以产生 DSB。外源性因素包括离子辐射、紫外线、各种 DNA 损伤试剂（包括抗癌药物）也会直接或间接导致 DSB。DSB 修复（DNA double-strand breaks repair，DSBR）主要通过两种途径进行：一种是非同源末端连接（non-homologous end-joining，NHEJ）；另一种途径是同源重组（homologous recombination，HR）。这两种修复途径的缺陷都会导致基因组不稳定和肿瘤的发生。HR 是指用完整无缺的一个 DNA 为模板修复另一受损 DNA 的过程，是一种精确的 DSB 修复机制。在细胞分裂的 S 期和 G_2 期，DNA 通过复制形成姐妹染色单体。如果一条染色单体发生双链断裂，那么另一条染色单体就作为模板，介导双链断裂的修复。因此 HR 可以保证 DSB 修复的准确性。相反，NHEJ 是一种不精确的 DSB 修复机制。在 G_1 期，发生断裂的两个 DNA 端经过修饰、加工，然后直接连接在一起，完成双链断裂修复。因此，NHEJ 可以引起 DNA 突变和缺失等。

1. 同源重组（HR）

如图 13-11A 所示，DNA 双链断裂后首先激活 DNA- 损伤感受器 MRN（Mre11/Rad50/Nbs1）聚集到 DSB 位点。DSB 端在 MRN 作用下，以 $5' \rightarrow 3'$ 的方向进行核苷酸的切除，形成 $3'$ 突出端。Rad51、Rad52 和 RPA 等与 $3'$ 突出端结合，介导 $3'$ 突出端和相应染色单体的同源模板进行配对，并进行交换形成 Holliday 交换结构。随后按照同源模板进行 DNA 合成，最后 Holliday 交换结构解体，DSB 在连接酶作用下完成修复过程。在 DNA 同源重组过程中，还涉及 BRCA1、BRCA2、Rad54、BLM 和 WRN 等蛋白质（图 13-11A）。由于 BRCA1 或 BRCA2 在肿瘤细胞经常失活，因此肿瘤细胞同源重组经常是缺陷的。

2. 非同源末端连接

非同源末端连接（NHEJ）又分为经典的 NHEJ（classical NHEJ，c-NHEJ）和选择性 NHEJ（alternative-NHEJ，alt-NHEJ），也称为微同源介导的末端连接（microhomology-mediated end joining，MMEJ）。

（1）经典的 NHEJ：Ku 蛋白在 c-NHEJ 起关键角色。如图 13-11B 所示，Ku70/Ku80 有很强的 DNA 双链末端结合能力。DNA 双链断裂后，Ku70/Ku80 首先和双链断裂结合，然后募集 DNA-PKcs 到 DSB 位点，Ku70/Ku80 和 DNA-PKcs 结合形成 DNA-PK 复合物。DNA-PK 是一个激酶，可以磷酸化 DNA-PKcs 本身及下游蛋白质（Artemis、polymerase 等）。激活后的两个 DNA-PK 可以相互结合，将断裂的两个 DNA 端拉在一起，同时，DNA-PK 募集 Artemis 和（或）polymerase 到 DSB 位点对 DNA 端进行加工，形成可以相互配对的局部同源序列，并进行配对。最后在 XRCC4-Ligase4 作用下，DSB 位点形成 $3'$-$5'$ 磷酸二酯键，完成整个修复过程（图 13-11B）。

2006 年，两个研究小组同时鉴定了一个新的涉及 NHEJ 的蛋白质 XLF/Cernunnos。XLF 是一个 XRCC4 的相似蛋白质，和 XRCC4-Ligase4 相结合形成一个大的复合物。研究显示，在 NHEJ 过程中，XLF 可以促进不完全配对的 DSB 端的连接效率。

（2）选择性 NHEJ：alt-NHEJ 是一种不依赖 Ku 蛋白的 DSB 修复途径，它主要利用损伤区域的微同源片段（2 ～ 25bp）发生退火反应，切除非同源 ssDNA（single-strand DNA），最后将断裂的 DNA 重新连接在一起。Alt-NHEJ 是一种易错的修复方式，因此能引起基因组不稳定甚至肿瘤发生。

在 DSB 修复中，NHEJ 和 HR 既相互竞争，又相互协助，共同维持基因组的稳定性。研究显示，在 NHEJ 缺陷的细胞中，HR 的频率升高；而在 HR 缺陷的细胞中，NHEJ 的效率也会提高。细胞决定 DSB 修复途径的方式有多种，目前比较清楚的是细胞周期对 DSB 修复途径的影响。由于 HR 需要模板，因此 HR 主要发生在 S 期和 G_2 期。但研究显示，Rad51、Rad52 在 G_1 期也可以聚集到 DSB 位点，而 NHEJ 修复蛋白 Ku70/Ku80 等在 G_1、S 和 G_2 期也有聚集现象。此外，PARP1、Rad18、p53 和 PHF1 等蛋白质也参与 DSB 修复，影响细胞决定 DSB 修复途径。由于在细胞核中 DNA 和组蛋白结合形成染色质，因此组蛋白也影响 DSB 修复。在 DSB 后，ATM/ATR 和 DNA-PK 首先活化，并磷酸化组蛋白 H2AX（γH2AX）。γH2AX 作为一个支架蛋白，维持 Nbs1、BRCA1 等 DSB 修复相关蛋白在 DSB 位点的聚集，已被认为是 DSB 的标记。

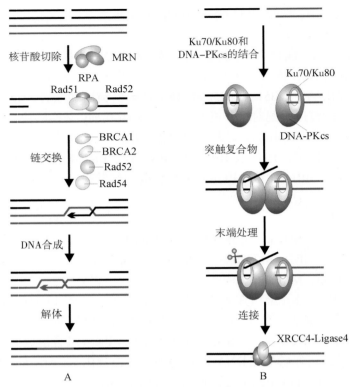

图 13-11　同源重组（A）和非同源末端连接（B）

A. DNA 损伤感受器 MRN（Mre11/Rad50/Nbs1）识别 DSB 位点并被激活，MRN 以 5′→3′ 的方向进行核苷酸的切除，形成 3′ 突出端；Rad51、Rad52 和 RPA 等与 3′ 突出端结合，BRCA1、BRCA2、Rad54、BLM 和 WRN 等蛋白质介导 3′ 突出端和相应染色单体的同源模板进行配对，并进行交换形成 Holliday 交换结构。随后按照同源模板进行 DNA 合成，最后 Holliday 交换结构解体，DSB 在连接酶作用下完成修复过程。B. Ku70/Ku80 和双链断裂点结合，然后募集 DNA-PKcs 到 DSB 位点，Ku70/Ku80 和 DNA-PKcs 结合形成 DNA-PK 复合物；DNA-PK 募集 Artemis 和（或）polymerase 到 DSB 位点对 DNA 端进行加工，形成可以相互配对的局部同源序列，并进行配对；XRCC4-Ligase4 催化形成 3′-5′ 磷酸二酯键，完成整个修复过程（Weterings E，2008. The endless tale of non-homologous end-joining. Cell Research，18：114-124.）

六、DNA 错配修复

　　DNA 在复制过程中其精确性并非完全可靠，有时存在复制错误。尽管 DNA 聚合酶有校对功能，但不能完全清除这些错配的碱基，碱基错配导致在下一轮复制后形成突变。在生物体存在一种修复机制，可以对这些碱基错配进行修复，这就是 DNA 错配修复（mismatch repair，MMR）。MMR 基因的缺陷也是肿瘤易感性的一个重要因素。

　　MMR 基因首先是从原核生物中被发现，主要包括 mutS、mutL、mutH 和 uvrD。MMR 基因在进化中高度保守，目前在人细胞中发现的 MMR 基因有 7 种，分别为 MSH2、MSH3、MSH6、MLH1、MLH3、PMS1 和 PMS2，它们构成 5 种复合物：MutSα、MutSβ、MutLα、MutLβ 和 MutLγ（表 13-3）。其中在错配修复中起主要作用的复合物有 3 种，分别为 MutSα、MutSβ 和 MutLα。hMSH2（human mut S homolog 2）是第一个被分离到的与 HNPCC 有关的 MMR 基因，hMSH2 分别和 hMSH3、hMSH6 形成 MutSβ 和 MutSα 两种

复合物。在 DNA 复制过程出现碱基错配后，MutSα 和 MutSβ 可以识别这些错配的碱基，随后募集 MutLα 到碱基错配位点，将错配的碱基切除，DNA 聚合酶 δ（Polδ）重新进行 DNA 合成，最后完成修复过程（图 13-12）。MutSα 主要识别单个碱基错配、缺失和插入，而 MutSβ 可以识别 2 ～ 14 个碱基错配、缺失和插入，但最近的研究表明，MutSβ 也可以识别特定的单碱基错配。对 DNA 错配损伤的细胞进行细胞周期分析显示 G_2/M 期阻滞，表明 MMR 主要发生在 S 期。

表 13-3　人细胞中错配修复蛋白

复合体	成分	功能
MutSα	MSH2、MSH6	碱基 - 碱基错配和小的插入 / 缺失样识别
MutSβ	MSH2、MSH3	插入 / 缺失样识别
MutLα	MLH1、PMS2	与错配 DNA 和 MutSα 形成三聚体；区别同源双链和异源双链；在减数分裂重组中起作用
MutLβ	MLH1、PMS1	未知
MutLγ	MLH1、MLH3	在减数分裂重组中起作用；碱基 - 碱基错配修复中替代 MutLα

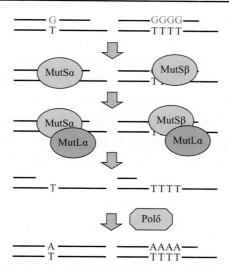

图 13-12　碱基错配修复

MutSα 和 MutSβ 识别错配碱基，随后募集 MutLα 到碱基错配位点，将错配的碱基切除，DNA 聚合酶 δ（Polδ）重新进行 DNA 合成，最后完成修复过程

MMR 基因的缺陷最早被发现于遗传性非息肉型结直肠癌（HNPCC），后来在许多人类肿瘤都发现有 MMR 基因的缺陷。有 10% ～ 20% 的散发性结肠癌也存在这种碱基错配修复基因的突变。由于 hMSH2 和 hMLH1 是 MutS、MutL 复合物的主要成分，因此这两个基因的突变就会导致 DNA 错配修复系统的失活。目前在肿瘤中发现 *hMSH2* 和 *hMLH1* 的突变率最高。尽管 DNA 错配修复蛋白主要参与 MMR，研究表明 MMR 蛋白还涉及 DNA 双链断裂修复、DNA 单链断裂修复、核苷酸切除修复、细胞周期调控和凋亡等。

表 13-4 总结了常见的 DNA 修复基因突变与相关的人类肿瘤。

表 13-4　DNA 修复基因的突变与肿瘤

基因定位	部位	突变类型	基因产物和功能	肿瘤类型
MLH1（3p21）	细胞核	缺失，甲基化	DNA 错配修复因子	结肠肿瘤
MSH2（2p16）	细胞核	缺失，甲基化	DNA 错配修复因子	结肠肿瘤
BRCA1（17q21）	细胞核	缺失，甲基化	DNA 修复因子	乳腺癌、卵巢癌
BRCA2（13q12—q13）	细胞核	缺失，无义	DNA 修复因子	乳腺癌、卵巢癌
p53（17p13.1）	细胞核	错义	转录调节因子	70% 各种肿瘤
RB（13q14）	细胞核	缺失，无义	转录调节因子	视网膜母细胞瘤、骨肉瘤

七、跨损伤 DNA 合成修复

　　大多数 DNA 损伤可被修复机制完全修复，如不能被修复便会产生抑制 DNA 复制等多种效应，甚至致死，但研究发现细胞对 DNA 损伤有一定的耐受性。例如，XP-A 缺陷的成纤维细胞不能有效地修复嘧啶二聚体，$0.3J/m^2$ 的紫外线可以造成 10 000 个嘧啶二聚体，但有 50% 的细胞可以生存下来。研究发现在 DNA 复制时，某些 DNA 聚合酶（DNA polymerase，Pol）可以在嘧啶二聚体处随机插入核苷酸，完成复制过程，这种修复现称为跨损伤 DNA 合成（translesion DNA synthesis，TLS），主要发生在 S 期。这种修复机制不仅原有损伤保留下来，并且含有错误的碱基配对，故又称为错误倾向修复（error-prone repair），具有较高的 DNA 突变率。TLS 通路基因的上调或下调均是促进肿瘤发生的潜在因素。研究已发现 Polκ、η、ι、ζ 在肺癌、胃癌、结直肠癌中表达下调（Pan et al，2005），使 DNA 聚合酶的纠错功能下降。但也有报道 Polβ 在卵巢癌、前列腺癌和胃癌中表达增高，Polι 在乳腺癌中表达增高，DNA 聚合酶的活性增高则可增加 TLS 机会，而 HIF-1α 则可诱导 Polι 的生成。

　　此外，研究工作已经表明 TLS 在修复铂类化疗药物引起的 DNA 损伤中发挥了重要作用，抑制 TLS 可以提高肿瘤细胞对铂类药物的敏感性。

第四节　DNA 修复缺陷的肿瘤易感综合征

　　临床上有些患者由于存在 DNA 修复能力缺陷，因此这些患者对肿瘤发生易感。这些肿瘤易感综合征有着色性干皮病（XP）、遗传性非息肉型结直肠癌、毛细血管扩张性共济失调综合征（AT 综合征）和 Fanconi 贫血等（表 13-5）。患者由于存在 DNA 修复能力缺陷，大多存在染色体不稳定综合征（chromosome instability syndrome，CIS）。

表 13-5　由于 DNA 修复缺陷引起的肿瘤易感综合征

疾病名称	遗传模式	基因	肿瘤表型	影响的酶或机制
AT 综合征	隐性	*ATM*	白血病、淋巴瘤	DSBR
XP	隐性	*XPA-G*	皮肤癌	NER
Fanconi 贫血	隐性	*FANC* 基因	白血病、头颈部鳞癌	DNA 交联和 DSBR

续表

疾病名称	遗传模式	基因	肿瘤表型	影响的酶或机制
HNPCC	显性	见表 13-6	结肠息肉或癌	MMR
家族性乳腺癌和卵巢癌	显性	*BRCA1*、*BRCA2*	乳腺癌和卵巢癌	DSBR
结节性硬化	显性	*TSC1/2*（见图 4-6）	错构瘤和实体瘤	mTORC1 激活
Li-Fraumeni 综合征	显性	*p53*	多种肿瘤	DNA 损伤预警蛋白

一、着色性干皮病

着色性干皮病（xeroderma pigmentosum，XP）是一种由于核苷酸切除修复缺陷而引起、直接与癌有关的常染色体隐性遗传病。其主要临床特征是患者皮肤对日光，特别是紫外线高度敏感、皮肤干燥脱屑、雀斑样色素沉着、皮肤易癌变等。除皮肤外，神经系统症状包括精神发育迟滞、痴呆、周围神经病、共济失调、手足徐动症、癫痫发作、痉挛性四肢瘫、失聪、头及身材矮小和性腺发育不足等。

本病为核苷酸切除修复（NER）系统功能缺陷所致，共有 8 种基因受累（分别为 *XPA*、*XPB*、*XPC*、*XPD*、*XPE*、*XPF*、*XPG* 和 *XPV*）。XP 的发病机制主要是皮肤和眼睛对紫外线（波长为 280～310nm）照射敏感，导致 DNA 损伤，嘧啶二聚体形成，这些物质无法被有分子缺陷的细胞 DNA 修复机制修复。XP 患者修复性复制水平只有正常人的 0～90%。DNA 修复在所有受检的组织中都减少，包括培养的皮肤细胞、外周淋巴细胞、成纤维细胞和肝细胞。大多数着色性干皮病都有染色体畸变。XP 由于 *NER* 基因缺陷导致细胞死亡或畸变，这类畸变细胞的克隆将发展成皮肤癌。

二、遗传性非息肉型结直肠癌

遗传性非息肉性结肠癌（hereditary non-polyposis colorectal carcinoma，HNPCC）又称为 Lynch 综合征，是一较常见的常染色体显性遗传综合征，发病率为 0.5%～0.1%，患者对大肠癌的发生易感。这种易感性与 MMR 基因缺陷有关，外显率为 70%～80%。由 HNPCC 引起的肠癌占大肠癌发病率的 5%～10%。不像家族性结肠息肉综合征（FAP），HNPCC 无肠道前驱病变，好发部位为盲肠和近端结肠（右半结肠），与散发性结肠癌好发于左半结肠相反。诊断依赖家族史和遗传学检测，因此国际专业委员会对 HNPCC 制定了诊断标准。HNPCC 明确的诊断是肿瘤细胞存在微卫星不稳定（microsatellite instability，MSI）或有生殖细胞 MMR 基因突变。

在人体细胞基因组中存在单个核苷酸、2 个核苷酸、3 个核苷酸、4 个核苷酸、5 个核苷酸或 6 个核苷酸重复序列，如 A、T、GT、CA、TCC、GACA 和 GATA 等，这些重复核苷酸序列被称为微卫星 DNA（microsatellite DNA）。这些核苷酸可重复几次到上百次。大多数情况下微卫星位于非编码区，呈现个体间的差异，表现多态性（polymorphism）（图 13-13），但同一个体微卫星又是稳定的。这些短的核苷酸重复序列在复制过程中易于打滑（slippage），表现为串联核苷酸重复序列 DNA 的扩增或丢失，特别是 CA 二核苷酸重复序列，称为 MSI。MSI 是指肿瘤组织与其相对应的正常组织相比，其 DNA 重复序列的长度发生了改变，如正常人微卫星重复的次数可能为 10～60 个，携带者为 60～200 个，肿瘤患者可能有 200 个。这种改变经过将患者肿瘤组织的 DNA 与其外周血的 DNA 提出，用特异性 PCR 扩增后电泳检查，肿瘤组织就可出现电泳条带的改变，如电泳条带强度的改变、缺失或位置发生改变（图 13-14）。大量研究表明，微卫星的稳定性依赖于完整的 MMR 系统，如果该系统功能缺陷或丧失，则可导致微卫星的不稳定性显著增加。已证明微卫星改变与几种人类肿瘤有关，其中对 HNPCC 的研究最受关注。

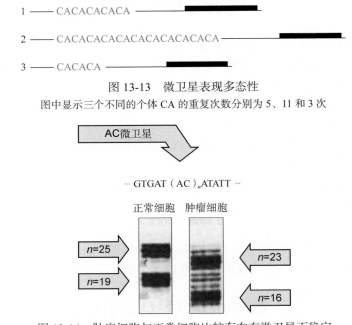

1 —— CACACACACA ——

2 —— CACACACACACACACACACA ——

3 —— CACACA ——

图 13-13　微卫星表现多态性

图中显示三个不同的个体 CA 的重复次数分别为 5、11 和 3 次

AC微卫星

··· GTGAT（AC）$_n$ATATT ···

正常细胞　　肿瘤细胞

$n=25$　　　　　　$n=23$

$n=19$　　　　　　$n=16$

图 13-14　肿瘤细胞与正常细胞比较存在有微卫星不稳定

正常细胞 AC 的重复次数分别为 25 次和 19 次，而肿瘤细胞由于 MMR 缺陷，AC 的重复次数分别为 23 次和 16 次

对 HNPCC 分子遗传学的认识始于 20 世纪 90 年代初。当时发现 HNPCC 的患者无明显的 p53、DCC 和 APC 等已知抑癌基因的改变，但有明显的 MSI 现象。后来研究证明这种 MSI 现象与 HNPCC 基因突变或丢失有关。目前为止，已克隆出 6 种人类基因的突变与 HNPCC 相关：hMSH2、hMLH1、hPMS1、hPMS2、hMSH3 和 hMSH6（表 13-6）。上述基因中的任何一种发生突变（缺失、插入、点突变等）均有可能造成 MMR 系统功能缺陷，导致基因组不稳定性增加及细胞的恶性转化。而且一个 MMR（如 hMSH3）基因突变可增加其他 MMR 基因的突变频率，导致更为严重的微卫星不稳定状态。在某些肿瘤中，MMR 系统功能缺陷还可能与 MMR 基因的调节基因变异有关。有研究表明，在 hMSH2 基因启动子区域含有一个 p53 蛋白的识别位点。提示该基因可能是 p53 的靶基因之一，其功能可能在某种程度上受到 p53 的调节。如果 p53 基因发生变异，则该 MMR 基因的正常功能也可能受到影响。

表 13-6　HNPCC 基因

HNPCC 基因（定位）	cDNA（bp）	基因组结构	蛋白质分子质量（kDa）	频率（%）
hMSH2（2p16）	3145	16 个外显子	106	50
hMSH3（5q11—q13）	4645	24 个外显子	127	—
hMSH6（2p16）	4435	10 个外显子	153	5
hMLH1（3p21.3）	2524	19 个外显子	85	30
hPMS1（2q31—q33）	3538	13 个外显子	106	罕见
hPMS2（7p22）	2851	15 个外显子	96	< 3

据估计，*hMSH2* 基因突变与 50% 的 HNPCC 有关，*hMLH1* 基因突变或缺失与 30% 的 HNPCC 有关，*hPMS1* 和 *hPMS2* 基因突变分别与 5% 的 HNPCC 肿瘤有关。*hMLH6* 或 *hMSH3* 的突变仅导致 MMR 基因的部分缺失。绝大多数生殖细胞的突变是 *hMSH2* 和 *hMLH1*，而 *hPMS1* 和 *hPMS2* 的突变在生殖细胞中罕见。在 HNPCC 发生过程中，MMR 基因的作用方式类似于抑癌基因，即需要完成两次突变。有 80% ～ 85% 的 HNPCC 患者的 MMR 基因第一次突变发生在生殖细胞，患者呈杂合状态（*MMR+/-*），表型显示正常，但对结肠癌的发生易感。第二次突变容易发生在特定的器官，如胃、肠、子宫和卵巢，结果造成 MMR 基因的杂合性缺失（*MMR-/-*），最终导致 MMR 功能的丧失。MMR 功能的丧失有几个不利的后果，最主要的是对基因组中小的缺失和插入缺乏校正与纠错能力，造成基因组 DNA 不稳定，最终会丧失对细胞的正常调控。

HNPCC 患者除发生结肠癌外，子宫内膜癌的发生率也相当高，是最常见的结肠外肿瘤。在一些 HNPCC 家族，临床上没有结肠癌，而只有子宫内膜癌，发病率为 22% ～ 43%。

研究表明，在 HNPCC 中出现的多种体细胞突变中，Ⅱ型 TGF-β 受体基因的移码突变发生率较高。这是因为在Ⅱ型 TGF-β 受体胞外区的基因内有一段多腺嘌呤区，非常类似于微卫星 DNA（见图 3-9）。将正常Ⅱ型 TGF-β 受体 cDNA 导入这些结肠癌细胞株，可明显降低其在裸鼠体内的致瘤性，表明Ⅱ型 TGF-β 受体因基因突变导致功能丧失至少是该肿瘤形成的一个重要因素。

三、毛细血管扩张性共济失调

毛细血管扩张性共济失调（ataxia telangiectasia，AT）综合征是一种常染色体隐性遗传病，双亲可无症状，但携带有 *ATM*（AT mutated）基因的突变形式。只有纯合子发病，而杂合子本身并不发病，但杂合子也有增加患癌的危险。AT 是一种进行性神经变性性疾病，患者 1 岁左右发病，表现为小脑性共济失调；6 岁后眼和面、颈部出现瘤样小血管扩张。由于有免疫缺陷，患者常死于感染。AT 患者对 X 线特别敏感，DNA 修复能力明显下降，故易患各种肿瘤。当 AT 为纯合子时，约 10% 的患者发展为癌症，所发生的恶性肿瘤主要为 B 细胞或 T 细胞性淋巴瘤、霍奇金淋巴瘤或白血病。AT 的杂合子患乳腺癌的危险轻度增加。

ATM 基因位于染色体 11q22—q23，全长 146kb，编码序列 12kb，共有 62 个外显子，

最大的是 12 外显子（372bp）。*ATM* 基因是迄今为止发现的外显子最多的人类基因之一，也是最重要的基因之一，它被视为看家基因。*ATM* 基因编码 3056 个氨基酸的蛋白，分子量为 370 000，主要位于细胞核和微粒体内，参与细胞周期的进行及对 DNA 损伤的细胞周期控制点反应。ATM 蛋白属于 PI3K 激酶家族一员，其 C 端有高度保守的激酶域。激酶家族成员的主要功能是修复 DNA 和控制 DNA 损伤后细胞通过细胞周期检查点（checkpoint）。当 DNA 双链断裂时，*ATM* 基因首先被激活，并起 DNA 修复"管理员"作用（见图 5-14）。

250 多种 *ATM* 基因突变形式已被发现，最常见的是截短突变，占 70% 左右，使 ATM 蛋白稳定性下降。ATM 蛋白的功能性失活使细胞处于持续的氧化应激状态，即细胞内氧自由基水平增加，而保护细胞免遭氧化物损害的信号转导途径有缺陷。AT 细胞表型方面的异常包括在细胞培养中寿命短，细胞骨架异常，染色体不稳定，对电离辐射过度敏感，在 AT 细胞中依赖 p53 的细胞周期 G_1 期的控制点反应延缓，依赖 p53 诱导的下游基因 *GADD45*、*MDM2* 及 *p21^{cip1}* 的反应也延缓，修饰某些转录因子活性的激酶（如 AP-1 和 NF-κB 等）的活化反应有缺陷。因此，*ATM* 基因可以被认为是对自由基和氧化破坏细胞大分子的应激反应中激活这些信号转导途径的上游调节基因（传感基因）而不是其下游的效应基因。

四、Fanconi 贫血

Fanconi 贫血（Fanconi anemia，FA）是一种常染色体隐性遗传性骨髓疾病，属于先天性再障，表现为全血细胞减少，故又称为先天性全血细胞减少症。患者的染色体自发断裂率明显增高。约 10% 的患者转变成急性髓细胞性白血病（AML），死于白血病者比正常人高约 20 倍。

目前有 13 种 FA 相关基因已被确定，它们分别为 *FANCA*、*FANCB*、*FANCC*、*FANCD1*、*FANCD2*、*FANCE*、*FANCF*、*FANCG*、*FANCI*、*FANCJ*、*FANCL*、*FANCM* 和 *FANCN*，其中 *FANCD1* 与乳腺癌易感基因 *BRCA2* 是一致的，也称为 *FANCD1/BRCA2*，这些基因涉及双链 DNA 的修复，是基因组卫士。FANCA、FANCB、FANCC、FANCE、FANCF、FANCG、FANCL 和 FANCM 八个成员组成核心复合物（core complex），具有 E3 泛素连接酶活性，催化下游蛋白 FANCD2 和 FANCI 单泛素化，泛素化 FANCD2 和 FANCI 移至损伤的 DNA 处，与 FANCDN、FANCJ 和 BRCA2 形成新的复合物，修复损伤的 DNA。去泛素化酶 USP1 和 UAF1（USP1-associated factor 1）在 DNA 修复完毕后移除 FANCD2 和 FANCI 的单体泛素，使因损伤修复而阻滞的细胞周期继续进行。

Fanconi 贫血患者对损害 DNA 的制剂敏感，容易发生 DNA 链间的交联（cross link），又不能对其修复，与 Fanconi 贫血和其他肿瘤的发生有关。除 Fanconi 贫血外，Fanconi 基因突变也可见于其他不同类型的恶性肿瘤。

第五节　DNA 修复蛋白作为肿瘤治疗靶点

在肿瘤治疗中，往往通过放疗和化疗导致肿瘤细胞 DNA 损伤，促使肿瘤细胞死亡，来达到治疗肿瘤的目的。虽然 DNA 修复功能缺陷可引起肿瘤的发生，但已癌化细胞本身的 DNA 修复功能可能并不低下，相反有些可能显著地升高，并能够充分地修复放疗和化疗导致的肿瘤细胞 DNA 损伤，容易导致肿瘤耐受。因此，了解肿瘤细胞中 DNA 损伤修复系统的具体情况，根据肿瘤细胞在某些 DNA 修复途径的缺陷，选用相应的放疗或化疗可以提高肿瘤的治疗效果。

一、合成致死的概念

DNA 修复缺陷可导致肿瘤细胞基因组不稳定。当某一 DNA 修复途径缺陷时，细胞会变得对其他 DNA 修复途径的依赖，这样才能维持细胞的存活和增殖。这时如用药物阻止补救途径，就会导致有 DNA 修复途径缺陷的细胞死亡，称为合成致死（synthetic lethality）。如果发现肿瘤细胞中存在某个特定基因缺陷，那么用药物抑制它的搭档，就可以特异性地杀死癌细胞，不危害健康细胞（图 13-15）。目前合成致死的临床成功案例不多，这是因为虽然开始某条补救途径被抑制细胞面临死亡风险，但细胞有时仍可通过适应或重塑细胞代谢来建立新的补救途径，因此该治疗仍然会出现抵抗风险。

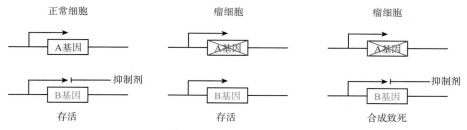

图 13-15　合成致死的概念

正常细胞：正常 A 和 B 基因是功能相关的基因，单独使用 A 基因或 B 基因抑制剂，细胞仍能存活；瘤细胞：A 基因缺陷，
B 基因正常，细胞仍可存活；瘤细胞在 A 基因缺陷情况下，药物抑制 B 基因表达可致细胞死亡

在选择合成致死搭档中，研究最多的是 BRCA1/2 和 PARP1 搭档（表 13-7），这是因为不同修复途径均需要 PARP1 参与，PARP 抑制剂已被 FDA 批准用于 BRCA 突变的晚期卵巢癌治疗（表 13-8）。BRCA1/2 在 DNA 同源重组修复上扮演着重要角色（图 13-11），而携带 *BRCA* 突变的女性患乳腺癌及卵巢癌的风险较高。研究显示，对有 *BRCA* 突变的乳腺癌细胞使用 PARP1 抑制剂，可以有效杀死 *BRCA* 突变的癌细胞，而不伤及正常细胞。当然肿瘤细胞的遗传背景也会影响合成致死，如伴有 TP53BP1 失活的上述肿瘤细胞可能对 PARP1 抑制剂抵抗，这是因为具有这些遗传背景的肿瘤细胞可能部分恢复同源重组（HR），使瘤细胞表现出对合成致死抵抗（O'Neil et al，2017）。

表 13-7　合成致死的搭档

缺陷基因	功能	靶点	功能
BRCA	同源重组（HR）修复	PARP1	DNA 修复
IDH	参与三羧酸循环及 HR 修复	PARP1	DNA 修复
ARID1A	SWI/SNF 亚基，参与 NHEJ 修复	PARP1	DNA 修复
STAG2	cohesin 亚基，调节染色单体分离	PARP1	DNA 修复

续表

缺陷基因	功能	靶点	功能
WRN	DNA 解旋酶，DNA 复制和修复	MMR	DNA 错配修复
SETD2	H3-K36 甲基化酶，参与 DNA 修复	WEE1	酪氨酸激酶，参与细胞周期调节
MTAP	甲硫腺苷磷酸化酶	PRMT5	精氨酸甲基转移酶 5

注：*MTAP*，methylthioadenosine phosphorylase，甲硫腺苷磷酸酶；PRMT5，protein arginine methyltransferase 5，蛋白精氨酸甲基转移酶 5。

柠檬酸脱氢酶（IDH）基因突变在胶质瘤、胆管癌和急性髓细胞性白血病（AML）中是很常见的，会导致细胞内 2- 羟基戊二酸（2-HG）水平升高，2-HG 被认为是致癌代谢物，抑制 DNA 去甲基化酶 Tet2（见图 14-3）和组蛋白去甲基化酶 KDM4A/B 活性，导致表观遗传改变，使肿瘤细胞呈现去分化表型。研究表明 2-HG 抑制同源依赖性修复（homology-dependent repair，HDR），使 *IDH* 基因突变的细胞对 PARP 抑制剂敏感。该结果与临床 IDH 基因突变的胶质瘤患者对于化疗和放疗联合疗法反应良好的结果是一致的，因为放化疗都会诱导 DNA 损伤，有 HDR 缺陷的瘤细胞无法对损伤的 DNA 修复，从而导致细胞死亡。

最新的研究结果显示，2-HG 抑制 HDR 与 KDM4 有关，KDM4 是 H3K9 去甲基化酶（见表 14-17）。正常细胞 DNA 修复需要 KDM4 参与 H3K9 去甲基化，才能募集 DNA 修复蛋白 ATM 和 TIP60（见表 14-10）。IDH 基因突变的瘤细胞由于 KDM4 功能失活，ATM 和 TIP60 无法在局部聚集，进而损伤的 DNA 无法修复（Sulkowski et al，2020）。

ARID1A 是 SWI/SNF 染色质重塑复合物的一个重要组成亚基（见第 291 页），具有肿瘤抑制基因功能，在多种肿瘤中表现缺失或突变失活。研究显示，ARID1A 参与 DNA 修复，在 *ARID1A* 突变的瘤细胞，NHEJ 修复途径受到影响，这些细胞变得依赖于同源重组来维持肿瘤生长。当加入 PARP 抑制剂后，*ARID1A* 突变癌细胞对辐射敏感，会产生合成致死效应。

又如 WRN 和 MMR 也是一对合成致死搭档。MSI（microsatellite instability）通常有错配修复（MMR）基因缺陷，与遗传性非息肉型结直肠癌（HNPCC）、消化系统肿瘤及子宫内膜癌等肿瘤发生有关（参见本章第四节），而 WRN 蛋白是 DNA 解旋酶，负责 DNA 的复制和错误修复，该基因缺陷会导致 Werner 综合征（早老症）。有 MSI 的癌细胞由于 DNA 复制错误，消耗大量 WRN 蛋白，因此细胞对 WRN 有严重的依赖性。相反，在没有 MSI 的癌细胞系中，*WRN* 被敲除或沉默不影响癌细胞的生长，提示使用 WRN 抑制剂对有 MSI 的肿瘤患者有治疗作用。

又如 *SETD2* 基因突变的肾癌细胞对 WEE1 抑制剂敏感。*SETD2* 基因是肾透明细胞癌常见失活的肿瘤抑制基因，其编码蛋白是 H3-K36 甲基化酶（见表 14-16）。WEE1 是 CDK1 Tyr15 磷酸化酶，抑制 CDK1 活性（见图 5-4），使细胞停滞在 $G_2 \rightarrow M$ 期。研究显示如果给 *SETD2* 基因突变的肾癌细胞使用 WEE1 抑制剂 AZD1775（表 13-9），可使 DNA 的脱氧核苷酸水平下降，DNA 复制不能正常进行，细胞就会死亡。重要的是，正常细胞不具有 *SETD2* 突变，因此不会对 WEE1 抑制剂发生反应。

二、DNA 修复蛋白作为靶点

1. 多聚二磷酸腺苷核糖聚合酶 1（PARP1）是重要的 DNA 损伤修复蛋白

PARP 是多聚 ADP- 核糖转移酶，是将 NAD^+ 其中的 ADP 核糖（ADP-ribose）转移到靶蛋白，合成直线状和多枝状的多 ADP 核糖基化 [poly（ADP）-ribosylation，PAR] 蛋白，是真核细胞中蛋白质翻译后的重要修饰方式之一。根据与 PARP1 同源性，PARP 家族有 17 个成员（Gibson and Kraus，2012）。PARP1 编码基因位于染色体 1q41—q42。PARP1 蛋白由 1014 个氨基酸构成，分子量为 110 000，含 6 个结构域，氨基端为对 DNA 损伤反应的 DNA 结合域（DNA binding domain，DBD），由 Zn1、Zn2 和 Zn3 结构域构成，DBD 中含有一段核定位序列（nuclear localization signal，NLS）；中间为自动修饰域 BRCT（BRCA1 carboxyl terminus），是 PARP1 在 DNA 修复途径中与其他蛋白的相互作用部位，如 XRCC1 和拓扑异构酶 1（TOP1）等；WGR 结构域（tryptophan-glycine-arginine-rich domain），在 BRCT 结构域与 WGR 结构域之间有一个富含赖氨酸和谷氨酸的高度保守的聚 ADP 核糖基化结合位点；羧基端含催化结构域（catalytic domains，CAT）（图 13-16）。

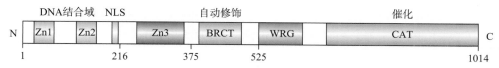

图 13-16　PARP1 蛋白结构

PARP1 蛋白有 6 个结构域，氨基端是 Zn1、Zn2 和 Zn3 结构域，为 DBD，中间为自动修饰域 BRCT，是与其他蛋白的相互作用部位，羧基端为 WGR 和催化结构域

PARP1 是 PARP 家族中最广泛研究的成员，它在许多生理过程中如染色质解聚、DNA 复制 / 修复、基因表达、细胞分化等发挥重要作用。机体代谢、化学物质或者辐射会导致 DNA 断裂损伤。当 DNA 断裂时，PARP1 通过识别结构损伤的 DNA 片段而被激活，形成一个 PAR 蛋白。PARP 抑制剂与 PARP1 的同一区域结合，阻止 PARP1 生成 PAR 蛋白。体外和体内研究表明，抑制 PARP1 则可降低 DNA 修复功能，增强放疗和化疗对肿瘤的治疗效果。目前已有数款 PARP1 抑制剂上市用于肿瘤临床治疗（见表 13-8）。

表 13-8　上市的 PARP 抑制剂

药名	靶点	适应证
奥拉帕尼（olaparib，Lynparza®）	PARP1/2/3	BRCA 突变的乳腺癌、卵巢癌、前列腺癌
尼拉帕利（niraparib，Zejula®）	PARP1/2	卵巢癌
鲁卡帕尼（rucaparib，Rubraca®）	PARP1/2/3	BRCA 突变的卵巢癌
维利帕尼（veliparib，ABT-888）	PARP1/2	BRCA 突变的卵巢癌
他拉唑帕尼（talazoparib，Talzenna®）	PARP1/2	BRCA 突变的乳腺癌

最近聚（ADP- 核糖）糖水解酶 [poly（ADP-ribose）glycohydrolase，PARG] 抑制剂也受到关注。与 PARP 作用相反，PARG 是对 PAR 链降解。正常 DNA 修复需要 PARP 和 PARG 维持适当平衡。鉴于 PARP 是临床验证的靶点，那么 PARG 也有可能成为一种合成

致死的靶点，目前有数个 PARG 抑制剂处于研发之中。

2. 其他 DNA 修复蛋白作为靶点

除 PARP1 抑制剂外，目前尚无其他 DNA 修复蛋白抑制剂用于肿瘤临床的报道。处于临床试验阶段的 DNA 修复蛋白抑制剂见如表 13-9 所示。为什么少见 DNA 修复蛋白抑制剂成功用于临床的案例呢？这主要是生物在进化过程中，演化出一些多余的代谢途径，以防某条途径失活后仍有后备途径来补偿。此外细胞代谢有很强的可塑性，它会调整代谢来适应应激环境。另外，正常细胞也需要 DNA 修复蛋白来维持基因组完整性，除非这些抑制剂特异性作用于肿瘤细胞，否则会产生 DNA 损伤毒副作用。

表 13-9　处于临床试验阶段的 DNA 修复蛋白抑制剂

DNA 修复蛋白（机制）	抑制剂
ATM（HR 和 NHEJ）	AZD-0156、KU55933
ATR（HR、NER）	VX-970/M6620、AZD6738、M4344/VX-803
CHK1（HR）	MK8776、GDC-0575、LY-2603618、prexasertib
CHK2（HR）	LY-2606368
DNA-PK（NHEJ）	MSC2490484A、VX-984、CC-115
Wee1（HR）	AZD1775

（1）ATM 和 ATR 激酶：是细胞周期检查点的主要成分，通过对下游蛋白质的磷酸化来调控 DNA DSB 修复，这些下游蛋白有 H2AX、p53、BRCA1 和 CHK 等，ATM 磷酸化 CHK2，引起 $G_1 \to S$ 期检查点激活，ATR 磷酸化 CHK1，引起 $G_2 \to M$ 期检查点激活，导致细胞周期阻滞和 DNA DSB 修复（见图 5-14）。由于 ATM 和 ATR 对维持基因组稳定至关重要，而肿瘤细胞又是基因组不稳定性细胞，因此肿瘤细胞更加依赖 ATM 和 ATR 激酶。大量研究已显示，ATM 和 ATR 抑制剂能直接高效杀死肿瘤细胞。此外，常规的化疗和放疗更进一步加剧了肿瘤细胞的基因组不稳定性，抑制 ATM 和 ATR 活性能增强常规肿瘤治疗对肿瘤细胞的杀伤作用。处于临床试验阶段的 ATM 和 ATR 抑制剂如表 13-9 所示。

（2）DNA 依赖性蛋白激酶（DNA-PK）：是 Ku 蛋白与 DNA 依赖性蛋白激酶催化亚单位（the catalytic subunit of the DNA-dependent protein kinase，DNA-PKcs）组成的复合物（见图 13-11B），参与 NHEJ 修复。目前 DNA-PK 抑制剂如表 13-9 所示。

参 考 文 献

Gibson BA，Kraus WL，2012. New insights into the molecular and cellular functions of poly（ADP-ribose）and PARPs. Nat Rev Mol Cell Biol，13：411-424.

O'Neil NJ，Bailey ML，Hieter P，2017. Synthetic lethality and cancer. Nat Rev Genet，18（10）：613-623.

Pan Q，Fang Y，Xu Y，et al，2005. Down regulation of DNA polymerases κ、η、ι、ζ in human lung, stomach，and colorectal cancers. Cancer Lett，217：139-147.

Sulkowski PL，Oeck S，Dow J，et al，2020. Oncometabolites suppress DNA repair by disrupting local chromatin signalling. Nature，582（7813）：586-591.

第十四章 表观遗传与肿瘤

表观遗传学（epigenetics）是与遗传学（genetics）相对应的概念，是在研究与经典孟德尔遗传法则不相符的许多生命现象过程中逐步发展起来的。长期以来，一直有一种困惑困扰着研究遗传与进化的学者们，他们发现除基因序列外，似乎另有一些因素影响着基因的表达。而这些因素所起的作用又往往因环境、个体的差异而各不相同。例如，同卵双胞胎具有相似的基因组，但随着年龄的增长，双胞胎即使生活在同样的环境下，生理和心理差异也会越来越大（图 14-1），这是由基因活性不同造成的，是表观遗传在起作用。

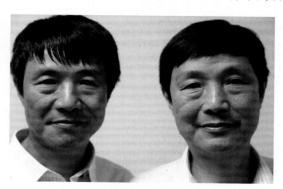

图 14-1 表观遗传影响基因表达

人类基因组含约 2 万个蛋白编码基因，这些基因的表达与否在很大程度上是由表观遗传决定的。同卵双胞胎具有相似的基因组，但随着岁月的流逝，他们的生理和心理差异也会越来越大，这是表观遗传影响基因表达的有力证据

表观遗传学是指在基因组序列不变的情况下，可以决定基因表达与否并可稳定遗传下去的调控密码。最典型的例子是细胞分化，相同的密码却表现不同的生理功能。这些密码包括 DNA 的"后天性"修饰（如甲基化修饰）、组蛋白的各种修饰等。与经典遗传学以

研究基因序列决定生物学功能为核心相比，表观遗传学主要研究这些"表观遗传密码"的建立和维持的机制及其如何决定细胞的表型和个体的发育。因此，表观遗传密码构成了基因（DNA 序列）和表型（由基因表达谱式和环境因素所决定）间的关键信息界面，它使经典的遗传密码中所隐藏的信息产生了意义非凡的扩展。

目前表观遗传学的研究内容主要包括以下 3 个方面：DNA 甲基化、组蛋白修饰和非编码 RNA（non-coding RNA）调控（参见第十五章）。到目前为止的大量研究成果显示，肿瘤的生成是遗传和表观遗传改变（epigenetic change）共同作用的结果。最近全基因组的研究显示基因的表观遗传学改变增加基因突变概率，反过来基因突变又影响表观遗传学的改变。总之，遗传和表观遗传是一枚钱币的两面，相互影响。由于表观遗传改变在肿瘤发生过程中扮演重要角色，因此这对肿瘤治疗无疑是一个好消息，使某些肿瘤在一定条件下是可以逆转的。

第一节　DNA 甲基化与肿瘤

一、DNA 甲基化是调节染色质状态的重要方式

1. DNA 甲基化的概念

DNA 甲基化是指 DNA 分子上 CpG（cytosine-phosphate-guanine）双核苷中的胞嘧啶（C）处于甲基化状态（图 14-2）。CpG 二核苷在基因组中呈非随机分布，某些富含 CpG 区域称为 CpG 岛（CpG islands，CGI）。CpG 岛又称为 HTF（Hpa II tiny fragments，用 *Hpa* II 限制性内切核酸酶可产生许多小片段）岛，是 CpG 集中区域，长约 1kb，多见于哺乳动物基因 5′ 端。大约 50% 的人类基因中含有 CpG 岛，常位于基因上游调控区的启动子，这些基因为管家基因或组织特异表达基因。正常细胞启动子区的 CpG 岛通常处于非甲基化状态，基因能正常表达，当其发生甲基化时，影响基因转录调控，使基因表达发生沉默。与 CpG 岛相反的是，80% 左右散在基因组中的 CpG 二核苷酸处于甲基化状态，这种 CpG 二核苷酸的甲基化是受遗传控制的，对维持染色体的浓缩状态和调节基因表达具有重要意义。

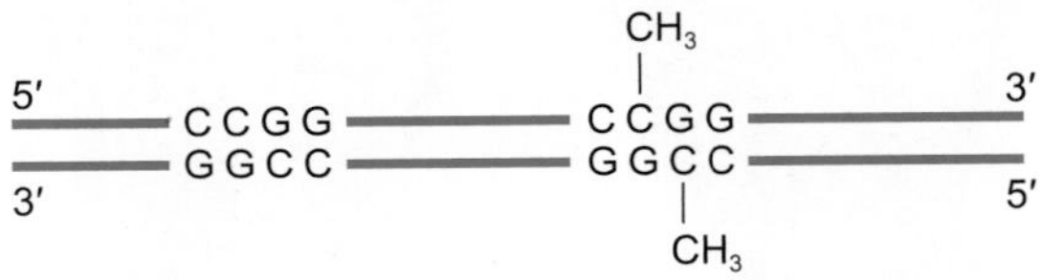

图 14-2　DNA CpG 岛甲基化
启动子区的 CpG 岛的甲基化将会使基因表达沉默

实际上，CpG 岛不同区域的甲基化状态不尽相同，它们对转录的影响是复杂的，并不是任何区域甲基化都会对基因转录有抑制作用。如 *CDKN2A/p16^INK* 基因启动子区有一个很大的 CpG 岛，一直延伸至第 1 个外显子，但只有在覆盖转录起始点大约 230bp 的区域发生甲基化才会对转录有抑制作用；当甲基化发生在其他位置时，则对转录没有影响。类似的情况还发生在 *MLH1* 和 *RASSF1A* 基因。

2. DNA 甲基化酶和去甲基化酶

DNA 甲基化的模式早在胚胎发育过程中就建立起来了。受精完成后，基因组 DNA 经历了完全去甲基化、从头甲基化和有选择性的去甲基化过程，因此子代细胞拥有与亲代细胞相同的甲基化状态。这种模式通过 DNA 甲基化酶（DNA methylase），也称为 DNA 甲基转移酶（DNA methyltransferase，DNMT）和去甲基化酶（demethylase）来完成（表 14-1）。

表 14-1　DNA 甲基化修饰酶及在肿瘤中的角色

分类	主要功能	结合甲基化组蛋白	在肿瘤中的表现
甲基化酶（Writer）			
DNMT1	对 HeDNA 子链甲基化	–	过表达 / 癌基因
（*UHRF1*）	DNMT1 辅助因子	H3K9me2/3	过表达 / 癌基因
DNMT3A	从头 DNA 甲基化	H3K36me2、H3K9me2	突变 / 癌基因
DNMT3B	从头 DNA 甲基化	H3K36me3、H3K9me3	过表达 / 癌基因
去甲基化酶（Eraser）			
TET1	DNA 去甲基化	–	突变 / 失活
TET2	DNA 去甲基化	–	突变 / 失活
TET3	DNA 去甲基化	–	TSG 或癌基因?

注：这里提及在肿瘤中的角色是一般而言，它们可能在某些肿瘤呈现完全相反的角色，这是不奇怪的，因为这些蛋白的靶点可以是癌基因，也可以是肿瘤抑制基因（TSG）；HeDNA（hemi-methylated DNA，半甲基化 DNA）。

DNMT3A 和 DNMT3B 参与 DNA 从头甲基化（de novo methylation），即在没有甲基化 DNA 双链上进行甲基化，这主要发生在受精后去甲基化直至植入后需重新甲基化的胚胎细胞。它们也参与了肿瘤抑制基因的启动子区的 DNA 异常甲基化。DNMT1 主要涉及发育过程中甲基化的维持，即主要与复制后形成的半甲基化 DNA 子链发生反应，根据亲本链的甲基位点，在复制链对称回文结构相应的胞嘧啶上进行甲基化，这样就获得了与亲本 DNA 完全相同的甲基化形式，这就构成了表观遗传学信息在细胞和个体世代间传递的机制。

DNA 甲基化是个可逆过程，DNA 上的甲基可被去甲基化酶除去，哺乳动物细胞的 DNA 去甲基化酶是 TET（ten-eleven translocase），它有 3 个成员：TET1、TET2 和 TET3。这 3 个成员的 C 端均含有催化结构域，TET1 和 TET3 的 N 端还带有 CXXC 结构域，它有助于 TET1 和 TET3 结合 DNA。TET 酶可将 5mC 氧化成 5- 羟甲基胞嘧啶（5-hydroxymethylcytosine，5hmC）、5- 甲酰基胞嘧啶（5-formylcytosine，5fC）和 5- 羧基胞嘧啶（5-carboxylcytosine，5caC），DNA 糖基化酶 TDG（thymine-DNA glycosylase）可以特异性地识别 5fC 和 5caC，并将其从基因组中切除修复，从而完成 DNA 去甲基化。另外，激活的胞嘧啶核苷脱氨酶（activation-induced cytidine deaminase，AID）/APOBEC 通过脱氨作用分别将 5mC 和 5hmC 转变成胸腺嘧啶（T）和 5- 羟甲基尿嘧啶（5-hydroxymethyluridine，5hmU），形成错配，随后糖基化酶启动碱基切除修复（base excision repair，

BER）途径（参见第十三章第三节），完成 DNA 的去甲基化（图 14-3）。

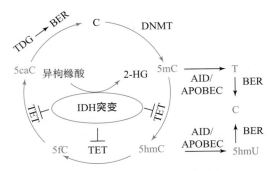

图 14-3　DNA 主动去甲基化过程

胞嘧啶（C）在 DNMT 催化下变成 5- 甲基胞嘧啶（5mC）。TET 催化 5mC 氧化成 5- 羟甲基胞嘧啶（5hmC）、5- 甲酰基胞嘧啶（5fC）和 5- 羧基胞嘧啶（5caC），这些反应需要二价铁和 α- 酮戊二酸（α-ketoglutarate，α-KG）作为辅助因子，5fC 和 5caC 可被 DNA 糖基化酶 TDG 特异性地识别并切除修复，从而完成 DNA 去甲基化。TET 活性除了本身结构外，还受到细胞内不同分子的调节，细胞代谢产物也影响它的活性。野生型异枸橼酸脱氢酶（isocitrate dehydrogenase，IDH）催化异枸橼酸变成 α-KG，突变型 IDH 导致异枸橼酸变成 2- 羟基戊二酸（2-hydroxyglutarate，2-HG）增多，2-HG 是癌蛋白（见第 189 页），可抑制 TET 活性。与正常细胞比较，肿瘤细胞一般表现为 TET 和 5hmC 水平下调，可作为肿瘤诊断的表观遗传标志（Jeschke et al, 2016）。5mC 和 5hmC 也可通过脱氨作用转变成胸腺嘧啶（T）和 5- 羟甲基尿嘧啶（5hmU），随后启动 BER 途径，完成 DNA 去甲基化。激活的胞嘧啶核苷脱氨酶（AID）是载脂蛋白 B-mRNA- 编辑催化组分（apolipoprotein B mRNA editing catalytic component，APOBEC）胞嘧啶脱氨酶家族成员之一

维生素 C 是肿瘤抑制蛋白 TET2 的辅助因子，影响 TET2 的氧化功能，维生素 C 缺乏将影响 TET2 的功能发挥，导致造血干细胞自我更新能力增强，与白血病的发生有一定关系。补充维生素 C 可通过上调 5hmC 在肾透明细胞癌中的水平，对癌细胞重编程，使肾癌细胞更加倾向向正常细胞分化。

3. 甲基化 DNA 结合蛋白

当启动子区 CpG 岛发生甲基化后，转录因子通常不能结合于此部位，代替它们的是甲基化 CpG 结合蛋白。甲基化 DNA 结合蛋白分为三类：MBD 结构域蛋白、锌指蛋白和 SRA（set and ring-associated）结构域蛋白，这些蛋白调节甲基化 DNA 的生物学功能（表 14-2）。

表 14-2　常见的 DNA 甲基结合蛋白及在肿瘤中的角色

分类	特征结构域	主要功能	结合甲基化组蛋白	在肿瘤中的表现
MeCP2	MBD	DNA 5mCpG	-	过表达 / 癌基因
MBD1	MBD	DNA 5mCpG	-	过表达，突变 / 癌基因
MBD2	MBD	DNA 5mCpG	NuRD 亚基（见表 14-8）	依肿瘤而定
MBD4	MBD	DNA 5mCpG	-	MIN，TSG
UHRF1	SRA	HeDNA 5mCpG	H3K9me2/3	过表达 / 癌基因
ZBTB4 和 ZBTB38	ZF	DNA 5mCpG	-	低表达 /TSG

注：MIN, microsatellite instability, 微卫星不稳定；ZF, zinc finger, 锌指。

（1）MBD结构域蛋白可以结合甲基化DNA：目前已知在哺乳动物中有4个MBD结构域蛋白可以结合甲基化DNA，它们是MeCP2、MBD1、MBD2和MBD4，它们通过一种保守的蛋白质基序即甲基化DNA结合结构域（methylated DNA-binding domain，MBD）而结合5mCpG。

MBD结合于甲基化的CpG启动子区后，促使组蛋白去乙酰化酶（histone deacety-lase，HDAC）和其他转录抑制因子的结合，形成核心组蛋白去乙酰化复合物，作用于启动子下游的组蛋白，使组蛋白H3和H4 N端尾部的赖氨酸发生去乙酰化，从而导致组蛋白上正电荷增加，与带负电荷的DNA相互作用，使染色体结构压缩，进一步限制转录因子的结合，引起转录抑制（图14-4）。甲基化DNA与组蛋白修饰共同作用，导致转录抑制，其中涉及很多蛋白分子的相互作用，许多细节仍有待于进一步研究。需要注意的是，以上仅探讨了基因启动子区CpG岛甲基化对转录的抑制，而甲基化的发生遍布整个基因组，在不同区域发生甲基化，产生的影响是不同的。

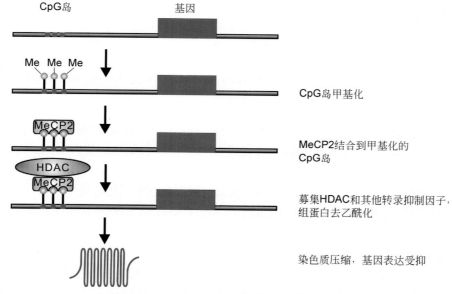

图14-4　DNA CpG岛甲基化后可通过MeCP募集HDAC引起染色质压缩，基因表达受抑

（2）两个锌指蛋白可以结合甲基化DNA：Kaiso和ZFP57是目前已知可以结合甲基化DNA的2个锌指蛋白，它们通过一种锌指基序结合甲基化DNA，从而发挥作用。Kaiso在哺乳动物对应的同源物是ZBTB4和ZBTB38。

（3）SRA结构域蛋白UHRF1能结合半甲基化DNA：与MBD相比，SRA结构域蛋白种类较少，最具代表性的是UHRF1（ubiquitin-like ring finger domains 1）蛋白。UHRF1是多结构域蛋白（图14-5A），能结合DNA和组蛋白，同时又具有E3连接酶活性。DNA在复制过程中UHRF1的SRA结构域能识别母链的半甲基化DNA（hemi-methylated DNA，HeDNA），然后募集DNMT1到局部形成UHRF1/DNMT1异源二聚体，有助于DNMT1对子链DNA甲基化（图14-5B）。UHRF1的TTD（Tandem Tudor Domain）具有结合H3K9me2/3的能力，它与SRA结构域结合HeDNA协同作用，招募DNMT1对子链

DNA 甲基化，由此可见组蛋白甲基化与 DNA 甲基化是关联事件。

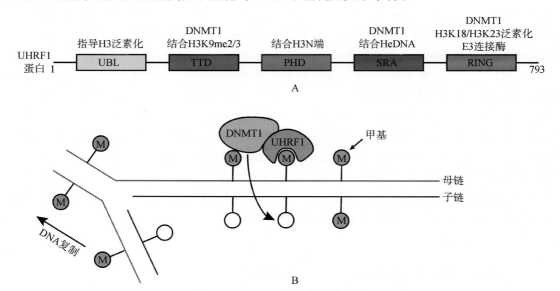

图 14-5　UHRF1 蛋白结构和功能

A.UHRF1 蛋白结构域及功能；B.DNA 在复制过程中 UHRF1 蛋白结合到母链的 HeDNA，招募 DNMT1 对子链 DNA 甲基化

UHRF1 的 RING 结构域能使 H3K18 和 H3K23 泛素化，H3K18 和 H3K23 泛素化位点又可被 DNMT1 蛋白的 RFTS 结构域识别，促进 DNMT1 在局部定位，发挥 DNA 甲基化功能。UBL（ubiquitin-like domain）的功能是指导 H3 泛素化。

UHRF1 蛋白在多数肿瘤呈高表达，这种增高与肿瘤细胞甲基化的整体改变有关。最近有文献显示肿瘤细胞的低甲基化状态与 UHRF1 泛素化 DNMT3A（DNA 从头甲基化酶）、促进其降解有关（Jia et al，2016）。UHRF1 在肿瘤呈高表达，因此它是肿瘤治疗的合适靶点。

4. 甲基化 DNA 的功能

甲基化 DNA 的生物学功能主要表现为在 DNA 序列不变的情况下控制基因表达，维护染色体的完整性和调节 DNA 重组及某些特定基因组区域的转录活性。甲基化 DNA 的生物学意义表现在以下方面：①哺乳动物胚胎发育时期，DNA 甲基化又再更新，以此调节相关基因表达。②X 染色体失活。在雌性哺乳动物的体细胞中，X 染色体的剂量补偿可用 X 染色体的失活来实现。失活的 X 染色体呈现 DNA 甲基化模式的改变，DNA 呈现高度甲基化，染色质浓缩，这种结构难以进行 DNA 的转录，从而引起女性 X 染色体失活。③ DNA 甲基化导致印记基因（imprinted gene），这对发育起到关键调节作用。④抑制重复序列和转座子转录表达，维持基因组稳定性。⑤调控组织特异性基因表达。

二、基因组印记是一种非孟德尔遗传现象

1. 基因组印记的概念

哺乳动物某些组织和细胞中，控制某一表型的一对等位基因由于亲源不同而呈差异性

表达，即机体只表达来自亲本一方的等位基因，而与其自身性别无关，这种现象称为基因组印记（genomic imprinting）。它使某些基因呈单等位基因表达，即父源与母源的基因拷贝不能同时表达。其中父（母）源等位基因不表达者，就称为父（母）源印记。例如，胰岛素样生长因子-2（*IGF-2*）基因只表达源自父亲的等位基因，母源等位基因被印记。相反的例子，IGF-2 受体（IGF-2 receptor，*IGF-2R*）基因为源自父亲的等位基因不表达，只表达母源等位基因。基因组印记是等位基因排斥（allelic exclusion）作用的一种形式，是通过 CpG 二核苷酸甲基化的基因修饰机制来特异地抑制父源或母源等位基因表达，也可以通过组蛋白乙酰化、甲基化等修饰来实现。虽然印记基因通常被认为是一个等位基因表达的沉默，但最近的研究显示，许多印记基因并没有完全沉默，而是表现偏向一个等位基因表达，即印记基因可能有部分表达，非印记的等位基因可能也并非完全表达，因此基因印记是对基因剂量调节的问题。

　　基因组印记是一种违反孟德尔遗传规则的遗传现象，它发生在配子形成期，其机制现在还不完全了解，从到目前为止的研究成果看，与 DNA 的甲基化、染色质构造的改变、DNA 复制时机的变化以非编码 RNA 的调节作用有关。如 *IGF-2* 基因与其下游紧密相连的 *H19* 是一对对立的印记基因，在母源的染色体中只表达 *H19*，在父源的染色体中只表达 *IGF-2*。*IGF-2* 位于 *H19* 的上游，它们共同使用下游的一个增强子。在父源的染色体上，由于 *H19* 的启动子处于甲基化状态，所以 *H19* 不表达，但母源的染色体上 *IGF-2* 的启动子并未发生甲基化，为什么同样受到抑制呢？通过研究人们发现，在 *H19* 上游存在一个几千个碱基的印记控制区（imprinting control region，ICR），也称为绝缘体（insulator），该区域能与一种绝缘蛋白 CTCF（CCCTC-binding factor）结合。在母源的染色体上，CTCF 与 ICR 结合，从而抑制了下游的增强子对 *IGF-2* 的调控作用，使 *IGF-2* 不表达。但在父源的染色体，ICR 处于甲基化状态，不再与绝缘蛋白 CTCF 结合，所以 *IGF-2* 的表达不受影响（图 14-6）。遗传印记中 DNA 甲基化在启动子区起了直接抑制基因转录的作用，而在印记控制区起到了间接调控作用。CTCF 是一种广泛存在于真核生物中的多功能转录

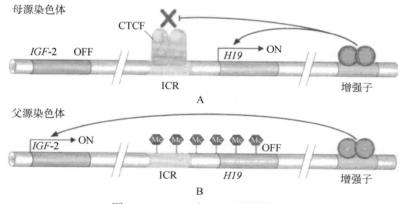

图 14-6　*IGF-2* 和 *H19* 基因的调节

IGF-2 和 *H19* 共同使用下游的一个增强子。A. 在母源的染色体中 *H19* 表达，*IGF-2* 不表达。母源的染色体上 *IGF-2* 的启动子并未发生甲基化，它的不表达与在 *H19* 上游的印记控制区（ICR）有关，该区域能与一种绝缘蛋白（CTCF）结合，从而抑制了下游的增强子对 *IGF-2* 的调控作用。B. 在父源的染色体上，由于 *H19* 的启动子处于甲基化状态，*H19* 不表达。但在父源的染色体，ICR 处于甲基化状态，不再与绝缘蛋白 CTCF 结合，所以下游的增强子仍然能调节 *IGF-2* 的表达（Russell PJ，2006. iGenetics：a molecular approach. 2nd ed. San Francisco：Pearson Benjamin Cummings.）

因子，为进化上高度保守的多锌指、DNA 结合核蛋白。CTCF 通过其锌指结构的不同组合，可以选择性识别多种 DNA 序列，并形成不同的 CTCF-DNA 复合体，发挥对多个基因的表达调控作用，具有启动子抑制和激活、基因沉默、增强子阻断、基因印记调控、X 染色体失活等多种生物学功能。CTCF 通过靶基因来调控细胞的生理活动，在细胞生长、增殖、分化、凋亡、遗传、表观遗传及肿瘤发生、发展等过程中起着重要的调节作用。

2. 基因组印记的功能

印记基因只占人类基因组中的少数，有 200 多个，但在胎儿的生长和行为发育中起着至关重要的作用。印迹基因在基因组中多成簇出现，在染色体 11p15.5、14q32 和 15q11—q13 部位较多，这些基因在胚胎期存在不同甲基化程度，从而使得基因的表达有所不同。这种不同对发育各方面起着重要的调节作用，如胚胎和胎盘的生长、细胞增殖、智力发育及个体行为等。来自双亲同源染色体或等位基因功能上的差异，说明胚胎发育需要来自父源和母源的染色体，这两套遗传物质的互补是胚胎发育所必需的。从进化角度来看，基因印记在于有效地防止了单性生殖，维持遗传多样性。对于卵巢畸胎瘤（ovarian teratoma）及完全性葡萄胎（hydatidiform mole）的研究也发现两者分别为母源和父源的单亲二倍体（uniparental disomy，UPD）形成的特殊肿瘤。完全性葡萄胎是父源 UPD，有水肿的绒毛、增生的滋养层细胞，但无胚胎成分，它是空卵被两个精子受精（或被一个二倍体的精子受精）所致。卵巢畸胎瘤是母源 UPD，含有紊乱的胚胎组织，但从未见过胎盘结构，它是由非受精的卵子在卵巢原位孤雌生殖发育而来。

哺乳动物中的基因组印记能使父方与母方调控其胎儿生长的平衡。母方使那些能促进胚胎和胎盘生长的基因发生印记，而父方却使那些抑制其生长的基因发生印记。例如，*IGF-2* 基因编码胚胎生长因子，为母系印记，而 *H19* 基因转录一个不编码蛋白的小分子 RNA，却为父系印记。*H19* 基因的产物是长链非编码 RNA（long non-coding RNA，lncRNA）（参见第十五章第二节），在许多肿瘤表达增高，提示 *H19* 的致瘤作用。miR675 是 *H19* 基因第一外显子转录产物，在肿瘤也呈高表达，它的靶分子有 *RB*、*RUNX1* 和 *E-cadherin* 等肿瘤抑制基因。与 *IGF-2* 印记模式相反，IGF-2 受体（IGF-2R）基因则表现为父系印记。从这些结果来看，父方对胚胎的贡献是加速其发育，而母方则是限制胚胎发育速度。例如，贝 - 维综合征（Beckwith-Wiedemann syndrome，BWS），其特征有躯体过度生长、脐疝、巨舌、内脏肥大、易患胚胎性肿瘤等。此病至少与 *IGF-2* 印记丢失，致双等位基因表达 IGF-2，促进相关组织过度生长有关，也是此病患者易患胚胎性肿瘤的原因。与贝 - 维综合征（BWS）相反，部分 Silver-Russell 综合征由于存在 *IGF-2* 双等位基因印记，患儿表现出身材矮小、脸小呈三角形、无食欲等症状（图 14-7）。

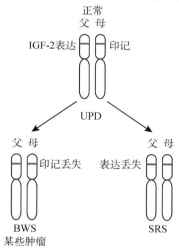

图 14-7 单亲二倍体（UPD）

正常人第 11 号染色体上的 *IGF-2* 等位基因呈差异表达，即父源表达，母源印记。如果母源印记丢失，就会呈父源 UPD，会导致贝 - 维综合征（BWS）和某些肿瘤，如果父源 *IGF-2* 表达丢失，就会呈母源 UPD，会导致部分 Silver-Russell 综合征

基因组印记就进化而言为一种防御机制，使寄生的核酸序列失活，如原病毒 DNA 和

可转移的序列。DNMT 抑制剂 5- 杂氮 -2'- 脱氧胞苷（5-aza-2'-deoxycytidine，5-aza-dC）能活化静止逆转录病毒，证实了这种假说的可能性。

3. 基因组印记丢失与肿瘤易感性

基因组印记是哺乳动物在长期进化过程中形成的自我监护机制，印记功能的紊乱将会导致许多人类遗传性疾病，包括肿瘤（表 14-3）。一些在未印记基因上不会产生太大影响的染色体行为，如杂合性丢失（LOH）或 UPD，在印记基因上可能造成严重后果。基因组印记主要有以下 3 种方式参与癌变：①在癌基因的两个等位基因中，一个被印记，另一个正常表达，若印记的等位基因发生印记丢失（loss of imprinting，LOI），导致双等位基因表达，基因产物成倍增加，这样的过度表达与肿瘤发生有关；②在肿瘤抑制基因（TSG）的两个等位基因中，其中一个已被印记，另一个仍有正常功能，若随后发生一次 LOH 或异常甲基化，可导致 TSG 的抑癌功能丧失；③印记控制区是能调节多个印记基因表达的DNA 片段，如发生突变可引起一组相关印记基因异常表达而导致肿瘤发生。

表 14-3　与人肿瘤有关的印记基因

基因（定位）	表达	异常	肿瘤
NOEY2（1p31）	父源	甲基化	乳腺癌和卵巢癌
TP73（1p36）	母源	LOH、甲基化	神经母细胞瘤、乳腺癌、胃肠肿瘤等
PLAGL1/ZAC1（6q24—q25）	父源	LOH	前列腺癌及其他不同肿瘤
IGF-2R（6q25.3）	母源	LOH	肝癌
PEG10（7q21）	父源	LOI	肝癌
H19（11p15.5）	母源	LOI	Wilms 瘤及多种肿瘤
IGF-2（11p15.5）	父源	LOI	Wilms 瘤及多种肿瘤
p57^{KIP2}（11p15.5）	母源	缺失或印记错误	CML、胰腺癌、胃癌
DLK1（14q32）	父源	LOI	神经母细胞瘤、NSCLC、白血病、肝癌
MEG3（14q32）	母源	甲基化	垂体肿瘤、肺癌、黑色素瘤、肝癌
PEG3（19q13.4）	父源	LOH，甲基化	胶质瘤、卵巢癌

注：CML，慢性髓细胞性白血病；NSCLC，非小细胞肺癌。

Wilms 瘤（Wilms tumor，WT）是最早发现与基因组印记有关的肿瘤。Wilms 瘤也称为肾母细胞瘤（nephroblastoma），是婴幼儿肾脏的恶性胚胎性肿瘤，发病率为 1：10 000，占肾脏恶性肿瘤的 6%。Wilms 瘤也可分遗传性（38%）和散发性（62%），前者常为双侧性，发病年龄也较轻，呈常染色体显性遗传。遗传性 Wilms 瘤患者常伴有其他先天性畸形，如假两性畸形、无虹膜症等。10% 左右的 Wilms 瘤的致病与 WT1 突变有关，WT1 位于染色体 11p13，该基因编码的蛋白为转录因子。

部分 Wilms 瘤组织可检出 LOI 引起的双等位基因表达。IGF-2 就是一候选基因，正常情况下为母方印记，父方等位基因表达。在 Wilms 瘤中，70% 的患者母系等位基因 LOI，呈双等位基因表达。作为一种促生长因子，IGF-2 在体内、体外都有很强的促进细胞分裂增殖的能力。H19 基因的启动子含有一个 CpG 岛，正常情况为父系印记，母系表达。在

Wilms 瘤中，70% 的患者 *H19* 基因失活。实验表明，*H19* 基因失活型的转基因鼠，IGF-2 为双等位基因表达。因此，有学者认为 *IGF-2* 和 *H19* 基因同时竞争一个增强子，*H19* 基因不表达，使 *IGF-2* 失去父方印记，呈双等位基因表达，这为许多恶性肿瘤的早期事件。

除 Wilms 瘤外，近年发现大多数恶性肿瘤中都存在该基因的印记丢失所致的 IGF-2 高表达现象，如在肝癌、肺癌、胃癌、食管癌、前列腺癌、大肠癌、乳腺癌、卵巢癌、肉瘤等多种肿瘤中都发现了 IGF-2 表达量异常增加及其 LOI 的现象，提示 IGF-2 的表达异常是肿瘤发生的相关因素（见表 14-3）。

除 IGF-2 外，*PEG10*（paternally expressed gene 10）是父源表达、母源印记的基因。有研究表明，*PEG10* 基因在大多数肝癌组织中高表达，提示 *PEG10* 在人肝癌细胞中存在 LOI，与肝癌发生有关。*DLK1*（delta-like homolog 1）也是父源表达、母源印记的基因。有研究表明，*DLK1* 基因在神经母细胞瘤、NSCLC、白血病及脑胶质瘤等肿瘤组织表达增高，提示 DLK1 在这些肿瘤有 LOI（见表 14-3）。Rtl1（retrotransposon-like 1）也是位于该位点的印记基因，该基因编码一跨膜蛋白，在肝癌表达增高，是肝癌的驱动基因，可作为肝癌治疗的靶点。

如果 TSG 发生印记，则只要消除一个 TSG 等位基因的功能就可引起肿瘤，这将增加肿瘤易感性，如 *p57KIP2*、*IGF-2R*、*TP73* 和 *NOEY2* 等 TSG。*p57KIP2* 基因 CDKN1C 位于染色体 11p15.5，是广谱 CDK 抑制剂（见图 5-5），正常情况为父方印记、母方表达。在一些肿瘤患者中，有 *p57KIP2* 的失活，约 5% 贝 - 维综合征（BWS）患者有 CDKN1C 突变。*IGF-2R* 基因位于染色体 6q26，能活化生长负调节因子 TGF-β 和降解 IGF-2 蛋白，抑制细胞增殖和诱导凋亡，为许多肿瘤的 TSG。正常情况为母方表达、父方印记。研究发现，肝癌时 *IGF-2R* 基因常发生 LOH，与肝癌的发生有关。TP73（tumor protein 73）是 p53 家族成员之一（见图 6-12 及表 6-5），具有抑制细胞生长、促进凋亡作用。已发现 *TP73* 在神经母细胞瘤、乳腺癌、卵巢癌、胃肠肿瘤中有 LOH 现象。*NOEY2* 基因是新发现的 TSG，与乳腺癌和卵巢癌的发生有关。正常情况为父源表达、母源印记。在乳腺癌和卵巢癌患者中，它的启动子呈高甲基化。

三、肿瘤细胞 DNA 甲基化改变是肿瘤细胞遗传物质改变的另一种形式

前面已经提及在人类基因组中，发生甲基化的 CpG 二核苷酸有两种分布形式，一种是分布于 CpG 岛区，常存在于基因 5′ 端的基因调控区，其甲基化状态直接影响基因表达；另一种为散在分布的 CpG 二核苷酸。正常细胞内，启动子区的 CpG 岛呈非甲基化状态，而占大部分的散在分布的 CpG 二核苷酸多发生甲基化。基因组中绝大多数位点的甲基化状态是恒定的，但少数位点的甲基化状态可以发生改变，如某些组织特异基因的启动子甲基化状态具有组织特异性，即仅在表达的组织中呈非甲基化状态。当基因组 DNA 的甲基化状态发生改变时，会造成机体染色体不稳定或基因表达异常，在肿瘤的发生中起重要作用。

在肿瘤发生过程中普遍存在甲基化失衡的情况。肿瘤组织甲基化异常可概括为广泛 DNA 低甲基化（DNA hypomethylation）和局部 CpG 岛甲基化，局部 CpG 岛甲基化的主

要部位在 TSG（图 14-8）。目前尚不清楚基因组广泛低甲基化和局部 CpG 岛甲基化是同一作用机制产生的共同结果，或是来源于肿瘤发生过程中的不同机制。但这两种甲基化异常均发生于肿瘤形成的各个阶段，从早期到晚期均可发生，因此简单称甲基化异常为肿瘤发生的早期事件是不准确的。

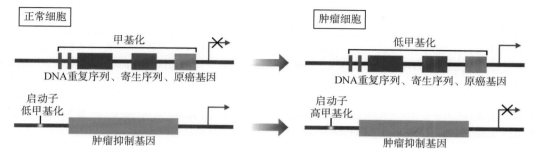

图 14-8　肿瘤细胞 DNA 甲基化的特点

正常细胞中 DNA 重复序列、寄生序列和原癌基因处于甲基化状态，而肿瘤抑制基因处于低甲基化状态。肿瘤细胞的基因表达与正常细胞呈相反态势，它的 DNA 重复序列、寄生序列和原癌基因处于低甲基化状态，导致染色体不稳定、生长活跃，而肿瘤抑制基因处于甲基化状态，丧失生长抑制作用。DNA 重复序列包括卫星序列（satellite sequence）和转座元件（transposable element）

1. 总基因组 DNA 甲基化水平降低

与正常组织相比，散在的 CpG 位点的甲基化丢失是肿瘤细胞的重要特征。在肿瘤细胞中发生基因组明显的整体低甲基化，比相应正常细胞减少 20% ~ 60%，某些肿瘤随着甲基化程度降低，恶性程度呈增高趋势。基因组低甲基化主要发生在 DNA 重复序列中，如微卫星 DNA、Alu 序列和基因的本身（编码区和内含子）等（见图 14-8）。这种广泛的基因组低甲基化可能通过如下 3 种途径参与癌变过程：①增加染色体的不稳定性，DNA 低甲基化有利于有丝分裂重组，产生 LOH 和染色体重排；另一方面，着丝粒区的低甲基化可能与非整倍体发生相关。②原癌基因的激活、重复序列、寄生序列和转座子（transposon）失去甲基化后被重新复活，导致基因表达失控和基因转位，使基因组稳定性下降（表 14-4）。这些正常情况下沉默的基因或序列的激活与 LINE-1（long interspersed nucleotide elements-1）有很大关系。LINE-1 是"寄生"于基因组中的 DNA 重复序列，约占哺乳动物基因组序列的 17%，该序列启动子的甲基化状态被认为是基因组总甲基化水平的良好指标，但在许多肿瘤该序列启动子呈低甲基化状态。③印记基因中甲基的丢失，即所谓 LOI。研究较明确的是位于染色体 11pl5 的 H19/IGF-2 基因座，在某些儿童肿瘤中，当甲基化异常时，失去转化抑制的 H19 RNA，使抗凋亡生长因子 IGF-2 过表达。

表 14-4　人类肿瘤中出现低甲基化的基因

基因	蛋白功能	肿瘤
AFP（4q11—q13）	肿瘤胚胎抗原 / 运输功能	肝癌及其他肿瘤
BORIS/CTCFL（20q13）	CT 基因 / 促进其他 CTA 表达	多种肿瘤
CEA（19q13.2）	肿瘤胚胎抗原 / 黏附分子	消化道肿瘤及其他肿瘤
CCND2（12p13）	cyclin D2/ 细胞周期蛋白	肝癌及其他肿瘤

续表

基因	蛋白功能	肿瘤
FOS（14q24—q931）	转录因子 AP-1 亚基（见图 2-15）	多种肿瘤
MAGE（Xq28）	CT 基因 / 通过蛋白降解和转录调节	多种肿瘤
PIWIL2（8p21.3）	CT 基因 / 干扰生物钟基因表达	多种肿瘤
PRAME（22q11.22）	CT 基因 / 抑制 RA/RAR 信号	多种肿瘤

注：研究显示真正由于启动子低甲基化导致原癌基因转录激活并不常见，而比较常见的是癌 - 睾丸基因（cancer-testis gene）（Van Tongelen A，Loriot A，De Smet C，2017. Oncogenic roles of DNA hypomethylation through the activation of cancer-germline genes.Cancer Lett，396：130-137.）。除了睾丸 / 卵巢外，正常人体其他细胞均不表达 *CT* 基因或表达很低，这是因为该基因处于甲基化状态。但肿瘤时由于甲基化程度降低，某些 *CT* 基因可恢复表达，与肿瘤发生有关，*CT* 基因的这些特性有些类似肿瘤胚胎抗原（oncofetal antigens）。*MAGE*，melanoma antigen gene，黑色素瘤抗原基因；*PRAME*，preferentially expressed antigen of melanoma，黑色素瘤特异性抗原。

肿瘤细胞 DNA 普遍低甲基化的形成原因不是十分清楚，可能的原因有：① DNA 甲基转移酶 DNMT 活性降低，如 *DNMT* 基因甲基化，或 *DNMT* 本身突变失活，或 miRNA 负调节 *DNMT* 和 *MBD* 的活性；② DNA 去甲基酶 TET3 过表达，导致肿瘤细胞去甲基过程增强；③ DNA 损伤引起 DNMT 活性偏离（diverted DNMT activity），即 DNMT 聚集到 DNA 损伤部位，导致 DNA 低甲基化；④核组蛋白修饰异常影响 DNA 甲基化，如组蛋白甲基化丢失，乙酰化增加。

许多研究结果显示 DNA 甲基化状态与肿瘤临床分级有相关性。一般认为基因组甲基化的程度与肿瘤的恶性程度成反比，检测甲基化水平有可能成为判断肿瘤分级和预后的生物学标记。

2. 肿瘤抑制基因的甲基化

正常细胞中基因启动子区 CpG 岛常处于非甲基化状态，肿瘤细胞中这些 CpG 岛常变为甲基化状态（图 14-8）。肿瘤细胞往往通过某些基因的 CpG 岛甲基化使基因表达灭活，从而影响染色体的稳定性，导致肿瘤的发生与发展，这些基因主要包括 TSG、DNA 修复、凋亡、耐药、代谢和血管生成相关的基因。近来的研究显示胶质瘤局部 CpG 岛甲基化与异枸橼酸脱氢酶（isocitrate dehydrogenase，IDH）突变有关。IDH（见第 188、189 页）是细胞能量代谢途径中的关键酶，IDH 突变可导致 2- 羟基戊二酸（2-hydroxyglutarate，2-HG）水平升高，2-HG 能抑制 DNA 去甲基化酶 TET2（见图 14-3），导致细胞局部 CpG 岛甲基化。肿瘤细胞某些基因的甲基化与 *DNMT3B* 过表达也有关，*DNMT3B* 被认为是癌基因，因为在肿瘤中呈过表达。*DNMT3B* 的过表达并不是由基因突变或扩增造成的，而是某些 miRNA（miR-29 家族、miR-148 家族和 miR-26 家族）表达出现异常，使得 *DNMT3B* 转录后调控出现异常（参见第十五章第一节）。

肿瘤细胞中甲基化的基因有潜在的临床应用价值，可作为肿瘤诊断、治疗反应和预后判断的标志物。以下是人类肿瘤中出现甲基化的基因（表 14-5）。

表 14-5　人类肿瘤中出现甲基化的基因

基因（染色体定位）	蛋白功能	肿瘤
RASSF1A（3p21.3）	调节 Ras 信号转导	泌尿系统肿瘤、肺癌、乳腺癌、卵巢癌、胃癌、鼻咽部肿瘤
APC（5q21）	促进 β-catenin 降解	结直肠癌、乳腺癌

续表

基因（染色体定位）	蛋白功能	肿瘤
IGFBP3（7p14—p12）	结合 IGF-1 蛋白	各种肿瘤
p57^{Kip2}（11p15.5）	CDK 抑制剂	胃癌、胰腺癌、肝癌
p16^{INK4A}（9p21）	CDK 抑制剂	各种肿瘤
p14^{ARF}（9p21）	HDM2/MDM2 抑制剂	结肠癌、淋巴瘤、脑瘤
RB（13q14）	细胞周期调节剂	视网膜母细胞瘤
THBS1（15q15）	血管发生抑制剂	结肠癌、胶质母细胞瘤
DAPK（9q34.1）	死亡相关蛋白激酶	膀胱癌
APAF1（12q22—q23）	凋亡蛋白酶激活因子	黑色素瘤
P73（1p36）	帮助 p53 触发凋亡	各种肿瘤
CASP 8（2q33—q34）	凋亡酶	神经母细胞瘤、小细胞肺癌
GSTP1（11q13）	DNA 修复酶	乳腺癌、肝癌、前列腺癌、肾癌
MGMT（10q26）	DNA 修复酶	结直肠癌、肺癌
BRCA1（17q21）	DNA 断裂修复	乳腺癌、卵巢癌
MLH1（3p21.3）	DNA 错配修复酶	结肠癌、子宫内膜癌、胃癌
VHL（3p25）	HIF-1 调节因子、血管生成	肾癌、肺癌、乳腺癌
CDH1（16q22.1）	细胞 - 细胞黏附受体	泌尿系统肿瘤、乳腺癌
TIMP3（22q12.3）	MMP 抑制剂	各种肿瘤
RARβ2（3p24）	核受体	乳腺癌、肺癌
ERα（6q25.1）	雌激素受体	乳腺癌、子宫内膜癌、肺癌
PR（11q22）	孕激素受体	乳腺癌、子宫内膜癌
SOCS1（16q13.13）	JAK-STAT 途径抑制因子	肝癌、骨髓瘤
STK11/LKB1（19p13.3）	丝氨酸 / 苏氨酸激酶	结肠癌、乳腺癌、肺癌

（1）信号转导通路基因（*APC*、*RASSF1*）：RASSF（Ras association domain family）是近年来新发现的 RAS 下游的效应蛋白家族，目前该家族有 10 个成员，分别为 RASSF1、RASSF2（Rasfadin）、RASSF3、RASSF4、RASSF5（NORE1）、RASSF6、RASSF7（HRC1）、RASSF8、RASSF9 和 RASSF10。在 RAS 介导的信号转导通路中，RASSF 基因与传统的 RAS 效应蛋白 RAF 和 PI3K 不同，RAF 和 PI3K 属于癌蛋白，而 RASSF 则属于肿瘤抑制蛋白。

RASSF 家族中研究最多的是 RASSF1，它有 7 个剪接体（RASSF1A ～ RASSF1G）。*RASSF1A* 基因定位于染色体 3p21.3，编码蛋白能诱导细胞周期阻滞和凋亡，从而抑制肿瘤生长。*RASSF1A* 基因是继 *p16* 基因以来所发现的在肿瘤中甲基化程度最高、最广泛的基因之一。研究表明，几乎所有正常组织都有 RASSF1A 表达，但在肺癌、乳腺癌、卵巢癌、胃癌、鼻咽癌和膀胱癌等肿瘤中却出现了较高频率的 *RASSF1A* 表达缺失，这种表达缺失是由于 *RASSF1A* 启动子的异常甲基化造成的。*RASSF1A* 启动子的甲基化程度还与肿瘤的恶性行为有关，甲基化程度越高，肿瘤的恶性行为越大。

（2）细胞周期调控基因（$p16^{INK4}$、$Rb1$、$p14^{ARF}$）：肿瘤细胞广泛存在细胞周期抑制因子 $p16^{INK4}$ 高甲基化，这使细胞避免衰老并增殖失控。而且，用 DNMT 抑制剂 5-aza-dC 干预甲基化的细胞系可导致启动子区域甲基化水平的下降，而使 $p16$ 基因重新表达，出现 G_1 阻滞。也有少量的 RB 基因通过启动子区域甲基化使 RB 基因表达沉默。$p53$ 是人类肿瘤发生中最多因突变灭活的肿瘤抑癌基因，但在约一半的原发性肿瘤中仍是野生型。目前认为可能是通过甲基化沉默 $p14^{ARF}$，结果失去 $p14^{ARF}$ 抑制的 MDM2 癌蛋白大量降解 p53 蛋白，使 p53 失活。

（3）血管生成抑制基因（$THBS1$）：$THBS1$ 基因编码蛋白如血小板反应蛋白 1（thrombospondin 1，TSP-1）是一很强的血管生成抑制剂，能调节细胞的黏附、移行、增生和分化，诱导血小板聚集和抑制血管生成。最近的研究表明，TSP-1 参与恶性肿瘤的发生，其表达水平与肿瘤的进展和预后呈负相关。肿瘤细胞 $THBS1$ 基因启动子 CpG 岛的甲基化，有利于肿瘤组织的生长。

（4）凋亡基因（$DAPK$、$caspase-8$、ASC）：死亡相关蛋白激酶（death associated protein kinase，DAPK）基因是一种钙调蛋白调节的丝氨酸/苏氨酸激酶，是凋亡的正性调节因子之一。现已发现在多种肿瘤组织存在 $DAPK$ 基因启动子的甲基化，提示该基因的甲基化可能与肿瘤的发生、发展有关。APAF1 参与线粒体介导的凋亡过程，$APAF1$ 基因启动子的甲基化见于黑色素瘤等肿瘤。凋亡相关斑点样蛋白（apoptosis-associated speck-like protein containing a CARD，ASC）是与 NF-κB、caspase-1 和热蛋白（pyrin）等多种分子有关的蛋白，它参与诱导 caspase-1 的活化，抑制 NF-κB 的活化，从而诱导凋亡。ASC 表达于正常上皮，但在肺癌、胃癌、黑色素瘤和胶质瘤等肿瘤中缺乏表达，这与 ASC 基因启动子甲基化有关。

（5）DNA 修复基因（$MGMT$、$BRCA1$、$hMLH1$、$GSTP1$）：DNA 修复处于所有细胞途径的交汇点，关系到基因组的稳定性。甲基化是这类 DNA 修复基因灭活的主要机制之一，如错配修复基因 $hMLH1$ 的异常甲基化，见于大部分有微卫星不稳定性的散发性的大肠、子宫内膜和胃肿瘤。$MGMT$ 的甲基化可导致肝癌组织中有高水平的 AFB1-DNA 加合物，以及 $p53$ 突变率的显著增加。在乳腺和卵巢肿瘤中也发现 $BRCA1$ 的体细胞甲基化灭活，其结果改变了它在双链 DNA 断裂修复中的功能。

（6）转移相关基因（$E-cadherin$、VHL、$TIMP3$）：E-cadherin 的编码基因 $CDH1$ 启动子的高甲基化也关系到乳腺等多种肿瘤的浸润转移。用甲基化抑制剂处理 E-cadherin 表达阴性的细胞系，使 E-cadherin 恢复了表达，能降低肿瘤细胞的恶性行为。研究显示人肿瘤相关病毒（像 EBV、HBV、HCV 和 HPV）的致瘤作用与他们降低 E-cadherin 表达有关，这些肿瘤的致瘤蛋白能激活 Dnmt1，从而导致 $CDH1$ 启动子的甲基化。

（7）其他：如 ER 和 $RARβ$ 等。激素通过受体作用于相应的靶细胞，调节机体的代谢、生长发育和生殖，在这一过程中受体起了很重要的作用。已有研究表明，雌二醇受体（ER）基因在晚期乳腺癌患者中有甲基化，这样就使得癌细胞丧失了对内分泌治疗的反应。类视黄醇有促分化作用，并且是维持上皮细胞结构和功能所必需的。当 β 视黄酸受体（$RARβ$）基因启动子甲基化后，在肿瘤细胞中就失去这方面的功能。

肿瘤细胞区域性高甲基化形成的确切机制尚不清楚，可能与缺氧有关。当缺氧时，会保留过多的甲基化，导致肿瘤抑制基因失活。反过来说，增加肿瘤组织的供血，改善局部组织的氧饱和度，可以抑制肿瘤生长。

3. 肿瘤的去甲基化治疗

对甲基化的研究最令人兴奋的是其研究结果具有转化到临床治疗中的潜力。在胚胎发生过程中，CpG 岛的甲基化可以被逆转，这种表观遗传的重编程（reprogramming）可以逆转肿瘤细胞中的恶性表型。通常在肿瘤细胞中，DNA 甲基化酶（DNMT1、DNMT3A 和 DNMT3B）和甲基化 CpG 结合蛋白（MBD）表达增高。DNMT3A 和 DNMT3B 使抑癌基因发生异常甲基化，DNMT1 则维持这种变化，因此，通过抑制 DNMT1 的活性，可以去除这种甲基化修饰对抑癌基因表达的抑制作用，恢复其表达，并逆转肿瘤细胞的恶性表型。在 RAS 致癌途径调节下，引起甲基化酶过度表达，导致肿瘤抑制基因的高甲基化。研究证明，骨髓异常增生综合征（myelodysplastic syndromes，MDS）和急性白血病患者骨髓中甲基化酶比正常人高 4 倍，抑制这些甲基化酶可以在一定程度上使成熟细胞进行重编程。事实上，已发现 DNMT 抑制剂（DNMT inhibitor，DNMTi）能够重新激活肿瘤中发生沉默的肿瘤抑制基因，使其恢复表达，诱导细胞分化。

目前 DNMT 抑制剂 5- 氮杂胞苷（5-azacitidine，Vidaza®）和地西他滨（decitabine，Dacogen®）已被 FDA 批准用于 MDS 和急性髓细胞性白血病（AML）治疗。5- 氮杂胞苷（5-AZA）和地西他滨（DAC）都是胞苷类似物，它们通过与 DNMT1 的共价结合，降低该酶的生物活性，从而抑制 DNA 甲基化，激活因甲基化而失活的肿瘤抑制基因（图 14-9）。地西他滨（5-aza-2′-deoxycytidine，5-aza-dC）是 5- 氮杂胞苷的衍生物，毒性作用比 5- 氮杂胞苷还要小，但是去甲基化作用则更强。guadecitabine（SGI-110）是地西他滨前药，在体内经磷酸酶水解成地西他滨。近年研究表明，DNMT1 在白血病治疗上有不错的表现，但在实体瘤治疗上表现不理想。当然对这些药物的安全性还需做进一步研究，因为应用去甲基化药物可能会启动一些细胞恶性转化的基因。

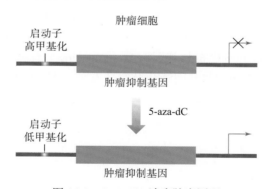

图 14-9　5-aza-dC 治疗肿瘤原理

许多肿瘤细胞表现为 DNA 甲基化酶活性增高，使肿瘤抑制基因处于甲基化状态而失活。5-aza-dC 通过与 DNMTL1 结合，降低该酶的生物活性，从而激活因甲基化而失活的肿瘤抑制基因

DNA 甲基化不仅是一个表观遗传学过程的标志，还可以预测对于治疗的反应。DNA 修复基因高甲基化时，未治疗的患者预后不佳，原因就在于修复 DNA 能力差，突变聚集。但是这些患者可能对于化疗反应很好，这是因为缺乏 DNA 修复蛋白对化学药物引起的治疗作用起反应。因此，表观遗传学标志可以用来判断特定患者中哪种治疗能够最有效，这是个体化治疗。

第二节　染色质重塑复合物及对肿瘤的影响

真核细胞的基因组 DNA 在细胞核里是以染色质形式存在的。染色质的基本结构是核小体，重复的核小体结构加上连接 DNA，通过组蛋白及其他非组蛋白进一步地折叠、压缩形成高度有序的染色质结构。核小体是真核细胞染色质的基本结构单位。每个核小体由核心组蛋白（H2A、H2B、H3 和 H4）构成异源八聚体和缠绕在八聚体之外的约 200bp 的 DNA 组成。H3 和 H4 是进化上高度保守的蛋白质。其中组蛋白 H4 的氨基端延伸出核小体，称为组蛋白的"尾巴"。该"尾巴"可能与邻近核小体的 H2A-H2B 相互作用，调节染色体结构的有序性。核小体核心组蛋白含大量带正电荷的精氨酸和赖氨酸，分子中的正电荷使组蛋白凭借静电引力与 DNA 双螺旋非特异性地结合，这是组蛋白得以将 DNA 双链分子构建成核小体的重要力量。各核心颗粒间有一个连接区，由 60bp 的双螺旋 DNA 和一个拷贝的组蛋白 H1 组成，H1 组蛋白不参与核小体的组建，而是负责把核小体包装成更高一级的结构，其分子量较大（约含 244 个氨基酸残基），在进化上也较不保守。

核小体的结构成为各类转录因子与 DNA 结合的主要障碍。体内外实验均证实，核小体为基因转录的一个通用抑制子（general repressor）。越来越多的实验证据表明，染色质和核小体构型的改变在转录的起始中起到重要的调控作用。

在细胞生命活动的选择性基因沉默或基因表达过程中，包裹于染色质中的基因组 DNA 序列一般不发生改变，但细胞核内的染色质结构可以发生高度动态变化，使一些特定基因组区域的转录活性呈现相应的改变。这种由于染色质结构的动态变化而引起的基因转录活性改变称为染色质重塑（chromatin remodeling），它既可以激活基因，也可以沉默基因。染色质重塑的机制主要有 2 种类型：一种是 ATP 依赖的物理修饰，另一种是共价化学修饰，共价化学修饰既可发生在组蛋白上，也可发生在 DNA 上。通常，DNA 甲基化、组蛋白甲基化和染色质的压缩状态与基因沉默（silencing）有关，而 DNA 的去甲基化、组蛋白的乙酰化和染色质重塑则与基因活化及表达有关（图 14-10）。

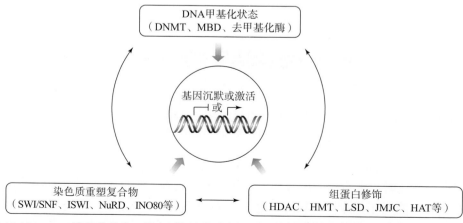

图 14-10　DNA 甲基化状态、染色质重塑复合物和组蛋白修饰相互作用影响基因的表达或沉默

一、染色质重塑依赖 ATP 依赖染色质重塑复合物

染色质的物理修饰主要是通过 ATP 依赖染色质重塑复合物（chromatin remodeling complex，CRC）来完成的。这些复合物都具有 ATP 酶活性，能利用 ATP 水解产生的能量促进染色质构象发生改变，使转录因子易于接近核小体 DNA，从而对基因转录进行调控。根据结构域的不同，人 CRC 分为 4 类：SWI/SNF 类、ISWI 类、CHD 类和 INO80 类（表 14-6）。重塑复合物本身不含有能结合特异 DNA 序列的亚基，是通过转录激活因子或转录抑制因子被招募到染色质上的特异位点的。例如，SWI/SNF（switching/sucrose non-fermentable）类成员的 C 端含 Bromo 域，它可以结合到乙酰化的组蛋白尾部，具有增强基因表达作用。BRG1 或 BRM 是 SWI/SNF 复合体的 ATP 酶亚基。ISWI 类成员羧基端含 HAND-SANT-SLIDE（HSS）域，通过 HSS 域可以和核小体间 DNA 结合，与核小体重塑有关。SNF2L 或 SNF2H 是 ISWI 复合体中的 ATP 酶。CHD 类成员含 Chromo 域，可以识别甲基化组蛋白尾部，使基因沉默，ATP 酶亚基包括 CHD1 ～ CHD9。INO80 类成员含割裂 ATPase 域，ATP 酶包括 INO80、Tip60 和 SRCAP。这些不同类型的 CRC 所含的特有结构域提示它们的功能是有区别的。

表 14-6　人 ATP 依赖染色质重塑复合物（CRC）

CRC 分类	特有结构域	代表性复合物	功能
SWI/SNF 类	Bromo 域	BAF、PBAF、GBAF/ncBAF	转录激活 /DNA 复制和修复
ISWI 类	HSS 域	NURF	转录激活 /DNA 修复
CHD 类	Chromo 域	NuRD、NuRD 样	转录抑制 /DNA 修复
INO80 类	长 ATPase 割裂域	INO80、SRCAP、p400	DNA 损伤修复和复制

注：BAF，BRG1/BRM-associated factor；GBAF，glioma tumor suppressor candidate region gene 1 BAF；HSS，HAND-SANT-SLIDE；ncBAF，noncanonical BAF；NuRD，nucleosome remodeling and deacetylase；NURF，nucleosome-remodeling factor；PBAF，polybromo-associated BAF；SRCAP，SNF2-related CBP activator protein。[Clapier CR，Iwasa J，Cairns BR，et al，2017. Mechanisms of action and regulation of ATP-dependent chromatin-remodelling complexes. Nat Rev Mol Cell Biol，18（7）：407-422.]

1. SWI/SNF 和 NuRD 的结构与功能

SWI/SNF 是由多个蛋白组成的复合体。目前已发现哺乳动物 SWI/SNF 有三种不同的最终组装形式，即典型 BAF（canonical BRG1/BRM-associated factor，cBAF）、PBAF（polybromo-associated BAF）和非典型 BAF（non-cBAF，ncBAF）。这些不同的最终组装复合物中，有些亚基是共有的，有些亚基是某种最终组装复合物特有的（表 14-7），提示它们可能由某一复合物进化而来。例如，所有最终组装复合物均含有 ATP 酶亚基：BRG1（由 SMARCA4 基因编码）或 BRM（由 SMARCA2 基因编码），但 ARID1 是 cBAF 特有的，ARID2 是 PBAF 特有的，GLTSCR 是 ncBAF 特有的。这些不同亚基参与 SWI/SNF 的组装，对其功能的发挥是必不可少的。它们的缺失或异常表达将会产生疾病，成为治疗靶点。SWI/SNF 有广泛的生物学功能，包括重塑染色体，使其开放，促进基因转录。

表 14-7　人 SWI/SNF 复合物类型

类型	亚基数目	共有亚基	特有亚基
cBAF	12	BRG1	ARID1、DPF1/2/3
PBAF	13	BRG1	ARID2、PBRM1
ncBAF	10	BRG1	GLTSCR、BRD9

2. NuRD 的结构和功能

核小体重塑和去乙酰化酶（nucleosome remodeling and deacetylase，NuRD）是含 CHD（chromodomain helicase DNA binding protein）蛋白同时又有组蛋白去乙酰化酶（HDAC）功能的复合物（表 14-8）。CHD 蛋白有 9 个成员，根据结构特点分为 3 个亚家族，第一亚家族：CHD1 和 CHD2；第二亚家族：CHD3、CHD4 和 CHD5；第三亚家族：CHD6、CHD7、CHD8 和 CHD9。HDAC 有 18 个成员，根据结构特点分为 4 类（见表 14-11）。MBD2（见表 14-2）亚基的存在就决定了 NuRD 是朝向甲基化 DNA 部位。MBD3 虽然具有 MBD 结构域，但目前认为 MBD3 不能结合到甲基化 DNA（见表 14-2），但可结合到非甲基化 DNA。MBD2 或 MBD3 在 NuRD 复合物中是相互排斥的，由于 MBD2 或 MBD3 在体内表达存在时空差异，这就决定了 MBD2-NuRD 与 MBD3-NuRD 作用部位和功能是有区别的。与 SWI/SNF 的功能相反，NuRD 的主要功能是核小体入侵（nucleosome invasion）和组蛋白去乙酰化，改变染色质状态，调节基因表达，在发育和干细胞分化上扮演关键角色。

表 14-8　NuRD 复合物的组成及功能

亚基	功能
CHD3 或 CHD4 或 CHD5	提供 ATP 酶，重塑核小体
HDAC1 或 HDAC2	组蛋白去乙酰化
RBBP4（RbAp48）或 RBBP7（RbAp46）	组蛋白结合蛋白并能与 MTA1 互相作用
MTA1 ～ MTA3	支架蛋白将不同亚基结合起来
GATA2A（p66β）或 GATA2B（p66α）	支架蛋白能与 MBD2 互相作用，将不同亚基结合起来
MBD2 或 MBD3	结合甲基化 CpG（见表 14-2），MBD3 结合非甲基化 CpG
DOC1	将 NuRD 所有亚基整合在一起

注：DOC1，deleted in oral cancer 1；MBD，methyl CpG binding domain protein，甲基化 CpG 结合蛋白；MTA，metastasis-associated protein，转移相关蛋白。

正常情况下 SWI/SNF 与 NuRD 和 PRC（polycomb repressive complex）（见表 14-19）相互作用，通过竞争与协调控制染色质状态和基因转录水平（图 14-11）。一旦该平衡被打乱，就会产生疾病。通过使用各自抑制剂，恢复 NuRD、PRC 与 SWI/SNF 之间平衡，有治疗疾病作用。

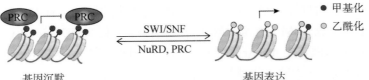

图 14-11　SWI/SNF 是与 NuRD 和 PRC 相对应的基因表达调控机制

SWI/SNF 通常使染色体开放，促进基因转录，而 NuRD 和 PRC 通常使染色体紧缩，抑制基因转录

二、染色质重塑复合物异常与肿瘤

由于染色质重塑复合物在基因表达中为关键角色，它们在肿瘤经常表现为突变或表达异常，这些突变/表达异常对肿瘤的发生有驱动作用（表14-9）。在4类染色质重塑复合物中，SWI/SNF 突变是最常见的，估计 20% 以上的人类癌症有 SWI/SNF 突变（Bracken et al，2019），突变的结果导致 SWI/SNF 功能失活。其次是 NuRD 突变，突变的结果也是导致 NuRD 功能失活。

表 14-9　染色质重塑复合物突变与肿瘤

亚基	功能	基因突变类型/肿瘤中的角色
ARID1A/BAF250A	BAF 亚基，使 BAF 到染色质	缺失或截短突变/TSG
ARID2	PBAF 亚基，使 PBAF 到染色质	缺失或截短突变/TSG
PBRM1/BAF180	PBAF 亚基	缺失或结构异常/TSG
SMARCB1/SNF5/INI1	SWI/SNF 核心亚基	缺失或结构异常/TSG
SMARCA4/BRG1	SWI/SNF 复合物 ATP 酶亚基	缺失或结构异常/TSG
CHD5	NuRD 亚基，提供 ATP 酶	缺失或甲基化失活/TSG
DOC1	整合 NuRD 亚基	缺失或甲基化失活/TSG

ARID1A 突变在这些人类癌症中非常普遍。*ARID1*（1p36.11）转录形成 2 个异构体，编码 ARID1A 和 ARID1B 两个蛋白。ARID1A 是 BAF 特异的亚基，参与组装 BAF，在多种肿瘤中表现缺失或截短突变（truncating mutations）失活。ARID1A 的肿瘤抑制基因功能是多面的，其作用增强子则是重要部分。当 *ARID1A* 缺失时，SWI/SNF 就不能在增强子附近组装，从而导致促进细胞分化的基因表达下降。

ARID2 基因编码蛋白是 PBAF 特异性亚基，该基因突变失活已被发现于不同的肿瘤，突变的结果可能改变 PBAF 对基因表达的影响。研究显示，ARID2 在转移的肝癌组织中的表达显著下降，并与肿瘤的病理分级、器官转移呈负相关。正常细胞 ARID2 通过将 DNMT1 聚集到 Snail 启动子甲基化并抑制其转录。肝癌细胞存在 *ARID2* 截短突变（丧失与 DNMT1 互作需要的 C2H2 域）或缺失，导致 PBAF 无法募集 DNMT1 到局部，使 Snail 启动子呈低甲基化，这样会增加 Snail 表达，进而促进 HCC 细胞的上皮-间质转化（见图 17-5）。

PBRM1（3p21）基因编码的蛋白 BAF180 是 PBAF 亚基，在 30% ~ 40% 肾透明细胞癌（clear cell renal cell carcinoma，ccRCC）中存在该亚基的功能失活，仅次于肿瘤抑制基因 *VHL*（3p25）失活（约 80%）。VHL 是 VCB-CUL2 E3 连接酶的亚基，参与 HIF-1/2α 的降解（见图 16-6）。*PBRM1* 失活可导致 PBAF 功能丧失，它可能产生矛盾的结果，一方面它可促进肿瘤生长；另一方面它又使肿瘤对抗肿瘤免疫敏感。正常细胞 PBAF 抑制 HIF 介导的转录反应，*PBRM1* 失活致瘤机制在于 PBAF 功能丧失可增强瘤细胞对 HIF 信号的转录反应。截至目前，PBAF 失活对肿瘤敏感的原因是该复合物功能缺陷后，肿瘤细胞会释放趋化因子，吸引效应 T 细胞到肿瘤部位。因此，有 *PBRM1* 突变的肾透明细胞癌

患者应该对 PD1 抑制剂（见表 18-11）有比较好的治疗效果。

最早发现 SWI/SNF 缺陷有致瘤作用，源自 SWI/SNF 的亚基 *SMARCB1*（也称为 *SNF5*、*BAF47* 或 *INI1*）基因突变，95% 横纹肌样肿瘤存在 *SMARCB1* 双等位基因失活。随后发现少量横纹肌样肿瘤存在另一个 SWI/SNF 亚基 *SMARCA4* 基因失活。*SMARCA4*（19p）编码 BRG1 蛋白。生殖细胞有 *SMARCB1* 或 *SMARCA4* 基因突变的患者易患横纹肌样肿瘤易感综合征（rhabdoid tumor predisposition syndrome，RTPS）。随后 *SMARCA4* 基因突变被发现于其他肿瘤，像卵巢小细胞癌、皮肤癌、肺腺癌等。与 ARID1A 类似，*SMARCA4* 失活也表现为基因表达下调，这可能与局部增强子架构的改变，引起局部 NuRD 和多梳组（polycomb group，PcG）蛋白增多，从而抑制基因转录有关。

CHD5 是 NuRD 的亚基，脑肿瘤已被发现存在 *CHD5* 基因缺失。正常脑组织表达 CHD5，但神经母细胞瘤 CHD5 表达明显下降，提示 CHD5 参与神经元的分化。DOC1 也是 NuRD 的亚基，发现口腔癌存在 DOC1 失活。DOC1 失活使 NuRD 丧失对细胞增殖和 EMT 基因表达控制，恢复 DOC1 表达可抑制口腔癌细胞增殖和迁移。除了口腔癌，DOC1 失活也被发现于鼻咽癌、胃癌和食管癌等。通常是 DOC1 表达越低，预后越差。

第三节　组蛋白修饰及对肿瘤的影响

DNA 的修饰主要是胞嘧啶的甲基化，而核心组蛋白尾部发生的翻译后修饰比 DNA 甲基化复杂得多，因为不同组蛋白的不同氨基酸可以发生不同类型的修饰，包括磷酸化、乙酰化、甲基化、泛素化、糖基化、SUMO 化等（图 14-12）。这些修饰可以影响组蛋白与 DNA 的亲和性而改变染色质的状态，也可以影响转录因子与 DNA 序列的结合，对基因表达调控具有类似 DNA 遗传密码的作用，故被称为组蛋白密码（histone code）。

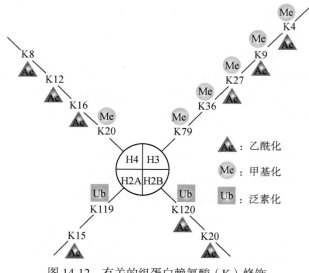

图 14-12　有关的组蛋白赖氨酸（K）修饰

一、组蛋白乙酰化与肿瘤

组蛋白端的乙酰化状态在组蛋白乙酰基转移酶（histone acetyl transferase，HAT）和组蛋白去乙酰基酶（histone deacetylase，HDAC）的作用下完成。在细胞核内组蛋白乙酰化和去乙酰化过程两者处于动态平衡，精确地调控基因的转录与表达。研究表明，染色体上各区域核心组蛋白的乙酰化程度不同，乙酰化的程度与转录活性密切相关。一般是转录活跃区的核小体组蛋白呈高度乙酰化，而不活跃区的则呈低乙酰化状态（图 14-13）。

$$\text{组蛋白去乙酰化（基因失活）} \underset{HDAC}{\overset{HAT}{\rightleftharpoons}} \text{组蛋白乙酰化（基因表达）}$$

图 14-13　组蛋白乙酰化和去乙酰化的可逆过程，分别由 HAT 和 HDAC 完成

1. 组蛋白乙酰化修饰

（1）组蛋白赖氨酸乙酰化促进基因表达：赖氨酸乙酰化酶（lysine acetyltransferase，KAT）将乙酰辅酶 A（乙酰 CoA）乙酰基部分转移到组蛋白 N 端特定部位的赖氨酸残基上，中和组蛋白所带的正电荷，减弱核小体中碱性氨基酸与 DNA 的静电吸引力，降低相邻核小体之间的聚集，染色质松懈，转录因子容易与 DNA 链结合，从而有利于基因的转录。到目前为止，人已鉴定出具有 KAT 功能的蛋白 30 个左右，根据结构分为 3 个家族：MYST 家族、GNAT 家族和 p300/CBP 家族（表 14-10），其中 MYST 家族有 5 个酶，均含有保守的 MYST 结构域，GNAT 家族至少有 12 个酶，它们分布于不同细胞，发挥不同功能。

表 14-10　赖氨酸乙酰化酶及靶点

家族	酶	定位	组蛋白	非组蛋白	肿瘤中的角色
p300/CBP	CBP（KAT3A）	细胞核 / 细胞质	H3K18/K27	NF-κB	TSG 或癌基因
	p300（KAT3B）	细胞核 / 细胞质	H3K18/K27	NF-κB	TSG 或癌基因
GNAT	HAT1（KAT1）	细胞核 / 细胞质	H4K5/K12		
	GCN5（KAT2A）	细胞核	H3K9/K14	MYC、C/EBPα	过表达 / 癌基因
	PCAF（KAT2B）	细胞核	H3K14	E2F1、MYC、EZH2、AKT1	TSG 或癌基因
MYST	Tip60（KAT5）	细胞核 / 细胞质	H4K5/K8/K12	p53、ATM	突变 / 失活
	MOZ（KAT6A）	细胞核	H3K14	p53、RUNX2	易位 / 癌基因
	MORF（KAT6B）	细胞核	H3K14	RUNX2	易位 / 癌基因
	HBO1（KAT7）	细胞核	H3K14，H4K5		过表达 / 癌基因
	MOF（KAT8）	细胞核	H4K16	p53、NRF2、ATM	缺失 / 失活

注：GNAT，GCN5-related N-acetytransferase，GCN5 相关 N 乙酰转移酶；MYST，Moz，Ybf2，Sas2，Tip60。[Di Martile M，Del Bufalo D，Trisciuoglio D，2016. The multifaceted role of lysine acetylation in cancer：prognostic biomarker and therapeutic target. Oncotarget，7（34）：55789-55810.]

　　CBP（CREB binding protein）与 p300 是两个不同基因编码的蛋白，但序列相似，功能类似，因此把它们称为 p300/CBP。p300/CBP 具有 HAT 活性，是数百种转录因子的辅助激活因子，能通过乙酰化组蛋白和非组蛋白的方式参与基因的转录调控。因为 p300/CBP 可与许多 DNA 序列特异结合的转录因子发生作用，影响转录机器的组装，介导了不同的信号通路间进行的串话，并最终决定了某些基因的转录水平。有证据表明，胞内的 p300/CBP 的表达处于低水平，需要通过其起作用的各个转录因子对 p300/CBP 的竞争导致某些基因的表达和（或）某些基因的抑制。p300/CBP 兼有肿瘤抑制因子和原癌蛋白的功能，在多种实体瘤中都发现了 *p300/CBP* 基因的突变或缺失，使促进分化的基因表达抑制，呈现肿瘤抑制基因功能，但在某些淋巴造血系统肿瘤中 p300/CBP 表现为过表达，呈现癌基因功能（见表 14-10）。表 14-10 显示某一 KAT 蛋白在肿瘤中的角色是大致的，有些 KAT 蛋白在肿瘤具有双重角色，即在某一肿瘤可能表现为癌基因，而在另一肿瘤又表现为肿瘤抑制基因。

　　与 p300/CBP 类似，GNAT 家族的 GCN5 和 PCAF 是两个不同基因编码的蛋白，但序列相似，但功能差别很大，有时把它们称为 GCN5/PCAF。MYST 家族的 MOZ 和 MORF 也是两个不同基因编码的蛋白，但序列相似，功能类似，因此也把它们称为 MOZ/MORF。

　　（2）组蛋白去乙酰化涉及基因沉默：组蛋白去乙酰酶（HDAC）移去组蛋白赖氨酸残基上的乙酰基，恢复组蛋白的正电性，带正电荷的赖氨酸残基与 DNA 之间的相互作用可限制核小体在 DNA 上的移动，使启动子不易接近转录调控元件，以此抑制基因的转录。HDAC 的家族非常庞大，已发现 18 种哺乳动物的 HDAC，可大致分为 4 类（表 14-11）。

表 14-11　组蛋白去乙酰酶（HDAC）

类型	成员	依赖	亚细胞定位	表达
Ⅰ 类	HDAC1，2，3，8	Zn^{2+}	细胞核	普遍
Ⅱa 类	HDAC4，5，7，9	Zn^{2+}	细胞核 - 细胞质穿梭	组织特异性
Ⅱb 类	HDAC6，10	Zn^{2+}	细胞质	组织特异性
Ⅲ 类	SIRT1 ～ SIRT7	NAD^+	细胞核	组织特异性
Ⅳ 类	HDAC11	Zn^{2+}	细胞核	组织特异性

　　Ⅰ 类：它们主要由保守的去乙酰化结构域构成，主要位于核内。广泛存在于生物体的各种组织器官，功能与凋亡及增殖有关。有学者认为这一类 HDAC 对于基因的调节作用可能更大一些。

　　Ⅱ 类：它们的催化区域与酵母的 HDA1 蛋白同源。Ⅱ 类 HDAC 可进一步分为两个亚类：Ⅱa 类 HDAC 的表达有组织限制性，多在心、肺、骨骼肌表达，穿梭于细胞核与细胞质之间，与组织特异功能有关。Ⅱb 包含 HDAC6 和 HDAC10，HDAC6 有 2 个去乙酰化结构域，羧基端含有一锌指泛素结合（zf-UBP）结构域；HDAC10 羧基端含有一富于亮氨酸（leucine rich）结构域。

　　Ⅲ 类：与酵母中的沉默信息调节蛋白（silent information regulator 2，Sir2）同源。Sir2 基因是长寿基因。在人类中已经发现 7 种 Sir2 的同源物，分别为 SIRT1 ～ SIRT7。SIRT 家族的功能比较复杂，它们广泛参与各种细胞活动，像调控脂肪酸氧化、衰老、转录、凋亡和代谢等。它们虽被列为去乙酰化酶，但它们的去乙酰化功能不是很强，它们某些其他功能可能强于去乙酰化作用。SIRT1 是 sirtuin 家族的原型，在体内通过对组蛋白去乙酰化和甲基化修饰，促进 DNA CpG 岛甲基化来抑制基因表达。SIRT1 被认为是一种抑制细胞衰老和死亡的酶，与长寿作用有关。SIRT1 在肿瘤中的功能比较复杂，有学者认为它是癌基因，也有学者认为它是肿瘤抑制基因，但目前多数研究显示 SIRT1 在肿瘤呈现表达增高，提示它是癌基因。最近研究发现癌基因 *c-MYC* 可激活 SIRT1，而 SIRT1 又可反作用于 *c-MYC*，如此形成一个回路，使 c-MYC 和 SIRT1 越来越多，最终导致癌细胞的无限分裂。

Ⅳ类：只有 HDAC11 一个，在序列上类似Ⅰ类和Ⅱ类 HDAC，研究显示该蛋白调节 DNA 复制因子 CDT1 蛋白稳定和 IL-10 表达。

（3）赖氨酸乙酰基结合蛋白：乙酰化组蛋白需要通过特定蛋白结合来发挥作用。组蛋白赖氨酸乙酰基可被含溴结构域（bromodomain）蛋白、DPF（double plant homeodomain finger）锌指蛋白和 YEATS（Yaf9，ENL，AF9，Taf14，Sas5）结构域蛋白识别（表 14-12）。人体中含溴结构域蛋白多达 46 个，分 9 类，像组蛋白乙酰化酶 HAT 和 MOZ 类，组蛋白甲基化酶 MLL 和 ASH1L，染色质重塑复合物 SWI/SNF 和 ISWI，BET（bromodomain and extra-terminal）转录激活 BET 蛋白等。BET 蛋白有 4 个成员，分别是 BRD2、BRD3、BRD4 和 BRDT，通过与乙酰化的染色质结合，从而影响染色质的结构状态，进而发挥一系列生物学作用，包括基因表达水平。BRD4 和 BRD2 在某些血液肿瘤和实体瘤中表达增高，因此是肿瘤治疗靶点。JQ1 和 I-BET151 等是溴结构域抑制剂，目前仍处于临床试验阶段。

表 14-12 常见的赖氨酸乙酰基结合蛋白

蛋白家族	特征结构域	成员
Bromodomain	bromo	BRD2 ～ BRD4，BRDT，SWI/SNF，ISWI，HAT，MOZ，MLL，ASH1L
DPF	DPF	MOZ/KAT6A，MORF/KAT6B，DPF2/BAF45d
YEATS	YEATS	AF9，GAS41，ENL，YEATS2

注：BRD，bromodomain-containing proteins，含 bromo 结构域蛋白。

（4）组蛋白乙酰化辅助调节复合物：HDAC 与 HAT 一样也存在于复合物中，它们分别被称为辅助抑制因子（corepressor，CoR）和辅助激活因子（coactivator，CoA），统称为辅助调节复合物（co-regulator complex）。CoA 与一组活化的转录因子结合，通过组蛋白的乙酰化和募集基本转录复合物而激活特异性基因表达的复合物。CoR 能与特异性转录因子结合，通过募集 HDAC 使核心组蛋白去乙酰化而抑制特异性基因的转录表达。这种以复合物形式存在酶的催化活性比单独的酶更高。此外，复合物中不同的成分使其各自具有不同的底物特异性、细胞间定位及翻译后修饰。正常情况 CoA 和 CoR 相互作用转录因子，协调维持基因表达水平，如果辅助因子活性改变将会导致基因表达水平改变，这在肿瘤中是常见的。表 14-13 介绍了常见辅助调节复合物。

表 14-13 组蛋白乙酰化辅助调节复合物

复合物名称	亚基数	催化亚基	基因表达
SAGA	18	GCN5	激活
PCAF	12	PCAF	激活

续表

复合物名称	亚基数	催化亚基	基因表达
MOZ/MORF	4	MOZ/MORF	激活
HBO	4	HBO1	激活
Sin3	17	HDAC1 或 HDAC2	抑制
NuRD	7（见表 14-8）	HDAC1 或 HDAC2	抑制
Co-REST	5	HDAC1 或 HDAC2	抑制
SMRT/NCoR	5	HDAC3	抑制

注：PCAF，p300/CBP-associated factor，p300/CBP 相关因子；REST，repressor element 1 silencing transcription factor；Sin3，SWI-independent，SWI 非依赖性；SMRT，silencing mediator for retinoid or thyroid-hormone receptor/N-CoR，nuclear receptor corepressor。

2. 组蛋白乙酰化异常与肿瘤

肿瘤发生时，组蛋白修饰出现异常是一个正在受到密切关注的研究方向，尤其是组蛋白乙酰化与去乙酰化异常的研究最多。越来越多的证据表明，在组蛋白乙酰化的失衡与肿瘤发生之间存在着密切的联系，HDAC 抑制剂（HDAC inhibitor，HDACI）会使染色质组蛋白乙酰化水平提高，导致肿瘤抑制基因恢复表达，引起肿瘤细胞分化或凋亡。

（1）肿瘤细胞主要表现为低乙酰化状态：细胞内乙酰化与去乙酰化平衡动态调控靶基因的稳定表达，从而维持细胞的正常生理和生化过程，而在多种肿瘤中均涉及组蛋白去乙酰化酶活性异常，组蛋白过度去乙酰化引起抑癌基因表达抑制，导致肿瘤发生。例如，p21 是 CIP/KIP 家族成员之一，能抑制 cyclin D-CDK4 和 cyclin E-CDK2 的活性，使 Rb 蛋白不能磷酸化，从而使细胞周期停滞在 G_1 期。研究发现，多种肿瘤组织中 p21 的表达降低，这种降低部分归因于 p21 启动子低乙酰化。使用 HDACI 丁酸盐和曲古菌素 A（TSA）可提高 p21 启动子乙酰化水平，从而显著上调 p21 基因的转录，说明肿瘤细胞中 p21 基因表达受乙酰化调控，影响其细胞生长。

肿瘤细胞的低乙酰化状态不外是两方面因素造成，要么是乙酰化酶活性降低或缺失，要么是去乙酰化酶活性增高。

从表 14-10 可以看出如 p300/CBP、PCAF、Tip60 和 MOF 等乙酰化酶在肿瘤细胞失活，这可以部分解释肿瘤细胞的低乙酰化状态。例如，H4K16ac（H4K16 乙酰基）丢失是恶性肿瘤的标记，正常情况 MOF 是 H4K16ac 酶，肿瘤细胞大多存在 MOF 缺失或表达降低，这是导致 H4K16ac 降低的原因之一。从另一角度来看 HDAC4 过表达是 H4K16ac 丢失的另外一个原因，研究显示肿瘤细胞存在 HDAC4 过表达，而 HDAC4 恰是 H4K16 去乙酰化酶。除此之外，还有其他酶参与 H4K16 乙酰化修饰，它们的改变也会涉及肿瘤细胞 H4K16ac 降低，从中可以看出肿瘤某一现象背后的机制是复杂的，多方面的，有时出现矛盾的结果并不奇怪。

近年来，赖氨酸乙酰化酶对肿瘤的影响向非组蛋白乙酰化拓展。例如，肿瘤抑制蛋白 p53 的赖氨酸可被 TIP60 等多个乙酰化酶乙酰化（表 14-10），从而提高 p53 的稳定性和功能，乙酰化酶失活会降低 p53 乙酰化水平，使 p53 被降解，这有利于肿瘤发生。又如癌蛋白 MYC 是重要的转录因子，有广泛生物学功能（见图 2-13），在肿瘤中表达增高。MYC 的活性也受不同乙酰化酶调节（表 14-10），如 GCN5（KAT2A）可通过催化 MYC K323 乙酰化调节 MYC 的稳定性和功能，这些乙酰化酶在肿瘤中的表达失调与 MYC 活性增高有关（图 14-14）。

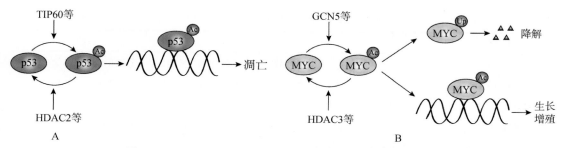

图 14-14　p53 和 MYC 乙酰化状态影响它们的稳定性和功能

A. 乙酰化酶 TIP60 可促进 p53 乙酰化，使 p53 发挥促凋亡功能，HDAC2 作用与 TIP60 相反，抑制 p53 功能。B. 乙酰化酶 GCN5 可促进 MYC 乙酰化，乙酰化的 MYC 有两种可能，一种经泛素化降解，另一种与 DNA 结合发挥促生长增殖作用。HDAC3 作用与 GCN5 相反，抑制 MYC 功能。肿瘤时由于调节机制紊乱，p53 促凋亡作用丧失，而 MYC 促生长增殖作用得到增强

Ⅰ类 HDAC 中的 HDAC1、HDAC2 和 HDAC3 在许多不同肿瘤中表达增强，使组蛋白乙酰化平衡向去乙酰化方向移动，导致基因表达失调，与预后呈负相关。HDAC8 在乳腺癌中呈高表达，HDAC8 可增加肿瘤蛋白 NOTCH1 的稳定，抑制 HDAC8 表达可抑制乳腺癌细胞生长。

Ⅱ类 HDAC 成员在肿瘤中的角色比较复杂，往往依肿瘤具体情况而定。例如，HDAC7 在胰腺癌表达上调，但在造血系统的髓样增殖性肿瘤又显著下调。HDAC9 也是这样，在髓母细胞瘤中 HDAC9 表达上调，但在胶质母细胞瘤中 HDAC9 表达又呈下调趋势。

Ⅲ类 HDAC 对肿瘤的影响也呈现多面性。虽然有报道 SIRT1 在许多肿瘤表达升高，但也有报道显示 SIRT1 能维持基因组的稳定，抑制细胞生长，提示它具有肿瘤抑制基因功能。这并不奇怪，因为 SIRT1 的底物就有 50 余种，它通过去乙酰化影响许多蛋白的活性，结果因细胞具体情况而定。与 SIRT1 一样，其他类型 SIRT 对肿瘤的影响也是因细胞具体情况而定的，但总的来讲，SIRT2、SIRT3、SIRT4 和 SIRT6 对肿瘤表现出抑制作用，具有肿瘤抑制基因功能，而 SIRT5 和 SIRT7 在肿瘤中呈高表达，具有癌基因功能。

（2）HDACI 在肿瘤治疗中的作用：由于肿瘤细胞主要表现为低乙酰化状态，因此 HDACI 已成为肿瘤诱导分化治疗的一条新途径，特别是在人们成功地利用 HDACI 使对全反式维甲酸（all-trans-retinoic acid，ATRA）耐药的急性早幼粒细胞白血病（acute promyelocytic leukemia，APL）患者重新获得缓解后，对 HDACI 的研究和开发正成为肿瘤治疗的一个新热点。

1）HDACI 的分类：天然的 HDACI 已有十数种之多，加上人工合成类似物，这些抑制剂达数十种，且不断有新抑制剂的报道。HDACI 按结构可分为四类（表 14-14）：①短链脂肪酸类（short-chain fatty acids），如丁酸钠（sodium butyrate，SB/NaB）及其衍生物苯基丁酸盐（phenylbutyrate，PB）、丙戊酸（valproic acid，VA）；②羟氨酸类（hydroxamic acids），如曲古菌素 A（trichostatin A，TSA）等；③环肽类（cyclic peptides）；④苯酰胺类（benzamides）。不同类型抑制剂的活性基团各不相同，短链脂肪酸类的活性基团为羧基，羟氨酸类的活性基团为羟氨酰基，苯酰胺类的活性基团为苯酰胺基，而环肽类的活性基团为酰胺基。

表 14-14　组蛋白去乙酰酶抑制剂（HDACI）

HDACI 种类	药名	底物
短链脂肪酸类	丁酸钠（NaB）、苯基丁酸盐（PB）、丙戊酸（VA）	Ⅰ和Ⅱa类 HDAC
羟氨酸类	曲古菌素 A（TSA）、伏立诺他、贝利司他等	泛 HDAC
环肽类	罗米地辛	Ⅰ类 HDAC
苯酰胺类	恩提诺特（entinostat）、tacedinaline、mocetinostat	Ⅰ类 HDAC
Sirtuins 抑制剂	烟酰胺（nicotinamide）	Ⅲ类 HDAC

2）HDACI 在临床肿瘤治疗中的应用：由于 HDACI 对多种血液系统肿瘤和实体瘤具有明显的抑制作用，并且对肿瘤细胞具有高度选择性和低毒的优点，目前有多个 HDACI 被批准用于肿瘤临床治疗（表 14-15）。

表 14-15　上市的 HDAC 抑制剂

药名	分类	靶点	适应证
伏立诺他（vorinostat，SAHA）	羟氨酸类	泛 HDAC	皮肤 T 细胞淋巴瘤
贝利司他（belinostat，Beleodaq®）	羟氨酸类	泛 HDAC	外周 T 细胞淋巴瘤
帕比司他（panobinostat，Farydak®）	羟氨酸类	泛 HDAC	多发性骨髓瘤
罗米地辛（romidepsin，Istodax®）	环肽类	Ⅰ类 HDAC	皮肤 T 细胞淋巴瘤
西达本胺（tucidinostat，chidamide）	苯酰胺类	泛 HDAC	外周 T 细胞淋巴瘤

注：泛 HDAC 指Ⅰ类、Ⅱ类和Ⅳ类 HDAC。

与传统抗肿瘤药物相比，HDACI 的治疗优势将主要体现在两个方面：一是可以直接作用于基因的异常表达这一关键环节，促进肿瘤细胞周期阻滞、分化和凋亡，这将有别于传统抗肿瘤药物仅针对细胞增殖过度单一表型；二是可以针对患者化疗中常见的耐药性问题。HDACI 不仅可以增加抗肿瘤药物种类的选择性，还可以与不同作用机制的药物联合应用，对抗肿瘤耐药性并最终提高肿瘤患者生存率具有重要意义。

二、组蛋白甲基化与肿瘤

甲基化不仅发生在 DNA，RNA 和蛋白质也存在甲基化修饰。RNA 甲基化参见第十五章第三节。近年来对组蛋白甲基化修饰的研究进展迅速，组蛋白甲基化修饰比乙酰化修饰复杂得多。一般来说，组蛋白乙酰化修饰是暂时的，能选择性地使某些染色质区域的结构从紧密变得松散，开放某些基因的转录，增强其表达水平。而组蛋白甲基化修饰比较稳固，特别是三甲基化（Me3）修饰，组蛋白甲基化修饰功能更加多样性，既可抑制，又可增强基因表达。乙酰化修饰和甲基化修饰往往是相互排斥的。

1. 组蛋白赖氨酸的甲基化修饰

（1）组蛋白赖氨酸甲基化酶：组蛋白甲基化是由组蛋白赖氨酸甲基转移酶（lysine methyltransferase，KMT）完成的，甲基化可发生在赖氨酸和精氨酸残基上，赖氨酸残基能分别被单甲基化（Me1）、双甲基化（Me2）和三甲基化（Me3），而精氨酸残基能够单、双甲基化，这就极大地增加了组蛋白修饰调节基因表达的复杂性。当前的证据表明，组蛋白精氨酸甲基化是一种相对动态的标记，精氨酸甲基化与基因激活相关，而 H3 和 H4 靶精氨酸的甲基化丢失与基因沉默相关。相反，赖氨酸甲基化似乎是基因表达调控较为稳定的修饰，作用也较复杂。例如，H3K4（表示组蛋白 H3 中的第 4 位赖氨酸，下同）甲基化与基因激活相关，而 H3K9 和 H3K27 甲基化与基因沉默相关（表 14-16）。

表 14-16　组蛋白赖氨酸甲基化修饰及功能

组蛋白	酶	功能
H3K4	MLL1～MLL4，SETDA1/B1（KMT2F/2G），SETD7（KMT7），PRDM9	转录激活
H3K9	EHMT1/GLP，EHMT2/G9a，Suv39h1/2，RIZ1，SETDB1/2	转录沉默
H3K27	EZH1，EZH2（KMT6）	转录沉默
H3K36	SETD2（KMT3A），NSD1/2/3，ASH1L	转录激活
H3K79	Dot1L（KMT4）	转录激活
H4K20	Suv4～20h1/2（KMT5B/5C），SET8（KMT5A）	转录沉默

注：H3K9me1、H3K27me1 和 H4K20me1 转录激活，H3K9me2/3、H3K27me2/3 和 H4K20me2/3 转录沉默。G9a（KMT1C）；MLL1～MLL4（KMT2A～KMT2D）；RIZ1（KMT8）；SETDB1/2（KMT1E/1F）；Suv39h1/2（KMT1A/1B）。

目前研究较多的有 6 个位点，分别为 H3K4、H3K9、H3K27、H3K36、H3K79 和 H4K20（表 14-16）。这些位点的甲基化由不同的特异性组蛋白 KMT 催化完成。KMT 催化基序由相对保守的约 130 个氨基酸残基组成，含有 SET[Suv（var）3-9，enhancer of zeste，trithrorax] 结构域。目前已发现人类 150 余种含有 SET 结构域的蛋白质，分为 SUV39、SET1、SET2、RIZ、SMYD、EZ 和 5LN4～5LN20 等 7 大家族，但并不是所有这些蛋白质都具有 KMT 活性。Dot1L（disruptor of telomeric silencing 1-like）是目前唯一不含 SET 区域的 KMT，能特异性催化 H3K79 甲基化。

（2）组蛋白赖氨酸去甲基化酶：长期以来都认为特异组蛋白赖氨酸残基的甲基化是稳定修饰，但是组蛋白赖氨酸去甲基化酶（lysine demethylase，KDM）的发现证明这种表观遗传标记也是可逆的。目前发现的组蛋白 KDM 有两类：LSD 类和 JMJC 类（表 14-17）。赖氨酸特异性去甲基酶 1（lysine-specific demethylase 1，LSD1）是第一个（2004 年）被鉴定的组蛋白去甲基酶，能够移去 H3K4 上的甲基，抑制基因表达。LSD1 的去甲基功能显示有一定的选择性，它能够移去 H3K4me2/1 上的甲基，但不能移去 H3K4me3 上的甲基。LSD 家族成员有 2 个，为 LSD1 和 LSD2。LSD2 的功能与 LSD1 类似能去 H3K4me2/1 上的甲基。由于结构上的原因 LSD2 的生物学与 LSD1 是有区别的。

表 14-17　组蛋白赖氨酸去甲基化酶

家族	酶	特异性底物	功能 / 肿瘤
LSD	LSD1（KDM1A）	H3K4me1/2	转录抑制 / 癌基因
	LSD2（KDM1B）	H3K4me1/2	转录抑制 / 癌基因
	LSD1（KDM1A）	H3K9me1/2	转录激活
JMJC	PLU-1（KDM5B）	H3K4me2/3	转录抑制 / 癌基因
	JHDM2A/2B（KDM3A/3B）	H3K9me1/2	转录激活
	JMJD2B/2C/2D（KDM4B/4C/4D）	H3K9me2/3	转录激活 / 癌基因
	JHDM3A（KDM4A）	H3K9me2/3	转录激活
	UTX（KDM6A）	H3K27me2/3	转录激活 /TSG
	JMJD3（KDM6B）	H3K27me2/3	转录激活
	JHDM1A/1B（KDM2A/2B）	H3K36me1/2	转录抑制
	JMJD2A/2B/2C（KDM4A/4B/4C）	H3K36me3	转录抑制

随后研究人员又发现了一类含 JmjC 结构域的组蛋白去甲基化酶［jumonji C（Jm-jC）-domain-containing histone demethylase，JHDM］，该家族有 30 多个成员，它们能够特异性地移去组蛋白赖氨酸上的甲基（表 14-17）。除了上述 H3K4、H3K9、H3K27 和 H3K36 的去甲基化酶外，目前尚不清楚 H3K79 和 H4K20 是如何去甲基化的。

（3）组蛋白赖氨酸甲基结合蛋白：组蛋白赖氨酸甲基化是"组蛋白密码"的重要组成部分，这部分密码需要通过特异蛋白结合才能发挥这些密码的生物学功能。由于组蛋白赖氨酸甲基化的位点不同，因此结合的蛋白也不同，产生的生物学效应也不一样。甲基化的赖氨酸结合蛋白种类非常多，它可被下列结构域蛋白识别：chromodomain、MBT（malignant brain tumor）、PHD（plant homeodomain）锌指、Tudor、PWWP（Pro-Trp-Trp-Pro motif）、WD40 和 Ankyrin 等（表 14-18）。一个蛋白也可能识别不同甲基化赖氨酸位点，一个甲基化赖氨酸位点可被不同蛋白识别。例如，H3K9me 和 H3K27me 能被带有 chromodomain 的蛋白识别，H3K4me 和 H3K9me 能被带有 PHD 锌指蛋白识别，H3K36me 和 H3K79me 能被带有 PWWP 结构域的蛋白识别。

表 14-18　常见的赖氨酸甲基结合蛋白

蛋白家族	特征结构域	成员
chromodomain	chromo	CHD1 ～ CHD9，CBX 蛋白
Tudor	Tudor	JMJD2A，p53BP1，SGF29，UHRF1，PHF1，PHF9，SHH1，Spindlin1
MBT	MBT	L3MBTL1 ～ L3MBTL4，SCMH1，SCML2，SFMBT1 ～ SFMBT2，MBTD1
PHD	PHD	ING，TAF3，KAT6B，BRPF1 ～ BRPF3，NSD1 ～ NSD3，ZMYND8，ZMYND11
PWWP	PWWP	BRPF1 ～ BRPF3，HDGF2，DNMT3A，DNMT3B，NSD1 ～ NSD3，MUM1，ZMYND8，ZMYND

注：BRPF，bromodomain and PHD finger containing，含 bromo 结构域和 PHD 指；ING，inhibitor of growth，生长抑制剂；p53BP1，p53 binding protein 1，p53 结合蛋白 1。

含 chromo 结构域蛋白有 29 种，它们利用芳香笼（aromatic cage）识别三甲基化赖氨酸的亚结构。CBX（chromobox protein homolog）蛋白有 8 个成员，分为 2 组：HP1 组包括 CBX1/HP1β、CBX3/HP1γ 和 CBX5/HP1α，与 H3K9me3 结合；PcG 组包括 CBX2、CBX4、CBX6、CBX7 和 CBX8，与 H3K27me3 结合，涉及染色质压缩。

1）HP1 和 PRC 是重要的异染色质结合蛋白：异染色质蛋白质 1（heterochromatin protein 1，HP1）是带有 chromodomain 的蛋白，能结合 H3K9me。人类有 3 种 HP1 蛋白：HP1α、HP1β 和 HP1γ，分别由 *CBX5*、*CBX1* 和 *CBX3* 基因编码。HP1 蛋白 N 端称为 chromodomain（CD）区域，C 端称为 chromo shadow domain（CSD）区域，中间被低保守度的绞链区隔开。HP1 作为桥梁分子通过 CD 区与组蛋白联系，通过 CSD 区与许多非组蛋白结合。HP1 CD 区可与组蛋白 H3K9me2/3 部位结合，使基因表达沉默（图 14-15A）。H3K9 甲基化是异染色质产生和维持稳定所必需的，失去 H3K9 甲基化会使基因不稳定，从而诱发肿瘤发生。除了维持异染色质外，有许多不同的作用，包括基因调节和 DNA 损伤反应，如在缺乏 HP1 蛋白的情况下肿瘤抑制基因 BRCA1 不能发挥生理功能。

多梳组（polycomb group，PcG）蛋白在早期胚胎发育过程中发挥了重要作用。PcG 蛋白通常组成 Polycomb 抑制型复合物（polycomb repressive complex，PRC）来发挥作用，如 PRC1 和 PRC2（表 14-19）。PRC2 为起始复合体，在转录抑制起始阶段发挥作用，由 EED、Suz12 和 EZH2 等构成，其中的亚基 EZH2（enhancer of zeste homolog 2）能催化 H3K27me3，有些情况下催化 H3K27me2，始动基因沉默。PRC1 则通过结合 H3K27me3，导致染色质形成紧密结构来阻止转录的发生（图 14-15B）。PRC1 由 CBX、PCGF、PHC、RING1A（RNF1）和 RING1B（RNF2）组成，可催化 H2A 赖氨酸 119 单泛素化（H2AK119ub1），该位点又可被 PRC2 的 JARID2 亚基识别，从而使 PcG 蛋白对组蛋白的结合能力得到加强，染色质结构更加紧密。

表 14-19 人 PRC1 和 PRC2 的核心亚基及功能

分类	亚基	功能	肿瘤中的角色
PRC1	CBX	结合 H3K27me3	癌基因
	PHC	寡聚体 / 蛋白 - 蛋白互作	低表达 /TSG？
	RING1	H2AK119ub1	癌基因
	BMI-1（PCGF4）	RING1B 酶辅助因子	癌基因
PRC2	EZH1/2	H3K27me3	癌基因或 TSG，视肿瘤而定
	SUZ12	刺激 EZH1/2 活性	癌基因
	EED	结合 H3K27me3，刺激 EZH1/2 活性	癌基因

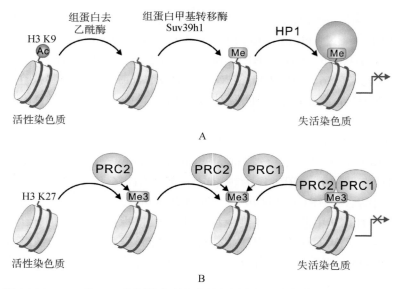

图 14-15　HP1 和 PcG 分别结合到各自的组蛋白甲基化部位，导致基因沉默

A. 组蛋白乙酰化和甲基化修饰是一连贯过程。首先 H3K9 位点去乙酰化，留出空位供甲基化，在组蛋白甲基化酶 Suv39h1 作用下，H3K9 甲基化，甲基化的 H3K9 可被 HP1 识别并结合，导致基因转录受抑，这种情况常见于结构性异染色质（constitutive heterochromatin），是整个发育过程中都处于凝集状态的染色质，多位于染色体的着丝粒区、端粒区、次缢痕等处。B. PcG 蛋白协调抑制作用。首先 PRC2 中的 EZH2 催化 H3K27 发生三甲基化，然后募集 PRC1 结合到 H3K27me3 位点，导致基因沉默。这种情况多见于兼性异染色质（facultative heterochromatin），是指细胞在某一发育阶段由原来的常染色质失去转录活性凝缩成异染色质，两者的转化可能与基因的表达调控有关。肿瘤细胞 H3K9和 H3K27 通常处于甲基化状态，与 TSG 的失活和肿瘤干细胞状态的维持有一定关系

　　根据结构不同哺乳动物细胞 PRC1 又进一步分为经典的 PRC1（canonical PRC1，cPRC1）和非经典 PRC1（non-canonical PRC1，ncPRC1）两个亚型，cPRC1 含 CBX 亚单位，但 ncPRC1 含 RYBP（RING1 and YY1 binding protein）或 YAF2（YY1 associated factor 2）亚单位，cPRC1 和 ncPRC1 均可催化 H2AK119 单泛素化并抑制其表达。

　　新出现的变异 PRC1 提示 PcG 蛋白功能比以往想象的要复杂。除了传统的基因沉默外，PcG 也有基因激活或与非组蛋白修饰的多种功能。H3K27me3 是一类非常重要的组蛋白修饰，在 X 染色体失活、胚胎发育和干细胞维持方面均发挥作用。肿瘤 PRC1 和 PRC2 表达通常增高，通过抑制促分化基因表达来发挥致瘤作用。

　　2）TrxG 是 PcG 拮抗蛋白：与 PcG 催化 H3K27 甲基化不同，三胸复合物（trithorax group，TrxG）由 MLL、ASH2L、DPY30、RBBP5 和 WDR5 等亚基组成，能催化 H3K4 甲基化，激活基因表达。一般认为 TrxG 是 PcG 基因沉默的拮抗因子，两者协调控制基因表达水平。PcG 和 TrxG 基因突变在人类癌症中是很常见的，如 PcG 亚基 EZH2 的催化活性在不同肿瘤中表达增高（见表 14-20），引起肿瘤抑制基因失活，TrxG 的亚基 MLL 易位在人类癌症中也是很常见的，可引起 H3K4 甲基化酶失活，导致基因表达紊乱（图 14-18）。

　　（4）组蛋白修饰与 DNA 甲基化之间存在关联：在体内，各种翻译后修饰过程不是孤立存在的，越来越多的证据表明组蛋白的各种翻译后修饰之间都存在着相互影响、相互协调的关系。例如，组蛋白 H3K9 的甲基化和乙酰化是不能同时发生的，因为 H3K9 的乙酰化与转录激活相关，而 H3K9 的甲基化则导致基因沉默。Suv39h1 可以和 HDAC1、HDAC2 和

HDAC3 相互作用，所以由 Suv39h1 调节的转录抑制可能是组蛋白脱乙酰化后发生的。

　　组蛋白乙酰化和 DNA 甲基化两者均可调控基因表达。组蛋白的乙酰化状态控制 DNA 甲基化，组蛋白低乙酰化可促进 DNA 甲基化，组蛋白高乙酰化可抑制 DNA 甲基化。甲基化的 DNA 序列可募集 HDAC，后者引起组蛋白去乙酰化，组蛋白去乙酰化又可引发 DNA 甲基化。组蛋白乙酰化和 DNA 甲基化这两种机制相互协调，实现基因表达的精细调控（图 14-16）。

　　组蛋白赖氨酸甲基化与 DNA 甲基化也是有关联的。组蛋白的甲基化可引导 DNA 的甲基化，反过来甲基化的 DNA 也可能影响组蛋白修饰，两者之间有相互促进作用（图 14-16）。在哺乳动物，中心粒周围重复 DNA 序列 CpG 岛的甲基化是由

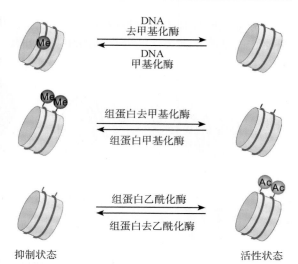

图 14-16　组蛋白修饰与 DNA 甲基化之间的相互关系 DNA 甲基化是抑制基因转录，而 DNA 去甲基化是激活基因表达。组蛋白甲基化和去乙酰化修饰是抑制基因转录，而组蛋白去甲基化和乙酰化修饰是激活基因转录。总的来说，组蛋白的低乙酰化和高甲基化是甲基化 DNA 的特点

组蛋白甲基化介导。这一过程的顺序是先 H3K9 去乙酰化，留出位子供甲基化修饰，甲基化的 H3K9 可募集 DNA 甲基化酶到染色质，引发 DNA 甲基化（见图 14-15A）。因此，H3K9 甲基化对 DNA 甲基化是必需的。反过来，有时由于 DNA 甲基化结合蛋白 2（methyl-CpG-binding protein 2，MeCP2）招募组蛋白去乙酰化酶和组蛋白甲基化酶，DNA 甲基化可能先于组蛋白甲基化。DNA 甲基化和组蛋白甲基化之间的互相作用是使得基因转录处于抑制状态。例如，MeCP-2 可募集 Suv39h1 到靶基因，引起 H3K9 甲基化，导致基因的表达沉默。总的来说，组蛋白的低乙酰化和高甲基化是甲基化 DNA 的特点（图 14-16）。

　　DNA 甲基化异常与肿瘤的发生和演进有着密切的联系，肿瘤中的 DNA 甲基化异常并不是孤立事件，它的发生受到更复杂的表观遗传调节，这其中包括组蛋白甲基化修饰的影响。最近，有大量报道表明组蛋白甲基化的改变对于 DNA 甲基化相关的基因沉默也很关键。例如，甲基化 CpG 结合蛋白（methyl-CpG-binding domain，MBD）是将 DNA 甲基化和组蛋白密码联系在一起的蛋白复合物，包括 MeCP2、MBD1、MBD2、MBD4 和 UHRF1 等。UHRF1 是能结合 HeDNA 和组蛋白 H3K9me2/3 的蛋白（图 14-5），能募集 DNMT1 到局部完成 DNA 甲基化，因此 H3K9me2/3 的水平影响 DNA 甲基化的程度。MBD 也能够招募组蛋白甲基转移酶 Suv39h1，Suv39h1 能够调节 H3K9me2/3，H3K9me2/3 可被 HP1 识别，导致相关的基因沉默。肿瘤时 UHRF1 蛋白呈高表达，这种高表达与肿瘤细胞甲基化的整体改变有关，包括局部 DNA 甲基化导致分化基因和肿瘤抑制基因沉默。

　　又如，DNA 甲基化转移酶 DNMT3A 和 DNMT3B 分别是 H3K36me2 和 H3K36me3 的识别蛋白（见表 14-1）。H3K36me 修饰可以招募 DNMT3A 和 DNMT3B，促进局部 DNA 从头甲基化，抑制基因表达，这可以平衡 H3K36me 对基因表达的促进作用，同时也提示 DNA 从头甲基化与组蛋白甲基化密切相关。肿瘤时由于 H3K36me2/3 水平降低，瘤细胞 DNA 甲基化程度降低。

肿瘤细胞存在表观遗传改变，这种改变使染色质更加松散，使正常不表达的基因重新表达，而某些正常表达的分化基因却发生沉默（图 14-17）。

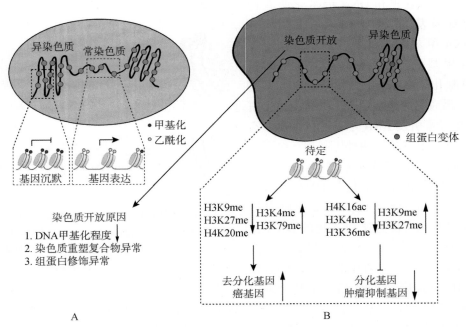

图 14-17　癌细胞染色质的特点

A. 正常细胞染色质呈异染色质和常染色质状态，前者基因处于沉默状态，后者基因表达。B. 与正常细胞相比，癌细胞核不规则，染色质更开放，一些染色质处于待定（poised）状态，这些待定状态的染色质通过异常的组蛋白修饰，使正常表达的基因沉默，正常不表达的基因表达。另外，癌细胞组蛋白变体或组蛋白突变增多，这也与癌细胞的染色质开放和转录异常有关

2. 组蛋白赖氨酸甲基化异常与肿瘤

组蛋白的甲基化状态与基因表达有关，因此肿瘤细胞存在组蛋白甲基化的异常，检测肿瘤细胞的组蛋白的甲基化状态有助于肿瘤的诊断、预后判断及治疗（表 14-20）。

表 14-20　组蛋白赖氨酸甲基化异常与肿瘤

分类	位点	在肿瘤中的表现
甲基化酶（writer）		
MLL	H3K4	易位或突变 / 癌基因
Suv39h	H3K9	过表达 / 癌基因
RIZ1/KMT8	H3K9	表达下调或缺失失活
EZH2	H3K27	多数过表达 / 癌基因或少数 TSG，视肿瘤而定
NSD	H3K36	易位或过表达 / 癌基因
SETD2	H3K36	表达下调或缺失失活
Dot1L	H3K79	失调性募集 / 癌基因
Suv4 ～ 20h2	H4K20	过表达 / 癌基因

续表

分类	位点	在肿瘤中的表现
去甲基化酶（eraser）		
LSD1	H3K4	过表达 / 癌基因
PLU-1/KDM5B	H3K4	过表达 / 癌基因
KDM4B/KDM4C	H3K9，H3K36	过表达 / 癌基因
UTX/KDM6A	H3K27	表达下调或突变失活
对甲基化部位结合蛋白（reader）		
ING1/2	H3K4me	表达下调或突变失活
HP1α	H3K9me	表达增高 / 癌基因
CBX	H3K27me	过表达 / 癌基因

（1）H3K4 甲基化异常与肿瘤：混合系白血病 1（mixed lineage leukemia 1，*MLL1*）基因定位于染色体 11q23，编码蛋白具有多功能结构域的蛋白，在 C 端含有 SET 结构域，具有 H3K4 甲基转移酶的功能，通过催化 H3K4 甲基化而激活一系列在血细胞分化和发育过程中起关键作用的基因表达。在人类急性白血病中，*MLL* 基因易位是很常见的。由于 *MLL* 基因的易位，与其他伙伴基因融合，目前已鉴定超过 60 个，如 *MLL-AF10*、*MLL-AF4*、*MLL-ENL* 和 *MLL-EEN* 等。染色体易位后形成的 MLL 融合蛋白丧失 H3K4 甲基转移酶的功能，它却获得募集 H3K79 甲基转移酶 DOT1L 功能，引起全基因组转录表达的紊乱。H3K79 甲基化可促进一些正常不表达的基因（如 HOX 和 Wnt 等）重新表达，进而诱发肿瘤（图 14-18）。因此，DOT1L 有可能成为治疗这些白血病的靶点。EPZ004777 和 EPZ004777 衍生物 pinometostat（EPZ-5676）是 DOT1L 特异性抑制剂，目前仍处于临床试验阶段。

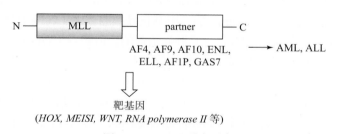

图 14-18　MLL 融合蛋白

MLL 可与至少 60 多种伙伴（partner）基因融合。融合蛋白 N 端为 MLL 片段，它通常丧失 H3K4 甲基转移酶结构域 SET，C 端为截短的伙伴蛋白。虽然 MLL 融合蛋白丧失 H3K4 甲基转移酶活性，但它却获得募集 H3K79 甲基转移酶 hDOT1L 功能，导致基因组表达紊乱，与 MLL 融合蛋白致白血病有关

MLL 重排主要见于儿童 ALL 和 AML，"MLL" 一词原来就是指白血病原始细胞表面既有淋巴性又有髓性表面抗原表达，故称为混合系白血病。*MLL* 重排的急性白血病有其独特的临床、血液学和预后特点。如外周血白细胞计数高，器官浸润常见，易发生中枢神经系统白血病，常规化疗难以缓解，缓解后易复发，预后差。

与 MLL 作用相反，KDM1A（LSD1）和 KDM5B（PLU-1）是 H3K4me 去甲基化酶。LSD1 在多种肿瘤中呈过表达，提示其具有癌基因功能（Majello et al，2019），这种过

表达可增强肿瘤细胞的干性和上皮 - 间充质细胞转化（EMT）。LSD1 致瘤机制与它的去甲基化功能有关，可引起染色质构型发生改变，导致肿瘤抑制基因失活。由于 LSD 在肿瘤中表达升高，因此它应该是肿瘤治疗的合适靶点。目前有几个针对 LSD1 的药物，如 INCB-59872、ORY-1001、GSK2879552 等。

KDM5B 在成体正常组织中呈低表达，但在许多不同肿瘤中呈高表达。KDM5B 高表达导致的 H3K4me 低水平是保持细胞干性和肿瘤抑制基因失活的主要原因，因此 KDM5B 是肿瘤治疗的合适靶点，但目前还没有靶向 KDM5B 的药物上市。

人生长抑制因子（inhibitor of growth，ING）有 5 个类型，即 ING1 ～ ING5。ING 与 HAT 或 HDAC 一起参与染色质重塑，对细胞周期调控、DNA 修复和基因组稳定必不可少。不同类型肿瘤已被观察到存在 ING 表达下调，提示它的肿瘤抑制因子角色。所有 ING 蛋白都含有 PHD（plant homeodomain）锌指结构，能识别 H3K4me3 并与之结合，突变的 ING 丧失了与 H3K4me3 结合的能力，使 cyclin 等基因表达紊乱，这种情况可见于肿瘤，提示在肿瘤发生过程中存在对 H3K4 "阅读" 紊乱。

（2）H3K9 甲基化异常与肿瘤：Suv39h1（KMT1A）和 Suv39h2（KMT1B）属于 Suv39 亚家族，该家族的其他成员还有 SETDB1 和 G9a 等，它们的作用是 H3K9 甲基化（表 14-16）。Suv39h1 和 Suv39h2 主要负责 H3K9me2 或 H3K9me3，而 SETDB1 和 G9a 则主要负责 H3K9me1 或 H3K9me2。H3K9me2 或 H3K9me3 可被 HP1 蛋白识别结合，与着丝粒区、端粒和次缢痕等处的异染色质形成有关，抑制基因转录。肿瘤细胞 H3K9 甲基化一般呈上调趋势。已有研究显示，Suv39h1 和 Suv39h2 在不同人类癌症中呈过表达，提示 Suv39h1 和 Suv39h2 具有癌基因角色。某些肿瘤抑制基因（如 *RB*、*p15* 或 *E-cadherin*）的沉默与 Suv39h1 过表达有关。由于 Suv39h1 在肿瘤细胞中表达上调，因此它被认为是肿瘤治疗靶点。目前 Suv39h1 抑制剂有 chaetocin 等。

与 Suv39h1/2 相反，H3K9 去甲基化酶 KDM4B 和 KDM4C（又称为 GASC1）在多种肿瘤呈过表达，这种过表达通过对 H3K9me3 的去甲基化导致癌基因、转座子和一些重复序列的激活，有助于肿瘤的发生，因此它们被认为是肿瘤治疗的合适靶点（Wilson and Krieg，2019）。

（3）H3K27 甲基化异常与肿瘤：EZH2 是 PRC2 亚基，具有 H3K27 甲基化酶功能。有研究显示 Ezh2 在肿瘤中呈高表达，与预后呈负相关，提示其具有癌基因功能。EZH2 蛋白过表达是导致肿瘤细胞 TSG 失活的原因之一，会引起细胞对分化刺激抵抗。2020 年初 FDA 批准 Epizyme 公司开发的 EZH2 抑制剂 tazemetostat（Tazverik）上市，用于治疗不适合手术的、转移性或局部晚期的上皮样肉瘤。tazemetostat 是一种高活性、高选择性的表观遗传药物，通过抑制 EZH2 酶活性而发挥抗肿瘤作用。另外，也有文献报道儿童 T 细胞急性淋巴母细胞白血病（T-ALL）、骨髓异常增生综合征（MDS）和某些神经系统肿瘤存在 EZH2 失活突变，这种情况大多与原来抑制的癌基因被重新激活有关。因此，*EZH2* 基因的改变在肿瘤究竟取癌基因还是抗癌基因要视具体情况而定（Schuettengruber et al，2017）。

与 EZH2 相反，UTX/KDM6A 是 H3K27 去甲基化酶，*UTX* 基因位于染色体 Xp11.3，在多种人类肿瘤中表现为突变或缺失，提示其具有肿瘤抑制基因功能。UTX 失活使 H3K27 去甲基化作用降低，与其致瘤有关。大量临床研究表明，男性肿瘤的发病流和死亡率高于女性。为了解释这一现象，多位学者根据人类癌症基因组数据中 X 染色体关联的抑癌基因的变异特征，提出了逃脱 X 染色体失活的抑癌基因（escape from X-inactivation tumor suppressor，EXITS）理论。该理论认为，X 染色体上有一些潜在的抑癌基因，由于它们通过特殊途径逃脱了 X 染色体失活机制，使女性的两个拷贝的 X 染色体抑癌基因都能表达。因此在女性中，两个拷贝的抑癌基因同时失活才能患癌，而男性只有一条 X 染色体，单一拷贝的 X 染色体抑癌基因的失活就可以允许肿瘤发生。这可能是肿瘤发病率的两性差异的重要原因之一（Li et al，2018）。

H3K9me 和 H3K27me3 位点可被 chromodomain 蛋白识别，像 CBX、CDYL 等。现有的文献显示，CBX 家族蛋白成员在肿瘤组织中表达有改变，大多呈表达增高，表现癌基因功能。CBX 蛋白表达增高如何致癌是个尚未完全弄清的问题。由于 CBX 蛋白功能涉及染色质重塑和基因表达，维持细胞干性或抑制某些肿瘤抑制基因是一种可能。有学者认为 HP1α 表达增高有利于有丝分裂，它对肿瘤增殖是关键的。

（4）H3K36 甲基化异常与肿瘤：H3K36me2 和 H3K36me3 甲基化在基因组上的分布不同，H3K36me3 主要存在于活跃转录的基因上，而 H3K36me2 大量存在于基因间区，它们分别由不同甲基化酶来完成，H3K36me2 的主要修饰酶是 NSD1，而 H3K36me3 的修饰酶是 SETD2。

NSD（nuclear receptor binding SET domain containing）具有 H3K36 甲基转移酶的活性（见表 14-16）。NSD 有 3 个成员，即 NSD1、NSD2 和 NSD3，与肿瘤关系最密切的是 NSD2。*NSD1* 基因定位于人染色体 5q35，该基因功能丧失是儿童巨脑畸形综合征（Sotos 综合征）的主要原因。因染色体易位而导致的 *NSD* 基因与其他伙伴基因融合及急性髓细胞性白血病（AML）的发生有关。在 AML 可发现 t（5；11）（q35；p15.5）染色体易位，而形成 *NUP98-NSD1* 融合基因。*NUP98* 基因编码的蛋白是核孔复合物成员之一，调节核质交通。位于人染色体 8p12 的 *NSD3* 基因 t（8；11）（p11.2；p15）染色体易位，形成 *NUP98-NSD3* 融合基因也见于 AML。在多发性骨髓瘤中发现，位于人染色体 4p16 的 *NSD2* 基因 t（4；14）（p16；q32）染色体易位，造成 *NSD2* 与 Ig 重链基因融合，从而导致 *NSD2* 的过表达。除淋巴造血系统肿瘤外，*NSD2* 的过表达也见于其他实体瘤，如胶质瘤、卵巢癌、子宫内膜癌和肝癌等。上述研究结果提示，*NSD* 基因的易位或过表达与恶性肿瘤密切相关。

SETD2 是 H3K36me3 甲基转移酶（见表 14-16），对基因表达有重要调控作用。SETD2 表达降低或失活已被发现在多种肿瘤，提示 SETD2 的抑癌作用。例如，肾透明细胞癌中，*SETD2* 基因是仅次于 *VHL*（约 80%）和 *PBRM1*（30%～40%）的第三个常见失活的基因，有 8%～16% 的肾透明细胞癌存在 *SETD2* 失活。这 3 个抑癌基因均位于 3p 染色体，提示 3p 染色体的缺失或突变是肾癌发生的早期事件。SETD2 是多功能蛋白，与转录调节、DNA 修复、细胞周期调节和凋亡等细胞活动有关。研究显示，SETD2 在维持 RNA 转录保真性方面扮演重要角色，SETD2 失活可导致 mRNA 转录终止缺陷，与其致瘤有一定关系。正常细胞 H3K36me3 与 H4K16ac 合作促进转录，H3K36me3 和 H4K16ac 丢失将导致分化基因及肿瘤抑制基因转录降低（见图 14-17B），H4K16ac 丢失在肿瘤中很常见（见第 296 页）。

除与 SETD2 突变或缺失有关外，近期研究显示组蛋白 *H3* 基因的体细胞错义突变也能引起 H3K36me3 丢失，如 H3K36M 突变（即 36 位赖氨酸突变为甲硫氨酸）和 H3K36I 突变（即 36 位赖氨酸突变为异亮氨酸），这些突变已被发现存在于成软骨细胞瘤和结直肠癌等多种人类肿瘤中。这些突变的结果导致赖氨酸甲基化酶无法对 H3K36 甲基化，使患者细胞内 H3K36 甲基化水平降低，进而改变肿瘤相关基因表达，因此这些突变的组蛋白又被称为肿瘤性组蛋白（oncohistones）。有趣的是，这种 H3K36M 突变在 H3K36 甲基化水平降低的同时，H3K27 甲基化水平却升高（Lu et al，2016，见图 14-17B），这与一般观察到的肿瘤细胞存在 H3K27 甲基化水平升高的结果是一致的。

三、组蛋白变体与肿瘤

1. 组蛋白变体

除前述的常规组蛋白外，H2A 和 H3 还有一些变体，如 H2A.Z、H2A.X、macroH2A、H3.3 和 CENP-A 等。组蛋白变体（histone variant）在染色质的特定位置参与真核生物染色质高级结构的形成及维持，有时组蛋白变体可替换常规组蛋白，产生与常规组蛋白不同染色质的结构和功能（表 14-21）。组蛋白变体往往需要和一类称为组蛋白伴侣（histone chaperone）的分子协同作用，才能有效发挥其调节染色体组装的功能。老化细胞和癌细胞出现更多组蛋白变体替换常规组蛋白（见表 8-2），这与这些细胞染色质结构和功能改变有关（见图 14-17）。

表 14-21 常见组蛋白变体及角色

组蛋白变体	位置	组蛋白伴侣	功能	肿瘤
H2A.Z（H2AZ1）	启动子和转录起始部位	Ep400、SRCAP	转录调节	癌基因
	DNA 损伤处	ANP32E	修复	
H2A.X	双链 DNA 断裂处	FACT	修复，基因组稳定	肿瘤抑制基因
MacroH2A	异染色质，失活的 X 染色体	APLF	转录抑制	肿瘤抑制基因
H3.3	启动子	HIRA	转录激活	突变或过表达
	端粒，近着丝粒区	DAXX-ATRX	异染色质维持	
CenH3（CENP-A）	着丝粒	HJURP	着丝粒维持	扩增或过表达

注：ANP32E，acidic leucine-rich nuclear phosphoprotein 32 family member E；APLF，aprataxin and PNK-like factor；ATRX，alpha thalassemia/mental retardation syndrome X-linked；CENP-A，centromeric protein A；DAXX，death domain-associated protein 6；FACT，facilitates chromatin transcription；HIRA，histone regulation A complex；HJURP，holliday junction recognition protein；SRCAP，SNF2-related CREBBP activator protein。

H3.3 是广泛研究的组蛋白变体。正常情况下，H3.3 分布有两种情况：一种分布于基因启动子区域，另一种分布于端粒和近着丝粒区。基因启动子的 H3.3 伴侣是 HIRA，HIRA 和 UBN1（ubinuclein 1）及 CABIN1（calcineurin-binding protein cabin 1）形成 HIRA/UBN1/CABIN1 复合物，与基因转录有关。端粒和近着丝粒区的 H3.3 伴侣是 DAXX，与端粒和异染色质维持有关。正常细胞染色质重塑因子 ATRX 通过与 DAXX/H3.3 形成复合物，与重复序列的异染色质组装有关，因此 ATRX/DAXX/H3.3 复合物常见于端粒和基因组重复序列部位，抑制 ALT 活性。当 ATRX 或 DAXX 或 H3.3 失活时这种抑制作用丧失，ALT 被激活，与 10% 左右肿瘤端粒维持有关（见图 8-11 及表 8-3）。HIRA 依赖的 H3.3 进入核小体是肿瘤进展必不可少的，提示 HIRA 有促癌作用。H3.3 的表达水平随年龄的增长呈升高趋势，可作为老化标志物（见表 8-2）。

2. 组蛋白变体与肿瘤

最近组蛋白变体对肿瘤发生发展的影响受到广泛关注，这里既有组蛋白变体表达水平的改变，又有组蛋白变体突变改变了组蛋白密码，进而影响染色质状态的改变。表 14-21

和表 14-22 概括这些变体在肿瘤中的主要角色。

表 14-22　组蛋白 H3 变体及伴侣蛋白在肿瘤中的角色

组蛋白变体	突变 / 表达	突变导致	肿瘤
H3.3（H3F3A）	K27M（oncohistone）	EZH2 ↓，H3K27me3 ↓	弥漫性内生性脑桥胶质瘤（DIPG）
	K36M（oncohistone）	SETD ↓，H3K36me3 ↓	软骨母细胞瘤
ATRX	失活 / 下调	ALT 激活	不同肿瘤
DAXX	失活 / 下调（＜ ATRX 突变）	ALT 激活	不同肿瘤
HIRA	上调	增殖	慢性粒细胞白血病
CENP-A（CenH3）	过表达，散在分布	染色体不稳定，异倍体	不同肿瘤

注：DIPG，diffuse intrinsic pontine gliomas，弥漫性桥脑胶质瘤；ALT，alternative lengthening of telomeres，端粒延长替代途径。

H3.3 与脑发育关系密切。弥漫性内生性脑桥胶质瘤（DIPG）是儿童少见的脑肿瘤，预后差。80% 以上的 DIPG 患者有 *H3.3K27M* 突变（第 27 位赖氨酸 K 突变成蛋氨酸 M），使组蛋白甲基化酶 EZH2 无法对 H3K27 甲基化，导致 H3K27me3 减少，结果是癌基因被激活。又如 90% 以上软骨母细胞瘤患者有 H3.3K36M 突变，使组蛋白甲基化酶 SETD2 无法对 H3K36 甲基化，导致 H3K36me3 水平降低，结果是细胞促分化基因表达降低。H3.3K36M 对软骨母细胞瘤的诊断有很高特异性，可作为区别软骨母细胞瘤与其他骨肿瘤的标志物。软骨母细胞瘤是青春期少见的良性肿瘤。

着丝粒（centromere）是染色体上的一段特殊结构，与细胞分裂过程中染色体的正常分离有关。CENP-A 对着丝粒的建立和功能发挥起到关键作用。研究显示，CENP-A 在多种肿瘤呈过表达，使 CENP-A 呈现散在分布，导致染色质纤维结构性改变、着丝粒功能降低和染色体不稳定。

参 考 文 献

Bracken AP，Brien GL，Verrijzer CP，2019. Dangerous liaisons：interplay between SWI/SNF，NuRD，and Polycomb in chromatin regulation and cancer. Genes Dev，33（15-16）：936-959.

Jia Y，Li P，Fang L，et al，2016. Negative regulation of DNMT3A de novo DNA methylation by frequently overexpressed UHRF family proteins as a mechanism for widespread DNA hypomethylation in cancer. Cell Discov，2：16007.

Li X，Zhang Y，Zheng L，et al，2018. UTX is an escape from X-inactivation tumor-suppressor in B cell lymphoma. Nat Commun，9（1）：2720.

Lu C，Jain SU，Hoelper D，et al，2016. Histone H3K36 mutations promote sarcomagenesis through altered histone methylation landscape. Science，352（6287）：844-849.

Majello B，Gorini F，Saccà CD，et al，2019. Expanding the Role of the Histone Lysine-Specific Demethylase LSD1 in Cancer. Cancers（Basel），11（3）：324.

Schuettengruber B，Bourbon HM，Di Croce L，et al，2017. Genome regulation by polycomb and trithorax：70 years and counting. Cell，171（1）：34-57.

Wilson C，Krieg AJ. 2019. KDM4B：A Nail for Every Hammer？ Genes（Basel），10（2）：134.

第十五章 RNA 与肿瘤

除了 DNA 和组蛋白外，RNA 修饰也影响基因表达。RNA 分子很多，大致可分为 2 类：一类是编码 RNA，即 mRNA（messenger RNA），占 RNA 总量的 2%，与蛋白质编码有关；另一类是非编码 RNA（non-coding RNA），占 RNA 总量的 98%，不参与蛋白质编码，但参与各种细胞活动。非编码 RNA 又分为看家非编码 RNA（housekeeping non-coding RNA）和调节非编码 RNA（regulatory non-coding RNA），其中具有调节作用的非编码 RNA 按其大小主要分为 2 类：短链非编码 RNA（包括 siRNA、miRNA 和 piRNA）和长链非编码 RNA（long non-coding RNA，lncRNA）。研究已显示肿瘤存在 RNA 处理系统性改变，包括 RNA 加工、剪接、输出、修饰和代谢等，这些改变通过改变基因表达或通过与 DNA 的结合增加基因组不稳定性，进而影响肿瘤的发生、生长和进展。

第一节 miRNA 与肿瘤

一、miRNA 的生物发生及功能

miRNA 是一些进化上十分保守的、长度为 22nt 的非编码 RNA，它们是基因功能的负调节剂。它有几个显著的特点：①广泛存在于真核生物中，是一组不编码蛋白质的短序列 RNA，本身并不具有开放阅读框。②通常的长度为 22nt，但在 3′ 端可以有 1～2 个碱基的长度变化。③成熟的 miRNA 5′ 端有一磷酸基团，3′ 端为羟基。成熟 miRNA 在 5′ 端 2～8 位的碱基序列具有高度的同源性，称为"miRNA seed sequence"，与 mRNA 3′ 非编码区域的序列互补。④分子的大部分都形成了双螺旋结构，但中间包含了一段单链的 RNA 凸环结构，这个结构类似基因启动子上的"开放性复合体"结构，这意味着这些 RNA 分子可能会与启动子竞争性结合 RNA 聚合酶（RNAP）。另外，大多数 miRNA 还具有高度保守性、发育时序性和器官组织特异性。为了便于交流，现在 miRNA 普遍用 miR-# 来表示，miR 代表 miRNA，# 代表序号，而用斜体的 *miR-#* 表示相应的编码基因。例如，miRNA-155 用 miR-155 来表示，其编码基因用 *miR-155* 来表示。

截至 2014 年 5 月，在人体内已发现 2578 个成熟的 miRNA（http：//www.mirbase.org/index.shtml）。每个 miRNA 可与很小部分和它的序列匹配的靶 RNA 结合，因此一个 miRNA 可调控成百上千个不同的靶 RNA，人体 60% 左右的基因受到 miRNA 调节，可以说 miRNA 对几乎所有细胞活动都有影响。目前证据表明，miRNA 的调控途径是一个复杂的网络，每个 miRNA 可调控多个位点，而同一位点也可被多个 miRNA 调节。因此，单个 miRNA 阻断常不足以完全阻断靶 mRNA 翻译，常需若干 miRNA 协同表达，联合调控靶 mRNA 的翻译功能。

哺乳动物 miRNA 的生物发生（biogenesis）分为细胞核和细胞质两个阶段（图 15-1）。首先 miRNA 基因通过 RNA 聚合酶 Ⅱ 转录合成原始 miRNA 转录本（primary transcripts，pri-miRNA），经 RNase-Ⅲ 家族的 Drosha 酶切后形成发夹状前体 miRNA（precusor of miRNA，pre-miRNA），长度为 60～70nt。由转运蛋白 Exportin-5 转运 pre-miRNA 进入细胞质，再由同属 RNase-Ⅲ 家族的 Dicer 酶加工成长度为 22 个碱基的成熟 miRNA。成熟 miRNA（miRNA/miRNA* 双螺旋结构中，miRNA* 是 miRNA 的互补序列）两条链的 3′ 端均有 2 个游离核苷酸。另外，miRNA 链上靠近 5′ 端有一个不与 miRNA* 链相应位置配对的小突起，这个小突起显著地降低了 miRNA 5′ 端的稳定性。由于成熟的 miRNA 产生总是趋向于选择更不稳定的 5′ 端，因此 miRNA 链被选中的机会要大大多于 miRNA* 链（大约 100 倍）。

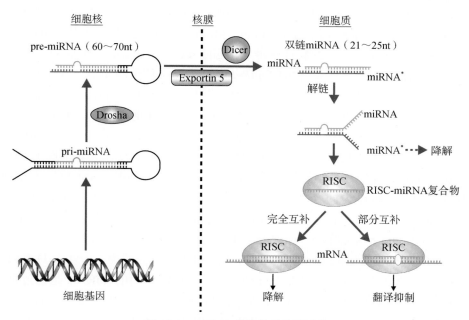

图 15-1　miRNA 的生物发生及功能

哺乳动物成熟 miRNA 形成可分为细胞核和细胞质两个阶段。首先 miRNA 基因转录合成 pri-miRNA，经 Drosha 酶切后形成 pre-miRNA。pre-miRNA 进入细胞质，在 Dicer 酶作用下形成双链 miRNA，其中互补链降解后，成熟的 miRNA 与 RISC 形成复合物，该复合物由 miRNA、效应蛋白 AGO（Argonaute）和几个辅助因子组成。当 miRNA 与靶 mRNA 两者完全互补时，miRNA 的作用方式是对靶 mRNA 降解。而当 miRNA 与靶 mRNA 不完全互补时，miRNA 则通过与 3′UTR 结合抑制靶 mRNA 的翻译

结果往往是双链解开后 miRNA 链结合到 RNA 诱导沉默复合物（RNA-induced silencing complex，RISC）中以做靶识别，而 miRNA* 则被迅速降解。激活的 RISC 按照碱基互补原则识别同源 mRNA，当两者完全互补时，miRNA 介导靶 mRNA 降解。而当 miRNA 与靶 mRNA 不完全互补时，miRNA 则通过与靶 mRNA 的 3′ 端非翻译区（3′-untranslated regions，3′UTR）结合，阻遏转录后翻译（图 15-1）。过去认为植物的 miRNA 主要用前面一种方式工作，而许多动物由于 miRNA 与靶 mRNA 并不完全互补，因此常常采用后一种方式，但现在的研究显示动植物细胞均可采用两种方式调节基因表达。最近有研究显示，miRNA 也可通过与靶 mRNA 的 5′ 端非翻译区（5′UTR）结合，上调翻译（Ørom et al，2008）。

二、miRNA 广泛影响肿瘤生长过程

与正常细胞相比，肿瘤细胞中许多 miRNA 都有表达差异。虽然就具体某种 miRNA 来讲会有表达升高，但总体上与周围正常细胞相比，肿瘤细胞中总的 miRNA 是减少的。最初对 miRNA 表达变化的探讨来自对 B 细胞慢性淋巴细胞白血病（chronic lymphocytic leukemia，CLL）的研究，其后，众多研究小组在多种人类肿瘤中检测到 miRNA 的表达变化。在肿瘤中，miRNA 的表达被普遍降低，miRNA 的表达情况还可能反映肿瘤的起源和分化状态。目前认为引起 miRNA 在肿瘤中表达水平发生改变的可能原因有：①染色体异常。研究表明半数以上已知的 miRNA 定位于肿瘤中易发生改变的染色体区域内，这些区域包括最小杂合子缺失区域（minimal regions of LOH），通常认为该区域含肿瘤抑制基因；最小扩增区域（minimal regions of amplification，MRA），可能包含癌基因。50% 的 miRNA 位于或靠近基因组中肿瘤相关的脆性区域（fragile site），即经常发生缺失、扩增、易位的染色体片段，如在 CLL 中表达降低的 *miR-15a/miR-16-1* 位于肿瘤中经常缺失的 13q14，而在淋巴瘤中上调的 *miR-17-92* 簇位于肿瘤中经常发生扩增的 13q31。②表观遗传改变。由于异常甲基化造成的 miRNA 转录水平的明显改变，如在前列腺癌、膀胱癌中 *miR-127* 表达的沉默是基因启动子高甲基化的缘故，而卵巢癌中 *miR-21*、*miR-203* 和 *miR-205* 的高表达是基因启动子低甲基化的缘故。③ miRNA 的突变或单个核苷酸多态性（SNP）。例如，研究表明 *miR-196a2* 为同合型（CC 基因型）的非小细胞肺癌（NSCLC）患者预后差，可能的机制是 *miR-196a2* 为同合型，可增加成熟 miR-196a 的表达，提示 miRNA 的 SNP 可以用来预测肿瘤患者的预后。④ miRNA 加工过程的关键蛋白的表达异常。例如，部分 NSCLC 患者由于 Dicer 活性降低，导致 let-7 低表达，对患者预后不利。

根据 miRNA 在肿瘤中的表达水平不同，将 miRNA 分为两类：一类是具有致癌作用的 miRNA；另一类是具有抗癌作用的 miRNA。具有抗癌作用的 miRNA 是通过抑制癌基因方式实现的，具有致癌作用的 miRNA 则是通过抑制肿瘤抑制基因实现的。值得注意的是，这种将 miRNA 对肿瘤发生的影响分为致癌作用 miRNA 和抗癌作用 miRNA 是相对的，有时明确将某种 miRNA 定为何种 miRNA 是困难的。因为一个 miRNA 可调控多个靶基因，一个靶基因又可能被多个不同的 miRNA 调控，这本身就是一种错综复杂的调控网络。例如，miR-29 在肺癌表达减少，表现肿瘤抑制基因功能，结果靶分子 DNMT 表达增加，而在乳腺癌 miR-29 则呈过表达，又表现癌基因的作用，抑制细胞极性蛋白 tristetraprolin（TTP）

的表达，提示有些 miRNA 的作用是有组织和肿瘤特异性的。

1. 具有致癌作用的 miRNA

具有致癌作用的 miRNA 通常在肿瘤中表达升高（表 15-1）。

表 15-1　具有致癌作用的 miRNA

miRNA（定位）	靶 mRNA	miRNA（定位）	靶 mRNA
miR-17-92 簇（13q22）	E2F1、Bim 和 PTEN	miR-155/BIC（21q21）	SHIP1、SOCS1、MLH1
miR-21（17q23）	TPM1、PTEN、PDCD4	miR-221/miR-222（Xp11.3）	p27、p57、PUMA
miR-31（9p21）	RhoA、LATS2	miR-372/miR-373（19q13）	LATS2、CD44
miR-96（7q32.2）	FOXO1、caspase-9		

（1）miR-21 具有癌基因功能：miR-21 位于染色体的脆性区域 17q23.2，可被 IL-6 等激活。miR-21 在胶质母细胞瘤中表达增高，比正常组织高 5～100 倍。miR-21 的增高并不是胶质母细胞瘤特有的，它在乳腺癌、肝癌等多种恶性肿瘤中表达显著上调，并与乳腺癌等肿瘤的恶性分级呈正相关。反义核酸研究显示 miR-21 通过抑制凋亡，而非影响细胞增殖来控制细胞生长。研究显示，miR-21 有促进肿瘤转移作用。所有这些研究显示，miR-21 是抑制凋亡和促进细胞存活的因子。

miR-21 可能的靶分子有 PDCD4（programmed cell death 4）、Maspin、tropomyosin 1（TPM1）、PTEN 等。PTEN 在许多肿瘤都有突变或失活（见表 6-5），但在有些肿瘤中，PTEN 位点的杂合子缺失（LOH）很少发生，而有 miR-21 的增高，推测 miR-21 可能是造成 PTEN 失活的主要原因。

（2）miR-155 在淋巴瘤/白血病等许多恶性肿瘤表达增高：miR-155 是由 B 细胞整合簇（B-cell integration cluster，BIC）基因内一段 138 个核苷酸的保守序列编码。BIC 是一个不含开放读码框的基因，位于 BIC 第三个外显子内的 miR-155 表达可被转录因子 NF-κB 等激活。过表达 BIC 可促进细胞异常增殖，miR-155 的表达水平在 B 细胞淋巴瘤、Burkitt 淋巴瘤和乳腺癌等肿瘤中发生上调。miR-155 有多个靶点，目前比较明确的靶点有 SOCS1（suppressor of cytokine signaling 1）、SHIP1（Sh2 domain containing inositol phosphatase-1）、hMSH2 和 hMLH1 等。慢性炎症的促癌作用与炎症信号可刺激 miR-155 表达有关（参见第十一章第三节）。

（3）癌基因 MYC 调节 miRNA 表达：癌基因 MYC 编码的蛋白是转录因子，可调节不同基因表达，包括 miRNA（表 15-2）。

表 15-2　MYC 调节的 miRNA

MYC 诱导的 miRNA	靶 mRNA	MYC 抑制的 miRNA	靶 mRNA
miR-9	CDH1、NF1、CREB	Let7	RAS、TWIST、MYC、HMGA1
miR-17-92	E2F1、BIM、TSP1、PTEN	miR-23b	PTEN、GLS、SRC、PYK2
miR-25	TBX1、PTEN、BIM、SMAD7	miR-34a	CDK6、MET、SIRT1、BCL2

1）*miR-17-92* 基因位于染色体 13q31，是多顺反子基因，产生 6 个 miRNA：*miR-17*、*miR-18a*、*miR-19a*、*miR-20a*、*miR-19b-1* 和 *miR-92a-1*，这些 miRNA 功能是不同的，有些具有癌基因功能。miR-17-92 被发现是由 c-MYC 调节的，c-MYC 可以诱导 *miR-17-92* 的转录。miR-17-92 在淋巴瘤细胞中经常高表达，miR-17-92 高表达引起淋巴瘤的原因可能与 miR-17-92 通过下调转录因子 *E2F1* 和其他靶基因的表达，来促进细胞生长和抑制凋亡（图 15-2）。研究人员发现，在一株子宫内膜癌细胞株中抑制 *miR-17* 和 *miR-20a* 可以显著地提高转录因子 E2F1 的表达，并且这一过程并不影响 mRNA 的含量，这是 miRNA 介导的基因抑制的特点。由于 E2F1 的过量表达也可导致凋亡（见图 7-8），因而 miR-17 可能通过抑制 E2F1 诱导的凋亡来促进肿瘤发生。

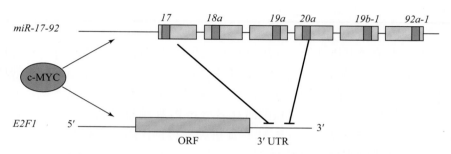

图 15-2　c-MYC 通过 miR-17-92 下调 *E2F1* 表达来抑制凋亡

miR-17-92 基因编码多顺反子 miRNA，可产生 6 个成熟的 miRNA（*miR-17、miR-18a、miR-19a、miR-20a、miR-19b-1 和 miR-92a-1*）。c-MYC 可正调节转录因子 E2F1 和 miR-17-92 表达，但 miR-17 和 miR-20a 又可通过 E2F1 的 3′UTR 负调节 *E2F1* 表达，因此 *E2F1* 的表达受到 c-MYC 和 miR-17-92 双重调节。这一调节的结果是通过 ARF-p53 通路来抑制凋亡，因此在这一调节机制中，miR-17-92 是作为癌基因来发挥功能的

除 E2F1 外，肿瘤抑制基因 p21、Bim 和 PTEN 也是 miR-17-92 靶点，miR-17-92 可通过降低 p21、Bim 和 PTEN 表达来促进肿瘤的发生。

2）miR-23b 的靶分子是谷氨酰胺酶（glutaminase，GLS），谷氨酰胺酶可增加谷氨酸的产生。在癌细胞的代谢过程中，谷氨酰胺会促进癌细胞生长（见第 191 页）。导致癌细胞产生大量谷氨酸的原因之一，目前认为与 c-MYC 有关。c-MYC 通过抑制 miR-23a/b 使谷氨酰胺酶活性增高，从而产生大量的谷氨酸，而 c-MYC 在肿瘤细胞中表达增高很常见。

3）当 *MYC* 异位到 *miR-142* 位点会导致一种侵入性的 B 细胞白血病。这种异位导致 *MYC* 位于 *miR-142* 的发夹结构的下游，其转录受到 miRNA 启动子的控制，导致 MYC 表达上调，并引起 B 细胞的转化。

2. 具有抗癌作用的 miRNA

具有抗癌作用的 miRNA，它们在肿瘤中通常表达降低（表 15-3）。

表 15-3　具有抗癌作用的 miRNA

miRNA（定位）	靶 mRNA	miRNA（定位）	靶 mRNA
let-7 家族（11q24）	RAS、TWIST、HMGA1	*miR-127*（14q32）	BCL-6
miR-15a/miR-16-1（13q31）	BCL-2、cyclin D	*miR-143/miR-145*（5q32—q33）	ERK5/YES、STAT1
miR-23b（9q22.3）	PTEN、GLS、SRC	*miR-195*（17q13.3）	cyclin D、E2F3

续表

miRNA（定位）	靶 mRNA	miRNA（定位）	靶 mRNA
miR-26（3p22）	NF-κB、IL-6、cyclin D	*miR-200*（1p36/12p13）	ZEB
miR-29（7q32/1q30）	Tcl-1、CDK6、IGF-1R	*miR-335*（7q32.2）	SOX4
miR-34a（1p36）	CDK6、MET、SIRT1、BCL-2	*miR-375*	AEG1、YAP1
miR-126（9q34.3）	CRK、SPRED1		

（1）miR-15 和 miR-16-1 是 BCL-2 的负调节剂：miR-15 和 miR-16-1 是抗凋亡基因 *BCL-2* 的负调节剂，它们的缺失或下调与白血病和淋巴瘤等肿瘤的发生有关。在 CLL 中，常常伴随着 13q31 的丢失，在多发性骨髓瘤、套细胞淋巴瘤（mantle cell lymphoma）、前列腺癌中也经常有此区段的缺失，似乎提示此区段有肿瘤抑制基因的存在。最近的研究表明，*miR-15* 和 *miR-16-1* 定位在此区段。在慢性淋巴细胞白血病中常常伴随着 *miR-15* 和 *miR-16-1* 丢失或失活。在瘤细胞中 miR-15a 和 miR-16-1 直接与 BCL-2 mRNA 的 3′UTR 序列相互作用调节 BCL-2 的表达，并与之呈负相关。除了 BCL-2 外，miR-15a 和 miR-16-1 的靶点还有 cyclin D 和 cyclin E。

（2）miR-143 和 miR-145 是 ERK5 的负调节剂：miR-143 和 miR-145 是近来研究比较多的大肠癌相关 miRNA，它们的基因都位于染色体 5q32，相距不到 2kb，它们可能来自同一初级转录本。目前已经发现它们在大肠癌、乳腺癌和宫颈癌等多种肿瘤细胞内表达降低，将 miR-143 和 miR-145 的前体分别转染至人结肠癌细胞系 DLD-1 或 SW480 中，可观察到剂量依赖性细胞生长抑制作用。现已明确 miR-145 启动子存在 p53 结合位点，可被 p53 调节。有报道称 ERK5（extracellular-signal-regulated kinase 5）mRNA 是 miR-143 的靶点，ERK5 具有促进细胞生长的功能。miR-145 可负调节 c-MYC 表达，部分肿瘤 c-MYC 表达增高是由于 miR-145 表达降低所致。YES 和 STAT1 也是 miR-145 的靶点，YES 是 SRC 激酶家族成员，具有酪氨酸激酶活性，STAT1 是 JAK-STAT 信号途径成员，YES 和 STAT1 都具有促进细胞存活和生长的作用，它们在肿瘤中通常表达增高。

（3）let-7 是 *RAS* 的负调节剂：由 let-7 家族编码的 miRNA 是第一个被发现的可以调节癌基因 *RAS* 的 oncomirs。RAS 是一膜相关的 GTPase 信号蛋白，调节细胞生长、分化。有 15%～30% 的人类肿瘤有 *RAS* 基因突变。因此，一个能够调节 *RAS* 的 miRNA 可控制肿瘤的生长速度。在人类基因组中存在 12 个由 *let-7* 同源基因家族编码的 miRNA，可能起到肿瘤抑制基因的功能。MYC 可抑制 let-7 表达，可导致患者预后差。let-7 可以用于非小细胞肺癌的诊断，let-7 表达越低，其预后越差。let-7 的下降可能是肺癌特有的，是一潜在的药物治疗靶点。

HMGA2（high mobility group A2）是 let-7 的另一靶分子，HMGA2 在卵巢癌、肺癌和子宫平滑肌瘤中呈高表达。研究显示，let-7 对 HMGA2 的作用依赖其 mRNA 3′UTR，由于染色体移位毁坏了 HMGA2 的 mRNA 3′UTR 的结构，使得 let-7 无法负调节 HMGA2，从而使 HMGA2 表达升高，产生肿瘤性改变。

（4）肿瘤抑制基因 p53 调节 miRNA 表达：与 c-MYC 类似，转录因子 p53 也调控 miRNA（表 15-4），但作用结果通常与 c-MYC 相反。

表 15-4 受 p53 调节的 miRNA

p53 诱导的 miRNA	靶 mRNA	p53 抑制的 miRNA	靶 mRNA
miR-15/miR-16	BCL-2	*miR-17-92*	E2F1、BIM、TSP1、PTEN
miR-34	BCL-2、CDK4/6、cyclin E2	*let-7*	RAS、TWIST、HMGA1
miR-107	HIF-1		
miR-145	MYC、CDK6		
miR-192	ZEB2、BCL2、MDM2		
miR-215	YY1、ZEB1/2、RUNX1		

miR-34 家族是 p53 下游靶分子，有 3 个成员：miR-34a、miR-34b 和 miR-34c。miR-34a 编码基因位于染色体 1p36，而 miR-34b 和 miR-34c 编码基因位于染色体 11q23。除肺组织外，大多数组织 miR-34a 表达高于 miR-34b 和 miR-34c。但肿瘤组织 miR-34 表达降低，除了与 *miR-34* 基因启动子甲基化有关外，还与 p53 有关。在 *miR-34* 的结构内存在着一个 p53 结合位点。当 *p53* 突变或缺失后可导致 *miR-34* 活性降低，抑制细胞增殖的能力下降，从而引发肿瘤。MYC 也可以抑制 *miR-34* 表达。

3. 与血管生成有关的 miRNA（angiomiRs）

与血管生成有关的 miRNA 有两类：一类是促进血管生成；另一类是抑制血管生成（表 15-5）。

表 15-5 与血管生成有关的 miRNA（angiomiRs）

促进血管生成的 miRNA	靶 mRNA	抑制血管生成的 miRNA	靶 mRNA
miR-17～miR-92	TSP-1	miR-15b、miR-16	VEGF、VEGFR、BCL2
miR-130a	GAX、HOXA5	miR-20a、miR-20b	VEGF、HIF-1α
miR-132	p120RasGAP	miR-26	HGF、PIK3C2a
miR-210	Ephrin A3、VEGF	miR-126	VEGF、SPRED1、PIK3R2
miR-296	HGS	miR-128	VEGFR2
miR-378	Sufu、Fus-1		

（1）促进血管生成的 miRNA：miR-19a（*miR-17-92* 基因簇成员）的作用靶点为 TSP-1，TSP-1 是血管生成的负调节因子（见表 16-3）。miR-130a 的作用靶点是 GAX 和 HOXA5。GAX 和 HOXA5 均为血管生成的负调节因子，静息状态下内皮细胞表达升高。当内皮细胞受到生长因子刺激后，miR-130a 的表达显著提高，它通过降低 GAX 和 HOXA5 的作用来促进血管内皮细胞对生长因子的反应。miR-132 的靶分子被认为是 p120RasGAP，miR-132 通过下调 p120RasGAP 来激活 Ras，促进血管生成。p120RasGAP 表达于正常人的血管内皮，而非人肿瘤血管内皮。miR-132 在正常人的血管中表达则很低，但在人肿瘤血管中的水平很高。降低小鼠肿瘤细胞中 miR-132 的表达水平则可抑制血管生成，使肿瘤体积缩小。

miR-296 的作用靶点是肝细胞生长因子调节的酪氨酸激酶底物（hepatocyte growth

factor-regulated tyrosine kinase substrate，HGS）的 mRNA，可明显降低 HGS 的水平，进而增加 VEGFR2 和 PDGFRβ 在血管内皮细胞的表达。小鼠成瘤实验研究显示，过表达 miR-378 的神经胶质瘤细胞 U87 成瘤的体积显著增大，新生血管的管径明显变粗。miR-378 的作用靶点是 Hedgehog 信号途径中关键因子 Sufu（suppressor of fused）和 Fus-1，Sufu 和 Fus-1 是 Hedgehog 信号途径的负调节因子（见图 4-10），Hedgehog 信号途径可上调 VEGF 及 ANG1 和 ANG2 表达（参见第十六章第二节）。

（2）抑制血管生成的 miRNA：miR-15b 和 miR-16 可下调 VEGF 的作用。研究发现缺氧时诱导的低氧诱导因子（HIF）不仅可刺激 VEGF 表达，还可以下调 miR-15b 和 miR-16 表达。这些实验结果提示，肿瘤细胞在低氧胁迫下，可以通过下调 miR-15b 和 miR-16，解除 miR-15b 和 miR-16 对 VEGF 的抑制作用，从而激活内皮细胞，促进肿瘤组织的血管生成。

miR-126 可以通过抑制 SPRED1、PIK3R2，解除两者对 VEGF 信号途径的抑制，促进胚胎血管形成并维持管壁的完整性，miR-126 的这个作用有点类似 ANG1（见图 16-3）。miR-126 也通过与 VEGFA 3'- 非翻译区相互作用有效地下调 VEGFA 的表达，由于肿瘤组织 miR-126 表达下调，因此整体上来讲 miR-126 对肿瘤血管生成有抑制作用。

4. 与肿瘤转移有关的 miRNA（metastamiRs）

与肿瘤转移有关的 miRNA 也有两类：一类是促进肿瘤转移；另一类是抑制肿瘤转移（表 15-6）。

表 15-6　与肿瘤转移有关的 miRNA

促进肿瘤转移的 miRNA	靶 mRNA	抑制肿瘤转移的 miRNA	靶 mRNA
miR-9	FOXO1、KLF17	let-7	RAS、HMGA2
miR-10b	HOXD10、RB1CC1	miR-34a	SNAIL1、TGF-β-R1
miR-21	RhoB、Maspin、PDCD4	miR-126	CRK、SPRED1、PI3KR2
miR-155	RhoA、FOXO3a、SMAD2	miR-200	ZEB1/2
miR-221/222	p27、p57、PUMA	miR-215	ZEB1/2、RUNX1
miR-373	CD44、LATS2	miR-335	SOX4、TNC

（1）促进肿瘤转移 miRNA：HOX 蛋白一般在生物发育过程中调控许多基因，一些 HOX 蛋白也在肿瘤细胞行为上扮演重要的角色，如 HOXD10 能阻止肿瘤细胞移动所需的基因表达，尤其针对一个迁移的过程，HOXD10 就像是一个"刹闸"。miR-10b 被认为是潜在的癌基因，其表达水平在乳腺癌中明显上调，尤其是在转移能力较强的 MDA-MB-231 细胞株的表达水平是其在转移能力较弱细胞株 MCF-7 的 50 倍。小鼠实验显示过表达 miR-10b 的肿瘤细胞的增殖和促血管生成能力明显提高，并最终导致 80% 的实验组小鼠发生恶性肺部转移。研究进一步发现转录因子 Twist 调控 *miR-10b* 的转录，miR-10b 则通过下调 HOXD10（有 TSG 功能）表达，继而提高转移相关蛋白 RhoC 表达水平，增加肿瘤细胞的运动性，促进肿瘤细胞转移。另外，Twist 也可通过下调 *E-cadherin* 等黏附分子表达来促进肿瘤转移（图 15-3）（参见第十七章第三节）。

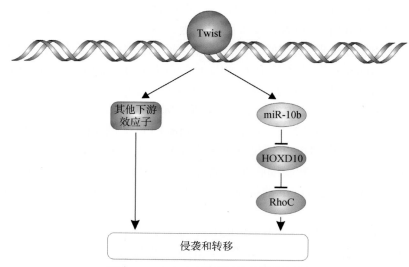

图 15-3　miR-10b 促进肿瘤转移的机制

转录因子 Twist 调控 *miR-10b* 的转录，miR-10b 则通过下调 HOXD10 的表达，继而提高转移相关蛋白 RhoC 表达水平，增加肿瘤细胞的运动性，促进肿瘤细胞浸润转移。另外，Twist 也可通过下调 *E-cadherin* 等黏附分子表达来促进肿瘤细胞的浸润和转移

　　研究显示 miR-373 和 miR-520c 能够促进非转移性乳腺癌细胞 MCF-7 浸润转移。进一步研究显示，miR-373 和 miR-520c 是同一个家族的成员，它们的种子序列（也就是最先的 8 个氨基酸）是相同的，这意味着它们可能有共同的靶分子。miR-373 和 miR-520c 的靶分子目前认为是 CD44 和 LATS2。细胞表面黏附分子 CD44 是多种 ECM 成分的受体（参见第十七章第二节），已证实它能抑制肿瘤的转移。LATS2 是 Hippo-YAP 信号途径的核心激酶，具有肿瘤抑制功能（见图 4-13）。

　　（2）抑制肿瘤转移因子 miRNA：上皮 - 间充质细胞转化（EMT）与肿瘤的浸润转移有关。miR-200 的靶点是转录因子 ZEB1，ZEB1 能抑制 *E-cadherin* mRNA 的转录，促进 EMT 和肿瘤转移的启动（见图 17-5）。miR-200 通过抑制 ZEB1 活性，增加 E-cadherin 表达来阻止肿瘤细胞转移。

　　在高侵袭性的乳腺癌 MDA-MB-231 细胞中，miR-126 和 miR-335 表达缺失，通过逆转录病毒转导的方法恢复 miR-126 或 miR-335 的表达可以使癌细胞的转移活性减少 80%。miR-126 能够抑制肿瘤的生长和增殖，但 miR-335 的表达不能改变细胞增殖或凋亡比率，而是诱导细胞形态改变，减少细胞运动性，限制细胞的侵袭转移。miR-335 负调控一组与肿瘤转移相关的靶分子，这些靶分子是 SOX4 和生腱蛋白 C（tenascin C，TNC）。SOX4 是祖细胞转录因子，TNC 是细胞外基质（ECM）蛋白，可以降低细胞与 ECM 间的相互作用，因此 miR-335 的表达缺失将增加肿瘤细胞转移能力，与患者的手术后复发和存活率下降有关。

三、miRNA 与表观遗传的相互调节机制及对肿瘤的影响

作为表观遗传调控形式之一，miRNA 与 DNA 甲基化和组蛋白修饰等可相互影响，共同调控细胞内基因的表达，影响肿瘤的发生。

1.miRNA 对 DNA 甲基化和组蛋白修饰的影响

miRNA 可通过调节 DNA 甲基化转移酶（DNMT）和组蛋白修饰酶的表达来调控表观遗传（图 15-4）。研究表明在非小细胞肺癌（NSCLC）内，miR-29 家族的表达是下调的，而 DNMT3a、DNMT3b 处于高表达状态，miR-29 家族与 DNMT3a、DNMT3b mRNA 的 3′UTR 端的互补性提示 DNMT 的 mRNA 是 miR-29 家族的作用靶点。若将外源性 miR-29 转染至肺癌细胞中，则可导致细胞整体甲基化水平降低，*FHIT* 和 *WWOX*（WW domain-containing oxidoreductase）等肿瘤抑制基因恢复表达，从而抑制肿瘤生长。另外，已有研究结果显示 miRNA 通过调节组蛋白修饰酶来调控基因表达，如 HDAC4 是鼠胚胎软骨组织特异的 miR-140 的靶点。

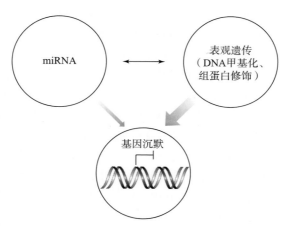

图 15-4　miRNA 与表观遗传对基因表达的影响

miRNA 和表观遗传均能抑制基因表达。此外，miRNA 与表观遗传之间也能相互影响，协调对基因表达的影响

2. DNA 甲基化和组蛋白修饰对 miRNA 基因表达的影响

表观遗传主要通过 DNA 甲基化、组蛋白修饰等方式调控 miRNA 表达（见图 15-4），研究已经证实一些具有抑瘤作用 miRNA 的表达下调（如 *miR-9*、*miR-34b*、*miR-124a*、*miR-145*、*miR-148a* 和 *let-7a-3* 等）与这些基因的 DNA 甲基化有关。使用 DNA 去甲基化剂 5- 杂氮 -2′- 脱氧胞苷（5-aza-dC）和 HDAC 抑制剂 4- 苯基丁酸（PBA）可使人类膀胱癌细胞 miRNA 的表达上调，其中特别是 miR-127，而 miR-127 的靶分子 BCL6 则表达下调。BCL-6 为一具有癌基因活性的转录抑制因子，BCL-6 还抑制 *p53* 表达，miR-127 对 BCL-6 的抑制作用提示 *miR-127* 是一肿瘤抑制基因。*miR-127* 位于染色体 14q32，该位点在造血系统恶性肿瘤中经常出现易位，在实体瘤中则表现为 LOH，这些改变与它的肿瘤抑制基因性质是一致的。

四、miRNA 表达谱的临床应用

人类肿瘤的发生、发展过程涉及 miRNA 的改变。检测患者 miRNA 表达谱（miRNA expression profile）可筛查某些人对某些肿瘤易感，可用作肿瘤诊断分类的工具，也可作为判断肿瘤患者预后的指标。

1. 在肿瘤诊断和预后判断中的潜在价值

miRNA 比 mRNA 更稳定，这样就使它相对容易检出。miRNA 表达谱在肿瘤组织中和正常组织中的表达存在明显差异，并且 miRNA 在不同肿瘤中具有特定的表达谱，这为肿瘤基因诊断开拓了一条新思路。研究表明，在大部分慢性淋巴细胞白血病（CLL）患者中 miR-15a 和 miR-16a 两个 miRNA 表达下调或表达缺失。随后其他研究者在肺癌、乳腺癌、直肠癌、乳头状甲状腺癌和肝癌等多种癌症中均发现 miRNA 表达的紊乱。研究表明，在大鼠肝癌细胞中 let-7a、miR-21、miR-23、miR-130、miR-190 和 miR-17-92 基因家族上调，而含量丰富的具有肝组织特异性的 miR-122 却呈下调状态，说明 miR-122 下调伴随肝细胞癌的发生，可能是肝癌潜在的标志物。有学者通过分析 334 个样品（大部分采自人的各种肿瘤组织）——由 217 个哺乳动物 miRNA 组成的表达谱，发现该 miRNA 表达谱可有效反映肿瘤组织的发展与分化状态，尤其有利于检测低分化型肿瘤。与常用的 mRNA 表达谱检测法相比，此方法更有效，该技术在肿瘤诊断和分型（如高分化、低分化、未分化等）中有十分重要的应用价值。虽然肿瘤组织与正常组织的 miRNA 表达谱存在差异，但一个关键的因素是表达变化达到何种程度才被认为差异具有生物学意义。这是一个复杂的问题，不同肿瘤可能不一样。有些肿瘤某个 miRNA 可能需 10 倍以上的表达差异被认为有意义，而对于另外一些肿瘤，这个 miRNA 可能只需 1～2 倍的表达差异就被认为有意义。

miRNA 表达谱的研究不仅有助于肿瘤诊断，对决定肿瘤细胞的起源可能也有帮助。由于肿瘤细胞的起源各不相同，它们的 miRNA 表达谱也会有所区别。原发瘤位置未知的转移瘤（metastatic cancer of unknown primary，CUP）是目前诊断结果中 10 种最常见的肿瘤类型之一，在人类恶性肿瘤中的比例达到 3%～5%。CUP 患者出现多种转移，但是未发现原发瘤。分析了 17 种分化很差、没有明显的组织学特征的肿瘤后，研究人员发现，为了对样本进行正确的分类，基于 miRNA 的分类方法比基于 mRNA 的分类方法更为有效。相比较于分析成千上万种 miRNA，只分析几百种 miRNA 的表达能更有效地预测 CUP。由于 miRNA 表达随着分化阶段发生改变，与作为对照的分化程度高的肿瘤相比，分化程度差的肿瘤，其 miRNA 表达水平整体偏低。而分化程度差的肿瘤中 miRNA 表达水平整体降低可能就是通过 miRNA 表达水平可以有效诊断 CUP 的原因。

对全世界的男性癌症患者来说，致死率最高的是肺癌。因此，发现新的预后标志物可以帮助对患者进行监控。通过对 104 位肺癌患者的单因素分析发现，miR-155 高表达和 let-7a-2 低表达的患者预后差。而多因素分析则表明，当考虑所有的临床变量时，miR-155 的高表达水平仍然与预后差相关。在另一项对 143 位肺癌患者的研究中发现，let-7 表达下调与外科治疗后存活时间缩短密切相关。由于 let-7 对 *RAS* 有负调控作用，提示 let-7 和 RAS 的表达与肺癌患者存活期之间存在联系。另外，研究人员将胰腺癌细胞中的 miRNA 的表达水平与正常胰腺和慢性胰腺炎组织细胞的 miRNA 进行比较，结果发现，胰腺癌细胞中 miRNA 表达水平与后两者不同，可以有效区分开来。miR-196a-2 的高表达可以用于预测不良预后。

一般而言，急性淋巴细胞白血病（ALL）比急性髓细胞性白血病（AML）有更好的预后效果，但是这其中到底存在什么机制区别至今尚不清楚。通过对 miRNA 表达谱分析，研究人员发现了 27 种在 ALL 和 AML 中不同表达的 miRNA。与 AML 不同，ALL 中 miR-128a 和 miR-128b 过表达，而 let-7b 和 miR-223 则表达下调，这 4 种 miRNA 是 AML 和 ALL 差别最大的 miRNA。研究人员也发现，ALL 中 miR-128 的过表达至少部分与启动子低甲基化有关，而与其基因组位点的扩增无关。因此，即使是只通过 miRNA 表达谱分析，也可以将 AML 与 ALL 区别开来。

我国学者最近的研究显示，miR-26 是肝癌和干扰素治疗敏感性的预测指标。miR-26 在肿瘤组织的表达低于对应的癌旁组织，肿瘤组织低表达的患者术后的预后较差，但这部分患者对术后干扰素治疗的反应较好。研究发现，肝癌组织中 miR-26 表达水平较低与 IL-6 和 NF-κB 的表达异常增高有关，IL-6 和 NF-κB 可能是 miR-26 靶点。众所周知，IL-6 和 NF-κB 的异常增高在慢性炎症促癌中占有重要地位，因此 miR-26 很可能在乙型肝炎病毒感染相关的肝癌发生中起较为关键的作用。

2. 在肿瘤治疗中的潜在价值

肿瘤的发生可能由两方面因素引起：一方面，可能由于某些特定的 miRNA 低表达或不表达，因此可采用基因治疗的方法，导入相应的外源 miRNA，或激活这些 miRNA，来降低细胞内蛋白表达量，称为 agomiR；另一方面，可能由于某些特定的 miRNA 高表达，因此可采用多种方法下调或抑制相应 miRNA 的表达来提高细胞内蛋白表达量。如 Krutzfeldt 等设计了名为"antagomir"的这些新试剂，是通过化学方法合成的寡核苷酸，具有与天然 miRNA 形成互补的序列（图 15-5）。对小鼠静脉注射拮抗 miR-16、miR-122、miR-192 和 miR-194 的 antagomir，会使肝、肺、肾、心脏、小肠、脂肪、皮肤、骨髓、肌肉、卵巢和肾上腺等中的相应的 miRNA 明显减少。采用反义技术（anti-miRNA oligonucleotides，AMO）下调 miRNA 表达，这些都将成为可行的治疗手段。例如，在慢性淋巴细胞白血病（CLL）研究中发现，miR-15a 和 miR-16-1 存在缺失或下调，miR-15a 和 miR-16-1 的表达与 CLL 中 BCL-2 的表达相反，这两个 miRNA 在转录后的水平上对

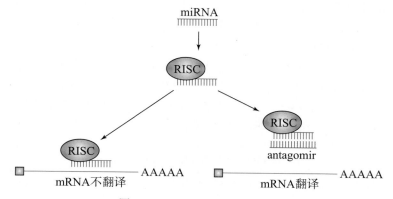

图 15-5　antagomir 的作用机制

antagomir 可与靶 miRNA 互补，阻断其作用机制

BCL-2 起负调节作用。在白血病细胞系中已经观察到，含有 9bp BCL-2 互补序列的 miR-15a 和 miR-16-1，通过抑制 BCL-2 蛋白表达，诱导肿瘤细胞凋亡。miR-15a 和 miR-16-1 是 BCL-2 天然的反义作用因子，可以用于治疗 BCL-2 过表达的肿瘤。

miRNA 在肿瘤中的应用目前尚在研究中。体外研究显示抑制 miR-21 的表达能增进胆管癌细胞对化疗药物吉西他滨治疗的敏感性，这些结果为将 miRNA 作为治疗靶点提供了试验基础。目前，利用 miRNA 为基础的生物治疗的主要障碍是如何有效地将 miRNA 或反义寡核苷酸 anti-miRNA 在体内导入靶细胞。研究显示，经过修饰的 miRNA 在体内的半衰期更长、功效更久，如通过 2'-O- 甲基化或锁核酸（locked nucleic acid，LNA）等修饰的反义寡聚核苷酸能提高寡核苷酸的稳定性和它的治疗效果。

第二节　lncRNA 在肿瘤中的角色

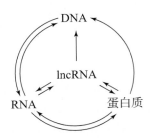

图 15-6　lncRNA 的作用方式
lncRNA 与 DNA、RNA 和蛋白质之间有广泛的互动，因此 lncRNA 参与各种细胞活动

与 miRNA 不同，长链非编码 RNA（long noncoding RNA，lncRNA）是一类转录本长度超过 200nt 的功能性 RNA 分子，但缺乏能翻译起始因子结合的 Kozak 序列，因此被认为不能编码蛋白。在不同种类的非编码 RNA 中，lncRNA 是数量最多的一类，目前人体组织已鉴定有 58 648 个 lncRNA 基因（比 2 万个蛋白编码基因多），更多的 lncRNA 基因将会被发现，成熟的 lncRNA 位于细胞核或细胞质，而且随着细胞活动是不断变化的。虽然不编码蛋白，但 lncRNA 与 DNA、RNA 和蛋白质网络之间有广泛的互动（图 15-6），因此 lncRNA 参与各种细胞的活动。最近大量研究显示，lncRNA 也很深地介入肿瘤生长过程。

一、lncRNA 结构和功能特点

对 lncRNA 研究始于 20 世纪 90 年代对 X 染色体失活的研究，当时发现负责 X 染色体失活的 *XIST*（X-inactive specific transcript）缺乏 ORF，不编码蛋白，随后研究显示细胞内存在大量非编码的功能性 RNA，包括 lncRNA。虽然 lncRNA 缺乏 ORF，但大多数 lncRNA 在结构上类似 mRNA，5′ 端有帽子，3′ 端有多腺嘌呤，可形成二级结构，二级结构对 RNA 功能至关重要，转录也受 RNA 聚合酶 II 调节。lncRNA 与 mRNA 的特点见表 15-7。由于 lncRNA 长度相对较长，它可以降解成 miRNA 发挥作用，因此 lncRNA 与 miRNA 不仅在功能上会有重叠，而且还有相互调节。lncRNA 在结构上的特点使得作用方式与 miRNA 有所不同，miRNA 主要通过调节 mRNA 的稳定性和蛋白翻译来发挥作用，而 lncRNA 没有固定的作用模式，作用方式更加多样化。

表 15-7　比较 lncRNA 与 mRNA

项目	lncRNA	mRNA
蛋白编码能力	缺乏	有
亚细胞定位	细胞核多见	细胞核和细胞质

续表

项目	lncRNA	mRNA
转录水平	低	丰富
稳定性	低	正常
剪接能力	较弱	较强
序列保守性	较低	较高
细胞特异性	较强	正常

　　近年来对 lncRNA 的研究迅速发展，但是绝大部分的 lncRNA 的功能仍然是不清楚的，目前认为 lncRNA 主要通过信号分子（signals）、诱饵分子（decoys）、向导分子（guides）和支架分子（scaffolds）4 个方面发挥作用。信号分子：这些 lncRNA 分子特定细胞表达，与某种刺激有关，显示其信号分子特性，与转录因子共同作用，调节基因表达。诱饵分子：这些 lncRNA 分子与转录因子或其他蛋白结合，阻止其对基因表达的调节作用。向导分子：这些 lncRNA 分子可能起到一个向导的作用，他们将各种调控蛋白质招募到一起，组成蛋白调控复合体（protein regulatory complex），并且确保这些复合体结合到基因组中特定的位点上，发挥基因表达调控作用。支架分子：这些 lncRNA 分子与多个蛋白形成核糖核蛋白（ribonucleoprotein，RNP）复合物，lncRNA-RNP 复合物作为支架影响组蛋白修饰，进而影响染色质的稳定性。

　　大量研究结果显示，lncRNA 对细胞活动的影响是多方面的，表现在基因组印记、表观遗传调控、细胞周期和分化调控等方面。lncRNA 的亚细胞定位影响其功能发挥，细胞质 lncRNA 主要影响 mRNA 稳定性和蛋白质翻译，细胞核 lncRNA 主要影响基因表达。lncRNA 和蛋白的相互作用是 lncRNA 的生物学功能实现的一个比较普遍的形式，lncRNA 被认为具有蛋白的分子支架（molecular scaffold）功能，如 HOTAIR、ANRIL 和 XIST 都可以将组蛋白修饰酶带到局部诱导 *HOXD* 基因、*INK4* 基因和 X 染色体沉默。除此以外，lncRNA 还可以直接与 DNA 和 RNA 形成复合物对基因的转录及表达进行调节（见图 15-6）。

二、lncRNA 对肿瘤的影响

　　研究表明 lncRNA 异常表达影响肿瘤的生物学行为，加之 lncRNA 表达的组织特异性，它可被用作肿瘤诊断的标志物和治疗靶点（表 15-8）。下面就介绍几个有代表性的 lncRNA 及对肿瘤的影响。

表 15-8　lncRNA 与人类相关的肿瘤

lncRNA（定位）	机制	在肿瘤中的角色
ANRIL（9p21）	表观遗传、miRNA 作用	癌基因
GAS5（1q25.1）	p21 ↑，E2F1 ↓，cyclin D ↓，凋亡	TSG
H19（11p15.5）	miRNA 作用、信号转导	癌基因
HEIH（5q35）	表观遗传、细胞周期	癌基因

lncRNA（定位）	机制	在肿瘤中的角色
HOTAIR（12q13.13）	EMT、表观遗传、miRNA 作用	癌基因
HULC（6p24.3）	与 CREB 互作，使 miR-372 功能失活	生物标志物
MEG3（14q32）	DNA 损伤反应、p53 激活	TSG
MALAT1（11q13.1）	EMT、表观遗传、Wnt 信号	癌基因
NEAT1（11q13.1）	表观遗传、激素	癌基因
PCA3（9q21.2）		生物标志物
PCAT1（8q24.21）	DNA 损伤反应、miRNA 作用	癌基因
PCGEM1（2q32）	调节激素、MYC	癌基因
PVT1（8q24）	下调 p15/16	癌基因
SChLAP1（2q31.3）	表观遗传	癌基因
TSIX（Xq13）	表观遗传	癌基因
UCA1（19p13.12）	miRNA 作用	癌基因
XIST（Xq13）	表观遗传	视肿瘤而定

1. MALAT1 最初发现与肺癌转移有关，它通常在肿瘤中表达增高

MALAT1（metastasis-associated lung adenocarcinoma transcript 1）也称为 *NEAT2*（nuclear-enriched abundant transcript 2），是 2003 年行 NSCLC 消减杂交时被发现的 lncRNA，高表达 MALAT1 的 NSCLC 患者往往呈现转移倾向，患者预后差。MALAT1 长度约为 8000nt，主要定位于核散斑（nuclear speckle）。核散斑位于染色体之间，富含 pre-mRNA 剪接因子，与 mRNA 处理有关。由于它的定位特点，MALAT1 在功能上主要涉及核结构的组织、mRNA 的处理和基因表达等。虽然 MALAT1 最初在 NSCLC 中被发现，但随后的研究显示它在不同类型的人类癌症中也表达增高，如结直肠癌、宫颈癌、肝癌和乳腺癌等，提示 MALAT1 具有癌基因功能。MALAT1 促进肿瘤生长的机制在不同肿瘤中可能不一样。概括地讲，MALAT1 可通过不同途径诱导 EMT 和干细胞性来促进肿瘤生长及浸润转移。

2. HOTAIR 诱导基因沉默，在肿瘤中表达增高

HOTAIR（Hox transcript antisense intergenic RNA）是一广泛研究的 lncRNA，由 HOXC 基因簇（12q13.3）编码，长度为 2158nt。一般认为 HOTAIR 通过 5′ 端结合 PRC2 复合体，而 3′ 端结合 LSD1/CoREST/REST 复合体来发挥功能（图 15-7），PRC2 中的 EZH2 诱导 H3K27 甲基化（见表 14-19），而 LSD1 使 H3K4 去甲基化（见表 14-17），结果是诱导基因沉默，使肿瘤转移抑制基因 HOXD10 失活就是通过这种方式。研究显示由于 HOTAIR 是通过染色质重塑引起 PRC2 复合体和 LSD1/CoREST/REST 复合体在全基因组范围内的重新定位，因此它对基因表达的调节是全方位的。研究已显示 HOTAIR 在许多不同类型肿瘤中呈高表达，造成肿瘤抑制基因 / 凋亡基因等沉默，进而促进肿瘤生长和浸润转移。

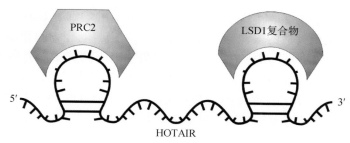

图 15-7　HOTAIR 介导基因沉默的分子机制

HOTAIR 相当于一种"桥接分子"，5′ 端结合 PRC2 复合体，而 3′ 端结合 LSD1/CoREST/REST 复合体，通过诱导
H3K27 甲基化和 H3K4 去甲基化使第 2 号染色体的 HOXD 位点基因沉默

3. *ANRIL* 是反义 RNA，诱导 *INK4* 基因位点沉默

ANRIL（antisense non-coding RNA in the INK4 locus）顾名思义是编码 *INK4* 基因位点的反义 RNA，长度为 3800nt，它的表达与 *INK4* 基因位点的沉默有关。*INK4* 基因位点编码 4 个 CDK 抑制蛋白（见第 91 页），是肿瘤抑制蛋白，在调控细胞周期、细胞衰老、干细胞的自我更新和凋亡中具有重要的作用。以往研究已显示肿瘤组织大多存在 *INK4* 基因位点的缺失和高甲基化，新的研究显示 ANRIL 也是介导 *INK4* 基因位点失活机制之一。像 HOTAIR 连接 PRC2 和 LSD1 复合物一样，ANRIL 可连接 PRC1 和 PRC2，从而导致 ANRIL/PRC1/2 介导 *INK4* 基因位点沉默。

4. *H19* 是印记基因，在肿瘤中表达增高

H19 是一印记基因，仅表达母源的等位基因（见表 14-3）。*H19* 编码的 lncRNA 长度约为 2300nt。*H19* 基因位于 *IGF-2* 基因下游，与 *IGF-2* 基因共享一个增强子（见图 14-6），*IGF-2* 是一母源印记基因（见表 14-3）。*H19/IGF-2* 基因位点与发育和疾病密切相关，该位点的调节紊乱会产生许多发育异常综合征和肿瘤。*H19* 的表达有些类似癌胚抗原，即胚胎细胞高表达，出生后表达迅速降低，发生肿瘤时又恢复表达。另外，*H19* 的表达受到 c-MYC 的调节，c-MYC 高表达在肿瘤中是很常见的。H19 的作用比较多样化，是多功能 lncRNA。H19 可通过 miRNA 途径来发挥功能，一方面 H19 是 miR-675 前体（H19 基因第一外显子转录产物），H19 通过 miR-675 对靶分子（RB、RUNX1 和 E-cadherin 等肿瘤抑制基因）的抑制作用实现其功能；另一方面 H19 可像"海绵"（sponge）一样绑定某些具有抗癌作用的 miRNA，如 let-7、miR-200 和 miR-106a 来发挥作用。H19 也可通过募集 PRC2 复合物来对染色质修饰，调节基因表达。另外，H19 也可通过使 p53 失活来实现其功能，总之 H19 是多功能 lncRNA。对 H19 在肿瘤中的角色有不同的报道，研究显示某些肿瘤缺乏 H19 表达，提示其有抗癌作用。

5. XIST 和 TSIX 调节 X 染色体失活

众所周知，因剂量补偿作用（dosage compensation）原因，雌性胚胎在发育早期，细胞中的一条 X 染色体会发生随机失活（参见第九章第二节）。X 失活中心（X inactivation center，XIC）是 X 染色体失活（X chromosome inactivation，XCI）的调控开关，包含许多与 XCI 有关的基因，其中关键的是 *XIST*。*XIST* 基因转录一条长 17 000nt 的 lncRNA，XIST 通过募集 PcG 和 hnRNPK 等蛋白，使 XCI，特别是在含有功能基因区域有丰富的 XIST（图 15-8）。通常 XCI 是稳定的，但在某些老年人或转化细胞中，失活的 X 染色体

可能会出现不稳定，某些基因可恢复表达，在乳腺癌等肿瘤细胞 Barr 小体也会消失。老年人和转化细胞会出现失活的 X 染色体不稳定现象，这与老化细胞和癌细胞整体甲基化水平降低有关（见表 8-2）。*XIST* 在人类肿瘤的角色因不同肿瘤而有所不同，已有研究显示在女性乳腺癌、卵巢癌和子宫内膜癌等肿瘤中 *XIST* 表达下调，这种低表达可能与女性的 *BRCA* 缺失有关，*XIST* 表现为抑癌基因功能，而在结直肠癌、胃癌、肺癌等肿瘤中 *XIST* 则表达上调，表现为癌基因功能（见第 330 页）。

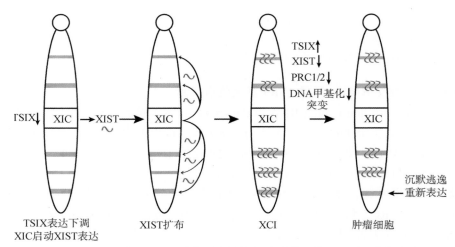

图 15-8　XIST 诱导 XCI，肿瘤时失活的 X 染色体上某些基因可重新表达

当某条 X 染色体启动失活时，XIC 表达 XIST，XIST 迅速扩散到整条染色体，导致该条染色体失活。肿瘤时由于维持机制失调或突变，失活的 X 染色体上某些基因可重新表达，这有助于肿瘤发生

　　TSIX 是 *XIST* 的反义基因，拮抗 XIST 的表达，两者共同调节启动 XCI。在 XCI 之前，2 条 X 染色体均有 TSIX 低表达，这样可以阻止 XIST 的作用。当 X 染色体启动失活程序之后，两条 X 染色体迅速下调 TSIX 表达，而失活的 X 染色体启动并持续表达 XIST，这样可以维持 XCI 状态。*TSIX* 在不同肿瘤中表达上调，呈现癌基因功能。肿瘤细胞 TSIX 高表达显然会拮抗 XIST 的表达，导致失活 X 染色体上的某些沉默基因重新激活，这有利于肿瘤的发生。

6. *MEG*3 是印记基因，在肿瘤中表达降低

　　MEG3（maternally expressed gene 3）也是印记基因，仅表达母源的等位基因（见表 14-3）。该基因位于人染色体 14q32.3 的 *DLK1-MEG3* 位点，编码 lncRNA（1600nt），许多正常组织均有表达。肿瘤细胞 MEG3 表达下调或缺失导致肿瘤细胞 MEG3 表达下调或缺失的原因有多种，包括基因缺失和启动子甲基化等。恢复 MEG3 表达则可以抑制肿瘤细胞生长，促进细胞凋亡，提示 MEG3 具有肿瘤抑制功能。一般认为 MEG3 的抗癌作用与 p53 有关，它降低 MDM2 表达使 p53 表达增加，因为 MDM2 具有负调节 p53 作用（见图 6-10）。

7.*GAS5* 具有肿瘤抑制基因功能

　　GAS5（growth arrest-specific 5）基因定位于染色体 1q25.1，该基因的 RNA 剪辑成 2 个转录本，即 GAS5a（612nt）和 GAS5b（651nt）。GAS5 是广泛表达的 lncRNA，与

细胞增生有关，在多种恶性肿瘤中呈低表达。GAS5 的表达与肿瘤大小和分期呈反比。裸鼠实验显示，高表达 GAS5 可抑制乳腺癌移植瘤生长，促进肿瘤细胞凋亡。在分子层面，GAS5 有一段序列在结构上与皮质激素受体反应元件（glucocorticoid receptor response element，GRE）类似，因此可结合皮质激素受体（glucocorticoid receptor）而抑制激素依赖肿瘤的生长。另外，最近研究显示，GAS5 也可以绑定 miR-21，抑制其致瘤功能。

三、lncRNA 在肿瘤临床的应用

随着人们对 lncRNA 在肿瘤发生中作用认识的不断深入，lncRNA 正逐渐成为肿瘤的生物标志物和治疗靶点。

1. lncRNA 作为肿瘤的生物标志物

lncRNA 在细胞内的表达水平一般比 mRNA 低，而且它们的表达有细胞特异性。由于 lncRNA 的表达存在细胞特异性，因此它可被用来作为肿瘤诊断的标志物。虽然 PSA 已被广泛用于前列腺癌的筛查，但由于灵敏度和特异度的问题仍不能满足临床需求，因此研发新的前列腺癌的标志物仍是值得探索的工作。SChLAP1（second chromosome locus associated with prostate-1）是一 lncRNA，它在侵袭性前列腺癌中呈过表达，它的表达水平对鉴别前列腺癌的恶性程度有帮助。从机制上讲，SChLAP1 对抗染色质修饰复合体 SWI/SNF 的全基因组定位和调控功能，提示 SChLAP1 至少部分通过对抗 SWI/SNF 复合体的肿瘤抑制功能而促进了肿瘤的发展。

PCA3（prostate cancer antigen 3）也是 lncRNA（3.7kb），虽然 PCA3 在前列腺癌的角色尚不清楚，但 PCA3 是目前最佳的前列腺癌标志物，90% 以上的前列腺癌 PCA3 呈高表达，它是继 PSA 之后，第二个被 FDA 批准用于前列腺癌诊断的标志物。最近有学者发现，检测尿中 PCA3 和 TMPRSS2-ERG 融合蛋白优于单独 PSA 检测。

H19 是一广泛研究的 lncRNA，在胚胎细胞中高表达，出生后表达迅速降低，当发生肿瘤（如胃癌）时，血液中 H19 浓度升高，可作为胃癌诊断标志物。lncRNA AA174084 和 UCA1 在胃癌患者的胃液中也比正常人高，有学者认为这些 lncRNA 是胃癌潜在的诊断标志物。

UCA1（urothelial carcinoma associated-1）和 WRAP53（WD repeat containing，antisense to TP53）是 lncRNA，研究显示晚期肝癌患者血清 UCA1 和 WRAP53 水平比正常人和丙型肝炎患者高，因此有学者认为 UCA1 和 WRAP53 可作为肝癌诊断的血清标志物，特别当 UCA1 和 WRAP53 与甲胎蛋白联用时，可提高肝癌诊断率（Kamel et al，2016）。

2. lncRNA 作为肿瘤治疗靶点

由于 lncRNA 已展示影响肿瘤的发生与生长，因此它可被用作肿瘤治疗靶点。对 lncRNA 在肿瘤治疗的研究思路与 miRNA 类似，对在肿瘤表达降低的 lncRNA 可通过不同途径提高它们的表达，对肿瘤表达升高的 lncRNA 则降低它们的表达，如文献已显示用 RNAi 技术可下调 HOTAIR、MALAT1 和 ANRIL 表达，进而抑制肿瘤生长，促进细胞凋亡。也可用反义寡核苷酸（antisense oligonucleotides，ASO）诱导 RNaseH 降解 lncRNA。ASO 是指人工合成的长 17 ～ 22nt 的单链 DNA 分子，能与特定的 RNA 互补结合从而抑制它的功能。有用 ASO 介导肿瘤细胞 MALAT1 降解进而降低肿瘤细胞恶性行为的报道。

虽然 ASO 在研究上不像 RNAi 那么广泛，但 ASO 也有其独特的一面，因为它们是单链，比较容易进入细胞核，而细胞核是 lncRNA 的主要存在部位。

另外，还有核酶（ribozyme）和核酸适体（aptamer）等方法抑制细胞 lncRNA 来治疗肿瘤的报道。核酶是一类具有酶活性的 RNA 分子，由两部分组成：中间为保守的核苷酸序列（活性中心）和两端的引导序列，引导序列与靶 RNA 互补结合时，中间功能区则可通过降解 RNA 的磷酸二酯键而分解消化靶 RNA，而核酶本身在作用过程中并不消耗，它是一种特殊的反义 RNA。核酸适体是能特异结合靶分子的寡核苷酸（DNA 或 RNA），能够形成特定的二级和三级结构，与蛋白质和其他生物大分子特异结合，又被称为化学抗体（chemical antibody）。与蛋白质抗体比较，核酸适体分子比较小，结构易变，缺乏免疫原性。

虽然小 RNA 及反义核酸相关技术的应用有许多成功的研究成果，但这些技术真正走出实验室进入临床应用仍有很长的路要走。值得考虑的问题有：①生物安全性问题。这些技术诱导基因沉默有一定剂量效应，而注射中加入大体积的溶液会增加对实验动物的刺激。重组质粒载体、逆转录病毒载体及腺病毒载体等各种载体自身具有的潜在危险因素及外源性遗传物质对生物群体遗传特征可能存在的影响。②对哺乳动物细胞，存在转染效率低及不能完全关闭靶基因的表达的问题。③这些小 RNA 或反义核酸的体内稳定性问题，是否会被体内的核酸酶降解。④特异性问题，是否会产生脱靶效应。

第三节　RNA 甲基化（m6A）与肿瘤

近年来，随着 RNA 表观遗传学的兴起，RNA 修饰受到广泛关注。比如，我们熟知的真核细胞 RNA 存在 5' 端的 Cap 及 3' 端的 ployA 修饰，它们在转录调控中起到了十分重要的作用。RNA 内部修饰（internal modification）有 100 多种，常见的内部修饰包括 N6- 腺苷酸甲基化（m6A）、N1- 腺苷酸甲基化（m1A）、胞嘧啶羟基化（m5C）等。RNA 的修饰不仅存在于 mRNA，同样也存在于 non-coding RNA，这些修饰通过调控 RNA 代谢以影响蛋白质生物合成。

一、RNA m6A 修饰的调控和功能

m6A 修饰指 RNA 的腺嘌呤（A）第六位 N 处发生甲基化。在哺乳动物中，发生 m6A 修饰的腺嘌呤比例为 0.1% ～ 0.4%，算起来每条 mRNA 有 3 ～ 5 个 m6A 位点。当 DNA → RNA 过程中，METTL3（methyltransferase-like 3）、METTL14 和 WTAP（Wilms' tumor 1-associated protein）等形成复合物对腺嘌呤发生 m6A 修饰，这类蛋白被称为写手（writer）。METTL3 具有催化酶活性，但完成该催化作用需要 METTL14 和 WTAP 协助。RNA 甲基化是一种可逆过程，在 FTO（fat mass and obesity-associated protein）和 ALKBH5（α-keto-glutarate-dependent dioxygenase alkB homolog 5）这两种酶的作用下发生去甲基化，这类酶被称为擦皮（eraser）。

已经发生 m6A 修饰的碱基位点可被特定蛋白识别，这些蛋白被称为识别蛋白（reader）。

已知的识别蛋白有 YTHDF（YTH domain family）1/2/3、YTHDC1、IGFBP（IGF binding protein）和 hnRNP（heterogeneous nuclear ribonucleoprotein）等。这些蛋白与 m6A 结合后能够在转录后水平上调控 RNA 的代谢（图 15-9）。

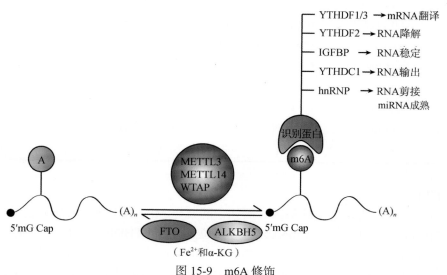

图 15-9　m6A 修饰

METTL3、METTL14 和 WTAP 等形成复合物催化腺嘌呤 A 发生 m6A 修饰，METTL16 也具有催化 m6A 作用，FTO 或 ALKBH5 可使 m6A 去甲基化，FTO 和 ALKBH5 是 Fe^{2+}/α- 酮戊二酸（α-KG）依赖的加氧酶。m6A 可被 YTHDF1/2/3 和 YTHDC1 等蛋白识别，功能涉及 RNA 的稳定性、运输、剪接和翻译等

　　RNA m6A 修饰的功能是多方面的，包括 RNA 剪接、RNA 成熟、RNA 出核、RNA 翻译和 RNA 降解等。另外，RNA m6A 修饰也参与调节 miRNA 和 lncRNA 表达。

二、RNA m6A 修饰异常对肿瘤的影响

　　RNA m6A 修饰的稳定对细胞活动是必不可少的。参与 m6A 修饰的蛋白一旦出现异常将会影响 RNA 降解、翻译和出核速度等，从而引起一系列疾病，包括肿瘤、肥胖和神经性疾病等（Huang et al，2020）。一般将在肿瘤表达增高的修饰蛋白称为癌蛋白，将在肿瘤表达降低的修饰蛋白称为抑癌蛋白。但由于一种修饰蛋白可调控的多条 mRNA，这些修饰蛋白在肿瘤中的作用是复杂的，在某一肿瘤到底是促癌还是抑癌要视它的靶点来定。与肿瘤细胞 DNA 甲基化异常类似，肿瘤细胞总 m6A 水平是降低的，局部 m6A 水平升高，提示 m6A 水平影响肿瘤细胞的生长和增殖（表 15-9）。

表 15-9　m6A 修饰蛋白在肿瘤中的角色

肿瘤	修饰蛋白表达	靶 RNA	机制	肿瘤中的角色
膀胱癌	METTL3 ↑	CDCP1 ↑	促进 CDCP1 翻译	癌基因
结直肠癌	METTL3 ↑	miR-1246 ↑	SPRED2 ↓	癌基因
	YTHDF3 ↑	lncRNA GAS5 ↓	GAS5 ↓，YAP ↑	癌基因

肿瘤	修饰蛋白表达	靶 RNA	机制	肿瘤中的角色
AML	METTL14 ↓	*XIST* ↑	激活多条促癌信号通路	抑癌基因
	METTL14 ↑	*c-MYC*, *MYB* ↑	细胞分化↓, HSC/LSC ↑	癌基因
	METTL3 ↑	*MYC*, *BCL-2* ↑	促进 MYC 翻译	癌基因
	FTO ↑	*ASB2*, *RARA* ↓, *MYC* ↑	*ASB2*、*RARA* 降解，MYC ↑	癌基因
	YTHDF2 ↑	*TNFRSF2* ↓	*TNFRSF2* 降解	癌基因
肝细胞癌	METTL14 ↓	*miR-126* ↓	促进 *miR-126* 加工	抑癌基因
	METTL3 ↑	*SOCS2* ↓	YTHDF2 依赖方式下调 *SOCS2*	癌基因
恶性胶质瘤	ALKBH5 ↑	*FOXM1* ↑	经 lncRNA FOXM1-AS 介导	癌基因
NSCLC	ALKBH5 ↑	*TIMP3* ↓	*TIMP3* 降解	癌基因

1. METTL3

METTL3 一般被认为是个癌基因。例如，膀胱癌 METTL3 表达增高，它可增加癌基因 *CDCP1* 的 mRNA 3′UTR 区域 m6A 增加，该位点可被 YTHDF1 识别，进而促进 *CDCP1* 的翻译，与膀胱癌发生有关。*CDCP1*（Cub-domain containing protein-1）是一种跨膜糖蛋白，调节细胞黏附。*CDCP1* 在肿瘤中呈过表达，促进瘤细胞生长。在肝癌中 METTL3 表达与患者的预后不良呈正相关。研究显示，METTL3 通过 YTHDF2 依赖方式抑制 SOCS2 的 mRNA 稳定性，使其降解。SOCS2 是调节 JAK-STAT 信号途径的负调节蛋白，具有抗癌基因功能（见第 68、69 页）。

在 AML 细胞 METTL3 的表达也高于正常造血干细胞，敲出 *METTL3* 基因可以抑制 AML 细胞增殖，促进 AML 细胞分化。METTL3 促进白血病发生的机制可能在于它可促进癌基因 *MYB* 和 *BCL2* mRNA 的翻译。也有 METTL3 直接作用靶基因 *SP1* 和 *SP2*，转录因子 SP1 和 SP2 再上调 *MYC* 表达的报道。

2. METTL14

METTL14 具有原癌基因和抑癌基因双重角色。在白血病中 METTL14 通过对 *MYB/MYC* 靶向基因进行 m6A RNA 修饰引起 *MYB/MYC* 表达增高，进而抑制髓样细胞分化和造血干细胞的自我更新，与 AML 发生有关。但在肝癌中 METTL14 表达下调。进一步的研究发现，METTL14 以 m6A 依赖的方式对不成熟的 miR-126 加工，下调 *METTL14* 表达会导致 miR-126 成熟受阻，miR-126 降低会引起肝癌细胞转移，提示 METTL14 具有抑制肝癌细胞转移作用。

XIST 是一种 lncRNA，它的表达对 X 染色体失活是必不可少的（见第 325 页）。XIST 表达紊乱与肿瘤发生有关。例如，女性生殖系统乳腺癌、宫颈癌和卵巢癌 XIST 表达下调，表现为抑癌基因功能，但在结直肠癌、胃癌、肺癌等肿瘤中 XIST 表达上调，则表现为癌基因功能。最近的研究显示 XIST 是 METTL14 的下游靶标，METTL14 对 XIST mRNA 甲基化，该 m6A 位点被 YTHDF2 结合后，促进 XIST mRNA 降解，从而抑制细胞增殖。在结直肠癌中，METTL14 的表达降低，使 XIST mRNA 的 m6A 水平下降，进而上调 XIST 表达，XIST 再激活多条信号通路致癌。例如，XIST 可以通过隔离 miR-200b 并

促进上皮 - 间充质细胞转化（EMT）来加速结直肠癌的增殖和转移。

3. FTO

FTO 基因（16q12.2）是一种与肥胖相关的基因，也称为肥胖基因。在急性白血病中 FTO 表达增高，可以降低抑癌基因 *ASB2* 和 *RARA*（retinoic acid receptor α）mRNA m6A 修饰水平，调控 *ASB2* 和 *RARA* 的表达，促进白血病原癌基因介导的白血病细胞转化。FTO 还可以抑制全反式维甲酸（all-trans-retinoic acid，ATRA）介导的细胞分化作用。研究显示，FTO 是一个潜在的肿瘤治疗靶点。临床使用的非甾体抗炎药甲氯芬那酸（meclofenamic acid，MA）通过与 FTO 竞争结合位点，从而抑制 FTO 去甲基化的功能，提示其潜在的肿瘤治疗价值。

4. ALKBH5

ALKBH5 在胶质母细胞瘤中呈过表达，ALKBH5 高表达的患者预后差。研究显示，ALKBH5 通过 m6A 去甲基化的方式使癌基因 FOXM1 转录本去甲基化，去甲基化的 FOXM1 转录本可促进 RNA 结合蛋白人抗原（human antigen R，HuR）结合，导致 FOXM1 转录本稳定性增加，FOXM1 蛋白表达增多，这对维持胶质瘤干细胞（glioblastoma stem-like cell，GSC）增殖和肿瘤发生至关重要。随后研究人员进一步发现，FOXM1-AS（FOXM1 反义 lncRNA）募集 ALKBH5 到 FOXM1 部位，促使 FOXM1 转录本去甲基化。

5. YTHDF

m6A 识别蛋白 YTHDF2 在已研究的不同肿瘤中呈高表达，提示其具有癌基因作用。与正常骨髓样品相比，YTHDF2 在 AML 中表达明显升高，提示 YTHDF2 促进白血病的作用。通过筛查，研究人员发现 TNF 介导的细胞凋亡通路在白血病中被抑制，其中 TNFR2（TNFRSF2）是 YTHDF2 的靶基因。TNFR2 属于 TNF 受体超家族（见图 11-6），介导 TNF 信号通路。YTHDF2 结合降低 TNFR2 mRNA 的稳定性，并促进其降解，从而抑制 TNF 信号通路。YTHDF2 失活可使白血病细胞对 TNF 更加敏感，但对正常造血干细胞没有负面影响，提示 YTHDF2 抑制剂可靶向白血病细胞。

在结直肠癌 *YTHDF3* 表达明显高于正常组织。癌组织 *YTHDF3* 表达增高的原因是正常组织 *lncRNA GAS5* 与 YAP 结合促使其磷酸化，经泛素介导途径降解（见图 4-13），使 YAP 的靶基因 *YTHDF3* 不表达。肿瘤组织 *GAS5* mRNA m6A 位点被 *YTHDF3* 识别，经 YTHDF3-m6A 依赖的方式降解，导致 *GAS5* 丧失对 YAP 的抑制作用，YAP 在细胞质水平增高，入核与转录因子结合，促进靶基因 *YTHDF3* 表达。*lncRNA GAS5* 是肿瘤抑制基因，参见本章第二节。

三、mRNA 甲基化水平随年龄增长呈下降趋势

m6A 修饰的 RNA 表达比未修饰的 RNA 表达高，提示 RNA 甲基化修饰增加 RNA 的稳定。研究显示，老年人（11 例）外周血单核细胞（peripheral blood mononuclear cell，PBMC）m6A 修饰 mRNA 片段数量较年轻（11 例）少（Min et al，2018），这种减少与老年人 PBMC 的 AGO2 mRNA 甲基化程度降低及蛋白表达降低有关。AGO2 蛋白是 RNA 诱导沉默复合体（RNA induced silencing complex，RISC）的关键效应蛋白（见图 15-1），调节 miRNA 加工。AGO2 蛋白可以在转录后调控 miRNA 稳定性和降解，AGO2 的减少

会降低成熟 miRNA 的表达和活性。已知 miRNA 的表达随年龄增长呈下降趋势（Kim and Lee，2019），这可能与 AGO2 mRNA 甲基化程度降低有关。由于 RNA 甲基化水平随年龄增长呈下降趋势，因此检测 PBMC 的 RNA 甲基化水平可以用来预测老化程度。由于肿瘤发病率随年龄增长呈上升趋势，因此 RNA 甲基化水平下降应该有助于肿瘤生长。

第四节　RNA 剪接异常与肿瘤

最近 RNA 剪接异常在肿瘤进化和编程过程中的作用受到广泛关注。RNA 剪接是指基因转录成 pre-mRNA 后，将内含子切除，并将剩余的外显子拼接在一起的过程。只有通过正确的 RNA 剪接，才能形成正确的 mRNA。同时通过 RNA 的不同剪接，使得一个基因产生多种不同功能的成熟 RNA 及其相应蛋白产物，这在不改变基因数目的前提下极大地提高了基因表达及其功能的复杂性和多样性。最近的研究已显示，肿瘤存在 RNA 剪接过程系统性改变，这种改变会导致致瘤性 mRNA 异构体的产生，或抑制细胞生长和增殖的 mRNA 异构体减少，进而整体上改变基因表达模式，有利于肿瘤细胞生长和增殖。

一、RNA 剪接体

RNA 剪接是一个复杂过程，主要由剪接体（spliceosome）来完成。剪接体是由 RNA 和蛋白分子组成的复合物，能将内含子从 pre-mRNA 去除，并将外显子序列连接成为成熟的 mRNA，这是基因表达与调控的重要环节之一。目前已知的剪接体有两种：主要剪接体和次要剪接体，它们识别和作用的内含子不一样。主要剪接体又称为 U2 型剪接体，由 5 个核小 RNA（small nuclear RNA，snRNA）（U1、U2、U4、U5 和 U6）和相应的蛋白组成，负责切除 99% 以上的内含子，次要剪接体又称为 U12 型剪接体，由 U11、U12、U4atac、U5 和 U6atac snRNA 及相应的蛋白组成，负责切除 < 1% 的特定内含子。

除 snRNA 外，剪接体内还有许多蛋白成分，发挥剪接或调控作用，如 SF3B1、U2AF1、SRSF2 是构成主要剪接体的剪接因子（splicing factor），而 ZRSR2 是构成次要剪接体的剪接因子。

根据 RNA 剪接方式不同，RNA 剪接又可分为组成性剪接（constitutive splicing）和选择性剪接（alternative splicing），前者是依次将内含子从 pre-mRNA 中除去，规范地将外显子连接成 mRNA，这种剪接方式只产生一种成熟的 mRNA，后者又称为可变性剪接，通过对 pre-mRNA 选择性剪接产生不同的 mRNA 异构体（图 15-10），从而翻译出不同蛋白质，这些蛋白质在结构和功能上是有差异的。人类基因平均含 8 个外显子，7 个内含子，可产生 3 个以上 mRNA 异构体。与小鼠比较，选择性剪接是导致人基因和蛋白质数量相差较大的重要原因（表 15-10）。由于选择性剪接的可变性，它的剪接异常会导致不同疾病，包括肿瘤。对选择性剪接的研究具有重要的临床应用价值，包括肿瘤靶向治疗。

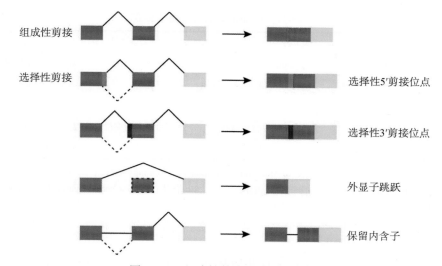

图 15-10　组成性剪接和选择性剪接

选择性剪接有不同形式，图例列举了常见的四种，选择性剪接是人转录体和蛋白质多样性的主要来源

表 15-10　比较人和小鼠基因剪接水平

项目	人	小鼠
基因组大小	3300MB	3300MB
蛋白编码基因数目	22 180	22 740
mRNA 异构体数目（平均）	215 170（3.4）	94 929（2.4）

资料来源：Lee Y，Rio DC，2015. Mechanisms and regulation of alternative pre-mRNA splicing. Annu Rev Biochem，84：291-323。

二、RNA 剪接异常与肿瘤的关系

大量研究表明，肿瘤存在广泛剪接异常。造成这种异常的原因是多重的，除了剪接体成分本身突变（表 15-11）外，肿瘤微环境（TME）像缺氧和酸性环境也是导致 RNA 剪接异常的重要原因。RNA 剪接异常的结果包括产生致瘤性 mRNA 异构体、改变正常信号通路和增加基因组不稳定等。例如，U1 snRNP（small nuclear ribonucleoprotein）正常结合到 5′ 剪接位点，U2 snRNP 结合到 3′ 剪接位点。目前已在数种肿瘤中检测到 U1 snRNA 突变，这些的突变的结果要么使得结合 5′ 剪接位点能力丧失，要么产生新的隐源性 5′ 剪接位点改变 RNA 剪接模式，进而改变基因表达模式。例如，成人髓母细胞瘤 U1 snRNA 的突变导致识别 5′ 剪接位点能力丧失，使肿瘤抑制基因 PTCH1 失活，进而使癌基因 GLI2 和 CCND2 激活，而在肝细胞癌和慢性淋巴细胞白血病（CLL）患者身上发现的 U1 snRNA 突变可产生新的 5′ 剪接位点，进而改变多个基因的剪接模式。U2 snRNP 核心蛋白 U2AF1 和 SF3B1 的突变最早被发现于白血病，随后也被发现于某些实体瘤。U2AF1 和 SF3B1 的突变可改变 pre-mRNA 的剪接模式，增强选择性 3′ 剪接位点，产生致瘤性 mRNA 异构体。

表 15-11　肿瘤常见的剪接因子突变

基因	组分	功能	突变类型	肿瘤
SF3B1	U2 snRNP	pre-mRNA 剪接	突变	常见于白血病及实体瘤
SRSF2	SR 域剪接因子	pre-mRNA 剪接，其他	突变	常见于造血系统肿瘤
U2AF1	U2 snRNP	pre-mRNA 剪接	突变	造血系统肿瘤
ZRSR2	U12 snRNP	U12 型内含子剪接	功能失活突变	造血系统肿瘤
SRSF1	SR 域剪接因子	pre-mRNA 剪接，其他	基因扩增	实体瘤

注：*SF3B1*，splicing factor 3b subunit 1；*SRSF2*，serine/arginine rich splicing factor 2；*U2AF1*，U2 auxiliary factor 1；*ZRSR2*，zinc finger RNA binding motif and serine/arginine rich 2。SR 蛋白（arginine/serine-rich protein）是剪接体中的重要成员，通过 C 端结构域相互作用参与 pre-mRNA 剪接。除剪接功能外，SR 蛋白还有一些其他功能，如 mRNA 的输出和翻译等。

除了剪接作用外，剪接因子还有非剪接作用。R-loop 是一种特殊染色质结构，由 DNA：RNA 杂合链和单链 DNA 组成。*SRSF2* 和 *U2AF1* 突变可增加 R-loop 形成，引起基因组不稳定，可以激活 ATR-CHK1 信号，提示对存在 *SRSF2* 和 *U2AF1* 突变的肿瘤 ATR 是治疗靶点。

本书提到的肿瘤 RNA 选择性剪接改变如表 15-12 所示。

表 15-12　肿瘤选择性剪接改变举例

基因	正常细胞	肿瘤细胞	剪接模式	作用解释
PKM	PMK1	PKM2	选择性	代谢：PMK1 促进氧化磷酸化，PKM2 促进糖酵解，见第 186 页
AR	AR	AR-7V	外显子跳跃	治疗抵抗：AR-7V 缺乏 LBD，在 AIPC 表达升高，见第 243 页和第 246 页
MET	MET	MET-ex14	外显子跳跃	受体激活：MET-ex14 使 MET 丧失泛素化位点，不能被降解，MET 信号始终处于激活状态，见第 45 页
CD44	CD44	CD44v	选择性	迁移：CD44v 促进 EMT 和浸润转移，见图 17-3

注：AIPC，androgen independent prostate cancer，雄激素非依赖前例腺癌；LBD，ligand binding domain，配体结合结构域。

参 考 文 献

Huang H，Weng H，Chen J，2020. m6A Modification in Coding and Non-coding RNAs：Roles and therapeutic implications in cancer. Cancer Cell，37（3）：270-288.

Kamel MM，Matboli M，Sallam M，et al，2016. Investigation of long noncoding RNAs expression profile as potential serum biomarkers in patients with hepatocellular carcinoma.Transl Res，168：134-145.

Kim SS，Lee SV，2019. Non-coding RNAs in *Caenorhabditis elegans* aging. Mol Cells，42（5）：379-385.

Min KW，Zealy RW，Davila S，et al，2018. Profiling of m6A RNA modifications identified an age-associated regulation of AGO2 mRNA stability. Aging Cell，17（3）：e12753.

Ørom UA，Nielsen FC，Lund AH，2008. MicroRNA-10a binds the 5′UTR of ribosomal protein mRNAs and enhances their translation. Mol Cell，30（14）：460-471.

第十六章 血管生成与肿瘤

　　肿瘤生长是血管依赖性的，这是因为肿瘤组织是处于缺氧的微环境。缺氧能诱导低氧诱导因子（hypoxia inducible factor，HIF）基因的转录，从而启动血管生长因子表达，像 VEGF 和 FGF 等，这是生物适应反应。2019 年诺贝尔生理学或医学奖授予 William G. Kaelin Jr、Gregg L. Semenza 和 Peter J. Ratcliffe，以表彰他们发现细胞在分子水平上感受氧气的基本原理，主要是 HIF 的发现和调节机制。

　　由于肿瘤生长的血管依赖特性，抗血管生成治疗正逐渐成为肿瘤治疗新的研究方向。虽然抗血管生成治疗短期内可能会有一些效果，但从长期效果来看仍不容乐观，这是因为它会加重肿瘤组织的缺氧和酸性微环境等问题。针对这些问题，Jain 等提出肿瘤血管"正常化"的概念，即通过人工干预促进肿瘤血管从不成熟向成熟转变来提高肿瘤组织灌注，改善肿瘤微环境（tumor microenvironment）的缺氧、酸性环境和间质高压等问题，进而提高化疗、放疗和免疫治疗的效果。

第一节　血管新生的两种不同但又有联系的方式

　　1997 年 Asahara 等首次从人外周血中分离到一类可以分化为成熟内皮细胞的特殊血细胞，并将它命名为循环内皮祖细胞（endothelial progenitor cell，EPC）。同时，Asahara 等还运用小鼠模型证明了骨髓源性的循环 EPC 参与了出生后血管形成。随后大量研究表明，许多肿瘤患者体内的 EPC（CD34+）会从骨髓中动员出来，并归巢整合到肿瘤组织血管处，促进其血管生成。因此，发现目前机体的血管形成有两种方式：血管发生（vascularization）和血管生成（angiogenesis）（图 16-1），两阶段合称为血管新生（neovascularization）。

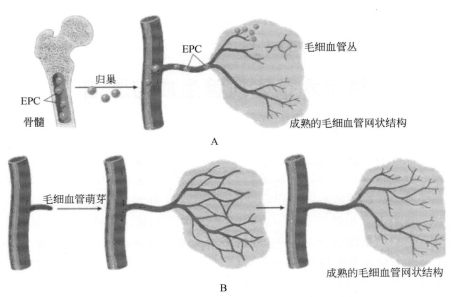

图 16-1　血管形成有两种方式：血管发生（A）和血管生成（B）

血管发生指血管形成依赖内皮祖细胞（EPC），而血管生成源于已存在的血管，以出芽方式发展出来的新生血管

　　血管发生是指在胚胎发育阶段，中胚层源的成血管细胞（angioblast）迁徙、聚集，相互连接形成早期原始的血管结构，这一过程形成人体的主要大血管。在胚胎期，中胚层细胞受成纤维细胞生长因子（FGF）诱导分化为成血管细胞，它具有多能性，可分化为血细胞，也可在血管内皮生长因子（vascular endothelial growth factor，VEGF）及其特异受体VEGFR 的作用下分化为内皮细胞。内皮细胞的进一步分化、管腔化、基底膜至血管壁的形成涉及多种生长因子，包括 VEGF、血管生成素（angiopoietin，ANG）、细胞黏附分子等其他促血管生长因子。

　　血管生成是指源于已存在的毛细血管和毛细血管后微静脉以出芽方式发展出来的新生血管。血管生成是一个极其复杂的过程，目前认为它的形成大致包括四个阶段：①血管通透性增加并出现渗漏；②内皮细胞活化，分泌出其他血管生成所需要的蛋白酶如基质金属蛋白酶（MMP）等，降解基底膜和细胞外基质；③内皮细胞增生与迁移，开始形成血管的雏形；④新生血管床的成熟与稳定。

　　血管发生与血管生成在体内是紧密相关的连续过程，血管发生一般指胚胎血管网形成的早期阶段，而血管生成指胚胎血管网形成的成熟阶段。

第二节　血管形成的调节因子

　　血管生成是由多种细胞因子和细胞参与的动态的、协调的过程。参与血管形成的细胞因子可以分为两类：一类是促血管形成的生长因子（表 16-1）；另一类是抑制血管生成的因子（见表 16-3）。两类因子共同决定血管形成的过程。

表 16-1　促血管形成生长因子

促血管形成生长因子	受体
血管内皮生长因子（VEGF）	VEGFR1、2、3，NRP
血管生成素 2（angiopoietin-2）	TIE2
碱性成纤维细胞生长因子（bFGF）	FGFR1 ～ FGFR4
血小板衍生的生长因子（PDGF）	PDGFR
白细胞介素 -8（IL-8）	CXCR1、CXCR2、CXCR7
肝细胞生长因子 / 分散因子	c-Met
Dll1、Dll3、Dll4、Jagged1	Notch 蛋白

一、促血管形成生长因子

　　生长因子对血管形成是必需的，不仅刺激内皮细胞增殖，而且抑制内皮细胞凋亡。血管发生过程受体内多种血管生长因子调控，最常见的是 VEGF 和 Ang 家族。VEGF 与 Ang 作用于不同的环节，而且在很多方面 Ang 可以弥补 VEGF 的不足，如维持新生血管的完整性与稳定性，防止炎症与血管通透性的增加等，因此两者的联合使用对于治疗性血管再生提供新的策略。近年来的研究显示，Notch 信号传递途径也在血管发生中扮演着重要的角色。内皮细胞在 VEGF 存在的环境下被诱导增殖，形成一个尖端细胞（tip cell），从而带领其他细胞（stalk cell）进行此过程，Notch 信号参与诱导和挑选尖端细胞的过程。

　　1. VEGF/VEGFR 是刺激血管形成的最主要因素

　　VEGF 又称为血管通透性因子（vascular permeability factor，VPF），是重要的血管生成正性调节因子，是目前抗癌治疗的研究靶点之一。现已发现的 VEGF 家族成员包括 VEGF-A、VEGF-B、VEGF-C、VEGF-D 和胎盘生长因子（PGF），它们均含有 VEGF 同源区（VEGF homology domain，VHD）。其中，VEGF-A、VEGF-B 和 PGF 结构比较类似，VEGF-A 和 VEGF-B 有 47% 的同源性，VEGF-B 和 PGF 有 37% 的同源性。VEGF 家族的成员可以选择性地增强血管和（或）淋巴管内皮细胞的有丝分裂，刺激内皮细胞增殖并促进血管生成，提高血管特别是微小血管的通透性，使血浆大分子外渗沉积在血管外的基质中，促进新生毛细血管网的建立，为肿瘤细胞的生长提供营养等。

　　（1）VEGF 家族成员特征

　　1）VEGF-A：通常讲的 VEGF 就是指的 VEGF-A，人 *VEGF-A* 基因位于染色体 6p12，全长 14kb，由 8 个外显子、7 个内含子组成，编码产物为 45 000 的同源二聚体糖蛋白，亚基之间通过二硫键相连。*VEGF-A* 基因经过转录水平的剪切产生 7 种 VEGF-A 的变异体，分别是 VEGF121、VEGF145、VEGF149、VEGF165、VEGF183、VEGF189 及 VEGF206。研究显示，缺氧时增加 VEGF189 的表达，而 VEGF165 则降低，提示降低 VEGF165/VEGF189 值可以刺激血管生成，反之，增加 VEGF165/VEGF189 值则妨碍血管生成（Salton and Misteli，2016）。VEGF 异构体间功能上的差异表现为它们与细胞外基质中肝素结合活性不同。例如，VEGF165 有肝素结合位点，既可以分泌到细胞外也可以结合在细胞表面或细胞外基质，与基质结合的 VEGF165 经过纤溶酶在 C 端的剪切也可以释放出来。VEGF121 是一酸性多聚肽，不能与肝素结合，是游离蛋白，易自由扩散。VEGF189 和 VEGF206 的碱性很强，与肝素有较强的亲和力，是与细胞外基质（ECM）中硫酸肝素紧密结合的不溶性蛋白。VEGF145 比较少见，也能与肝素结合。

VEGF-A 在正常人和动物的组织中表达较少，在有新生血管生成的组织细胞中高表达，包括胎儿组织、胎盘、黄体，特别是在肿瘤中高表达。许多因素可以提高 VEGF-A 的表达，如缺氧诱导因子 -1（HIF-1）、各种生长因子（包括 EGF、TGF-α、TGF-β、IGF-1、FGF、PDGF 等）和癌基因都可上调 VEGF-A mRNA 的表达。这些因子通过旁分泌或自分泌的方式与局部缺氧共同调节 *VEGF-A* 的表达。癌基因突变体也可以使 *VEGF-A* 表达上调。

2）VEGF-B：人 *VEGF-B* 基因位于染色体 11q13 上，VEGF-B mRNA 经两种不同剪切方式而产生两个不同的转录子，分别编码含 167 和 186 氨基酸残基的蛋白。VEGF-B167 和 VEGF-B186 的分子量分别为 21 000 和 32 000，两者都是以二硫键相连的同源二聚体。正常情况下，VEGF-B 比较惰性，VEGF-B 敲除的小鼠仍能存活。VEGF-B 在正常组织中特别是心肌和骨骼肌中有表达，通常 VEGF-B 常与 VEGF-A 协同表达于组织中。VEGF-B 通过与 VEGF-A 形成异源二聚体而影响 VEGF-A 分子的生物活性，VEGF-B 能与 VEGFR1 特异结合而刺激内皮细胞存活。除胚胎和肌肉外，在人类的各种肿瘤细胞中也有 VEGF-B 表达。与 VEGF-A 不同的是，VEGF-B 表达较稳定，较少受外界因素影响。

3）VEGF-C：人 *VEGF-C* 基因位于染色体 4q34 上，分子量为 46 900。研究表明，VEGF-C 在淋巴管丰富的区域有明显的表达，与 VEGF-C 受体 Flt4 的表达范围相似。缺氧、癌蛋白等条件并不促进其表达，而血清及其生长因子组分如 PDGF、EGF、TGF-β 等均可促进 VEGF-C mRNA 的表达，延长 VEGF-C mRNA 的半衰期。一些炎症因子，如 IL-1β 可呈浓度及时间依赖性地使 VEGF-C 增加，TNF 及 IL-1α 可增强 VEGF-C mRNA 表达。VEGF-C 和 VEGF-D 都有促进淋巴管生成（lymphangiogenesis）和淋巴管扩张的作用，与恶性肿瘤的淋巴管转移密切相关。

4）VEGF-D：人 *VEGF-D* 基因位于染色体 Xp22.31，分子量为 40 400。VEGF-D 表达于人的肺、心和骨骼肌及肠道组织。在 VEGF 家族中 VEGF-D 与 VEGF-C 的结构相似，序列有 61% 的同源性。除了含有一个 VEGF 同源区（VHD）外，VEGF-D 和 VEGF-C 一样也有长的 C 端和 N 端，为原肽序列（propeptide）。VEGF-D 是唯一受 c-FOS 调控的促血管生成因子，与多种肿瘤的发生、发展有关，而 c-FOS 本身就与多种组织的生长分化甚至恶性转化密切相关。

5）人胎盘生长因子（placental growth factor，PGF）：*PGF* 基因位于染色体 14q24—q31，编码产物为 45 000 的同源二聚体糖蛋白。人的 PGF 在结构上与 VEGF 类似，含 8 个保守的半胱氨酸，因不同剪切，可以产生不同的蛋白亚型，即人 PGF-1、2、3 和 4，分别为 131、152、203 和 224 个氨基酸。PGF 同源二聚体可特异性地结合于 VEGFR1/Flt1（图 16-2），而产生生物学活性，PGF 与 VEGF 产生的异源二聚体则可通过激活 VEG-FR2 发挥作用。正常人体组织一般检测不到 PGF，但缺氧时可诱导小鼠 NIH 3T3 细胞产生 PGF，提示 PGF 可能是肿瘤微环境中一种重要前血管源性因子。除在人体不同组织表达外，PGF 也在某些恶性肿瘤组织中表达，并有促进肿瘤组织血管形成和肿瘤远处转移的作用。

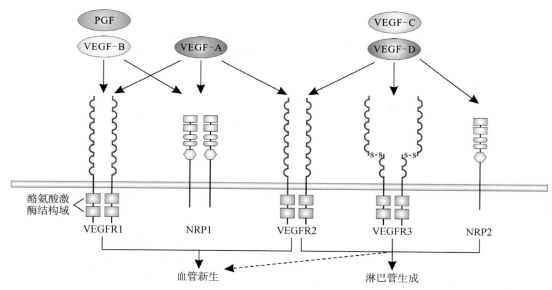

图 16-2　VEGF 和 VEGFR

VEGF-A 通过血管内皮细胞表面的受体 VEGFR1 和 VEGFR2 发挥作用，而 VEGF-C 和 VEGF-D 通过淋巴管内皮细胞表面的受体 VEGFR3 发挥作用。NRP 由于细胞质内域不含酪氨酸激酶结构域，因此被认为是 VEGFR 的辅助受体

（2）VEGF 受体（VEGF receptor，VEGFR）：属于受体酪氨酸激酶超家族，与 PDGFR 和 FGFR 结构类似，但胞外有 7 个 Ig 样结构域重复，其中第 2、3 个 Ig 样结构域是配体结合部位。VEGFR 成员有 VEGFR1（Flt1）、VEGFR2（KDR/Flk1）、VEGFR3（Flt4）和两个没有激酶活性的受体（NPR1/NPR2）。VEGFR1、VEGFR2 主要分布于内皮细胞，而 VEGFR3 主要分布于淋巴管内皮细胞。除 VEGFR 外，VEGF-A、VEGF-B 和 PGF 还可与受体 Neuropilin（NRP1/NRP2）结合（表 16-2）。但由于 NRP 受体细胞质内域不含酪氨酸激酶结构域，因此 NRP 被认为是 VEGFR 的辅助受体（co-receptor）（见图 16-2）。

表 16-2　VEGF 受体及其配体

VEGF 受体	分子量	配体	分布
VEGFR1（Flt1）	180 000	VEGF-A、B，PGF	血管内皮细胞、单核细胞
VEGFR2（KDR/FLK1）	200 000	VEGF-A、C、D	血管内皮细胞
VEGFR3（Flt4）	180 000	VEGF-C、D	淋巴管内皮细胞
Neuropilin	120 000	VEGF-A、B，PGF	血管内皮细胞、神经细胞

1）VEGFR1（Flt1，即 fms-like tyrosine kinase）：*Flt1* 位于染色体 13q12，由 1338 个氨基酸组成，第 827 ～ 1158 位属于酪氨酸激酶区。VEGFR1 是最早发现的 VEGF 受体，但其功能仍有很大争议。目前研究显示其所有的保守区域对于受体酪氨酸激酶的激活都是重要的，但 VEGFR1 对 VEGF-A 反应的磷酸化水平是低的，在动物模型中只有当 VEGFR1 过度表达时才会看到磷酸化。有学者认为 VEGFR1 并不是作为介导有丝分裂信号途径的受体，而是一种 VEGF 的负调控子，通过与 VEGFR2（KDR）竞争结合 VEGF-A，从

而精细调节 VEGF-A 的信号作用。

2）VEGFR2（KDR/Flk1，即 kinase insert domain containing receptor/fetal liver kinase 1）：*KDR/Flk1* 位于染色体 4q12，由 1356 个氨基酸组成，第 845 ～ 1173 位属于酪氨酸激酶区。目前已公认，VEGF-A 对内皮细胞的增殖、分化作用是由 VEGFR2 介导的。当配体 VEGF-A 结合到受体上时，受体发生二聚体化，酪氨酸残基磷酸化，激活下游与促有丝分裂、化学趋化性、抗凋亡等效应相关的信号分子，从而发挥作用。在肿瘤组织中，VEGFR2 主要表达于肿瘤血管内皮细胞，而在肿瘤上皮细胞中不表达或低表达，这说明 VEGFR2 在促进血管发生及再生中起着非常重要的作用。

3）VEGFR3（Flt4）：VEGFR3 与其他两个 VEGFR 稍有不同，它的胞外第 5 个 Ig 样结构域被蛋白酶水解，形成的两条肽链以二硫键连接。*Flt4* 位于染色体 5q35.5，由 1298 个氨基酸组成，第 845 ～ 1173 位属于酪氨酸激酶区。VEGFR3 是与其特异的配体 VEGF-C、VEGF-D 结合可以引起内皮细胞的增殖和迁移，调控血管及淋巴管内皮细胞的新生，对胚胎发育及肿瘤的生长和转移起重要调控作用。研究显示到胚胎后期，VEGFR3 分布逐步局限于淋巴管，血管几乎不表达（图 16-2）。正常成人组织中没有 VEGFR3，肿瘤间质血管可以见到其表达，且参与肿瘤组织淋巴管及血管的形成。

4）神经菌毛素（neuropilin，NRP）：最初被认为是 Semaphorins/Collapsin 的受体，它们与神经系统的发育有关。但现有的研究表明，NRP 也存在于内皮细胞表面，可以与 VEGF-A 的亚型 VEGF165 和其他的家族成员，如 VEGF-B、VEGF-E 和 PGF-2 结合，对血管内皮细胞的新生有重要作用。由于 NRP 受体胞质内域不含酪氨酸激酶结构域，它的生长信号必须由其他 VEGFR 的胞内酪氨酸激酶结构域来传导。NRP 有 NRP1 和 NRP2 两种不同亚型，NRP1 被认为是 VEGFR2（KDR）的辅助受体；NRP2 是 VEGFR3（Flt4）的辅助受体（图 16-2）。研究显示 NRP1 在前列腺癌和乳腺癌等多种肿瘤细胞中呈高表达，而周围正常组织呈低表达或不表达，NRP1 被认为能促进肿瘤细胞生长和肿瘤组织内的血管形成。

（3）VEGF 的信号转导：VEGF 受体介导的信号转导与其他受体酪氨酸激酶非常相似。VEGF 与 VEGFR 结合后使 VEGFR 二聚体化，形成同源二聚体或异源二聚体，并使受体胞内激酶区特定的酪氨酸残基交叉磷酸化。活化的受体进而可激活一系列下游信号分子，如 PLC-γ、PKC、PI3K 和 MAPK 等，并最终传递至细胞核内，通过特定基因的表达实现 VEGF 的生物学效应。VEGF 的胞内信号转导途径主要有 RAS/MAPK 途径、三磷酸肌醇途径（IP_3 途径）、磷脂酰肌醇激酶途径（PI3K/AKT 途径）和 FAK/Paxillin 途径。

2. ANG 和受体 TIE2 主要影响血管生成的重塑和成熟阶段

人血管生成素（angiopoietin，ANG）家族有 3 个成员，分别为 ANG1、ANG2 和 ANG4，被认为与血管生成有关。目前研究较多的是 ANG1 和 ANG2，人类 *ANG1* 基因主要定位于染色体 8q22，而 *ANG2* 基因定位于染色体 8p23。ANG1 和 ANG2 蛋白的分子量约为 70 000，两者的氨基酸序列有 60% 的同源性。ANG1 由血管旁细胞包括周细胞、血管平滑肌细胞和肿瘤细胞分泌，因此是一种旁分泌作用。ANG1 的主要作用是维持血管内皮细胞的稳定性和完整性，但并不刺激细胞分裂。而 ANG2 主要位于内皮细胞特有的细胞器 Weibel-Palade 小体，是一种自分泌作用，亦有报道肿瘤细胞可表达。ANG2 的主要作用是通过竞争性抑制 ANG1 的作用，降低内皮细胞的稳定性，激活内皮细胞，使内皮细胞对其他刺激因素敏感。其结果是周细胞与血管内皮细胞分离，血管内皮细胞出芽，形成不稳定的渗漏性血管。ANG4 的研究刚刚开始，它的作用可能与 ANG1 相似。ANG3 是人 ANG4 的小鼠同源基因（orthologue）。

　　ANG 蛋白有 3 个结构域：N 端为超聚簇结构域（super-clustering domain，SCD），它能够形成二聚体或多聚体；中间为卷曲螺旋结构域（coiled-coil domain，CCD），此区介导单体间的同源多聚体连接；C 端为纤维蛋白原样结构域（fibrinogen-like domain，FReD），此区介导 ANG 与 TIE2 受体的结合。

　　ANG 的受体为受体酪氨酸激酶 TIE（tyrosine kinase with immunoglobulin and EGF homology domain），有两个成员：TIE1 和 TIE2（Tek）。*TIE1* 位于染色体 1p34.2，由 1138 个氨基酸组成，第 839 ～ 1118 位属于蛋白激酶区。TIE1 的配体目前尚不清楚，属于孤儿受体（orphan receptor）。TIE1 不与 ANG1 和 ANG2 结合，但 TIE1 可与 TIE2 结合形成 TIE1/TIE2 异源二聚体，抑制 ANG1/TIE2 结合，从而活化内皮细胞。*TIE2* 位于人染色体 9p21，由 1124 个氨基酸组成，其胞外区由 2 个 Ig 样结构域、3 个 EGF 样结构域、紧接另外一个 Ig 样结构域和 3 个纤连蛋白Ⅲ型重复序列（fibronectin type Ⅲ，FN Ⅲ）组成，胞内区结构具有酪氨酸激酶活性。ANG 结合到其第二个 Ig 样结构域。TIE2 分布于内皮细胞、造血细胞和一些间质细胞。ANG1 和 ANG2 都可以与 TIE2 结合，但 ANG1 是 TIE2 受体的兴奋剂，可以磷酸化激活 TIE2，ANG2 则是 TIE2 受体的拮抗剂。一般认为 ANG2 通过自分泌作用，与自身细胞膜上的受体 TIE2 特异性结合，使其失活。因此，ANG2 的主要功能是形成不稳定的内皮细胞，增加其对生长因子的敏感性（图 16-3）。

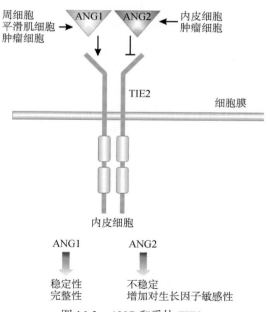

图 16-3　ANG 和受体 TIE2

TIE2 是受体酪氨酸激酶，分布于内皮细胞和造血细胞中。ANG1 是 TIE2 兴奋剂，刺激受体 TIE2 磷酸化，维持内皮细胞的稳定性和完整性，但并不刺激细胞分裂。ANG2 可以竞争性地结合 TIE2，使其失活，降低内皮细胞的稳定性，使内皮细胞对其他生长因子的敏感性增高

TIE 家族主要在内皮细胞中表达，胎儿时期所有的内皮细胞中均可能检测到 TIE1 和 TIE2 的表达，而在成人组织的内皮细胞中主要只检测到 TIE2 的表达，而 TIE1 仅被发现在部分血管内皮细胞中表达。与 VEGFR 家族成员类似，TIE 家族成员对肿瘤新血管生成有重要促进作用。基因剔除小鼠的研究显示，在 TIE2 缺失的小鼠中，内皮细胞数量正常，形成管腔，但由于缺乏周细胞，血管幼稚，呈散在排列，无法形成网络样分支。同时内皮细胞呈圆形，与周围基质连接疏松，说明 TIE2 参与构建血管非内皮细胞的部分，使血管结构得以成熟。而 TIE1 缺失的小鼠，可延至出生后死亡。镜下发现血管出血、水肿，提示 TIE1 参与调控微血管液体交换及血流动力学过程。

ANG 和 VEGF 相互协调作用，共同促进血管的形成。VEGF/VEGFR 主要影响血管形成的早期阶段，而 ANG/TIE2 主要影响血管形成的晚期阶段，在血管的重塑和新生血管网的成熟中起重要作用。ANG1 促内皮细胞存活的作用机制和 VEGF 相同，都依赖激活 PI3K/AKT 信号途径，但 ANG1 没有促内皮细胞有丝分裂的作用，对 BCL-2 的表达无影响，这一点不同于 VEGF。

研究显示 ANG1 在许多肿瘤中表达增高，它对肿瘤生长和预后的影响有不同报道。有它促进肿瘤生长的报道，但更多的是它抑制肿瘤生长的报道，提示 ANG1 对肿瘤的影响在不同肿瘤可能不一样。而 ANG2 在许多肿瘤中表达增高，它的表达增高有利于肿瘤生长，提示患者预后不良。ANG2 的高表达能拮抗 ANG1 稳定血管的作用，所形成的新生血管管壁不完整，渗透性高，有利于肿瘤的生长。在胃癌、肝癌、胰腺癌、前列腺癌等多种肿瘤中均可出现 ANG2 及 TIE2 的扩增和（或）过表达，并与肿瘤细胞的恶性转化、浸润及转移有关。另外，虽然 ANG1 和 ANG2 在许多肿瘤中表达增高，但两者的比值至关重要，一般来讲 ANG2 对 ANG1 比值升高，对患者的预后不利。

正常成人 TIE1 低水平表达。肿瘤时 TIE1 表达会增加，增加的 TIE1 使血管壁失去稳定性，会加速血管生成和肿瘤生长，这种效应发生在肿瘤生长的后期阶段。使用基因手段关闭 TIE1 能抑制肿瘤的生长和转移（La Porta et al, 2018）。

3. FGF 对血管形成也有明显的刺激作用

FGF 主要由中胚层来源的细胞产生，有强烈促增殖和分化作用，对内皮细胞、血管平滑肌细胞、成纤维细胞等均有很强的促有丝分裂作用。体内外实验均表明它具有促血管生成的作用，研究显示内皮细胞 FGF 信号可上调 VEGFR2 表达。FGF 在血管生成的作用包括：①促进血管内皮细胞的增殖和迁移；②加速具有降解基底膜作用的蛋白激酶释放；③促进内皮细胞形成管状结构。另外，FGF 还与肿瘤细胞的迁移有关。

4. PDGF 通过刺激周细胞来影响血管生成

在血管生成过程中，周细胞（pericyte）的更新及内皮细胞与周细胞的相互作用在血管生成中是至关重要的，缺乏周细胞将导致内皮细胞增生及血管形态异常。研究显示，与正常血管相比，肿瘤血管系统表现为周细胞连接疏松、密度降低（见表 16-4）。PDGF-B 是周细胞最重要的生长因子，主要表达于内皮细胞，而 PDGFRβ 则表达于周细胞。PDGF-B 与周细胞表达的 PDGFRβ 结合维持着周细胞的密度和数量。PDGF-B 可以显著减少因缺血缺氧导致的周细胞死亡。

二、血管生成抑制因子

血管形成抑制因子都能诱导内皮细胞凋亡，进而诱导血管退化。内源性血管生成抑制剂包括血小板反应蛋白 1（thrombospondin-1，TSP-1）、α/β/γ 干扰素、血小板因子 4（platelet factor 4，PF-4）、血管抑素（angiostatin）、内皮抑素（endostatin）及抑瘤蛋白（tumstatin）等数十种（表 16-3）。

表 16-3　血管生成抑制因子

血管生成抑制因子	作用机制
血小板反应蛋白 1（TSP-1）	ECM 糖蛋白，抑制内皮细胞迁移、增殖和存活
色素上皮衍生因子（PEDF）	诱导血管内皮细胞凋亡
血管抑素（angiostatin）	纤维蛋白溶酶原片段，抑制内皮细胞增殖
内皮抑素（endostatin）	胶原蛋白 XVIII 的 C 端片段，抑制内皮细胞增殖
抑瘤蛋白	IV 型胶原蛋白 α3 链片段
血管生成素 1（angiopoietin-1）	增加血管稳定
干扰素（IFN-α、IFN-β、IFN-γ）	细胞因子，抑制内皮细胞迁移和增殖
白细胞介素（IL-1β、IL-12、IL-18）	细胞因子
血小板因子 4（PF-4）/CXCL4	血小板释放

1. 血小板反应蛋白 1 是血管生成的负调节因子

TSP-1 是一种内源性血管生成抑制剂，主要由血小板和其他多种细胞（包括肿瘤细胞、内皮细胞等）分泌，存在于血浆和细胞外基质中，至少包括 5 种蛋白质，但主要以 TSP-1 和 TSP-2 为主。TSP-1 是能与多种细胞表面受体如整合素、整合素相关蛋白（IAP/CD47）、CD36 和细胞外分子如硫酸肝素蛋白聚糖（HSPG）和硫脂类结合的复杂的异源三聚体糖蛋白。TSP-1 的血管生成抑制作用被认为与它能诱导内皮细胞凋亡、抑制内皮细胞增殖及抑制内皮细胞的迁移及管道形成有关。TSP-1 调节血管生成的机制尚未完全清楚，其最终结果可能与 TSP-1 水平及其在肿瘤中的定位、TGF-β 及 bFGF 等血管生成因子的存在相关。

TSP-1 受肿瘤抑制基因（p53 和 PTEN 等）和癌基因（MYC 和 RAS 等）正反两方面调节。TSP-1 在正常动物和人有高水平表达，原因是受到 p53 的正调节。在肿瘤发生过程中，*p53* 突变，丧失对 TSP-1 的调节作用，使 TSP-1 水平急剧下降。肿瘤时，*PTEN* 的突变也可下调 TSP-1 的表达水平。肿瘤中激活的致瘤蛋白 MYC 和 RAS 可下调 TSP-1 表达。最近研究结果显示，*TSP-1* 基因表达也受分化抑制因子 1（inhibitor of differentiation 1，Id1）调节，*Id1* 基因产物是 TSP-1 基因表达的负调节剂。Id 属于 HLH 转录因子（参见第二章第三节，图 2-11）家族成员之一，哺乳动物细胞内有 4 种 Id 分子（Id1、Id2、Id3 及 Id4）。Id 蛋白本身缺乏与 DNA 结合的碱性序列，但具有与其他 bHLH 形成二聚体的能力。Id 与 bHLH 结合成 Id/bHLH 异源二聚体后，抑制 bHLH 与 DNA 结合，对 bHLH 转录因子活性起负调节作用，从而抑制细胞分化。近年来已注意到 Id 蛋白在正常组织中不表达或表达很低，但在黑色素瘤、头颈部癌、乳腺癌、前列腺癌、胰腺癌等多种肿瘤组织中表达增高，与肿瘤组织的血管形成及肿瘤浸润转移有一定关系。Id1 一方面可以负调节 *TSP-1* 基因表达，另一方面又可以上调 *VEGF* 的表达，结果是促进肿瘤组织的血管形成。由于 *Id1* 基因的激活，TSP-1 表达减少和肿瘤血管形成增加，因此 Id1 蛋白是一潜在的肿瘤治疗的靶点。

2. 色素上皮衍生因子具有抑制血管生成的功能

色素上皮衍生因子（pigment epithelium derived factor，PEDF）是 1989 年从胎儿视网膜色素上皮细胞培养液中分离出来的分子量为 50 000 的分泌性糖蛋白质，属于 serpin(serine protease inhibitors)家族，具有神经营养保护、抑制新生血管增生等作用。已有不少体内外研究显示，PEDF 可以通过直接诱导肿瘤细胞凋亡和抑制血管生成而抑制多种肿瘤的生长，其用于肿瘤治疗的潜在可能性已引起人们的注意。

3. 其他

血管抑素（angiostatin）是一个分子量为 38 000 的纤维蛋白溶酶原片段，能抑制内皮细胞增殖、血管生成和肿瘤生长。血管抑素通过阻断裂解纤溶酶原的酶催化位点，阻止调节血管生成的基质重塑。选择性阻断内皮细胞对血管生成刺激的反应使微转移灶蛰伏。在小鼠肿瘤模型中，全身注射血管抑制素后能诱发乳腺、结肠和前列腺等肿瘤的退化。

内皮抑素（endostatin）是胶原蛋白 XVIII 的 C 端片段，首先从鼠血管内皮细胞瘤细胞株中分离获得。它能阻断胶原酶，阻碍基质重塑，尤其能抑制内皮细胞增殖，其作用类似于血管抑素。重组内皮抑素能抑制血管生成、转移灶的生长和原发肿瘤的发展。经内皮抑素处理的肿瘤与未经处理者的增殖速率相似，但前者的程序性细胞死亡率较后者高 7 倍之多。

抑瘤蛋白（tumstatin）是 IV 型胶原蛋白 α3 链片段，由 244 个氨基酸组成，分子量为 28 000，是一种内源性的血管生成抑制因子，它的生理浓度受血管生成诱导因子 MMP-9 的调控。抑瘤蛋白与整合素 αvβ3 结合时，能够抑制内皮细胞的蛋白合成，从而诱导内皮细胞凋亡。由于肿瘤新生血管上特异高表达的整合素 αvβ3，而正常组织缺乏 αvβ3 表达，因此 αvβ3 是一个潜在的肿瘤治疗靶点。

第三节 肿瘤生长的血管依赖性

一、肿瘤生长的血管依赖性

肿瘤的生长与转移依赖于血管新生，在无血管新生的情况下，肿瘤细胞团块靠扩散方式从周围环境获得充足的营养和氧气，但此时肿瘤体积很少超过 $1 \sim 2mm^3$。如果没有新生毛细血管长入，肿瘤组织将保持休眠状态或发生退化。一旦有新生血管与其相连，肿瘤获得营养，就会以几何级数迅速生长，同时肿瘤细胞还可以通过新生血管转移到其他器官，引起肿瘤转移，导致人体死亡（图 16-4）。促使肿瘤由无血管期向有血管期转变的因素有：①微环境的改变，缺氧、缺营养、pH 变酸性、NO 升高等。已证明缺氧可上调

VEGF、*PDGF*、*IGF-2* 及血管生成素受体的表达。②基因的改变，有关的基因有 *p53*、*H-RAS* 及 *VHL* 等。当癌变时，突变型 p53 上调 *VEGF*、*bFGF* 表达，下调 *TSP-1* 表达。突变 *RAS* 基因也可上调 *VEGF*。③肿瘤细胞与内皮细胞的双向旁分泌作用，它们相互释放促生长因子，如肿瘤细胞释放 VEGF、PDGF、bFGF 等，能促血管生长；而内皮细胞释放的胶原酶、尿激酶、溶纤酶原激酶等则破坏基底膜，使内皮细胞移出，便于肿瘤细胞的侵袭和生长。

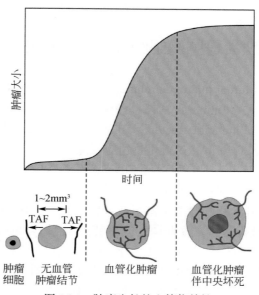

图 16-4　肿瘤生长的血管依赖性

当肿瘤体积在 1 ～ 2mm³ 时，它是没有血管的，肿瘤的营养靠扩散方式获取，生长缓慢。一旦有新生毛细血管长入，就会以几何级数迅速生长。当肿瘤生长过快时，超出血供能力，肿瘤组织中央就会出现坏死（Underwood JCE, 1999. General and systematic pathology. 2nd ed. Beijing：Science Press.）。TAF，tumor angiogenic factor，肿瘤血管生成因子

　　血管新生是肿瘤生长的限速步骤。肿瘤组织需要血管新生来提供生长所需的营养物质，因此肿瘤组织通过分泌生长因子刺激局部内皮细胞增殖形成血管芽，并向分泌这些生长因子的肿瘤部位生长。血管的长入又可使肿瘤组织产生刺激血管新生因子，因此肿瘤细胞和内皮细胞的相互作用自始至终贯穿于肿瘤血管生成的全过程。在肿瘤侵入和增殖阶段需要蛋白酶降解已存在的 ECM，形成新的 ECM，改变细胞和 ECM 的联系及定向的趋化刺激，促进血管芽向肿瘤生长。这些事件发生在有大量毛细血管的部位，单个血管芽在肿瘤内和周围融合形成新的毛细血管床，最后涉及内皮细胞的发育、成熟和分化，以及基底膜的形成和辅助细胞的补充。

二、肿瘤转移的血管依赖性

　　在无血管生成期，肿瘤极少发生转移。肿瘤增殖至临界的细胞数值时，启动了血管生成的表型，产生强力的血管生成活性，进入血管化期。新生的微血管是肿瘤浸润和转移的第一站，肿瘤微血管数量越多，肿瘤细胞进入血液循环的机会就越大。肿瘤新生血管结构

缺乏完整性，管壁薄弱，仅排列一层内皮细胞，缺乏平滑肌，基底膜薄或者缺如，使它们比正常成熟血管更容易被肿瘤细胞穿透。再者，血管生成本身就具有一定的组织侵袭性，肿瘤细胞可以沿着新生血管所开启的胶原裂隙侵袭。另外，肿瘤细胞释放的血浆蛋白酶原激活剂及胶原酶能诱导组织纤维蛋白的形成，进而形成肿瘤细胞转移所必需的基质，使游离的肿瘤细胞通过基质迁移进入血液循环，在远离肿瘤的部位形成转移灶。不少研究显示，随着肿瘤微血管密度（microvessel density，MVD）的增加，肿瘤侵袭转移等恶性潜能也明显增加。MVD 被认为是预测肿瘤转移、复发和预后的一项指标。

三、缺氧是肿瘤组织血管生成的主要诱因

缺氧是肿瘤微环境（tumor microenvironment，TME）的基本特征。氧仅能从供血的毛细血管扩散很近的距离（< 1mm）。所以，癌细胞离毛细血管越远就越缺氧。缺氧能刺激低氧诱导因子（hypoxia inducible factor，HIF）基因的转录，从而启动促血管新生的生长因子表达，像 VEGF 和 FGF 等，这是生物适应反应。

1. HIF 的结构和功能

HIF 是缺氧状态下广泛存在于哺乳动物及人体内的一种转录因子，主要有 HIF-1、HIF-2 和 HIF-3。HIF 是由 α 和 β 两个亚基组成异源二聚体。HIFα 有 3 个成员（HIF-1α，HIF-2α 和 HIF-3α），HIFβ 又称为芳香烃受体核转运子（aryl hydrocarbon receptor nuclear translocator，ARNT），有两个成员（HIF-1β 和 HIF-2β）。在 HIF 成员中，HIF-1α 与 HIF-2α 的生物学作用可能更为重要和突出，两者在基因序列上有 48% 同源性，有相同的 DNA 结合位点。HIF-1α 几乎表达人体所有细胞，而 HIF-2α 的表达则比较局限，限于特定的组织或细胞。HIF-3α mRNA 有许多不同的剪接体，有些剪接体缺乏转录激活结构域，因此在功能上可能竞争性抑制其他 HIFα 的功能。HIF-1α 和 HIF-2α 能在肿瘤低氧区被激活，但它们在肿瘤发生过程中的作用仍存在争议，某些情况下甚至呈相反的作用。HIF-1α 和 HIF-2α 均能介导 VEGF 基因转录，但研究显示 HIF-2α 对 VEGF 基因的启动子有更强激活能力，因此 HIF-2α 信号转导通路可能对人体某些肿瘤（肾癌、NSCLC 和神经母细胞瘤等）的侵袭行为起更大的作用。HIF-2α 目前被认为是肾癌的致瘤蛋白，而 HIF-1α 则被认为是肾癌的肿瘤抑制蛋白，因为 HIF-1α 基因所在的 14q 在肾癌经常是缺失的（Shen and Kaelin，2013）。

人的 HIF-1α 基因位于染色体 14q23.2，编码产物为 826aa；HIF-1β 基因位于染色体 1q21，编码产物为 789aa。2 个亚单位均为 bHLH 家族成员（见图 2-11），均包含 bHLH 结构域、PAS（Per-ARNT-Sim）结构域及羧基端的 2 个转录激活区（transcription activation domain，TAD），分别称为 N 端转录激活区（N-TAD）和 C 端转录激活区（C-TAD），两者被抑制结构域（inhibition domain，ID）隔开（图 16-5）。HIF-1α 和 HIF-1β 两个亚基组成异源二聚体，HIF-1α 是主要的氧调节亚基和功能亚基，因为 HIF-1α 在常氧下迅速降解，而在缺氧时稳定表达并活化，所以其在细胞适应缺氧途径中是连接上下游基因激活的重要调节因子。HIF-1β 是 HIF-1 的结构性亚基，在细胞内的表达水平相对稳定。

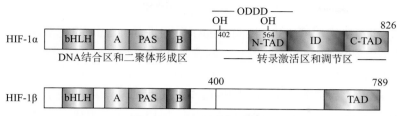

图 16-5 HIF-1 蛋白示意图

2 个亚单位均包含 bHLH 结构域、PAS 结构域及羧基端的转录激活区，bHLH 和 PAS 介导与 DNA 结合和亚单位之间蛋白二聚化的功能界面。HIF-1α 羧基端包含 2 个转录激活区，即 N-TAD 和 C-TAD，两者被抑制结构域（ID）隔开。402 位点和 564 位点为 OH 位点

常氧时 HIF-1α 尽管表达，但几乎检测不到，这是因为 HIF-1α 有一段称为氧依赖性降解区域（oxygen dependent degradation domain，ODDD）的多肽序列内的保守性脯氨酸残基，在氧和脯氨酸羟化酶（prolyl hydroxylase，PHD）作用下被羟化（图 16-5）。羟化的脯氨酸残基能被肿瘤抑制蛋白 VHL 识别，在另外两个蛋白的协助下导致 HIF-1α 的泛素化，泛素化的 HIF-1α 被蛋白酶体识别和降解（图 16-6）。

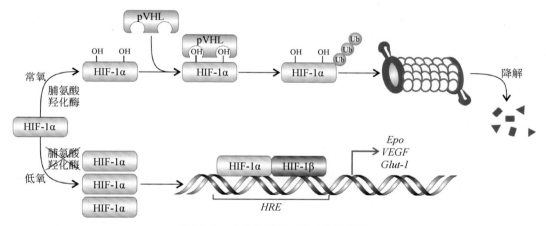

图 16-6 氧水平控制 HIF-1 的稳定性

正常供氧时，HIF-1α 有一段保守性脯氨酸残基，在氧和 PHD 作用下被羟化，羟化的脯氨酸残基被 pVHL 识别，导致 HIF-1α 的泛素化，泛素化的 HIF-1α 被蛋白酶体识别和降解。低氧时，PHD 活性受到抑制，HIF-1α 不能被羟化，导致 HIF-1α 在细胞质内增多，入核与 HIF-1β 形成二聚体，结合到靶基因启动子的 HRE，影响 VEGF、Epo、Glut-1 等基因的表达

VHL 是肾透明细胞癌相关基因，该基因的缺失在肾透明细胞癌是很常见的，特别是希佩尔 - 林道（von Hippel-Lindau，VHL）综合征患者。VHL 综合征是一种罕见的常染色体显性遗传病，表现为血管母细胞瘤累及小脑、脊髓、肾及视网膜，其若干病变包括肾血管瘤、肾细胞癌及嗜铬细胞瘤等。人类 VHL 基因定位于染色体 3p25，其编码产生的 pVHL 由包含不同蛋白结合位点的结构域组成：α 区可与转录延长因子 C（elongin C）连接，β 区可与 HIFα 等底物分子连接。VHL 与转录延长因子 C/ 转录延长因子 B/Cul2/Rbx1 共同构成 VCB-CUL2 E3 复合物（见图 5-8），参与对 HIF-1/2α 降解。pVHL 失活将会降低对 HIF-1α 和 HIF-2α 降解，使肿瘤组织内的 HIF-1/2α 含量增高，主要是 HIF-2α 含量增高（这是因为 HIF-1α 基因所在的 14q 位点在肾癌时经常缺失），有利于肿瘤血管形成，这也可以

解释为什么肾癌通常富于血管（Shen and Kaelin，2013）。除了促进 HIFα 降解外，最近也有报道 VHL 通过稳定泛素 E3 连接酶 Jade-1 来促进 β-catenin 的泛素化。因此，*VHL* 基因突变可导致 HIF 和 β-catenin 表达升高，两者共同参与肾癌的发病过程。

缺氧时，PHD 活性被抑制，HIF-1α 不能被羟化，降解被阻断，得以在细胞质内蓄积，便入核与 β 亚单位结合形成有活性的 HIF-1。HIF-1 与启动子或增强于序列中的缺氧反应元件（hypoxia response element，HRE）结合后，可以调节约 4000 个基因表达，如 *VEGF* 及受体、*c-MET*（HGF 受体）、*EPO*（erythropoietin）、*TGF-α*、*PDGF-β*、*GLUT-1*、多药耐药基因等（见图 16-6），主要功能包括：①促进血管新生；②糖酵解（参见第十章第一节）；③细胞存活等。

除低氧外，胰岛素样生长因子 -1 受体（IGF-1R）、HER、PI3K-AKT、COX2 和 Hsp90 等也可在常氧条件下刺激 HIF-1α 的活性，而肿瘤抑制基因（*p53*、*PTEN*、*pVHL*）则抑制 HIF-1α 的活性或促进其降解。

2. HIF 在恶性肿瘤中的表达和作用

缺氧是实体瘤的基本特征。作为适应反应，HIF 的表达水平在肿瘤是增高的。除了适应反应外，肿瘤时 HIF 表达调节紊乱也会有助于 HIF 表达升高，如 VHL 和 p53 失活，增高的 NF-κB 也刺激 HIF 转录等。HIF 对肿瘤的影响是多方面的（图 16-7）。mRNA 剪接参见第十五章第四节。EMT/ 细胞干性参见第十七章第三节。

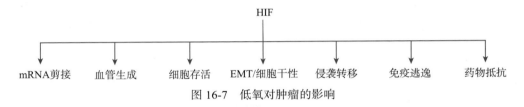

图 16-7　低氧对肿瘤的影响

在人类 VHL 相关血管生成过程中，VEGF 的 mRNA 表达水平与 HIF-2α 的表达密切相关，而与 HIF-1α 的相关性则弱得多。一般认为 HIF 水平与患者预后呈负相关。

由于 HIF-1α 在肿瘤中的高表达及广泛参与肿瘤进展过程，因此它被认为是肿瘤治疗的合适靶点。但到目前为止除了罗沙司他（roxadustat）外，还没有 HIF-1α 抑制剂用于临床治疗。罗沙司他 2018 年在中国批准上市，用于治疗正在接受透析治疗的患者因慢性肾病（CKD）引起的贫血。

第四节　肿瘤脉管的特点

一、肿瘤血管的特点

1. 肿瘤血管的特点是无序的、不成熟的

由于肿瘤血管的形成过程是一种失去正常控制的无序状态，与正常血管相比，肿瘤血管在细胞组成、组织结构及功能特点均有所不同（表 16-4，图 16-8）。肿瘤血管表现为高度无序、迂曲、膨胀、粗细不匀、分支过多等，导致血流的紊乱、缺氧及酸性物质堆积区的形成。肿瘤血管缺乏完整血管的周边细胞，使其对氧浓度或激素浓度改变的承受力降低。又如肿瘤血管壁并非由单一的内皮细胞层构成，单纯肿瘤细胞或肿瘤细胞与内皮细胞相间均可形成血管壁内层细胞，形成马赛克样血管（mosaic vessel）。肿瘤血管有大量的血管盲端、动静脉间短路及血管的局部膨出等，导致渗出增加及组织间高压。肿瘤血管的这些特点使肿瘤细胞不需经过复杂的侵袭过程就可以进入血流，并在远处部位形成转移灶。

表 16-4　正常血管与肿瘤血管的区别

项目	正常血管	肿瘤血管
组织结构	有组织的、成熟的	无组织的、不成熟的
分布	均匀	不均匀
密度	正常	高，过多分支
渗漏性	非	是
血管内压	高于组织间压	与瘤组织间压类似或低于瘤组织间压
基底膜 / 周细胞	有	缺乏
VEGF 依赖性	非	是
内皮细胞标记	稳定	不稳定

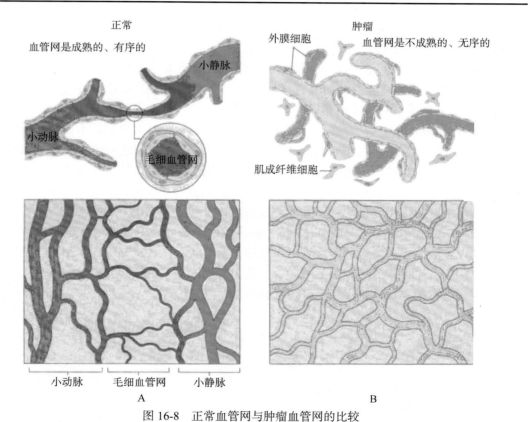

图 16-8　正常血管网与肿瘤血管网的比较

A. 正常血管网是成熟的、有序的，分为小动脉、毛细血管网和小静脉；B. 肿瘤血管网是不成熟的、无序的，无动脉、毛细血管网和静脉之分

2. 肿瘤血管生成的机制有多种

研究显示肿瘤血管化的方式有多种，包括前面提到的传统的芽生式血管生成、与 EPC 有关的血管生成，另外还有血管生成拟态、套入式血管生成、血管选定等不同血管形成机制。这些不同的肿瘤血管生成机制可能同时出现在同一肿瘤中，也可能出现在不同肿瘤中。

（1）传统的芽生式血管生成和与 EPC 有关的血管生成参见本章第一节。

（2）血管生成拟态（vasculogenic mimicry，VM）：是一种不依赖于内皮细胞的肿瘤内血管生成模式，常见于黑色素瘤、卵巢癌、乳腺癌、前列腺癌、滑膜肉瘤、腺泡型横纹肌肉瘤、间皮肉瘤、骨肉瘤等高度侵袭性肿瘤，高度侵袭性肿瘤细胞通过自身变形和基质重塑产生血管样通道而达到自身血液供应的方式。人眼葡萄膜黑色素瘤中无坏死现象，却具有细胞外基质形成的连通的环状、网络状通道。该通道的特点是无内皮细胞被覆，肿瘤细胞模仿机体血管形成而形成瘤细胞条索并围成通道，而血液则在这无内皮细胞的通道中流动，通道外周是一层厚薄不一的 PAS 染色阳性的基底膜。用标志血管内皮细胞的 CD31 检测，在 VM 处呈阴性。具有血管生成拟态的恶性肿瘤的恶性度高、血管转移早、转移率高、预后差。VM 的发现挑战了传统思维，使人们对肿瘤有了进一步了解，即肿瘤组织可通过血管发生、血管生成和 VM 等多种方式来获得血液供应。

关于 VM 的分子机制尚了解不深，许多分子是在黑色素瘤中发现的。上皮细胞激酶（epithelial cell kinase，EphA2）在体外培养中参与高度侵袭性黑色素瘤细胞血管样通道的形成。用酪氨酸激酶抑制剂除莠霉素 A 抑制 EphA2 的磷酸化，则血管样通道无法形成，去除除莠霉素 A 则血管样通道又可形成。血管内皮细胞钙黏附素（vascular endothelial cadherin，VE-cadherin）是促进同种细胞相互作用的跨膜蛋白，属于钙依赖黏附素家族。VE-cadherin 仅表达于高度侵袭性黑色素瘤细胞，而不见于低度侵袭性黑色素瘤细胞，下调 VE-cadherin 的表达将延缓血管样通道的形成。

如果 VM 在肿瘤中广泛存在，并在某种肿瘤中占优势，那么人们将不得不重新思考针对血管形成的治疗策略。当前一些抗肿瘤血管生成的药物是针对内皮细胞，而非肿瘤细胞本身，所以有可能对肿瘤细胞形成的脉管无法起作用。但可通过拮抗某些肿瘤细胞黏附分子的表达或抑制肿瘤侵袭相关蛋白酶的合成，以及细胞外基质的合成与分泌来抑制 VM，阻断血液供应以治疗高侵袭性、高血管转移恶性肿瘤。

（3）套入式血管生成（intussusceptive angiogenesis）：并不需要内皮细胞出芽，而是在已有的血管腔内形成大量的跨血管组织微柱使毛细血管在自身基础上扩张，导致原有血管腔的分割和新生血管的形成（图 16-9）。此血管形成方式最初在肺发育中发现，现证明几乎存在于所有的器官，也存在于组织修复和肿瘤血管形成中。目前认为小的肿瘤生长以

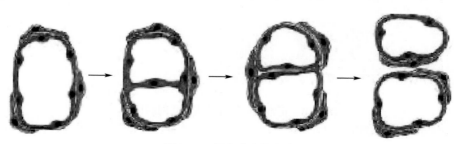

图 16-9　套入式血管生成

芽生式血管生成作为血管生成的主要方式，而后期大的肿瘤则以套入式血管生成作为血管生成的主要方式，因为套入式血管生成能快速增加血管的密度。

（4）血管选定（vessel co-option）：是指肿瘤细胞通过围绕原先存在的血管周围生长来维持肿瘤细胞生长，而不启动血管新生，这种情况常见于脑和肺及某些血管丰富的组织。这种情况可维持到肿瘤内部血管退化癌细胞发生坏死时才诱导血管新生。

3. TAM 和 CAF 被发现与肿瘤血管形成有关

肿瘤生长需要新生血管的形成，这个过程涉及广泛的细胞因子的协同调控，包括 bFGF、VEGF、IL-8、TNF-α、MMP 及 NO 等各种血管生成因子。肿瘤组织中浸润的肿瘤相关巨噬细胞（TAM）也可释放上述促血管生成的因子，表达一系列参与调节血管发生的酶类，包括 MMP-2、MMP-7、MMP-9、MMP-12 和 COX-2，从而对肿瘤的生长发挥至关重要的作用。对于人宫颈癌动物模型的观察发现，TAM 产生 MMP-9 在肿瘤血管发生中的作用十分关键。TAM 还可利用 L- 精氨酸通过诱生 NO 合酶（inducible NO synthase，iNOS）产生 NO，NO 则导致血管扩张及血管流量增加。

除 TAM 外，肿瘤血管生成的信号也来自间质的癌相关成纤维细胞（carcinoma-associated fibroblasts，CAF）（参见第十七章第三节）。CAF 能旁分泌 VEGF 和 FGF，促进肿瘤组织血管生成，它也可通过分泌趋化因子 CXCL12（见图 17-9），吸引骨髓血管祖细胞进入肿瘤组织，间接刺激肿瘤生长。

二、肿瘤组织周围也有淋巴管生成

相对于肿瘤的血管生成而言，肿瘤淋巴管生成的研究远没有对肿瘤血管生成的研究那样受到重视，其主要原因就在于没有发现特异的鉴别新生淋巴管的标志物。近来的研究证明，肿瘤细胞可以通过表达淋巴管生成的调控因子 VEGF-C 和 VEGF-D 等诱导淋巴管生成，并且促进肿瘤细胞的淋巴管转移。这些发现使淋巴管生成开始成为研究肿瘤淋巴管转移的焦点，并有可能成为治疗肿瘤淋巴管转移的靶点。

很多研究表明，肿瘤内部存在着无功能的条索状的淋巴管，而肿瘤周围即癌旁的淋巴管呈管状，微淋巴管的密度（lymphatic microvessel density，LMVD）增加，淋巴管有功能。这可能是由于瘤内淋巴管在不断分化增殖的肿瘤细胞产生的机械压力和持续较高的组织压作用下发生塌陷、萎缩，或因肿瘤细胞侵入，破坏淋巴管网络所致。较高的 LMVD 可能是一个预后不良的重要指标。研究表明小鼠转移瘤周围检测到 VEGFR3 阳性的功能性淋巴管，并认为癌周扩大的淋巴管足以导致肿瘤淋巴管转移。在电镜下观察到癌组织周围的淋巴管密度较正常高，淋巴管内皮细胞及细胞器均有明显变化，内皮细胞连接开关增加。

第五节　肿瘤的抗血管生成治疗

越来越多的研究表明，良性肿瘤血管生成稀少，血管生长缓慢，而大多数恶性肿瘤的血管生成密集且生长迅速。因此，肿瘤的抗血管生成治疗（anti-angiogenic therapies）正在成为肿瘤综合治疗中的一项重要内容。肿瘤的抗血管生成治疗与化疗和放疗相比有以下几个优点：①血管靶向明确。不同类型肿瘤细胞千差万别，因此不难想象，单一针对肿瘤细胞的化疗药物往往只能对单个或数个相类似肿瘤的治疗有效，而抗肿瘤血管新生的药物却能抑制所有富含血管新生的肿瘤生长。②肿瘤细胞不易产生耐药性。③肿瘤血管内皮细胞的有限损伤就可造成大量肿瘤细胞的生长抑制。一些血管新生相关因子只表达于新生的血管内皮细胞，不表达于静止的血管内皮细胞和其他细胞，这包括 VEGF 受体、血管生成素（ANG）、Ephrin 和一些特异性黏附分子。由于它们只作用于新生的血管内皮细胞，所以较少有化疗药物常见的副作用，如骨髓抑制、胃肠症状、脱发等。

抗血管生成治疗在实际应用时应掌握以下原则：作为一种姑息治疗，单独抗血管生成治疗很难取得满意的效果，但与化疗和放疗或手术治疗联用，可改进治疗效果。常规治疗完成后，抗血管生成治疗应持续数个月至数年，以使转移灶的肿瘤细胞处于休眠状态。血管生成抑制剂通常能够抑制内皮细胞增殖和迁徙，下调新血管生成，并不具有对内皮细胞的细胞毒作用。因而，较之肿瘤细胞的死亡、血管的退化是一个更为缓慢的过程，这也正是需要长期抗血管生成治疗的原因所在。

一、阻断血管生成因子的信号途径

正常情况下，血管生成是受到抑制的，而肿瘤生长时，血管生成促进因子被激活，有利于血管生成。因此，阻断血管生成信号将是肿瘤抗血管治疗的重点。在抑制肿瘤血管生成方面，VEGF/VEGFR 被认为是最主要的抗肿瘤治疗靶点。以 VEGF/VEGFR 为靶点的具体机制主要是通过阻断细胞因子及其受体的相互作用，从而抑制细胞内的信号转导，促进内皮细胞的重新改造。阻断 VEGF/VEGFR 信号转导途径的方法很多，但归纳起来主要有 3 个方面：① VEGF/VEGFR 单克隆抗体；② VEGFR 酪氨酸激酶抑制剂（TKI）（图 16-10）；③杂类。VEGF/VEGFR 单克隆抗体较 VEGFR 的 TKI 具有优势，前者可迅速且选择性地摧毁肿瘤供血的毛细血管，切断肿瘤血供，导致肿瘤缺血坏死；而后者只能抑制血管内皮细胞的再生，控制肿瘤的程度有限。

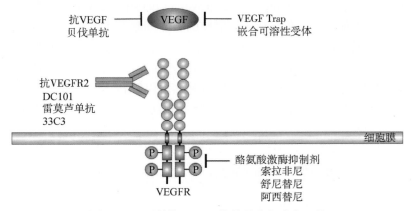

图 16-10　目前抗 VEGF 信号通路方式有 3 种

①针对 VEGF，如抗 VEGF 抗体（贝伐单抗）或通过嵌合可溶性受体（VEGF Trap）来中和 VEGF 活性；②抗 VEGFR 抗体，如雷莫芦单抗等；③ VEGFR 酪氨酸激酶抑制剂（TKI），阻断 VEGFR 信号

1. VEGF/VEGFR 单克隆抗体

贝伐单抗（bevacizumab，Avastin®）是 Genentech 公司开发的人源化 VEGF 单抗（93% 来源于人，7% 来源于鼠），是世界上首个批准上市的 VEGF 抑制剂。目前用于治疗晚期结直肠癌，在对 900 多名已转移的结肠直肠癌患者进行的临床试验发现，同时接受贝伐单抗联合 IFL 方案（5-FU/lucovorin/CPT-11）化疗的患者，与只接受化疗的患者相比生存期平均延长 5 个月。除了结直肠癌外，贝伐单抗联合化疗药物对胶质母细胞瘤、转移性肾细胞癌、乳腺癌、头颈部癌、卵巢癌等多种恶性肿瘤也有治疗作用，是一种广谱的抗肿瘤药物。

aflibercept/VEGF Trap（Zaltrap®）是由人 VEGFR-1 和 VEGFR-2 胞外区域融合到人 IgG 的 Fc 片段组成的融合蛋白（图 16-11）。这种可溶性 VEGF 受体可与 VEGF 和 PGF 结合，但无信号转导功能，根据竞争拮抗原则，阻断其生物学功能。VEGF Trap 与 VEGF 有很高的亲和力，这种亲和力约是抗 VEGF 单克隆抗体亲和力的 100 倍。该药已于 2012 年被美国 FDA 批准用于治疗结直肠癌。

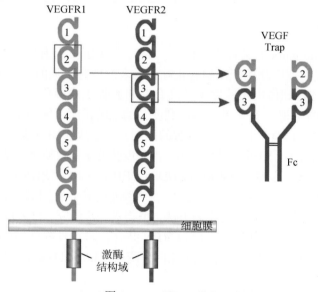

图 16-11　VEGF Trap

VEGF Trap 是由人 VEGFR-1 和 VEGFR-2 胞外区域融合到人 IgG 的 Fc 片段组成的嵌合可溶性受体。它可通过与 VEGF 和 PGF 结合，阻断其功能

雷莫芦单抗（ramucirumab，Cyramza®）是 VEGFR2 单抗（图 16-10），2014 已被 FDA 批准用于化疗失败的胃癌、胃食管连接处腺癌和 NSCLC。

trebananib（AMG 386）是 Amgen 公司生产的肽体（peptibody），可通过抑制血管生成素 1/2 与 TIE2 受体的结合，抑制血管生成，目前用于卵巢癌的治疗。

2. VEGFR 酪氨酸激酶抑制剂（TKI）

目前 FDA 批准用于临床肿瘤治疗的 VEGFR 酪氨酸激酶抑制剂如表 16-5 所示，它们全是多靶点酪氨酸激酶抑制剂，除了抑制肿瘤血管新生外，也抑制其他生长信号。"替尼"结尾的药物指的是酪氨酸激酶抑制剂，即 tyrosine kinase inhibitor 的缩写 "-tinib"。

表 16-5　上市的 VEGFR 酪氨酸激酶抑制剂

药物	靶点	适应证
安罗替尼（anlotinib，AL3818）	VEGFR，PDGFR，FGFR，c-KIT	NSCLC
阿西替尼（axitinib，Inlyta®）	VEGFR1 ～ VEGFR3，PDGFRβ，KIT	肾癌
卡博替尼（cabozantinib，XL184）	VEGFR2，RET	甲状腺髓样癌、肾癌
乐伐替尼（lenvatinib，Lenvima®）	VEGFR2，FGFR1 ～ FGFR4，PDGFRα，KIT，RET	甲状腺髓样癌、肾癌
帕唑帕尼（pazopanib，Votrient®）	VEGFR1 ～ VEGFR3，KIT，PDGFR	肾癌、晚期软组织肉瘤
瑞格非尼（regorafenib，Stivarga®）	VEGFR2/3，TIE2，RET，PDGFRβ，c-KIT	结肠癌、胃肠道间质瘤
索拉非尼（sorafenib）	VEGFR2，PDGFRβ，RAF	肾癌、肝细胞癌、甲状腺癌
舒尼替尼（sunitinib，Sutent®）	VEGFR2，PDGFRβ，KIT	肾癌、胃肠道间质瘤
凡德他尼（vandetanib，Caprelsa®）	VEGFR2，EGFR，RET	甲状腺癌

3. 杂类

沙利度胺（thalidomide）又称为反应停，是一个在历史上有争议的药物，在 20 世纪 50 年代末和 60 年代初被广泛用于镇静和止吐，后来发现有很强的致畸作用而被禁止应用。近年来由于动物及体外和体内实验发现其具有抑制血管生成等作用而具有抗肿瘤的潜能，因此逐渐受到人们的重视。有学者推测沙利度胺的致畸作用可能与干扰血管形成有关，所以也可能阻止实体瘤的血管生长。沙利度胺的抑制血管生成作用可能与抑制 bFGF 和 VEGF 依赖的血管生成作用有关。最近有研究显示，沙利度胺的主要致畸目标是 cereblon（CRBN），后者是 E3 泛素连接酶复合物 CUL4-RBX1-DDB1-CRBN（CRL4CRBN）的构成部分（Ito and Handa，2015）。在临床上它对多发性骨髓瘤、前列腺癌、Kaposi 肉瘤、乳腺癌及结肠癌等都有一定的疗效，作为与化疗结合的一个新方法，值得进一步研究。沙利度胺已被 FDA 批准用于骨髓瘤治疗，其原理是沙利度胺通过与 CRBN 结合，阻止骨髓瘤细胞存活需要的转录因子 IKZF1 和 IKZF3 与 CRBN 结合，促进 IKZF1/3 降解（Ito and Handa，2015）。

二、以肿瘤血管"正常化"为导向的治疗

尽管抗血管治疗在预防肿瘤复发、预防转移形成中具有重要作用，但该疗法只能延缓肿瘤的生长，难以达到彻底消灭肿瘤细胞的目的，对体积较大的肿瘤治疗效果并不乐观。此外，该疗法在临床试验中仍存在一定的问题，有高血压、动静脉血栓、出血、心肌病、伤口愈合延迟等多种副作用；动物实验中疗效显著，但在临床试验中效果不佳，这可能与动物实验使用的动物相对较年轻健康，而肿瘤患者大都是年老体衰者有关。

最近有研究提示，抗血管生成治疗虽然能抑制肿瘤生长，但它也能促进肿瘤浸润转移，对其远期疗效提出了质疑。抗 VEGF 治疗会增加肿瘤组织的缺氧和酸中毒程度，升高血浆蛋白 G-CSF、PGF 和 SDF1 的水平，这些都有利于肿瘤细胞的浸润和转移。另外，抗 VEGF 治疗可能会增加代偿性旁路途径的活化，这也会增加肿瘤细胞的侵袭和转移能力。解决这个问题的关键点在于在开始抗 VEGF 治疗之前，应找到反映肿瘤生长和转移的可溶

性标志并检测其水平，如前述的 PGF 和 HGF/SF，来监测肿瘤的现状并指导临床治疗方案。在治疗过程中不能仅仅着眼于短期疗效，更应该以患者总存活率为重。因此，如果没有充分的临床证据支持，尚不建议单用 VEGF 抑制剂治疗肿瘤。还有一点值得一提，如同肿瘤细胞是异质性的一样，肿瘤内血管的构成也是异质性的，这种异质性决定了某些血管对抗 VEGF 治疗不敏感。

针对以上问题 Jain 提出肿瘤血管"正常化"（tumor vessel normalization）概念，即通过修剪过度生长、没有效率的血管，促进血管分化成熟，使异常的肿瘤血管接近正常血管，从而降低组织水肿，改善肿瘤组织的灌注，提高氧饱和度和 pH 及抗癌药物进入肿瘤组织的比率（Jain，2014）。肿瘤血管正常化还可以改善肿瘤微环境的免疫抑制状态，有利于淋巴细胞进入肿瘤微环境对肿瘤细胞进行攻击。最近有研究显示，低氧是肿瘤抑制基因失活的主要诱因，低氧可降低 DNA 去甲基化酶 TET 活性，导致肿瘤抑制基因启动子甲基化。恢复局部组织氧饱和度可降低肿瘤抑制基因启动子甲基化，抑制肿瘤生长（Thienpont et al，2016）。低氧也是产生肿瘤免疫抑制微环境的主要原因，低氧可促进髓源性抑制细胞（MDSC）和肿瘤相关巨噬细胞（TAM）在局部聚集，提示改善肿瘤局部组织的缺氧有利于肿瘤治疗。目前有多种方案来促进肿瘤血管"正常化"。①低剂量 VEGF/VEGFR 抑制剂。研究显示低剂量 VEGF/VEGFR 抑制剂可抑制血管生长，促进血管成熟。例如，低剂量贝伐单抗可促进血管成熟，降低组织间的压力，增加化疗药物进入肿瘤组织的机会，延长直肠癌患者的生存期。②通过激活 TIE2 和抑制 Ang2 来促进肿瘤血管正常化。TIE2 是存在于内皮细胞细胞膜上的受体。TIE2 激活后，可使内皮细胞稳定性增加，有利于肿瘤血管正常化，进而增强药物传递能力并改变整个微环境。③ LIGHT/TNFSF14 促进血管成熟。TNFSF14 是 TNF 超家族成员之一，具有诱导免疫反应功能。TNFSF14 可以促进周细胞成熟，有利于血管完整性。④低剂量放射线照射。⑤其他，如 PHD2（prolyl hydroxylase domain protein 2）抑制剂、氯喹（chloroquine）及汉防己碱（sinomenine）也都显示有促进肿瘤血管"正常化"的功能。

参 考 文 献

Ito T，Handa H，2015. Myeloid disease：another action of a thalidomide derivative. Nature，523（7559）：167-168.

Jain RK，2014. Antiangiogenesis strategies revisited：from starving tumors to alleviating hypoxia.Cancer Cell，26（5）：605-622.

La Porta S，Roth L，Singhal M，et al，2018. Endothelial Tie1-mediated angiogenesis and vascular abnormalization promote tumor progression and metastasis. J Clin Invest，128（2）：834-845.

Salton M，Misteli T，2016. Small molecule modulators of pre-mRNA splicing in cancer therapy. Trends Mol Med，22（1）：28-37.

Shen C，Kaelin WG Jr，2013. The VHL/HIF axis in clear cell renal carcinoma. Semin Cancer Biol，23：18-25.

Thienpont B，Steinbacher J，Zhao H，et al，2016. Tumour hypoxia causes DNA hypermethylation by reducing TET activity. Nature，537（7618）：63-68.

第十七章　肿瘤的浸润和转移

　　肿瘤在未发生转移前是可以治愈的，90% 的肿瘤患者死于肿瘤转移和复发。肿瘤细胞转移到新部位后，可产生过多的细胞因子（如 IL-1、IL-6、TNF-α、TGF-β、VEGF 等）、蛋白酶和凝血因子，由此而引起多种临床综合征，如恶病质（cachexia）、血栓综合征（thrombotic syndrome）、骨损伤和呼吸困难而导致患者死亡。

　　尽管肿瘤扩散所引起的严重后果是众所周知的，但对肿瘤扩散的认识过程进展缓慢。可喜的是近年来对扩散过程研究的某些环节已取得了一些宝贵的资料，其中最重要的发现是扩散不是偶然发生的，而是一个极为活跃的过程。影响肿瘤浸润与转移的因素是多方面的，既有肿瘤细胞本身的因素，也与肿瘤细胞所处的微环境密切相关，而且后者对肿瘤细胞浸润转移的影响正日渐受到重视，间质细胞与瘤细胞的互作、低氧、酸性和免疫抑制微环境影响瘤细胞浸润转移。以肿瘤微环境（tumor microenvironment）正常化为朝向的治疗是新出现的研究方向。

第一节　细胞外基质有广泛的生物学功能

细胞外基质（extracellular matrix，ECM）是细胞分泌到细胞外间质中的大分子物质，其构成复杂的网架结构，支持并连接组织结构，调节组织的发生和细胞的生理活动。

ECM 的主要成分由以下 3 类组成：①糖胺聚糖（glycosaminoglycans）、蛋白聚糖（proteoglycan），它们能够形成水性的胶状物，在这种胶状物中包埋有许多其他的基质成分。②结构蛋白，如胶原和弹性蛋白，它们赋予细胞外基质一定的强度和韧性。胶原是 ECM 的主要成分，目前已发现至少有 28 种不同胶原类型，其中以Ⅰ型、Ⅱ型、Ⅲ型和Ⅳ型胶原研究较多。Ⅰ型、Ⅱ型、Ⅲ型胶原是间质结缔组织中的主要成分，Ⅳ型胶原则主要存在于基底膜内。③黏着蛋白，如纤连蛋白（fibronectin，FN）和层粘连蛋白（laminin，LN），它们促使细胞同基质结合。

ECM 大致可分为两种形式，即基底膜（basement membranes）和细胞间基质（interstitial matrix）（图 17-1）。基底膜位于上皮或内皮细胞的基底部，是一个比较独立的结构，围绕在上皮细胞周围，是由Ⅳ型胶原、层粘连蛋白、蛋白聚糖和其他糖蛋白组成，为上皮细胞发挥功能提供了一个结构支架，同时也参与上皮和基质细胞之间的双向信号转导。在细胞间的 ECM 称为细胞间基质，是一个蛋白聚糖和糖蛋白的不均一混合体，包括纤维性胶原蛋白、弹性蛋白、透明质酸（hyaluronic acid）和蛋白聚糖等。

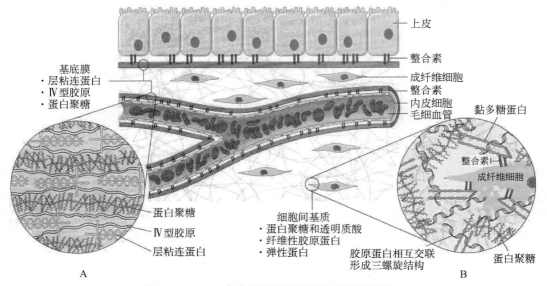

图 17-1　ECM 存在基底膜和细胞间基质两种形式

基底膜（A）主要由Ⅳ型胶原、层粘连蛋白、蛋白聚糖和其他糖蛋白组成。细胞间基质（B）是一个蛋白聚糖和糖蛋白的混合体，包括纤维性胶原蛋白、弹性蛋白、透明质酸（hyaluronic acid）和蛋白聚糖等（Kumar V, Cotran R, Robbins S, 2003. Robbins basic pathology. Philadelphia：Saunders.）

过去认为 ECM 仅是一种惰性支持物，赋予皮肤、肌腱和血管等组织一定的形状和刚性。近年来，随着对 ECM 生物学研究的深入，许多新的 ECM 成分被分离、纯化和命名，对其功能也有了进一步的认识。ECM 具有丰富而活跃的生物学功能，在调控胚胎发育、决定细胞黏附迁移、创伤修复及肿瘤浸润转移等方面都起着重要作用。最近的研究结果显示 ECM 还可抑制凋亡。除了血细胞外，大多数正常细胞须黏附于特定的 ECM 上才能存活，称为锚定依赖性（anchorage dependence）。例如，上皮细胞及内皮细胞一旦脱离了 ECM 则会发生凋亡，此现象称为失巢凋亡（anoikis）。

第二节　细胞黏附分子与肿瘤

在一个组织中，细胞与其他相同类型和不同类型的细胞及细胞外基质中的糖蛋白和聚糖蛋白的相互作用是由跨膜糖蛋白细胞黏附分子（cell adhesion molecule，CAM）介导的。这些细胞黏附分子都是跨膜糖蛋白，分子结构由三部分组成：①胞外区，肽链的 N 端部分，负责与配体的识别；②跨膜区，多为一次跨膜；③胞质区，肽链的 C 端部分，一般较小，或与质膜下的骨架成分直接相连，或与胞内的化学信号分子相连，以活化信号转导途径。多数细胞黏附分子的作用依赖于二价阳离子，如 Ca^{2+}、Mg^{2+}。细胞黏附分子的作用机制有 3 种模式：两相邻细胞表面的同种 CAM 分子间的相互识别与结合（亲同性黏附）；两相邻细胞表面的不同种 CAM 分子间的相互识别与结合（亲异性黏附）；两相邻细胞表面的相同 CAM 分子借细胞外的连接分子相互识别与结合。

这些细胞黏附分子主要有整合素、钙黏着蛋白、免疫球蛋白家族、选择素和 CD44（图 17-2）。所有这些有效的膜受体，它们的细胞外区域与配体结合后，能引起细胞内尾部的构象改变，构象改变后的尾部能与特异的细胞质蛋白结合，这种转接体分子与多种信号通路相连，能够影响细胞的增殖、迁移、分化和凋亡。

黏附分子与肿瘤的关系主要包括对肿瘤浸润和转移的影响、对杀伤细胞杀伤肿瘤的影响，以及辅助肿瘤的诊断。

一、钙黏着蛋白主要涉及上皮间的连接和组织完整性

钙黏着蛋白（cadherin）是一组依赖 Ca^{2+} 的介导细胞与细胞黏附的分子，在人类已有 115 个钙黏着蛋白被鉴定，它们被划分为 3 个亚家族：主要钙黏着蛋白、原型钙黏着蛋白（protocadherins）和钙黏着蛋白相关蛋白。根据组织分布的不同又分为 E- 上皮性、N- 神经性和 P- 胎盘性等不同亚型。E-cadherin、N-cadherin 和 P-cadherin 的编码基因分别为 CDH1、CDH2 和 CDH3。E-cadherin 的细胞外区有 5 个重复序列，最末端的重复序列与另一个钙黏着蛋白相同的重复序列相互作用，它们的相互作用需要 Ca^{2+} 的参与（图 17-2）。钙黏着蛋白对组织细胞形态的维持具有重要作用。

钙黏着蛋白通过不同的连接蛋白质与细胞骨架成分相连，如 E-cadherin 通过 α-catenin、β-catenin、γ- catenin 及纽蛋白（vinculin）、锚蛋白、α- 辅肌动蛋白（α-actinin）等与肌动蛋白（actin）纤维相连，称为黏着连接（adherens junction），用以维持细胞间黏附的稳定性和细胞的极性，这对于成体器官中上皮组织的功能发挥是必需的。在上皮肿瘤发生时，特别是在肿瘤细胞从原发肿瘤游离并获得横穿基底膜的能力而使上皮组织与邻近组织分离

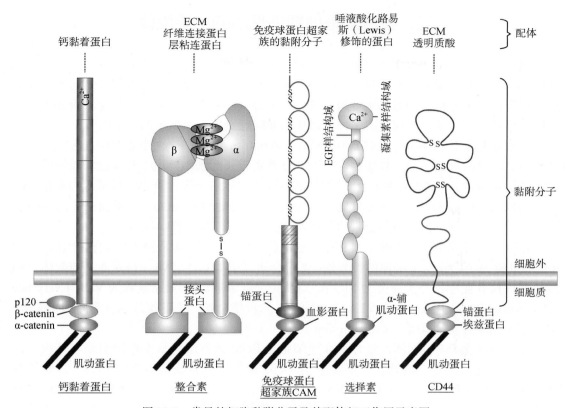

图 17-2　常见的细胞黏附分子及其配体相互作用示意图

钙黏着蛋白以其独特的方式相互作用，其配体是另一细胞的钙黏着蛋白分子，它通过 p120、β-catenin 和 α-catenin 与肌动蛋白纤维相连。整合素是由 α、β 两条链构成的异源二聚体，其配体是细胞外基质（ECM），它通过适配蛋白与肌动蛋白连接。免疫球蛋白超家族黏附分子的配体多为免疫球蛋白超家族的黏附分子，它通过锚蛋白和血影蛋白与肌动蛋白连接。选择素的胞外区由 3 个结构域构成：①最外侧为钙离子依赖的凝集素样结构域（lectin-like do-main），是配体结合部位，可以结合含唾液酸化的路易斯寡糖结构的分子；②紧接的是表皮生长因子样结构域（EGF-like domain），约含 35 个氨基酸残基；③近胞膜部分是数个由约 60 个氨基酸残基构成的补体调节蛋白重复序列。选择素通过 α- 辅肌动蛋白（α-actinin）与肌动蛋白连接。CD44 的胞外结构域呈球形，被三组二硫键稳定，是 ECM 和透明质酸的结合部位。红色代表插入部位可延长茎干，羧基端通过锚蛋白和埃兹（Ezrin）蛋白与肌动蛋白连接

时，黏着连接通常消失。黏着连接不仅可以介导细胞与细胞间的粘连，还直接或间接参与细胞的信号转导，对胚胎发育中的细胞识别、迁移和组织分化及肿瘤的发生、发展和转移具有重要作用。

　　黏着连接中的 β-catenin 具有双重生物学功能，一方面它与 Wnt 信号传递有关（见图 4-9），另一方面它在连接 E-cadherin 与细胞骨架时扮演重要角色。β-catenin 是 p120 和 α-catenin 连接子（linker）。通过黏着连接使 E-cadherin 与细胞骨架可发生连接（图 17-2）。尽管某些肿瘤细胞可以表达一定水平的 E-cadherin，但如果 β-catenin 出现异常，这种情况仍然与某些肿瘤的浸润与转移有关。

　　任何事情都有两面性。虽然缺乏 E-cadherin 的细胞容易发生移动，但这种细胞也容易发生失巢凋亡。

二、整合素是细胞外基质的主要受体

　　整合素（integrin）是多种细胞外基质成分的受体，几乎存在于所有细胞表面，介导着细胞与细胞外基质细胞间的黏附。减少细胞表面整合素或解除细胞黏附都可引起不同程度的失巢凋亡，充分说明细胞黏附可阻止凋亡。整合素还可作为介导信号传递的膜分子通过独特的信号转导途径参与细胞的多种生理功能和病理变化（参见第四章第四节）。

　　整合素是 α（120 000 ～ 185 000）和 β（90 000 ～ 110 000）两个亚单位通过二硫键非共价结合而成的异源二聚体糖蛋白。两个亚基都由较长的细胞外段、跨膜段和较短的胞内段 3 个区域构成，α 和 β 亚基在 N 端胞外肽段构成配体结合区，跨膜段是疏水的穿越磷脂双层的肽链，β 亚基胞内段通过纽蛋白（vinculin）、踝蛋白（talin）、桩蛋白（paxillin）与细胞骨架相连，被认为与整合素信号传递有关（见图 17-2，图 4-15）。

　　迄今至少已鉴定了 18 种 α 和 9 种 β 亚单位，产生至少 24 余种不同的整合素。不同 α 链和 β 链的组合决定了配体的特异性，2 价金属离子如 Ca^{2+}、Mg^{2+} 是 α 亚基与配体之间的桥梁。按 β 亚单位分类可分为 β1、β2、β3 三个亚家族。β1 亚家族称为 VLA（very late activation antigen）家族，含有 VLA-1 ～ VLA-6 六种整合素；β2 亚家族也称为 CD18 抗原；β3 亚家族称为细胞黏附素（cytoadhesion）。

　　作为各种 ECM 的配体，整合素介导细胞与 ECM 的黏附，从而控制细胞与基膜的结合，以及细胞的游走。例如，在整合素 β1 和 β3 亚家族就有层粘连蛋白（LN）、胶原纤维、纤连蛋白（FN）、玻连蛋白（VN）等 ECM 受体的功能。通常情况下许多 ECM 含有 RGD（Arg-Gly-Asp）序列，这一序列可被整合素识别，使它能在许多不同的环境下传递信号。整合素配体中所含有的 RGD 序列的肽类具有竞争性抑制肿瘤细胞浸润转移的作用，如人工合成的 GRGDS 肽和从蛇毒中提取的"异型整合素"（dysintegrin）等。这为探索治疗肿瘤的转移提供了又一条线索。

　　一般来说，肿瘤分化越差，整合素的表达形式越不同于正常，如分化不良的皮肤、胃肠、乳腺、胰腺及肺等癌肿通常显示整合素的表达丧失。而较高分化的肿瘤中，或在肿瘤仍接触基底膜的部位，整合素的表达接近正常，提示接触完整的基底膜可影响整合素的表达特征和肿瘤细胞的行为。最显著和经典的例子是黑色素瘤。在皮肤、痣及原发性非转移性黑色素瘤中，黑色素细胞表达整合素的特征与正常上皮细胞相似，而在已局部浸润和高度转移的黑色素瘤中，整合素表达特征改变了，黑色素瘤细胞开始表达玻连蛋白（VN）受体、纤连蛋白受体及 VCAM-1 和血小板受体等。人黑色素瘤细胞株 A375M 的实验证明，这些细胞侵犯基底膜能力的增加是由于 IV 型胶原酶表达的加强，表明通过 VN 受体的信号传递可改变蛋白溶解酶的产生而加强浸润表型。

　　整合素在肿瘤细胞的表达水平既可表达数量减少或缺失，也可以表达升高，分布的极性亦可能不同于正常细胞。整合素在肿瘤细胞表达变化的不一致性可能与整合素的不同作用有关。同一种黏附分子可以在转移和附着两个不同的过程中发挥作用，因此整合素表达的增加或减少都可能与肿瘤细胞浸润及转移有关。例如，肿瘤细胞 α2β1 表达水平比正常周围上皮低，提示 α2β1 表达水平的下调与肿瘤浸润有关。αvβ3、α5β1 和 αvβ6 在正常上皮细胞表达低或检测不到，但在一些肿瘤表达上调，这可能与这些整合素增强肿瘤细胞及 ECM 的黏附能力和影响其信号转导机制，从而改变肿瘤细胞生物学行为，增强其侵袭转移的潜能有关。

cilengitide（EMD121974）作为整合素的一种主要抑制因子，可以竞争性拮抗整合素 αvβ3 和 αvβ5 受体。在对恶性胶质瘤患者参加的临床试验中，已显示能改善患者的存活时间。volociximab 是一种嵌合的单克隆抗体，能够阻断纤连蛋白与整合素 α5β1 的结合，并引起增殖内皮细胞的凋亡，目前被用于转移性肾细胞癌的治疗。etaracizumab 是 αvβ3 的单克隆抗体，目前也被用于肿瘤的抗血管治疗。

三、免疫球蛋白超家族主要涉及不同细胞间的连接

免疫球蛋白超家族（Ig superfamily，Ig-SF）蛋白是单链蛋白。它们在细胞外区有 Ig 重复序列（见图 17-2）。但与 cadherin 不同，它的连接不需要 Ca^{2+}。家族中不同成员 Ig 重复序列的数目不同，但只有末端的两个重复序列决定相互作用的特异性。Ig-SF 包括神经细胞黏附分子、（N-CAM）、细胞间黏附分子（intercellular adhesion molecule，ICAM）、血管细胞黏附分子 1（vascular cell adhesion molecule 1，VCAM-1）、癌胚抗原（CEA）及 DCC 等，它们介导同种或异种细胞与细胞黏附，与肿瘤细胞血管转移有关。例如，N-CAM 存在多种拼接变异形式，高转移的胶质瘤和黑色素瘤细胞株具有较少的 N-CAM 表达。DCC 具有与 N-CAM 同源的序列，位于染色体 18q 区，在 70% 以上的结直肠癌中发现 DCC 等位基因的缺失。黑色素瘤细胞表面与 ICAM-1、N-CAM 同源的 MUC18 的表达与发生转移的倾向及不良预后密切相关。

淋巴细胞与肿瘤细胞的接触由两种细胞表面黏附分子的相互作用来介导，整合素 LFA-1 与 ICAM-1 的相互作用具有重要地位。多种肿瘤细胞表达 ICAM-1 分子，肿瘤细胞 ICAM-1 分子的表达可能与肿瘤组织内淋巴细胞的浸润有关。细胞因子如 IFN-γ、IFN-α、IL-4、TNF-α 可促进某些肿瘤细胞 ICAM-1 分子的表达，从而增加其对杀伤细胞作用的敏感性。肿瘤患者血清中可溶性 ICAM-1 水平往往高于正常人，可能抑制 NK 对肿瘤细胞的杀伤作用。

四、选择素可能与肿瘤器官转移的特异性有关

选择素（selectin）参与白细胞与内皮细胞之间异种细胞与细胞的黏附，其作用依赖于 Ca^{2+}。选择素家族由 3 个成员组成，即 L- 选择素、P- 选择素和 E- 选择素，L、P 和 E 分别代表白细胞、血小板和内皮细胞。选择素的胞外区由 3 个结构域构成：N 端的 C 型凝集素结构域、EGF 样结构域、重复次数不同的富于半胱氨酸结构域。通过凝集素结构域来识别糖蛋白及糖脂分子上的糖配体（图 17-2）。

选择素能识别上皮细胞的唾液酸化路易斯血型抗原 X（sialyl Lewis X），其是一种肿瘤标志物。表达于内皮细胞的 P- 选择素、E- 选择素可与肿瘤细胞表面的唾液酸相互作用，有研究报道肿瘤细胞转移与此有关。选择素可在转移性癌细胞黏附于内皮细胞起作用，已发现 P- 选择素能结合多种人类癌细胞，包括结肠癌、肺癌及乳腺癌等；而 E- 选择素只结合结肠癌细胞。血行癌细胞可能以选择素来启动它们与内皮细胞的相互作用，还可能促进与血小板凝聚。因此，携带选择素配体的癌细胞能促进癌细胞的血管转移和扩散。

五、CD44 也是细胞外基质的主要受体

CD44 是一种分布极为广泛的细胞表面跨膜糖蛋白，分子量为 67 000，参与细胞间、细胞与基质特异性黏附。CD44 可以与透明质酸、胶原蛋白、纤连蛋白、层粘连蛋白等细胞外基质结合而介导黏附作用的发生，故在肿瘤研究中 CD44 的作用受到广泛的关注（图 17-2）。*CD44* 基因位于第 11 号染色体，由 20 个外显子组成，其中 10 个外显子固定表达，编码标准型 CD44 蛋白（CD44s），其余 10 个外显子通过不同的组合剪切插入其中，形成一组变异型 CD44 蛋白（CD44v）（图 17-3）。不同的 CD44 分子在肿瘤浸润与转移过程中的作用可能是不同的，正常组织细胞或非转移的癌细胞主要表达 CD44s，而具有转移能力的癌细胞主要表达 CD44v。CD44v6 蛋白被认为是淋巴瘤、肝细胞癌、乳腺癌、肺癌、胰腺癌、结直肠癌和胃癌等肿瘤的转移标志物。肿瘤细胞中不同类型的 CD44v 表达增加往往预示了肿瘤的侵袭、转移能力的增强，这一点正好与 E-cadherin 分子对肿瘤浸润与转移的抑制作用相反。

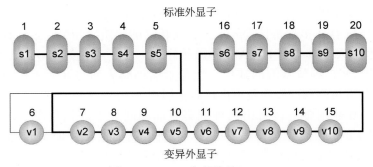

图 17-3　CD44 和剪接的 CD44

CD44 基因由 20 个外显子组成，其中 10 个外显子为结构性外显子，编码标准型 CD44 蛋白（CD44s），其余 10 个外显子通过不同的组合剪切插入其中，形成一组变异型 CD44 蛋白（CD44v）。CD44s 最短，CD44v 都比 CD44s 长，但长短可不一

此外体内慢性炎症部位往往是肿瘤转移灶的好发部位，可能与炎症产物、细胞因子作用于局部血管内皮细胞促进其黏附分子表达而有利于肿瘤细胞的黏附有关。

六、多配体聚糖是细胞表面分子受体

多配体聚糖（syndecan，SDC）属于跨膜硫酸乙酰肝素蛋白多糖（heparan sulfate pro-teoglycan，HSPG）家族成员，通过其胞外的硫酸肝素侧链与细胞表面 ECM 成分和 FGF 等生长因子结合，参与广泛的生物学活动。另外，SDC 也作为生长因子受体和整合素的辅助受体（co-receptor）参与他们的信号转导和其他生物学功能。哺乳动物 SDC 有 4 个成员，分别为 SDC1 ～ SDC4，SDC1 主要表达上皮细胞，SDC2 主要表达间叶起源的细胞，SDC3 主要表达神经组织和软骨，SDC4 广泛表达不同组织。SDC 对肿瘤的影响有不同报道，有研究显示 SDC1 和 SDC2 在不同肿瘤表达增高，提示患者预后较差，但也有报道显示另外一些肿瘤 SDC1 表达下调，SDC1 表达丧失与恶性侵袭有关。某些肿瘤患者血清中可溶

性 SDC1（sSDC1，即 SDC1 胞外结构域被 ADAM 和 MMP 等蛋白酶切割）升高，sSDC1 可与 FGF 等生长因子结合，增强生长因子的刺激信号，进而促进肿瘤细胞的生长和迁移 （Gharbaran，2015）。

第三节　上皮 - 间充质细胞转化与肿瘤

一、上皮 - 间充质细胞转化的概念

所有的生物体都含有两种细胞，即上皮细胞（epithelial cell）和间质细胞（mesenchymal cell）。上皮细胞通常是属于有极性（polarity）的一群细胞，靠着一些细胞黏附分子的分布，上皮细胞才能决定它的上下左右方位；也是靠着这些细胞黏附分子作为细胞间的 "胶水"，上皮细胞才能相互连接并且附着于细胞底部的基质，进而形成各种上皮组织。间质细胞则是另一类全然不同的细胞，它们是一群具有活动能力、能够在细胞基质间自由移动的细胞，而多半不需要细胞黏附分子的存在，成纤维细胞（fibroblast）就是最好的例子。这两种细胞在生物体内并不是永远都维持着原本的细胞特性，在许多情况之下，这两种细胞会相互转换细胞特性，以进行特定的生物活动。在胚胎发育时期，这种细胞相互转换特性的状况会不断地发生，也构成了胚胎发育成形最基本、最重要的步骤。上皮 - 间充质细胞转化（epithelial-mesenchymal transition，EMT）是从具有极性的上皮细胞转换成具有活动能力的细胞的一个过程（图 17-4）；相反地，间充质 - 上皮细胞转化（mesenchymal-epithelial transition，MET）则是间质细胞参与上皮器官（如肾脏）形成的过程。

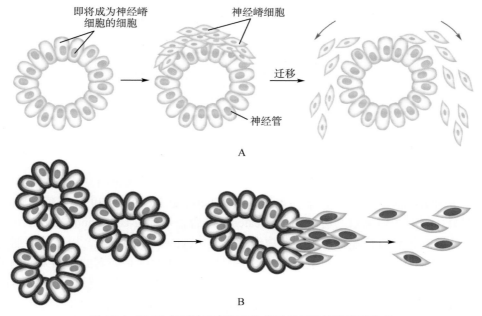

图 17-4　EMT 在胚胎发育期和肿瘤浸润期均扮演重要角色

A. 在胚胎发育期，神经嵴（neural crest）细胞可发生 EMT，能迁移到人体其他部位，如肾上腺和神经节的嗜铬细胞、皮肤的 Merkel 细胞和黑色素细胞等；B. 癌细胞也可发生 EMT 样改变，使其具有迁移能力 [Gavert N，Ben-Ze'ev A，2008. Epithelial-mesenchymal transition and the incasive potential of tumars.Trends Mol Med，14（5）：199-209.]

EMT 的概念打破了上皮细胞应是一成不变的观念，上皮细胞反而是一群具有高度可塑性（plasticity）的细胞。在组织成形的过程中，从二度空间的上皮细胞层（epithelial sheet）重组成三度空间的结构，到管腔的形成、分支（如气管的分支、乳腺的分支等），上皮细胞都不停地在进行 EMT。而调控上皮细胞进行 EMT 的动力，则是来自于与上皮细胞有密切交互作用的基质。基质中充满了许多调控上皮细胞进行 EMT 的信号，这些信号因为都与细胞的组织成形（morphogenesis）相关，包括 TGF-β、SF/HGF、FGF 和 EGF 等。

二、E-cadherin 减少是 EMT 的重要特点

1. EMT 时细胞表型转换

EMT 涉及上皮细胞基因表达程序的丧失和取得间叶细胞基因表达程序。它以上皮细胞极性（cell polarity）的丧失及间质特性的获得为重要特征，需要破坏细胞间连接，同时重建细胞骨架及细胞间的黏附复合体，具体包括 E-cadherin 表达减少；角蛋白为主的细胞骨架转变为波形蛋白（vimentin）为主的细胞骨架，从而引起细胞形态的改变，变得容易移动（表 17-1）。但有时 EMT 仅发生功能上的改变，形态上不发生变化。这种表型的转换允许癌细胞摆脱细胞 - 细胞间连接，从而表现得更具侵袭性。

表 17-1　EMT 的细胞成分变化

丧失	取得
上皮细胞极性，上皮间黏附	成纤维细胞样形状，细胞间不黏附
锚定依赖性（anchorage dependence）	移动性和侵入性，锚定非依赖性（anchorage independence）
E-cadherin	N-cadherin
细胞角蛋白（cytokeratin）	表达间叶细胞成分（vimentin），α-SMA
ZO-1（zonula occludens 1 protein）	表达转录因子 Twist、Snail、Prrx1
desmoplakin	分泌蛋白酶（MMP-2、MMP-9）
miR-200	miR-21、miR-10b
	表达 PDGF 受体
	YAP 核表达增高（见表 4-5）

在胚胎发育的过程中，细胞黏附分子的调控必须遵循着严密的时空规则，其中以 cadherin 一类的细胞黏附分子的调控最为重要。E-cadherin 是上皮组织中的一类依赖 Ca^{2+} 的细胞间黏附分子，它可以通过与胞质内的 β-catenin 结合，形成 E-cadherin/β-catenin/α-catenin 复合体，此复合体再直接连接到肌动蛋白细胞骨架（cytoskeleton）上，用以维持细胞间黏附的稳定性和细胞的极性，这对上皮组织的完整性和功能发挥是必需的。如果抑制 E-cadherin 的表达，上皮细胞间的连接便会被破坏，进而使上皮细胞转变为类似具有移行能力的间质细胞。因此，上皮细胞在进行 EMT 的过程中，E-cadherin 表达的丧失是一个相当重要的特征。这种 E-cadherin 的减少还有另外一层含义，即那些原先与 E-cadherin 连接的 β-catenin 可因 E-cadherin 的减少而在细胞质里增多，β-catenin 可转移至细胞核，与转录因子 TCF/LEF 结合，增加基因表达。

除了 E-cadherin 表现的丧失，在癌细胞中也常常可以见到类似在 EMT 过程中出现不同 cadherin 分子间的转换。在一些癌组织中，如黑色素瘤、乳腺癌、前列腺癌，E-cadherin 的丧失同时也伴随着其他 cadherin 的生成，而这些新生成的 cadherin 分子多半都是属于细胞键结力较弱的成员，如 N-cadherin、cadherin-6、cadherin-11 等。就像在胚胎发育中，当细胞表现出键结力较弱的 cadherin 时，就等同释放出一个促进细胞移行的信号，让这些癌细胞发生浸润转移的机会增大。

2. 细胞极性蛋白与肿瘤

上皮细胞是有极性的，它有不同的面，如顶面、侧面和基底面。上皮细胞的极性维持与极性蛋白（polarity protein）有一定关系。极性蛋白是一分布广泛的细胞蛋白，有些分布于上皮细胞顶面，如 Crumbs、PAR（partitioning defective）蛋白家族（PAR1～PAR6）和不典型 PKC（atypical PKC，aPKC）；有些分布于细胞侧面，如 Scribble、Dlg 和 Lgl 等。PAR 蛋白和 aPKC 除了分布于顶面外，它们也参与侧面上皮细胞紧密连接（tight junction，TJ）的形成。这些极性蛋白通常以复合体形式发挥作用，如 Crumbs 复合体由 Crb-Pals1-Patj/Mupp1 构成，PAR 复合体由 PAR3-PAR6-aPKC 构成，Scribble 复合体由 Scribble-Dlg-Lgl 构成。

现在已有学者注意到细胞癌变时出现的 EMT 与极性蛋白改变有一定关系（Fomicheva et al，2020），这些改变既可以是极性蛋白表达量的改变，也可以是极性蛋白位置发生改变（表 17-2）。PAR6 在 TGF-β 诱导的 EMT 过程中扮演着重要角色。TGF-β 受体 Ⅱ 可磷酸化 PAR6，磷酸化的 PAR6 可募集泛素连接酶 SMURF1，促进与细胞连接有关的 RhoA 泛素化和降解。

表 17-2 极性蛋白在肿瘤中的角色

蛋白	正常位置	肿瘤中的角色	途径
PAR6	顶面	过表达/促瘤	SMURF1（见图 5-8），RAC1
aPKC	顶面	过表达或错位/促瘤	NF-κB
Lgl2	侧面	下调或错位/抑瘤	
PAR3	顶面	下调/抑瘤	HIPPO（见第 80 页）
DLG5	侧面	错位或下调/抑瘤	HIPPO（见第 80 页）
SCRIB	侧面	错位或下调/抑瘤	HIPPO（见第 80 页）

三、诱导 EMT 的细胞信号有多条

EMT 的发生与细胞微环境有关，适当的环境、细胞因子和细胞信号影响 EMT 的发生。

1. 诱导 EMT 的细胞信号

生长因子、细胞因子和细胞外基质蛋白均可通过其相应的受体信号诱导 EMT，Wnt、Hedgehog（Hh）和 Notch 信号也都能诱导 EMT。在众多诱导 EMT 的细胞信号当中，TGF-β 信号途径是研究比较多的细胞信号，它被认为是诱导 EMT 的经典途径，在多种器官纤维化疾病和肿瘤中被广泛证实（图 17-5）。TGF-β 是一种多功能生长因子，在肿瘤发生过程中具有双重作用。在肿瘤发生的早期阶段，TGF-β 抑制癌细胞增殖并诱导其凋亡。

而在肿瘤发生的晚期阶段，许多癌细胞不再对 TGF-β 的生长抑制作用产生应答；相反，在 TGF-β 的刺激下，癌细胞活动度和侵袭力更强，抗凋亡作用也更强。实验证明 TGF-β 能够诱导培养基中正常细胞和转化细胞形态的改变及 EMT 特征的出现，经 TGF-β 处理的肝癌细胞系 SMMC-7721 细胞明显变为梭形，且 E-cadherin 表达减少，TGF-β 诱导 EMT 与 E-cadherin 表达下调是同步的。TGF-β 还诱导 β-catenin 的核转运，这些都增强癌细胞迁移能力。TGF-β 诱导皮肤鳞癌细胞发生 EMT，形成梭状细胞癌，而癌细胞的 TβR Ⅱ 的显负性突变抑制这种转化，进一步，皮肤梭状细胞癌细胞转染显负性 TβR Ⅱ 后，其在体内的致瘤性减弱，且形成鳞癌。对乳腺癌细胞和成纤维样结肠癌细胞系的研究也得到类似结果。

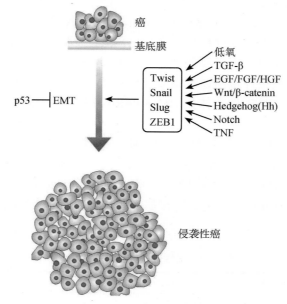

图 17-5　多条信号途径影响 EMT

p53 通过 miR-34 抑制 EMT，但低氧、TGF-β、生长因子、Wnt/β-catenin、Hedgehog（Hh）、Notch 和 TNF 信号通过转录因子 Twist、Snail、Slug、ZEB1 等诱导癌细胞 EMT，使癌细胞发生侵袭转移

　　癌细胞会释放信号刺激周围间质的成纤维细胞生长，成纤维细胞反过来释放信号刺激癌生长，这样两种细胞互相影响达到互利的一种状态。近来研究也证明，处于肿瘤环境下，这些成纤维细胞也会开始自身的变异，分泌大量 TGF-β，这是诱发 EMT 的重要原因之一。

2. 诱导 EMT 的转录因子

　　能够影响 EMT 的转录因子众多，通常将 Snail、ZEB1 和 Twist 这些能够诱导 EMT 的转录因子称为 EMT-TF（EMT-inducing transcription factor），而 p53 则相反，通过 miR-34 抑制 EMT（见图 17-5）。

　　Twist 是属于 bHLH 一类的转录因子，它可以调节胚胎发育中的组织重建，并赋予细胞迁移的能力。研究发现表达 Twist 的细胞呈细长形，E-cadherin 和 β-catenin 等黏附连接蛋白表达降低，从而引起 EMT。研究人员已观察到在乳腺癌、前列腺癌和胃癌中有 Twist 抑制了 E-cadherin 表达的现象，提示 Twist 在癌细胞的浸润转移中起重要作用。而且被阻断了 Twist 表达的癌细胞其转移的程度会降低，并且在循环系统中的癌细胞数目也有减少的现象。因此人们推测，癌细胞之所以能进行转移，可能是因为唤醒身体中沉睡已久、负责胚胎早期形态发育的基因，从而启动相关的程序，因此获得转移的能力。未来在临床上也许能开发药物以抑制 *Twist* 这类基因的表达，从而避免癌细胞转移的可能。

Snail 是具有锌指结构的转录因子，可以与 *E-cadherin* 近端启动子上的 E-box 结合，抑制其表达，从而引发 EMT，使细胞获得运动性。在发育过程中，*E-cadherin* 的表达受到严格的时空调控，它表达的下调对于胚胎内某些形态发生中的 EMT 的发生是必需的。Snail 转录因子在胚胎发育过程中参与上皮细胞向间质细胞的分化。研究工作显示异位表达 Snail 的上皮细胞表现出成纤维细胞表型并获得肿瘤和浸润特性；内源性 Snail 蛋白在浸润小鼠和人类癌细胞系中表达，同时发现 E-cadherin 的表达消失。因此，Snail 可以看作是癌细胞的标识分子，这也为设计特异性抗浸润药物提供了新途径。Slug 是 Snail 家族的另一个转录因子，也称为 Snail2，在胚胎发育过程中可作为中胚层和神经嵴细胞迁移能力的标志，在它们由上皮向间充质的转化中起重要作用。Slug 的作用机制与 Snail 相似，都是通过同 Smad 相互作用蛋白 1（smad-interacting protein 1，SIP1）竞争性结合 *E-cadherin* 启动子上的 E-box，抑制 *E-cadherin* 表达，从而诱发 EMT。

另外，近年来大量的研究表明，miRNA 与 EMT 相关的发生、发展有密切关系。有的 miRNA 能促进 EMT 的发生，如 miRNA-10b、Twist 可以促进 miRNA-10b 的转录，与肿瘤的侵袭和转移有关（见图 15-3），而 p53 则通过诱导 miR-34 抑制 EMT，miR-34 的靶分子是 SNAIL1、TGF-β-R1、Wnt/β-catenin 和 Notch。miR-200 家族和 miR-205 则抑制 TGF-β 对 EMT 的诱导作用，miR-200 和 miR-205 能够与 E-cadherin 转录抑制因子 ZEBl 和 S1P1 的 3'UTR 区域结合抑制 ZEBl 的表达从而上调 E-cadherin 的表达，抑制肿瘤细胞的侵袭转移。

四、EMT 与细胞干性是高度相关的

EMT 是一个过程，其间有中间状态，称为部分 EMT（partial EMT），这些细胞上皮细胞标记（如 E-cadherin、cytokeratin 和 ZO-1 等）降低，而间叶细胞标记（如 vimentin、N-cadherin、Twist 和 Snail 等）增强，即兼有上皮和间叶细胞标记的细胞。从完全上皮状态到完全间叶细胞状态，是一个谱（spectrum）的概念，中间有各种杂化状态细胞（图 17-6）。这些过渡状态的 EMT 细胞可塑性（plasticity）和干性（stemness）强，特别是那些处于中间位置的部分 EMT 细胞干性和可塑性最强，具有很强的侵袭和转移能力，是肿瘤侵袭和转移治疗的靶细胞。

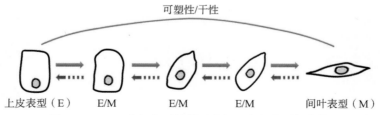

图 17-6　EMT 和细胞干性是两个相互交织的平行事件
EMT 或 MET 是个过程，中间有过渡状态细胞，这些细胞兼有上皮和间叶细胞的标记，可塑性和干性强，转移能力强，部分 EMT 诱导细胞干性

　　肿瘤的干性是指在肿瘤高度异质的细胞中有少量肿瘤干细胞（参见第九章第一节），肿瘤干细胞是具有自我更新能力并能产生异质性肿瘤细胞的细胞。肿瘤干细胞与 EMT 是高度相关的，肿瘤干细胞是可塑的，具有 EMT 的潜力，EMT 细胞在取得间叶细胞属性时又具有干细胞的特性。用 TGF-β 刺激上皮细胞，细胞上皮标记（如 E-cadherin 和 cytokeratin 等）下降的同时某些间叶细胞标记（如 Twist 和 Slug 等转录因子）的表达增强，细胞干性基因 OCT4 和 SOX2 表达也增强，细胞呈现 CD44$^+$/CD24$^-$ 标记，说明当上皮细胞出现间叶细胞标记蛋白时提示其干性增强，部分 EMT 细胞导致细胞干性。

五、EMT 涉及肿瘤的浸润转移和治疗反应

　　肿瘤的发生其实是属于一种异常的组织器官生成过程（aberrant organogenesis），就如同胚胎在发育时，按照既定的时空规则获得自我供应生长信号的能力、进行失调的细胞复制与增生、抑制凋亡、进行血管新生，最后发展成浸润和转移，只是这些时空规则都不是根据正常细胞生长分化时所定下的。越来越多的资料表明 EMT 的功能在一些肿瘤细胞的浸润和转移过程中起枢纽作用。在体内实体癌中，癌中央的细胞呈现上皮表型，而周围的细胞常分散呈现 EMT 细胞表型，这表明 EMT 的发生是受周围间质细胞释放的信号诱导，这些 EMT 细胞有较强的运动能力，可浸润和转移（见图 17-4B）。

　　最近，一种可逆的 EMT 模型被提出来以更好地解释肿瘤转移的动态过程（图 17-7）。在此模型中，癌细胞首先通过 EMT 而获得侵袭性，以实现对周围组织的浸润和远处器官的转移，这种侵袭能力的获得以细胞丧失增殖能力为代价。一旦这一过程完成，这些细胞就可能通过 MET 恢复上皮性，从而重新获得增殖能力。Prrx1 是新发现影响 EMT 和 MET 的转录因子，能促进肿瘤细胞的浸润转移。Prrx1 的表达促进肿瘤细胞的浸润转移，但如果在细胞中持续表达 Prrx1，也会抑制转移灶的形成，只有抑制了 Prrx1 的表达才能够启动 MET 转换，形成转移灶。发生 MET 的原因尚不清楚，可能与转移灶处的局部选择压力使

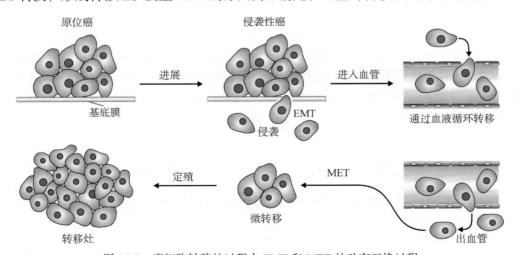

图 17-7　癌细胞转移的过程中 EMT 和 MET 的动态互换过程

原位癌时基底膜仍保持完整，如继续发展到浸润癌，癌细胞通过 EMT 形式局部扩散，基底膜降解，细胞侵入脉管，发生转移。当出管壁后，癌细胞通过 MET 恢复上皮性，形成新的转移灶（Weinberg RA，2007. The biology of cancer. New York：Garland Science.）

具有上皮细胞表型的肿瘤细胞更适于生长，或者与缺乏 EMT 诱导信号的刺激有关。这一模型很好地解释了肿瘤转移的动态过程，但是还存在着一些挑战：因为只有一小部分癌细胞通过 EMT 而获得侵袭性，这些细胞的基因表达的改变可以被大量无侵袭性细胞所掩盖，使我们无法观察到一些细微变化。如何摆脱这些因素的干扰是一个值得研究的问题。

在很多侵袭性肿瘤中都有细胞发生 EMT，且与肿瘤对化疗耐受有关。有研究表明，发生 EMT 的乳腺癌对第二代酪氨酸激酶抑制剂拉帕替尼（lapatinib，Tykerb®）治疗的耐受性增强。表达 E-cadherin 的非小细胞肺癌（NSCLC）对 EGFR 抑制剂厄洛替尼（erlotinib）敏感。然而，发生 EMT 后，EGFR 抑制剂对 NSCLC、结直肠癌、前列腺癌和头颈鳞状细胞癌（HNSCC）的生长抑制作用被大大削弱。因此，对 EMT 的研究可增进对化疗耐受机制的认识，以寻找适合的治疗方法。

癌细胞在 EMT 中所获得的间充质细胞成分可被用作肿瘤转移和治疗反应的生物标志物。原发瘤一般缺乏间充质细胞标记，但转移细胞则可表达上皮和间叶细胞两种成分。当患者对治疗起反应时，处于间充质状态的循环肿瘤细胞数量会下降，但当疾病开始再次进展时，其间充质状态的循环肿瘤细胞数量会有反弹。因此，上皮性肿瘤细胞取得间叶细胞成分与其干性和治疗抵抗高度相关。

六、癌细胞与间质成纤维细胞的相互作用

虽然决定肿瘤命运的是肿瘤细胞，但大量研究结果显示间质细胞（stromal cell）也影响肿瘤细胞的行为。癌细胞与间质的相互作用（tumour-stroma interaction）是双向的、复杂的，既有诱导作用，也有抑制作用。就作用方式来说，既有细胞 - 细胞直接接触的方式，也有间接方式，即需要通过化学物质的扩散来发挥作用。一般来讲，肿瘤发生的早期阶段，间质细胞对癌细胞发生有抑制作用，而在肿瘤进展阶段，间质细胞对癌细胞生长具有促进作用。例如，癌细胞通过旁分泌机制产生细胞因子（如 TGF-β 和 PDGF），作用于肿瘤间质成纤维细胞，诱导其分化为癌相关成纤维细胞（carcinoma-associated fibroblast，CAF），也称为肿瘤相关成纤维细胞（tumor-associated fibroblast，TAF）、肌成纤维细胞（myofibroblast）、瘤旁成纤维细胞（peritumoral fibroblast）或反应性间质成纤维细胞（reactive stroma fibroblast）。CAF 又通过分泌细胞因子、产生细胞外基质形成肿瘤生长所必需的微环境（microenvironment），从而促进肿瘤的生长发展。值得一提的是，CAF 几乎只存在于上皮性（尤其是恶性）肿瘤中，而在肉瘤中没有或很少见。

CAF 是一群具有平滑肌和成纤维细胞特征的细胞，主要表现为细胞体积较大，呈梭形，细胞核有凹陷或切迹，细胞质中有各种收缩细丝或张力纤维丝、丰富的粗面内质网，表达平滑肌细胞的标志物 α-SMA（α-smooth muscle actin）和间叶细胞的标志物波形蛋白（vimentin）。在癌组织中，CAF 分布于癌组织侵袭前沿、肿瘤 - 间质界面或肿瘤间质中靠近肿瘤血管内皮细胞并包绕着癌巢。CAF 与肿瘤间质中的其他细胞混合在一起，对癌细胞生长有促进作用（图 17-8）。尽管成纤维细胞是 CAF 的主要前体细胞，但有关 CAF 的起源是有争议的。有学者认为 CAF 也可能来自血管平滑肌细胞和血管外膜细胞，上皮细胞经 EMT 转换或来自骨髓造血干细胞。由于 CAF 起源不同，因此 CAF 是异质的，不同亚群 CAF 对肿瘤细胞发挥不同生物学功能和治疗反应。

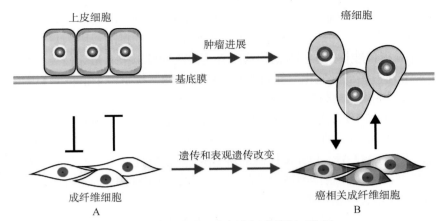

图 17-8　成纤维细胞与癌细胞的相互作用

A. 正常上皮细胞与成纤维细胞是相互抑制的关系；B. CAF 丧失对上皮细胞的抑制作用，CAF 与癌细胞是相互促进的
关系。成纤维细胞转变成 CAF 与细胞的癌变过程密切相关，它们是共进化（co-evolution）过程。CAF 已不同于原来
的成纤维细胞，它存在遗传和表观遗传改变

　　体内外实验证实，CAF 不同于正常组织的肌成纤维细胞，它们存在表观遗传和（或）遗传学改变，具有促进永生化上皮恶性转化和促进肿瘤生长、增强肿瘤血管形成的能力。用 SV40T 抗原转化的永生化细胞与前列腺癌的 CAF 共移植，会刺激上皮的增殖和恶性转化；在体外共培养则可改变上皮细胞的形态，增加细胞生成，减少细胞丢失，而正常成纤维细胞则不具备该特性。CAF 通过分泌 KGF、EGF、FGF、IGF、HGF/SF、TGF-α 和 TGF-β 等多种生长因子作用于癌细胞，影响肿瘤的恶性表型。

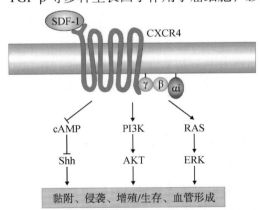

图 17-9　SDF-1 通过受体 CXCR4 发挥促瘤作用
间质细胞源性因子 1（SDF-1）是成纤维细胞分泌的一种趋化因子，其受体 CXCR4 在多种肿瘤细胞和血管内皮祖细胞中表达。SDF-1/CXCL12 能够作用于肿瘤细胞和内皮祖细胞表达的 CXCR4 受体，通过 cAMP、PI3K-AKT、RAS-ERK 等多条信号途径来促进肿瘤生长、血管生成和浸润转移（Shim H, Oishic S, Fujii N, 2009. Chemokine receptor CXCR4 as a therapeutic target for neuroectodermal tumors. Semin Cancer Biol, 19: 123-134.）

　　研究显示 CAF 可以促进肿瘤的血管生成，进而提高肿瘤的恶性程度。间质细胞源性因子 1（stromal cell-derived factor 1，SDF-1）是成纤维细胞分泌的一种趋化因子，其受体 CXCR4 在多种肿瘤细胞和血管内皮祖细胞中表达。SDF-1（CXCL12）能够作用于肿瘤细胞和内皮祖细胞表达的 CXCR4 受体来促进肿瘤生长和增加血管生成（图 17-9）（参见第十一章第二节）。从海洋生物草苔虫中分离得到的大环内酯类化合物 Bryostatin-5 是 SDF-1/CXCR4 信号抑制剂，可以抑制肿瘤血管新生。CAF 还具有促进肿瘤浸润的能力。CAF 促进肿瘤的浸润和转移是通过分泌各种蛋白酶实现的，如在乳腺癌，基质金属蛋白酶（MMP）主要由肿瘤前沿的 CAF，因此其可能从原位癌到浸润性癌的转变中起重要的作用。

　　CAF 不仅与肿瘤细胞、内皮细胞存在相互作用，而且还与浸润到间质的免疫细胞存在复

杂的调控网络。ECM 重建是上皮性肿瘤间质改变的典型特征，它包括 ECM 表达成分的性质和表达量的变化及 ECM 蛋白水解酶表达水平异常。CAF 能合成生腱蛋白 C（tenascin-C），从而阻止免疫细胞对肿瘤细胞发挥作用。CAF 还能合成大量细胞因子，其中有些具有免疫抑制功能，如 MCP-1 能抑制 CD4$^+$ T 细胞的增殖，调节 T 细胞释放 IL-4 和 IFN-γ，减少巨噬细胞白三烯 B4（LTB4）的产生。

其实肿瘤细胞与周围的间质细胞有共进化（co-evolution）过程，肿瘤的发生不是单个细胞的问题，而是一个场（field）的问题。癌细胞与周围的间质细胞有着密不可分的关系，错综复杂。除了 CAF 影响癌细胞外，癌细胞也影响 CAF，有些 CAF 是在癌细胞的"教化"下，从正常成纤维细胞演变而来（图 17-8），如同浸润在肿瘤间质的巨噬细胞在癌细胞"教化"下变成肿瘤相关巨噬细胞（tumor-associated macrophage，TAM），TAM 对肿瘤生长有促进作用，它的大量浸润预示患者预后差（见图 11-3）。癌细胞影响成纤维细胞演变成 CAF 的因子有 IL-1、PDGF、TGF-α、TGF-β 及其他尚未鉴定的细胞因子。

众所周知，癌组织的间质与正常组织的间质有很大的不同，人体器官相对来说柔软，而肿瘤更纤维化。这种硬化则经常是个体开始注意到肿瘤的原因。最近的研究表明，病理学家在许多实体瘤如乳腺癌、胰腺癌和前列腺癌间质中观察到的结缔组织生成性间质（desmoplastic stroma）与肌成纤维细胞和细胞外基质重塑（extracellular matrix remodeling）有关，是机体对肿瘤细胞的一种反应（图 17-10）。研究显示前列腺癌反应性间质与正常前列腺间质明显不同，在前列腺癌反应性间质中，超过 50% 的细胞成分为肌

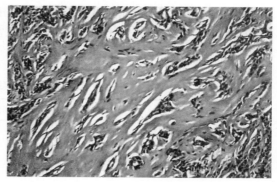

图 17-10　乳腺癌结缔组织反应
间质有大量纤维结缔组织生成，病理上称其为结缔组织反应（desmoplastic reaction），与 CAF 有关

成纤维细胞，同时 Ⅰ 型胶原纤维和 Ⅲ 型胶原纤维、蛋白多糖、透明质酸、黏蛋白、基质金属蛋白酶（MMP）等蛋白表达增加。

肿瘤间质纤维化被认为有助于肿瘤生长和化疗抵抗，因为纤维化妨碍化疗药物的渗入。鉴于 CAF 在肿瘤间质纤维化中所起的重要调控作用，因此有学者认为可将 CAF 及 CAF 产生的因子作为抗肿瘤治疗药物设计的靶点。最近研究人员发现去除肿瘤基质细胞中成纤维细胞激活蛋白 α（fibroblast activation protein α，FAPα）的活性可以干扰肿瘤的生长。FAPα 是表达在 CAF 表面的一种抗原分子，属于丝氨酸蛋白酶家族，在肿瘤-宿主界面基质的降解和重建中发挥着重要作用，参与肿瘤的生长、浸润和转移。目前阻断 FAPα 活性的有单克隆抗体（sibrotuzumab）和小分子激酶抑制剂（talabostat）等多种方法，但它们的疗效及对人体的安全性仍有待观察。

七、以肿瘤微环境正常化为朝向的治疗

肿瘤细胞生长的环境称为肿瘤微环境（tumor microenvironment，TME），它对肿瘤细胞生长及治疗反应的影响正日渐增强。我们可以将肿瘤细胞比作"种子"，TME 就是肿

瘤细胞生长的"土壤",种子的生长是离不开土壤的。TME 是一复杂的生态系统,包括肿瘤细胞、各种间质细胞(如成纤维细胞、免疫细胞和血管内皮细胞等)、ECM 及各种生物分子,它们之间相互作用,共同影响肿瘤进化和治疗反应。在这个微环境中,癌细胞可以通过细胞 - 细胞接触或旁分泌作用改变间质细胞,进而影响间质细胞的行为,像成纤维细胞的活化、巨噬细胞极化等。间质细胞也可通过细胞 - 细胞接触或旁分泌作用影响癌细胞的行为,像肿瘤干细胞的维持、细胞增殖、浸润和转移等。

　　TME 已不同于正常组织环境,表现为低氧、酸性环境、慢性炎细胞浸润及 ECM 重塑等(表 17-3,图 17-11)。正常组织结构完整,组织环境可以抑制异常细胞的存活或生长。而 TME 则丧失正常组织结构,构成的微环境通常促进肿瘤生长,虽然它也有抑制肿瘤细胞的功能。为什么 TME 会促进肿瘤生长?这与肿瘤间质成分的结构性改变有关。例如,肿瘤组织的质地比较硬,这是因为 TME 中存在 CAF 的原因,CAF 可以来自成纤维细胞,也可以来自其他间叶细胞或干细胞,因此 CAF 在起源和功能上都是异质的,不同于成纤维细胞(见图 17-8)。再如 TME 中的肿瘤相关巨噬细胞(TAM),在表型和功能上更多类似 2 型巨噬细胞(见图 11-2),不同于正常组织巨噬细胞(主要执行免疫监视功能)。CAF 和 TAM 这些细胞形成都是与 TME 这个环境有关,与癌细胞的教化有关。

表 17-3　比较正常组织微环境与肿瘤微环境

特点	正常组织微环境	肿瘤微环境
组织架构	正常、完整	异常
慢性炎症	无	有
巨噬细胞	正常巨噬细胞	肿瘤相关巨噬细胞(TAM)
肿瘤免疫	免疫支持	免疫抑制
血小板	未激活	激活
氧分压	常氧	低氧
pH	约 7.4	6.7 ～ 7.1
成纤维细胞	正常成纤维细胞	肿瘤相关成纤维细胞(CAF)
细胞外基质	稳态	重塑、纤维化
组织间压	正常	增高
营养	正常	匮乏
血管	成熟、结构完整、有周细胞	不成熟、结构异常、缺乏周细胞

　　肿瘤细胞适应 TME,而正常细胞不适应。例如,正常组织的细胞外 pH 在 7.4 左右,即正常细胞是处于弱碱性环境,而 TME 的 pH 在 6.7 ～ 7.1(参见第十章第三节),因此肿瘤细胞是处于一种酸性微环境,它们已经进化出对酸诱导凋亡(acid-mediated apoptosis)的抵抗机制。而如果将正常细胞放在这种酸性环境,则会抑制其生长,或产生酸诱导凋亡。反之,如果将 TME 逆转成正常组织环境,癌细胞的生长会受到抑制或诱导凋亡。值得一提的是,所谓正常组织环境是相对的,老年人易患癌的原因是多方面的,原因之一

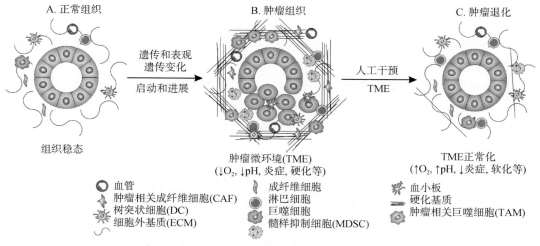

图 17-11 肿瘤微环境作为治疗靶点

A. 正常组织的结构是完整的，正常组织上皮和间质细胞存在负反馈信号，维持组织稳态。B. TME 不同于正常组织环境，表现为丧失正常组织结构、低氧、酸性环境、慢性炎症及 ECM 重塑等，组成 TME 的这些间质细胞在遗传和（或）表观遗传也与正常细胞不完全相同。虽然这些间质细胞可能有一定程度抗癌作用，但总的来说，这些间质细胞与癌细胞的关系是相互促进的关系。C. 促进 TME 向正常组织环境逆转，有助于抑制肿瘤生长或改善放化疗效果

是老年人组织环境的稳定性比年轻人差，因为随着年龄的增长，我们细胞内基因组的甲基化程度是降低的（见表 8-2）。这种甲基化程度的降低会增加基因组不稳定，进而增加肿瘤发生的概率。反之，年轻人由于基因组甲基化程度较高，组织环境比较稳定，即使有突变细胞出现，免疫细胞也会限制其生长或杀死它们。又如随着年龄的增长，体细胞端粒长度不断缩短，这势必也会降低细胞内基因组的稳定性及淋巴细胞功能。我们可以逆转 TME，但我们不可能逆转年龄。

肿瘤细胞并不是完全自主性生长，肿瘤的生长依赖于 TME，TME 对肿瘤细胞的命运起到关键作用。传统的肿瘤治疗焦点是肿瘤细胞，但近年来以 TME 作为治疗靶点的研究日见增多（Plaks et al，2015）。毫无疑问，针对肿瘤细胞和 TME 的治疗一定会比单一针对肿瘤细胞的治疗效果好，因为肿瘤细胞对药物的反应受到间质细胞的影响，这一点是明确的。值得一提的是，不同肿瘤的 TME 是不一样的，因此应采用不同的方法。目前针对 TME 的方法有多种，如抗炎治疗（运动参见第二十章第一节，阿司匹林和 NSAID 参见第十一章第四节）、免疫检查点抑制剂（伊匹单抗和派姆单抗见第 412、413 页）、巨噬细胞再极化可改善局部免疫抑制环境（见第 213 页）、针对 CAF 可降低肿瘤的硬度（见第 371 页），以及肿瘤血管正常化可降低组织缺氧和酸中毒（参见第十六章第五节）等。

第四节　肿瘤的转移

一个转化细胞要经过 10～20 年才能长大到可被临床检测到的原发性肿瘤，它通常还不会置人于死地。流行病学调查显示，大量的肿瘤患者死亡是由肿瘤的转移（metastases）

引起的。肿瘤内部构造非常复杂，不同区域的血管构成和间质成分也不相同。现已证明恶性肿瘤细胞在浸润和转移方面也存在差异，各细胞亚群之间具有不同的转移潜力。转移是由肿瘤内一小部分具有转移潜能的细胞所决定的。这些具有转移潜力的细胞与其他肿瘤细胞的生物学行为不一样。

为什么良性肿瘤无侵袭性生长和转移的现象？良性肿瘤和恶性肿瘤在本质上均属不受控制生长的细胞，但前者无侵袭性生长和转移的现象，这是为什么？可能的解释是良性肿瘤是分化较高的组织，未获得侵袭性生长和转移的性状。从分子水平上说，良性肿瘤可能尚未获得侵袭性生长和转移基因的表达。

一、肿瘤转移是低效多步骤过程

肿瘤细胞的侵袭转移是一个复杂的生物学过程，涉及癌细胞从原发灶脱落、侵袭和穿透基底膜，降解细胞外基质和向远处转移等步骤。癌细胞从原发灶脱落到远处建立转移灶，效率并不高。肿瘤转移大致有以下 5 个主要步骤。

（1）肿瘤细胞脱离原发部位，浸润周围正常组织。脱离原发部位的瘤细胞由于丢失 E-cadherin，很容易发生失巢凋亡。

（2）肿瘤细胞入血管：肿瘤细胞主要侵犯毛细血管和微静脉，大血管对肿瘤细胞侵犯有抵抗作用。组织纤维化对肿瘤细胞侵犯也有抵抗作用，如肝硬化器官不容易发生转移，肝硬化的肌成纤维细胞（myofibroblast）可分泌 MMP 抑制剂（TIMP）。另外，心脏和骨骼肌对转移也有抵抗。

（3）肿瘤细胞在循环中运行和存活：肿瘤细胞进入循环后，由于缺乏 ECM 的支持，很容易发生失巢凋亡，因此肿瘤细胞需要通过失巢凋亡抵抗机制防止凋亡。另外，在循环中运行时会受到免疫细胞的攻击，纤维蛋白和血小板黏附在瘤细胞表面可防止免疫细胞对其的攻击。循环肿瘤细胞的存活率 < 1%，也有部分肿瘤细胞可处于休眠状态，只有不到 0.01% 高转移潜能的细胞可出血管形成转移灶。

（4）停滞在远处器官的毛细血管床：肿瘤细胞停滞的原因主要有，①机械作用，是瘤栓和肿瘤细胞被毛细血管狭窄处阻滞，随后肿瘤细胞通过内皮细胞外渗，出血管建立转移瘤，是非特异性。②肿瘤细胞表面蛋白与微血管内皮表面蛋白相互作用，是特异性。肿瘤的亲器官转移的详细机制目前尚不很清楚，可能的解释是与器官微血管内皮细胞有关。有学者证实肿瘤转移过程中，肿瘤细胞只与微血管内皮细胞黏附，而不与大血管内皮细胞黏附。器官微血管内皮细胞上有些特异性分子，这些分子有黏附分子（如 ICAM-1、选择素和整合素等），内皮细胞分泌趋化物。当肿瘤细胞聚集体、中性粒细胞和血小板形成的栓子黏附到毛细血管内皮细胞上时，血管内可能发生捕获事件。

（5）出血管（extravasation）形成转移灶。肿瘤细胞出管壁步骤同入管壁方向相反。移出血管的肿瘤细胞是处于一不利环境之中，它们要克服各种困难才能建立转移瘤。

需要注意的是，大多数从原发瘤脱落的肿瘤细胞并不能形成转移瘤，转移过程的效率并不高。肿瘤细胞从脱离原发瘤到建立转移瘤需要克服许多不利环境，任何一步的失败都将限制转移瘤的形成，这其中出管壁的肿瘤细胞建立转移瘤是肿瘤转移过程中效率最低的一步。这是因为转移瘤的微环境与原发瘤的微环境有很大差异，转移瘤要想在新环境存活下来，就必须克服重重困难，适应新环境，与新组织/器官建立新的互利联系。从结果来看，能建立转移瘤的细胞应是具有肿瘤干细胞属性的细胞。

二、肿瘤淋巴管转移成功率高于血管转移

淋巴管转移是上皮性恶性肿瘤扩散的主要途径。由于缺乏特异性识别新生淋巴管的标志物，肿瘤淋巴管生成的研究远落后于肿瘤相关血管生成的研究。近年来，大量的研究显示，肿瘤组织和周边组织内存在新生的淋巴管，新生微淋巴管密度（lymphatic microvessel density，LMVD）和淋巴管标志物的表达强度均与淋巴结转移密切相关。虽然有实验显示LMVD与淋巴结转移密切相关，但这并不能排除肿瘤细胞通过原已存在的淋巴管转移。对肿瘤淋巴管转移的研究有可能为治疗肿瘤转移提供新的研究思路。

许多研究证实了血管内皮生长因子-C（VEGF-C）及VEGF-D对肿瘤淋巴管生成有诱导作用。肿瘤淋巴管的增多将增加肿瘤细胞进入淋巴系统潜在进入点的密度，从而增加肿瘤细胞的转移潜能，这是肿瘤淋巴转移的一个可能机制。研究显示乳腺癌、结直肠癌、前列腺癌等多种原发性肿瘤的淋巴结转移与VEGF-C或VEGF-D明显相关，多因素分析还显示VEGF-C是预测术后5年生存率的危险因子。另外，VEGF-C和VEGF-D的受体VEGFR3在肿瘤组织的表达也是预后不良的因素。

临床上常见到不同类型的肿瘤呈现不同的远处器官播散形式，提示不同肿瘤的转移灶形成也许存在一种导向过程。一些研究显示，淋巴管内皮细胞可通过分泌趋化因子吸引肿瘤细胞，从而主动促进肿瘤淋巴管转移。例如，趋化因子CCL21特异地高表达于淋巴结的特定的微静脉内皮细胞和淋巴管内皮细胞，它可吸引表达CCR7（CCL21受体）的肿瘤细胞发生淋巴结转移。

肿瘤相关巨噬细胞（TAM）是肿瘤间质中数量最多的炎症细胞群，占炎症细胞总数的30%～50%。现在越来越多的证据显示，TAM参与了肿瘤发生、生长、侵袭和转移的过程，尤其是与肿瘤血管生成和淋巴管生成密切相关。许多肿瘤细胞能表达VEGF-C和VEGF-D，肿瘤间质TAM也能表达VEGF-C和VEGF-D，诱导瘤周淋巴管生成并导致肿瘤转移的发生。在黑色素瘤中，外源性的VEGF-C不仅可以诱导淋巴管生成和血管生成，还可以募集巨噬细胞。在恶性胶质瘤和成胶质细胞瘤中，超过50%的VEGF-C阳性细胞是巨噬细胞。

淋巴系统最终是要注入静脉系统的。新的研究显示，癌细胞通过血液转移的效率非常低，如果癌细胞在进入血液之前在淋巴系统停留过，这将大大提高癌细胞在血液系统的转移能力。这背后的机制是血液比淋巴有更高的ROS水平，在铁离子帮助下对癌细胞膜脂质氧化，导致铁凋亡（ferroptosis）。正常血液中铁离子的浓度是淋巴液的100多倍。

为什么癌细胞通过淋巴系统可提高它们的转移能力？原因在于淋巴液富含油酸（oleic acid），癌细胞在淋巴液中获得大量油酸。油酸是一种单不饱和脂肪酸，可以通过减少膜中可供氧化的多不饱和脂肪酸的数量或密度，抑制铁凋亡（Ubellacker et al，2020），即淋巴液中的油酸给癌细胞穿上件"防护服"。该研究成果为抑制肿瘤转移提供了新的靶点和思路。

第五节　肿瘤浸润和转移的分子机制

癌细胞的浸润与转移是整个转移事件中密不可分的相互关联的两个方面，浸润是转移的基础，转移是浸润的结果。癌细胞浸润四周组织为转移铺平道路，浸润中有转移，转移中有浸润。癌细胞的浸润主要涉及细胞间的黏附，以及降解基底膜和细胞外基质（ECM）及其相关的黏附分子和蛋白质水解酶的分子作用。有关癌细胞浸润和转移机制在分子水平上的研究已取得长足的进展，理论上提出了黏附、降解和移动的 3 步假说。

一、癌细胞黏附力降低是浸润的第一步

黏附在浸润过程中起双重作用：癌细胞必须先从其原发灶的黏附部位脱离才能开始浸润，故黏附可在抑制浸润方面起作用；其次，癌细胞又需依赖黏附才能移动，癌细胞从连续的黏附基质和解除黏附中获得移动的牵引力，如果黏附得太牢，它们就不能脱离而移动。因此，癌症侵入和转移的过程首先是黏附与去黏附的交替过程。

当细胞癌变后，癌细胞黏附力降低与上皮细胞间黏附分子减少有关。如正常上皮细胞间存在 E-cadherin，而细胞癌变后，上皮细胞间的 E-cadherin 明显减少，存在 EMT 过程。正常时，上皮细胞通过紧密连接、黏附连接及桥粒结构紧密连接，与细胞内的肌动蛋白和中间丝细胞骨架密切联系。在黏附小带处依赖 Ca^{2+} 的细胞黏附分子 E-cadherin 介导的同种亲和作用对建立和维持这些连接复合物很重要。

二、蛋白溶解酶降解 ECM 对癌细胞浸润是至关重要的

在癌细胞的浸润和转移过程中会遇到一系列的组织屏障，这些屏障由 ECM 中的基底膜及间质基质所组成，其主要成分包括各型胶原、层粘连蛋白（LN）、纤连蛋白（FN）、弹性蛋白及蛋白聚糖等。不同的基质成分是由不同的蛋白水解酶降解的。这些酶有的由癌细胞直接分泌，有的则由癌细胞诱导宿主的其他细胞产生。癌细胞通过其表面受体与 ECM 成分黏附后，激活和释出各种蛋白溶解酶来降解基质成分，为癌细胞的移动形成通道。基质的溶解发生在紧靠癌细胞的局部，在该处活化的酶类与内源性抑制物相互作用。这些相应的蛋白质酶类抑制物可来自血液，或存在于基质内，或由相邻的正常细胞分泌。癌细胞的浸润与否主要取决于降解酶的局部浓度与其相应抑制物之间平衡的结果。根据酶催化的底物及其适宜 pH 的不同，这些酶可分为三大类：基质金属蛋白质酶类、纤溶酶类、半胱氨酸蛋白质酶类，它们的作用对象各有针对性。

1. 基质金属蛋白酶（MMP）与金属蛋白酶组织抑制剂（TIMP）

（1）基质金属蛋白酶的种类和功能：金属蛋白酶（metalloproteinase）属于锌离子依赖性蛋白酶家族，它包括基质金属蛋白酶（matrix metalloproteinases，MMP）、蛇毒蛋白酶（adamalysins）、虾红素（astacins）和 pappalysins 等。蛇毒蛋白酶又包括 ADAM（A Disintegrin And Metalloproteinases）和 ADAMTS（ADAMs with a thrombospondin motif）。MMP、ADAM 和 ADAMTS 是人体三个主要锌离子依赖性蛋白酶家族（图 17-12）。

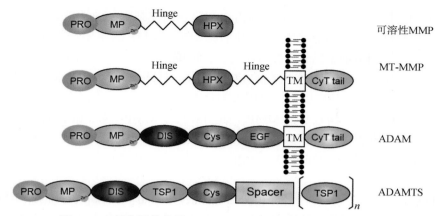

图 17-12　锌离子依赖的 MMP、ADAM 和 ADAMTS 蛋白结构

从图中可以看出 MMP、ADAM 和 ADAMTS 蛋白的 N 端均含 PRO 与 MP 结构域，MMP 有分泌型和膜型两种。ADAM 和 ADAMTS 与 MMP 的区别在于 ADAM 和 ADAMTS 含 DIS 结构域，ADAM 为膜型，ADAMTS 与 ADAM 的区别在于 ADAMTS 含 TSP1 结构域，该结构域的重复次数在不同 ADAMTS 中有很大差别，ADAMTS 为分泌型。Cys, cysteine-rich domain；CyT tail, cytoplasmic tail；DIS, disintegrin domain；EGF, epidermal growth factor-like domain；HPX, hemopexin domain；MP, metalloproteinase domain；PRO, prodomain；TM, transmembrane region；TSP1, thrombospondin type 1 motif

　　1）MMP：由几个特征性的结构区域组成，其中主要包括疏水的信号肽（pre）供分泌、原肽（pro）保持 MMP 处于潜态、含有 Zn^{2+} 结合位点的催化结构域、羧基端的血红素结合蛋白样结构（hemopexin-like domain，HPX）经绞链与催化结构域相连（见图 17-12）。MT-MMP 还包含羟基端跨膜样结构，而 MMP-7 和 MMP-26 则缺少羟基端 HPX 结构。通常 MMP 合成后是以 pro-MMP 形式存在，在细胞外需要活化，其活化主要是氨基端多肽的裂解过程。在氨基端多肽结构中含有一个稳定的氨基酸序列片段（PRCGXPDV），其中的未配对的半胱氨酸残基在 MMP 活化点的锌离子上形成一个共轴结合点，它们的结构变化起到了活化开关作用。

　　MMP 成员很多，在脊椎动物已发现 28 种 MMP，人至少有 23 种 MMP。根据其结构和酶作用的特异性底物不同，可分为 6 个类型（表 17-4）。MT-MMP 有助于 MMP 前体（pro-MMP）活化成 MMP（图 17-14）。

表 17-4　MMP 家族成员

类型	成员
胶原酶（collagenases）	MMP-1，MMP-8，MMP-13，MMP-18
明胶酶（gelatinases）	MMP-2，MMP-9
基质溶解酶（stromelysins）	MMP-3，MMP-10，MMP-11
溶基质蛋白（matrilysins）	MMP-7，MMP-26
膜型 MMP（MT-MMP）	跨膜：MMP-14（MT1-MMP），MMP-15（MT2-MMP），MMP-16（MT3-MMP），MMP-24（MT5-MMP）
	GPI 锚定：MMP-17（MT4-MMP），MMP-25（MT6-MMP）
其他	MMP-12，MMP-19，MMP-20，MMP-21，MMP-22，MMP-23，MMP-27，MMP-28

　　注：GPI, glycosyl-phosphatidylinositol，糖基磷脂酰肌醇；MT-MMP, membrane-type MMP。

MMP 产生于正常组织细胞（如结缔组织细胞、内皮细胞、中性粒细胞、巨噬细胞、淋巴细胞、胸腺细胞和滋养层细胞）和肿瘤细胞中。MMP 的主要功能是特异性地降解 ECM 成分，并通过调节细胞黏附，参与新生血管形成并在肿瘤的生物学行为中发挥作用。MMP 作用底物广泛，能降解几乎所有的 ECM 成分，且同一种 MMP 可降解多种细胞外基质成分，而某一种细胞外基质成分又可以被多种 MMP 降解。

虽然许多肿瘤会表达高水平的 MMP，如 MMP-2、MMP-7 和 MMP-9，这与肿瘤浸润转移有关。但最近有报道 MMP-8 在一些肿瘤有表达缺失（Sarper et al，2017）。MMP-8 是胶原酶，参与 ECM 的降解和重塑。MMP-8 在肿瘤中的角色存在一些冲突的结果，因此 MMP-8 抑制剂要慎用。

2）ADAM：去整合素 - 金属蛋白酶（a disintegrin and metalloproteinase，ADAM）家族是跨膜蛋白，结构上与膜型基质金属蛋白酶类似，含有去整合素和金属蛋白酶功能结构域（见图 17-12）。去整合素结构域使 ADAM 能结合整合素，从而参与细胞 - 细胞的粘连，金属蛋白酶结构域使 ADAM 具有金属蛋白酶活性。ADAM 家族在细胞外基质的降解、细胞 - 细胞的粘连、细胞 - 基质的粘连、多种膜表面蛋白（细胞因子和生长因子受体）的脱落及信号转导等中具有广泛的作用。

现已发现有 21 个成员，其中有些酶是可分解组织，因此与肿瘤在体内的转移或扩散有关。例如，有报道 ADAM8 在肾癌中表达增高，且高表达 ADAM8 的患者预后较差，是肾癌远处转移影响因素；ADAM9 和 ADAM10 在胃癌、前列腺癌和结肠癌等肿瘤中表达增高；ADAM12 和 ADAM15 在乳腺癌和胃癌中表达增高，且与肿瘤进展有关；ADAM17 在肝癌、乳腺癌、胰腺癌和结肠癌中都比正常组织高；ADAM19 在肾癌和脑瘤中表达比非瘤组织明显增多。但 ADAM23 在人体不同肿瘤中的表达较正常组织低，因此 ADAM23 被认为具有肿瘤抑制基因功能。ADAM23 在肿瘤的表达下调可能与 *ADAM23* 基因甲基化有关。

3）ADAMTS：与 ADAM 不同，含 I 型血小板结合蛋白基序的解聚蛋白样金属蛋白酶（ADAMTS）是分泌性蛋白，不含跨膜结构域，但含有 I 型血小板结合蛋白（thrombospondin type I，TSP）基序（见图 17-12），目前有 19 个成员，不同成员含 TSP 的重复次数不一样。ADAMTS 参与人体许多生理和病理过程，涉及 ECM 重塑、器官生成、止血、炎症和血管生成调节等方面。研究显示某些 ADAMTS 具有抗癌作用，它们在肿瘤表达下调，但另一些 ADAMTS 显示有促癌作用。有时同一种 ADAMTS 在这一肿瘤表现抗癌作用，而在另一种肿瘤又表现促癌作用，如虽然多数文献显示 ADAMTS1 表达在肿瘤降低，提示其具有抗癌作用，但也有文献显示 ADAMTS1 表达在肿瘤升高，提示其有促癌作用，因此 ADAMTS 表达对肿瘤的影响比较复杂，往往因具体情况而定。

（2）金属蛋白酶组织抑制剂的种类和功能：MMP 的活性受到众多激活因子和抑制因子的微调，其中一个重要的分子即金属蛋白酶组织抑制剂（tissue inhibitor of metalloproteinase，TIMP），它有 4 个成员 TIMP1、TIMP2、TIMP3 和 TIMP4。TIMP 以 1 : 1 摩尔比与 MMP 非共价结合，抑制 MMP 的活性。

目前的观点是 TIMP 是多功能蛋白，它们除调节 MMP 外，还涉及诱导增殖和抑制凋亡。TIMP 对 MMP 的影响是复杂的，它们可以抑制 MMP 的催化活性，但某一 MMP 对 TIMP 的敏感性是不一样的，它们也可以诱导 MMP 的活性（表 17-5）。例如，TIMP1 可以结合 pro-MMP9，而 TIMP2 和 TIMP3 可以结合 pro-MMP2。TIMP2 可作为连接 pro-MMP2 和

MT1-MMP 之间的适配蛋白，在细胞表面形成 MT1-MMP/TIMP2/pro-MMP2 复合物，促进 pro-MMP2 转变成活性 MMP2（见图 17-14）。TIMP3 也能激活 pro-MMP2，但需要 MT3-MMP，而非 MT1-MMP。TIMP4 不能激活 pro-MMP2。因此，TIMP 表达对肿瘤的影响会是多样的，结果会不一致。一般来讲，TIMP1 在肿瘤表达增高，而 TIMP3 在肿瘤常表达降低，TIMP2 和 TIMP4 则不定。

表 17-5 TIMP 的特性和在肿瘤中的角色

特点	TIMP1	TIMP2	TIMP3	TIMP4
基因定位	Xp11.23—p11.4	17q23—q25	22q12.1—q13.2	3p25
蛋白定位	可溶性 / 细胞表面	可溶性 / 细胞表面	ECM 结合 / 细胞表面	可溶性 / 细胞表面
MMP 抑制	大多数（弱）	全部	全部	大多数
pro-MMP 结合	pro-MMP9	pro-MMP2	pro-MMP2、pro-MMP9	
ADAM 抑制	ADAM10	ADAM12	ADAM10、ADAM12、ADAM17、ADAM33	ADAM17、ADAM28、ADAM33
ADAMTS4 抑制	+	+	+	+
肿瘤表达	上调	因瘤而定	下调	因瘤而定
凋亡	抑制	促进	促进	

2. 纤溶酶原激活物及其抑制物

纤溶酶原（plasminogen，Plg）在纤溶酶原激活物（plasminogen activator，PA）的作用下形成纤溶酶（plasmin，Plm），后者可降解细胞外基质，并且可促使 pro-MMP 变为活性 MMP 共同参与 ECM 的降解过程（图 17-13，见图 17-14）。PA 在这些重要的生物过程中起重要正调节作用；而纤溶酶原激活物抑制因子（plasminogen activator inhibitor，PAI）则起负调节作用，共同协调这些复杂的生物过程。

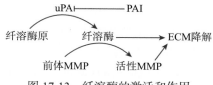

图 17-13 纤溶酶的激活和作用

（1）PA 的分类和功能：PA 系统包括尿激酶型 PA（urokinase-type plasminogen activator，uPA）和组织型 PA（tissue-type plasminogen activator，tPA），uPA 和 tPA 在结构上相类似，都是一种单链丝氨酸蛋白酶，有时也能转变为两条链，之间由双硫键连接。uPA 主要参与血管新生、基质重建、肿瘤细胞浸润及转移等过程，tPA 参与血栓的溶解。

最初分泌到间质中的 uPA 前体（pro-uPA）是没有活性的，pro-uPA 与胞膜上的 uPA 受体（uPA receptor，uPAR）结合后转化为活化性的 uPA，活化的 uPA 能启动纤溶酶原转成纤溶酶，纤溶酶再使 MMP 酶原转变成有活性的 MMP，MMP 可开启对 ECM 的降解（图 17-14）。上述过程可概括为 uPA/uPAR → plasmin → MMP 和 ECM。

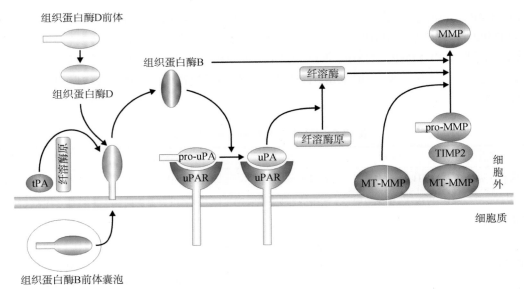

图 17-14 组织蛋白酶与 uPA 和 MMP 之间的关系

uPA 以一种非活化的形式（pro-uPA）从细胞中释放出来，与细胞表面的 uPAR 结合后转化为有活性的 uPA，从而使纤溶酶原（plasminogen）激活成纤溶酶（plasmin），再使 MMP 活化，MMP 启动 ECM 的降解。在这一过程中组织蛋白酶 B 有助于 uPA 和 MMP 的活化，组织蛋白酶 B 又受组织蛋白酶 D 和 tPA 的调节。MT-MMP 也参与 MMP 活化，TIMP2 是 MT-MMP 和 pro-MMP 之间的适配蛋白，调节 pro-MMP 活化（Tannock IF，Hill RP，Bristow RG，et al，2003.The basic science of oncology. 4th ed. New York：McGraw-Hill.）

uPA 系统是细胞外环境中最活跃的蛋白水解酶系统之一。近年来的研究表明，肿瘤的侵袭转移与局部的纤溶酶活性增强有关。uPA 存在于人类绝大多数种类肿瘤细胞，大部分位于细胞表面，少数位于细胞质内。大量的研究表明，恶性肿瘤组织 uPA 和 uPAR 的表达高于正常组织，而且高水平表达的 uPA 和 uPAR 与不良预后有关，可作为判断肿瘤恶性度的重要指标。新近研究表明，uPA 还具有非蛋白溶解的特殊功能，如促进细胞黏附、迁移及与整合素共同传递信号。在白血病患者中，单核细胞可表达 uPA 高活性，结果可诱导全身出血。在肿瘤病理过程中，tPA 可促使肿瘤细胞降解 ECM。有证据表明，黑色素瘤和恶性脑膜瘤表达较高水平 tPA，而良性肿瘤无表达。

（2）PAI 的分类和功能：PAI（也称为 serine protease inhibitor，Serpin）系统主要包括 PAI-1（也称为 ERPINE1）、PAI-2（也称为 ERPINB2）和 PAI-3。PAI-1 是正常人血浆中 uPA 的主要抑制剂（见图 17-13）。PAI-1 存在于人类所有组织，内皮细胞、血小板、单核细胞等均可表达 PAI-1。PAI-1 基因表达受众多因素调节，包括 TGF-β。TGF-β 通过下游蛋白 Smad 结合到 PAI-1 基因启动子区，促进 PAI-1 的表达（见图 4-12）。PAI-1 可分布在肿瘤实质内，也广泛存在于肿瘤细胞周边组织中。虽然 PAI-1 是 uPA 的抑制剂，但大量研究已显示许多肿瘤组织（如脑胶质瘤、乳腺癌、皮肤癌、结肠癌等）内的 uPA 和 PAI-1 高于相应癌旁组织，即 PAI-1 有促进肿瘤生长作用，是肿瘤患者预后差指标之一（Croucher et al，2008）。不像 PAI-1，PAI-2 的表达一般对肿瘤患者预后有利或呈中性，如乳腺癌、胃癌、胰腺癌、结肠癌和皮肤癌患者，PAI-2 高表达提示预后良好；但在子宫内膜癌和卵巢癌中则相反。之所以会出现 PAI-1 和 PAI-2 不同的生物学效应，这可能与两者结构不同有关。PAI-1 有与极低密度脂蛋白受体（very low density lipoprotein receptor，VLDLR）的结合部位，而 PAI-2 则没有与 VLDLR 的结合部位，这就导致两者在代谢方面不同（Croucher et al，2008）。

3. 组织蛋白酶

组织蛋白酶（cathepsin）是一类溶酶体依赖的酸性水解酶，按水解部位分为半胱氨酸蛋白酶（B、C、F、H、K、L、O、S、W 和 Z）、丝氨酸蛋白酶（A 和 G）和天冬氨酸蛋白酶（D 和 E）。合成后的组织蛋白酶以前蛋白原的形式存在，在向内质网运输过程中，其前肽被去除，信号原肽将组织蛋白酶原结合到高尔基复合体，酶原在高尔基复合体内糖基化、磷酸化、二硫键形成，最终在溶酶体内被激活。激活的组织蛋白酶可使 uPA/uPAR 激活，然后再通过纤维蛋白酶和 MMP 系统来降解 ECM（见图 17-14）。上述过程可概括为 cathepsin → uPA/uPAR → plasmin → MMP 和 ECM。组织蛋白酶的活性在体内受到内外源性抑制剂的调节，内源性的抑制剂有 cystatin、thyropin 和前肽（propetide）等，其中 cystatin 是组织蛋白酶的体内主要抑制剂，由 3 个不同类型家族构成，Ⅰ 型也称为 stefin，是细胞质蛋白；Ⅱ 型是细胞外型；Ⅲ 型也是细胞外型，代表是 kininogen。

近来研究发现，组织蛋白酶 D、B、H 和 S 等参与了多种肿瘤的发生过程。研究最多的是组织蛋白酶 B、D 和 L，它们在肿瘤组织内的表达比在正常组织高。肿瘤细胞可分泌组织蛋白酶 B，该分泌型的组织蛋白酶 B 由于缺乏甘露糖 -6- 磷酸受体识别标记，故不能被摄入溶酶体，而多以酶原的形式存在于细胞质和细胞外。由于肿瘤细胞能够酸化其周围的环境，所以能够激活酶原形成活性组织蛋白酶 B，激活的组织蛋白酶 B 除了自身参与胞外基质成分（包括 E-cadherin）的降解外，还能激活蛋白水解级联反应，最终生成能够降解多种胞外基质成分的物质。

除组织蛋白酶 B 之外，其他许多组织蛋白酶也与肿瘤关系密切。如组织蛋白酶 D 与卵巢癌、黑色素瘤，尤其是乳腺癌的浸润、转移有关，认为它可以作为乳腺癌的预后标志；组织蛋白酶 L 可以通过催化降解基质膜，促进肿瘤的侵袭、转移，已经在肾癌、睾丸癌、非小细胞肺癌、乳腺癌、卵巢癌、结肠癌、膀胱癌和甲状腺癌等多种癌症中发现组织蛋白酶 L 高表达等。

4.TAM 是肿瘤组织间蛋白酶的主要来源

除了肿瘤细胞外，肿瘤组织产生的蛋白溶解酶很大一部分是由肿瘤组织中浸润的肿瘤相关巨噬细胞（TAM）产生的，原发肿瘤中大量的 TAM 与多种类型肿瘤早期转移有关（参见第十一章第二节）。体外实验证实，无论是巨噬细胞还是乳腺癌细胞单独培养时，产生的 MMP 很低，但两者共同培养时，培养基中可产生大量的 MMP。有报道显示，TAM 是浸润性肿瘤如乳腺癌、膀胱癌及卵巢癌 MMP 的主要来源。有理由相信，TAM 可能协同肿瘤上皮细胞及基质细胞共同增强肿瘤转移的潜能。

除此以外，TAM 也是肿瘤局部组织蛋白酶和 uPA 的来源之一。有学者发现在人膀胱癌浸润前沿部位的 TAM 表达组织蛋白酶 D，也有报道在 90% ～ 100% 乳腺癌中的 TAM 表达组织蛋白酶 B、D 和 L。从乳腺癌细胞中分离的 TAM 的分析结果显示，TGFβ-1 通过蛋白酶 C 依赖的机制增强 TAM 中 uPA mRNA 的稳定性及刺激 uPA 转录。

三、Rho GTP 酶是调节细胞运动的主要因子

恶性肿瘤细胞侵袭转移过程中，除了细胞黏附下降和对基质降解外，细胞运动能力在侵袭转移中也起重要作用。肿瘤细胞运动的主要作用是诱导受体 - 配体相互作用以适应信号转导的需要。它受 ECM 的一些分子片段如层粘连蛋白、纤连蛋白、生腱蛋白（tenascin）、骨桥蛋白（osteopontin）、血小板反应蛋白（thrombospondin）和透明质酸，以及原发灶四周组织的生长和运动因子的影响。肝细胞生长因子 / 分散因子（HGF/SF）具有丝裂原的功能，也涉及细胞迁移，其受体 MET 蛋白经常在肿瘤中高表达（见第 45 页），MET 蛋白是原癌基因 *MET* 的编码产物，具有酪氨酸激酶活性。HGF/SF 刺激上皮细胞后使其失去了细胞间的正常形态，出现了一种类似于成纤维细胞的形态，并且细胞变得更容易移动。

1. Rho 家族和效应分子 ROCK 与 MRCK

近年来研究发现，Rho 蛋白在多种恶性肿瘤中高表达，并和肿瘤的发生、侵袭和转移密切相关。Rho 全称为 Ras 同源物（Ras homologue），分子量为 20 000 ～ 30 000，属于小分子量 G 蛋白，具有 GTP 酶活性，因此习惯被称为 Rho GTP 酶。和其他小分子量 G 蛋白一样，Rho 家族蛋白在非活性 GDP 结合形式和活性 GTP 结合形式之间循环。鸟苷酸解离抑制因子（guanine nucleotide dissociation inhibitors，GDI）、GAP 和 GEF 作为 3 种调节蛋白有序地调控 Rho 蛋白的功能活性。GDI 稳定 Rho-GDP 复合物，并与之结合后定位于细胞质，以抑制 GDP/GTP 交换。当刺激信号来时，可激活 GEF，使 Rho-GDP 转变成 Rho-GTP，锚定于细胞膜内侧，作用于效应分子。大多数 Rho 蛋白具有 GAP 活性，可使 Rho-GTP 转变成 Rho-GDP，从而负调节 Rho 信号（图 17-15）。Rho 的主要功能是调节细胞内肌动蛋白骨架的聚合状态、细胞的迁移、细胞周期运行、上皮细胞的极性和凋亡等。

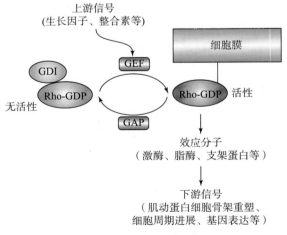

图 17-15　Rho 的调节

非活性的 Rho-GDP 与 GDI 结合在一起，停留在细胞质。当生长因子或整合素信号来时，可激活 GEF，使 Rho-GDP 转变成 Rho-GTP，锚定于细胞膜内侧，作用于效应分子，包括激酶（ROCK、MRCK）、脂酶和支架蛋白等。大多数 Rho 蛋白具有 GAP 活性，可使 Rho-GTP 转变成 Rho-GDP，从而负调节 Rho 信号（Grise F，Bidaud A，Moreau V，2009. Rho GTPases in hepatocellular carcinoma. Biochim Biophys Acta Rev Cancer，1795：137-151.）

到目前为止，Rho 家族已发现 20 多个成员，根据结构和功能不同，大致分为 6 个亚

家族（表 17-6），其中 Rho、Rac 和 cdc42 是主要成员。

表 17-6　Rho 家族及功能

分类	亚型	功能
Rho 亚家族	RhoA、RhoB、RhoC	应激纤维形成和 FAC 组装，促血管生成
Rac 亚家族	Rac1、Rac2、Rac3、RhoG	促进层状伪足和胞膜皱褶形成
cdc42 亚家族	cdc42/G25K、RhoQ/TC10	促进丝状伪足形成，上皮细胞极性
	RhoJ/TCL、RhoU/Wrch1	
Rnd 亚家族	Rnd1、Rnd3/RhoE、Rnd2/RhoN	可拮抗 Rho 信号通路
RhoBTB 亚家族	RhoBTB1、RhoBTB2、RhoBTB3	
Miro 亚家族	Miro1/RhoT1、Miro2/RhoT2	

注：FAC，focal adhesion complex，黏着斑复合物。

Rho 在多种生理、病理进程中被激活，激活途径主要有两种，一是通过异源三聚体（G 蛋白偶联受体、酪氨酸激酶受体及细胞因子受体）的活化；二是通过细胞黏附及整合素的激活，并在 GEF、GAP 和 GDI 的调节下完成。而 Rho 的下游靶效应分子现已证明有 70 多个，其中 ROCK 和 MRCK 是其主要的直接的效应分子（Kale et al，2015）。

Rho 相关卷曲螺旋形成蛋白激酶（Rho associated coiled-coil forming protein kinase，ROCK）是 Rho 的主要效应分子，分子量约为 160 000，属于丝氨酸 / 苏氨酸激酶。在哺乳动物细胞中，ROCK 包括两种亚型：ROCK1 和 ROCK2。ROCK 序列包括一个 N 端激酶区（催化区）及一个包括 Rho 结合区（Rho-binding domain RBD）的卷曲螺旋区域和 C 端的 PH（pleckstrin-homology）区。ROCK1 和 ROCK2 两个亚型在氨基酸序列上有 65% 同源性，在 RBD 有 58% 同源性，激酶区则为 92%。ROCK 是可接受 Rho 分子传递的活化信号，发生多个氨基酸位点磷酸化而激活，并介导下游分子 MLC 和 LIMK 的磷酸化，参与细胞运动、胶原纤维合成等生物效应，与肿瘤浸润与转移密切相关。

MRCK（myotonic dystrophy kinase-related cdc42-binding kinase）是 cdc42 主要效应分子，位于迁移细胞的前端。MRCK 也有 2 个亚型，分别是 MRCKα 和 MRCKβ。MRCK 和 ROCK 分享一些共同底物，因此 cdc42-MRCK 与 RhoA-ROCK 信号合作共同调节细胞移动。

2. 细胞运动的基本步骤及调节

细胞运动好比人的步行过程，是一个周期性的过程。细胞运动大致由以下几步组成，首先头部伪足的形成和延伸、新黏附点的建立、胞体的收缩及尾部的退缩，通过不断重复这一过程，细胞就可向前迁移（图 17-16）。这其中所涉及的信号转导通路与由其所导致的细胞骨架变化是相互分隔的，这样才能保证前后端两个装置的协同运行。这种分隔是通过信号转导通路依次被特异的蛋白复合物所调控来实现的。例如，Rac 和 cdc42 位于前端，控制细胞前进方向，而 Rho 位于细胞尾端，控制尾端由肌球蛋白（myosin）驱动的收缩。Rac/cdc42 和 Rho 在两极的活性不一样，并且相互拮抗。在前进端的 Rac/cdc42 的活性增高，同时 Rac 还抑制 Rho 活性，而在细胞尾部 Rho 较高，此时 Rac/cdc42 的活性被抑制。可见细胞极化和定向迁移是 Rac/cdc42 和 Rho 空间上的交互控制的结果。

（1）伪足的形成和延伸：伪足形成和细胞形态改变是侵袭转移的起始步骤。Rac 可诱导质膜突起形成富含肌动蛋白的层状伪足（lamellipodia），而 cdc42 诱导尖刺状的丝状伪

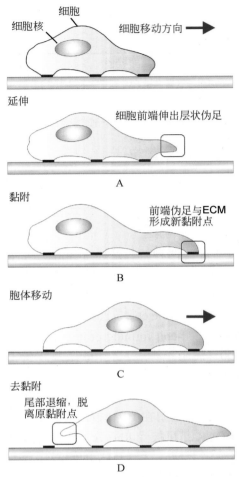

图 17-16　细胞在基质表面的运动

A. 首先细胞前进端伸出层状伪足；B. 在层状伪足的前端形成新附着斑；C. 细胞整体向前移动；D. 细胞尾部的附着斑断裂，从而与细胞前进端保持同步。这一过程可周而复始，使细胞不断向前移动

足（filopodia）形成。层状伪足与周围基质形成黏附连接，产生细胞向前运动的锚着位点；丝状伪足能感受趋化因子信号，确定细胞迁移的方向。在高侵袭和转移性的肿瘤细胞还可见一种侵袭性伪足（invadopodia）形成，与肿瘤浸润有关。

Rac1 可通过活化底物 Pak1，分别激活 LIM（3 种同源异型结构域蛋白 lin11、isl1 和 mec3）激酶 1（LIM kinase 1，LIMK1）和 LIM 激酶 2（LIM kinase 2，LIMK2），磷酸化丝切蛋白（cofilin），使其活化而抑制肌动蛋白的解聚，稳定肌动蛋白细胞骨架。因此丝切蛋白的活化是由 Pak1 控制的，Pak1/LIMK1 信号通路对由 Rac1 诱导的细胞前端肌动蛋白纤维网络的重新组织是必要的。活化的丝切蛋白可重新组织细胞前端的片足（lamellipodium）和片层（lamella）结构，从而调节细胞向前移动。

（2）细胞基质黏附：细胞持续的迁移需依赖细胞伪足与 ECM 的稳定黏附，提供细胞向前迁移的支点，研究表明 Rho 对这一过程发挥精确的调节。细胞表面的整合素受体与 ECM 中特异的配体结合，通过整合素聚集成簇而形成黏着斑复合体（focal adhesion complex，FAC）。FAC 是整合素与一些胞质蛋白（FAK、talin、vinculin、paxillin、Actin 等）所形成的细胞与细胞外基质的一个黏附点。FAC 的形成有助于信号转导及细胞骨架的重组，促进细胞迁移。黏着斑的形成受 Rho 的调节。活化的 Rac 可诱导肌动蛋白的聚合和层状伪足的形成，同时也能诱导新的 FAC 的形成，而 FAC 的形成又能反过来活化 Rac，这一正反馈的

失控可增加肿瘤细胞的侵袭能力。

癌细胞侵袭和转移与 ECM 的降解密切相关，Rho 可直接或间接调节下游效应子促进 ECM 的降解。对人乳腺癌细胞株 MDA-MB-435 的研究发现，Rac1 和 CDC42 可通过间接活化 LIMK1 上调 uPA 活性，诱导 uPA、uPA 受体 mRNA 和蛋白表达及 uPA 的分泌，降解 ECM 胶原等成分，有助于细胞的侵袭转移。

（3）细胞骨架重组：侵袭和转移的肿瘤细胞的持续运动需依靠应激纤维（stress filament）收缩和肌动蛋白丝的延长提供动力，张力纤维是真核细胞中一种稳定的、平行排列的微丝结构，由肌动蛋白、肌球蛋白、原肌球蛋白等组成，肌动肌球蛋白相对运动产生的收缩力是细胞迁移动力的主要来源。研究表明 Rho 介导肌动蛋白结构重组，通过调节肌球蛋白轻链磷酸化，肌球蛋白和肌动蛋白丝相互作用，形成收缩性的肌动 - 球蛋白束，最终导致细胞极性消失及促进细胞运动。

3. Rho 及其下游靶分子可能成为肿瘤治疗的靶点

Rho 家族是细胞骨架肌动蛋白的重要调节子，通过调控细胞骨架影响细胞迁移，从而影响恶性肿瘤的侵袭和转移。近年来的研究结果证实了由 Rho 介导的细胞表面分子信号转导途径的失调对于肿瘤转移的重要性。与 Ras 不同的是 Rho 极少突变，更多的是表达水平上的异常。RhoA 和 RhoC 表达上调在胃癌、肝癌、黑色素瘤、膀胱癌、肺癌、胰腺癌和乳腺癌等多种肿瘤均有报道，在乳腺癌中，肿瘤的分级与 Rho 蛋白水平呈正相关。由于 Rho 在许多恶性肿瘤及其转移灶中高表达，因此 Rho 及其下游靶分子可能成为肿瘤治疗的潜在靶点。ROCK 是 Rho 的下游效应分子，研究发现，ROCK 特异性抑制剂 Y27632 能显著降低肝癌的肝内转移。另一个 ROCK 特异性抑制剂 fasudil 能抑制卵巢癌浸润转移。MRCK 是 cdc42 的效应蛋白，在许多肿瘤呈高表达，因此该激酶也是肿瘤治疗的潜在靶点。针对 MRCK 的抑制剂研究不如 ROCK 抑制剂多，早期的有 cycloartane-3，24，25-triol 是 MRCKα 抑制剂，后来又发现 BDP5290 是 MRCKα/β 抑制剂，最近又发现 DJ4 是 ROCK 和 MRCK 双重抑制剂（Kale et al，2015）。

由于 Rho GTP 酶翻译后羧基端的修饰对于其正确的膜定位和活化非常重要，因此多种异戊烯基转移酶抑制剂如 R115777（Zarnestra®）、SCH66336（sarasar）和 L-778 等，通过阻断 Rho GTP 酶羧基端翻译后修饰位点的蛋白质法尼基化，已被证实在肿瘤治疗中有较好疗效。而且针对某一种 Rho GTP 酶（如 RhoA、RhoB、Rac1 或 cdc42）的特异性异戊烯基转移酶抑制剂将具有更好的临床治疗效果。最新研究结果显示，cdc42 对肿瘤细胞转移至关重要，它可以帮助癌细胞依附于血管壁上，从而使它们通过血液扩散到身体的其他部位。cdc42 蛋白还会影响整合素 β1 的数量，抑制 cdc42 蛋白或整合素 β1，肿瘤细胞便无法再依附于血管内壁的内皮细胞上，从而减少了其扩散的机会。

四、促进和抑制肿瘤转移的相关基因

近年来的研究发现，有些基因产物有促进肿瘤转移的作用，而有些基因产物则有抑制肿瘤转移的作用，因此分别称为转移相关基因（metastases-associated gene）和转移抑制基因（metastasis suppressor gene）。值得一提的是，这里提到的所谓转移基因和转移抑制基因是相对而言的，不是绝对的。从达尔文的进化论角度来看，转移是肿瘤细胞的选择性生长优势，它既与肿瘤细胞有关，也与肿瘤细胞所处的微环境有关，既有它的必然性，也有它的偶然性，与进化过程中的自然选择结果是一致的。

1. 转移相关基因

与肿瘤转移相关的基因有很多种（表 17-7）。

表 17-7　促进肿瘤转移的相关基因

基因	蛋白功能	基因	蛋白功能
TGF-β	TGF-β 信号通路，EMT	HGF/MET	HGF/MET 信号通路
RAS	Ras 信号通路	MMP2	金属蛋白酶
Rho	Rho 信号通路	骨桥蛋白（osteopontin）	细胞外基质成分
Tiam-1	Rho 信号通路	促进肿瘤转移的 miRNA	（见表 15-6）

研究显示转移瘤的 TGF-β 水平高于正常组织和原发瘤，提示 TGF-β 促进肿瘤转移。转移瘤组织高水平的 TGF-β 来自瘤细胞，但更多是来自间质细胞，激活的间质细胞（CAF）分泌大量 TGF-β，通过瘤细胞表面的 TGF-β 受体，促进瘤细胞转移。抑制 TGF-β 受体信号可抑制肿瘤转移。TGF-β 促进瘤细胞转移的机制是多方面的，具体如下：① TGF-β 是诱导 EMT 的强力信号（见图 17-5），使上皮性瘤细胞变成具有移动能力的间叶细胞，启动肿瘤细胞转移；② TGF-β 是强力的免疫抑制蛋白，诱导肿瘤免疫抑制的微环境，这也有利于瘤细胞转移。

骨桥蛋白（osteopontin，OPN）是具有多种功能的分泌型磷酸化糖蛋白，在许多肿瘤中呈高表达，OPN 在肿瘤发生、发展，特别是在肿瘤侵袭和转移过程中具有重要作用。人的 OPN 基因位于染色体 4q13，分子量为 41 500。OPN 含有特异性细胞黏附序列 RGD（Arg-Gly-Asp）序列，该序列是 OPN 与细胞黏附有关的重要功能域。OPN 通过其受体整合素和 CD44 等可促进细胞的趋化、黏附和迁移。研究发现，乳腺癌患者淋巴结转移灶 OPN 表达显著高于原发灶。提示 OPN 在乳腺癌淋巴管转移中是一个关键分子，下调乳腺癌细胞 MDA-MB-435 OPN 的表达能减少其动物体内的致瘤性和转移能力。OPN 不仅能增加细胞移动性，它还能通过上调 MMP 的表达及激活 uPA 等蛋白酶，促进癌细胞对细胞外基质的降解。

2. 转移抑制基因

一些基因编码的蛋白酶能够直接或间接地抑制具有促进转移的蛋白（表 17-8）。

表 17-8　肿瘤转移抑制基因

基因（定位）	细胞定位	作用机制
KiSS-1（1q32）	分泌蛋白 kisspeptin	GPR54 的配体，抑制 Ras 信号
KAI1/CD-82（11p11.2）	跨膜蛋白	细胞连接
CDH1/E-cadherin（16q22）	细胞膜黏附分子	上皮细胞连接
nm23（17q22）	细胞质激酶	抑制 Ras 信号
MKK4/MAP2K4（17p11.2）	细胞质	MAPK 通路的蛋白激酶
RhoGDI2（12p12.3）	细胞质	调节 Rho 家族成员的活性
HOXD10	细胞质	抑制 RhoC（见图 15-3）
BRMS1（11q13.1）	核蛋白	涉及染色质重塑，转录调节
抑制肿瘤转移的 miRNA（见表 15-6）		

nm23（non-metastatic 23）是美国研究人员（1988）在筛选不同转移能力的黑色素瘤 cDNA 文库时发现的转移抑制剂，编码基因 NME1 位于 17q21.3，有 2 个转录本，即 nm23-H1 和 nm23-H2。nm23-H1 是主要作用蛋白，有组氨酸激酶、二磷酸核苷激酶（nucleoside diphosphate kinase，NDPK）和 3′-5′ 核酸外切酶活性。nm23-H1 低表达已经在多种高转移性肿瘤中被证实。nm23 抑制肿瘤转移被认为与 KSR（kinase suppressor of Ras）有关，KSR 是作为支架蛋白为组装 Ras 下游关键信号形成多蛋白复合体提供一个可利用的磷酸化反应支架，从而加速 MAPK 通路的信号转导。nm23-H1 通过与 KSR

相互作用，抑制 Ras 信号。临床研究表明，在一些肿瘤如乳腺癌、黑色素瘤、肾癌等，其中 nm23 的 mRNA 蛋白的表达与肿瘤的转移及临床预后不良呈负相关，*nm23* 基因缺失与肿瘤转移关系非常密切。但临床上也有相反的报道，如结肠癌、子宫内膜癌、前列腺癌等，其 *nm23* 基因表达水平缺失与肿瘤是否转移及临床预后无关，甚至有的肿瘤如神经母细胞瘤等在其发生转移时，nm23 的表达反而增高。以上这些相互矛盾而无法圆满解释的结论，似乎更加说明人们对 nm23 的认识还很有限，要真正弄清 nm23 的功能还需做更深入的研究。

乳腺癌转移抑制因子 1（breast cancer metastasis suppressor 1，*BRMS1*）基因所编码的蛋白还可以抑制黑色素瘤细胞和小鼠乳腺癌细胞的转移。*BRMS1* 定位于核内，与 Sin3-HDAC 复合体相互作用，并且可以改变乳腺癌细胞的 connexin 表达特征，从而恢复间隙连接介导的细胞间连接通讯（gap junction intercellular communication，GJIC）。最新的研究显示，BRMS1 可以上调 miR-146 表达，从而抑制乳腺癌细胞 MDA-MB-231 的肺转移，提示 miR-146 有抗肿瘤转移作用。

KAI1 基因是 1995 年发现的前列腺癌的转移抑制基因。*KAI1* 基因定位于人类染色体 11p11.2，编码产物为含 267 个氨基酸的 4 次跨膜蛋白（transmembrane 4 superfamily，TM4SF），又称为 CD82。*KAI1* 基因不仅在前列腺癌中表达下调，而且在多种人类实体上皮肿瘤如结直肠癌、胰腺癌中均存在表达异常的现象。由此认为 *KAI1* 基因不仅能抑制前列腺癌的转移，而且可能对其他恶性肿瘤的侵袭和转移也起抑制作用。KAI1 蛋白抑制肿瘤转移的机制与抑制 EGFR 信号途径和达菲抗原趋化因子受体（Duffy antigen receptor for chemokines，DARC）信号途径有关。

RhoGDI-2（Rho GDP dissociation inhibitor 2）是 Rho 蛋白的负调节剂，也是肿瘤转移抑制基因。RhoGDI-2 在正常人体中具有很高的表达，在各种类型的肿瘤转移患者中表达极低，甚至不表达。该基因被认为是在癌细胞向发生转移时，而不是在癌细胞形成中起作用。为确定 RhoGDI-2 是否是一个癌细胞转移抑制基因，研究人员向 *RhoGDI-2* 缺陷的人类转移性癌细胞中重新导入 *RhoGDI-2* 基因，结果癌细胞丧失了转移的能力。该蛋白的缺失可作为医生判断肿瘤患者癌细胞开始发生转移的危险信号，以及预测哪些肿瘤有扩散倾向。通过与其他肿瘤预后检测方法和生物标记结合使用，RhoGDI-2 的表达情况还可帮助医生根据不同患者肿瘤的严重程度确定他们各自最有效的治疗方法。如果通过基因疗法或其他方法能够将这个基因在转移性癌细胞中"唤醒"，将为转移性癌的治疗提供另一种选择。

参 考 文 献

Croucher DR，Saunders DN，Lobov S，et al，2008. Revisiting the biological roles of PAI2（SERPINB2）in cancer. Nat Rev Cancer，8（7）：535-545.

Fomicheva M，Tross EM，Macara IG，2020. Polarity proteins in oncogenesis. Curr Opin Cell Biol，62：26-30.

Gharbaran R，2015. Advances in the molecular functions of syndecan-1（SDC1/CD138）in the pathogenesis of malignancies. Crit Rev Oncol Hematol，94（1）：1-17.

Kale VP，Hengst JA，Desai DH，et al，2015. The regulatory roles of ROCK and MRCK kinases in the plasticity of cancer cell migration. Cancer Lett，361（2）：185-196.

Plaks V，Kong N，Werb Z，2015. The cancer stem cell niche：how essential is the niche in regulating stemness of tumor cells? Cell Stem Cell，16（3）：225-238.

Sarper M，Allen MD，Gomm J，et al，2017. Loss of MMP-8 in ductal carcinoma in situ（DCIS）-associated myoepithelial cells contributes to tumour promotion through altered adhesive and proteolytic function. Breast Cancer Res，19（1）：33.

Ubellacker JM，Tasdogan A，Ramesh V，et al，2020. Lymph protects metastasizing melanoma cells from ferroptosis. Nature，585（7823）：113-118.

第十八章 肿瘤免疫和免疫治疗

肿瘤是机体中的正常细胞在各种外部致病因素和内部遗传因素的长期共同影响和作用下，发生过度增生和异常分化所形成的异常新生物。而机体的免疫功能与肿瘤的发生同样有着密切关系，当宿主免疫功能低下或受抑制时，肿瘤发生率增高。虽然肿瘤是自身组织产生的异常新生物，但它不同于正常组织，存在有肿瘤抗原。机体免疫系统对肿瘤的反应是复杂的，是"是己非己"的概念，一方面对肿瘤抗原有免疫应答反应，另一方面又不希望这种反应过强，这从肿瘤组织存在多量调节性 T 细胞（Treg 细胞）就看出机体希望下调对肿瘤的排斥反应，以免产生自身免疫反应，所以肿瘤免疫是一种对机体有利的自身免疫反应。

2018 年诺贝尔生理学或医学奖授予 James P. Allison 和 Tasuku Honjo，以表彰他们在发现和鉴定免疫检查点抑制蛋白CTLA4(cytotoxic T lymphocyte antigen 4)和 PD1(programmed death 1)的贡献，由此而衍生的免疫检查点（immune checkpoint）抑制剂为基础的治疗在黑色素瘤等肿瘤获得的成功，让肿瘤免疫治疗有望成为继外科、放疗和化疗之后的第四种肿瘤临床治疗模式。

第一节 肿瘤抗原

肿瘤抗原（tumor antigen）是指细胞在癌变过程中出现的新抗原物质的总称。大多数

肿瘤抗原存在于肿瘤细胞表面，也有的在细胞质和细胞核内，但与肿瘤免疫有关的抗原主

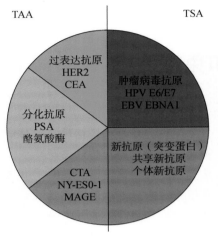

图 18-1 肿瘤抗原的分类

肿瘤抗原分 TSA 和 TAA 两大类。TSA 是瘤细胞特有的、正常细胞没有的抗原，TAA 是自身蛋白，但在瘤细胞中呈现与正常细胞不同的表达。CTA，cancer-testis antigen，癌-睾丸抗原

要在细胞表面，如在某些化学致癌剂诱发的肿瘤中测得这类抗原是整合到肿瘤细胞膜脂质双层中的糖蛋白，不易脱落，免疫原性比较强；也有些肿瘤抗原可从肿瘤细胞上脱落，进入血浆等细胞外液中（如 CEA），此类肿瘤抗原可干扰机体的抗肿瘤免疫，但对肿瘤诊断则有参考价值。

在肿瘤抗原中，有些是正常细胞基因组中某些基因点突变的产物，它们与正常基因的表达产物相比，可能只有一个或数个氨基酸的差异，如突变的 ras 癌基因产物 p21^{ras}；有些是肿瘤病毒基因表达的产物；这些物质对宿主免疫系统来讲都是新的物质，可能被识别为"异己"成分，因而都属于肿瘤特异性抗原（tumor-specific antigen，TSA）。也有些物质在正常时仅微量表达，在肿瘤时过量表达，因而可打破机体对该抗原的低剂量耐受而引起免疫应答，此类肿瘤抗原属于肿瘤相关抗原（tumor-associated antigen，TAA）（图 18-1）。

一、肿瘤特异性抗原

肿瘤特异性抗原（TSA）是指只存在于特定的肿瘤细胞表面，而正常细胞不存在的抗原。例如，致瘤性 HPV 转化的细胞所表达 E6 和 E7；有些蛋白虽然正常细胞有，但由于发生基因突变，氨基酸的序列发生了改变，也可成为 TSA，如突变的 RAS 蛋白、突变的 p53 和白血病时的 BCR-ABL 融合基因编码的 p210$^{BCR-ABL}$ 蛋白等。这些突变蛋白对免疫系统来说，它们是新抗原（neoantigen），因此可被当作异物来识别，激发免疫反应。由于病毒介导的肿瘤仅占所有肿瘤的一小部分，突变来源的新抗原正成为肿瘤疫苗的理想靶点。

二、肿瘤相关抗原

肿瘤相关抗原（TAA）指不仅肿瘤细胞中有，而且同种的正常组织或其他组织类型的肿瘤细胞中也有，但相对含量不同而已。TAA 包括肿瘤胚胎抗原（oncofetal antigen）、分化抗原（differentiation antigen）和过表达抗原（over-expressed antigen）。

肿瘤胚胎抗原是一种胚胎期分泌的蛋白，出生后胚胎抗原的表达下调，含量迅速下降，成人几乎检测不到，但在肿瘤发生时可表达增高（图 18-2）。例如，癌胚抗原（carcinoembryonic antigen，CEA）是一种膜相关抗原，疏松地结合在细胞膜表面，抗原性很弱，常见于消化道肿瘤。拉贝妥珠单抗（labetuzumab）是 CEA 单抗，用于乳腺癌和结肠癌等肿瘤的治疗。甲胎蛋白（α-fetoprotein，AFP）是一种分泌型抗原，常见于肝癌和卵黄

囊瘤，可作为肿瘤标志。

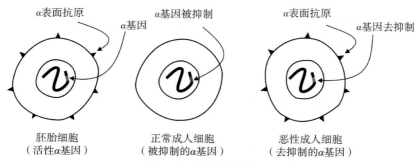

图 18-2　肿瘤胚胎抗原

例如，α基因在胚胎期是有表达的，产生一表面抗原，出生后该基因被关闭，因此在正常成人细胞中检测不到。但在
肿瘤发生时该基因可重新表达，恢复表达表面抗原

癌 - 睾丸抗原（cancer-testis antigen，CTA）在正常情况仅表达于睾丸、卵巢和胎盘，成体细胞不表达或表达很低，肿瘤组织可恢复表达。至今为止已鉴定的 *CTA* 基因有 276 个以上，根据染色体定位分为两类：一类是定位在 X 染色体（X-CTA）上，有 128 个；另一类是定位在非 X 染色体（non-X CTA）上，有 148 个（表 18-1）。由于这些蛋白正常细胞不表达，肿瘤细胞表达，因此它们是肿瘤免疫治疗的合适靶点，特别是 NY-ESO-1，已有数款针对 NY-ESO-1 免疫治疗方案进入临床试验。

表 18-1　肿瘤相关的癌 - 睾丸抗原

基因定位	基因名称
X 染色体	*MAGE* 家族、*GAGE* 家族、*XAGE* 家族、*SSX* 家族、*DDX53*、NY-ESO-1、*NXF2* 等
非 X 染色体	*BORIS/CTCFL*、*MAEL*、*PIWIL1*、*HORMAD1*、*DDX43*、*PRAME* 等

注：*MAGE*，melanoma antigen-encoding gene；*NY-ESO-1*，New York esophageal squamous cell carcinoma 1；*PRAME*，preferentially expressed antigen of melanoma；*SSX*，synovial sarcoma X。

分化抗原有前列腺特异性抗原（prostate specific antigen，PSA）和酪氨酸酶（tyrosinase）。PSA 是一种丝氨酸蛋白酶，是前列腺癌的特异性标志物。酪氨酸酶是黑色素细胞的分化蛋白，它是一种氧化酶，催化酪氨酸转换成二羟丙氨酸（DOPA），以及 DOPA 转换成 DOPA 醌，与黑色素生物合成有关。酪氨酸酶基因表达仅发现在黑色素细胞、Schwann 细胞和黑色素瘤细胞。由于外周血不表达酪氨酸酶活性，因此如用 RT-PCR 技术在外周血检查到酪氨酸酶基因表达，就可以认为存在黑色素瘤转移。

过表达抗原有 HER2/neu、MUC1 和 survivin 等，这些抗原正常组织呈低表达，但肿瘤细胞则呈高表达，如 30% 的乳腺癌和卵巢癌，HER2/neu 呈现过表达（参见第十九章第一节）。黏蛋白（mucin）是体内多种上皮细胞分泌的糖蛋白。根据其结构的不同可大致分 2 种类型：跨膜型黏蛋白和凝胶形成型黏蛋白（gel-forming mucin）。MUC1 是 1 型跨膜糖蛋白，肿瘤细胞 MUC1 的表达在生化结构和分布上都不同于正常细胞，肿瘤细胞异常的 MUC1 呈现过表达，可引发机体免疫反应。pemtumomab 和 oregovomab 是 MUC 单抗，用于肿瘤治疗。

肿瘤抗原（cancer antigen，CA）是肿瘤细胞膜的结构成分，各不相同，为糖蛋白或糖脂，也称为糖类抗原（carbohydrate antigen，CA）。这类抗原是用单克隆抗体技术从肿瘤细胞系中鉴定出来的，所以在特定肿瘤的诊断方面具有较高的准确性。例如，CA15-3 被用于监测乳腺癌患者术后复发；CA19-9 是胰腺癌的监控标志物；CA125 是上皮性卵巢癌和子宫内膜癌的标志物。

第二节　肿瘤免疫监视和免疫编辑

免疫系统具有识别、杀伤并及时清除体内突变细胞，防止肿瘤发生的功能，称为免疫监视（immunosurveillance）。如果不是具有完备的免疫监视功能，人类肿瘤的发病率可能会更高。要证明是否存在肿瘤的免疫监视，只要将其破坏，看看是否有利于肿瘤的发生，答案是肯定的。器官移植的患者由于使用了免疫抑制剂，其免疫功能下降，他们患肿瘤的概率比正常人高。AIDS 患者也易患 Kaposi 肉瘤和淋巴瘤；两者均可能是由于免疫监视功能下降，导致机体清除病毒和肿瘤细胞的功能下降。

免疫功能下降的人易患癌，这一点能说明免疫监视功能的存在。人体的免疫系统是一复杂的网络，其复杂程度仅次于神经系统，由不同细胞构成，各种细胞相互影响，维持免疫系统的平衡，过强或过弱都会产生疾病。过强会产生过敏反应或一些自身免疫性疾病，过弱则会引起免疫功能缺陷，导致肿瘤发生。人体抵御肿瘤发生的免疫细胞可称为抗肿瘤免疫细胞，包括细胞毒性 T 淋巴细胞（CTL）、树突状细胞（DC）、自然杀伤（NK）细胞、Ⅰ型巨噬细胞（M1）和Ⅰ型自然杀伤 T（NKT）细胞等（表 18-2），它们的减少或功能缺陷容易引发肿瘤。同样人体也有一些免疫细胞，这些免疫细胞过多也容易引发肿瘤，这些细胞可称为促肿瘤免疫细胞，包括调节性 T 细胞（Treg 细胞）、Ⅱ型巨噬细胞（M2）、髓源性抑制细胞（MDSC）和Ⅱ型 NKT 细胞等，这些细胞过多与肿瘤免疫逃逸有关。

表 18-2　肿瘤免疫相关细胞

抗肿瘤免疫细胞	标记	促肿瘤免疫细胞	标记
CTL	CD3、CD8	Treg 细胞	CD4、CD25、FOXP3、CTLA-4
Ⅰ型巨噬细胞（M1）	HLA-DR、CD80、CD86、CD68	Ⅱ型巨噬细胞（M2）/TAM	CD11b、CD68、CSF1R、CD163
Th1 细胞	CD3、CD4、T-BET	Th2 细胞	CD3、CD4、GATA3
Ⅰ型 NKT 细胞	恒定的 TCRα 链	Ⅱ型 NKT 细胞	不同 TCR 链
NK 细胞	CD56、CD16	髓源性抑制细胞（MDSC）	CD11b、CD33、HLA-DR 阴性
成熟树突状细胞	CD11c、CD83、HLA-DR、CD80	不成熟 DC	ICOSL、CD209/DC-SIGN

美国科学家 Schreiber 等提出肿瘤免疫编辑（cancer immunoediting）概念，他们的基本观点是免疫系统在肿瘤进化过程中扮演双重角色，它既可以抑制肿瘤生长，也可以促进肿瘤生长（Schreiber et al，2011）。该假设的提出是基于 20 世纪 70 年代 Stutman 的工作，他发现在化学致癌物诱导下，有免疫缺损的无胸腺裸鼠产生肿瘤的概率与具有正常免疫功能的小鼠类似。但 20 世纪 90 年代又有多个实验室的工作显示，动物体内存在免疫监视功能。基于这些发现，Schreiber 等提出免疫编辑概念，他们将无胸腺裸鼠诱发的肿瘤称为"未

编辑"（unedited），而将具有正常免疫功能的小鼠诱发的肿瘤称为"编辑"（edited）。根据免疫编辑理论，免疫系统不但具有排除肿瘤细胞的能力，而且还具有促进肿瘤生长的作用。肿瘤细胞在机体内发生、发展是一个免疫系统与肿瘤细胞相互作用的动态过程。在这个过程中，免疫系统在清除一些免疫原性较强的肿瘤细胞，同时也对另一些免疫原性较弱的肿瘤细胞进行重塑（reshape），也即所谓的"免疫编辑"。被免疫编辑过的肿瘤细胞恶性程度越来越高，对免疫攻击的抵抗力越来越强，直至最终摧毁机体的免疫系统，造成肿瘤细胞的恶性生长并扩散。

更重要的挑战来自于免疫监视作用并不能完全地避免恶性肿瘤的发生，而且肿瘤一旦产生就会随病情的发展其恶性程度逐渐增加，并最终发生广泛转移。这种所谓的"免疫逃逸"现象是肿瘤免疫监视理论所无法满意解释的。显然，免疫系统与肿瘤的关系不能简单地看成是免疫系统单向排斥肿瘤细胞的关系。

第三节　肿瘤免疫逃逸

虽然机体存在免疫监视，但大多数肿瘤患者并不是免疫功能缺陷患者，这表明还有其他因素影响肿瘤的发生，这就是所谓的肿瘤免疫逃逸。影响肿瘤细胞逃脱机体免疫监视的因素很多，主要包括肿瘤免疫抑制和肿瘤抗原丢失两个方面（表 18-3）。

表 18-3　肿瘤细胞免疫逃逸的途径

肿瘤免疫逃逸的途径	主要影响的免疫细胞
肿瘤细胞表达 PDL1 等抑制性蛋白	T、NK 和 DC 细胞不能被激活
Treg 细胞、MDSC 和 TAM 产生免疫抑制环境	CTL 受到抑制
释放 TGF-β、IL-10 和 FASL	CTL、DC 或巨噬细胞凋亡
缺乏肿瘤抗原和（或）MHC 表达	CTL 不能被激活
缺乏共刺激分子（如 B7）	CTL 不能被激活
NKG2D 配体（如 MICA）表达失调	NK 细胞不能被激活

一、免疫反应抑制

免疫反应抑制主要表现为两方面：肿瘤诱导产生免疫抑制细胞和肿瘤细胞分泌免疫抑制性蛋白。

1. 肿瘤细胞诱导免疫细胞失活

PD1 和 CTLA4 是 T 细胞表面的免疫检查点（immune checkpoint）蛋白，在维持免疫反应和避免不必要的组织损伤之间保持平衡。PD-L1 是 PD1 配体，正常细胞 PD-L1 表达水平很低，肿瘤细胞 PD-L1 表达水平明显增高，目前认为该机制是肿瘤免疫逃逸的主要原因之一（图 18-3）。

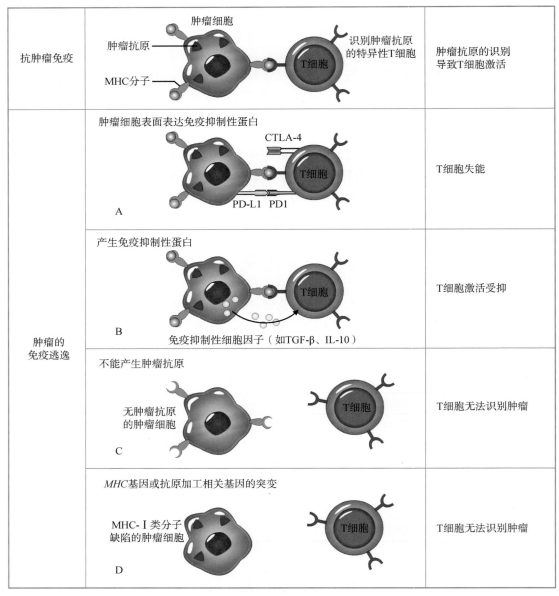

图 18-3　肿瘤免疫逃逸的几种方式

A. 肿瘤细胞通过产生 PD-L1 与 T 细胞上的 PD1 结合，导致 T 细胞失能；B. 肿瘤细胞产生免疫抑制蛋白（TGF-β 和 IL-10），抑制 T 细胞活性。肿瘤细胞表达 IDO（indoleamine 2，3-dioxygenase），它可催化色氨酸产生犬尿氨酸，以犬尿氨酸为介质，抑制 T 细胞功能；C. 肿瘤细胞不能产生肿瘤抗原，使 T 细胞不能识别肿瘤细胞；D. MHC 基因或抗原处理过程需要的基因突变，同样也使 T 细胞不能识别肿瘤细胞

2. 调节性 T 细胞增多

　　肿瘤诱导产生免疫抑制细胞主要是指调节性 T 细胞（Treg 细胞）。Treg 细胞是 1999 年发现的一群具有免疫抑制功能的 T 细胞亚群，表面标记为 CD4$^+$CD25$^+$，转录因子 Foxp3 也是 Treg 细胞的分子标记。Treg 细胞不仅对 B 细胞合成和分泌抗体有抑制作用，而且对 Th 辅助作用及 Tc 介导的细胞毒作用都有负调节作用（图 18-4）。尽管 Treg 细胞在维持

免疫系统的稳定、预防自身免疫性疾病及控制移植排斥反应中发挥非常重要的保护作用，但是肿瘤微环境中的 Treg 细胞却减弱机体的抗肿瘤免疫，与肿瘤免疫逃逸关系密切。近年来的研究显示肿瘤患者体内常伴随 Treg 细胞比例上调，上述细胞常富集于肿瘤组织中，抑制肿瘤免疫反应（见表 18-2）。

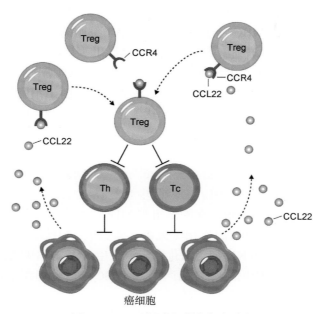

图 18-4　Treg 细胞和肿瘤免疫逃逸

肿瘤细胞释放的趋化因子 CCL22 可趋化表达 CCR4 的 Treg 细胞进入肿瘤组织，Treg 细胞可抑制辅助性 T 细胞（Th）和细胞毒性 T 细胞（Tc）对肿瘤细胞的杀伤功能

Treg 细胞为何在肿瘤患者体内明显增高，其具体机制还不清楚。目前认为可能有两方面的原因，一方面是天然 $CD4^+CD25^+$ Treg 细胞在肿瘤局部募集和扩增；另一方面是 $CD4^+CD25^-$ T 细胞向 Treg 细胞的转化。肿瘤抗原的类型和趋化因子可能对天然 Treg 细胞在肿瘤的募集和扩增中发挥作用。某些类型的肿瘤抗原可优先活化 Treg 细胞，从而导致肿瘤部位肿瘤抗原特异性 Treg 细胞的比例升高。趋化因子可能对 Treg 细胞在肿瘤局部的募集有重要作用，已知 Treg 细胞表达趋化因子受体 CCR4，卵巢癌等肿瘤细胞可以分泌 CCR4 配体 CCL22，Treg 细胞通过表达的 CCR4 向肿瘤部位迁移。最近的研究发现，乙肝病毒（HBV）的持续感染可导致 TGF-β 信号活性提高，从而抑制 miR-34a 的表达，进而上调 miR-34a 下游靶基因 CCL22 的表达，这与肝癌的免疫逃逸和门静脉转移有关。

Treg 细胞在肿瘤微环境（TME）中的比例增高的另一个原因可能是外周的普通 $CD4^+CD25^-$ T 细胞转化形成 Treg 细胞。诱导 Treg 细胞产生的因素包括细胞因子、协同刺激分子和抗原剂量等。已知 IL-10 和 TGF-β 参与 Treg 细胞的诱导或转化，TGF-β 可使 $CD4^+CD25^-$ T 细胞转变为具有抑制功能的 $CD4^+CD25^+$ T 细胞，从而逃避机体的免疫攻击。

3. 肿瘤相关巨噬细胞增多

肿瘤相关巨噬细胞（tumor-associated macrophage，TAM）也被认为可诱导免疫抑制。巨噬细胞可根据其受体表达、细胞因子产出及生物学功能等方面的不同大致分为经典活化巨噬细胞（classically activated macrophage，M_1）和替代活化巨噬细胞（alternatively activated macrophage，M_2）两种。M_1型（Ⅰ型巨噬细胞）可产生大量亲炎性细胞因子引发炎症反应，并且表达高水平的 MHC 分子，可通过诱导 T 细胞的聚集及活化促进机体的特异性免疫，杀灭病原体和阻止肿瘤细胞的生长。而 M_2 型（Ⅱ型巨噬细胞）则可缓解炎症反应，清除细胞废物并促进血管发生和组织重建（见图 11-2）。目前普遍观点认为 TAM 大都显现 M_2 型巨噬细胞的特点，它们的抗原提呈能力较弱，能抑制 T 细胞和 NK 细胞的活化与增殖，还能够产生 IL-10、TGF-β 和 PGE_2，干扰了正常的抗肿瘤免疫机制，促进肿瘤的生长（见表 18-2，图 11-2）。

4. 髓源性抑制细胞增多

髓源性抑制细胞（myeloid-derived suppressor cell，MDSC）是一群来源于骨髓的未成熟髓细胞，表达 CD11b 和 CD33，HLA-DR 阴性（表 18-2），是树突状细胞（DC）、巨噬细胞和（或）粒细胞的前体细胞。在肿瘤组织 MDSC 的分化受到抑制，局部肿瘤组织增加的 MDSC 具有很强的免疫抑制作用（见第 224 页），MDSC 可消耗 L- 精氨酸下调 TCR 的 ζ 链表达，使 T 细胞和 NK 细胞活化受阻，产生 ROS 使免疫细胞凋亡，另外还能够诱导 Treg 细胞和免疫抑制因子 IL-10 的产生。MDSC 在肿瘤组织的增加被认为是肿瘤免疫逃逸主要原因之一（见表 18-2）。

5. 肿瘤局部免疫抑制因子 TGF-β、IL-10 和犬尿氨酸等增高

荷瘤动物和肿瘤患者的免疫抑制状态常可随肿瘤的切除而消失，其原因在于某些肿瘤细胞可以自分泌或旁分泌免疫抑制因子以抑制机体对其免疫的杀伤。肿瘤免疫抑制因子主要有 TGF-β、IL-10 和 PGE_2 等，它们在肿瘤逃避免疫监视方面发挥着重要作用（见图 18-3B）。TGF-β 是迄今发现的最强的肿瘤诱导产生的免疫抑制因子，它可以诱导 Treg 细胞、TAM 和 MDSC 的产生，但对细胞毒性 T 淋巴细胞（CTL）和树突状细胞却诱导凋亡，阻止免疫球蛋白的合成，抑制干扰素诱导的 MHC-Ⅱ类抗原表达，阻止 CTL 对肿瘤细胞的识别。另外，TGF-β 也对其他免疫活性细胞如 NK 细胞和单核细胞起负性调节作用，最近有研究工作显示 MDSC 可通过分泌 TGF-β1 诱导 NK 细胞失去功能。近期有研究显示，向表达 T 细胞显负性（dominant negative）TGF-βRⅡ 的转基因鼠体内注入高转移性肿瘤细胞，会刺激肿瘤特异性 CTL 的产生而抑制瘤体的形成。IL-10 在很多人类肿瘤中都有过量表达，如肾癌、结肠癌、乳腺癌、胰腺癌、黑色素瘤及神经母细胞瘤等，其过量分泌会导致负向调节功能增强，打破机体的免疫自稳。

吲哚胺 2, 3- 二加氧酶（indoleamine 2, 3-dioxygenase，IDO）和色氨酸加氧酶（tryptophan dioxygenase，TDO）催化色氨酸（tryptophan）产生犬尿氨酸（kynurenine），犬尿氨酸途径是哺乳动物色氨酸降解的主要途径。肿瘤细胞、免疫细胞或间质细胞表达 IDO，它可消耗色氨酸产生犬尿氨酸，以犬尿氨酸为介质，通过不同途径抑制免疫细胞功能，促进肿瘤生长。犬尿氨酸可通过其受体芳香烃受体（aryl hydrocarbon receptor，AHR）作用肿瘤自身细胞，促进瘤细胞移动，也可通过与效应 T 细胞胞质的 AHR 结合，抑制 T 细胞功能，引起免疫逃逸，也可通过与 DC 或 Treg 细胞胞质的 AHR 结合，增加免疫耐受。肿瘤微环境色氨酸的匮乏将会妨碍 T 细胞功能。

另外一个与肿瘤免疫抑制有关的酶是精氨酸酶（arginase，ARG），催化 L- 精氨酸水解生成鸟氨酸与尿素（见图 10-10），有 ARG1 和 ARG2 两个类型。ARG1 位于细胞质，表达于肝脏等细胞，ARG2 则存在于不同细胞的线粒体中。肿瘤免疫抑制微环境的形成与 ARG1 有关，肿瘤细胞和间质细胞如 TAM、MDSC 和 DC 都产生 ARG1，ARG1 使肿瘤微环境缺乏精氨酸，精氨酸是 T 细胞增殖所必需的氨基酸，结果是 T 细胞功能受到抑制。有学者将 ARG1、IDO 和 TGF-β 称为肿瘤免疫抑制的三联体（Mondanelli et al，2017）。另外，ARG1 将精氨酸代谢成为鸟氨酸，鸟氨酸继而转化成多胺（见图 10-10），多胺又可促进肿瘤细胞增殖（见图 20-4）。研究表明，抑制 ARG1 或 IDO 可抑制肿瘤生长。眼下正在进行临床试验的 IDO 抑制剂有 epacadostat、navoximod 和 BMS-986205 等。

二、缺乏肿瘤抗原表达

1. 肿瘤抗原缺乏

肿瘤细胞之间免疫原性存在差异，免疫原性较强的肿瘤可诱导有效的抗肿瘤免疫应答而易被清除，而免疫原性相对较弱的肿瘤细胞则能逃脱免疫系统的监视而选择性地增殖，这就是免疫选择。免疫选择的结果是肿瘤细胞的免疫原性越来越弱（见图 18-3C）。

2. 肿瘤细胞 MHC- Ⅰ类分子的低表达或缺乏

利用免疫组化法与分子生物学技术分析组织标本及培养的肿瘤细胞表面 HLA 抗原，发现其 HLA-Ⅰ 的表达有不同程度的降低，且分化差的肿瘤细胞 HLA-Ⅰ 表达更弱，转移的肿瘤则最弱甚至消失（见图 18-3D）。由于缺乏 HLA-Ⅰ，因此不能被 CTL 攻击，但能被 NK 细胞攻击。

3. 肿瘤细胞缺乏共刺激分子

T 细胞的激活需要两个信号，除抗原肽 -MHC 作为第一信号外，还需要第二信号，即 T 细胞与抗原提呈细胞表面的共刺激分子相互作用，共刺激信号对 T 细胞抗原特异性激活是必需的，缺少第二信号会导致 T 细胞无反应性，甚至凋亡。介导共刺激信号的分子有多种，如 B7、CD40 和 4-1BBL 等，它们主要表达在激活的 B 细胞表面，在树突状细胞、IFN-γ 激活的巨噬细胞上也有表达。T 细胞膜上 CD28 与配体 B7 结合为启动 T 细胞充分活化提供了第二信号，肿瘤细胞由于缺乏共刺激分子 B7，因而不能激活 T 细胞，导致了 T 细胞免疫无应答（图 18-5）。

将 HPV-16 的 E7 基因转染到小鼠黑色素瘤细胞株 K1735，以期通过 E7 的表达增强肿瘤细胞的免疫原性，再将 B7 基因转染至该细胞株以增强肿瘤所缺乏的共刺激信号，发现单纯转染 E7 基因的肿瘤细胞在体内 100% 致瘤，而同时转染了 E7 和 B7 基因的肿瘤细胞在小鼠完全失去了致瘤能力。将 B7 基因导入多种免疫原性不同的肿瘤细胞中的研究表明，无免疫原性的肿瘤细胞即使表达 B7 也不能诱导机体产生有效的抗肿瘤免疫反应，说明第一信号在抗肿瘤免疫反应中是必不可少的。

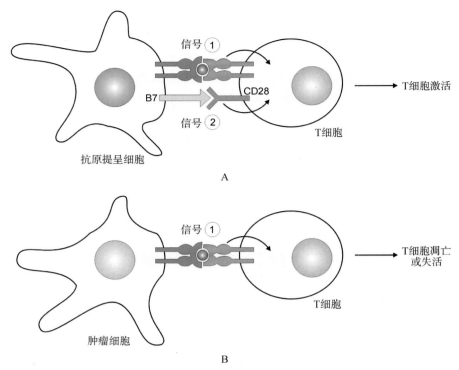

图 18-5　T 细胞的激活需要两个信号

A. 第一信号是 TCR 识别 APC 的 MHC 和抗原，第二信号是 T 细胞的 CD28 识别 APC 的 B7；B. 肿瘤细胞缺乏 B7，这样即使存在第一信号，也不能激活 T 细胞，导致了 T 细胞免疫无应答（Alberts B，Johnson A，Lewis J，et al，2002. Molecular Biology of the Cell. 4th ed. New York：Garland Science.）

4. NKG2D 配体功能失调

NK 细胞是机体内重要的淋巴细胞亚群，在肿瘤免疫中 NK 细胞构成了第一道杀伤防线。NK 细胞对靶细胞的杀伤活性与其细胞表面的受体和靶细胞表面的配体密切相关。NKG2D（natural killer group 2 member D）为 NK 细胞的活化性受体，表达于所有的 NK 细胞表面和某些 T 细胞亚群，是介导 NK 细胞识别和溶解肿瘤细胞的主要活化性受体。NKG2D 的配体为 MHC- I 类相关基因产物（MICA、MICB）及 ULBP（人巨细胞病毒 UL16 蛋白的结合蛋白 ULBP1 ～ ULBP6）和 LETAL。正常人体细胞的 MICA/B 表达量极低，*MICA/B* 基因表达在大多数上皮来源的恶性肿瘤，如肺癌、乳腺癌、肝癌、前列腺癌等细胞上，被认为与恶性转化相关。但肿瘤细胞上的 MICA/B 可被基质金属蛋白酶（MMP）或去整合素 - 金属蛋白酶（ADAM）降解，从细胞表面脱落，形成可溶性 MICA（sMICA/B），它可与 NKG2D 受体结合，使 NKG2D 内化和降解，降低了 NK 和 T 细胞功能。另外，由于肿瘤细胞表面缺乏 NKG2D 配体，这样也会降低肿瘤细胞对 NK 和 T 细胞的敏感性。有不少临床研究显示，随着肿瘤病程的进展，sMICA 在血清中的含量是升高的，这种升高可能是导致肿瘤细胞发生免疫逃逸的原因之一。另外也有研究显示与正常组织相比，人类的许多肿瘤组织表达过量的 miRNA，它们可抑制 MICA 和 MICB 的表达，从而逃避相应的免疫反应。

第四节　Toll 样受体与肿瘤

Toll 样受体（Toll-like receptor，TLR）早先被认为是先天性免疫模式识别的主要受体，通过识别不同病原微生物上的保守序列病原相关分子模式（pathogen-associated molecular pattern，PAMP），激活先天性免疫系统产生亲炎症细胞因子（pro-inflammatory cytokine），向位于抵御外来入侵第一道防线的树突状细胞发出警报，从而启动后天性免疫系统，因此有学者认为 TLR 控制着由先天性免疫向后天性免疫的转变。2011 诺贝尔生理学或医学奖授予 3 位科学家，以表彰他们在免疫学的开创性工作。一半授予 Bruce A. Beutler 和 Jules A. Hoffmann，奖励他们在激活先天免疫方面的发现，即 TLR 的发现；另一半授予 Ralph M. Steinman，奖励他对获得性免疫中树突状细胞及其功能的发现。

最近的研究显示，许多肿瘤细胞均表达 TLR，显示了 TLR 对肿瘤生长的重要性，肿瘤细胞中 TLR 的激活不但能促进肿瘤增殖和抑制凋亡，也能够诱导产生免疫抑制因子来抑制 CTL 和 NK 细胞对肿瘤细胞的攻击，从而产生免疫逃逸。

一、Toll 样受体及配体

TLR 是细胞跨膜受体，属于 IL-1 受体（IL-1R）超家族成员之一。在结构上胞外段均有 17 ～ 31 个富含亮氨酸的重复序列（leucine-rich repeats，LRR），参与对 PAMP 的识别；胞内段与 IL-1R 的胞质结构域有很高的同源性，被称为 Toll/IL-1 受体（Toll/IL-1 receptor，TIR）同源区，它是 TLR 和 IL-1R 向下游进行信号转导的基本元件。人体 Toll 样受体家族目前已被确认的至少有 11 个成员（表 18-4），更多的 TLR 可能是存在的。根据不同的亚细胞定位，TLR 可分为细胞膜表面的 TLR（TLR1、TLR2、TLR4、TLR5、TLR6 和 TLR10）及细胞内溶酶体、内体及内质网的 TLR（TLR3、TLR7、TLR8、TLR9 和 TLR13）两大类，前者的配体为蛋白质和脂质，后者的配体为核酸。TLR 表达于多种免疫细胞，其中主要表达于树突状细胞（DC）等抗原提呈细胞（antigen presenting cell，APC），也分布于淋巴细胞、NK 细胞等。最近的研究表明，TLR 也表达于各种肿瘤细胞表面。

表 18-4　Toll 样受体及配体

Toll 样受体	定位	配体
TLR1	细胞膜	膜孔蛋白、肽聚糖（PGN）、糖脂和非典型脂多糖（LPS）等
TLR2	细胞膜	革兰氏阳性菌的脂磷壁酸（LTA）、脂蛋白、PGN 及内源性配体 HSP60/70 等
TLR3	细胞质	病毒双链 RNA（dsRNA）和聚肌胞苷酸 poly（I：C）、自身核酸
TLR4	细胞膜	革兰氏阴性菌的 LPS 及内源性配体 HSP60、HSP70、ECM 降解产物等
TLR5	细胞膜	革兰氏阴性菌的鞭毛蛋白
TLR6	细胞膜	PGN 和脂肽
TLR7/8	细胞质	单链 RNA（ssRNA）及核酸类似物（imidazoquinolines、resiquimod、咪喹莫特）

续表

Toll 样受体	定位	配体
TLR9	细胞质	细菌非甲基化 CpG DNA，自身核酸
TLR10	细胞膜	不明
TLR11		Profilin 样分子，泌尿道致病菌

注：肽聚糖, peptidoglycans, PGN；脂多糖, lipopolysaccharide, LPS；脂磷壁酸, lipoteichoic acid, LTA。

由于 TLR 属于先天性免疫，因此 TLR 配体可能并不多，主要是一些进化过程中保留下来的对病原生物的共有成分。不同 TLR 胞外区氨基酸组成的差异决定了各自有其特征性的配体。从这些配体可以看出，TLR 主要识别细菌、真菌、病毒等病原生物保守序列，体现了 TLR 对 PAMP 的识别。另外，也有学者根据 TLR 配体将 TLR 分为 3 类：第一类为识别核酸的 TLR（TLR3、TLR7/TLR8 和 TLR9）；第二类为识别脂质或脂蛋白的 TLR（TLR4、TLR1、TLR2 和 TLR6）；第三类为识别蛋白的 TLR（TLR5）。识别核酸的 TLR 正常情况下不存在细胞表面，而是存在于内体（endosome）和溶酶体，在这里识别被吞噬后释放出来的核酸。

除上述外源性分子外，TLR 还有一些内源性配体，包括热休克蛋白（HSP）、细胞外基质（ECM）的降解产物、自身的 mRNA 和 DNA 成分等，这些分子统称为损伤相关分子模式（damage associated molecular pattern，DAMP），它们产生于组织损伤时，不管损伤组织是否有感染。TLR 这种先天性免疫的病原模式识别受体之所以也能够识别一些内源性配体，这可能与这些内源性配体在结构上的有些成分与 PAMP 存在相似之处有关，如 HSP60 和 HSP70 在分子结构上含有 LPS 和 LPS 相关分子，这样它们就可被 TLR2 和 TLR4 识别。

目前认为肿瘤患者无菌状态下的慢性炎症可能是由 TLR 内源性配体诱发的。TLR 内源性配体诱发的炎症在急性期是为了抑制肿瘤细胞生长，而在慢性期则经下调 T 淋巴细胞受体（T-cell receptor，TCR）复合物及 NK 细胞受体的 ζ 链来影响 T 细胞和 NK 细胞功能，使肿瘤细胞有机会逃脱免疫监视（见第 224 页）。

核酸感受器除了 TLR（TLR3、TLR7/TLR8 和 TLR9）外，另外一个就是 cGAS-STING 信号通路，该通路最初是作为天然免疫系统的一个重要组成部分被发现，其功能是检测细胞质 DNA 的存在，并在反应中触发炎症基因的表达。DNA 通常存在于细胞核中，异常在细胞质中定位的 DNA 与肿瘤的发生或病毒感染有关。肿瘤细胞由于染色体不稳定，在染色体分离过程中出现错误，导致微核（micronuclei）形成，这些双链 DNA 可激活 cGAS-STING 信号，诱发炎症反应，与肿瘤免疫抑制微环境中的形成有关。环状 GMP-AMP 合成酶（cyclic GMP-AMP synthase，cGAS）感知到本不应出现在细胞质的 DNA 时，会催化 GTP 和 ATP 之间发生化学反应并生成一种被称为环鸟腺苷酸（cyclic GMP-AMP，cGAMP）的小分子，cGAMP 是接头蛋白 STING（stimulator of IFN gene）的高亲和力配体，可以结合并激活 STING，激活的 STING 可通过激酶 TBK1（TANK-binding kinase 1）影响 IRF-3 和 NF-κB 活性（图 18-6）。最近国内学者的研究成果表明，核内 cGAS 能够抑制 DNA 修复，促进肿瘤生成，这一发现或许能为肿瘤的治疗提供新靶点（Liu et al，2018）。

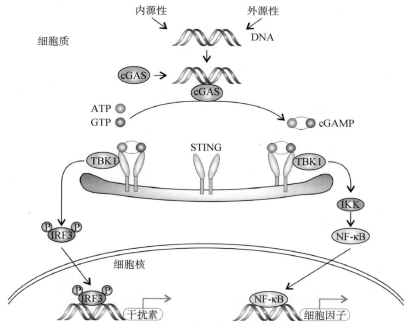

图 18-6 cGAS-STING 信号通路

当 cGAS 感受到细胞质的 DNA 时，会催化 GTP 和 ATP 生成 cGAMP，cGAMP 能与内质网上的 STING 结合并激活 STING，激活的 STING 可结合激酶 TBK1 进而通过转录因子 IRF-3 和 NF-κB 刺激干扰素和细胞因子等靶基因表达

二、Toll 样受体信号转导

TLR 的信号特点与炎症和免疫有关。TLR 识别配体后，二聚化的 TLR 可传递给细胞内的 4 个接头（adaptor）分子——髓样分化因子 88（myeloid differentiation factor 88，MyD88）、MyD88 接头样蛋白（Mal）、Toll 样受体相关的干扰素活化子（TRIF）和 Toll 样受体相关的分子（TRAM）。根据 TLR 的信号传递是否包含 MyD88，TLR 信号转导通路又可分为 MyD88 依赖性和 MyD88 非依赖性两种信号转导途径，MyD88 依赖性信号途径主要激活 NF-κB 和 MAPK，而 MyD88 非依赖性信号途径主要激活 NF-κB 和干扰素调节因子 -3（IFN regulatory factor-3，IRF-3）（图 18-7）。除 TLR3 外，绝大多数 TLR 经 MyD88 依赖性途径传递信号，而 TLR3 则经 MyD88 非依赖性途径传递信号。值得一提的是，TLR4 活化后能介导上述两条途径传递信号。

TLR 信号通路激活的生物学效应主要反映在多种细胞因子的产生和树突状细胞活化。产生的细胞因子按功能可以分为两类：一类为促进天然免疫的细胞因子，如 I 型干扰素（IFN）、IL-12、巨噬细胞趋化因子等，这些细胞因子能够使 NK 细胞活化，中性粒细胞表面 Fc 受体表达增加，抗体依赖性细胞介导的细胞毒（ADCC）活性增强，从而增强宿主对肿瘤的直接清除作用；另一类为促进获得性免疫的细胞因子，如 IL-1、IL-2、IL-6、IL-8、IL-12、IL-18 和 IFN-γ 等，能够增强宿主 CTL 对肿瘤细胞的识别及清除能力。而 TLR 信号通路活化的树突状细胞，其表面膜分子（MHC-II、CD80、CD86 和 CCR7）表达量增加，使其对肿瘤抗原的识别及提呈能力增强，促进获得性免疫系统对肿瘤细胞地清除。

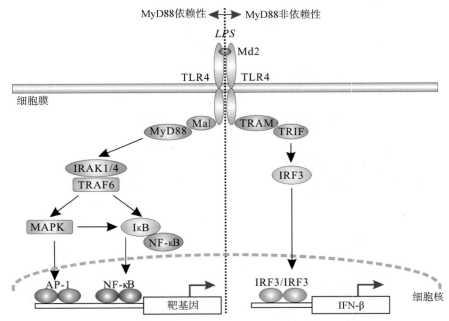

图 18-7　TLR 的信号转导

TLR 信号转导途径分为 MyD88 依赖性和 MyD88 非依赖性两种信号转导途径，MyD88 依赖性信号途径主要激活 NF-κB 和 MAPK，靶基因主要是亲炎细胞因子，而 MyD88 非依赖性信号途径主要激活 IRF-3，靶基因主要是 I 型干扰素（IFN-α、IFN-β），与抗病毒有关。除 TLR3 外，绝大多数 TLR 经 MyD88 依赖性信号途径传递

三、Toll 样受体对肿瘤的影响是一把双刃剑

TLR 对肿瘤的影响是一把双刃剑，它既可促进肿瘤生长，也可抑制肿瘤生长。促瘤信号有 TLR4、TLR3 和 TLR9 及 MyD88；抑瘤信号有 TLR2、TLR3 和 TRIF、TLR5、TLR9。

1. TLR 信号促进肿瘤生长

当用 LPS 刺激表达 TLR4 的肿瘤细胞时，可以发现肺癌、结直肠癌细胞等均释放更大量的 TGF-β、VEGF、IL-6 及 IL-8，这些产物均有助于肿瘤的生长和浸润转移。另外，用 LPS 刺激表达 TLR4 的肿瘤细胞后，肿瘤细胞对细胞毒性 T 淋巴细胞（CTL）的攻击产生抵抗，说明上清液中含有抑制 CTL 的分子，有利于肿瘤细胞逃避免疫监视。有学者认为肿瘤细胞分泌的一氧化氮（NO）、IL-6、IL-12 可能涉及免疫逃避，因为如将 LPS 刺激后的小鼠结肠癌细胞（MC26）上清液，用 IL-6 的中和抗体预处理，则上清液不再具有抑制 T 细胞增殖和 NK 细胞活化的能力。由于 TLR4 可通过 NF-κB 传递信号，而 NF-κB 在多数肿瘤细胞中的表达是增高的，因此 TLR4 也可通过 NF-κB 来抑制凋亡，促进肿瘤细胞生长。

MyD88 是 TLR 信号转导过程中重要的接头分子，MyD88 通过其死亡结构域向胞内传递信号，相继激活 IL-1R 相关激酶（IRAK）、肿瘤坏死因子受体相关因子 6（TRAF6）、MAPK 及 NF-κB，诱导炎症介质产生和共刺激分子表达上调，促进树突状细胞成熟，在炎症、肿瘤、自身免疫性疾病等多种病理生理过程中发挥重要作用。为了检验 MyD88 在肿瘤发生中的作用，研究人员又设计出 *MyD88* 突变的小鼠，这些 *MyD88* 和 *APC* 基因都发生了突变的小鼠比那些只缺失了 *APC* 的小鼠的结肠肿瘤要少。在仔细比较了两个品系的小鼠后，研究人员发现，这两个品系小鼠发生微腺瘤的数目是一样的，但是如果缺失了 *MyD88*，那么很多的这些微腺瘤都不会进一步发展成为肿瘤，这些结果提示 *APC* 突变产生的小鼠结肠肿瘤需要 *MyD88* 的协同作用，*MyD88* 对肿瘤形成的影响主要体现在早期阶段。

在一个完全不同的肠瘤形成模型进一步证实了 MyD88 在癌症生长中的作用。如果对这些 *MyD88* 突变的小鼠施以一种称为氧化偶氮甲烷（azoxymethane，AOM）的化学致癌剂，它们生长的肿瘤要比正常的小鼠少，这说明 MyD88 有助于致癌剂 AOM 诱发小鼠结肠肿瘤。

2. TLR 信号用作肿瘤免疫治疗

TLR3 是机体在病毒核酸成分的刺激下，经 TRIF-IRF3 介导的途径诱导机体产生 IFN-β 发挥抗病毒免疫作用有效信号。研究显示 TLR3 信号激活具有抗肿瘤作用。给移植瘤小鼠使用 poly（I：C）（一种双链 RNA 的结构类似物，可被 TLR3 识别）具有抗肿瘤作用，这种抗肿瘤作用被认为涉及树突状细胞的成熟、T 细胞和 NK 细胞的活化。另外，肿瘤细胞 TLR3 的激活可直接诱导肿瘤细胞凋亡，抑制肿瘤生长。

研究表明与乙肝病毒（HBV）、丙肝病毒（HCV）和人乳头状瘤病毒（HPV）感染相关的肿瘤存在 TLR9 表达下调和功能受损的现象，TLR9 和 TLR7 功能受损情况也见于乳腺癌、卵巢癌和头颈部癌。细菌 DNA 而非哺乳动物 DNA 含非甲基化 CpG 二核苷酸，细菌 DNA 和人工合成的非甲基化 CpG 寡核苷酸（CpG-ODN）已显示能通过 TLR9 提高肿瘤患者的细胞和体液免疫，其用于各种恶性肿瘤的治疗正在进行临床试验。咪喹莫特（imiquimod，Aldara®）是 TLR7/8 兴奋剂，可以通过调节免疫细胞功能增强抗肿瘤免疫，目前已被批准用于浅表性基底细胞癌治疗。最近的研究表明，CpG-ODN 还能增强化疗和放疗抗肿瘤效应。许多合成的核酸类似物，如 imidazoquinolines、loxoribine 和 broprimine 通过 TLR7 提高肿瘤患者的免疫力，这样 PAMP 和某些合成的 TLR 配体可作为免疫调节剂发挥抗癌作用。

长期以来临床上就有使用注射 BCG 来提高患者的抗肿瘤能力的非特异性免疫方法，这其实就是通过激活患者的先天性和后天性免疫来防御肿瘤。BCG 激活免疫系统的机制与 BCG 上的 PAMP 被免疫细胞上的 TLR2/4 有关，BCG 是 TLR2/4 兴奋剂，用于膀胱癌治疗（见表 18-12）。

第五节 抗肿瘤免疫反应

肿瘤发生后，机体可通过免疫效应机制发挥抗肿瘤作用。机体抗肿瘤免疫的效应机制包括细胞免疫和体液免疫两方面，这两种机制不是孤立存在和单独发挥作用的，它们相互协作共同杀伤肿瘤细胞。一般认为，细胞免疫是抗肿瘤免疫的主要方式，但对病毒诱发的肿瘤，体液免疫亦发挥协同作用。对于大多数免疫原性强的肿瘤，特异性免疫应答是主要的，而对于免疫原性弱的肿瘤，非特异性免疫应答可能具有更主要的意义。

肿瘤抗原具有免疫反应性。根据它们与免疫产物反应的特性不同可将其分为两类：一类为 CTL 的识别抗原，这类抗原能够刺激产生致敏的 CTL，并能为 CTL 所识别，带有该类抗原的肿瘤细胞可成为 CTL 的靶细胞，被 CTL 介导的 MHC-I 类分子限制性杀伤作用所杀伤，这类抗原在介导肿瘤的免疫排斥反应中起着十分重要的作用；另一类为 B 淋巴细胞（抗体）识别的抗原，它们可为 B 淋巴细胞所识别并引起抗体的产生，针对这类抗原的抗体可通过补体介导的细胞毒作用（complement mediated cytotoxicity，CMC）和抗体依赖性细胞介导的细胞毒作用（ADCC）杀伤肿瘤细胞，但这种作用有限。在某些情况下抗体甚至会促进肿瘤生长，显然，这类肿瘤抗原所引起的免疫反应在机体的抗肿瘤机制中一般不起主要作用。

抗肿瘤免疫反应的基本步骤：①首先濒死的肿瘤细胞释放肿瘤抗原；②释放的肿瘤抗原被树突状细胞 /APC 捕获，APC 对抗原处理并提呈在细胞表面，进入局部淋巴结；③在淋巴结中 APC 提呈的抗原致敏和激活 T 细胞；④激活的 T 细胞进入血循环成熟为具备杀伤肿瘤细胞的 CTL；⑤ CTL 出血管壁浸入肿瘤组织；⑥浸润的 CTL 识别肿瘤细胞对其杀伤，杀伤的肿瘤细胞又可释放肿瘤抗原。这一过程称为肿瘤 - 免疫循环（cancer-immunity cycle）。

一、细胞毒性 T 淋巴细胞是抗肿瘤免疫反应的主要效应细胞

细胞毒性 T 淋巴细胞（cytotoxic T lymphocyte，CTL）的表型是 CD8$^+$，是肿瘤免疫反应的主要效应细胞（见表18-2）。CTL 的激活是间接的（参见"抗肿瘤免疫反应的基本步骤"）。CTL 的杀瘤作用是 MHC- Ⅰ 限制性，它通过两种方式来杀伤肿瘤细胞（图 18-8）。

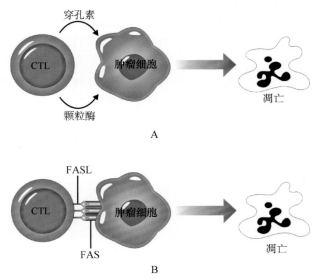

图 18-8 CTL 细胞杀伤肿瘤细胞的两种主要方式

A. 穿孔素 / 颗粒酶依赖途径；B.FAS 依赖途径

（1）FAS 依赖途径：CTL 的细胞毒性作用通常通过靶细胞膜表面 FAS 受体启动的死亡信号转导而完成。FASL 通常只表达在效应 T 细胞而在未致敏 T 细胞上不表达。当 FASL 与靶细胞上的 FAS 相互作用（"The kiss of death."），通过死亡信号转导而活化靶

细胞凋亡途径（见图 7-2）。

（2）穿孔素 / 颗粒酶依赖途径：现发现 CTL 至少可以产生 11 种颗粒酶（granzyme），分别命名为颗粒酶 A →颗粒酶 M。人 CTL 仅发现 5 种颗粒酶（A、B、H、K 和 M），其余发现于小鼠或大鼠。颗粒酶是丝氨酸蛋白酶家族成员之一，可诱发凋亡。在颗粒酶进入靶细胞的过程中，穿孔素（perforin）的作用极其重要，即不仅在细胞膜表面提供了颗粒酶进入靶细胞的孔道，而且在通过内吞进入的颗粒酶从内吞小泡中释放也需要穿孔素的帮助。CTL 杀伤活性约 2/3 来自于穿孔素 / 颗粒酶途径，而约 1/3 来自于 FAS/FASL 诱导的凋亡。

二、树突状细胞是始动抗肿瘤免疫反应的关键细胞

树突状细胞（dendritic cell，DC）是骨髓产生的一群异质性细胞，由诺贝尔生理学或医学奖获得者 Ralph M. Steinman（2011）于 1973 年发现。DC 广泛分布于各种组织器官中，但数量很少，仅占外周血单核细胞的 1% 以下。DC 表面具有丰富的抗原提呈分子（MHC-Ⅱ 和 MHC- Ⅰ）、共刺激因子（CD80/B7-1、CD86/B7-2、CD40、CD40L 等）和黏附因子（ICAM-1、ICAM-2、ICAM-3、LFA-1、LFA-3 等）。DC 是体内功能最强的专职抗原提呈细胞，是激活 T 细胞免疫反应的关键细胞。值得一提的是，目前流行的观点是组织 DC 起源于造血干细胞演化的 DC 前体细胞（common DC precursors，CDP），不同于单核细胞的演化系列。

DC 可分为两个亚群，即经典 DC（classical DC，cDC）和浆细胞样 DC（plasmacytoid DC，pDC）。cDC 又称为髓样 DC（myeloid DC，mDC），像表皮朗格汉斯细胞、真皮树突状细胞和血树突状细胞等，表面表达 TLR3、TLR4 和 TLR8 等，分泌 IL-12、IL15 和 IFN-α 等，调节 Th1 免疫反应。pDC 与 cDC 的主要不同之处在于其在形态上有浆细胞样特点，表面表达 TLR7 和 TLR9，这种独特的 TLR 表达使 pDC 能够从事微生物单链 RNA 和双链 DNA 的识别。pDC 在病毒或其他刺激下能够产生大量 IFN-α，故又称为干扰素产生细胞（interferon-producing cell，IPC），在抗病毒感染中扮演重要角色（表 18-5）。cDC 和 pDC 摄取抗原后可转变为成熟 DC。不成熟的 DC 具有高效的抗原捕获和存储功能，但对 T 细胞的激活作用较弱，涉及免疫耐受；而成熟的 DC 在抗原处理和提呈等方面都明显增强，能激活 T 细胞，具有抗肿瘤作用。肿瘤患者大多局部 DC 功能低下，成熟 DC 数量减少，容易产生免疫耐受，是肿瘤细胞逃脱免疫防御的原因之一。

表 18-5　人 cDC 和 pDC 比较

项目	cDC	pDC
分布	皮肤、黏膜、淋巴结、血等	血、淋巴结和淋巴组织
TLR 表达	TLR3、TLR4、TLR5 和 TLR8	TLR7 和 TLR9
表面标记	BDCA1/CD1c⁺，BDCA3/CD141⁺，CD16⁺	BDCA2/4，CD123
分泌细胞因子	IL-8、IL-12 和 TNF 等	IL-12p40，IFN-α/β/ λ
外周血数量	多	很少
功能	活化 T 细胞、B 细胞和 NK 细胞	诱导 Treg 细胞产生，诱导浆细胞产生
抗原提呈能力	强	弱

机体的抗肿瘤免疫学机制十分复杂，但主要是依靠 CTL 的免疫应答来杀伤肿瘤细胞，但 CTL 并不能识别完整的肿瘤抗原分子，只能特异性地识别来源于肿瘤抗原亲本、由 MHC 分子提呈的抗原多肽。肿瘤细胞表面的 MHC 抗原肽复合物、共刺激分子和黏附分子表达低下，不能有效地诱导 T 细胞活化，故难以激发抗肿瘤特异性 CTL 的产生。而 DC 则能通过下面 3 条信号转导途径来激活静息 T 淋巴细胞：① DC 的 MHC 分子与胞内加工处理后的抗原肽形成复合体，并表达于 DC 表面，为激活静息的 T 淋巴细胞提供第一信号；②共刺激分子及黏附分子（如 CD80/CD86）与 T 淋巴细胞膜表面的配体（如 CD28 等）结合，提供第二信号；③ DC 合成和分泌一些重要的细胞因子（如 IL-12 和 IFN-α），提供第三信号。这 3 条已知的途径共同作用促进了 T 淋巴细胞的活化。

三、自然杀伤细胞是抗肿瘤免疫反应的先头部队

自然杀伤（natural killer，NK）细胞是淋巴细胞的亚群，占外周血淋巴细胞的 10% ～ 15%。NK 细胞表面表达 CD56 和 CD16，缺乏 T 细胞受体 CD3（见表 18-2）。根据细胞表面 CD56 的密度 NK 细胞可分为 CD56^{bright} 和 CD56^{dim} 两个亚群，前者是不成熟的，构成 5% ～ 15% NK 细胞，主要产生免疫调节因子（包括 IFN-γ、TNF-α 和 GM-CSF 等），缺乏细胞毒性，后者是成熟的，占 NK 细胞的 90% ～ 95%，有很高的细胞毒性，是 NK 细胞的主要效应细胞。这两类 NK 细胞亚群的组织分布和功能有很大不同。研究显示肿瘤组织 CD56^{bright} 亚群有增高趋势，它们能产生促血管生长因子，如 VEGF、PGF 和 IL-8 等促进肿瘤生长（Bruno et al，2014）。

NK 细胞是一类在肿瘤早期起作用的效应细胞，是细胞免疫中的非特异性成分，在细胞毒性 T 细胞活化之前，NK 细胞是主要杀病毒细胞。它是机体抗肿瘤的第一道防线（见表 18-2），但它细胞数少，功能有限，除非细胞数多。

NK 细胞的杀伤活性无 MHC 限制性，但自身靶细胞 MHC- I 类分子可抑制 NK 细胞对其杀伤。来自于外周血的 NK 细胞不经活化即可杀伤某些肿瘤细胞，NK 细胞杀伤瘤谱非常窄，只是对少数血液来源的肿瘤有效。当 NK 细胞被 IL-2 活化后，其杀伤瘤谱和杀伤效率大幅提高，活化的 NK 细胞首先并迅速分泌大量的细胞因子，如 IFN、GM-CSF 等，通过这些细胞因子发挥抗肿瘤作用，同时调节吞噬细胞的功能。

NK 细胞是血液和组织中非常有效的免疫监视细胞，它能够进入并破坏实体组织中的瘤细胞，在体内能减少转移瘤数目，延长荷瘤动物的生存期。NK 细胞可能通过如下方式杀伤瘤细胞：①由穿孔素／颗粒酶介导的肿瘤细胞渗透性溶解；② NK 细胞与肿瘤细胞接触，由 NK 细胞表面的 TNF 及 FASL 介导靶细胞凋亡；③ NK 细胞还可以通过人抗肿瘤抗体 IgG1 和 IgG3 作为桥梁，其 Fab 端特异性识别

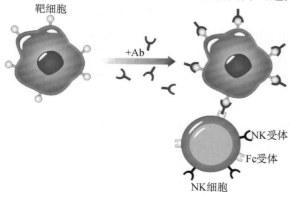

图 18-9 ADCC

NK 细胞通过抗体作为桥梁，其 Fab 端特异性识别靶细胞，Fc 片段与 NK 细胞受体结合，产生 ADCC 作用

肿瘤细胞，Fc 段与 NK 细胞 FcRγ Ⅲ a 结合，产生 ADCC 作用（图 18-9），并且 IL-2 和 IFN-γ 可增强该效应。

四、自然杀伤 T 细胞对肿瘤免疫反应是把双刃剑

自然杀伤 T（natural killer T，NKT）细胞也称为 CD1d 依赖的自然杀伤样的 T 细胞（CD1d dependent natural killer like T cell），是一群特殊 T 细胞亚群，兼有固有免疫 NK 细胞和适应性免疫 T 细胞的标记。像 T 细胞有 TCR，但又不像大多数 T 细胞呈现 TCR 的多样性，NKT 细胞表达 invariant TCR，即 TCR 呈相对单一、缺乏多样性。与传统的 T 细胞不同，不能识别由经典的 MHC-Ⅰ类分子提呈的抗原，而只识别由细胞表面 CD1d 分子提呈的脂质抗原。CD1d 编码基因位于第 1 号染色体，CD1d 分子结构与 MHC-Ⅰ分子类似，由单跨膜的 α 链和 β2- 微球蛋白（β2-microglobulin）形成复合物，具有提呈脂质抗原的能力，而非 MHC-Ⅰ分子提呈抗原肽。NKT 细胞的主要功能包括免疫调节和细胞毒作用，当 NKT 细胞受到刺激后，可以分泌大量的 IL-4、IFN-γ、GM-CSF、IL-13 和其他细胞因子及趋化因子，发挥免疫调节作用，NKT 细胞是联系先天性免疫和获得性免疫的桥梁之一。

作为免疫调节性细胞，NKT 对肿瘤的影响是复杂的，既有增强免疫反应作用，又有抑制免疫反应作用。根据 TCR（小鼠 Vα14Jα18，人类 Vα24Jα18）的表达与否，将 NKT 细胞分为Ⅰ型 NKT 细胞（Vα14Jα18+）和Ⅱ型 NKT 细胞（Vα14Jα18-）。Ⅰ型 NKT 细胞又称为 iNKT（invariant nature killer T）细胞，因为它们表达恒定的 TCR（Vα24Jα18），识别 CD1d 提呈的糖脂类抗原 α- 半乳糖神经酰胺（α-galactosylceramide，α-GalCer）。Ⅱ型 NKT 细胞 TCR 的表达不恒定，更加多样性，能被硫脑苷脂（sulfatide）激活（表 18-6）。Ⅰ型 NKT 细胞具有免疫保护作用，它能产生 IFN-γ、IL-2 和 IL-4 等细胞因子，激活 NK 和 CTL 细胞，是抗肿瘤免疫，而Ⅱ型 NKT 细胞主要是识别 CD1d 提呈的脂质，产生 IL-13 等细胞因子，主要是抑制免疫反应。在体内两者相互影响，构成微妙的平衡，研究它们之间的平衡在癌症临床治疗中具有一定的意义。

表 18-6　Ⅰ型和Ⅱ型 NKT 细胞比较

项目	Ⅰ型 NKT 细胞	Ⅱ型 NKT 细胞
其他名称	iNKT 细胞，经典的 NKT 细胞	多样性 NKT 细胞，非经典的 NKT 细胞
限制分子	CD1d	CD1d
TCR	恒定的 TCRα 链（人 Vα24Jα18），有限的 β 链	多样性，部分为寡克隆
配体	微生物，内源性和人工合成的糖脂，包括 α-GalCer 等	硫脑苷脂，β-GalCer，花粉源性脂质，小的非脂质分子，其他
细胞因子	IFN-γ、IL-2 和 IL-4 等	IL-13 等
肿瘤免疫	促进	抑制

目前研究发现 NKT 细胞在某些肿瘤患者（如前列腺癌、多发性骨髓瘤等）中数目减少，并且在肿瘤患者中 NKT 细胞分泌 IFN-γ 的能力降低。在小鼠肿瘤模型中 NKT 细胞的抗肿瘤作用已非常明确。NKT 细胞是 IL-12 介导的抗肿瘤作用的重要效应细胞。用 NKT 细胞识别的抗原 α-GalCer（一种糖脂）注射小鼠，可以显著抑制包括黑色素瘤和胸腺瘤在内的

多种肿瘤生长，这种抗肿瘤作用是 NKT 细胞依赖的，依赖于 NKT 分泌的 IFN-γ 发挥效应作用。此外，α-GalCer 活化的 NKT 细胞可以增强 NK 细胞和 CTL 活性。

另外，在某些情况下，NKT 细胞也可通过分泌 IL-13，导致 IL-12 分泌量的减少或增加 TGF-β 的产生，通过 IL-4R-STAT6 途径抑制 CTL 介导的肿瘤免疫反应，进而下调对肿瘤的免疫监视。这其中存在着 NKT 细胞功能的平衡问题。由于 NKT 细胞可产生多种具有完全不同免疫调节作用的细胞因子，如促炎因子（IFN-γ 和 TNF-α）和抗炎因子（IL-4、IL-10 和 IL-13），其对免疫反应的作用是促进还是抑制，决定于分泌的促炎因子和抗炎因子哪种处于优势地位。而促炎因子和抗炎因子分泌量的多少又取决于 NKT 细胞活化时微环境中所存在的细胞因子类型。

第六节　肿瘤的被动免疫治疗

被动免疫治疗（passive immunotherapy）是以单克隆抗体和过继免疫治疗为基础的治疗。

一、被动性细胞免疫治疗

1. 过继免疫治疗

被动性细胞免疫治疗是指从患者自身体内的免疫系统中提取特异性效应细胞，对其重编程使之处于类似干细胞状态，并扩增，被重编程和扩增的效应细胞直接输回给患者，为患者提供现成的免疫力，以达到治疗目的（图 18-10）。这种疗法称为被动性细胞免疫治疗，也称为过继免疫治疗（adoptive immunotherapy）。虽然人体自身也会产生抗肿瘤的 T 细胞，但其经常会被肿瘤抑制，且有效的细胞数量也十分有限。而采用体外培植的方式可有效保证 T 细胞的数量和质量，达到更好的抗癌效果。

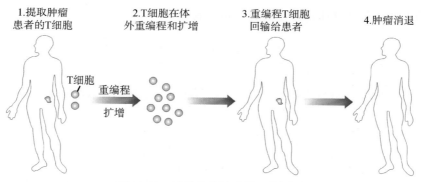

图 18-10　过继免疫治疗的工作原理

早期的过继免疫治疗是将患者淋巴细胞在体外经 IL-2 处理扩增后，重新输入患者体内，这些细胞称为淋巴因子激活的杀伤细胞（lymphokine-activated killer cell，LAK 细胞）。迄今，尚没有令人信服的证据说明加用 LAK 细胞后疗效比单独使用 IL-2 要好；再加上大剂量 IL-2 可引起血管通透性增高，导致液体滞留和间质水肿，治疗费用高和烦琐不便，这一用于肿瘤的疗法基本上已被放弃。

　　肿瘤浸润淋巴细胞（tumor infiltrating lymphocyte，TIL）是另一种选择。TIL 一般是从外科手术切除的瘤块和淋巴结中分离取得，也可从患者的胸腔、腹腔渗出液中获得。TIL 是一群异质性细胞，主要由 T 细胞组成，其次是 NK 细胞和 B 细胞，大多数表达 IL-2R、HLA-DR 和黏附分子。TIL 的输入可减少 IL-2 的用量，然而仍具有相当的或更强的抗肿瘤作用。TIL 的特点是抗瘤谱窄，MHC 限制性，静脉注射倾向聚集在肿瘤内，细胞表型以 CD8⁺ 为主，生物活性比 LAK 细胞强。目前在抗肝癌、黑色素瘤、肾癌、卵巢癌和肺癌等研究中发现，TIL 对肿瘤细胞的杀伤机制除有特异性的裂解作用外，主要依赖其释放的效应分子如 IL-2、穿孔素、TNF 等，并通过这些效应分子进一步激活机体免疫功能发挥抗肿瘤作用。据估计，小鼠中 TIL 的杀瘤效力比 LAK 强 50～100 倍，是一种具有较大潜力和应用前景的肿瘤治疗手段。

　　虽然这些 TIL 经体外扩增可能对部分患者有一定疗效，但这些 TIL 多数是朝向终末分化的细胞，具有很高的代谢活性，特别是糖酵解，抗肿瘤免疫并不强。对这些 TIL 体外重编程，如使用糖酵解抑制剂（如 2-DG 等，见第 194、195 页）或者 mTOR 抑制剂（如雷帕霉素等，见表 4-2）等，降低 T 细胞代谢，减少 T 细胞分化，或者使之退至类似干细胞状态，这些细胞才更适合抗肿瘤免疫（Kishton et al，2017）。

2. CAR-T 细胞疗法

　　嵌合抗原受体（chimeric antigen receptor，CAR）T 细胞是一种遗传工程改造的 T 细胞，作为新的过继免疫治疗方案正受到广泛关注（Rosenberg and Restifo，2015）。该方案是将患者血液中提取的 T 淋巴细胞通过体外培养，通过载体将 CAR 基因导入 T 细胞中从而产生能攻击肿瘤细胞的特异性 T 细胞，但又不会伤及正常细胞。CAR 识别肿瘤抗原是以 MHC 非依赖的方式，这就使得经过 CAR-T 细胞能够跨越 MHC 表达下调这一肿瘤细胞免疫逃逸机制。大多 CAR 由一个抗原结合区、跨膜区及一个在结合抗原后能够活化 T 细胞的胞内信号区组成，它的抗原结合区一般由单克隆抗体的单链可变区片段（single-chain variable fragment，scFv）组成，胞内信号区一般由 T 细胞受体 CD3ζ 链或共刺激分子 CD28、4-1BB 或 CD27 等构成，胞内信号可刺激 T 细胞增殖（图 18-11）。CAR 的结构特点表明它具有 T 细胞和 B 细胞两种细胞的特性。CAR-T 细胞疗法已进入快车道，目前有超过 200 个 CAR-T 细胞疗法在临床试验，既有针对血液系统肿瘤的，又有针对实体瘤的。

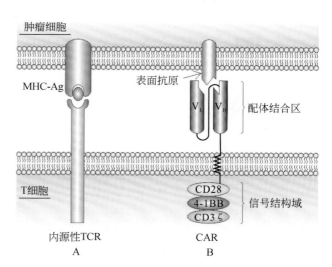

图 18-11　比较 T 细胞受体（TCR）与嵌合抗原受体（CAR）的作用方式

TCR（见图 11-13）识别抗原是 MHC 依赖方式（A），CAR 识别抗原是 MHC 非依赖方式（B）。CAR 由配体结合域、跨膜域和胞内信号结构域三部分组成。配体结合域为单克隆抗体的抗原结合部位，胞内信号区一般由 T 细胞受体 CD3ζ 链或共刺激分子 CD28 和 4-1BB 等构成，其中 CD3ζ 链对激活 T 细胞是必不可少的，共刺激分子可增强刺激信号

目前 FDA 批准了四款 CAR-T 疗法上市（表 18-7）。第一款是 tisagenlecleucel，它是一种 *CD19* 基因修饰的自体 T 细胞免疫疗法，首先收集患者的 T 细胞，对其进行基因改造，导入 *CAR* 基因，然后再将这种基因改造后的 T 细胞回输给患者，可杀死具有 CD19 抗原的白血病细胞。其他三款作用机制类似。某些患者在接受 CAR-T 细胞疗法后会出现细胞因子释放综合征（cytokine release syndrome，CRS），CRS 是一种失控的全身炎症反应。医护人员应熟悉这种临床患者的管理。

表 18-7　上市的 CAR-T 疗法

药名	生产商	靶点	适应证	批准年份
tisagenlecleucel（Kymriah）	Novartis	CD19	急性淋巴细胞白血病	2017
axicabtagene ciloleucel（Yescarta）	Kite Pharma	CD19	大 B 细胞淋巴瘤	2017
brexucabtagene autoleucel（Tecartus）	Gilead Sciences	CD19	套细胞淋巴瘤	2020
lisocabtagene maraleucel（Lisocel）	百时美施贵宝	CD19	大 B 细胞淋巴瘤	2020

注：选 CD19 作为 B 细胞靶点是因为 CD19 在浆细胞中表达很低，在增殖的 B 细胞持续表达。

二、以单克隆抗体为基础的被动免疫治疗

运用抗肿瘤抗体作为一种被动免疫治疗至少已有百年历史。由于杂交瘤技术可在体外检测和制备大量特异性抗肿瘤的单克隆抗体，从而增加了本项技术进入人类免疫治疗的可能性。单克隆抗体自 20 世纪 70 年代诞生起就一直受到肿瘤学家的关注，有人称其为生物魔弹（magic bullet）。但以往单克隆抗体多为鼠源性（murine antibody，药名以 momab 结尾），治疗时人体可产生抗鼠源单抗的抗体，影响疗效，甚至发生超敏反应。为此可制备基因工程抗体，达到人源化，以克服鼠源性缺点，如嵌合抗体（chimerized antibody，药名以 ximab 结尾）、人源化抗体（humanized antibody，药名以 zumab 结尾）、单链抗体等。鼠单抗和人源化单抗共同的缺点是它们都含有鼠源蛋白，在进入人体时，人体难免产生排斥反应。人源化单抗中鼠源蛋白含量越少，排斥反应会越小，因此，全人抗体应是最佳治疗性抗体（图 18-12）。这些抗体由于分子小、穿透力强、容易进入局部等优点，目前临床已用于治疗乳腺癌、结直肠癌和肺癌等恶性肿瘤。

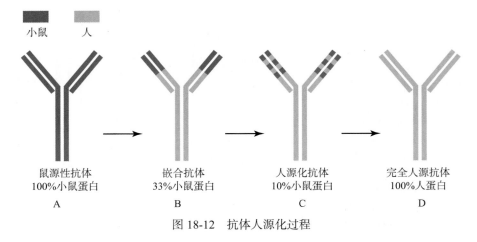

图 18-12　抗体人源化过程

1. 以细胞膜分化相关抗原为靶点的单克隆抗体

由于CD20仅表达于早期B细胞、未成熟B细胞、成熟B细胞和浆细胞样B细胞,而在浆细胞、淋巴干细胞及前B细胞(pre-B)中均无CD20的表达,在人体血清中也无游离CD20的存在,因此CD20可作为B细胞淋巴瘤(Burkitt淋巴瘤和滤泡性淋巴瘤等)治疗的一个理想靶点。自1997年利妥昔单抗(rituximab)上市以来,又有数款靶向CD20单抗上市(表18-8)。

表 18-8 临床使用的靶向 CD20 和其他 CD 的单抗

药名	靶点	单抗类型	适应证
tafasitamab(Monjuvi®)	CD19	人源化	弥漫性大B细胞淋巴瘤(DLBCL)
利妥昔单抗(rituximab, Rituxan®)	CD20	人鼠嵌合型	惰性及侵袭性B细胞淋巴瘤
奥法木单抗(ofatumumab, Arzerra®)	CD20	人源化	慢性淋巴细胞白血病
奥滨尤妥珠单抗(obinutuzumab, Gazyv®)	CD20	人源化	慢性淋巴细胞白血病
替伊莫单抗(ibritumomab, Zevalin®)	CD20	^{90}Y标记的鼠源单抗	非霍奇金淋巴瘤
达雷木单抗(daratumumab, Darzalex®)	CD38	人源化	多发性骨髓瘤
伊沙妥昔单抗(isatuximab, Sarclisa®)	CD38	人鼠嵌合型	多发性骨髓瘤
阿仑单抗(alemtuzumab, Campath®)	CD52	人源化	慢性淋巴细胞白血病

2. 抗体 - 药物偶联物

抗体 - 药物偶联物(antibody-drug conjugate,ADC)是用特异性的单抗为载体,将抗瘤药物、放射性核素及毒素等细胞毒性物质靶向性携带至肿瘤病灶局部,可特异地杀伤肿瘤细胞,而对正常细胞的损伤较轻。至今已有多款连接有药物的抗体 ADC 上市用于肿瘤治疗(Golay and Andrea,2020)(表 18-9)。这些 ADC 与肿瘤细胞表面特定靶抗原结合后被瘤细胞"内在化",在瘤细胞的溶酶体内通过水解作用释放出连接的药物,药物再作用于 DNA 或微管,诱导细胞死亡。

表 18-9 临床使用连接有药物的抗体(ADC)

ADC	靶点	连接药物	适应证
曲妥珠单抗 - 美坦新(ado-trastuzumab emtansine(Kadcyla)	HER2	DM1	HER2 阳性乳腺癌
贝兰他单抗莫福汀(belantamab mafodotin(Blenrep)	BCMA	MMAF	多发性骨髓瘤
本妥昔单抗(brentuximab vedotin(adcetris)	CD30	MMAE	霍奇金淋巴瘤和 ALCL
enfortumab vedotin(Padcev)	Nectin-4	MMAE	尿路上皮癌
吉妥珠单抗奥唑米星(gemtuzumab-ozogamicin(mylotarg)	CD33	刺胞霉素	急性髓细胞性白血病
奥英妥珠单抗(inotuzumab-ozogamicin(besponsa)	CD22	刺胞霉素	急性 B 淋巴母细胞白血病
polatuzumab vedotin-piiq(polivy)	CD79b	MMAE	弥漫性大 B 细胞淋巴瘤(DLBCL)
sacituzumab govitecan(Trodelvy)	TROP2	SN-38	三阴乳腺癌(TNBC)

注:ALCL, anaplastic large cell lymphoma, 间变型大细胞淋巴瘤;BCMA, B-cell maturation protein, B 细胞成熟蛋白;DM1, derivative of maytansine 1, 梅坦辛衍生物 1;MMAE, monomethyl auristatin E, 甲基澳瑞他汀 E;MMAF, monomethyl auristatin F, 甲基澳瑞他汀 F;TROP2, trophoblast cell-surface antigen 2, 滋养层细胞表面抗原 2;SN-38, 化疗药物伊立替康(irinotecan)的代谢活性产物。

3. 免疫检查点抑制剂

最近以免疫检查点抑制剂（immune checkpoint inhibitor，ICI）为基础的治疗受到广泛关注。与传统单抗针对肿瘤细胞不同，新的肿瘤免疫思路是针对免疫细胞，通过激活免疫细胞来攻击肿瘤细胞。在 T 细胞表面存在免疫检查点蛋白，像 CTLA4 和 PD1 等（表 18-10），这些检查点蛋白的作用是在维持免疫反应和避免不必要的组织损伤之间保持平衡，是机体免疫系统在发育过程中为了防止免疫细胞攻击自身细胞而进化出的防御机制。但肿瘤免疫是一种对机体有利的自身免疫反应，因此希望解除这种抑制作用。反之，使用 ICI 是否会增加自身免疫病的风险仍有待观察。

表 18-10　CTLA4 和 PD1 检查点蛋白的特性

项目	CTLA4	PD1
CD number	CD152	CD279
细胞表达	激活的 T 细胞、Treg 细胞	激活的 T 细胞、Treg 细胞和 DC 亚群细胞
作用	调节 T 细胞激活	下调 T 细胞活性，抑制自身免疫反应
配体	B7-1/CD80，B7-2/CD86	PD-L1/CD274，PD-L2/CD273
配体表达细胞	APC	激活的 APC、肿瘤细胞

目前针对免疫检查点抑制剂的研发发展迅速，它们通过阻断对 T 细胞的抑制信号，激活 T 细胞，有利于 T 细胞攻击肿瘤细胞。PD1/PD-L1 抗体被认为是当前肿瘤免疫治疗中最具前景的药物（图 18-13）。联合应用针对 CTLA4 和 PD1 的单抗，抗肿瘤效果可能会更好。这是因为 CTLA4 和 PD1 通过不同机制抑制 T 细胞激活，CTLA4 主要通过 APC（如 DC）表达 B7 抑制 T 细胞激活，而 PD1 主要通过肿瘤细胞表达 PD-L1 抑制 T 细胞激活。研究显示使用抗 PD1 治疗，主要增加浸润的 CD8$^+$ T 细胞数量，从而使用抗 CTLA4 治疗，除了增加 CD8$^+$ T 细胞数量外，还增加 ICOS+Th1-like CD4 T 细胞数量（Wei et al，2017）。表 18-11 是目前临床使用的免疫检查点抑制剂。

表 18-11　上市的免疫检查点抑制剂

药名	靶点	适应证
伊匹单抗（ipilimumab，Yervoy®）	CTLA-4	黑色素瘤
曲美木单抗（tremelimumab）	CTLA-4	黑色素瘤、恶性间皮瘤
派姆单抗（pembrolizumab，Keytruda®）	PD1	黑色素瘤、肺鳞癌、SCLC、含错配修复缺陷的晚期实体瘤
纳武单抗（nivolumab，Opdivo®）	PD1	黑色素瘤、肺鳞癌、SCLC
西米普利单抗（cemiplimab，Libtayo®）	PD1	皮肤鳞状细胞癌
特瑞普利单抗（拓益®）	PD1	鼻咽癌
阿替利珠单抗（atezolizumab，Tecentriq®）	PD-L1	泌尿系统癌、NSCLC、SCLC
度伐利尤单抗（durvalumab，Imfinzi®）	PD-L1	泌尿系统癌、NSCLC
阿维鲁单抗（avelumab，Bavencio®）	PD-L1	皮肤梅克尔细胞癌（Merkel cell carcinoma，MCC）、泌尿系统癌

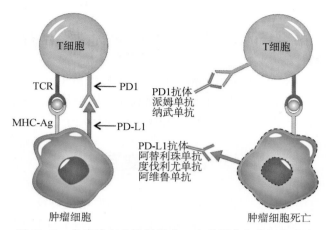

图 18-13　免疫检查点抑制剂（ICI）是活化免疫细胞疗法

肿瘤细胞表达 PD-L1 等抑制性蛋白，使 T 细胞的活性受到抑制，ICI 就是解除对 T 细胞活化的抑制作用，使免疫细胞能对肿瘤细胞攻击

虽然免疫治疗在某些肿瘤获得了成功，但总体治疗反应为 20%～30%。最新研究显示，肿瘤患者对免疫治疗的反应与血液 IL-8 水平有关，高 IL-8 水平的患者对免疫治疗反应差，低 IL-8 水平的患者对免疫治疗反应好。已知 IL-8 是中性粒细胞 / 单核细胞和血管内皮细胞趋化因子，该研究结果提示肿瘤组织浸润的中性粒细胞 / 单核细胞会产生免疫抑制微环境，有利于肿瘤生长。因此，一方面，IL-8 水平可以作为免疫治疗受益人群的标志物；另一方面，抑制 IL-8 表达或许可提高患者对免疫治疗的反应。

4. 双特异性抗体

双特异性抗体（bispecific antibody）是一种将两个特异性抗体串联起来的抗体，即一端是与肿瘤细胞起反应的抗体，另一端是与 T 细胞起反应的抗体，激发 T 细胞更特异地杀伤肿瘤细胞（图 18-14），其 F（ab′）$_2$ 通过化学的方法连接起来。2017 年 FDA 批准博纳吐单抗（Blincyto®，Amgen，USA）上市，用于治疗费城染色体阴性的复发性或难治性 B 细胞前体急性淋巴母细胞白血病（ALL）。博纳吐单抗（bispecific CD19/CD3）是针对 B 细胞表面抗原 CD19 和 T 细胞受体复合物 CD3 的双特异性抗体，它能将 CTL 细胞富集至肿瘤细胞，并激活它们对瘤细胞杀伤。CD19 是增殖 B 细胞靶点，CD3 是 TCR 组成部分（见图 11-13）。

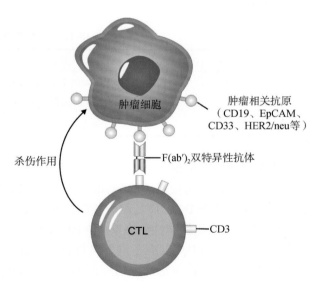

图 18-14　双特异性抗体对肿瘤的杀伤作用

一端的抗体结合到肿瘤细胞上的靶抗原，另一端的抗体识别 T 细胞上的激活分子，通过双特异性抗体的作用，使 T 细胞靠近肿瘤细胞，并对它进行杀伤

第七节　肿瘤的主动免疫治疗

主动免疫治疗（active immunotherapy）可分为肿瘤疫苗（tumor vaccine）和非特异性免疫治疗两类。肿瘤疫苗不能像对一般感染性疾病那样用于预防接种，而只能用于对患者进行治疗或对手术后的复发进行预防，因此肿瘤疫苗应该是个性化疫苗。

一、肿瘤疫苗

肿瘤疫苗治疗应用的前提是肿瘤抗原能刺激机体产生免疫反应，因此，肿瘤疫苗治疗的核心问题是肿瘤抗原问题。在大多数情况下，肿瘤细胞本身的抗原性较弱，或肿瘤抗原的特异性不强，不足以引起有效的抗肿瘤反应。自 20 世纪 60 ~ 70 年代发现肿瘤相关抗原（TAA）以来，就不断有人利用它来刺激机体产生免疫反应。经过半个世纪的研发，TAA 已被显示不是理想的抗原选择，因为作为自身抗原，免疫系统对其通常具有很高的耐受性，很难激发患者免疫系统的有效反应，再则诱发免疫反应很可能会产生自身免疫反应。因此，如何选择能特异攻击肿瘤细胞的抗原仍是研究重点，肿瘤新抗原（neoantigen）疫苗正浮出水面。

由于肿瘤逃避免疫系统攻击的核心问题是肿瘤抗原不能被有效地提呈给 T 淋巴细胞，因此 APC 和 T 淋巴细胞是肿瘤疫苗设计所要考虑的两个关键细胞。在这两个细胞中，APC 更为重要，因为抗原的摄取、处理、提呈和 T 淋巴细胞的激活是由 APC 完成的。

目前 FDA 已批准三款肿瘤治疗性疫苗上市（表 18-12）。

表 18-12　上市的肿瘤疫苗

年份	疫苗名称	适应证
2010	Provenge（sipuleucel-T）	前列腺癌
2015	Imlygic（talimogene laherparepvec）	黑色素瘤
2018	卡介苗（BCG）	表浅膀胱癌

1. 树突状细胞疫苗

所谓树突状细胞疫苗（DC vaccine）就是将肿瘤提取的抗原或特异性抗原基因刺激、诱导和（或）转染 DC，使其载有相应的抗原信息，并将抗原信息提呈给 T 细胞，从而诱导 CTL 活化，产生保护性免疫反应（图 18-15）。

2010 年 4 月 FDA 批准了世界上首例治疗性疫苗 Provenge（sipuleucel-T）用于晚期前列腺癌的治疗。与传统意义上的疫苗不同，Provenge 是一种个性化细胞疫苗，与树突状细胞疫苗类似，由 Dendreon 公司研发。它的基本过程是先从患者体内获取自体外周血单核细胞，将富集的单核细胞与一种融合蛋白做短期体外培养（36 ~ 44 小时）。这种融合蛋白是一靶抗原，即 GM-CSF/PAP（prostatic acid phosphatase），其中 PAP 是一种膜结合蛋白，在大多数前列腺癌组织中都有特异性表达，而 GM-CSF 则用作佐剂功能。这种与 GM-CSF/

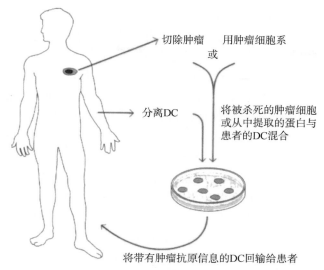

将带有肿瘤抗原信息的DC回输给患者

图 18-15　树突状细胞疫苗

DC 疫苗就是将肿瘤提取的抗原与肿瘤患者的 DC 混合，使 DC 带有肿瘤抗原信息。再将带有肿瘤抗原信息的 DC 回输给肿瘤患者，这些 DC 可将抗原信息提呈给 T 细胞，产生保护性免疫反应（Goldsby RA，Kindt TJ，Osborne BA，et al，2003. Immunology. 5th ed. New York：W.H. Freeman and Company.）

PAP 共培养的单核细胞即被认为是一种有功能的 APC，然后这些体外吸取 GM-CSF/PAP 的 APC 再输入患者体内，这些 APC 会将 PAP 靶抗原提呈给 CD4$^+$ 和 CD8$^+$ T 细胞，并激发效应 T 细胞，效应 T 细胞就会攻击前列腺癌细胞，起到治疗前列腺癌的作用。

经过 10 年的临床检验，对 Provenge 治疗前列腺癌的疗效存在不少争议，它仅提高患者平均 4 个月的生存期，成本与其他药物相比也无优势。究其原因，PAP 并不是理想的抗原。① PAP 是 TAA，正常细胞也会表达，如果引发免疫反应很可能会产生自身免疫反应；②作为自身抗原，免疫系统对其通常具有很高的耐受性，很难激发患者免疫系统的有效反应。

2. 溶瘤病毒疫苗（Imlygic）

2015 年 FDA 批准了 Amgen 的 Imlygic（talimogene laherparepvec，T-VEC）上市，用于治疗手术无法切除的黑色素瘤。Imlygic 是一种基因工程修饰的 1 型单纯疱疹病毒（HSV-1），去除两个病毒基因，使其产生人 GM-CSF 以增强免疫原性。直接注入黑色素瘤病灶，可在瘤细胞内复制，进而导致瘤细胞破裂而死，同时也刺激机体的免疫应答反应。

3. 肿瘤抗原疫苗

对肿瘤抗原疫苗的研发有不同途径，肿瘤新抗原（neoantigen）疫苗和癌 - 睾丸抗原疫苗似乎是不错的选择。

（1）肿瘤新抗原疫苗：最近肿瘤新抗原疫苗（neoantigen vaccine）受到广泛关注，这是因为肿瘤细胞在进化过程中会产生许多突变蛋白，这些突变蛋白不同于正常蛋白，可产生新抗原表位，激发机体产生免疫反应。新抗原是体细胞突变蛋白，未经胸腺阴性筛选，因此免疫原性强。此外，新抗原不在正常组织表达，因此激发的免疫反应不会引起自身免疫性疾病，被认为是肿瘤疫苗的理想靶点。

像 Provenge 一样，肿瘤新抗原疫苗也是一种个性化细胞疫苗，它是根据患者瘤组织的核酸序列与正常外周血的序列比较，鉴定出有效的突变蛋白新抗原表位，然后通过一系列处理制备出新抗原疫苗给患者使用。目前的研究重点是如何鉴定肿瘤新抗原，并将其提呈给 T 细胞，激发 T 细胞产生抗肿瘤免疫反应。肿瘤新抗原疫苗设计有不同方法，像多肽疫苗（long peptide vaccine）、RNA 疫苗（RNA vaccine）和 DC 疫苗等，他们各有优劣。将肿瘤新抗原疫苗与其他免疫治疗如免疫检查点抑制剂或 CAR T 细胞疗法联用可能会获得取长补短的效果。

2017 年 7 月 Nature 同期发表了两篇新抗原疫苗的 I 期临床试验结果的文章，显示新抗原疫苗对黑色素瘤有很好的治疗效果，结合 PD1 抗体治疗后可获得完全缓解。一篇文章表明用的是多肽疫苗（Ott et al，2017），另一篇文章表明用的是 RNA 疫苗（Sahin et al，2017）。虽然新抗原疫苗似乎有良好的前景，但新抗原的鉴定并非易事，鉴定的新抗原是否能激发有效的抗肿瘤免疫仍有待时间检验。

（2）癌-睾丸抗原疫苗：癌-睾丸抗原（cancer-testis antigen，CTA）是仅表达于睾丸、卵巢和胎盘，成体细胞不表达或表达很低的抗原（见表 18-1），肿瘤组织可恢复表达。由于 CTA 表达的组织特异性，最近对 CTA 疫苗有广泛研究，这其中 NY-ESO-1 抗原性最强，是 CTA 疫苗的理想靶点。虽然 NY-ESO-1 抗原性强，但由于肿瘤免疫抑制的微环境，它诱导免疫反应有限，除非使用免疫检查点抑制剂解除这种抑制状态。

二、非特异性免疫治疗

应用卡介苗（BCG）和 OK-432 等具有免疫调节剂功能，可非特异性刺激机体免疫系统，强化抗肿瘤免疫效应。

BCG 自 20 世纪 60 年代用于治疗小儿急性白血病获得良效后已引起广泛重视，相继研究不断增多，目前文献报道 BCG 主要用于膀胱癌的治疗。2018 年，FDA 批准 TICE BCG（膀胱内灌注）用于膀胱原位癌的治疗和预防。BCG 治疗表浅膀胱癌的确切机制仍不清楚。一般认为 BCG 的抗肿瘤机制在于 BCG 上的 PAMP 能被免疫细胞上的 TLR2/4 识别，刺激免疫细胞释放不同细胞因子，进而抑制肿瘤生长。临床试验已显示，灌注 BCG 后，膀胱癌组织中 IL-2、IL-12、TNF-α 及 IFN 等细胞因子表达增高，这些细胞因子对肿瘤细胞有抑制作用。

OK-432（Picibanil®）是溶血性链球菌 A 组 III 型低毒性干化提取物。近年的研究报道侧重于 OK-432 作为免疫反应调节剂，能够非特异性地提高机体的免疫力，增强荷瘤机体抗肿瘤能力。OK-432 对癌细胞不但具有直接杀伤作用，而且还能通过增强宿主的免疫性，延长荷瘤动物的生存期及使癌灶消失。OK-432 的抗癌作用与它激活树突状细胞上的 TLR2 和 TLR4 有一定关系。被 OK-432 激活树突状细胞可分泌 IFN-γ 等细胞因子，刺激 T 细胞增殖，从而起到抗肿瘤作用，在临床上 OK-432 已被广泛用于肿瘤的辅助治疗。

参考文献

Bruno A，Ferlazzo G，Albini A，et al，2014. A think tank of TINK/TANKs：tumor-infiltrating/tumor-associated natural killer cells in tumor progression and angiogenesis. J Natl Cancer Inst，106（8）：8.

Golay J，Andrea AE，2020. Combined anti-cancer strategies based on anti-checkpoint inhibitor antibodies. Antibodies（Basel），9（2）：17.

Kishton RJ，Sukumar M，Restifo NP，2017. Metabolic regulation of T cell longevity and function in tumor immunotherapy. Cell Metab，26（1）：94-109.

Liu H，Zhang H，Wu X，et al，2018. Nuclear cGAS suppresses DNA repair and promotes tumorigenesis. Nature，563（7729）：131-136.

Mondanelli G，Ugel S，Grohmann U，et al，2017. The immune regulation in cancer by the amino acid metabolizing enzymes ARG and IDO. Curr Opin Pharmacol，35：30-39.

Ott PA，Hu Z，Keskin DB，et al，2017. An immunogenic personal neoantigen vaccine for patients with melanoma. Nature，547（7662）：217-221.

Sahin U，Derhovanessian E，Miller M，et al，2017. Personalized RNA mutanome vaccines mobilize poly-specific therapeutic immunity against cancer. Nature，547（7662）：222-226.

Schreiber RD，Old LJ，Smyth MJ，2011. Cancer immunoediting: integrating immunity's roles in cancer suppression and promotion. Science，331（6024）：1565-1570.

Wei SC，Levine JH，Cogdill AP，et al，2017. Distinct cellular mechanisms underlie anti-CTLA-4 and anti-PD-1 checkpoint blockade. Cell，170（6）：1120-1133.

第十九章　肿瘤分子靶向治疗

　　分子靶向治疗（molecular targeting therapy）是利用肿瘤细胞可以表达特定的基因产物，将抗癌药物锁定到肿瘤细胞的靶分子上，精确打击肿瘤细胞，最后使其死亡（图 19-1）。

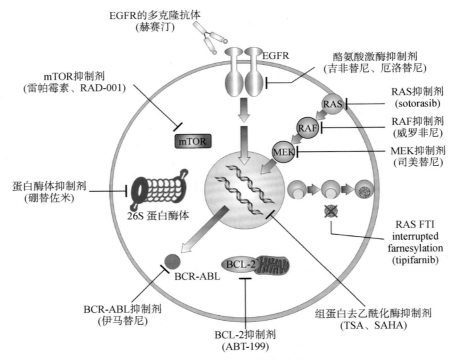

图 19-1　肿瘤分子靶向治疗

肿瘤分子靶向治疗的特点是这些靶点是肿瘤细胞特有的，如 ABL 蛋白等，有些虽然不是肿瘤细胞特有的，但其结构和数量已与正常细胞不同，如 EGFR、RAS、BCL-2、mTOR 和蛋白酶体等

传统化疗药物最大的问题是对细胞杀伤的无选择性，与传统细胞毒抗癌药不同，分子靶向药物作用的分子，正常细胞很少或不表达，在最大限度杀伤肿瘤细胞的同时，对正常细胞伤害最小。肿瘤是一类高度异质性（heterogeneity）的疾病，它表现在两个层面，肿瘤间异质性（intertumor heterogeneity）和肿瘤内异质性（intratumor heterogeneity，ITH）。每一个肿瘤都是独特的，同样是乳腺癌，不同患者的乳腺癌的病因、发病机制、组织类型、对药物的反应等是不一样的。肿瘤内异质性是肿瘤成功放化疗的主要障碍。对群体而言，肿瘤的异质性为21世纪疾病个性化治疗（personal therapy）提供了最好的范例。对个体而言，决定了联合用药效果往往会优于单一用药，联合用药可以防止肿瘤细胞耐药问题的出现。值得一提的是，现在一般认为除了肿瘤细胞外，肿瘤微环境（TME）也从两个方面影响治疗反应和抗性出现，一方面TME通过影响肿瘤内异质性进化来影响治疗反应，另一方面TME本身也影响治疗反应，如局部免疫抑制、低氧、酸性环境和组织间压高等。

第一节　针对 HER 的分子靶向治疗

一、HER 家族的结构与信号转导

1. HER 家族有 4 个成员

EGFR 属于 HER 家族（HER family）成员。该家族的成员除 EGFR（HER1/ErbB1）外，还包括 ErbB2（HER2/neu）、ErbB3（HER3）和 ErbB4（HER4）（表 19-1）。每个受体都是跨膜蛋白，它们由 3 个不同的结构区组成，包括细胞外区、跨膜部和细胞内区（图 19-2）。EGFR 广泛分布于除血管组织外的上皮细胞膜上；HER2 在正常人体腔上皮、腺上皮及胚胎中均有普遍的微弱表达；HER3 在除造血系统外的多数部位有表达；HER4 在除肾小球及周围神经外的所有成年组织中均可检测到其表达。HER1、HER2 和 HER4 涉及许多人类肿瘤的发生，它们被广泛用作肿瘤的靶向性治疗研究。

表 19-1　HER 家族成员及配体

受体（同名词）	配体	二聚体	激酶活性
EGFR（ErbB1、HER1）	EGF、TGF-α、AR、EPG 等	EGFR、HER2、HER4	+
HER2（ErbB2、neu）	–	EGFR、HER3、HER4	+
HER3（ErbB3）	NRG1～NRG2、BTC	HER2、HER3、HER4	–
HER4（ErbB4）	NRG1～NRG4、HB-EGF 和 BTC	HER1、HER2、HER3、HER4	+

注：不同的配基与不同的受体结合后形成二聚体，其信号转导通路会有明显差异，由此形成 HER 受体生物学功能的多样性。AR, amphiregulin, 双调蛋白；BTC, beta cellulin, β- 动物纤维素；HB-EGF, heparin-binding EGF, 肝素结合 EGF；NRG, neuregulin, 神经调节蛋白。

EGFR 基因位于染色体 7p11.2，包含 26 个外显子，长约 110kb。其中外显子 18～20 编码 N-lobe，外显子 21～24 编码 C-lobe。EGF-R 的前体蛋白为含有 1210 个氨基酸残

基的单一多肽链，其氨基端有一个含24个氨基酸残基的信号肽，除去该信号肽后就成为1186个氨基酸成熟的EGF-R，分子量为170 000。EGF-R属于Ⅰ型RTK，其蛋白结构大体可以分为3个功能区（图19-2）。

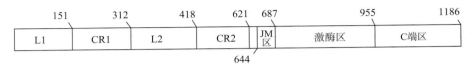

图 19-2　EGFR 蛋白示意图

EGFR 蛋白含 1186 个氨基酸，分为胞外区、跨膜区和胞内区 3 个部分。胞外区根据结构又分为 4 个亚区，即 L1、CR1、L2 和 CR2，L 代表富含亮氨酸（leucine）重复区，CR 代表富含半胱氨酸（cysteine-rich）区，这 4 个亚区也称为 Ⅰ 区、Ⅱ 区、Ⅲ 区和Ⅳ区；跨膜（TM）区位于 621～644；细胞内区分为 3 个亚区：近膜（JM）区、激酶（kinase）区和 C 端（carboxyterminal tail）区

（1）胞外（ectodomain，EDC）区：伸出膜外与配体结合的氨基端区域，由621个氨基酸残基构成。含L1、CR1、L2和CR2四个亚区（又称Ⅰ、Ⅱ、Ⅲ和Ⅳ亚区）构成。L1亚区结合TGF-α多数肽链，L2亚区通过保守氨基酸残基与配体相互作用。CR1和CR2区富含半胱氨酸，共50个半胱氨酸残基，全部参与形成分子内25个二硫键。

（2）跨膜（transmembrane，TM）区：锚定在细胞膜上由23个氨基酸残基构成螺旋状结构的中间跨膜区域。

（3）胞内区：具有蛋白激酶结构域的细胞质内羧基端区域，包含542个氨基酸残基。由近膜（juxtamembrane，JM）区、酪氨酸激酶（TK）区和C端（C-tail）三个亚区构成。近膜区将酪氨酸激酶区与胞膜分开，EGFR该区的苏氨酸（Thr654）是PKC的磷酸化位点，对信号转导有调节作用。EGFR的酪氨酸激酶功能区含有3个重要结构：①氨基端小叶（N-lobe），由5条平行的β折叠构成，其中的ATP磷酸结合环（P-loop）的GSGSFG序列是ATP-γ磷酸基团的主要结合位点。②αC螺旋（αC helix），此螺旋中含有ATP的α-和β-磷酸基团结合位点。当αC螺旋与ATP结合后，其构象发生改变，从而引起受体自身磷酸化和激酶活化。③羧基端小叶（C-lobe），此小叶中的活化环（A-loop）是酪氨酸激酶的活性中心，由20～30个氨基酸组成，其中DFG（Asp-Phe-Gly，天冬氨酸-苯丙氨酸-甘氨酸）序列在所有酪氨酸激酶中高度保守，改变此序列的组成或构象将显著影响激酶活性。C端区富含分子量小的氨基酸，构成亲水性强的多肽链，赋予羧基端极大的柔韧性。此区酪氨酸激酶的磷酸化可能对激酶区的活性有上调或下调作用。该区有EGFR（酪氨酸1068、1148和1173）的自身磷酸化位点。

*HER2*基因又称为*neu*基因，位于染色体17q12—q21，编码一分子量为185 000的细胞膜受体，简称p185蛋白。至今仍未发现HER2的高亲和力配体（见表19-1），但是"孤儿受体"HER2却是最优先或最佳二聚化伙伴，它与家族其他成员形成的异源二聚体具有相对较强的信号转导能力，可以说HER2在整个HER家族信号网络中处于中心位置。*HER2*基因扩增在乳腺癌和卵巢癌中是很常见的。

*HER3*基因位于染色体12q13，编码分子量为160 000的跨膜蛋白受体与EGFR有高度的同源性，其在肿瘤中的生物学行为尚未阐明。HER3具有配体结合能力，但缺乏酪氨

酸激酶活性（见表 19-1），与 HER2 形成的异源二聚体是最强有力的信号复合体。HER2 通过与 HER3 形成异源二聚体激活 PI3K 途径，HER3 是仅有的与 PI3K 的 p85 调节性亚基结合的 HER 受体，HER2 如果不与 HER3 形成异源二聚体就不能传递信号到 PI3K。在乳腺癌中最具有代表性的异源二聚体是 HER2/HER3。

HER4 基因位于染色体 2q34，是编码第 4 个表皮生长因子受体的基因，该基因在正常的人体组织中有不同的表达，它在肿瘤发生过程中的角色尚不清楚，有学者认为它涉及细胞生长抑制而非刺激细胞生长。

2. HER 配体

HER 受体有 11 种不同的配体（见表 19-1）。

HER1 配体种类众多，包括 EGF、TGF-α、二性调节素（amphiregulin，AREG）、β 细胞素（beta cellulin，BTC）、结合肝素的 EGF（heparin-binding EGF，HB-EGF）、上皮调节素（epiregulin，EPR）、epigen 和神经调节蛋白（neuregulin，NRG）1、NRG2 等。

HER2 配体尚未发现。

HER3 配体包括 NRG1、NRG2 和 BTC。

HER4 配体包括 NRG1 ～ NRG4、EPR、HB-EGF 和 BTC 等。

3. EGFR 的活化和信号转导

在非活化状态下，EGFR 以单体的形式存在。当 EGFR 与其配体结合后，将优先与 HER2 形成异源二聚体，也可与另一 EGFR 形成同源二聚体，但与 HER2 形成的异源二聚体功能较强。研究证明，EGFR/HER2 异源二聚体在细胞膜上停留的时间比 EGFR 同源二聚体长，不易被细胞内吞，即使内吞也不至于被降解掉，仍然可以循环到细胞表面被重新利用，这样可以增强 EGFR 信号转导，延长信号转导的时间。一旦二聚体形成，EGFR 胞内段构象转换，暴露出胞内区的受体间相互作用位点。721 位赖氨酸残基结合一个 ATP，随后受体二聚体内发生自身磷酸化和转磷酸化作用，从而使羧基端特异的酪氨酸残基磷酸化（如 Tyr 1068、1086、1148 及 1179 等位置）。

受体酪氨酸激酶区活化后能识别并激活细胞内含 Src 同源区（SH2、SH3）的接头蛋白 Grb2，Grb2 与 Sos 联合，Sos 刺激 GDP 与 GTP 转换，使 RAS 蛋白激活。RAS 活化后，可招募下游效应蛋白 RAF、PI3K 的 p110 亚基和 PLC-γ，启动多条下游信号通路，如 PI3K/AKT、RAS-RAF-MEK-ERK、JAK-STAT 和 PLC-γ 信号通路（图 4-4）。

4. EGFR 信号的下调

EGFR 的下调主要通过受体介导的内吞作用（receptor-mediated endocytosis）（见图 4-7）。EGFR 信号下调的速度取决于二聚体的组成，HER1-HER1 二聚体可快速内化和降解，导致下游信号转导显著下降，而 HER1-HER2 形成的异源二聚体降低了内化能力，或者即使内化，也不能被降解，并发生再循环，因而延长了生长信号。

二、HER 的异常活化与肿瘤

HER 家族成员的主要功能是刺激细胞生长，HER 家族成员的突变在人类肿瘤是很常见的，特别是 EGFR 和 HER2（表 19-2）。

表 19-2　HER 变异与人类肿瘤

受体	配体	改变类型	肿瘤
EGFR	EGF、TGF-α	基因扩增	胶质母细胞瘤、乳腺癌、不同类型的癌
EGFR	EGF、TGF-α	截短	胶质母细胞瘤、NSCLC
HER2*		基因扩增	30% 的乳腺癌、20% 的卵巢癌
HER2*		激酶结构域突变	NSCLC
HER3	NRG1～NRG2	基因扩增，突变	乳腺癌、胃癌
HER4	不同、heregulins	功能结构域突变	黑色素瘤、NSCLC、结肠癌、口腔癌

*HER2 常以与 HER3 或 HER4 形成二聚体形式被激活。

1. EGFR 异常主要表现为过表达和结构性突变

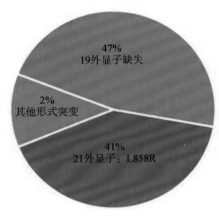

图 19-3　EGFR 在 NSCLC 中的突变
20% 的 NSCLC 存在 EGFR 突变，其中 Del19 和 L858R（EGFR 第 858 位的亮氨酸突变成精氨酸）是两种最常见的突变，占 EGFR 突变的 88% 左右 [Harrison PT, Vyse S, Huang PH, 2020. Rare epidermal growth factor receptor（EGFR）mutations in non-small cell lung cancer. Seminars in Cancer Biology, 61：167-179.]

已有研究表明，许多人体肿瘤细胞都存在 EGFR 的异常，主要表现为 EGFR 过表达和 EGFR 的结构性突变。EGFR 在所有的表皮细胞、基质细胞、部分神经胶质细胞和平滑肌细胞中表达。正常每个细胞的 EGFR 量为 40 000～100 000 个，在许多上皮来源的肿瘤细胞，如乳腺癌、头颈部癌、NSCLC、肾癌、卵巢癌、结肠癌、膀胱癌、肝癌及脑胶质瘤中都存在 EGFR 高表达。例如，某些乳腺癌中每个细胞 EGFR 的表达量可高达 $2×10^6$。在少量的膀胱癌、前列腺癌和神经胶质瘤细胞中也存在 EGFR 的高表达。

EGFR 的结构性突变有多种类型，其中缺失性突变（deletion mutations）和点突变两种形式最常见，突变的结果导致 EGFR 配体非依赖的激活（图 19-3）。

2. HER2 基因扩增在乳腺癌和卵巢癌中是很常见的

HER2 与人类上皮组织肿瘤的关联性最大，过量表达的 HER2 也可以形成不依赖配体的同源二聚体，继而激活下游信号通路。研究表明，HER2 通常只在胎儿时期表达，成年以后只在极少数组织内低水平表达。然而，HER2 在人类肿瘤变异中是很常见的。30% 的乳腺癌有 HER2 基因扩增，20% 的卵巢癌有 HER2 基因扩增，在非小细胞肺癌中 HER2 则表现为激酶结构域突变（见表 19-2）。另外，在胃癌、口腔癌等肿瘤中也有 HER2 的异常。有学者认为 HER2 基因的高表达与乳腺癌的生物学行为关系密切，可以作为乳腺癌预后的独立指标。不管淋巴结是否有转移，只要 HER2 高表达，则预示着乳腺癌预后差、易复发和生存期短。

3. HER3 基因突变与肿瘤

虽然 HER3 是没有活性的假激酶，但 HER3 可与 HER2 或 EGFR 形成异源二聚体，传递信号。目前已发现在多种癌症中存在 HER3 的突变，这种突变有的发生在胞外结构域，也有的发生在胞内结构域，胞外结构域突变影响异源二聚体的稳定性，胞内结构域突变可增强异源二聚体激酶活性，HER3 基因突变与治疗抵抗有很大关系。在 20%～30% 浸润

性乳腺癌中有 *HER3* 基因扩增的报道。由于乳腺癌经常存在 HER2 过表达，有研究显示使用 HER2 抑制剂后，作为代偿机制 HER3 表达可能增强，因此必须 HER2 和 HER3 同时抑制才能奏效。HER4 的突变表现为非选择性，各功能结构域均有突变（见表 19-2）。

三、针对 HER 的分子靶向治疗

通常有 3 类药物可抑制 HER 家族的作用（图 19-4）。第一类是小分子酪氨酸激酶抑制剂（tyrosine kinase inhibitor，TKI），它们通过扩散进入肿瘤细胞，可与 ATP 竞争 HER 的胞内段酪氨酸激酶的结合位点，从而抑制 EGFR 信号传递，发挥抗肿瘤作用。第二类为单克隆抗体，与 HER 的胞外区结合而阻断其活化。单克隆抗体的靶向性比 TKI 强，TKI 有时会产生脱靶效应，但单克隆抗体价格比较贵，需要静脉给药，而 TKI 则给药比较方便，可以口服。第三类是针对伴侣蛋白的 HSP90 抑制剂也可抑制 HER 活性，但这一类尚无上市药物。

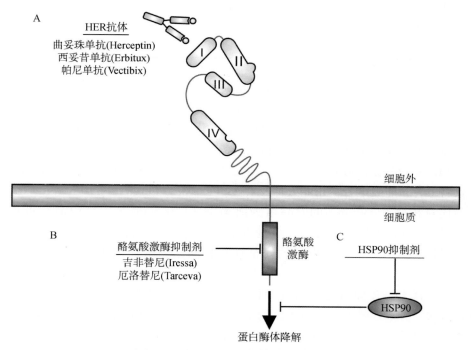

图 19-4　针对 HER 的靶向性分子治疗

一类是单克隆抗体（A），与 HER 的胞外区结合而阻断其活化，另一类是小分子酪氨酸激酶抑制剂（TKI）（B），抑制 HER 胞内酪氨酸激酶的活性。另外，HSP90 抑制剂也可抑制 HER 活性（C）

1. 针对 EGFR 的酪氨酸激酶抑制剂

针对 EGFR 的 TKI 目前已发展到第四代（表 19-3）。第一代的代表药物是吉非替尼和厄洛替尼，是针对 EGFR$^{Del19/L858R}$ 突变的肿瘤；第二代是多点的 TKI（EGFR$^{Del19/L858R}$、HER2 和 HER4），代表药物有如阿法替尼和达可替尼等；第三代是针对 EGFR 伴有 T790M 突变的肿瘤，代表药物有奥希替尼和 rociletinib 等；第四代是针对治疗有抗性，存在 EGFR^{C797S} 突变的肿瘤，代表药物有 JBJ-04-125-02。"-tinib"结尾的药物指 tyrosine kinase inhibitor 的缩写。

表 19-3　临床使用针对 EGFR 和 HER2 激酶的抑制剂

代次	药名	靶点	靶点结合性	适应证
第一代	吉非替尼（gefitinib）	EGFR^{WT}、EGFR$^{Del19/L858R}$	可逆性	NSCLC
	厄洛替尼（erlotinib）	EGFR^{WT}、EGFR$^{Del19/L858R}$	可逆性	NSCLC、胰腺癌
	埃克替尼（icotinib）	EGFR^{WT}、EGFR$^{Del19/L858R}$	可逆性	NSCLC
第二代	阿法替尼（afatinib）	EGFR^{WT}、EGFR$^{Del19/L858R}$、HER2、HER4	不可逆性	NSCLC
	达可替尼（dacomitinib）	EGFR^{WT}、EGFR$^{Del19/L858R}$、HER2、HER4	不可逆性	NSCLC
	拉帕替尼（lapatinib）	EGFR、HER2	可逆性	HER2 阳性乳腺癌
	来那替尼（neratinib）	HER2	不可逆性	乳腺癌
	图卡替尼（tucatinib）	HER2		HER2 阳性乳腺癌
第三代	奥希替尼（osimertinib）	EGFR$^{T790M/Del19/L858R}$	不可逆性	NSCLC
	奥莫替尼（olmutinib）	EGFR$^{T790M/Del19/L858R}$	不可逆性	NSCLC
第四代	JBJ-04-125-02（研发）	EGFR$^{L858R/T790M/C797S}$	不可逆性	NSCLC

（1）第一代 EGFR 抑制剂：吉非替尼（Iressa®）和厄洛替尼（Tarceva®）是代表性药物，主要用于含 EGFR$^{Del19/L858R}$ 突变的 NSCLC，而对无突变的野生型肿瘤上述药物基本无效。EGFR$^{Del19/L858R}$ 突变可导致非配体依赖的 EGFR 激活。由于第一代 EGFR 抑制剂与 EGFR$^{Del19/L858R}$ 结合能力强于野生型 EGFR，吉非替尼和厄洛替尼通过与 ATP 竞争结合到 EGFR$^{Del19/L858R}$，从而抑制 EGFR 磷酸化，阻断信号转导。研究认为，EGFR 在肺癌的突变中有高度选择性，常见于腺癌患者、非吸烟者、东亚人种及女性。

盐酸埃克替尼（icotinib）的商品名为凯美纳（Conmana），是由浙江贝达药业有限公司研发的 EGFR-TK 抑制剂，该药在化学结构、作用机制和疗效等方面与吉非替尼和厄洛替尼类似，但具有更好的安全性，目前已获准在国内上市，用于治疗晚期 NSCLC。

（2）第二代 EGFR 抑制剂：TKI 的研发仍然面临着一些很关键的问题。首先是耐药性的出现；其次，肿瘤通常有一条以上激酶通路被激活，信号通路之间存在着交叉和代偿，为此研究人员又开发出第二代 EGFR 抑制剂，包括阿法替尼和达可替尼等。它们均为多点酪氨酸激酶抑制剂，可以通过抑制多条信号通路或一条通路中上、下游的多个分子而达到协同治疗功能，临床试验已取得令人信服的效果。例如，阿法替尼（Gilotrif®）是不可逆的 EGFR 和 HER2 酪氨酸激酶双重抑制剂，而且它与 EGFR$^{Del19/L858R}$ 的结合力强于第一代 EGFR 抑制剂，特别适用于 EGFR$^{Del19/L858R}$ 突变的转移性 NSCLC 患者。

拉帕替尼（Tykerb®）是可逆的酪氨酸激酶抑制剂，能有效地抑制 EGFR 和 HER2 酪氨酸激酶活性。其作用机制为抑制细胞内的 EGFR 和 HER2 的 ATP 位点，阻止肿瘤细胞磷酸化和激活，通过 EGFR 和 HER2 的同源和异源二聚体阻断下调信号。拉帕替尼目前主要用于乳腺癌和肾癌的治疗。

来那替尼（neratinib，Nerlynx®）是不可逆的 HER2 抑制剂，用于治疗早期 HER2 过表达的乳腺癌患者。

（3）第三代 EGFR 抑制剂：是针对在前二代 EGFR 抑制剂治疗过程中出现抵抗而研发的，这种抵抗的原因是多重的，50% ~ 60% 与 *EGFR T790M* 突变（EGFR 第 790 位的苏氨酸变成蛋氨酸）有关，该突变能阻止药物与 EGFR 结合，20% 与 *c-MET* 基因扩增有关，代表药物有奥希替尼、rociletinib、avitinib 和奥莫替尼。第三代 EGFR 抑制剂能穿过血脑屏障对脑转移的肿瘤有一定的治疗效果外，对野生型 EGFR 没有干扰作用。

奥希替尼（osimertinib，Tagrisso®）是新上市的 EGFR 抑制剂，用于 *EGFR T790M* 突变或对其他 EGFR 抑制剂耐药的晚期 NSCLC 患者。另外，部分对 EGFR 抑制剂抵抗是由 MET 通路的激活所导致，奥希替尼能显著抑制带有 *c-MET* 基因扩增或 c-MET 蛋白过度表达的肿瘤细胞系，在胃癌和肺癌的异种移植模型中，这一点也得到了证实。奥莫替尼在韩国被有条件上市。rociletinib 和 avitinib 仍处于临床试验中。

（4）第四代 EGFR 抑制剂：不幸的是第三代 EGFR 抑制剂在治疗过程中仍有患者会出现抵抗，研究显示抵抗的原因是不同的，这其中相当比例的是与 *EGFR C797S* 突变（EGFR 第 797 位的半胱氨酸变成丝氨酸）有关。C797S 位于 *EGFR* 基因第 20 号外显子编码的酪氨酸激酶结构域，是 EGFR 蛋白与 ATP 竞争性靶向抑制剂结合的关键位点。该突变破坏了 EGFR 蛋白与第三代 EGFR 抑制剂结合，但无法阻止 *EGFR* 蛋白与 ATP 结合及下游信号通路的活化。因此，第四代 EGFR 抑制剂应运而生，目前处于研发阶段的有 EAI045 和 JBJ-04-125-02，后者是前者的改进版，它们均显示对 C797S/T790M 双重突变 NSCLC 细胞有抑制作用。

2. 针对 HER 的单克隆抗体

抗体有着复杂的抗原结合区和潜在的巨大的结构多样性，它们对恶性细胞的特异蛋白或碳水化合物有高度的亲和力。目前，已经有几个抗体正式批准进入肿瘤临床应用（表 19-4）。初步临床结果表明，无论单独应用或联合治疗，其效果仍有限，仅少数获得完全缓解（CR），部分缓解（PR）率达 20% ~ 40%。治疗失败的原因是多方面的，但最主要的是肿瘤抗原表达的异质性，抗体的异源性及 N 体转运生理障碍，后者即"肿瘤内介质高压"，可阻碍大分子的渗入。

表 19-4　临床使用的靶向 HER 的单抗

药名	靶点	单抗类型	适应证
曲妥珠单抗（trastuzumab，Herceptin®）	HER2	人源化	乳腺癌
帕妥珠单抗（pertuzumab，Perjeta®）	HER2	人源化	乳腺癌
margetuximab（Martenza®）	HER2	人源化	乳腺癌
西妥昔单抗（cetuximab，Erbitux®）	EGFR	人鼠嵌合型	结直肠癌
帕尼单抗（panitumumab，Vectibix®）	EGFR	人源化	结直肠癌、肾癌
耐昔妥珠单抗（necitumumab，Portrazza®）	EGFR	人源化	肺鳞癌

（1）曲妥珠单抗（Herceptin®）：是 HER2 的人源化单抗（humanized mAb），能特异地结合于 HER2 受体胞外Ⅳ区（图 19-5），从而阻断 HER2 同源二聚体和异源二聚体的形成，并介导 HER2 受体的内吞和在溶酶体中的降解，阻断 HER2 的功能，从而抑制 MAPK 和 PI3K 信号途径，抑制细胞的生长。研究表明，曲妥珠单抗对人 HER2 受体是特异性的，仅对 HER2 过度表达的细胞系抑制细胞增殖。

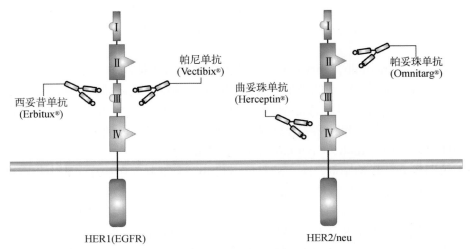

图 19-5　针对 HER 的单克隆抗体

曲妥珠单抗（Herceptin®）是抗 HER2 Ⅳ区单抗；帕妥珠单抗（Omnitarg®）是抗 HER2 Ⅱ区单抗；西妥昔单抗（Erbitux®）和帕尼单抗（Vectibix®）是 HER1 Ⅲ区单抗，后者是完全人源化单抗

曲妥珠单抗目前主要用于乳腺癌的治疗，这主要是因为 25% ～ 30% 的乳腺癌细胞均含有 HER2/neu 蛋白过表达，因此在治疗前应对 HER2 表达水平进行检测。在乳腺癌中，HER2 基因扩增是导致其过表达的主要原因，通过 HercepTest 免疫组化或 FISH 技术可以将此类患者筛选出来。在免疫组化或 FISH 强阳性患者中，曲妥珠单抗的有效率可达 35% 左右。

曲妥珠单抗与多种细胞毒化疗药物有协同效应，其机制是曲妥珠单抗阻断 HER2 信号转导引起抗凋亡蛋白如 BCL-2 和 survivin 表达下调，使癌细胞对细胞毒化疗药物（多柔比星、紫杉醇等）的敏感性提高。临床试验显示单独细胞毒化疗药物对表达 HER2 的乳腺癌疗效都不如细胞毒化疗药物加 Herceptin 联合用药组。另外，曲妥珠单抗联合吉非替尼对 HER2 过表达的人乳腺癌 SKBR-3 细胞和 BT-474 细胞凋亡的诱导作用也强于单一用药组。

（2）西妥昔单抗（Erbitux®，IMCC225）：是 HER1 人鼠嵌合型单抗（chimerized mAb），与 HER1 胞外结构域Ⅲ区结合（图 19-5），阻断 EGFR 配体介导的细胞增殖和活化的生物功能，诱导凋亡。目前用于结直肠癌、头颈部癌、肺癌和胰腺癌等肿瘤的治疗。西妥昔单抗和吉非替尼都能够杀死过量表达 EGFR 蛋白分子的细胞，但一项肺癌的研究显示，吉非替尼能够杀死含一种突变 EGFR 分子的肺癌细胞，而西妥昔单抗则对这种突变信号几乎没有影响，西妥昔单抗主要能够杀死过量表达 EGFR 的癌细胞，这对临床医师用药有一定指导意义。西妥昔单抗目前是结直肠癌中 EGFR 信号的一个有效抑制因子。

进一步研究显示西妥昔单抗还可通过抑制肿瘤血管生成发挥抗肿瘤作用。抑制 EGFR

后表现为 VEGF、bFGF 和 IL-8 水平及微血管密度的降低，提示对 EGFR 功能的阻断可能影响肿瘤血管生成。研究发现，西妥昔单抗还可通过下调缺氧诱导因子（HIF）表达抑制肿瘤血管生成。HIF 是一种强烈的新生血管诱导因子，可诱导 VEGF、bFGF 等多种血管生产因子表达。给予西妥昔单抗治疗后，肿瘤组织 HIF 的表达明显降低，VEGF 等血管生成因子的合成和分泌受到抑制，导致肿瘤血管形成障碍、生长阻滞。

3. HSP90 抑制剂

热休克蛋白（heat shock protein，HSP）是细胞内高度保守的热应激蛋白。按分子量大小，人 HSP 分为 6 个家族，即 HSP110、HSP90、HSP70、HSP60、HSP40 和小分子 HSP（15～30kDa）。HSP 是细胞内最主要的调节蛋白之一，它的功能与其在细胞内的定位有很大关系，主要功能有分子伴侣（molecular chaperones）功能，参与细胞耐热和细胞保护、抗凋亡作用，抗氧化作用和免疫作用等。作为分子伴侣，HSP90 参与 HER2 及其下游蛋白 RAF 和 AKT 的稳定性及功能发挥，目前已成为肿瘤治疗的靶点。

当细胞遭遇热量和其他压力（如毒性抗癌药物）时，HSP90 的一种细胞防御机制就会启动。对肿瘤来说，HSP90 可以使癌细胞免遭死亡，如果使它不起作用，癌细胞就相当于自杀，而且研究已显示 HSP90 水平在多种肿瘤细胞中升高。有了这一防御机制，癌细胞就能对药物产生抵抗性，因此许多制药公司已经开发出 HSP90 抑制剂，帮助放化疗行使其治疗作用。

HSP90 蛋白有 3 个功能域：N 端域为 ATP 结合部位，中间域和 C 端域与同源二聚体形成有关。HSP90 抑制剂的原理基本上都是通过干扰 ATP 结合到 HSP90 来实现的，它们可简单分为安莎霉素（ansamycins）依赖类和安莎霉素非依赖类两大类（表 19-5），取决于结构是否含苯醌（benzoquinone）结构（Park et al，2019）。安莎霉素依赖类有格尔德霉素（geldanamycin，GA）、tanespimycin（17-AAG）和 alvespimycin（17-DMAG）等。tanespimycin（17-AAG）是格尔德霉素衍生物，毒性比格尔德霉素小。17-AAG 能与 ATP 竞争结合 HSP90 氨基端的结合位点，从而改变 HSP90 的构象，使其不能与客户蛋白（client protein）如 B-RAF、HER2 和 EGFR 形成复合体，抑制其分子伴侣功能，最终导致客户蛋白经由蛋白酶体降解，继而阻止肿瘤赖以生存的信号网络，导致肿瘤细胞周期停滞，诱导肿瘤细胞凋亡。安莎霉素（17-DMAG）是 17-AAG 类似物，水溶解度比 17-AAG 高。安莎霉素非依赖类有根赤壳菌素（radicicol）、AUY922（luminespib）、STA-9090（ganetespib）和 BIIB021 等。AUY922 是 radicicol（RD）衍生物，对 HSP90 有很强的抑制作用。

表 19-5　HSP90 抑制剂

分类	成员
安莎霉素依赖类	格尔德霉素、17-AAG 和 17-DMAG
安莎霉素非依赖类	根赤壳菌素、luminespib、ganetespib 和 BIIB021
HDAC 抑制剂	伏立诺他（SAHA）和罗米地辛（见表 14-15）

由于 HSP90 的客户蛋白种类很多，包括甾体激素受体、HIF-1α、激酶和 TERT 等，都是细胞内信号转导通路的关键蛋白成分，参与肿瘤发生和演进。因此，抑制 HSP90 单一靶点却能同时产生多条途径的抗肿瘤效应。虽然至今尚没有一款 HSP90 抑制剂被批准

用于临床肿瘤治疗，但 HDAC 抑制剂伏立诺他（SAHA）和罗米地辛（Istodax®）已被批准用于治疗皮肤 T 细胞淋巴瘤，上述两款 HDAC 抑制剂具有 HSP90 抑制剂功能。

第二节　酪氨酸激酶的抑制剂

酪氨酸激酶催化酪氨酸的磷酸化过程，从而激活特殊蛋白底物而起作用，这些蛋白的磷酸化导致激活信号转导途径，控制细胞的生长、分化和死亡。人类恶性肿瘤已经发现有几种酪氨酸激酶的表达，包括慢性髓细胞性白血病（CML）中的 BCR-ABL 酪氨酸激酶、恶性胶质瘤中的 PDGFR 酪氨酸激酶和胃肠道间质瘤（gastrointestinal stromal tumor，GIST）中 c-KIT（CD117）酪氨酸激酶和肺癌的 ALK 等。激酶抑制剂是一种非常重要的新类型抗癌药物，利用激酶抑制剂来抑制突变激酶的活性是行之有效的（Roskoski R Jr，2020）。

一、BCR-ABL 激酶抑制剂

在许多治疗白血病的药物当中，最受人注目的莫过于治疗慢性髓细胞性白血病（CML）的药物伊马替尼（Gleevec®）。伊马替尼与其他药物不同，其使用新的机制来治疗 CML，精确地攻击癌细胞而不波及正常细胞，因此产生的不良反应也较其他药物少。伊马替尼能够抑制 BCR-ABL 蛋白激酶活性是由于其能够与 ABL 的 ATP 结合位点结合，使 ATP 无法与 ABL 结合，从而达到治疗 CML 的目的（图 19-6）。然而，这只有在伊马替尼与 ABL 的结合位紧密结合的状态时才有可能发生，由于这种条件的限制，当 ABL 结合区的蛋白质结构由突变造成变异时，伊马替尼就无法与其紧密结合来达到抑制目的。

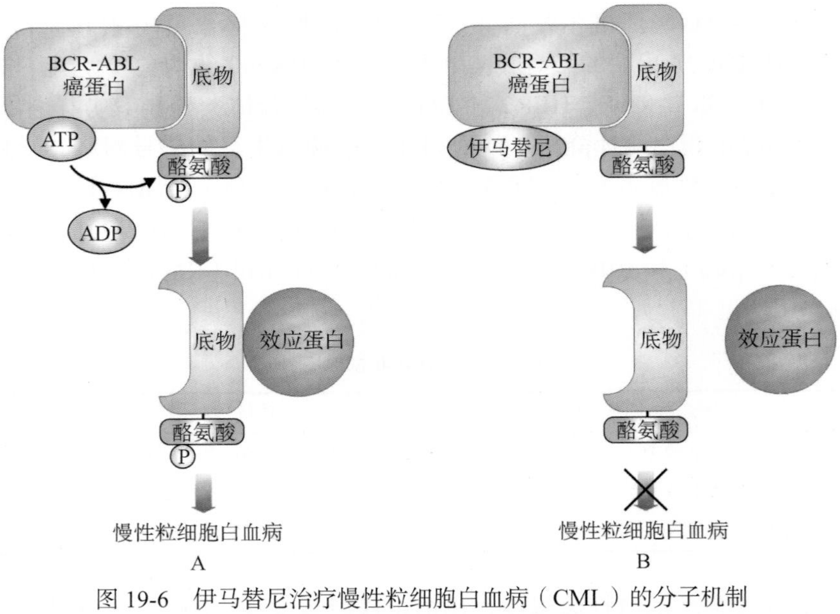

图 19-6　伊马替尼治疗慢性粒细胞白血病（CML）的分子机制

A. 肿瘤蛋白 BCR-ABL 与 ATP 结合，使底物磷酸化，磷酸化底物与效应蛋白作用，引起 CML；B. 伊马替尼能与 ATP 竞争结合 BCR-ABL，使 BCR-ABL 无法对底物磷酸化，从而达到治疗 CML 的目的伊马替尼是世界上首个分子靶向治疗药物，伊马替尼一度是治疗 CML 的金标准，但部分患者存在耐药性，并且随着治疗年数的增加和病情的加重，耐药性的出现概率也增大，而进展期 Ph 阳性 ALL 患者对伊马替尼产生耐药性的速度更快，原因一般认为主要有以下方面的因素：①宿主的肝 P450 酶对药物进行了化学修饰使其失效或减效；或者血浆中产生了急性反应蛋白——酸性糖蛋白，与伊马替尼结合，抑制了伊马替尼与酪氨酸 ATP 位点的结合。②酪氨酸 ATP 位点的突变，使其不能与伊马替尼结合；或者酪氨酸基因扩增，结果酪氨酸激酶产物增加，此时需要增加伊马替尼的用量。③细胞内的多药耐药 P- 糖蛋白表达增加，结果药物泵出增加，降低了细胞内的伊马替尼作用浓度。研究发现，伊马替尼是多耐药基因 ABCG2 的底物和抑制物，使其更易被表达 ABC 转运蛋白的肿瘤干细胞泵出。

针对伊马替尼的耐药性问题，医药商现在开发出所谓第二代 ABL 抑制剂，如达沙替尼和尼洛替尼等，它们对伊马替尼耐药的白血病有一定治疗效果。普纳替尼属于第三代酪氨酸激酶抑制剂，目前也被批准用于 CML 和费城染色体阳性的急性淋巴细胞白血病患者治疗（表 19-6）。由于靶向治疗的成功，CML 目前已被认为是可以治愈的恶性肿瘤。

表 19-6　上市的 BCR-ABL 抑制剂

药物	批准年份	适应证
波舒替尼（bosutinib, Bosulif®）	2012	慢性髓细胞性白血病（CML）
达沙替尼（dasatinib, Sprycell®）	2006	CML
氟马替尼（flumatinib）	2019	CML
伊马替尼（imatinib, Gleevec®）	2001	CML、Ph 阳性的急性淋巴细胞白血病、GIST、肥大细胞增多症、慢性嗜酸性粒细胞白血病
尼洛替尼（nilotinib, Tasigna®）	2007	CML
普纳替尼（ponatinib, Iclusig®）	2012	CML、Ph 阳性的急性淋巴细胞白血病

注：GIST，胃肠道间质瘤。

另外，伊马替尼也被用于治疗 GIST 等肿瘤。GIST 是一组独立起源于胃肠道间质干细胞——Cajal 细胞的肿瘤，多发于胃和小肠；其中发生于胃的比例为 50% ~ 60%，小肠为 30% ~ 35%、大肠为 5%，食管 < 1%。根据生物学行为，GIST 可分为三类：良性、潜在恶性、恶性。恶性 GIST 对化疗不敏感、放疗抵抗，手术是唯一的治疗手段，但是对于转移性肿瘤效果也不佳。绝大多数 GIST 是 *c-KIT* 原癌基因突变导致的 Kit 酪氨酸激酶持续活化（见第 45、46 页），致使突变的细胞增殖失控所形成的。伊马替尼作为 KIT 酪氨酸激酶抑制剂可以抑制 KIT 激酶而阻止肿瘤发展，最终可能控制 GIST。但是随着治疗时间的延长，GIST 会逐渐产生耐药，使 GIST 的治疗再次陷入困境。GIST 对伊马替尼耐药机制并未完全弄清，可能与 *c-KIT* 和 *PDGFR* 产生继发突变有关。目前将 *c-KIT* 和 *PDGFR* 突变分为原发突变（primary mutation）和继发突变（secondary mutation）两类，原发突变指在 GIST 治疗前产生的突变，继发突变指在治疗后产生的新突变。继发突变主要发生在 *c-KIT*，位于酪氨酸激酶区，增加酪氨酸激酶的活性。肿瘤在治疗过程产生的耐药问题与继发性突变有很大关系，是药物选择性压力作用的结果，与乳腺癌内分泌治疗出现的耐药问题机制类似。

二、间变性淋巴瘤激酶抑制剂

间变性淋巴瘤激酶（anaplastic lymphoma kinase，ALK）是一种受体酪氨酸激酶（RTK），该基因位于染色体2p23，它的配体是FAM150A（AUGβ）和FAM150B（AUGα）（见图3-5）。ALK的生理功能与胚胎神经系统发育有关，出生后表达下降。结构性ALK激活与某些肿瘤发生有关，表现为 *ALK* 突变激活和 *ALK* 易位激活。*F1174L-ALK* 和 *R1275Q-ALK* 突变激活与神经母细胞瘤的发生有关，*ALK* 基因易位与60% 间变性大细胞淋巴瘤（anaplastic large cell lymphoma，ALCL）和5% NSCLC的发生有关（见表2-2），这些肿瘤对ALK抑制剂敏感。克唑替尼（crizotinib，Xalkori®）是第一代ALK抑制剂，由于部分患者在使用过程中出现耐药后又研发出第二代ALK抑制剂，像色瑞替尼（Zykadia®）和艾乐替尼等，这些药物均获准用于临床治疗（表19-7）。

表 19-7　上市的 ALK 抑制剂

代次	药名	靶点	适应证	批准年份
第一代	克唑替尼（crizotinib，Xalkori®）	ALK、ROS1	NSCLS（ALK⁺或ROS1⁺）	2011
第二代	色瑞替尼（ceritinib，Zykadia®）	ALK、IGF-1R、ROS1	crizotinib 耐药的 NSCLS	2014
	艾乐替尼（alectinib，Alecensa®）	ALK、RET	crizotinib 耐药的 NSCLS	2015
	布加替尼（brigatinib，Alunbrig®）	ALK、EGFR	crizotinib 耐药的 NSCLS	2017
	劳拉替尼（lorlatinib，Lorbrena®）	ALK、ROS1	crizotinib 耐药的 NSCLS	2018
	恩沙替尼（ensartinib，X-396）	ALK、ROS1	crizotinib 耐药的 NSCLS	

最近有研究显示癌基因 *ALK* 还是个"瘦身基因"。ALK主要在小脑，特别是下丘脑中枢神经中表达，其他与代谢有关的组织器官几乎检测不到ALK的表达。下丘脑神经元中表达的ALK通过交感神经调控脂肪的分解。敲除 *ALK* 基因之后，即使让小鼠长期吃高脂饮食，依然长不胖。目前尚不清楚ALK抑制剂是否有减肥效果。

第三节　RAS-RAF-MEK-MAPK 信号通路抑制剂

目前已知，所有真核细胞中均存在RAS-RAF-MEK-MAPK这一转导通路，其通过RAS、RAF、MEK及MAPK的特异性级联磷酸化将信号由细胞外传入细胞核内。许多肿瘤细胞存在这一通路的上调，该通路中的RAS、RAF和MEK突变在肿瘤是很常见的，因此RAS-RAF-MEK-MAPK信号通路被认为是抗肿瘤治疗的一条非常有前景的通路。

一、RAS 蛋白及抑制剂

RAS 基因是第一被发现的人体肿瘤突变基因。*RAS* 基因有3种形式，即 *K-RAS*、*N-RAS*、*H-RAS*，它们在人体肿瘤的突变频率分别为85%、12% 和3%。超过90% 的胰腺癌、50%

的结肠癌和 35% 肺腺癌存在 *K-RAS* 突变，*N-RAS* 突变常见于黑色素瘤和急性髓细胞性白血病，*H-RAS* 突变常见于膀胱癌和头颈部鳞癌，可见 RAS 在细胞信号传递和人体肿瘤发病过程中的重要性。

1. RAS 蛋白及其修饰

RAS 基因编码的蛋白在细胞质中是没有活性的，需要经过修饰才可定位于细胞膜内侧并被活化。这一过程是先通过法尼基蛋白转移酶（farnesyltransferase，FTase）在 RAS 蛋白 C 端的 CAAX（C=cysteine，A=any aliphatic amino acid，X=any amino acid）四肽结构中的 Cys 残基上加上 15 个碳原子法尼基类异戊二烯（15-carbon isoprenoid farnesyl）基团，随后 AAX 残基从 C 端被 RAS 转化酶（Ras-converting enzyme 1，Rce1）去掉。RAS 修饰的最后步骤涉及由甲基转移酶对异戊二烯化半胱氨酸的羧基端进行甲基化，再经棕榈酰化（palmitoylation）修饰，使 RAS C 端具有疏水性，能锚定在细胞膜内侧（图 19-7）。

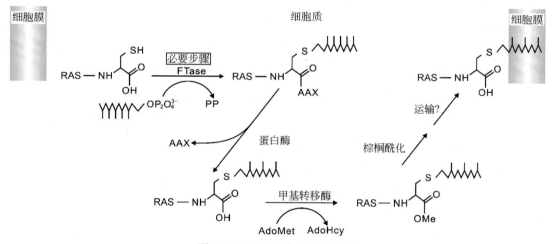

图 19-7　RAS 蛋白的活化过程

细胞质中的 RAS 蛋白先通过 FTase 在 RAS 蛋白羧基端的 CAAX 四肽结构中的 Cys 残基上加上 15 个碳原子法尼基类异戊二烯基团，随后 AAX 残基从 C 端被蛋白酶去除。RAS 再经甲基化、棕榈酰化修饰，使 RAS C 端具有疏水性，能锚定在细胞膜内侧（Kelloff GJ，Hawk ET，Sigman CC，2004. Cancer chemoprevention，volume 1：promising cancer chemopreventive agents. Totowa：Humana Press.）

FTase 为 α 亚基和 β 亚基组成的异源二聚体，FTase 的 α 亚基主要负责催化，β 亚基与多肽受体的结合有关。法尼基化修饰是使 RAS 定位于细胞膜，这也是正常及癌基因 *RAS* 生物活性所必需。由此人们想到抑制 FTase 就可抑制 RAS 蛋白的活化，从而抑制肿瘤的生长。除此之外，也有人着眼通过抑制突变 RAS 蛋白或抑制 RAS 下游蛋白来抑制 RAS 信号。

2. RAS 抑制剂

tipifarnib（Zarnestra®，R115777）是第一个具有抗肿瘤活性的口服非肽类 FTase 抑制剂。临床试验结果表明，该药对 10% ～ 45% 的顽固恶性肿瘤患者有稳定或缓解作用。sotorasib（AMG 510）是 RAS 抑制剂，可特异性且不可逆地结合突变 KRAS G12C（第 12 位的甘氨酸变成半胱氨酸）蛋白，将其锁定在非活性状态。目前该药已被 FDA 批准用于存在 KRAS G12C 突变的 NSCLC 患者（见表 19-8）。

二、RAF 信号抑制剂

RAF 作为 RAS-RAF-MEK-ERK 通路中的一个关键激酶，可通过依赖或不依赖 RAS 的方式发挥其信号转导调节作用。RAF 激酶有 3 个同工酶（A-RAF、B-RAF 和 C-RAF），其中 B-RAF 是激活 MEK-ERK 必不可少的，A-RAF 和 C-RAF 可与 B-RAF 形成二聚体激活 ERK。RAF 激酶与细胞增殖、分化、生存及血管生成的调节密切相关。迄今已发现 RAF 在多种肿瘤中存在异常激活，并主要涉及 B-RAF 和 C-RAF。例如，研究发现，在 60% 的黑色素瘤中有 *B-RAF* 活化突变，它还发生在乳头状甲状腺癌（35% ～ 70%）、结肠癌（12% ～ 20%）和卵巢癌（30%）中。*B-RAF* 突变后，在一些情况下可和 C-RAF 发生持续化的二聚体化，激活下游的 ERK 信号。C-RAF 主要在富血管的实体肿瘤，如肾癌、肝细胞癌及非小细胞肺癌中异常激活。威罗菲尼（Zelboraf®，PLX4032）是罗氏（Roche）及其合作伙伴 Plexxikon 联合研发的新型口服 B-RAF 激酶抑制剂，可选择性抑制 *B-RAF V600E*（B-RAF 第 600 位的缬氨酸突变成谷氨酸）突变，对黑色素瘤患者的临床研究显示该药能显著抑制黑色素瘤的生长，使黑色素瘤体积缩小（表 19-8）。

表 19-8　上市的 RAS-RAF 信号抑制剂

药名	靶点	适应证	批准年份
sotorasib（AMG510）	KRAS G12C	NSCLC	2021
达拉菲尼（dabrafenib，Tafinlar®）	B-RAF	*B-RAF* 突变的黑色素瘤和 NSCLC	2013
康奈菲尼（encorafenib，Braftovi®）	B-RAF	*B-RAF* 突变的黑色素瘤	2018
威罗菲尼（vemurafenib，Zelboraf®）	B-RAF	*B-RAF* 突变的黑色素瘤	2011
贝美替尼（binimetinib，Mettovi®）	MEK1/2	黑色素瘤	2018
考比替尼（cobimetinib，Cotellic®）	MEK1/2	黑色素瘤	2015
司美替尼（selumetinib，Koselugo®）	MEK1/2	1 型神经纤维瘤病	2020
曲美替尼（trametinib，Mekinist®）	MEK1/2	黑色素瘤	2013

MEK 是 RAF 下游蛋白，至今已有 7 个 MEK 酶被发现，MEK1 和 MEK2 是密切相关的，它们分别由 *MAP2K1*（15q22.31）和 *MAP2K2*（19p13.3）基因编码。MEK1 是丝氨酸 / 苏氨酸激酶，MEK2 是酪氨酸激酶，它们的底物是 ERK1 和 ERK2。MEK 在肿瘤表现为突变激活，但 MEK 在肿瘤中的突变频率低于 RAF。FDA 批准 MEK 抑制剂见表 19-8。

ERK 是 MEK 底物，MEK 磷酸化 ERK 后，ERK 被激活。不像 RAF 和 MEK 底物专一，ERK 激酶的底物多样，因此作用广泛。人类有 2 个 ERK，即 ERK1 和 ERK2，它们分别由不同基因编码。鉴于 ERK 对瘤细胞增殖的重要性，对它的抑制剂有广泛研究。目前 ERK 特异的抑制剂有 ulixertinib、MK-8353 和 GDC-0994，这一些抑制剂仍处于临床试验阶段，没有上市。

参 考 文 献

Park S，Park JA，Jeon JH，et al，2019. Traditional and novel mechanisms of heat shock protein 90（HSP90）inhibition in cancer chemotherapy including HSP90 cleavage. Biomol Ther（Seoul），27（5）：423-434.

Roskoski R Jr，2020. Properties of FDA-approved small molecule protein kinase inhibitors：a 2020 update. Pharmacol Res，152：104609.

第二十章　肿瘤的预防是控癌的最有效手段

肿瘤的发生是一个长期逐步发展的过程，是在生物学不同水平上的损伤与细胞的基因和生物化学变化的累积结果，由细胞转化成癌前期病变后而发展成浸润和转移性癌。漫长的致癌及癌变过程的基础理论研究既提供了控制肿瘤的预防措施，也指出了在侵入与转移发生之前进行积极干预以延缓、终止甚或逆转致癌过程的可能性。从病因角度来看，虽然内外因素都与肿瘤发生有关，但环境因素对肿瘤发生的贡献要明显大于内在因素，因此肿瘤是可以预防的。从控癌整体上来讲，预防好于治疗，最佳的治疗是预防。

第一节　肿瘤的行为预防

肿瘤的发生与不健康的生活方式密切相关，这些不健康的生活方式包括吸烟、酗酒、嚼槟榔；不合理的膳食结构，如摄入脂肪、糖过多，摄入纤维素不足；营养不平衡，如缺乏维生素或铁、钙等；精神紧张，静坐工作而缺乏体育活动等。因此，行为预防（behavioral prevention），包括戒烟、合理锻炼、健康饮食等是降低肿瘤发病率的关键措施。

一、控烟是人类最主要的防癌措施

毫无疑问，吸烟（smoking）是最主要的人类致癌因素，它与1/3的人类肿瘤发生有关。香烟的烟雾中含有几十种致癌物，如焦油、多环芳烃（PAH）、苯并芘和亚硝胺等，吸入这些致癌物到身体内可促使细胞癌变。肺癌发病的日益增多显然是与吸烟泛滥和吸烟率上升密切相关，与吸烟最密切的病理类型为小细胞肺癌，其次是鳞癌。除肺癌外，头颈部癌、食管癌、膀胱癌、肾癌、宫颈癌、结肠癌、白血病等肿瘤的发生也与吸烟有关（表 20-1）。因此，肿瘤预防的第一位是戒烟，戒烟肯定会降低人类肿瘤的发病率。

表 20-1　吸烟增加某些部位肿瘤的发病率

可信度	中度相对风险（RR 为 1.35～1.99）	重度相对风险（RR 为 2.0 及以上）
令人信服的（convincing）	结肠、胃、宫颈	肺、头颈部、食管、膀胱、肾、胰
很可能的（probable）	前列腺	肝

注：RR，相对危险。

资料来源：Curry SJ，Byers T，Hewitt M，2003. Fulfilling the potential of cancer prevention and early detection. Washington：The National Academies Press。

二、减肥可预防许多肿瘤的发生

流行病学研究显示肥胖（obesity）是许多肿瘤发生的危险因素，如食管腺癌、乳腺癌、子宫内膜癌、胆囊癌、结肠癌、前列腺癌、胰腺癌和肾癌等（表 20-2）。由此，在肿瘤的防治策略中，加入"遏制肥胖流行"已刻不容缓，在这方面女性尤为突出。有学者估计随着吸烟人群逐渐减少，肥胖人数不断增加，肥胖可能成为头号致癌诱因。

根据部位不同，脂肪分为皮下脂肪和内脏脂肪，这两种脂肪功能上是有区别的。皮下脂肪在皮下以存储能量和调节体温，通常情况下是无害的。内脏脂肪主要位于腹部，集结于肝、肠胃附近。内脏脂肪累积过多会导致炎症和代谢紊乱，与肿瘤、2 型糖尿病和心脏病等并发症有关。肥胖如何增加肿瘤危险，确切机制目前尚不清楚，可能与以下因素有关：①血中包括胰岛素、胰岛素样生长因子（IGF）和雌激素在内的内源性激素水平的增高，破坏了细胞增殖与凋亡之间的平衡，这可能是肥胖引发肿瘤的主要原因；②血中胆固醇和胰岛素浓度过高，使体内免疫细胞活性受到抑制和功能下降，这就是肥胖与肿瘤发生联系的关键所在；③脂肪代谢的变化、局部炎症和脂质过氧化增加与某些肿瘤的发生有关。最近有研究显示肥胖患者血中的白细胞计数升高，炎症介质 TNF-α、IL-6、IL-1β 和 MCP-1 水平也比较高，提示炎症在肥胖相关的肿瘤发生过程中扮演着一定的角色。局部炎症介质增高与脂肪因子（adipokine）改变有关，包括瘦素（leptin）和脂联素（adiponectin）等激素（脂肪组织目前被认为是一重要的内分泌器官）。瘦素是一种由脂肪组织分泌的激素，它进入血液循环后会参与糖、脂肪及能量代谢的调节，促使机体减少摄食，增加能量释放，抑制脂肪细胞的合成，进而使体重减轻。正常人瘦素及炎症介质表达水平较低，而脂联素表达水平较高。而肥胖的人正好相反，瘦素及炎症介质表达较高，而脂联素表达水平较低，这种脂肪因子的紊乱也参与肥胖患者的肿瘤发病过程。

表 20-2　肥胖增加某些部位肿瘤的发病率

可信度	中度相对风险（RR 为 1.35～1.99）	重度相对风险（RR 为 2.0 及以上）
令人信服的（convincing）	结肠、胰腺	乳腺、子宫内膜、胆囊、肾、食管
可能的（possible）	前列腺、卵巢	

注：RR，相对危险。

资料来源：Curry SJ，Byers T，Hewitt M，2003. Fulfilling the potential of cancer prevention and early detection. Washington：The National Academies Press。

三、运动可降低肿瘤的发病率

有研究显示规律的运动（exercise）可降低乳腺癌、结肠癌、前列腺癌或子宫内膜癌的发病率。身体运动降低肿瘤的机制并不是十分清楚，但运动防癌与减肥有关，是显而易见的。最近有研究显示，运动时肌肉会释放一种运动激素称为鸢尾素（irisin），这种运动激素能作用于脂肪细胞，促进脂肪代谢达到减肥的效果（Hoffmann and Weigert，2017）。目前研究已证实整合素 αV/β5 是鸢尾素受体。除了鸢尾素外，肌肉还可以释放其他肌因子（myokine）来促进减肥，如 IL-6 和 ANGPTL4（angiopoietin-like 4）等（Hoffmann and Weigert，2017）。IL-6 可以通过减少内脏脂肪组织而降低慢性系统性炎症，可以通过延缓胃排空而维持血糖稳定，可以动员和重新分布 IL-6 依赖的 NK 细胞来抑制肿瘤（Ellingsgaard et al，2019）。

乳腺癌、结肠癌、前列腺癌或子宫内膜癌这些肿瘤的发病与肥胖有不同程度的关系（见表 20-2）。已有不少研究工作显示，规律的运动可降低肿瘤的发病率，运动能促进全身血液流动，缓解肿瘤患者的抑郁情绪，并能使患者的精神亢奋。规律性运动有抗炎作用，作用机制与肌肉细胞释放抗炎细胞因子、降低 TLR 在单核细胞和巨噬细胞的表达、增加 Treg 细胞在循环血液的数量等因素有关。最近有研究指出，身体运动有助于人们维持并提升端粒功能。癌症发病率随年龄增长而增加，原因之一是白细胞的自身衰老不再能有效应对异常细胞的生长。运动可以防止白细胞内染色体端粒变短，进而维持白细胞正常功能。

四、减少乙醇（酒精）消耗的防癌作用

有 3% 左右的人类肿瘤是与乙醇（alcohol）饮料有关。酗酒，特别结合抽烟，是口腔、喉、食管和肝癌等的危险因素已确立，乙醇消耗也增加乳腺癌和结直肠癌的风险。乙醇在肝细胞质乙醇脱氢酶（alcohol dehydrogenase，ADH）和微体 CYP2E1 作用下形成乙醛（acetaldehyde），乙醛在线粒体乙醛脱氢酶（aldehyde dehydrogenase，ALDH）作用下进一步形成乙酸，乙酸再在特异酶的作用下形成水和 CO_2 排出。乙醇体内代谢产生的有害物质是乙醛和氧自由基，乙醛能与 DNA 结合，引起基因突变，氧自由基也可损伤 DNA。由于 ADH 和 ALDH 遗传上的多态性，这就决定了个体对乙醇的毒性反应是有差别的。如果某人 ADH 活性高和（或）ALDH 活性低，那么此人的乙醇中毒症状就比较明显。

最近有研究指出，饮酒增加肿瘤风险与饮酒加速端粒缩短有一定关系，这一点正好与运动提高端粒功能相反。研究人员分析了饮酒者和非饮酒者的端粒长度，发现那些经常饮酒的人，端粒长度缩短情况更为严重，其中一些人的端粒长度几乎只有非饮酒者的一半。由于端粒缩短加速，使人体不断衰老，患癌的风险也增加了。

五、避免接触工作环境致癌剂能有效防癌

流行病学研究显示每年全世界至少有 20 万人因在工作场所吸入建筑材料中含的石棉纤维，或吸入装修材料中的化学物质苯和甲醛，或接触工作环境存在的铬、氡、镍等致癌

物而患癌症死亡（表 20-3）（参见第一章第一节）。这些致癌物主要是通过吸入、经口、皮肤接触等途径进入人体。相关癌症的潜伏期往往很长，如肺癌、膀胱癌等可能长达十几年或二十年，因此必须注意日常防护。平时要避免或减少接触上述有害物质，接触时应注意采取适当的防护措施，如戴口罩、手套、穿好工作服，工作环境经常通风换气等，可以避免肿瘤的发生。

表 20-3　工作环境中的一些化学致癌物质

致癌物	工作人员	致癌种类
砷	挖矿、杀虫剂生产人员	肺癌、皮肤癌、膀胱癌、肝癌
PAH	铝生产、焦炭生产人员	肺癌、皮肤癌
石棉	建筑工人	肺癌、间皮瘤
苯	石油、橡胶、皮革、油漆生产人员	白血病、多发性骨髓瘤
联苯胺为基础的染料	染料、纺织业工作人员，美发师	膀胱癌
铬	金属制造、电镀工人	肺癌
萘胺	化工、染料、橡胶工人	膀胱癌、白血病
氡气	地下矿井及某些装修室内人员	肺癌
煤烟、柏油、石油产品	煤、天然气、石油工人	肺癌、皮肤癌、肝癌
氯乙烯	橡胶工人、聚氯乙烯生产人员	肝血管肉瘤
甲醛	制革业、服装业工作人员	鼻咽癌
氯甲醚类	化工业工作人员	肺癌

注：PAH，polycyclic aromatic hydrocarbons，多环芳烃。

第二节　营养与防癌

食物在人类肿瘤的发生过程中扮演着双重角色。食物不仅含有人体必需的营养成分，同时还有许多致癌及抗癌物质。吃对了少得癌，吃错了易患癌。研究表明，有 32% ～ 35% 的肿瘤可通过膳食来预防，而不良的饮食、生活方式占全部恶性肿瘤病因的 10% ～ 80%。由此可见，膳食作为一种环境因素在癌症预防和治疗中是不可被忽视的。流行病学研究已发现摄入某些食物与降低癌发生率之间的关系，某些食物成分血清中的浓度（如 β- 胡萝卜素、维生素 A 类、α- 生育酚和硒等）与癌症发生率成反比，提示这些食物的微量成分起着天然抗癌剂的作用，促使人们仔细寻找其他食物成分和合成制剂的防癌作用。

一、限制能量摄入的防癌作用

一般认为热量摄入过多将增加体脂，而脂肪组织提供了雌激素合成的内源性部位，从而增加乳腺癌和子宫内膜癌的危险性。除了乳腺癌和子宫内膜癌外，能量正平衡导致肥胖也与前列腺癌、胆囊癌和结肠癌等肿瘤的发生有关。至于与乳腺癌的关系比较复杂。在停经前的肥胖妇女中，由于较多无排卵的月经周期，乳腺癌的危险降低；而在停经后的肥胖妇女中则因内源性雌激素在脂肪组织中合成增多，可增加乳腺癌的危险。

适当节食可降低患癌风险，有益健康。大量的临床和基础研究都提示我们热量限制（CR）的摄入不仅具有抗衰老作用，还有抗肿瘤作用。动物实验早已发现 CR 能降低乳腺肿瘤的发生。CR 防癌是多层面的（图 20-1）。CR 意味着身体将产生较少的 ROS，减少 ROS 就意味着对细胞损害较轻，包括对端粒的损伤。CR 会使机体产生较少的生长因子，减少生长因子对细胞的刺激作用。CR 可以减少许多致炎细胞因子的产生，这对肿瘤的预防有利。另外，CR 的动物其免疫系统功能要比普通动物强 1/3，可以降低肿瘤的发病率。CR 可以促进自噬，这也有利于肿瘤预防（见第 145 页）。在 CR 的同时也必须选择高质量的食品，以确保人体处于营养适度而非营养不良。

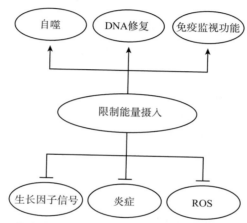

图 20-1　限制能量摄入可通过不同途径对机体产生积极影响
减少肿瘤、心血管疾病和代谢性疾病的发生，延长寿命

最近有研究显示，β- 羟基丁酸酯（βOHB）涉及 CR 的抗老化作用。β- 羟基丁酸酯能够结合组蛋白去乙酰化酶（HDAC），使 HDAC 不再限制 *Foxo3a* 和 *Mt2* 基因发挥作用。当这两种基因被激活时，其能够帮助细胞抵制氧化应激作用的发生，从而延缓了细胞的老化过程。

二、降低红肉和脂肪摄入的防癌作用

全球健康统计数字不断显示吃肉最多的国家和民族，其患病率特别是患心脏病和癌症的比率也最高，而各地吃素的民族患病率最低。食物脂肪（尤其是动物脂肪）对肿瘤发生有明显影响，不同国家乳腺癌、结肠癌、前列腺癌和子宫内膜癌发生率的巨大差异也说明这一点。虽然未发现总的脂肪摄入与乳腺癌的危险呈显著相关，但脂肪的种类却与之有关。饱和及单不饱和脂肪对乳腺癌危险的影响比多不饱和脂肪大（相对危险度各为 1.46 : 1.41 : 1.25）。食物脂肪增加胆汁酸排泄并转变成致癌剂或促癌剂，与结肠癌的危险有关。大量消耗红肉（red meat），增加结肠癌、前列腺癌、胰腺癌和肾癌的发生风险。红肉主要指猪肉、牛肉、羊肉等这些加工前肉色呈红色的肉，而白肉（white meat）像鱼、虾、鸡肉等呈白色的肉类则可以降低患癌风险。最近有研究人员发现食用红肉可在人体产生一种非人体产生的多糖 N- 乙酰神经氨酸（N-glycolylneuraminic，Neu5Gc），它可使人体产生抗体 anti-Neu5Gc，该免疫反应可能导致慢性炎症，而这可能增加罹患癌症的风险。除脂肪外，高温烹饪产生的致癌物也可能是致病因素。

三、水果、蔬菜和膳食纤维的防癌作用

多吃水果和蔬菜可以防癌已家喻户晓，它可以降低许多部位的癌，包括肺、胃、结肠、喉、口腔、食管、子宫内膜、子宫颈、膀胱、肾和乳腺等部位的肿瘤。但这些食物中的防癌成分仍不清楚，可能的保护因素有胡萝卜素类、叶酸、维生素 C、植物雌激素及纤维等。水果、蔬菜中的保护因子绝大多数都具有抗氧化功能，从大规模的流行病学研究资料来看，食用水果和蔬菜少的人比多的人患癌的概率要高 2 ～ 3 倍。健康的饮食绝对是对身体最好的保护，任何药物都不能取代饮食作用。

葱类蔬菜中所含有机硫化合物硫化丙烯是谷胱甘肽 -S- 转移酶（GST）的诱导剂（参见第十三章第二节），具有化学防癌作用，可减少胃肠道癌的危险。大蒜（garlic）中的蒜素具有防癌作用，能降低胃液中致癌物亚硝酸盐的含量，从而降低胃癌的患病率和死亡率，多吃大蒜的人得胃癌的风险概率会降低 60% 左右。蒜素的生成是经生大蒜被捣碎后，其中所含的蒜素生成酶释放出来，将蒜素原转变成为蒜素。因此，若把大蒜煮熟后再吃，则蒜素生成酶就被灭活，不能产生蒜素，所以大蒜适宜生吃才有抗癌作用。番茄红素（lycopene）主要存在于西红柿及其他红色水果及蔬菜，是 β 胡萝卜素的高度不饱和非环状同分异构体。辣椒素（capsaicin）是辛辣食材中的主要成分，含辣椒素最高的是尖椒。另外，咖喱、胡椒都含有较高的辣椒素。还有一些日常食物，如生姜、葱及韭菜中也含有辣椒素。番茄红素和辣椒素都被证实有抑制前列腺癌、肺癌和胰腺癌等肿瘤的作用。石榴（pomegranate）也被认为对乳腺癌、肺癌和前列腺癌等有预防作用。大部分的蔬菜和水果的成分还没有被系统地作为防癌剂来分析，在今后的研究中，可望从天然产物中找出更有效、更安全的新防癌剂。

流行病学研究已显示东亚地区乳腺癌和前列腺癌的发病率远低于西方工业化国家，这种差异与东亚地区消耗较多的含植物雌激素的豆制品有一定关系，人尿中植物雌激素较高的人群乳腺癌的发病率较低。豆制品的抗癌性质一般认为是由于其含有低甲硫氨酸和高肌醇六磷酸（phytic acid）、皂苷（saponin）、固醇（sterol）和异黄酮（isoflavone）。根据食谱调查，日本人豆制品的消费量是美国人的 90 倍，这种很高的豆类食品消费也可反映在日本人血中有很高的异黄酮，调查发现日本男子血浆异黄酮的浓度是芬兰男子的 7 ～ 110 倍。异黄酮主要包括金雀异黄素（genistein）和黄豆苷原（daidzein）。金雀异黄素是其主要成分，而且活性也强。金雀异黄素长期以来被认为是一种植物雌激素（phyto-estrogens），它能通过与雌激素受体（ER）竞争性地结合而干扰雌激素功能，减弱了靶细胞对雌激素的应答，从而起到了抗雌激素作用。雌激素通过刺激细胞增生诱发癌症，植物雌激素能够通过拮抗雌激素作用减少乳腺癌和子宫内膜癌的发生。金雀异黄素的抗癌作用还与它抑制生长因子受体酪氨酸激酶活性有关。酪氨酸激酶是许多生长因子受体的胞内结构域，已知约有一半的癌基因产物编码类似含酪氨酸激酶的生长因子受体，它的高水平表达与细胞转化有着密切的关系。

吃蔬菜能防癌,但机制尚不清楚,最近有学者提出吃蔬菜能防癌与通过芳香烃受体(aryl hydrocarbon receptor,AHR)调节肠道免疫系统有关。AHR 是一种配体激活性转录因子,正常情况下与伴侣蛋白结合存在于细胞质,没有活性。当与多环芳烃、卤代芳烃等配体结合后,可调控一系列基因的表达。吲哚 -3- 甲醇(indole-3-carbinol,I3C)广泛存在于十字花科蔬菜中,包括西兰花、卷心菜和甘蓝等。摄入的 I3C 在胃酸作用下转换成 AHR 配体,其可以与肠道内免疫细胞胞质的 AHR 结合,然后转位至细胞核与 ARNT(aryl hydrocarbon receptor nuclear translocator)形成 AHR-ARNT 异源二聚体,该二聚体可识别 DNA 上的外源性反应元件(xenobiotic-responsive element,XRE),与之结合后调节靶基因表达,从而维持肠道免疫功能的正常,起到预防肿瘤发生的作用。ARNT 又称为 HIFβ(见第 346 页)。

进入 20 世纪 90 年代以来,在全世界范围内掀起了研究膳食纤维(dietary fiber)的热潮,膳食纤维受到来自不同领域的专家的广泛重视,并将其正式列为继糖、蛋白质、脂肪、水、矿物质和维生素之后的"第七大营养素"。

膳食纤维是指能抗人体小肠消化吸收,在人体大肠内部分或全部发酵的可食用的植物性成分、碳水化合物及其相类似物质的总和,包括多糖、寡糖、木质素及相关的植物物质。膳食纤维具有润肠通便、调节控制血糖浓度、降血脂等一种或多种生理功能。纤维素是由 β- 葡萄糖以 β-1,4 糖苷键组成的多糖,人类没有消化该糖苷键的酶,故不能消化吸收纤维素,但纤维素可被肠道中的微生物分解并产生一些小分子物质。人体结肠内有 400 多种细菌,对于正常人来说,这些细菌大多数是有益的。它们的作用是发酵食物并转化为一些短链脂肪酸(short-chain fatty acids,SFA),如乙酸(acetate)、丙酸(propionate)和丁酸(butyrate),它们的比例是 6 : 3 : 1,这些 SFA 是营养和修复结肠黏膜细胞的重要物质。乙酸和丙酸被结肠上皮细胞上表达的 G 蛋白偶联受体 GPR43 识别,丁酸则被结肠上皮细胞和巨噬细胞表达的烟酸受体 GPR109A 识别,它的活性在结肠癌时受到抑制。GPR109A 被丁酸激活后通过 IL-18 诱导出 Treg 细胞及促使巨噬细胞产生 IL-10,起到抑制炎症的作用。丁酸还利用单羧酸转运蛋白 MCT1 转运到结肠细胞中,并通过染色质的表观遗传修饰影响基因表达和细胞增殖。

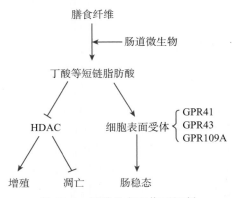

图 20-2 丁酸的主要作用机制
膳食纤维经肠道微生物发酵产生的丁酸一方面可作为 HDAC 抑制剂发挥作用,另一方面可通过细胞表面特异性受体发挥作用

流行病学研究已证实了膳食纤维具有抗结直肠癌的作用。除此之外,高膳食纤维可能降低胰腺癌、乳腺癌发病的危险性。膳食纤维抗癌作用的机制包括:①纤维具有吸水性,吸水充盈后,大肠内容物增加,刺激肠道蠕动,缩短有害物质在大肠的停留时间,减少这些物质对肠道的刺激作用时间和再吸收时间,有利于机体的健康;②肠道细菌发酵纤维产生的短链脂肪酸可作为细菌能量来源,抑制肠上皮及其他细胞;③纤维素可与胆汁酸和胆汁酸代谢产物、胆固醇结合,减少初级胆汁酸和次级胆汁酸对肠黏膜的刺激作用;④丁酸被认为是 HDAC 抑制剂(见表 14-14),增加亲凋亡和细胞周期抑制蛋白表达,有抗癌作用(图 20-2)。

膳食纤维分为两类：一类为可溶性的；另一类为不可溶性的，两者合并即为总的膳食纤维。这两类膳食纤维对人体的某些慢性非传染性疾病起着预防和辅助治疗作用。可溶性纤维素主要包括果胶、植物胶及半纤维素。因为它可溶解在水中，当其通过肠管时可形成一种胶状物，可延缓某些营养物质从小肠吸收入血，同时它还可增加大便的量及柔软性。细菌发酵的是可溶性纤维素。可溶性纤维素主要来自麦糠、豆类、某些蔬菜及苹果、梨、胡萝卜、香蕉等。不可溶性纤维素是植物细胞壁的主要成分，它可以吸收肠道内水分，然后纤维素体积膨胀，形成体积较大的粪便，便于粪便排出。不可溶性纤维素主要存在于麦糠、粗粮、豆类等。另外，水果皮及蔬菜中也含量较高。从作用角度来讲，以麸质纤维作用最强。最近有学者对可溶性膳食纤维的作用提出疑问，他们发现过多食用加工的菊粉（inulin）、果胶（pectin）和低聚果糖（fructooligosaccharide）等可溶性膳食纤维，会使有肠道菌群失调的小鼠诱发肝癌。相反，不可溶的膳食纤维则没有这种致癌作用。其机制可能与富含菊粉的食物使原本已有肠道菌群失调的小鼠肠道菌群进一步紊乱，使梭状芽孢杆菌（*Clostridia*）和变形杆菌（*Proteobacteria*）明显增多（Singh et al，2018）。

因此，食物既可以致癌又可以防癌，虽然对于食物中究竟哪些成分有利或有害所知尚少，但已经提出了推荐的健康食谱，可提高防癌的机会。多吃水果蔬菜和豆类而少吃红肉类、饱和脂肪、盐和糖；应吃较粗糙的而不是精白的米和面食。多进行体力活动和锻炼，而不要坐着不动，以避免体重超重和过早发育。禁烟和戒酒。这些措施并不复杂和困难，但由于人们的惰性和不良习惯，要真正完全实行也并非易事，多食少动是预防癌症的大敌。任何人如能遵守这些简单合理的生活方式就能减少患癌的机会，即使没有新的发明和技术进步，也至少能降低 1/3 的癌症病死率。

第三节　肿瘤的化学预防

一、抗癌重点应从治癌向防癌转变

传统的抗癌观念是"寻找和消灭"（seek and destroy），即寻找和去除癌症病灶。在这种观念指导下，医护人员和科研人员的工作重点集中在寻找已经形成的肿瘤病灶和发展肿瘤的有效治疗手段，尤其是抗癌新药上。以美国国立癌症研究所为例，在过去的 30 多年中，他们筛选了 40 多万种药品，试图寻找出治疗肿瘤的新药。为什么投入了大量的资金和人力后，仍然不能有效地控制肿瘤的发病率和死亡率？对此现状，专家指出，不要过多地期望会有"神奇的抗癌子弹"出现，而需要重新评价肿瘤研究的方向。如果没有基本观念上的改变，肿瘤的死亡率不会有明显下降的趋势。

现代的抗癌观念是"目标和控制"（target and control）。策略之一：用遗传学和流行病学的知识和技术跟踪易感人群——带有 BRCA1 和 BRCA2 等变异基因者、有家族性肠腺性息肉史者、有致癌物质接触史者、长期吸烟者、营养失调者等，以及人乳头状瘤病毒（HPV）和乙型肝炎病毒（HBV）感染者，因为这类病毒感染机体后，其遗传物质有可能整合到机体细胞的基因组中，在适宜条件下细胞有可能转化为癌细胞。随着分子遗传学、新的筛查技术及影像学等方面的进展，不但可从肿瘤流行病学的角度，而且也可借表型标志物（phenotypic marker）及遗传多态性（genetic polymorphisms）等确定高危个体。策略之二：用化学预防的方法调整和逆转肿瘤的病变行为，从而降低肿瘤的发病率和死亡率。

二、肿瘤化学预防的基本概念

从细胞遗传学上来分析，绝大多数的肿瘤起源于 1 个单独的变异细胞。这个有遗传能力的变异肿瘤细胞经历多阶段和长时间的增殖过程后，才演变成能够致命的肿瘤。一般情况下，能在 X 线下观察到的上皮细胞肿瘤实体，至少由 10 亿（10^9）个上皮细胞聚集而成。从 1 个变异的上皮细胞在人体内增殖到 10 亿个上皮性肿瘤细胞，要经历 30 次有丝分裂，需要 10 年甚至更长的时间。然而，从 10 亿个肿瘤细胞再继续增殖到 1 万亿（10^{12}）个肿瘤细胞，只要经历 10 次有丝分裂，可能只需要数月或数年的时间，而 1 万亿个肿瘤细胞足以造成患者全身衰竭而死亡（图 20-3）。这也是大多数肿瘤患者在被诊断为肿瘤时，其实他们已处于癌症旅途的最后阶段，它可能在体内已有 10 ～ 20 年，尽管医师们会动用积极的外科手术、化疗和放疗来治疗，但最终还是无法挽回患者的生命。

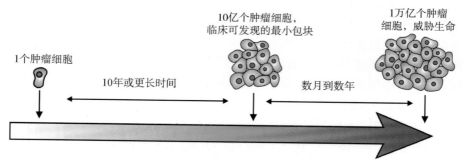

图 20-3　肿瘤生长是一漫长过程

从 1 个肿瘤细胞生长到临床可检查到的最小包块（10^9 细胞），通常需要 10 年以上时间，从临床可检查到的最小包块到致死性肿瘤通常只需数月或数年，这一阶段已是肿瘤旅途的最后阶段。肿瘤化学预防主要针对前一阶段使其停滞，甚至逆转

为什么放着这 10 年的癌变过程不管，而将注意力集中在癌症形成后的短暂阶段呢？早在 1976 年 Sporn 博士就提出化学预防（chemoprevention）的概念，他认为控制肿瘤的目标不应该是在肿瘤形成后的阶段，而应该是在致癌的前期和癌变的过程中，预防变异的细胞转化为有浸润和转移能力的癌细胞团。化学防癌的概念是采用药理学的方法来控制（arrest）和逆转（reverse）肿瘤细胞的演变过程，从而达到控制肿瘤的目的。大量的体内和体外实验证明，50% ～ 80% 的肿瘤是可以预防的，化学预防是一种行之有效的控制肿瘤的方法。这种控制肿瘤的效果可能不是表现在真正消灭或者根除肿瘤细胞，而更多的是表现在延缓肿瘤发生。根据流行病学统计的结果，肿瘤多发于 55 岁以上的人群。这种延缓肿瘤发生的效果对年长者来说尤为重要，它可以为年长者在其他能够危及生命的疾病（如心血管疾病）到来之前提供较好的生活质量。

所谓肿瘤的化学预防是应用天然的或合成的化学物质，以逆转、抑制或阻止其癌变过程，以防浸润癌的发生。临床目标为减少肿瘤的发生，其细胞或组织学方面的目标则是诱导分化使之重新正常生长或逆转其癌前病变。所以化学预防与化学治疗不同，前者的主要对象是癌前疾病或有潜在遗传患癌倾向者及为防发生第二个原发癌的已愈癌症患者。所以要求使用的药物必须绝对安全，用药期也较长。常用的化学防癌剂是一些天然物质的或者化学合成的低毒物质，其中包括维生素之类的化合物。后者则以肿瘤患者为对象，以消除肿瘤或延缓进展为治疗目的，疗程相对较短，允许使用药物有一定可忍受的毒副作用。

三、几种主要的肿瘤化学预防剂及其作用机制简介

化学预防的药物种类繁多，有些药物研究的结果比较一致，有些药物的研究结果则不一致，有些甚至出现相反的结果（表 20-4）。因此，在使用化学预防药物时，应多听从医师和专家的意见，不要随便用药。医师在未测量患者血压之前是不会给他抗高血压药物的，反之，我们在未检测患者体内氧化还原状态之前，为什么要给患者抗氧化剂？

表 20-4　一些化学预防剂及其作用机制

化学预防剂	肿瘤	作用机制	副作用
他莫昔芬	ER+ 乳腺癌	阻断雌激素的作用	血栓、子宫内膜癌
雷洛昔芬	ER+ 乳腺癌	阻断雌激素的作用	
阿司匹林	大肠肿瘤	抑制 COX 依赖和非依赖途径	出血
塞莱昔布	大肠肿瘤	抑制 COX 依赖和非依赖途径	心血管疾病
二甲双胍	大肠肿瘤、胰腺癌、肝癌	抑制 mTOR 和 ROS，稳定 TET2 功能	↑乳酸、胃肠反应
他汀类	大肠肿瘤、胰腺癌	抑制 HMGCR 功能	肌痛

注：HMGCR，3-hydroxy-3-methyl-glutaryl-coenzyme A reductase，HMG-CoA 还原酶；ROS，reactive oxygen species，活性氧类。

1. 阿司匹林及 NSAID

阿司匹林（aspirin）、布洛芬（ibuprofen）和其他 NSAID 对结直肠肿瘤有化学预防作用（Katona and Weiss，2020），这些药物抗肿瘤的机制在于其抗炎作用，由于它们能抑制前列腺素合成中的环氧合酶 -2（COX-2）的活性而抑制前列腺素的合成。前列腺素能诱导细胞增生，形成活性氧类（ROS）而致突变，与致癌剂共同氧化（co-oxidation）并抑制免疫系统，从而促进致癌过程。除了抑制 COX 活性外，阿司匹林的化学预防作用还与其促进多胺分解代谢有关。精脒 / 精胺乙酰转移酶（spermidine/spermine N^1-acetyltransferase，SSAT）是细胞内多胺降解的主要代谢酶，阿司匹林和其他 NSAID 可通过诱导 SSAT 活性来降低细胞内多胺水平，从而起到化学预防作用（Hubner et al，2008）。其他 COX-2 抑制剂，如塞来昔布（celecoxib）已被 FDA 批准用于大肠肿瘤的化学预防。塞来昔布不仅可以通过 COX-2 依赖性途径抑制肿瘤细胞的生长，也可以通过 COX-2 非依赖性途径抑制 β-catenin、STAT3、NF-κB 和 AKT 等的活性而抑制肿瘤细胞的生长。除了大肠肿瘤外，塞来昔布对肺癌、前列腺癌及乳腺癌等肿瘤也有一定的抑制作用。

2. 二甲双胍

二甲双胍（metformin）是治疗糖尿病的一线用药，使用这些药的糖尿病患者，其肿

瘤的发病率要比对照组低，提示二甲双胍具有肿瘤预防作用。二甲双胍通过激活 AMPK 来抑制 mTOR 信号，进而发挥抗肿瘤作用。二甲双胍可激活 AMPK，AMPK 又磷酸化下游蛋白 TET2，增强 TET2 稳定性和其产物 5hmC 水平，来抑制肿瘤生长（见图 14-3）。目前研究显示，二甲双胍对大肠癌有化学预防作用（Katona and Weiss，2020）。

3. 他莫昔芬和雷洛昔芬

他莫昔芬（tamoxifen）和雷洛昔芬（raloxifene）是 FDA 批准的 ER+ 乳腺癌化学预防剂，作用机制见图 12-7。

4. 二氟甲基鸟氨酸是鸟氨酸脱羧酶抑制剂

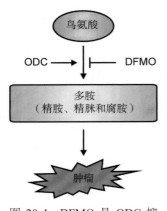

图 20-4　DFMO 是 ODC 抑制剂

ODC 能催化鸟氨酸合成多胺，多胺有利于肿瘤的生长

二氟甲基鸟氨酸（difluoromethylornithine，DFMO）能不可逆地抑制鸟氨酸脱羧酶（ornithine decarboxylase，ODC），从而阻断细胞增殖（图 20-4）。ODC 是调节多胺（polyamines）合成最关键的酶，有学者认为其有癌基因活性。多胺是机体中一种重要的阳离子脂肪族有机胺，包括腐胺（putrescine）、精脒（spermidine）和精胺（spermine），普遍存在于各种组织细胞中，能与阴离子分子如核酸、蛋白质、磷酸酯等共价结合促进 DNA 的复制与蛋白质的合成，在细胞增殖、分化、细胞周期的维持中起重要的作用。人体内多胺含量随年龄增长呈下降趋势，补充多胺可降低年龄相关的病变，延长不同动物的寿命。肿瘤早期 ODC 活性即增高，从而增加多胺的合成。肿瘤（白血病、黑色素瘤、大肠癌、胰腺癌）患者体液及尿液中多胺排泄增加，尤以精脒和精胺为著，高于正常人 7～20 倍。治疗后多胺水平可下降，复发时又回升。尽管 DMFO 在一些临床预试验模型中能有效抑制肿瘤形成，但是其作用有限。

5. 维生素 A、维生素 C 和维生素 D

（1）维生素 A 类（retinoids）化合物是一类自然或合成的具有维生素 A 样结构或活性的化合物，其中维甲酸（retinoic acid）与抑制肿瘤有关。除具有加强免疫效应外，它们还调控特异的原癌基因及生长因子的表达，如抑制 c-MYC、c-FOS 基因的表达，使细胞分化；也增加与细胞分化和增殖有关的 HER2 和 TGF-β 的表达及刺激 TGF-β 受体的形成，并抑制 TGF-α 的表达，从而抑制癌生成。它们还能抑制癌细胞的浸润，抑制血管生成。维甲酸分子由环己烯、侧链及极性基团三部分组成。通过改造其组成，已合成了 3 代维生素 A 类化合物共 2000 余种，其中全反式维甲酸（ATRA）和 13- 顺式维甲酸具有诱导细胞分化和抑制细胞增殖的作用。

最近华中科技大学缪小平等通过大规模关联研究发现，视黄酸代谢酶 CYP26B1 低频突变与中国人食管癌有关联。该研究发现 CYP26B1 变异，可以显著地加快体内 ATRA 的代谢，使其快速转化为无活性的羟基视黄酸（hydroxylated retinoic acid），降低其抑癌作用，即携带 CYP26B1 快代谢基因型的个体，血清 ATRA 的含量显著低于野生基因型的个体，若这类人群再长期吸烟或饮酒，会更容易引发食管癌。但 ATRA 有一定的毒性，引起皮肤干燥、唇炎、高三酰甘油血症及结膜炎等。

N-4- 羟苯基维胺脂（N-4-hydroxyphenyl retinamide，4-HPR）是一种 ATRA 的衍生物，

它的毒性比 ATRA 低，它在多阶段致癌过程的促进期起抗增生和诱导分化的作用。其作用机制为抑制鸟氨酸脱羧酶（ODC），抑制前列腺素合成及活性氧类（ROS），诱发凋亡及调控各种蛋白激酶的活性。在动物模型中，它能抑制乳腺癌、皮肤癌及结肠腺瘤的形成，故被开发作为化学防癌剂，并正在进行乳腺癌、口腔癌和前列腺癌的临床试验，且和三苯氧胺联合用于乳腺癌的预防试验。

（2）维生素 C（vitamin C）是水果蔬菜中的一种抗氧化剂，能抑制亚硝胺和醌等致癌物的形成，从而预防消化管癌的发生，起阻滞剂的作用。虽然对维生素 C 能否治疗肿瘤有不同报道，但最新的研究结果显示维生素 C 有抗癌作用。维生素 C 的抗癌作用主要体现在两方面，产生过氧化氢（H_2O_2）和提高 DNA 去甲基化酶 TET2 活性。最近有研究显示静脉注射维生素 C，绕过肠道代谢和排泄途径，可产生的血液水平高于口服摄入的 100～500 倍，正是这种超高浓度的血液维生素 C 是攻击肿瘤细胞的关键。维生素 C 杀伤肿瘤细胞的机制是维生素 C 分解产生过氧化氢，这种活性氧可以破坏肿瘤细胞和其 DNA，肿瘤细胞清除过氧化氢的能力比正常细胞差。这可以解释为什么在临床试验中使用的高剂量的维生素 C 对肿瘤组织有杀伤作用，但对正常组织却没有太大影响。该研究还提示肿瘤组织过氧化氢酶的水平是影响高剂量的维生素 C 治疗肿瘤的关键因素。低水平过氧化氢酶的肿瘤，可能对高剂量的维生素 C 治疗敏感，而具有相对较高过氧化氢酶水平的肿瘤，则可能不敏感。

另外维生素 C 的抗癌作用与它调节表观遗传有关。DNA 去甲基化酶 *TET2* 基因的失活在白血病中是常见的，维生素 C 是 TET2 的辅助因子（见图 14-3），可提高 TET2 的活性，有利于造血干细胞分化。维生素 C 缺乏将导致 TET2 活性降低，增强造血干细胞扩增，增加白血病风险。

（3）近年来的研究显示维生素 D（vitamin D）不仅在防治佝偻病、骨质疏松症方面具有重要作用，而且在调节免疫功能、调控细胞生长与分化，以及对胰岛素、生长素的分泌等方面均有重要影响。流行病学研究表明维生素 D 摄入增加可以减少结肠癌的发病率，其血清水平与结肠癌发病呈负相关。有研究显示，美国黑种人和北欧人易患前列腺癌的机制是一致的，他们体内的维生素 D 含量较低。黑种人由于表皮中黑色素颗粒较多，这样就使紫外线穿入皮肤促进维生素 D 合成比较困难；北欧人由于地处高纬度，太阳光总是处于斜射状态，这样到达地面的紫外线就较少，使皮肤合成的维生素 D 便较少。

维生素 D 是一种激素前体物质，它的活性代谢 1α, 25- 羟维生素 D3[1, 25(OH)$_2$D$_3$][也称为骨化三醇（calcitriol）] 是一种固醇类激素，具有广泛的生物学功能，1, 25(OH)$_2$D$_3$ 已被证实有抑制结肠癌细胞生长和提高其分化的作用。因此，维生素 D 现在已被用于乳腺癌、结肠癌、淋巴瘤、前列腺癌，甚至皮肤癌的治疗。1, 25（OH）$_2$D$_3$ 合成后可经 CYP24 在 C-24 位羟基化而代谢失活成 1, 24, 25(OH)$_2$D$_3$，从而参与调节体内 1, 25(OH)$_2$D$_3$ 水平。研究显示金雀异黄素是 CYP24 特异性抑制剂，金雀异黄素能增强维生素 D 的抗增生作用。

虽然过多日晒容易导致皮肤癌，但仍有学者指出，晒太阳每导致 1 例皮肤癌的同时，维生素 D 却能预防 30 例癌症死亡，人们可能很难发现别的因素能有像维生素 D 这样具有如此明显的防癌作用。维生素 D 有防癌作用，但对维生素 D 的需求量和最佳获得途径尚有争议。研究人员发现，身体对维生素 D 的需求量取决于季节、时间、地区、肤色及其他因素。鉴于许多人得不到足够的维生素 D，研究人员建议人们每周应在不涂防晒霜的情况下晒几次太阳，每次 15 分钟左右。在尚未获得更多证据之前，应以适量日晒为宜。

至于维生素单独用于治疗肿瘤，至今没有得到承认。肿瘤患者，尤其是进行放疗和化疗时，维生素的需要量是增高的，如对维生素 A、维生素 B_{12}、维生素 C、维生素 D、维生素 E 和叶酸的要求。因此，在肿瘤治疗时有必要补充维生素。另外，在动物实验及临床上均已证明，一些维生素可减轻化疗的毒性，如叶酸可减轻甲氨蝶呤的毒性、维生素 E 可减少多柔比星的毒性。

6. 植物多酚

植物多酚（plant polyphenols）为植物体内的复杂酚类次生代谢物，具有多元酚结构，主要存在于植物的皮、根、叶、果中，在植物中的含量仅次于纤维素、半纤维素和木质素。从 20 世纪 80 年代后期开始，国内外从多个领域、多种角度对植物多酚开展了基础研究和应用研究，发现植物多酚有多种生物学功能，有抗炎、抗老化、抗动脉粥样硬化和抗肿瘤等多方面功能。植物多酚有很强的抗氧化作用，它的防癌抗癌作用与之有关。

（1）茶多酚（tea polyphenols）又称为茶单宁，是茶叶中含有的一类多羟基酚类化合物的总称。在碱性条件下易氧化聚合。按照化学结构不同可以将茶多酚分为儿茶素类（黄烷醇类）、黄酮和黄酮醇类、花素和花青素类及聚合酚和缩酚酸类 4 类。其中，儿茶素类（称为黄烷醇类）化合物是茶多酚的主体成分，主要包括表没食子儿茶素没食子酸酯（epigallocatechin-3-gallate，EGCG）、没食子酸儿茶素没食子酸酯（EGC）、表儿茶素没食子酸酯（ECG）及表儿茶素（EC）。其中 EGCG 含量最高，占儿茶素总量的 50% 左右。

无论是在动物实验还是临床试验中的结果，都表明茶多酚有预防肿瘤的功能。据国内外文献报道，茶多酚在活体外表现为抗突变作用，能抑制啮齿类动物由致癌物引发的皮肤、肺、消化道肿瘤等。有统计资料显示绿茶对人肝癌、肺癌、皮肤癌、小肠癌、结肠癌、乳腺癌和食管癌等多种癌症有预防作用，日本国内绿茶消费较多的地区，胃癌发病率较低。茶多酚抑制肿瘤的机制主要有抗氧化、清除自由基；阻断致癌物的形成和抑制机体内的代谢转化；抑制酪氨酸激酶（RTK）及其相应的下游信号通路 RAS/MAPK 和 PI3K/AKT 信号途径活性；提高机体的免疫力；抑制肿瘤细胞 DNA 的生物合成。

（2）姜黄素（curcumin）是一种植物多酚，来源于姜黄、郁金、莪术、石菖蒲等的根茎，我们日常所用调料咖喱粉中就含有姜黄素。几个世纪以来，姜黄在印度草医学中起着非常重要的作用。它是姜科植物中的一种，具有消炎和抗氧化作用，可用于溃疡、关节炎等多种疾病的治疗。亚洲各地多用姜黄治疗胃病，姜黄对心血管也有益处，能够降低胆固醇水平，抑制低密度脂蛋白（LDL）的氧化过程。

近年来对姜黄素的抗肿瘤作用被广泛地报道。研究表明，姜黄素对皮肤、大肠、肝及胃部的致癌作用有明显的抑制作用。值得特别说明的是，姜黄素可诱发恶性癌细胞凋亡，但对正常细胞则无此作用。这种特性使它更适宜于作为防癌剂。姜黄素是多条信号途径的调节剂，它可以抑制 NF-κB、BCL-2、cyclin D、AKT、PKC、mTOR 和 COX-2 的活性，上调促进凋亡的 p53 和 BAX 的活性（图 20-5）。

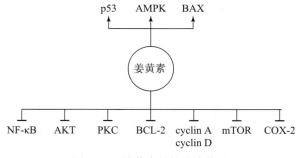

图 20-5　姜黄素的抗肿瘤作用

姜黄素可抑制 NF-κB 等多条与细胞转化、抗凋亡和炎症有关的信号途径，还可上调 p53 和 BAX 等促进凋亡的蛋白表达

NF-κB 是一转录因子，调控多种与炎症、抗凋亡和肿瘤形成有关的基因表达，在炎症介导的肿瘤形成过程中扮演重要角色（参见第十一章第三节）。姜黄素通过抑制 IκB 磷酸化和降解来抑制 NF-κB 信号（见图 11-8）。COX-2 是炎症介质前列腺素（PG）的合成酶，在肿瘤组织通常表达增高（参见第十一章第四节）。

　　研究显示使用姜黄素能抑制苯并芘和 7，12- 二甲基苯并蒽的诱发肿瘤作用及佛波酯的促进肿瘤作用，这可能是通过抑制蛋白激酶 C（PKC）起作用的。值得一提的是，PKC 抑制剂 staurosporine、herbimycin A 及花生四烯酸代谢抑制剂（quinacrine）都可诱发凋亡。由此显示有能力抑制细胞信号转导的化合物就有可能诱发凋亡。一般癌细胞中的信号转导可能比正常细胞的旺盛或快速，因此比较容易受到姜黄素或其他抑制剂的作用而发生凋亡。研究表明，姜黄素能减少癌蛋白 MDM2 的 mRNA 和蛋白表达，促进肿瘤调节蛋白 p21 表达。MDM2 是一种与 p53 结合而调节 p21 表达的癌蛋白。这一研究对姜黄素的抗癌机制做出了很好的解释。

　　目前认为姜黄素的主要药效主要依赖其降解产物，它本身的生物活性并不高（Shen and Ji，2012）。大鼠实验研究显示，口服姜黄素有 75% 出现在粪便中，仅有少量出现在尿液中。

　　（3）白藜芦醇（resveratrol）存在于红葡萄之种子与外皮中，以游离态（顺式 -、反式 -）和糖苷结合态(顺式 -、反式 -)两种形式存在，均具有抗氧化效能，是一种重要的植物抗毒素。已证明白藜芦醇有癌症预防作用，其作用范围很大、多靶点（图 20-6），包括致癌过程的不同阶段。白藜芦醇有相当强的抗氧化作用与抗突变作用，能抑制 I 相生物转化酶（CYP1、CYP1A1、CYP19 等），诱导 II 相解毒酶醌氧化还原酶 1[NAD（P）H: quinone oxidoreductase 1，NQO1]、GST 和 UGT 等表达，NQO1 参与具有致癌性和致畸性作用的醌类化合物解毒。白藜芦醇可抑制 COX-2 与过氧化氢酶活性而具有抗炎之能力和抑制肿瘤作用；白藜芦醇也可诱导早幼粒细胞白血病细胞分化。在动物实验方面，白藜芦醇可抑制由致癌物 DMBA 引起的乳腺癌与皮肤癌。由这些研究结果指出该植物醇存在于平常的水果中，平常人类就有摄取的机会。除了化学预防作用外，白藜芦醇对肿瘤还有治疗作用。

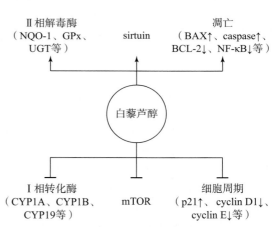

图 20-6　白藜芦醇的化学防癌机制

白藜芦醇是多点化学防癌剂，它抑制 I 相转化酶，诱导 II 相解毒酶活性，它也能阻滞细胞周期进展和诱导凋亡

　　有研究表明，染色体的完整性会随着人类的衰老而遭到破坏，而白藜芦醇可以激活一种修复染色体健康的蛋白质去乙酰化酶（sirtuin），从而起到延缓衰老的作用。

第四节　肿瘤的疫苗预防

　　目前已上市的 HBV 疫苗（vaccine）和 HPV 疫苗（见表 1-3）对肝癌、宫颈癌和头颈部癌会有预防作用，可以降低它们的发病率和死亡率。

第五节　肿瘤的心理预防

　　除了物理化学因素、病毒及慢性感染，以及遗传因素外，近几十年的行为医学研究显示，负面心理因素（如紧张、抑郁、焦虑、痛苦、忧伤等）与某些人类癌症的发生有一定关系。负面心理因素在多大程度上影响癌症发生的问题，目前尚不清楚。心理神经免疫学（psychoneuroimmunology）研究证明，心理社会因素主要通过下丘脑 - 垂体 - 肾上腺轴（HPA axis）的功能紊乱来影响免疫系统，从而影响癌症的发生和转归。下丘脑 - 垂体 - 肾上腺轴影响免疫系统的主要激素是皮质醇（cortisol）和褪黑激素（melatonin），紧张刺激使人陷于抑郁、沮丧时，促肾上腺素分泌激素（ACTH）及肾上腺皮质醇分泌增加，抑制免疫系统的正常功能，特别是自然杀伤细胞的功能。动物实验证明，在紧张环境中，小鼠的免疫功能会受到损害，致使皮下接种淋巴瘤细胞的成功率和生长率提高。目前研究表明不良情绪对机体免疫功能有抑制作用，从而影响免疫系统识别和消灭癌细胞的"免疫监视"作用。另外，不良情绪也会影响另外两个致癌过程，降低损伤 DNA 的修复和凋亡的改变。例如，心理社会应激可导致参与 DNA 修复过程的甲基转移酶（methyltransferase）的合成减少，这样使损伤的 DNA 不能修复，从而增加应激引起肿瘤的机会。

　　因此，培养乐观开朗的性格，经常参加有益身心健康的集体活动，经常参加各种身体锻炼，学会在紧张的生活中放松自己，善于解脱恶性精神刺激便是一项重要的防癌措施。

参 考 文 献

Ellingsgaard H，Hojman P，Pedersen BK，2019. Exercise and Health—emerging roles of IL-6. Curr Opin Physiol，10：49-54.

Hoffmann C，Weigert C，2017. Skeletal muscle as an endocrine organ：the role of myokines in exercise adaptations. Cold Spring Harb Perspect Med，7（11）：a029793.

Hubner RA，Muir KR，Liu JF，et al，2008. Members of the UKCAP Consortium. Ornithine decarboxylase G316A genotype is prognostic for colorectal adenoma recurrence and predicts efficacy of aspirin chemoprevention. Clin Cancer Res，14（8）：2303-2309.

Katona BW，Weiss JM，2020. Chemoprevention of colorectal cancer. Gastroenterology，158（2）：368-388.

Shen L，Ji HF，2012. The pharmacology of curcumin：is it the degradation products? Trends Mol Med，18：138-144.

Singh V，Yeoh BS，Chassaing B，et al，2018. Dysregulated microbial fermentation of soluble fiber induces cholestatic liver cancer. Cell，175（3）：679-694.

英 文 索 引

A

abemaciclib（Verzenio®） 107

abiraterone 246

ABL gene/protein 21-23, 29-30

ABC（ATP-binding cassette） 173

acetaldehyde 436

acetyl-CoA carboxylase（ACC） 198

acid microenvironment 174, 203, 372

aconitase 2（ACO2） 188-189

activation-induced cytidine deaminase（AID） 24, 275-276

acute myeloid leukemia（AML） 189, 270

acute promyelocytic leukemia（APL） 23

ADAM（a disintegrin and metalloproteinase） 76, 377-378

ADAMTS（ADAM with a thrombospondin motif） 377-378

adaptor protein 42-43

adcetris（brentuximab vedotin） 411

adenomatous polyposis coli（APC） 124-125

adherens junction 358

adipokine 435

adiponectin 435

ado-trastuzumab emtansine 411

adoptive immunotherapy 408

adult T-cell leukemia（ATL） 13-14

aerobic glycolysis 183-195

afatinib（Gilotrif®） 424

aflatoxin B1（AFB1） 2, 119

aflibercept/VEGF Trap（Zaltrap®） 353

AGO（Argonaute） 311

AKT/PKB（protein kinase B） 59-62, 122-123

aldehyde dehydrogenase（ALDH） 173, 436

alectinib/ALK inhibitor 430

alemtuzumab（Campath®） 411

ALK gene/protein 22, 41, 44, 430

ALK inhibitor 430

ALKBH5 329, 331

alkylating agent 251, 257

allelic exclusion 279

all-trans-retinoic acid（ATRA） 444

alpelisib（Piqray®） 63

alternative-NHEJ 261

alternative lengthening of telomere（ALT） 153, 164-165, 309

alternative splicing 332-334

Ames assay 4-5

AMP–activated protein kinase（AMPK） 192-194

anapleurosis 191

anastrozole 239, 242

androgen independent prostate cancer（AIPC） 245

androgen receptor（AR） 243-248

aneuploidy 101, 252

angiogenesis 316-317, 335-354

angiomiRs 316-317

angiopoietin（Ang） 337, 340-342

angiostatin 343-344

annexin V staining 131

anoikis 358, 374

ANRIL（antisense non-coding RNA in the INK4 Locus） 323, 325

antagomirs 321

anti-angiogenic therapie 352-354

antibody-dependent cellular cytotoxicity（ADCC） 406

antibody-drug conjugate（ADC） 411

epidermal growth factor receptor signaling pathway 59

epigallocatechin-3-gallate（EGCG） 446

epigenetic change 111, 178, 274-308

epithelial-mesenchymal transition（EMT） 169-170, 318, 363-369

Epstein-Barr virus（EBV） 11-12, 116

erdafitinib（Balversa®） 44-45

erlotinib（Tarceva®） 424

error prone repair 262, 264

esophageal adenocarcinoma 180, 217

estrogen receptor α/β（ERα/ERβ） 206

ETS-regulated gene（ERG） 246-247

ETS transcription factor family 246

ethanol 436

everolimus（RAD001） 63

evolution of tumor 182

exemestane/atromasin 239, 242

exercise 436

EXITS 306-307

extracellular matrix（ECM） 357-358, 372-373

extracellular signal regulated kinase（ERK） 58, 432

extrachromosomal DNA（ecDNA） 25

EZH2（enhancer of zeste homolog 2） 299, 301, 304, 306

F

familial adenomatous polyposis（FAP） 71, 124

Fanconi anemia（FA） 268

farnesyltransferase inhibitor（FTI） 431

FAS-associated death domain（FADD） 132, 216

FAS/FAS ligand（FASL） 132, 404

fasudil/ROCK inhibitor 385

fatty acid synthase（FASN） 198-199

FBXW7 ligase 94, 96

fedratinib（Inrebic®） 69

ferroptosis 129, 375

fibroblast activation protein α（FAPα） 371

fibroblast growth factor（FGF）/FGF receptor 36, 44-45, 342, 369-371

fibroblast growth factor receptor inhibitor 44-45

finasteride 246

flumatinib 429

focal adhesion kinase（FAK） 82-84

follicle-stimulating hormone（FSH） 52

forkhead transcriptional factor（FOXO） 59

formylpeptide receptor（FPR） 52

frameshift mutation 252

frizzled receptor 53, 70

FTO（fat mass and obesity-associated protein） 329-331

fulvestrant（Faslodex） 239, 241

G

gain of function（GOF） 45, 65, 120, 189

GAP（GTPase activating protein） 28

gardasil/HPV vaccine 9

garlic 439

GAS5 lncRNA 324, 326

gastric cancer 206

gastrin receptor（GR） 52

gastrointestinal stromal tumor（GIST） 45, 429

gatekeeper gene 126-127

GDI2（Rho GDP dissociation inhibitor 2） 382, 386-387

GEF（guanine nucleotide exchange factor） 28, 382

gefitinib（Iressa®） 424

geldanamycin 427

gemtuzumab-ozogamicin（Mylotarg®） 411

gene amplification 25-26

gene fusion 21-24

glasdegib 74

gli transcription factor 72-73

glucose-6-phosphate dehydrogenase（G6PD） 175, 197

glucose metabolism 184

glucose transporter/GLUT 185-186

glutamine 184, 191, 195, 314

glutaminolysis 191

glutathione（GSH） 191, 220-221, 255

glutathione-S-transferase（GST） 255-256, 285, 447

glycogen synthase kinase 3β（GSK3β） 70-71, 124-